素問攷注 上

（修訂版）

[日]森立之 撰

郭秀梅 [日]岡田研吉 校注

學苑出版社

圖書在版編目（CIP）數據

素問考注 /（日）森立之撰；郭秀梅，（日）岡田研吉校注．-- 修訂版．-- 北京：學苑出版社，2024．7.

ISBN 978－7－5077－6985－2

Ⅰ．R221．1

中國國家版本館 CIP 數據核字第 2024H0V045 號

責任編輯：黄小龍
出版發行：學苑出版社
社　　址：北京市豐臺區南方莊 2 號院 1 號樓
郵政編碼：100079
網　　址：www. book001. com
電子郵箱：xueyuanpress@ 163. com
銷售電話：010－67601101（銷售部）、010－67603091（總編室）
印 刷 廠：北京蘭星球彩色印刷有限公司
開本尺寸：800mm×1220mm　1/16
印　　張：106. 75
字　　數：1526 千字
版　　次：2024 年 7 月第 1 版
印　　次：2024 年 7 月第 1 次印刷
定　　價：698. 00 元（上下册）

ISBN 978-7-5077-6985-2

序一

森立之（一八〇七—一八八五），江戶後期日本傑出醫學文獻學家與考據學家，著述等身，佳作迭見，除《桂川詩集》《靈樞攷注》《扁鵲倉公傳攷注》亡佚外，存者尚有《素問攷注》《神農本草經攷注》《傷寒論攷注》《金匱要略攷注》《四時經攷注》《奇疾方攷注》《游相醫話》等。諸書多以『攷注』命名，極見學力深湛。

清代學者將學問分為三大類型：義理之學、詞章之學、考據之學。又謂義理之學從考據出者，則義理深雅淳厚；詞章之學從考據出者，則非浮泛輕艷之詞。則考據者，乃諸學之根源者也。清代自乾隆、嘉慶以降，文字、音韻、訓詁、考據、辨僞之學蔚然成風，一時學者幾乎無不談考據與訓詁。此風一開，遠及東瀛。日本學者尤其是江戶醫學界之考據派學者，莫不精研清代考據學開山顧炎武（一六一三—一六八二）《日知録》《音學五書》及其門徒江永（一六八一—一七六二）《古韻標準》《音學辨微》。江永之弟子為戴震（一七二三—一七七七），戴氏為清代皖派奠基人，在音韻、訓詁、考據三方面從理論與實踐上奠定了堅實基礎，他培養出一大批傑出第一流的文字音韻訓詁學家，如段玉裁（一七三五—一八一五）、王念孫（一七四四—一八三二）、孔廣森（一七五二—一七八六）等。段玉裁的《說文解字注》，王念孫的《廣雅疏證》《讀書雜志》，王念孫之子王引之（一七六六—一八三四）的《經傳釋詞》《經義述聞》諸書，皆為江戶考據學者愛不釋手，森立之在《素問攷注》中大量引用段玉裁、王念孫、王引之、阮元（一七六四—一八四九）之成說，用以解詁釋難，排疑解紛。

我們研究學習《素問攷注》時，首先應該得到啓發并獲得精神營養的，是沿着先賢的芳躅，讀他們已經讀過的書，掌握他們已經掌握的治學方法，這樣才能在新的時代，赶上先賢，超過先賢。

在研究《素問攷注》時，宜研究考察森立之撰寫《素問攷注》的時代背景與攷注方法。此書始撰於一八六〇年正月初五（安政七年歲次庚申），撰畢於一八六四年（元治元年歲次甲子）十月十五日，共用五年時間。撰注此書之主要原因有三：（一）一八三七年（文政八年），森立之三十一歲，此年生活發生重大變故，他携妻將雛流浪他鄉，艱難險阻，困苦備嘗，行醫糊口，讀書自強，讀了大量清代文字音韻訓詁著作，作了一百餘卷讀書筆記，為日後新生奠定堅實根基。一八四八年五月，『本藩遇赦，再來江戶居住』，結束了流浪生涯，於是整理舊稿，開始撰寫多種攷注。中國古代哲人孟子說過：『故天將降大任於是人也，必先苦其心志，勞其筋骨，餓其體膚，空乏其身，行拂亂其所為，所以動心忍性，增益其所不能。』其森立之之謂乎？（二）當時他已在江戶躋壽館講授此書，以此稿為講義，邊講邊修改。（三）最重要的原因是，他要利用發現不久的《太素》《醫心方》、宋版《千金》《外臺》、舊抄《明堂》一卷、眞本《玉篇》及全帙《新撰字鏡》等新材料，運用清代文字音韻訓詁考據學的新方法，『以解詁明理為本旨』，撰寫一部與桂山《素問識》、茝庭《素問紹識》、喜多村直寛《素問札記》不同的著作。他的目的完全達到了。（參見《素問攷注》卷二〇第八一篇卷末跋文）

森立之撰寫《素問攷注》的核心方法是『解詁明理』。他說：『其讀經之法，一奉茝庭先生之口授，以解詁明理為本旨。』何謂解詁，即解釋《素問》之文字、音韻、訓詁、句讀、校勘。語言明則醫理明。在文字上，他深曉《說文》，兼通俗字。俗字流行於三國至唐末五代（二二〇—九六一）期間，多用於抄寫藥方、醫書、賬簿等，而這個時期正是先秦兩漢醫書向下傳抄流行時期，俗體字可以任意增損和改變筆畫，有許多字與規範化漢字相距甚遠，所以《素問》《靈樞》《甲乙》《太素》中的許多可疑文字常與俗字有關。森立之在書中辨識解讀了許多俗字，其功至偉。日本珍藏許多中國古代手抄本文史哲醫古書，其中蘊藏大量俗字，若加收集分析，眞乃藏之名山不朽之盛業也。在音韻上，他通曉上古音與聲紐學，尤令人敬佩；在訓詁上，他熟悉《爾雅》《方言》《廣雅》《玉篇》及清代訓詁大師諸種訓詁巨著；在校勘上，他運用《甲乙》《太素》校正了《素問》不少訛字，實為研治《素問》難得之佳作。

《素問攷注》成就巨大，内容豐富，啓迪亦多。概括言之，以下四點尤為突出：

第一，博取中國多種《素問》古注及日本江戶時期著名《素問》考據訓詁名著，審慎取舍，辨別是非，精思博考，斷以己意，網羅前訓，徵引群書，為今後研治《素問》不可不讀之書。

第二，對當時發現不久的二十三卷本《太素》的原文與楊上善注，進行了十分詳細的校勘，為今後校注《太素》必讀之作。

第三，以中國傳統語言學即文字音韻訓詁之學，整理研究考證中國古典醫籍，無論是江戶時代的學術史還是清代的學術史，都證明是完全正確的，森立之在這方面堪稱著名專家，因此成就十分突出。

第四，森立之具有堅忍不拔、鋼鉄般的意志與人格力量。十二年的艱苦磨難，不墜青雲之志，刻苦讀書，勤記筆記，終於給自己鑄造了一座不朽豐碑——《素問攷注》。

一九九八年一月一八日
於北京中醫藥大學
錢超塵

序

森枳園先生の謦咳にはむろん接したことはないが、先生は日頃、私が最も畏敬し、親愛し、私淑してやまぬ心の師である。その学識の深遠さは、私など到底及ぶべくもない。ただ、森先生の学問は深遠で自分などとても及ぶべくもないという事実を、現代においてつとに悟ったのは私かも知れない。そのことだけは内心誇りに思っている。「素問攷注」に序を書くなど、考えただけでも不遜で足がすくむ気がするが、序を需められ、あえて固辞し続けなかったのは、かくなる心情による。

本書の底本となった森先生自筆稿本の「素問攷注」は国立国会図書館の所蔵品である。私は昭和五十三年からしばしば同館に赴いて、所蔵の古医書類を複写するようになった。はじめは山田業広の著述に興味があったが、まもなく森先生の著に心を奪われた。以来今に至るまで私はいかに森先生の学恩に浴し、その著述に感化され続けてきたことか。手もとに残る当時の複写願書を見ると、昭和五十五年六月に「枳園叢攷」「枳園雑鈔」等全七冊を複写。同年十二月から翌年一月にかけて数度分けて「傷寒論攷注」全三十五冊を複写。これを読んで強い衝撃を受けた。正直いってそれまで目にしてきた古典解説研究書のほとんどが霞んで見えた。

「素問攷注」全三十九冊の複写を国立国会図書館に申し込んだのは、昭和五十六年三月三日のことである。なけなしの身銭をはたいて手にした大量の複写物は、私にとって何よりの宝物だった。のどの中央から丁寧に折り返し、付箋を原本どおりに貼付し、製本屋に出して上製本十冊に装幀した。厚さは四十センチメール近くにもなった。

当時私は二、三名の同志と協力して、「太素」「甲乙経」などを含む「東洋医学善本叢書」の編刊作業に専念していた。「素問攷注」を見ると、「太素」をはじめ、幕末までに発見?整備された書誌考証学の成果が余すことなく発揮され、活用されているではないか。ただただ驚嘆し、敬服するのみであった。この凄さには、たとえ何度生を受けようと及ぶべくもない、と。

私はさかんに周囲に森先生の凄さを説いて回ったが、当時森先生の真価を理解しうる人はさほど多くはなかった。昭和五十九年一月に刊行された「漢方の臨床」三十周年記念号には拙論『考証学派の内経研究』を発表し、「素問攷注」に言及して次のように書いた。『筆者は数ある「素問」研究書のうち一書を限定されれば、迷わずこの書を採る。これほどのものが今日まで放置されているのは惜しむべきである』と。今もその信念はいささかも揺るがない。

私は森先生の菩提寺である池袋の洞雲寺に墓参を重ね、故玉川泰嶍住職、矢数道明先生、大塚恭男先生ほかの御支援のもとに、昭和六十年十二月八日に同寺で森枳園百年忌祭を挙行した。私は『森枳園の遺業』と題して講演し、「素問攷注」「本草経攷注」「傷寒論攷注」の偉大さを力説したが、期待したほどの反応はなかった。

私は、幕末考証学は古典医書研究において卓抜した成果を収め、今日に至るも本家中国をはるかに凌駕する水準を究めたと断言してはばからぬものである。私が「素問攷注」に接し感銘を受けたのは二十歳代の終わりであった。いま知命の齢に近づきつつある。この間、鍼灸古典籍に関する研究熱はとみに盛んになった。その時運こそが本書の出版を生んだのである。まさに隔世の感がある。

上述の経緯を想うとき、私は今般の「素問攷注」翻字出版の慶事を感涙をもって迎えないではおれない。前述のごとく、不遜は承知のうえ、序を固辞しえなかったゆえんである。本書の編刊作業に長い歳月を費やし、筆舌に尽くしがたい辛苦を惜しまれなかった日本内経医学会の同志の努力に、ここに限りない敬意を表する。金銭的にはいささかも報われないであろう。しかし、以後本書が日本はもとより本家中国をはじめ諸外国の研究者を大いに感化せしめ、その篤志に対し、歴史は金銭に代えがたい永遠の褒賞を与えるものと、固く信ずるものである。

願わくは、近い将来、気運の「本草経攷注」「傷寒論攷注」の翻字出版にまで及ばんことを。

平成九年十月三十一日

自称森枳園先生末流

不肖　小曽戸洋

「素問攷注」序補記

以上は今から四年九ヶ月前、日本内経医学会発行の翻字版「素問攷注」に序を求められて書いた拙文である。この出版によって「素問攷注」は日本の鍼灸古典研究者の間に普及し、森立之の業績は広く評価されるようになった。

この序文の末尾で私が希望を述べた「傷寒論攷注」も、その後、郭秀梅女史らの尽力により翻字、校点作業が進められ、昨年十月に中国の学苑出版社より刊行をみた。

二十余年前、森立之の業績の偉大さに心を打たれて以来、今日まで私淑し続けてきた私にとって、この現代における森立之再評価の気運は、まさに夢のごとく、嬉しく思われる。

いま、「素問攷注」がさらに校訂を重ね、しかも「四時経攷注」を付して、中国の学苑出版社より出版されるという。日本版に私とともに序を書かれた島田隆司先生は一昨年、惜しくも他界されたが、島田先生は天界にあって、森先生とともに、今回の中国版「素問攷注」の出版をいかばかりお慶びのことかを思う。

日本版「素問攷注」、そして中国版「素問攷注」の刊行に関与された諸先生方の御努力に、ここに満腔の敬意を表してやまない。

本書が日本、中国の医学古典研究進展の新たな懸橋となることを確信しつつ。

平成十四年一月三十一日

小曽戸洋

序 二

當然，我無緣聆聽森枳園先生謦咳，但先生已成為我學涯中最敬畏、最親愛的私淑之師，其深奧學識，我輩可閱而不可及。森先生學問之深厚，實有仰之彌高之感，今日我仍深信不疑，并以此私心自傲。為《素問攷注》作序，實在因不遜而令我戰慄，而索序之時，所以未斷然回絶，亦是欣然接受的眞情表現。

本書底本，即森先生親筆稿本，現藏於國立國會圖書館。我自一九八八年起，時常赴該館複印各種古典醫籍。最初，對山田業廣先生著作産生了興趣，可是不久，這種傾慕之情被森先生的著作魅力所掠奪。而來至今，一直沐浴着森先生的學恩，為其著作所感化着。翻閲當時複印醫籍申請書，一九八〇年六月複印《枳園叢攷》《枳園雜鈔》等全七册。同年十二月至翌年一月，分數次複印《傷寒論攷注》全三十五册。研讀這些内容後，使我受到强烈衝擊，率直地説，以前所參閲的古典研究書籍大多猶如雲霧了。

向國立國會圖書館申請複印《素問攷注》全三十九册，是一九八一年三月三日的事了。那時，我將日常不多的零花錢節省下來複印大量資料，可想而知，對於我來説那是何等貴重之物。之後，我非常細心地將這些複印資料折疊，其中的附箋也完全照原本貼附，并送至製本屋裝幀成十册，厚度大約有四十英寸。

當時我與二三名同仁合作，全力編集了包括《太素》《甲乙經》等在内的《東洋醫學善本叢書》。令人震驚和敬佩的是，《素問攷注》完全繼承、發揚、運用了《太素》等，以及幕末以前發現、完善的文獻考證學成果，其廣奥程度，即使天借數生之年，我輩亦難以實現。

我曾極力向醫界同行宣揚森先生之偉業，但當時能眞正理解其價值的人并不多。一九八四年一月《漢方の臨床》三十周年紀念號上發表了拙論『考證學派の内經研究』，其中關於《素問攷注》，我寫了這樣一段話：『如果在衆多《素問》研究書中限定選擇一種的話，我將毫不猶豫地選擇此書。如此偉大的著作，至今仍未引起重視，實為憾事。』時至今日，我的信念絲毫没有動摇。

我曾多次參拜森先生的菩提寺，即位於池袋洞雲寺墓地，在已故玉川泰峇住職，及矢數道明先生、大塚恭男先生的大力支持下，一九八五年十二月八日在該寺舉行了森枳園百年祭祀儀式，我作了『森枳園の遺業』講演，極力褒揚《素問攷注》《本草經攷注》《傷寒論攷注》的學術成就，但反響卻令我頗感失望。

可以驕傲地説，幕末考證學在古典醫籍研究方面的卓越成果，遠遠超過了本家中國的研究水平。我自二十幾歲始深為《素問攷注》所感銘，今已近知命之年。這期間，鍼灸古典醫籍研究熱潮蜂起，乘此東風本書即將上梓，油然而生隔世之感。

回想往事，我不由喜泪盈眶，以激動的心情企盼着《素問攷注》點校出版。正如前述，深知不遜而未固辭之因，亦在於此。

本書的編刊工作歷經了較長歲月，耐受了筆難盡言的辛苦，在此對日本内經學會的同仁深表敬意。此項工作雖無金錢的回報，可是隨其出版面世，使日本、中國及世界的研究者普受恩惠。我堅信，對其貢獻，歷史將給予金錢不可取代的永遠的、輝煌的獎賞。
我奢望着不遠的將來，《本草經攷注》《傷寒論攷注》亦能點校出版。

一九九七年十月三十一日
自称森枳園先生末流
不肖　小曾戶洋

《素問攷注》序補記

以上是我四年零九個月前，應邀為日本内經醫學會發行翻字版《素問攷注》時所寫的拙文。此書發行之後，使《素問攷注》在日本鍼灸古典研究者間得到普及與推廣，隨之，森立之的業積亦受到公允評價。序文末尾我曾表達希望《傷寒論攷注》早日出版，去年十月在郭秀梅女士等氏的努力下，已整理、點校由中國學苑出版社出版。

自二十餘年前，被森立之的偉大業績所感銘以來，私淑至今的我，對於現代再評價森立之的趨勢，完全如夢中之喜。

本次《素問攷注》將重訂再版，而且附録《四時經攷注》，由中國學苑出版社出版。與我共同為日本版《素問攷注》作序的島田隆司先生，於前年因病不幸逝世。仙界的島田先生與森先生，一定為中國版《素問攷注》的問世而感到無限喜悦。

在此，為日本版《素問攷注》、中國版《素問攷注》的刊行而付出艱辛的諸位先生，深表滿腔敬意。

我堅信，本書的面世，將為日本、中國醫學古典研究及交流架起新的橋梁。

平成十四年一月三十一日

小曾户洋

（郭秀梅　譯）

序

現代日本の「素問」研究は第二次大戦前の矢数有道と戦後の丸山昌朗に始まる。明治の医制変革後の「内経」学の再興である。

矢数有道は日本の漢方家が「素問」を軽視する傾向に対して警鐘を鳴らし、昭和十年代に「漢方と漢薬」誌へ「素問」に関するたくさんの論説を執筆した。

昭和四十年春、丸山昌朗は「校勘和訓 黄帝素問」を著した。ガリ版刷りで、発行部数は三百部であった。そのテキストをもとにして、毎月一回、経絡治療研究会の例会で二時間ずつの「素問」講義をされた。日本では明治以降百年ぶりの「素問」講義であった。

こうして、途絶えていた「素問」研究に灯がついたのである。

日本の鍼灸は明治以降の漢方抑圧政策の中で、「難経」を中心にして生きる道を探し出して既に三十年を経てきていた。その中で、『もう一度「内経」に立ち戻って鍼灸医学を基礎から立て直すべきである』と主張する丸山昌朗が、その長くて困難な道を再構築するための第一歩が、「素問」講義なのであった。

残念ながら、矢数有道も丸山昌朗も森立之の「素問攷注」を見ることが出来なかった。江戸時代の末期に森立之という優れた「内経」研究家がいたことは医史学者の石原明から丸山昌朗に伝わってはいたが、その森立之が著わしていた「素問攷注」を見る機会は、まだ熟していなかったとしか言いいようがない。

だから丸山昌朗は昭和四十年春に、大塚敬節所蔵の森枳園著「内経要字苑」を復刻して、その優れた業績の一端を世に問うたのみに終わってしまったのである。「内経要字苑」は森立之が「素問攷注」などを執筆するときに「素問」「霊枢」中の重要な用語の索引として作成していたものである。復刻された同書の巻末に『文久壬戌十二月十三日卒業枳園立之』（一八六二年）と記してある。この書は、「素問」「霊枢」中の要語を『九竅』から始まって『身体』『五蔵』など十六門分類している。『身体』門の中には皮膚から始まって皮、膚、皮毛、肌膚、肌皮など百一項目がある。それぞれの項目に「素問」第〇巻、「霊枢」〇篇にそれが何カ所出しているかを記してある。「霊枢」での所出が記してあることは、「内経要字苑」が作成された時には、未発見の森立之「霊枢攷注」が既に書き終わっていたと推測される。

矢数有道、丸山昌朗らの「素問」再興の情熱は、細い一本の流れから徐々に太くなり、いまようやく日本鍼灸界の一つの流れを形成して来た。

昭和五十九（一九八四）年春、井上雅文、岡田明三、左合昌美の諸氏と語り合って、『東洋医学の古典に真摯に取り組む場を作ろう』として『原塾』を創設した。井上雅文が「霊枢」を、小生が「素問」を毎週講義することになった。さて改めて「素問」の講義を始めるに当って、師丸山昌朗が残した「校勘和訓黄帝素問」をもとにして新しいテキストを作るべく、その資料を数年前に井上雅文学兄が作っていたコピー本の森立之著「素問攷注」に求めた。初めて本格的に「素問攷注」に取り組むことになった。毎週の講義である。とにかく毎日毎日「素問攷注」を読まなければならない。癖の強い森立之の筆跡を追って、『旁光』が『膀胱』の正字だと分かるのに苦労したり、恩師である多紀元簡の論を『「素問識」之説非是』と論白するのに感心したりである。諸説を論破して『嬉々快快』としたりする森立之に傾倒した。論破するときに用いている諸説は一々原本を調べて引用している訳ではなく、恐らく暗記していたのであろう。

小曽戸洋先生の本書に対する高い評価に動かされたか、オリエント出版社でこの「素問攷注」の自筆稿本を全四巻本として影印出版したのは一九八五年十二月である。

一九八七年五月に天津で開催された原塾との間で行われた第二回『日中内経学術交流会』の時に、同出版社の好意によって「素問攷注」全四巻と渋江抽斎「霊枢講義」全二巻を日本内経医学会から天津中医学院に贈呈した。日本の誇るべき「内経」研究の著作を現代中国の「内経」研究家のトップの一人である郭靄春氏に伝えたかったからである。郭靄春氏は既に「黄帝内経素問校注語訳」（一九八一、天津科学技術出版社出版）をまとめられていた。郭靄春氏はその後、主編された中医古籍整理叢書としての「素問校注」（一九九二年、人民衛生出版社出版）には随所に「素問攷注」での森立之の注を引用され、その優れた研究が現代中国を代表する「素問」の注釈書の内容を高めることになった。

森立之は幕末までの「内経」研究の最高の成果を総まとめした。明治十四年に清国から来日した楊守敬に『明治已来、洋説盛行し、国政已にして洋。医業に在りても亦然り。洋ならざれば則ち医に非らず。漢方医は老生則ち一生を限りと為す』と嘆いた森立之は百年後に必ず「素問」医学が復活することを信じていたのであろう。「素問」は鍼灸、湯液、気功を含めて、なお今に生きる中国系医学の大本である。それは日ごとにより正しく読まれなければならない。

矢数有道、丸山昌朗以来の「内経」再興の努力はついに一つの流れとなり、このたびの「素問攷注」を翻字出版する力にまでなった。日本内経医学会の荒川緑、小林健二、宮川浩也の三氏を中心とする多くの会員の努力によって、要語索引まで付されて上梓されることになったことを心から喜ぶ。これによって

「素問」研究は必ずさらに広く深く進展する。そのことが世界の医学医療を一歩も二歩も発展させることを深く信じて、序とする次第である。

一九九八年二月
島田隆司

【一九九八年に刊行された「翻字版素問攷注」（日本内経医学会）に、序文を為した前日本内経医学会会長の島田隆司先生は、二〇〇〇年八月に他界されました。そのリプリントが中国で発行されることに快諾し、その刊行を心待ちにしていました。本書をご霊前に捧げるものであります。門人　宮川浩也　二〇〇二年一月】

序

現代日本對於《素問》的研究，始於第二次世界大戰前的矢數有道，以及戰後的丸山昌朗，明治醫制變革後的《内經》學再度興盛。

矢數有道先生，三十年代曾向《漢方と漢藥》雜誌投稿，撰寫多篇與《素問》相關的文章，為日本漢方家輕視《素問》的傾向敲響了警鐘。

一九六五年春，丸山昌朗先生撰著《校勘和訓黄帝素問》一書，謄寫版印刷，發行三百部。并以此為教材，以經絡治療研究會例會的形式，每月一次，每次講授兩小時。這樣的講習，是日本明治以降，時隔百年的《素問》研究活動。

如是，為處於黑暗中的《素問》研究，點亮了一盞明燈。

明治以後壓抑漢方政策中，日本鍼灸界以《難經》為中心，探索着生存之路，至今已歷經三十餘年。其間，丸山昌朗先生曾主張，再一次踏入《内經》領域，從根本上重建鍼灸醫學理論。在漫長而充滿困難的路上，為重新構築基礎，首先邁出講習《素問》的第一步。

遺憾的是，矢數有道、丸山昌朗未曾見過森立之的《素問攷注》。現代醫史學者石原明，曾向丸山昌朗介紹江戶末期有一位優秀的《内經》研究家，名叫森立之。可是，閱覽森立之《素問攷注》的機會尚未成熟，終未如願。因此，丸山昌朗於一九六五年春，將大塚敬節所藏森枳園著《内經要字苑》復刻，其優異業續初露端倪即隱匿。《内經要字苑》是森立之在撰著《素問攷注》之際，編纂《素問》《靈樞》中重要用語，類似索引形式。該書卷末記有『文久壬戌十二月十三日卒業 枳園立之』（一八六二年）。

書中所收《素問》《靈樞》要語自『九竅』始，分為『身體』『五藏』等十六門。『身體』門中有皮膚及皮、膚、皮毛、肌膚、肌皮等一百零一項，并明記各個條目出自《素問》某卷，《靈樞》某篇，以及出現次數等。依據《靈樞字苑》的編成，可以推測編集《内經字苑》之時，至今下落不明的森立之所著《靈樞攷注》已經完成。

矢數有道、丸山昌朗二氏振興《素問》的熱情，像一條細小溪水不斷流淌，漸漸寬泛，今天終成日本鍼灸界一支奔騰浪濤。

一九八四年春，與井上雅文、岡田明三、左合昌美諸氏相談，以『創設真摯研讀東洋醫學古典環境』為初衷，成立了『原塾』。每周由井上雅文講解《靈樞》，我負責講授《素問》。為重溫《素問》，在師丸山昌朗遺留的《校勘和訓 黄帝素問》基礎上，補充《素問攷注》内容，作為授課教材。該《素問攷注》是數年前的複印本，由井上雅文學兄提供。如是，首次眞正將《素問攷注》内容引進《内經》研究中。為了每周的講授，每天必須研讀《素問攷注》，時時被森立之具有個性的考證和其中辛勞所感動。例如，為解釋『旁光』即『膀胱』之正字而旁徵博引，并大膽否認恩師多紀元簡《素問識》所論之非。釋明一詞，森立之『嬉嬉快快』之情躍然紙上。今日讀此，我輩亦有同喜同樂之感。考證中大量引用諸家之說，如果是一一翻閲原本，大概不太可能，或許森立之早已暗記心中了。

小曾戶洋先生給予此書極高評價，并大力舉薦於同仁，一九八五年十二月東洋出版社影印出版《素問攷注》親筆稿本全四卷本。

一九八七年五月在中國天津召開第二屆以『原塾』為代表的『日中内經學術交流會』時，承蒙東洋出版社盛情，將《素問攷注》全四卷及澀江抽齋《靈樞講義》全二卷，以日本内經醫學會名義，贈呈天津中醫學院。其實也是把値得日本驕傲的《内經》研究著作，謹呈於現代中國《内經》研究佼佼者郭靄春氏。郭靄春氏已編著《黄帝内經素問校注語譯》（一九八一年天津科學技術出版社出版）。其後，郭靄春氏在主編中醫古籍整理叢書中《素問校注》（一九九二年人民衛生出版社出版）時，引用《素問攷注》内容隨處可見，可以説，森立之精深卓越的考證，為現代中國《素問》研究作出了貢獻。

森立之可謂幕末以前《内經》研究優異成果集大成者，明治十四年與訪日清國楊守敬筆談時，森立之感嘆曰：『明治已來，洋説盛行，國政已洋，官報亦然，在醫業亦然。不洋則非醫，漢醫者老生則一生為限。』然而，森立之仍堅信百年之後《素問》醫學必將重放光芒。

《素問》中包含鍼灸、湯液、氣功等豊富内容，現在仍為中國傳統醫學之祖本，因此，非常有必要認眞、正確研讀。

矢數有道、丸山昌朗以來，振興《内經》的力量已形成流派，正是這一力量實現了《素問攷注》翻字出版。由日本内經醫學會荒川緑、小林健二、宮川浩也三氏牽頭，多數會員共同努力，《素問攷注》及『要語索引』即將上梓，欣喜不已。今後《素問》研究必將更廣泛、更深入展開，推進世界醫學醫療不斷發展。信於此而弁之為序。

一九九八年二月

島田隆司

追記

一九九八年為《翻字版素問攷注》（日本内經醫學會）撰寫序文的前日本内經醫學會會長島田隆司先生，於二〇〇〇年八月因病逝世。生前曾允諾修訂此書在中國發行，九泉之下期待早日出版。本書亦為先生靈前貢奉之物。

門人　宮川浩也　二〇〇二年一月

（郭秀梅　譯）

凡例

一、底本

《素問攷注》二〇〇四年在學苑出版社點校出版，由郭秀梅、岡田研吉點校，崔仲平審訂。此次修訂，底本採用日本國立國會圖書館藏（一九一函七五一號）森立之親筆稿本，原稿全二十卷三十九册。本次出版以一九九八年日本内經醫學會句讀本（編者：荒川綠、小林健二、宮川浩也。協助者：左合昌美、島田隆司、東海林茂、高橋葉子、津曲奈穗子、林孝信、古谷円、山口秀敏、山本朝子、吉田和裕）、北里研究所東洋醫學總合研究所醫史學研究部（小曾戶洋、町泉壽郎）發行本，以及二〇〇四年學苑出版社點校本為基礎，參照森立之親筆稿本重新點校，訂正前兩版諸多訛誤，並盡量恢復作者原稿面貌。

二、構成

《素問攷注》二十卷。（《素問》原為二十四卷，闕運氣七篇及已亡佚二篇，共四卷。）此次點校，盡可能保留原書内容，不增不删。但經文旁原標記小字，為保持經文完整性，予以刪除。

三、文字處理

1．原文前加『〇』且用黑體字。採用通行規範正字，同時為便於表述版本校勘、字形考證等，保留異體字，如輒、輙，并、併，痒、癢等，一依原文。尤其所引《醫心方》等貴重資料，皆保留原稿字形。書名中異體字予以保留，如《攷注》等書名。

2．原文中重文符號，如：『〃』『々』『丶』等，一律逕改成對應文字。

3．原稿衍脫誤倒之處，隨文用圓括號標出，不另出校注。

4．難以判讀文字，一字用一『□』表示，字數難以判明之處，以『◇』表示。

四、標點符號

1．使用新式標點。

2．原稿用圓括號提示重點詞語，不影響閱讀理解，故保留。

3．刪除原稿所加圈點，以及韻脚字右側加△等符號。

五、行文格式

1．保留原稿二十卷體例，内容順序完全按照底本，即經文、校勘事項、諸家注釋、森立之及森約之案語。

2．原稿眉批有兩類：一類屬於補充正文内容，作者於需補入之處標記△或○符號，故一律按作者意圖補入正文，不另作説明。一類未作標記，係森立之、森約之父子眉批，將該類眉批排入正文，單獨成段，并加『（眉）』字表示。本書中森約之筆迹，用楷體字排版，以使區分森立之所撰内容。

3．原稿附箋，根據内容順序編入正文。

4．原稿見有言之未盡，或僅列條目而無下文情況，皆原樣保留。

5．圖表一律保留。線條、文字，依據原作邏輯分類，略加規範。難以規範之圖表，原本複印貼附。

6．作者於引録文字前面用『〔〕』標記書名、作者，大多為略稱，予以保留。作者於《素問攷注》卷二十對略稱詳加説明。

六、數字、日期

1．作者用片假名及數字標記原文所在之處，為便於中國讀者閱讀，簡要説明如下：ノ：之、的。ヲ、オ：表（ヲモテ）、書葉表面（正面）。ウ：裏（ウラ），書葉裏面（反面）。如：三ノ二二ヲ，即指第三卷二十二葉表面（正面）；五ノ一ウ，即指第五卷一葉裏面（反面）。

2．原稿多處標有寫作、句讀、講學日期，係研究森立之重要參考資料，予以保留。

七、日本語漢字音譯

本書使用漢字表述日本語讀音，例如『上氣』讀作『古美阿介留』之類，具有一定文獻價值，故原文保存，不加注釋。

八、索引

《素問攷注》卷二十末尾附録《素問攷注要義捷見》，收録本書重點解釋詞語，按卷次篇順排列。排成活字後，版頁改變，雖已失去檢索意義，仍保持原貌附於書後。又另依卷次順序新編《森立之攷注要語索引》。

郭秀梅　二〇二四年春

目录

上册

素問攷注卷第一……一
重廣補註黄帝内經素問序……一
重廣補註黄帝内經素問卷第一……五
上古天眞論篇第一……七
四氣調神大論篇第二……三六
生氣通天論篇第三……六三
金匱眞言論篇第四……一〇七
素問攷注卷第二……一三一
重廣補注黄帝内經素問卷第二……一三一
陰陽應象大論篇第五……一三一
陰陽離合論篇第六……一八八
陰陽别論篇第七……二〇三
素問攷注卷第三……二三六
重廣補注黄帝内經素問卷第三……二三六
靈蘭祕典論篇第八……二三六
六節藏象論篇第九……二六六
五藏生成篇第十……二九二
五藏别論篇第十一……三二五
素問攷注卷第四……三三九
重廣補注黄帝内經素問卷第四……三三九
異法方宜論篇第十二……三三九
移精變氣論篇第十三……三五三
湯液醪醴論篇第十四……三六四
玉版論要篇第十五……三七五
診要經終論篇第十六……三八四
素問攷注卷第五……四〇四
重廣補注黄帝内經素問卷第五……四〇四

脈要精微論第十七……四〇四
平人氣象論篇第十八……四四八
素問攷注卷第六……四九一
重廣補注黃帝内經素問卷第六……四九一
玉機眞藏論篇第十九……四九一
三部九候論篇第二十……五三二
素問攷注卷第七……五五六
重廣補注黃帝内經素問卷第七……五五六
經脈別論篇第二十一……五五六
藏氣法時論篇第二十二……五七一
宣明五氣篇第二十三……六〇七
血氣形志篇第二十四……六四二
素問攷注卷第八……六五五
重廣補注黃帝内經素問卷第八……六五五
寶命全形論第二十五……六五五
八正神明論篇第二十六……六八三
離合眞邪論篇第二十七……七〇〇
通評虛實論篇第二十八……七一七
太陰陽明論篇第二十九……七四九
陽明脈解篇第三十……七五七
素問攷注卷第九……七六三
重廣補注黃帝内經素問卷第九……七六三
熱論篇第三十一……七六三
刺熱篇第三十二……七九三
評熱病論篇第三十三……八二二
逆調論篇第三十四……八四三
下冊
素問攷注卷第十……八五五
重廣補注黃帝内經素問卷第十……八五五
瘧論篇第三十五……八五五
刺瘧篇第三十六……八八一
氣厥論篇第三十七……九〇二
欬論篇第三十八……九二一
素問攷注卷第十一……九三三
重廣補注黃帝内經素問卷第十一……九三三
舉痛論篇第三十九……九三三

腹中論篇第四十……九五四
刺腰痛篇第四十一……九七五
素問攷注卷第十二……一〇〇〇
重廣補注黄帝内經素問卷第十二……一〇〇〇
風論篇第四十二……一〇〇〇
痺論篇第四十三……一〇二四
痿論篇第四十四……一〇四六
厥論篇第四十五……一〇六二
素問攷注卷第十三……一〇八八
重廣補注黄帝内經素問卷第十三……一〇八八
病能論篇第四十六……一〇八八
奇病論篇第四十七……一一〇五
大奇論篇第四十八……一一二五
脈解篇第四十九……一一五四
素問攷注卷第十四……一一八〇
重廣補注黄帝内經素問卷第十四……一一八〇
刺要論篇第五十……一一八〇
刺齊論篇第五十一……一一八四
刺禁論篇第五十二……一一八六
刺志論篇第五十三……一二〇七
鍼解篇第五十四……一二一三
長刺節論篇第五十五……一二二八
素問攷注卷第十五……一二三八
重廣補注黄帝内經素問卷第十五……一二三八
皮部論篇第五十六……一二三八
經絡論篇第五十七……一二五四
氣穴論篇第五十八……一二五六
氣府論篇第五十九……一二七四
素問攷注卷第十六……一二九四
重廣補注黄帝内經素問卷第十六……一二九四
骨空論篇第六十……一二九四
水熱穴論篇第六十一……一三四〇
素問攷注卷第十七……一三六一
重廣補注黄帝内經素問卷第十七……一三六一
調經論篇第六十二……一三六一
素問攷注卷第十八……一四〇三

重廣補注黄帝内經素問卷第十八……一四〇三
繆刺論篇第六十三……一四〇三
四時刺逆從論篇第六十四……一四三三
標本病傳論篇第六十五……一四五三
素問攷注卷第十九……一四七三
重廣補注黄帝内經素問卷第二十三……一四七三
著至教論篇第七十五……一四七三
示從容論篇第七十六……一四八六
疏五過論篇第七十七……一五〇一
徵四失論篇第七十八……一五一三
素問攷注卷第二十……一五二〇
重廣補注黄帝内經素問卷第二十四……一五二〇
陰陽類論篇第七十九……一五二〇
方盛衰論篇第八十……一五四二
解精微論篇第八十一……一五五八
引用諸家目録……一五七〇
素問攷注跋文別號録……一五七一
素問攷注要義捷見……一五七八
素問攷注採用諸家例式……一五九一
《素問攷注》要語索引……一五九三

上册

素問攷注卷第一

劉桂山先生有《素問識》，已上梓。茝庭先生有《素問紹識》，抄寫傳之，未出於人間。若合讀二書，則可謂始讀得《素問》也。今茲講此書於躋壽館，因改舊稿眼目，一倣皇侃《論語義疏》之體例，其義皆據王注，但王注略而不書，王注義不可據者，旁引他説。今以正文及前注，不論倭漢古今，所采用者皆爲大書，以拙考爲子注，以備他日之遺忘，併授兒約之云。

安政庚申正月初五夜三更燈下起業　森養竹立之

（眉）《素問》王序疏解，詳出我臧本和坊刻欄上，宜別寫成册，以載此卷上。

重廣補註黄帝内經素問序

古抄本無『重廣補註』四字，元板同。此是初刻宋板之傳來，而爲可從矣。然宋臣校正諸書，書名上每加幾多文字，太抵如此。《開寶本草》題云『重定』，《嘉祐本草》題云『補注』，《政和本草》題云『重修』，並可以徵也。但古抄本所據宋板，尚未加此四字，則爲北宋初刻可知矣。元板所據亦爲同種宋板，故古抄本往往與元板合，故此審言之耳。

（眉）《醫賸》卷上王氷章可參看。又《玄珠密語》序曰：『余即遇玄珠子，與我啓萌，故自號啓玄子也。謂啓問於玄珠子也。』

（眉）宋沈作喆《寓簡》卷七作王砅，砅字從石從水。

（眉）宋本《素問》及王氷事件，詳出《琳琅書目》卷九，宜參看。

（眉）《集韻》十六蒸『砅，披冰切。水激山也。或作砰』。又四十七證『砅，蒲應切。水激石聲』。

（眉）《正字通》『韓愈詩： 瓿墅輾砅砰』。

（眉）《文選·江賦》『砅巖鼓作』注：『砅，水激巖之聲也。』

（眉）方以智《通雅》卷十二曰：『王砅，唐太僕令，自號啓玄子。陳、晁皆作「砅」。《本草》《六書故》《月令廣義》皆引作「冰」。』

（眉）《皇朝類苑》卷五十九曰：『李陽氷深於篆隸，而名作冰，音凝。故参政王公堯臣但讀「氷」字曰：陽凝無義，唯陽冰有不治（當作冶）之語。』

（眉）《文館詞林》四百五十七首有『東晉孫綽作庾冰碑銘，其序曰：君諱冰，字季堅』。

班固《漢書·藝文志》曰：《黄帝内經》十八卷，《素問》即其經之九卷也。兼《靈樞》九卷，廼其數焉。

《漢志》所録尚未有缺，《隋志》『《黄帝素問》九卷。注云：梁八卷』。又云『《黄帝素問》八卷。全元起注』。《舊唐志》『《黄帝素問》八卷』。《新唐志》『全元起注《黄帝素問》九卷』。『九卷』恐是『八卷』訛，全氏注本不可有九卷也。晉皇甫謐《甲乙經》序云『《素問》九卷，二九十八卷，即《内經》也。亦有所忘失』。『忘』即『亡』訛。因攷《素問》一經，魏晉已來非全卷，則《漢志》所云『十八卷』，亦未知果全本否，恐是據篇目録之歟？宋臣所云『猶《周官》無冬官，以《考工記》補之之類也』，此説可從矣。左氏《昭十二年傳》云『八索、九丘』，杜注云：『皆古書名。』而《釋文》『索，所白反。本又作素』。某氏

《古文尚書》序云『八卦之説，謂之八索，求其義也』。《釋文》『索，所白反。求也。徐音素，本或作素』。竊謂古音『索』與『素』相通。《爾雅·釋草》『素華，軌鬷』。《釋文》『素，本又作索』，則『八索』即『八素』，『八素』爲本字，『八索』爲訛字。《左傳》一本誤作『八索』，某氏作僞書，據左氏誤本作『八索』，遂就字成説云『求其義也』。爾來注家皆從此，以『八索』爲之説，不知『八索』者即『八素』，而今之《素問》八卷也。然則全元起所據，即是上古傳來之古經，無可疑也。余別有《八素攷》，文繁故不詳録。

（眉）龜鏡，《北史·長孫紹遠傳》『此數事者，照爛典章，揚搉而言，足爲龜鏡』。盧照鄰《五悲雜言》『思欲爲龜爲鏡，立德立言』。約之案：龜，神物也。鏡，鑑也。立之案：龜卜所以分吉凶，鏡面所以別醜美，故以爲摸擬法則之義也。

或一篇重出，而別立二名。

《離合真邪論》《新校正》云：『全元起本在第一卷，名「經合」，第二卷重出，名「真邪」。』

或兩論併吞，而都爲一目。

《血氣形志》篇《新校正》云：『全元起本此篇併在前篇（《宣明五氣篇》），王氏分出爲別篇。』《經絡論》《新校正》云：『全元起本在《皮部論》末，王氏分篇。』

或問答未已，別樹篇題。

《骨空論》《新校正》云：『全元起本在第二卷，自灸寒熱之法以下，在第六卷《刺齊篇》末。』《四時刺逆從論》《新校正》云：『厥陰有餘至筋急目痛，全元起本在第六卷。春氣在經脈至篇末，全元起本在第一卷。』

或脱簡不書，而云世闕。

王氏曰：『第七一卷，師氏藏之，今之奉行，惟八卷爾。』則所云『脱簡』者，謂第七一卷也。

重《合經》而冠鍼經，

全元起本《經合》《調經》二論在第一卷，是也。

併《方宜》而爲《欬篇》，

案：《異法方宜論》舊併合於《欬論》末歟？

隔《虚實》而爲《逆從》，

《四時刺逆從論》在第六卷，而『春氣在經脈』至篇末，在第一卷。

合《經絡》而爲《論要》，

柏軒伊澤信道曰：『絡，恐終誤。』蓋《玉版論要五十》與《診要經終六十》舊合併爲一篇歟？

節《皮部》爲《經絡》，

《經絡論》《新校正》云：『全元起本在《皮部論》末，王氏分篇。』

退《至教》以先鍼。

案：開卷第一，退治病至教，而先鍼法末技之謂歟？全元起本《平人氣象論》在第一卷，《上古天真論》在第九卷。

張介賓《類經附翼》二卷候氣辨疑篇曰：『鄭世子曰：光武以讖興，命解經從讖。漢儒遵時制，不得不然也。』

案：是王氷『昭彰聖旨，敷暢玄言』之義相符。

朱墨

（眉）《魏略》『董遇，字季直。作老子訓注。又善《左氏傳》，更爲作《朱墨别異》』。《晉書·劉兆傳》『又爲《春秋左氏》解，名曰《全綜》。《公羊》《穀梁》解詁皆納經傳中，朱書以别之』。

重廣補註黄帝内經素問卷第一

古抄本作『重雕補註釋文黄帝内經素問卷之一』，元板作『新刊補註釋文黄帝内經素問卷之一』，以下每卷皆倣此。

《新校正》云：『按，王氏不解所以名素問之義，及素問之起於何代。按，《隋書·經籍志》始有素問之名，《甲乙經·序》晉皇甫謐之文已云《素問》論病精辨。王叔和，西晉人，撰《脈經》云：出《素問》《針經》。漢張仲景撰《傷寒卒病論集》云：撰用《素問》。是則《素問》之名著於《隋志》，上見於漢代也。自仲景已前，無文可見，莫得而知。據近世所存之書，則《素問》之名起漢世也。所以名《素問》之義，全元起有説云：素者，本也。問者，黄帝問岐伯也。方陳性情之源，五行之本，故曰素問。元起雖有此解，義未甚明。按，《乾鑿度》云：夫有形者生於無形，故有太易，有太初，有太始，有太素。太易者，未見氣也。太初者，氣之始也。太始者，形之始也。太素者，質之始也。氣形質具而痾瘵由是萌生，故黄帝問此太素質之始也。素問之名義或由此。』

案：蓋素者，素朴純一不雜之謂。《釋名·釋采帛》云『素，朴素也。已織則供用，不復加功飾也。又物不加飾皆目謂之素』，《吕覽·勿躬》《淮南·本經》注並云『素，樸也』可以徵矣。素女之素，亦此義，偁其德之純一不雜，名以素女也。岐黄問答之語，其意玄妙幽微，不可勝言，故偁曰素問。所云太素質之始也之『素』字，亦爲同義。而謂『黄帝問此太素質之始也』，則非矣。

（眉）《廣雅・釋言》『傃，經也』。王念孫《疏證》『傃與素通。素、經，皆常也、法也』。宣十一年《左傳》云『不愆於素』。《士喪禮》『獻素』鄭注云『形法定爲素。素與索古同聲，故索亦訓爲法』。定四年《左傳》『疆以周索』杜注云『索，法也。（注當作法）』《正義》引《考工記・量器銘》『時文思索』，鄭注《考工記》云『言是文德之君，思求可以爲民立法者，而作此量』。《鄘風・定之方中》箋引《考工記》『索』作『素』。約之案：《禮・中庸》『君子素其位而行』。注：『素皆讀爲傃。』又『素隱行怪』注：『素讀如攻城攻其所傃之傃。』《爾雅・釋草》『素華，軌䉋』，《釋文》素又作索。蓋『素問』，問天人素常之理本也。又《廣雅・釋詁一》『祖，法也』。猶如《釋言》『傃，經也』同義。

《素問解題》云：『其不言問素而名素問者，猶屈原有《天問》，是倒置下字耳。』

又云：此書醫經之最古者，往聖遺言存焉。而晉皇甫謐已下歷代諸家，斷爲岐黄所自作，此殊不然也。蓋醫之言陰陽尚矣。莊子之書，謂疾爲陰陽之患。《左傳》醫和論六氣曰『陰淫寒疾，陽淫熱疾』，班固云『醫經者，原人血脈經絡骨髓陰陽表裏，以起百病之本，死生之分』，可以見也。而漢之時，凡説陰陽者，必係之於黄帝。《淮南子》曰『黄帝生陰陽』，劉向云『言陰陽五行，以爲黄帝之道』，《漢志》陰陽醫卜之書，冠『黄帝』二字者，凡十有餘家，此其證也。此經設爲黄帝岐伯之問答者，亦漢人所撰述，無疑矣。方今醫家或牽合衍贅，以爲三墳之一，或詆毁排斥，以爲贋僞之書，俱失焉。

案：陰陽者，醫理之本原，若不通陰陽，則醫理暗昧。所云陰陽五行者，實是上世之遺言，決非漢人所能撰述。蓋三代殘編僅免秦火，故至《漢志》爲之著録。猶神農之《本草》，全然傳存於漢之方術者流也。陶隱居序《本草經》云：『但軒轅以前，文字未傳，如六爻指垂，画象稼穡，即事成迹。至於藥性所主，當以識識相因，不爾何由得聞。至於桐、雷，乃著在於編簡，此書應與《素問》同類，但後人多更修飾之爾。

秦皇所焚，醫方卜術不預，故猶得全録。』是也。

（眉）《續時還讀我書》曰：『余嘗讀諸子，其文辭最類《素問》者，莫如《管子》，蓋其書最古，而時世相近也。若夫淮南王書固似，而比《素問》則其先後果如何耶。』

（眉）案：此云『最古』，亦大概之言耳，若其究之，則《神農本草》爲最古，《黄帝内經》乃次之也。

（眉）海保元備論《史記》扁倉傳曰：『太史公書，唯扁倉二傳，稱爲難讀。蓋其所紀者，在當時不過爲醫家恒言，而後世駭異，以爲罕所聞焉。加之其文辭簡質，如璞未雕，蓋往往有以當時俗言行之者。譬之猶《周誥》《殷盤》，在當時不過告諭臣民，不必設爲艱深之辭。唯其文不加潤色，是以後世覺其爲佶屈聱牙耳。』

（眉）春臺《紫芝園漫筆》云：『醫道難明，醫書難讀。《素》《靈》《難經》，先秦古書也，非知古文辭者，不能讀也。藏府之玄奥，脈理之精微，病情之難得，治法之多端，苟非致思，不能入其肯綮。人命所懸，其猶可以小技輕之乎？世之業醫者，率不讀書，其能讀書者，多爲儒者流，而不屑爲醫。嗟夫！世之無良醫，不亦宜乎！』

上古天真論篇第一

此篇《大素》二壽限『帝曰：人年老而無子者』至『今五藏皆衰』。

《新校正》云：『按，全元起注本在第九卷，王氏重次篇第，移冠篇首，今注逐篇，必具全元起本之卷第者，欲存《素問》舊第目，見今之篇次，皆王氏之所移也。』

〔識〕《易・繫辭》『上古穴居而野處』，又『上古結繩而治』。《漢書・藝文志》『世歴三古』，孟康曰『伏羲上古，文王中古，孔子下古』。《老子》云『其中有精，其精甚真』。《莊子・漁父》篇『真者，精誠之至也』。《荀子》『真精（當作「積」）力久』。《黄庭經》曰『積精累氣以爲真』。

〔箚〕《經義述聞》云：古者上與前同義。《易》言上古謂前古也。《孟子》言上世謂前世也。《禮記》言扱上衽謂前衽也。（《問喪篇》）《呂氏春秋・安死》篇曰『自此以上者亡國，不可勝數』，高注：『上猶前也。』

案：『上古天真』四字以名篇者，王氷所作也，每篇題名皆然，以全元起本次序及《大素》篇目比校，則可自知矣。

（眉）上古，伏羲以前。後世，神農以後。今時，黄帝世。

（眉）案：本篇多有『上古』字，斥伏羲以前，則以神農以下爲後世也。爲今時者，黄帝時也。《易大傳》以包羲偁古者，而別有『上古』字二見，知其上古者，斥伏羲以前也。而又曰『後世聖人』字多出，知神農以下，以爲後世也。是孔子之教言也。宜熟看《大傳》知之云。

○**昔在黄帝，生而神靈，**

案：初生之時，已有神靈，不凡之事也。《史記・五帝紀》云『高辛生而神靈，自言其名』之類是也。

○**弱而能言，**

案：《説文》『弱，橈也。上象橈曲。彡象毛氂橈弱也』，轉注爲嬰兒未有力之偁，與『二十曰弱』義自別矣。《韓詩外傳》云『三年腦合而後能言』是謂其常，此云『弱而能言』者，蓋謂在懷抱而能言，異於常人也。

○**幼而徇齊，**

《説文》『幼，少也』。《曲禮》『人生十年曰幼學』。《爾雅・釋言》『幼，稺也』。《儀禮・喪服傳》『子幼』注：『子幼謂年十五已下。』徇即侚俗字。《説文》『侚，疾也』。《廣雅・釋詁一》『侚齊，疾也』。《史記》作『佝齊』，《大戴禮》作『叡齊』，亦作『慧齊』。案：『佝』字，或作『徇』者，增畫之例也。

○**長而敦敏，**

按：長者，謂廿一歲以上成長之期，與《曲禮》『三十曰壯』同義。敦敏者，謂敦厚而敏達也。凡敦厚者，多失於愚痴，敏達者，多陷於輕忽，今敦厚而敏達，所以拔出於凡人也。

《論語·學而篇》『敏於事而愼於言』，朱注：『敏於事者，勉其所不足。』

○**成而登天。**

〔識〕『成』王注爲鼎之成，未允。馬云『《史記正義》以十五爲成，則不宜曰登天。若訓爲道之成，則登天亦或有之』。蓋從『昔在黃帝』至此，略記帝始末，爲小序，猶書序耳。張以『登天』爲升遐，《禮記·檀弓·告喪》曰『天王登遐』。《易·明夷》『初登於天』。《竹書紀年》曰『帝王之歿曰陟』。陟，昇也。謂昇天也。

蓋道家謂死爲登天，猶佛家謂死爲遷化之類耳。

〔紹〕以上六句，疑王氏所補，非古經之文。其文取之於《史記》《大戴禮》及《孔子家語》，改『聰明』作『登天』，冠以『昔在』二字，蓋摹仿《堯典》序。林億等專奉王氏，如此七句，既信爲古經之真，故置而不校也。

（眉）或曰登天者，即天子位也，自偁帝於天下也。天師者，帝王天子之師，故後之記者謂天師也。《書·金縢》『乃命於帝庭，敷佑四方，用能定爾子孫於下地；四方之民罔不祗畏』，傳云『汝元孫受命於天庭爲天子』，可知官爲天上，民間爲下地。

（眉）又《五運行論》首『黃帝坐明堂，請天師而問之曰』可以證也。《氣交變大論》首注曰：『聖人愍念蒼生，同居永壽，故屈身降志，請受於天師。』

案：王冰在玄宗時，開元天寶間，玄宗尊崇道家。當此時也，天下文籍，皆以長生不死爲最上道術，故《素問》以此篇置卷首，懸以『昔在』云云數語，題以『上古天真』，勢不得不然而然者，非王偏僻好道家之一至於此也。自序所云『昭彰聖旨，敷暢玄言』，可以併考也。

○廼問於天師曰：

〔紹〕蓋王氏以此論置八十篇之上，併添其起語，而承以此一句，組織之痕自不可掩矣。顧全氏之舊，猶是不過『黄帝問曰』四字而已。小島春沂曰：『《遐年要抄》引《太素經》作「黄帝問於岐伯曰」七字，此足以爲確徵矣。』

《千金方》卷廿七載此下文，而此一句亦作『黄帝問於岐伯曰』七字。《太素》同。

《六節藏象》王注引《八素經序》云『天師對黄帝曰』云云。《莊子·徐無篇鬼》『黄帝遇小童，再拜稽首，稱天師而退』，注：『師夫天，然而去其過分，則大隗至也。』

（眉）《説文》『鳳』下『天老曰』云云，又見《韓詩外傳》，段玉裁注曰：『天老，黄帝臣。』《文選·養生論》善注引《養生經》『黄帝問天老曰』。

（眉）案：天師、天老之天，猶天民、天祿、天爵之天。天者，自然無上之謂也。

○余聞上古之人，春秋皆度百歲，而動作不衰。今時之人，年古抄本『年』下有『至』字。《遐年》引《太素》，《千金》同。**半百而動作皆衰者，時世異耶？人將**《遐年》引《太素》作『將人』，《千金》同。**失之耶**《遐年》引《太素》『耶』作『也』，《千金》同。**？**

（眉）《徵四失論》『智未及邪，將言以雜合耶』。

○岐伯對曰：上古之人，其知道者，《遐年要抄》引《太素經》無『對』字。

〔識〕《漢・司馬相如傳》『詔岐伯使尚方』注：『張揖曰：岐伯者，黄帝太醫，屬使主方氣也。』又《藝文志》『大古有岐伯、俞柎』。

案：岐伯，蓋岐是山名，係以伯者，即尊偁也，與伯高、雷公同義。後世有五等之爵，以爲之高下。然其實古來所偁之尊號，但就其古言而爲高下之別耳。公侯伯子男，畢竟共是尊號，後世遂爲之等級也。《軒轅黄帝傳》云：『乃立明堂之議，以觀於賢也。時有仙伯出於岐山下，號岐伯。善説草木之藥性味，爲大醫。帝請方藥，帝乃修神農所嘗百藥味性，以理疾者，作内外經十オ。』

〔眉〕案：所云『内經』，今《素》《靈》，『外經』，今《本草經》也。

○法於陰陽，《遐》引《大素》『於』作『則』，《千金》同。

○和於術數。

〔馬〕法天地之陰陽，調人事之術數。術數所該甚廣，如呼吸按蹻，及《四氣調神論》養生、養長、養收、養藏之道，《生氣通天論》陰平陽祕，《陰陽應象大論》七損八益，《靈樞・本神》篇長生久視，本篇下文飲食起居之類。

〔識〕《廣雅》『數，術也』。《莊子・天道》『有術數存焉』。《釋文》引李注云『數，術也』。《史記》倉公傳『問善爲方數者』，《索隱》『數，音術數之數』。《抱朴子》云『夫僊人以藥物養身，以術數延命』。《繆刺論》末曰『此繆刺之數也』。《徵四失論》『治數之道，從容之葆』。

〔箚〕《漢・藝文志》有『術數略』，《四庫全書提要》云：『術數之奥，多在秦漢以後，要其旨，不出乎陰陽五行生剋制化耳。』

案：凡術法必有名目而筭得，故名曰數也。《呂覽・決勝》篇云『知先後遠近縱舍之數』，高注：『數，術也。』《湯液醪醴論》『今良工皆得其法，守其數』，並可以徵矣。蓋術數者，古來相傳之事，何爲起於秦漢，但以經典無術數之目，遂爲之疑也。醫經幸免秦火，故上古之遺言，全然存於今日，不可不尊崇也。清人之妄說，不足據也。術者，事也。數者，物也。人間事物有節限，節限即數也。

（眉）《六元正紀論》曰『和其運，調其化，使上下合德，無相奪倫』。又曰『安其運氣，無使受邪』。

（眉）醫治有三，藥是數也，器與力，是術也。而術中有數，數中有術，相待爲用也。養生亦有三，曰食、曰服、曰力。食中有飲，服中有居有戰，力中有按蹻，有服氣也。六字服氣法，見《醫林集要》卷十老人門、卷五虛損門。五禽戲法，見其卷五虛損門。道經六字訣，又見汪昂《醫方集解》附餘。

（眉）仲景治疫分六病及藥方，有味數、兩數、水數、煮服數，皆是數也。養生、衣服、飲食、男女之法，皆固有數。今人人朝食暮哺，夏葛冬裘，皆有數也。

○**食飲有節，**《遐》引《大素》作『飲食有常節』，《千金》同。《新校正》引全元起本亦同。

○**起居有常，**《遐》引《大素》『常』下有『度』字，《新校正》引全元起本同。

○**不妄作勞，**《遐》引《大素》作『不妄不作』，《新校正》引全元起本同。

案：此句專言房事，前文『起居有常』之詳解。

○**故能形與神俱，而盡終其天年，度百歲乃去。**

案：『盡終』二字連語，謂卒也。所云『盡終其天年』者，謂不夭横也。《爾雅·釋詁》『卒，盡也。卒，終也』可參考。

○**今時之人**則《遐》引《大素》**不然也。以酒爲漿，以妄爲常，醉以入房，**

『以酒爲漿』者，『食飲有節』之反。『以妄爲常，醉以入房』者，『不妄作勞』之反。漿、常、房押韻。

〔識〕吳云：『古人每食，必啜湯飲，謂之水漿。以酒爲漿，言其飲無節也。』簡按：《周禮》有漿人，《孟子》『簞食壺漿』，《漢·鮑宣傳》『漿酒藿肉』，張衡《思玄賦》『斟白水爲漿』，《孝子傳》『輦義漿以給過客』，皆其證也。

案：《説文》『漿，酢漿也。從水將省聲。古文作𤖆（漿篆書）』。《周禮·酒正》『四飲，三曰漿』注：『漿，今之截漿也。』《內則》注云：『漿，酢截也。』《説文》又云『截，酢漿也』。《釋名》『漿，將也。飲之寒温多少與體相將順也』。《和名抄》『漿，《四時食制經》云：春宜食漿甘水。漿，音即良反』。『豆久利美豆』，俗云『邇於毛比』。狩谷氏曰『按，豆久利美豆，造水也』。古謂當飲之水爲『毛比』，主水司訓『毛比止里乃司』是也。『毛比』本器名，《武烈紀影媛歌》云『梅摩暮比你瀰豆佐倍母理』，又《豐受宮儀式帳》云『御水四毛比』，則『毛比』盛水之器，轉謂盛飲器之水爲『毛比』，再轉雖不盛飲器，謂可飲之水爲『毛比』也。或云『於毛比』，又云『美毛比』，皆美稱，又尊稱也。『於毛比』見《赤染衛門集》，又《催馬樂》『飛鳥井，美毛比毛左牟之』是也。『邇於毛比』，煮水之義，謂煮水令沸，又令冷飲之也。立之案：《醫心方》廿九·飲水宜第九云：『崔禹錫《食經》云：「春宜食漿水，夏宜蜜水，秋宜食茗水，冬宜食白飲，是謂爲調水養性矣」。《養生要集》云：「凡煮水飲之，衆病無縁得生也」。』《毘尼摩得勒伽》第六云『云何酢漿淨，諸比丘病，問諸醫師，醫師言飲漿可得差』。乃至佛言應作酢漿，作法者，取米汁温水和之，放一處，酢已須者受用。若漿清澄無濁，以囊漉清淨如水。

（眉）《玉篇》下ノ七七ウ『截，昨代、祖代二切。酢漿也，釋米汁也』。『酢，且故切。酸也，醶也。今音昨，爲酬酢字也』。

○以欲竭其精，以耗散其真。

（眉）《遐年》引《大素》『耗』字傍有『好』字。

案：以下六句，共謂房室過度則亡身也。竊謂以縱所欲而不節，則精液自竭。精液自竭謂之耗，耗則真元之氣亦自散矣。王注是也。《經籍纂詁》曰『秏俗作耗』。《漢書》《荀子》皆作『秏』，不作『耗』也。

（付箋）《素書》オ十黄石公撰，宋·張商英注『悲莫悲於精散』：道之所生之謂一，純一之謂精。精之所發之謂神，其潛於無也，則無生無死，無先無後，無陰無陽，無動無靜。其舍於形也，則爲明，爲哲，爲智，爲識。血氣之品，無不禀受，正用之則聚而不散，邪用之則散而不聚。目淫於色，則精散於色矣。耳淫於聲，則精散於聲矣。口淫於味，則精散於味矣。鼻淫於臭，則精散於臭矣。散之不已，其能久乎。立之案：『精神』二字解得而切當矣。《素問》云『散真』，此云『精散』，其義則一。故録以存考。

明治丁丑五月十四日

○不知持滿，不時御神。

高世栻曰：『不知持滿之道以養身，不知隨時御神之法以養心。』

案：時御神者，所云『四氣調神』是也。

（眉）《史記·楚世家》云：『不若引兵而去以德齊，此持滿之術也。』

○務快其心，逆於生樂，

案：生樂者，謂飲食男女之樂也。是爲保生之至樂，故云生樂。王注云『養生之樂』，即其義。

○起居屋《遐》引《大素》**無節，**

應前文『食飲有節，起居有常』，而結於此一句也。

○故半百而衰也。

此一句答『今時之人半百而動作皆衰』之問，而明於時世非異，人方失之也。《遐年要抄》引《太素》，至於此而止。

○**夫上古聖人之教下也，皆謂之。**

全元起本、《大素》、《千金》並作『上古聖人之教也下皆爲之』，宜從正。王氷本蓋王氏所改，而其教下之法以爲至病安從來也。一『皆』字遂叵通。爲、謂古通用。此所云聖人，謂君上也。與後條聖人、賢人義自別。

（眉）案：《著至教論》以不明病傷，爲『是世主學盡』，然則醫道之爲教，寔人主之大令也。

○**虛邪賊風，避之有時。**

案：邪者，入人形中之偁。風者，在天地間之名。故《金匱真言論》云『八風發邪，以爲經風。觸五藏，邪氣發病』可以徵矣。凡風寒暑濕飲食之類中於人者，皆謂之邪。《四十九難》所云『五邪』是也。諸邪之中，中風最爲之主，故多以風名之。《素》《靈》中或云風，或云邪，皆外來之總稱，而互相通用。夫天地間之風，無外於八風，而從其衝後來者爲虛風，爲虛邪。不論從其衝後來與否，中而賊害人者，名曰賊風、曰賊邪。畢竟虛邪賊風者，總稱外來不正之風而言也。王注似以虛邪賊風分爲二，而實不然。唯就『虛』『賊』二字上而爲之義解耳。自邪乘虛入，謂之虛邪，自竊害中和，謂之賊風也。豈有乘虛入之邪而不竊害中和，竊害中和之風而不乘虛入之理邪？馬蒔云：『王注指虛爲在人者，非。』此說淺見，不足據也。

（眉）《六元正紀論》注：『虛邪謂從衝後來之風也。』

（眉）《本草匯》卷五曰：『冬至避西風，立春避西南風，夏至避北風，立秋避東北風，春分避西風，立夏避西北風，秋分避東風，立冬避東南風。以上謂八風也。』

○恬惔虚無，真氣從之。精神内守，病安從來。

古抄本惔作憺，元板同。宋本釋音亦同。

案：《説文》恬、憺倶訓安也，蓋疊韻成義。故玄應《音義》引《蒼頡》云『惔，恬也』。則單言則云恬、云惔，重言則云恬惔也。而憺之作惔，猶澹之作淡也。蓋『恬淡』爲正字，蒙恬字遂作恬惔耳。《老子》卅一章『恬淡』，《釋文》作『恬澹』，云『澹本亦作惔』可以徵矣。時、之、來三字押韻。以上六句，聖人教下之義例。而上二句謂凡所避在邪風，下四句謂避之之法唯在己也。

《説文》『惔，安也。讀若談。㥄、倓或從剡』。『恬，從心，甜省聲』。《説文》『惔，憂也』。與此『惔』自別。

《陰陽應象大論》云：『是以爲無爲之事，樂恬憺之能，從欲快志於虚無之守，故壽命無窮，與天地終，此聖人之治身也。』

（眉）從來，又見《調經論》。

○是以志閑而少欲，心安而不懼，形勞而不倦。

案：『是以』下宜添『其民』二字而看，言依以上六句之教令修其身，則其民心志安閑，雖勞其形而不倦。是不知不識到於虚無之地也。

○氣從以順，真氣從之之謂也。

○各從其欲，皆得所願。

案：所欲非一，故曰各。無不得所願，故曰皆。

〇故美其食，任其服，樂其俗，高下不相慕，

《老子》八十章『使民復結繩而用之，甘其食，美其服，安其居，樂其俗。鄰國相望，鷄犬之聲相聞，民至老死，不相往來』與此文義相同。

〇其民故曰朴。

《老子》五十七章『我無欲而民自朴』。

又十九章、廿七章、廿八章共有『朴』字。

案：『朴』即『樸』之假借。《説文》『樸，木素也』，轉注爲凡質素字。『朴，木皮也』非此義。《抱朴子》亦借朴爲樸也。《淮南·本經訓》云『憺然無欲而民自樸』，全據《老子》文也。

《新校正》云：『别本云曰作日。』

案：《孝經》『以養父母日嚴』，僞古文『日』作『曰』。《儀禮·士喪禮》『與占曰某日從』注：『古文曰爲日。』《孟子·滕文公上》『放勳曰勞之來之』，《音義》『曰』作『日』，云，丁音馹，或作曰，誤。蓋漢人所書日字多作曰。韓敕碑、孔龢碑、魏受禪表皆然。其民日朴，言其民俗不流詐僞，故一日日歸於素朴也。與《大學》『誠日新』文例一同。或以爲《爾雅·釋詁》『粤、于、爰，曰也』之義，然『故曰』二字連綴不成語，非是也。食、服、俗、朴押韻。

案：日月之『日』作曰，云之『曰』者，見宋本《六節藏象》『紀化生之用也』王注中。

（眉）《老子》五十二章『見小曰明，守柔曰強』兩『曰』，河上公本或作『日』，《淮南子》作『日』。

〇是以嗜欲不能勞其目，淫邪不能惑其心。

高世栻曰：『美其食，任其服，是以嗜欲不能勞其目。樂其俗，是以淫邪不能惑其心。』

『是以』下亦當添『其民』二字而看。

○愚智賢不肖，不懼於物，故合於道。

高世栻曰：『高下不相慕，是以愚智賢不肖不懼於物。其民日朴，故合於養生自然之道。』

案：前文所云『知道者』，謂在位人。此云『合於道』者，謂非知道者，而自合同於道也。

《解精微論》『行治有賢不肖，未必能十全』注：『賢謂心明智遠，不肖謂擁造不法。』

（眉）《尚書大傳》『堯知丹朱之不肖』注：『肖，似也。』又《小爾雅》『不肖，不似也』。

○所以能年皆度百歲而動作不衰者，以其德全不危也。

案：皆，皆於上古之人也。其，其於上古之人也。遠冒於『余聞上古之人，春秋皆度百歲而動作不衰』句，而結於此也。

（眉）以上第一章。

○帝曰：人年老而無子者，材力盡邪。將天數然也。

（眉）《大素》卷二壽限。

《大素》卷二壽限篇『帝曰』作『黄帝問岐伯曰』六字，無『也』字。

案：《衛氣失常》篇『人年五十已上爲老』，與此同義。《曲禮》《説文》並云『七十曰老』，非此義也。

楊上善曰：『材力，攝養之力也。天數，天命之數也。』

案：天數者，即天癸之數。下文所云七七八八是也。

○岐伯曰：女子七歲，腎氣盛，齒更髮長。

《大素》『齒更』作『更齒』。

〔楊〕腎主骨髮，故腎氣盛，更齒髮長。

（眉）以下男女年歷盛衰一節，宜參看《靈樞·天年》篇。

○二七而天癸至，

《甲乙經》『天癸』作『天水』，下同。下文王注云『男女有陰陽之質不同，天癸則精血之形亦異』。《陰陽應象大論》『調此二者』王注云『調，謂順天癸性，而治身之血氣精氣也』。據此則天癸者，至二七、二八之期，而男女構精之機自發動於内，是應天數，而腎水方滿，故曰天癸也。王氏以精血分男女，欲使人易知，而其實不以精血直爲天癸也。蓋謂至此期，則男女共腎氣方通，精液溢泄之時也。以上安政丁巳二月六日夜，茝庭先生在病牀所口授『天癸』之義是也。同月十四日先生捐館。噫，此語先生生前最後之遺言也，何可不記而傳乎。

○任脈通，太衝脈盛，月事以時下，故有子。

《新校正》云：『按，全元起注本及《大素》《甲乙經》俱作伏衝，下太衝同。』

今本《太素》亦作『伏衝』，今本《甲乙》作『太衝』，下同。

案：《骨空論》云『衝脈者，起於氣街，並少陰之經，俠齊上行，至胸中而散』。《甲乙》同，但『氣街』作『氣衝』。《脈經》云『衝脈者，起於關元，循腹裏，直上至咽喉中』，注：『一云衝脈者，起於氣衝，並陽明之經，夾臍上行，至胸中而散也。』廿八難云『衝脈者，起於氣衝，並足陽明之經，夾齊上行，至胸中而散也』。楊玄操注云『衝者，通也。言此脈下至於足，上至於頭，通受十二經之氣血，故曰衝焉』。虞庶注云『《素問》曰，衝脈起於氣街。《難經》曰，起於氣衝。又《鍼經》穴中兩存其名，衝街之義俱且通也』。立之謂：奇經八脈，任督帶蹻，並以衣服名之。維衝，並以脈形名之。維者，維絡於身之義，出於廿八難。衝者，衝通之謂也。衝脈本一而末兩行，有似街衢之形，故曰衝，又曰街。潛行於腹中，故曰伏衝。爲經脈之海，故曰太衝。衝脈之所起，其動應手，故曰氣街，又曰氣衝。氣即動氣之謂也。

（眉）案：女之寫血，男之寫精，皆裂己以作他之天理。人有一於此，則忽成形壞衰憊之基，猶蝶交落粉，蓋天癸至者，人之終也，末也。即動物之天理，不得不然者也。

（眉）太衝脈，詳出《醫賸》卷上動氣條。蓋經絡二脈榦至腰分岐處，乃名衝脈而已。

（付箋）〔楊〕天癸，精氣也。任衝脈起於胞中，下極者也。今天癸至，故任脈通也。伏衝之脈，起於氣街，又天癸至，故衝脈盛也。二脈並營子胞，故月事來以有子也。

○三七腎氣平均，故真牙生而長極。

〔楊〕真牙，後牙也。長極，身長也。

〔張〕平均，充滿之謂。

〔識〕蓋謂真牙先生，至此而長極也。

案：《儀禮·既夕禮》『右顛左顛』注云：『顛，象齒堅。』《疏》云『右顛左顛，謂牙兩畔最長者。象生時齒堅也』。《釋文》『顛，丁千反』。《楚詞·大招》『靨輔奇牙，宜笑嫣只』。《淮南子》『奇牙出，靨酺搖』，高誘注：『將笑故好齒出也。』《說文》『䶥，虎牙也』。沈彤《釋骨》云『自齒左右轉勢微曲者，曰曲牙』是云顛、云奇牙、云虎牙、云曲牙，皆同，而今俗呼絲截齒者是也。《素問》作『真牙』，古字之偶存者。此牙最主截斷，故名曰真牙，又曰虎牙，作『顛』爲俗字，以其不與諸齒同形，故名曰奇牙，又曰曲牙。作『䶥』爲俗字。王注云『真牙謂牙之最後生者』，楊上善曰『真牙，後牙也』，是指今俗呼奥齒者，而非古義。余別有『釋牙』一篇，詳具，今不繁引。

〇四七筋骨堅，髮長極，身體盛壯。五七陽明脈衰，面始焦，髮始墮。

〔楊〕身之筋骨體髮無不盛極。

《大素》焦作燋，墮作惰。《説文》『醮，面焦枯小也』。《玉篇》引《楚辭》云『顏色醮顇』。《漢·外戚傳》『嫶妍大息』。晉灼曰：『三輔謂幽愁面省瘦曰嫶冥，嫶妍，猶嫶冥也。』蓋醮、嫶共俗字，而醮爲面焦字，『嫶』連『妍』字加女傍者。《素問》作『焦』，最爲長矣。《五藏生成》篇王注：『筋氣之堅結者。』

〔楊〕陽明脈起於面，行於頭，故陽明衰，面與髮始燋落。

〇六七三陽脈衰於上，面皆焦，髮始白。

《大素》『焦』作『燋』，無『始』字。

〔楊〕三陽，少陽大陽陽明也。三陽脈俱在頭，故三陽衰，面燋髮白。

〇七七任脈虚，太衝脈衰少，天癸竭，地道不通，故形壞而無子也。

〔楊〕任衝二脈，氣血俱少，精氣盡，子門閉，子宫壞，故無子。

天癸竭者，謂絶房中之念。地道不通者，謂月事不來也。案：『竭』即『渴』之假字。《説文》『渴，盡也』『竭，負舉也』。經典多用『竭』，爲竭盡字，皆『渴』之假借也。《周禮·地官草人》『凡糞種渴澤用鹿』，《疏》云：『渴故時停水，今乃渴也。』

〔眉〕案：女反用七七，是《易》蓍圓，七七四十九之數。男反用八八，是《易》卦方，八八六十四之數。相去十五之數，亦三候一氣，半月之數。

〔眉〕女曰形壞，男不曰壞，可味。

○丈夫八歲，腎氣實，髮長齒更。

《大素》『夫』下有『年』字。

○二八腎氣盛，天癸至，精氣溢寫，陰陽和，故能有子。三八腎氣平均，筋骨勁強，故真牙生而長極。四八筋骨隆盛，肌肉滿壯。

《大素》無『壯』字，古抄本『壯』作『溢』。

（眉）案：於男子曰精氣溢寫，則女子一生不精氣溢寫，可知也。又於男子曰陰陽和，則平生男女之道，男倡女隨，而交合亦男行之女應之之義太明。

○五八腎氣衰，髮墮齒槁。

《大素》『墮』作『惰』，『槁』作『稾』。

齒槁者，謂齒色無光澤瘦小也。夫齒者骨餘，與爪髮同其質，故日夜增長無休止，但比爪髮則其生長甚遲緩，至四十歲則無復長之勢，故枯槁瘦小失色澤也。

○六八陽氣衰竭於上，（《大素》無『竭』字，《甲乙》同，可從。）**面焦，髮鬢頒白。**

《大素》『焦』作『燋』，『髮鬢』作『鬢髮』。

案：《説文》『頒，大頭也』非此義。『頒白』字宜作『斑』。斑者，駁也，《説文》作『辬』，云『駁文也』，《廣韻》『⿱髟般，髮半白也』，共同義。蓋班音字，皆自有駁義耳。

○七八肝氣衰，筋不能動，天癸竭，精少，腎藏衰，形體皆極。

案：筋不能動者，謂肝氣衰少，全身筋力自弱劣，不能自在運動也。俗呼曰四十手、五十手、長命痛，一臂或時不自由之類是也。然究其理，則此云『筋不能動』者，蓋專謂陰莖也。陰莖宗筋，固爲肝之所屬。

故肝氣衰，則陰莖臨事而不勁強隆盛，非全不起動，但不能爲強盛之起動也。次句云『天癸竭，精少，腎氣衰』可以證矣。

〔紹〕推上下文，『天癸竭』云云四句，似宜移於八八下，恐是錯出。然前注無敢言及者，不能無疑。下文云男不過盡八八，女不過盡七七，而天地之精氣皆竭矣，可以證也。

《說文》『燕人謂勞曰極』。《方言》『極，疲也』。

案：《紹識》之說似是而非是，說具下文。

○八八則齒髮去，腎者主水，受五藏六府之精而藏之，故五藏盛乃能寫。

《大素》『主』作『生』，無『能』字，而至『皆衰』而止，『筋骨解墮』已下缺。

〔楊〕齒槀者，骨先衰，肉不附，故令齒枯也。

（眉）《靈·本神》篇曰：『五藏主藏精者也。』

（眉）汪昂《醫方集解·附餘》曰：『人身之血，百骸貫通，及慾事作，撮一身之血至於命門，化精以泄。』

（眉）案：精液不常在腎，腎雖云生水，當其入房之時，容受五藏六府中之精水而藏之，以送致睾中，能爲寫出也，猶水銃之得出入上下之引力而噴出，其水之機也。

○今五藏皆衰，筋骨解墮，天癸盡矣。故髮鬢白，身體重，行步不正，而無子耳。

『筋骨』以下，《大素》缺。古抄本『墮』作『憜』，元板同。

案：『解憜』字，《說文》作『懈憜』，此作『解墮』者，古文通用，必竟義在音而不在字也。『墮』『惰』古多通用。《大戴禮·盛德》『小者偷墮』注：『墮，解墮。子張問入官墮怠者，時之所以後也。』枚乘《七發》『手足惰窳』。李善注引郭璞《方言注》曰：『墮，懈墮也』。』

案：前文『七八』謂肝腎二藏衰而天癸竭精少也。此則謂『八八』五藏皆衰而天癸盡也。前云天癸竭精少，後云天癸盡無子，宜細玩。蓋竭者雖訓盡，謂未全盡，但不足也。盡者，全盡而不有之謂也。精少、無子，其意可尋矣。

○帝曰：有其年已老而有子者，何也？岐伯曰：此其天壽過度，氣脈常通，而腎氣有餘也。

案：氣脈，未得詳解。蓋氣係於男，脈係於女。上文云『丈夫二八腎氣盛，精氣溢寫。五八腎氣衰，六八陽氣衰竭於上，七八肝氣衰。女子二七任脈通，太衝脈盛。五七陽明脈衰，六七三陽脈衰於上，七七任脈虛，太衝脈衰少』可以徵矣。言天壽過度，則腎氣有餘。故男則氣，女則脈，常通於身中而不止，故能有子也。

○此雖有子，男不過盡八八，女不過盡七七，而天地之精氣皆竭矣。

案：天氣係於男，地精係於女也。

〔識〕馬云：『此言年老而有子者，王註以爲所生之男女，其壽止於八八、七七之數者。非。』《韓氏醫通》云：『男八歲至六十四，女七歲至四十九，即大衍自然之數。』

〔紹〕《唐書・李叔明傳》曰：『傳云，女子十四有爲人母之道，四十九絕生育之道。男子十六有爲人父之道，六十四絶陽化之理。』

案：其天壽過度者，腎氣有餘。故其年已老而有子，是謂其變。若謂其常，則過八八、七七之數者，無有子耳。

者』也。

〇**帝曰：夫道者，**

案：道者，猶云道人。《老子》七十七章『唯有道者』可以徵矣。即斥上文所云『上古之人，夫知道者』也。

〇**年皆百數，能有子乎？岐伯曰：夫道者，能卻老而全形。**

案：卻老者，謂前文所云『面焦髮白』之反，而面不焦，髮不白也。全形身者，謂『形壞』『形體皆極』之反，而身體輕，行步正也。

〇**身年雖壽，能生子也。**

案：『身年』不成語，『身』字宜屬上句而讀。所云『全形身』者，上文『形體皆極』『身體重』之反對。或曰『身』即『神』之假字，上文所云形與神俱之義。

自『帝曰人年老而無子者』至於此爲一章，王注云『道成之證如下章云』，以爲接下章，非是。

（眉）以上第二章。

〇**黄帝曰：余聞上古有真人者，提挈天地，把握陰陽。**

《孟子·萬章上》曰：『故説詩者，不以文害辭，不以辭害志。以意逆志，是爲得之，如以辭而已矣。』

《莊子·大宗師》『挈天地』，宜參經文及《釋文》。

《孟子·萬章上》曰：『《雲漢》之詩曰：周餘黎民，靡有孑遺。信斯言也，是周無遺民也。』

〔識〕《淮南子》『提挈天地，而委萬物』，高誘注：『一手曰提。挈，舉也。』

案：一手曰握，兩手曰把，然則挈，謂兩手舉之歟？

張介賓《醫易》曰：『氣數可以挽回，天地可以反覆。醉造化於虚靈，弄壺中之日月。運陰陽於掌握，滴指上之陽春。』

（眉）《孟子・盡心下》『孟子曰：盡信書則不如無書，吾於《武成》取二三策而已矣。仁人無敵於天下，以至仁伐至不仁，而何其血之流杵也』。

○**呼吸精氣，獨立守神，肌肉若一**。

〔張〕呼接於天，故通乎氣。吸接於地，故通乎精。有道獨存，故能獨立。神不外馳，故曰守神。神守於中，形全於外。身心皆合於道，故云肌肉若一。即首篇形與神俱之義。

《六微旨大論》末『真人』云云，經注可參。

《新校正》云：『全元起注本云：身肌宗一。《太素》同。楊上善云：真人身之肌體與太極同質，故云宗一。』

今考文義，作『宗一』似是。王本作『若一』，恐屬誤字。竊謂：呼吸精氣者，即吐納之謂。獨立守神者，上文所云『精神内守』之義。肌肉宗一者，『形與神俱』之義。言呼吸精氣，則其精氣周通於形體，而其神氣内守不動，則裏氣通於表，表氣達於裏，毫無空隙，故背肉與腹肉一串其氣，足肉與手肉一通其氣。故肉無非其肉，無處不通氣，而緻密混一，所云雖有賊邪不能害者也。《慧音・十八ウ五》《大乘大集地藏十輪經》卷一吸精氣下云：經文或有噏，虚急反。《説文》吸，内入息也。

（眉）《至真要大論》曰：『工巧神聖可得聞乎。』王注：『鍼曰工巧，藥曰神聖。』

（眉）案：一爲神，次爲聖，次爲巧，末爲工，與此四人次第正同。

○**故能壽敝天地，無有終時**。

《醫心》卷廿六首篇引《金匱録》云：『常服之，壽獘天地。』

案：真人本無死生，故云無有終時也。張介賓以爲死而神猶存，非是。《釋名·釋喪制》『老死曰壽終。壽，久也。終，盡也。生已久遠，氣終盡也』。

（眉）案：自天令謂之命，自人受謂之壽。壽、受同音，謂一百二十歲也。言越之尚生活也。《玄珠密語·序》曰：『《陰符經》云，觀天之道，執天之行盡矣。此者是人能順天之五行六氣者，可盡天年一百二十歲矣。』

（眉）《匡謬正俗》八『年壽之字，北人讀作受音，南人則作授音』。

（眉）《周禮·疾醫》曰『死終』，注：『少者曰死，老者曰終。』《正義》『似不得壽終，然少曰死，老者則曰終。謂雖治不愈，似得壽終，故曰終也』。《禮·祭法》注：『命有三科，受命謂年壽也。』

○此其道生。

案：生猶成也。《論語》『本立而道生』，何晏注『基立而可大成也』，義同。乃是真人者，成道之人也。

○中古之時，有至人者。

《方盛衰論》『陰陽並交，至人之所行』。王注：『交，謂交通也。唯至人乃能調理使行也。』

〔識〕《莊子》云『不離於真，謂之至人』，又云『至人無己，神人無功，聖人無名』。郭注云：『無己故順物，順物而王矣。』《釋文》『王，于況反。本亦作至』。

《莊子·田子方》篇『伯昏無人曰，夫至人者上闚青天，下潛黄泉，揮斥八極，神氣不變』。

案：至人，謂全道之人也。至，即至極之義。王注云『全其至道』，楊上善云『積精全神，能至於德，故稱至人』，並非。

○淳德全道，和於陰陽，調於四時。

〔張〕淳，厚也。

言未能至於『真人提挈天地，把握陰陽』之地者也。後文『游行天地之間，視聽八遠之外』亦同。

○去世離俗，積精全神。

《生氣通天論》云『聖人傳精神，服天氣，而通神明』。所云『積精』與『傳精』同理。此亦未能至於真人呼吸精氣，獨立守神者也。

《黄庭經》亦有『積精累氣以爲真』之文。

○游行天地之間，視聽八遠之外。

顧從德本『遠』作『達』。

『遠』訛『達』，今據古抄本、元板改正。

〔識〕《淮南・地形訓》云『九州之外，乃有八殥，亦方千里。八殥之外，廼有八紘，亦方千里』，注：『殥猶遠也。』

（眉）《希音》卷十之八頁下《漢書音義》云：『八埏，即地之八際也。』

（眉）《醫心方》卷廿三『遠近自在』訛作『達近自在』。（廿二頁下六行）

○此蓋益其壽命而強者也，亦歸於真人。

案：強，即勉強之義。志云『此蓋從修煉保固得來，亦能復完天真，而同歸大道』，可從。

○其次有聖人者，

案：聖人，謂順道者也。《莊子・招搖遊》（『招搖』當作『逍遙』）『聖人無名』。注：『聖人者，物得性之名耳。』

○**處天地之和，從八風之理。**

言未至於『至人遊行天地之間，視聽八遠之外』者也。

案：『處』字非居處之義。《左氏·文十八年》傳『德以處事』注『處猶制也』，《後漢·陽球傳》注『處，斷也』乃此義。

○**適嗜欲於世俗之間，無恚嗔之心。**

此亦未至於『至人去世離俗』者也。

○**行不欲離於世，被服章。**

三字宜從宋臣說，删去。如吴、張等所說，則下句卻脱三字，亦未可知。不然則二句不對。竊謂此三字，或後人旁書，誤混正文者。王氏無解，可以見耳。

（眉）又案：古文對句中，往往有不對之文在其間，是亦古文之一體。然則此三字，蓋是非衍字而可歟？

○**舉不欲觀於俗，**

澀江籀齋曰：『觀，示也，顯也。顯示於俗，所以異於時衆也。不欲者，亦和光同塵之意。諸家解並非是。』

○**外不勞形於事，内無思想之患，**

前段云『嗜欲不能勞其目，淫邪不能惑其心』與此文義同。

○**以恬愉爲務，以自得爲功。形體不敝，精神不散。**

形不敝，神不散者，以恬愉自得爲之養也。此亦未至於『至人積精全神』者也。

○**亦可以百數**。

應上文『年皆百數』。

○**其次有賢人者**，

賢人，蓋求道者也，唯取法則於天地日月耳。未至於『聖人順天地八風之和』也。

○**法則天地，象似日月**。

《淮南・氾論訓》『嫌疑肖象者』注：『肖象，似也。』《前漢・吴王濞傳》『不肖』注：『凡言不肖者，謂其鄙陋無所象似也。』又《刑法志》『夫人肖天地之類（肖當作宵，類當作䫉。）』注：『庸忘（忘當作妄）之人謂之不肖，言其狀類（類當作䫉）無所象似也。』此云『象似日月』者，即是『法則天地』之細目。《四氣調神論》所云『夜臥早起，無厭於日，與鷄俱興，必待日光』之類是也。

未能至於『聖人處天地之和』也。

○**辯列**（古抄本『辯』作『辨』，『列』下有『宿』字。）**星辰，逆從陰陽，分别四時**。

（眉）『列』下宋本一空字，《生氣通天》篇末注中亦有此一空字例，宋本《玉版論要》篇注中亦有此一欠字例，《調經論》注中亦有，《水熱穴論》注中亦有。

逆從猶逆順也。言未能至於『至人和於陰陽，調於四時』。彼言服用，此言學焉耳。《玉篇》日部『曆本作歷，古文作厤。象星辰，分節序四時之逆從也』。

○**將從上古**，

案：將從猶將順也。《孝經》『將順其美』明皇注：『將，行也。』

○合同於道，

言修行之功，遂與上古知道之人相同耳。

○亦可使益壽，而有極時。

（眉）以上第三章止。

案：賢人亦可使益其壽，而比之至人聖人，則有所終極也。迢應上文『真人無有終時』。

案：成道者爲真人，全道者爲至人，順於道者爲聖人，求於道者爲賢人，宜如此分別而看。

此篇凡三章，『廼問岐伯曰』至『其德全不危也』爲一章，『帝曰人年老而無子者』至『年雖壽能生子也』爲一章，『黃帝曰余聞』至末爲一章。

庚申正月卅日書了　華佗巷人立之

第一補

成而登天一六ヲ

〔箚〕《史・五帝紀》『登天』作『聰明』，隔句押韻，若是『登天』則與韻不合矣。馮汝言《詩紀匡謬》云：『《素問》一書，通篇有韻。』

廼問於天師曰二六ウ

〔識〕按：黃帝稱天師，見《莊子・徐無鬼》。《韓詩外傳》及《說苑》云『黃帝即位，宇内和平。思見鳳凰之象，以召天老』，天老蓋天師耳。

《大素・耶傳》『黃帝問曰：余固不能數，故問於天師』，注：『天師，尊之号也。』《靈樞・百病始生》作『先師』。

高世栻曰：『岐伯爲帝師，故史臣稱爲天師。』

高下不相慕八ヲ十

（眉）《大素·耶傳》篇『黄帝問曰：余固不能數，故問於天師』，注：『天師，尊之號也。』《靈樞·百病死生》『天師』作『先師』。

〔張〕高忘其貴，下安其分。兩無相慕，皆歸於朴。

天癸十一ヲ九ヲ

北越海津子亨著《誥道大素》下册曰『夫天癸者，天揆也。而則天數揆度也』。

〔識〕《管子》云：『人，水也。男女精氣合而水流形。』《家語·本命解文長》云：『男子八月而生齒，八歲而齔，二八十六歲而化。女子七月生齒，七歲而齔，二七十四而化。』又見《大戴禮·本命》《説苑·辨物》。《韓詩外傳》卷一文長云：『男子八歲而齠，十六而精化小通。女子七歲而齔，十四而精化小通。』

案：云化、云精化小通，並謂人道已通，精液溢泄之時也。

嚴氏《濟生續方》卷七遺精白濁評曰：『醫經曰：男子二八腎氣盛，天癸至。天癸者，精也。精者，身之本也。腎藏精，藏精者，不可傷云云。』

嚴氏以天癸即爲精，未可從矣。蓋天癸者，所以製精之氣機也。

（眉）案：癸者，非斥水也，斥其气機也。故謂天者自然之名，癸者，揆度也。言至二七、二八，而男女構精之氣機發動者，是自然之揆度也，故以其氣機呼名天癸也。《禮·月令》注『癸之言揆也』。《史·律書》『癸之爲言揆也』。《白虎通·五行》曰『癸者，揆度也』。《釋名·釋天》『癸，揆也。揆度而生，乃出土也』。《御覽》引崔靈恩《禮記義宗》『癸，揆也』。《廣雅·釋言》『癸，揆也』。《太玄·玄數》范注：

『癸取其揆然向萌芽也。』《説文》『癸，冬時水土平可揆度也』。《易・象下》『天下之大義也』，虞注：『坤主癸。』又《書・舜典》『納於百揆』傳，《書・孔序》『其歸一揆』，《釋文》《孟子・離婁下》『其揆一也』注，並曰：『揆，度也。』皆以證『天癸』字義可也。王注説天癸曰『天真之氣降，與之從事，故云天癸也』，此言太是，宜從。

（付箋）《中庸》『上律天時，下襲水土』。《圖解》云『水土合來是一地字，然不言地而言水土者，地之理盡於水土也』。立之案：此不言天水而言天癸者，所以使天水至於腎部者，天然之腎氣有自應而使然也。所謂天癸者，即天然自生之腎氣也。乃與不言地而言水土同一文例也。

丈夫十二ウ八

〔紹〕《説文》『周制，八寸爲尺，十尺爲丈，人長八尺，故曰丈夫』。

兒約之《周尺攷》云：『漢制八寸，正當周制一尺。所謂周制以八寸爲尺，十尺爲丈。人長八尺，故曰丈夫者。此許氏以漢制釋周制也。今定以周一尺爲曲尺六寸零八釐，則丈夫正當曲尺六尺零八分，此則見古人之與今人其長亦無大異也。』

人年老十一ヲ七

《醫心方》廿五小兒方例第一引《小品方》云：『黄帝曰：人年六歳以上爲小，十八以上爲少，廿以上爲壯，五十以上爲老也。其六歳以還者，經所不載，是以乳下嬰兒病難治者，皆無所承案也。』案：《病源》《千金》《外臺》『十八』作『十六』，『廿』作『卅』。

病安從來ウ九

《大素》卷二攝生之二・壽限篇中出之，但《壽限》篇末缺，故不詳其終。

第十九云：『故曰別於陽者，知病從來。』

真牙十二ヲ

案：《全體新論》『貳牙』『顛牙』互誤。

《全體新論》云：『蓋人齒三十有二，⿰齒至齧咬嚼，各合其用。當中上下八齒名門牙，其旁上下四齒爲貳牙，再入爲顛牙上下左右，共八齒，其餘爲大牙共十二齒。』

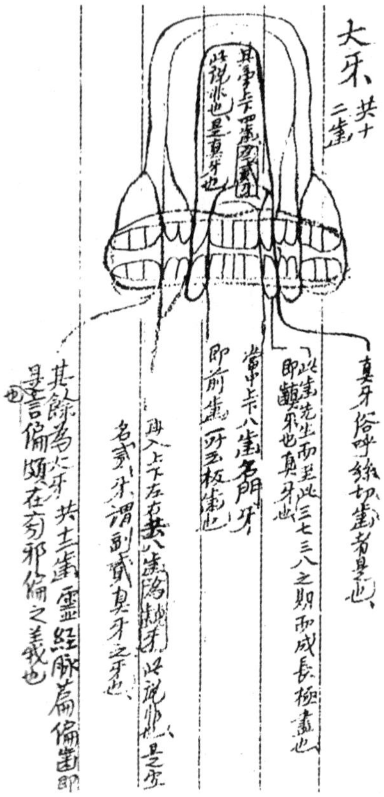

【圖】案語：

其旁上下四齒爲貳牙，此說非也，是真牙也。

真牙，俗呼絲切齒者是也。此齒先生而至此。三七三八之期，而成長極盡也，即顛牙也，真牙也。

當中上下八齒，名門牙，即前齒，所云板齒也。

再入上下左右共八齒，爲顛牙，此說非也，是宜名貳牙，謂副貳真牙之牙也。

其餘爲大牙共十二齒，《靈·經脈》篇『偏齒』即是也。言偏頗在旁邪偏之義也。

不妄作勞ヲ八

《韓詩外傳》云：『人有六情云云，其身體四肢欲安而不作。』

《白虎通》云：『庶人職在耕桑，戮力勞役。飢即食，飽即作，故無數。』

《呂氏春秋》云：『勞者精神則散也。』《弘決外典抄》二卷十五葉背引

筋不能動ヲ十三

案：前文云：『三八筋骨勁強，四八筋骨隆盛』，並謂腎氣盛，陰莖不萎弱也。此云七八筋不能動者，謂陰莖委弱，不能如意動作也，非云不動也。一『能』字，可細玩矣。與『八八筋骨解墮，天癸盡』大有分別也。《厥論》四十五云：『前陰者，宗筋之所聚』，《痿論》四十四云『思想無窮，所願不得，意淫於外，入房太甚，宗筋弛縱，發爲筋痿，及爲白淫ウ九』，又云『陽明者五藏六府之海，主閏宗筋，宗筋主束骨，而利機關也ヲ十』，又云『陰陽總宗筋之會，會於氣街，而陽明爲之長，皆屬於帶脈，而絡於督脈ウ十』，並可以徵矣。

天癸ウ十一

《本草綱目》五十二婦人月水宋嘉祐，月經《素問》，天癸《素問》。時珍曰：『女子，陰類也，以血爲主。其血上應太陰，下應海潮，月有盈虧，潮有朝夕，月事一月一行，與之相符，故謂之月水、月信、月經。經者，常也，有常軌也。天癸者，天一生水也。邪術家謂之紅鉛，謬名也。』

（眉）補，郭象注《莊子》云：『天者，自然之謂也。』鄭玄注《禮》云：『癸之言揆也，萬物懷任於下，揆然萌芽。』據此二説，天癸即男女慾竇始開之謂也。張云：『天癸言天一之陰氣也。』吴云：『癸，腎水也。是爲男精女血，天真所降也，故曰天癸。』

岐伯ウ六

岐伯，見《史・封禪書・司馬相如傳》。《司馬相如傳集解》曰：『黄帝太醫。』

漿（ウ八）

《證類》五引《嘉祐》云：『漿水，味甘酸，微温，無毒，主調中。引氣宣和，強力通關，開胃止渴，霍亂洩痢，消宿食。宜作粥，薄暮啜之，解煩去睡，調理腑臟。粟米新熟，白花者佳。煎令醋，止噦嘔，白人膚體如繒帛。爲其常用，故人不齒其功。冰漿至冷，婦人懷妊，不可食之。《食譜》所忌也。』（成化本廿一ヲ）

庚申正月晦釘糊枳園

四氣調神大論篇第二

此篇總皆《大素》卷二順養篇末引。

（眉）王氷引《月令》說，見《醫賸》卷上，宜參。

○春三月，此謂發陳。

〔楊〕陳，舊也。言春三月草木舊根舊子，皆發生也。

○天地俱生，萬物以榮。

〔楊〕天之父也，降之以德。地之母也，資之以氣。德之與氣俱能生也。物目（目恐自譌）德氣，英華開發也。

○夜臥早起，

《大素》『早』作『蚤』，《醫心方》廿七引同。

〔楊〕春之三月主膽，肝之府，足少陽用事。陰消陽息，故養陽者至夜即臥，順陰消也。『蚤』古『早』字。旦而起，順陽息也。

○廣步於庭。

《病源》十五引《養生方》『廣』作『潤』。案：是避煬帝諱廣也。

○被髮緩形，以使志生。

《病源》『志』上有『春』字，『生』作『平』宋本，蓋同音而誤。

生、榮、庭、形、生爲韻。

〔楊〕廣步於庭，勞以使志也。被髮緩形，逸以使志也。勞逸處中和而生也，故其和者是以内攝生者也。

○生而勿殺，予而勿奪，

《醫心》『予』作『與』，《病源》同。

○賞而勿罰。

三句韻語。

○此春氣之應，

此下《大素》有『也』字，《醫心》《病源》同。

○養生之道也。

〔楊〕生與賞者順少陽也，煞奪罰者也逆少陽也，故順成和則外攝生也。内外和順，春之應也。斯之順者，爲身爲國，養生道也。

○逆之《大素》無『之』字**則傷肝，**

《大素》『傷』下有『於』字，《病源》同。

○夏爲寒變。

《病源》『爲寒變』作『變爲寒』。《大素》作『夏爲寒爲變』。

（眉）據楊注則《大素》本文『變』下『爲』字誤衍耳。

（眉）案：年年春夏際多疫，秋夏際多瘧，秋冬際多泄，冬春際多厥，可以知也。

案：此四時爲病甚叵解。竊謂，《陰陽應象大論》云『冬傷於寒，春必温病。春傷於風，夏生飧泄。夏傷於暑，秋必痎瘧。秋傷於濕，冬生欬嗽』，此文又出《生氣通天論》，文少異，是辨風寒暑濕之於春夏秋冬，其病傳變不同也。《金匱真言論》所云東風生於春，病在肝俞，在頸項云云。故春氣者，病在頭云云。故春善病鼽衄云云者，是論四時之正氣，必中其部位之經俞也。共與此條自別。此則謂不依四時之氣調神，則本氣結屈，久而爲病也。其説如左。

案：寒變者，熱之謂，寒變則爲熱是也。夫逆夜臥早起之類諸養生之道，則失肝木柔和之令，故奉承夏長養之氣者，甚乏少。至夏心火用事，遂發爲寒變而成熱之病。蓋春夏宜養陽，若不養陽，則其傷在陽分，而肌表受邪也。《病源候論》卷九時氣病諸候曰『屬春時陽氣發於冬時，伏寒變爲温病也』，『寒變』二字之義，得之益明了。

〔楊〕肝氣在春，故晚臥早起，逸體急形，殺奪罰者，皆逆少陽也。逆即傷肝，夏爲傷寒熱病變也。春時内外傷者，奉夏生長之道不足也。案：此説可從。

《靈樞·論疾診尺》云：『四時之變，寒暑之勝，重陰必陽，重陽必陰。故陰主寒，陽主熱，故寒甚則熱，熱甚則寒，故曰寒生熱，熱生寒，此陰陽之變也。故曰：冬傷於寒，春生癉熱。春傷於風，夏生後泄腸澼。夏傷於暑，秋生痎瘧。秋傷於濕，冬生咳嗽，是謂四時之序也。』

此與《陰陽應象大論》《生氣通天論》所説同。但云『冬傷於寒，春生癉熱』者，即寒變而爲熱之義。故今此載其全文，以資考鏡耳。

（眉）或曰内寒而諸變證頻見之謂，《病源》卷二十冷痰候曰：「四支變青不能食飲」，是其證也。

（眉）《傷寒例》云『三月四月，或有暴寒，其時陽氣尚弱，爲寒所折，病熱猶輕。五月六月，陽氣已盛，爲寒所折，病熱則重』，是亦寒變爲熱之義也。

○奉長者少。

《大素》『奉』下有『生』字，《病源》同。

〔楊〕肝氣在春，故晚臥形（『形』上恐脫『緩』），晚起逸體急形。煞奪罰者，皆逆少陽也。故其爲身者逆即傷肝，夏爲傷寒熱病變也。其爲國也，霜雹（切蒲角反）風寒，災害變也。春時内外傷者，奉夏生長之道不足也。

○夏三月，此謂蕃秀。

〔楊〕蕃，代（『代』恐『戊』譌）元反，茂也。夏三月，時萬物蕃滋茂秀增長者也。

《病源》『秀』作『莠』。

○天地氣交，萬物華實。

《大素》『華』作『英』，《病源》同。

〔楊〕陰陽氣和，故物英華而盛實也。

○夜臥早起，

《醫心》『早』作『蚤』。《大素》作『晚臥蚤起』，可從改也。

蓋晚臥者，比於春時之夜臥則少晏也。何以知然？春之夜臥早起，楊注云『至夜即臥』。而此楊注云

『夏之三月，陰虛陽盈，故養陽者，多起少臥也』，又云『早臥晚起，厭日生怒，皆逆太陽氣也』，則『早』『晚』二字，宜爲虛字而看，不然則至早臥晚起，遂不可解也。

〔楊〕夏之三月主小腸，心之府，手太陽用事。陰虛陽盈，故養陽者多起少臥也。晚臥以順陰虛，早起以順陽盈實也。

○無厭於日，

《醫心》『無』作『毋』。

○使志無怒，

《醫心》『無』作『莫』。

〔楊〕日者爲陽，故不可厭之。怒者爲陰，故使志無怒之。

○使華英成秀，

《大素》無『華』字，《病源》、宋板同。《醫心》『華英』作『英華』。

〔楊〕使物華皆得秀長。

此與王注同義。今以前後文例考之。春云使志生，生而勿殺，予而勿奪云云，乃謂擴充其發生之志意，欲使凡天下物生而勿殺，予而勿奪也。夏之使志無怒，使華英成秀，秋之使志安寧，以緩秋刑，冬之使志若伏匿云云，去寒就温，並同。皆謂擴己之志，延及凡天下物也。

○使氣得泄，

《大素》『泄』作『洩』，下皆同，是避唐諱也。

〔楊〕使物華皆得秀長，使身開腠，氣得通洩也。

○若所愛在外，此夏氣之應。

《大素》『應』下有『也』字，《醫心》同。

○養長之道也。

《大素》『長』作『生』，《醫心》同。案：作『生』，恐誤。

〔楊〕內者爲陰，外者爲陽，諸有所愛，皆欲在陽。此之行者，應太陽之氣，養生之道也。

○逆之則傷心，秋爲痎瘧。

《大素》『痎』作『痻』。

案：痎瘧者，即瘧。《說文》『痎，二日一發瘧也』。說具於《瘧論》中。

案：春夏宜養陽，今逆夏氣養長之道，則心火中屈不能伸，至秋肺金用事，與向屈於中之心火相爭，故發爲寒熱休作疾也。

王注云『痎，痎瘦之瘧也』，是蓋以『痎』爲刻之義，非是也。

（眉）成注《傷寒論》卷二音釋『痎音皆，瘧也』。

○奉收者少，《大素》『奉』上有『則』字 **冬至重病。**

〔楊〕奉秋收之道不足，得冬之氣，成熱中病重也。

〔識〕簡按：據前後文例，四字恐剩文。

此說可從。但此四字王楊二氏共有注解，則爲古來衍文可知也。

〔楊〕早臥晚起，厭日生怒。傷英不秀，壅氣在內，皆逆太陽氣也。故夏爲逆者，則傷乎心，秋爲痻瘧。奉秋收之道不足，得冬之氣，成熱中病重也。

○秋三月，此謂容平。
〔楊〕夏氣盛長，至秋也不盛不長，以結其實，故曰容平也。
《五行大義》卷四第十九篇引《録圖》云：『善則賢人任用，政頌平。』
〔高〕夏時盛極，秋氣舒緩，其時則從容而平定也。
〔識〕簡按：容，盛也。見《説文》，即盛受之義，非盛實之謂。王馬張並爲『容狀』之容，乃與發陳蕃秀閉藏自異旨。《聖濟經》注云『容而不迫，平而不偏，是謂容平』，此説似是。《五常政大論》以金平氣爲『審平』。《説苑》曰：『秋者天之平。』
案：《説文》『容，盛也』。『盛』字爲『宬』之假借，所以宬受也。『容平』者，謂容受而平均也。
○天氣以急，地氣以明。
（眉）楊上善曰：天氣急者，風清氣凉也。地氣明者，山川景淨也。
《月令·孟秋》『天地始肅，不可以贏』。
○早卧早起，
《大素》二『早』共作『蚤』，《醫心》同。
○與鷄倶興，
《大素》『與』作『与』，《醫心》同。《醫心》『倶』作『共』。
〔楊〕秋之三月，主肺藏，手太陰用事。陽消陰息，故養陰者，與鷄倶卧，順陰息也。與鷄倶起，順陽消也。
案：云『與鷄倶興』，而與鷄倶卧之意在焉，乃早卧早起之義。高世栻云『與鷄倶興者，鷄卧則卧，鷄起則起也』，暗合楊注。

○使志安寧，以緩秋刑。

《大素》『刑』作『形』，《醫心》《病源》、宋板同。

〔楊〕春之緩者，緩於堅急，秋之緩者緩於滋盛，故寧志以緩形。

案：刑、形古多通用，楊氏泥春之緩形，而就形字爲説，叵從。此謂擴安寧之志意，而以緩縱凡天地秋氣殺伐之急緊刑法也。王注是。

〔眉〕再案：緩秋形者，言不乘秋气之肅殺，志意安寧以緩秋形。然與春之被髮緩形自不同，而『收斂神气，使秋气平』云云，是春秋之緩形分別之處，宜活看也。

○收斂神氣，使秋氣平。

〔楊〕夏日之時，神氣洪散，故收斂順秋之氣，使之和平也。

○無外其志，

《醫心》『無』作『毋』。

○使肺氣清，

《大素》『清』作『精』，《醫心》同。

平、明、寧、刑、平、清押韻，蓋承『容平』之『平』而起韻也。

〔楊〕攝志存陰，使肺氣之無雜，此應秋氣養陰之道也。

就『無雜』二字考之，則作『精』似是。然古『清』『精』多通用，而其義亦兩通。

○此秋氣之應。《大素》此下有『也』字，《醫心方》《病源》同。

○養收之道也。逆之則傷肺，冬爲飧泄，《大素》作『飡洩』

〔楊〕《大素》卷三首『飡，水洗飯也。音孫。謂腸胃有風，水穀不化而出也』。

案：秋冬宜養陰，今逆秋氣則肺金不清，濕邪內入，故至冬腎水用事之時，而作飧泄食不化之證也。第十七云『久風爲飧泄』，可併考。

〔識〕《玉篇》『飧，水和飯也』。《釋名》『飧，散也。投水於中，自解散也』。《列子·說符》注：『飧，水澆飯也。』蓋水穀雜下，猶水和飯，故云飧泄也。

案：《說文》『飧，餔也』。『餔，申時食也』。《伐檀》正義引《說文》『飧，水澆飯也』。《釋文》引《字林》云『飧，水澆飯也』。《禮記·玉藻》疏『飧，謂用飲澆飯於器中也』。『飱』俗作『飧』『湌』，遂與『餐，呑也』之字混，不可不正也。《外臺》卅九引《甲乙》云『巨虚上廉，主湌泄出糜』，所云出糜，謂水穀雜下也。『飱』作『飧』，增画之例耳。

〔紹〕楊曰：『喰音孫，謂食不消，下洩如水和飯也。』《大素》卷二順養篇注。

○奉藏者少。

《大素》『奉』上有『則』字，『藏』作『養』。

〔楊〕晚臥晚起志不寧者，秋時以逆太陰氣。秋即傷肺，至冬飡洩，奉冬養之道少也之。

○冬三月，此謂閉藏。

《大素》『閉』上有『氣』字，《醫心》同。

《月令》『天氣上騰，地氣下降，天地不通，閉塞而成冬』。

〔楊〕陰氣外閉，陽氣内藏。

○**水冰地坼**〔楊〕勑白反，分也。

《醫心》『冰』作『氷』。

○**無擾乎陽，**

《大素》『無』作『毋』，『乎』作『于』，《醫心》共同。

〔楊〕言居陰分，故毋擾陽。

《月令·孟冬》『水始冰，地始凍』，《仲冬》『氷益壯，地始坼』。

案：無擾乎陽，諸家皆從王注爲人事，特高世栻云『無擾乎陽，地氣固藏，不騰於天也』，於文當然。楊上善曰『言居陰分，故毋擾陽』，亦似非指人事，高説宜從。

○**早臥晚起，必待日光，**

《大素》『早』作『蚤』，《醫心》同。案：藏、陽、光韻語。

〔楊〕冬之三月，主腎藏足少陰用事，陽虚陰盈，故養陰者多臥少起。早臥順陽虚，晚起順陰盈也。

○**使志若伏若匿，**

《大素》無『若匿』之『若』，《醫心》《病源》同，今本蓋偶誤。

〔楊〕伏匿，靜也。臥盡陰分，使志靜也。

案：『伏匿』之急呼爲伏，伏匿者謂伏也。

○**若有私意，若已有得。**

《大素》『得』作『德』，《醫心》同。

○**去寒就温，**
案：此四字不專斥人事，凡天地萬物，亦皆當如此，乃養陰之理也。四時使志云云下句，並同例。
〔楊〕言十一月陰去陽來，故養陰者，凡有私意，諸有所得，與陰俱去，順陽而來無相擾也。
○**無泄皮膚，**
《大素》『無泄』作『毋洩』。
○**使氣亟奪，**
《大素》作『使氣不極』，可從，押韻亦叶。《醫心》引作『使氣極』，恐脱『不』字也。
〔楊〕閉諸腠理，使氣不洩極也。斯之行者，應冬腎氣養藏之道也。
案：《月令·仲冬》『君子齋戒，處必掩身。身欲寧，去聲色，禁嗜慾，安形性，事欲靜，以待陰陽之所定』，《傷寒例》云『冬時嚴寒，萬類深藏，君子周密，不傷於寒』，《醫心方》廿七引《千金方》云『冬月天地閉，血氣藏。人不可勞作出汗，發泄陽氣，損人』，並與此同義。
○**此冬氣之應，**
《大素》『應』下有『也』字，《醫心》《病源》同。
○**養藏之道也。**
〔楊〕閉諸腠理，使氣不洩極也。斯之行者，應冬腎氣，養陰之道也。
○**逆之則傷腎，春爲痿厥，**
《病源》『痿』作『萎』。
（眉）依前例則此『痿厥』亦一病，蓋其藏府痿，故厥見於外也。今日平生冬春間，内熱逆上耳鳴目脉，肝鬱氣逆等，皆是痿厥。此四時病，皆所常有者也。

〇**奉生者少。**

《大素》作『則奉生少也』五字。

案：冬逆養藏之道，則陽氣耗奪，而腎水失運化之用。故至春肝木用事之時，筋絡不榮，遂爲痿厥之證也。

案：以上謂順四時之常氣，以調人神也。

（眉）以上第一章。

〔楊〕早起晚臥，不待日光，志氣外洩，冬爲逆者。傷腎痿厥，奉春養生之道少也，痿厥不能行也，一曰偏枯也，於危反也。

〇**天氣清淨，**

《大素》『淨』作『静』。案：《説文》『静，宷也』。『瀞，無垢薉也』。蓋静宷之轉注爲清静。『瀞』字卻爲晚出俗篆。隸省作『淨』歟，抑亦『静』字冒上『清』字而作『淨』者歟。

〇**光明者也。**

案：清淨，謂天之蒼蒼。光明，謂日月星也。

（眉）《禮記・孔子閒居》云『孔子曰：天有四時，春秋冬夏，風雨霜露，無非教也。地載神氣風霆，神氣風霆流形，庶物露生，無非教也。清明在身，氣志如神，嗜欲將至，有開必先，天降時雨，山川出雲』云云。

（眉）案：此亦人天一理之説，與本論同義，故録於此。

〔楊〕天道之氣，清虚不可見，安靜不可爲，故得三光七耀光明者也。玄元皇帝曰『虚靜者天之明也』。

○藏德不止，

《新校正》引別本『止』一作『上』，《大素》亦作『上』，宜從改也。

○故不下也。

《大素》無『也』字。

〔楊〕天設日月，列星辰，張四時，調陰陽。日以曝之，夜以息之，風以乾之，雨露濡之。其生物也，莫見其所養而物長。其所煞也，莫見其所喪而物亡。此謂天道藏德不上，故不下者也。

案：王注本亦似作『不上』，別無『不止』之解，故知然。張介賓云『天德不露，故曰藏德。健運不息，故曰不止』，於理似稍通。至『不下』而不通也。

〔楊〕聖人象之，其起福也。不見其所以而福起，其除禍也。不見其所由而禍除，則聖人藏德不上，故不下也。玄元皇帝曰『上德不德，是以有德』，即其事也。

○天明則日月不明，邪害空竅。

〔楊〕君上情在於己，有私脩德，遂不爲德。玄元皇帝曰『下德不失德，是以無德』。君之無德，則令日月薄蝕，三光不明也。

《大素》『天明』作『上下』，『邪』作『耶』。

案：空竅即孔穴也。空音孔。

案：天明者，謂天不藏德也。與前文『光明』其義不同。天若不藏德，則日月不明。後文所云『雲霧不精，則上應白露不下云云』是也。當此時也，有邪氣傷人空竅者，即是賊邪也。楊上善曰『空竅謂三百六十五穴也。疵癘賊風入人空竅，傷害人也』，是也。

〔楊〕空竅謂三百六十五穴也，君不脩德和陽氣者，則疵癘賊風入人空竅傷害人也。

○陽氣者閉塞，地氣者冒明。

《大素》無二『者』字，似是。『冒』訛『胃』，『閉』作『閇』。

〔楊〕陽氣失和，故令陰氣冒覆三光。

案：王注以爲人事，恐非。

○雲霧不精，則上應白露不下。

《大素》『霧』作『露』，『白』作『甘』，共訛。

案：精與晴通。蓋雲霧不晴，謂地氣冒明。白露不下，謂陽氣閉塞也。王注就『精』字爲説，非是。

○交通不表，

〔楊〕陰氣失和，致令雲露無潤澤之精，無德應天，遂使甘露不降，陰陽不和也。言曰甘露者，恐後代字誤也。

○萬物命故不施，

〔楊〕陰陽不得交通，則一中分命，無由布表，生於萬物，德澤不露，故曰不施也。

○不施則名木多死。

施、死押韻。

案：『故』字當移『表』字下而看，此亦古文一種之法耳。『施』字王注別無解，二張共以爲施化之義，可從。名木者，謂其實可食之諸木，云木則草在中。今桃李不實之年，五穀亦不豐，是天氣使之自然也。楊上善曰『謂名好草木不黃而落』，王注云『名，謂名果珍木』，共可以徵也。《氣交變大論》『歲土不及，名木蒼凋』。《五常政大論》『歲金太過，云名木不榮』。《六元正紀論》『名草上焦』。

（眉）〔楊〕以『名木多死』以下，分爲八種。

（眉）《五常政論》『政暴變則名木不榮』。

○惡氣不發，《大素》無『不』字。**風雨不節，白露不下，**《大素》『白』作『甘』。**則菀稾不榮。**《大素》『稾』作『槁』，是。

案：《大素》作『惡氣發』，無『不』字，恐似是。蓋惡氣發者，謂天地否塞之際，必有傷害百物之氣發出也。楊上善曰『謂毒氣疵癘，流行於國』，亦惡氣之一端耳。『風雨不節，白露不下』與前文『雲霧不精，白露不下』同義。

立之案：『宛』與『薀』『鬱』聲義皆通，故《方言》『宛，蓄也』。『菀稾』與『名木』對偁，而專謂草穀也。『菀』即『宛』俗，加艸冠者，與紫菀字自別。《魏風》傳：『宛，辟貌。』《唐風》傳：『宛，死貌。』《淮南·淑真訓》『形苑而神壯』注：『苑，枯病也。』此『苑』即亦『宛』之假字，而變宀從艸者，並皆《說文》『宛，屈艸自覆』之轉注。而加艸者，菀猶焫蒁蕢蒖等之例耳。菀稾，謂枯死也。楊上善曰：『菀槁當宛槁。宛，痿死。槁，枯也，於阮反。陳根舊枝，死不榮茂。』此說可從。

（眉）『不發』，『丕發』之借字，即大發也。又案：『不』爲助字詞，即『不湑』『不諺』之『不』，亦通。『不』字助字、實字連用者，見《家語·相魯第一》，與此文例反而相似。

（眉）《靈·衛氣失常》篇『搐積不行，苑蘊不得常所』。

（眉）《疏五過論》『五藏菀熟』王注：『菀，積也。熟，熱也。』

《家語・禮運》『事大積焉而不苑』王肅注：『苑，滯積也。』

○賊風數至，暴雨數起，天地四時不相保，與道相失，（《大素》『與』作『乃』。）**則未央絶滅。**

至、起、失、滅爲韻。

案：賊風暴雨者，謂風雨不節也。與虛邪賊風之義自別。

澀江籀齋曰『《説文》：央，久也。《匡謬正俗》云：未央者，言其未中未久也』，可從。楊上善解未央爲久，誤。

〔楊〕盜夸君之德不施布，禍及昆蟲，災延草木，其有八種。一者名木多死，謂名好草木不黄而落。二者惡氣發，謂毒氣疵癘流行於國。三者風雨不節，謂風不時而起，雲不族而雨。四者甘露不下，謂和液無施。菀槁當爲宛槁。宛，痿死。槁，枯也。於阮反。陳根舊枝，死不榮茂。五者賊風數至，謂風從衝上來，破屋折木，先有虛者，被刻而死。六者暴雨數起，謂驟疾之雨，傷諸苗稼。七者天地四時不相保，謂陰陽乖繆，寒暑無節。八者失道，未央絶滅。未央者，久也。言盜夸之君絶滅方久也。

○唯聖人從之，（《大素》『從』作『順』。）**故身無奇病。**（《大素》『病』作『疾』。）**萬物不失，生氣不竭。**

疾、失、竭爲韻。

案：以上謂順四時之變氣，亦調其人神也。

〔楊〕唯聖人順天藏德不止，故有三德。一者身無奇疾，奇異邪氣不及於身也；二者萬物不失，澤及昆蟲，恩霑草木，各得生長也；三者生氣不竭。生氣，和氣也。和氣不竭，致令雲露精潤，甘露時降也。

案：《生氣通天論》云『蒼天之氣，清淨則志意治。順之則陽氣固，雖有賊邪，弗能害也。此因時之序』，此云聖人從之，正爲同義。

（眉）『天氣清淨』至『生氣不竭』，《素問識》已爲錯文。渡邊奎輔謂：『《生氣通天論》之「陽氣者，若天與日」上移入之，則文理始順。』是亦一説。

（眉）以上第二章。

○**逆春氣，則少陽不生，**《大素》『生』下有『而』。**肝氣内變。**

〔楊〕少陽，足少陽膽府脈，爲外也。肝藏爲陰，在内也。故府氣不生，藏氣變也。

〔思聰〕（『思』疑作『志』）首論所奉者少，而所生之藏受病。此論四時之氣逆，而所主之藏氣亦自病焉。

案：内變者，謂肝氣不發生而内鬱爲變也。《外臺》卷十六引《刪繁》治肝勞實熱方中，有『氣逆上不下，胸中滿塞』及『脇下急，小便難』等文，又治肝勞虚熱方中，有『煩悶宛轉，熱氣胸裏炎炎』及『精神不守，氣逆上，胸熱炎炎不止』等語，並皆肝鬱内變之證。今驗之病人，每有如此證。蓋肝藏血，主魂，喜怒所係，肝氣逆上，則隨其虚實，内證百出也。唯箇一『變』字中，包括幾多證候來。

○**逆夏氣，則太陽不長，心氣内洞。**

《大素》『太』作『大』。

〔楊〕大陽，手大陽小腸府，脈在外也。心藏爲陰，居内也。故府氣不生，藏氣内洞，洞疾流洩也。

兒約之曰：洞即衝之假，與《靈樞》所云『洞心』同義。《靈樞·五味第六十三》云『辛走氣，多食令人洞心。黄帝曰：辛走氣，令人洞心。何也。少俞曰：辛入於胃，其氣走於上焦。上焦者，受氣而營諸陽者也。薑韭之氣薰之，營衛之氣不時受之，久留心下，故洞心。辛與氣俱行，故辛入而與汗俱出』，是與『内洞』同義。洞，蓋衝痛之義，洞心猶衝心也。《金匱真言論》云『仲夏善病脇胸』，王注云『心之脈循胸脇故也』可以徵矣。『衝』或作『憧』，《千金》卷十四·風虛驚悸第六補心湯條云『驚悸心中憧憧，胸滿不下食』，《外臺》卷十二·賁豘氣方篇引《小品》奔豘湯條云『遊氣歸上，上走時，若群豘相逐，憧憧時氣來』，又引《小品》有『牡蠣賁豘湯，療賁豚氣從少腹起憧胸，手足逆冷。方』並是『憧』與『衝』同音同義。又《醫心方》卷廿四·治無子法第一引《玉房祕訣》有『男陰同入』之語，同入亦謂衝入也。蓋此一『洞』字中，亦該衝突、疼痛、煩熱、動亂等之義。

《刺要論》曰：『夏病心痛，冬病脹腰痛。』

（眉）《靈·根結》篇『倉廪無所輸膈洞，膈洞者，取之太陰』。《大素》卷十·經脈根結篇無二『膈洞』二字，且『膈』作『鬲』。楊注：『膈氣虛弱，洞洩無禁。』可知此亦夏時暑暍瀉痢之義，而鬲、而云洞洩，則其地大遠，故知《根結》篇亦鬲衝疼之義。

（眉）《尚書》『恫瘝乃身』。

案：與洞風、洞虛、洞泄、洞下之『洞』自別義。

（眉）《醫心》卷一·諸病不治證第二引《醫門方》云：『論曰：人急暴肥，而憒憒恫恫者，不出數十日死。』

（眉）惠苑《華嚴經音義》云『洞然』，注云：『洞，徒弄反。《韻圃》稱洞徹也，謂通徹火然之狀也。字或宜作烔。烔，音徒東。《韓詩傳》曰：烔謂燒草傳火焰盛也。』《慧音》廿三ノ一ヲ

○逆秋氣，則太陰不收，肺氣焦滿。《大素》『焦滿』作『焳漏』。

〔楊〕太陰，手大陰肺之脈也。腠理豪毛受耶，入於經脈，則脈不收褰，深入至藏，故肺氣焳漏。焳，熱也。漏，洩也。

案：燋，熱也，可從。漏，洩也，是楊氏就誤字爲説，非是。王注以焦爲上焦，亦非是。《新校正》云「《甲乙》《大素》作焦滿」，「滿」亦「漏」誤。又引全元起本作「進滿」，是自別本。但「進滿」「進」字活字，與「獨沈」正相對，其義可尋耳。然「進」字竟是訛字。

案：焦滿，即熱滿之謂，肺脹喘滿欬逆之證是也。《生氣通天論》第三所云「秋傷於濕，上逆而欬」，《陰陽應象》第五所云「秋傷於濕，冬生欬嗽」共可以爲徵也。

案：《風論》「心風之狀，多汗惡風，焦絶善怒」與此所云「焦滿」之「焦」同義，宜併考。

○逆冬氣，則少陰不藏，腎氣獨沈。

《大素》「獨沈」作「濁沈」，《新校正》引《太素》作「沈濁」，與今本不同，而與《外臺》引《删繁》及《千金方》合。

《靈・邪氣藏府病形》曰：「腎脈微急爲沈厥，奔豚足不收，不得前後，微濇爲不月沈痔。」

〔識〕據上文「焦滿」，《甲乙》作「濁沈」爲是。

案：少陰不藏者，即冬不藏精之義。其弊也，遂令腎氣沈而不發，濁而不清。蓋腎主水，腎氣不足，則水道不利，爲淋瀝、白濁等證，是亦沈濁之一端耳。《千金》腎勞門有「治腎勞實熱，小腹脹滿，小便黄赤，末有餘瀝，數而少，莖中痛，陰囊生瘡，梔子湯。方」，《外臺》引《删繁》同，可以徵也。

案：《千金》作「春足少陽，夏手太陽，秋手太陰，冬足少陰」。《外臺》引《删繁》同，與楊上善説合。春夏依府經，秋冬依藏經，理宜然耳。《千金方》卷廿九五藏六府傍通條可併看。

（眉）《後漢書・班彪傳下》注：「濁沈者爲地。」

（眉）《説文》曰：「沈，一曰濁黕也。」

（眉）《莊子·天下篇》曰：『以天下爲沈濁，不可與莊語。』

〔楊〕少陰，足少陰腎之脈也。少陰受耶，不藏能靜，深入至藏，故腎氣濁沈，不能營也。

○**夫四時陰陽者，萬物之根本也。**

案：《大素》『夫』作『失』，『萬』上有『失』字，無『本』字。《醫心方》廿七引『本』作『氣』。《大素》似是。失者，謂前文逆四時也。『夫』爲改端之詞，不與前文接，非是。且與後文『故陰陽四時者，萬物之終始』云云相重複，則此宜接前文也。

〔楊〕陰陽四時，萬物之本也。人君違其本，故萬物失其根。

○**所以聖人春夏養陽，秋冬養陰，以從其根，**

《大素》『所』作『是』，『從』作『順』，《醫心》亦作『順』。《大素》『以順』之『以』重，恐是誤衍。

○**故與萬物沈浮於生長之門。**

根、門押韻。門者，天之一名；根者，地之一名。地上有四時陰陽復姤，今聖人則之耳。

〔楊〕聖人與萬物俱浮，即春夏養陽，與萬物俱沈，即秋冬養陰也。與萬物沈浮以爲養者，志在生長之門也。

《淮南子》：『人精神者，天之有也。骸骨者，地之有也。精氣入其門，而骸骨反其根。』案：門者，天空氣爲開發收閉之虛處，謂之門也。天者物之門居也，地者物之本根也。

（眉）《莊子·庚桑楚》篇『是謂天門』注：『天門者，萬物之都名也。謂之天門，猶云衆妙之門也。』

（眉）《列子·天瑞》：『精神者，天之分。骨骸者，地之分。屬天清而散，屬地濁而聚。精神離形，各歸其真，故謂之鬼。鬼，歸也，歸其真宅。黄帝曰：精神入其門，骨骸反其根，我尚何存。』

〇**逆其根，則伐其本，壞其真矣。**

《大素》無『矣』字。本、真押韻。

〔楊〕逆四時之根，則伐陰陽之本也，壞至真之道也。

〇**故陰陽四時者，萬物之終始也，死生之本也。逆之則災害生，從之則苛疾不起。是謂得道。**

《大素》『從』作『順』，『苛』作『奇』，與上文符，可從。

〇**道者，聖人行之，愚者佩之。**

〔楊〕聖人得道之言，行之於身，寶之於心府也。愚者得道之章，佩之於衣裳，寶之於名利也。

案：《太平御覽》七百二十引《修養雜訣氣銘》曰：云云，懷道君子，銘之佩之。元・李治《敬齋古今黈》卷六云：『愚者佩之。佩，背也。古字通用。果能佩服於道，是亦聖人之徒也，安得謂之愚哉。』案：此説亦有一理。然佩是佩服之佩，愚者唯不知不識，在陰陽之間，不能得陰陽之道也。故或有逆之者，乃謂不能春夏養陽，秋冬養陰者也。

〇**從陰陽則生，逆之則死，從之則治，逆之則亂，反順爲逆，是謂内格。**

《大素》二『從』共作『順』。逆、格爲韻。

（眉）〔楊〕生死在身，理亂在國。

（眉）〔楊〕不順四時之養身，内有開格之病也。

案：《説文》『格，木長貌』非此義，蓋是『閣』假借。《説文》『閣，所以止扉者』，《釋宫》同，轉注之爲扞格閉塞之義。

○是故聖人不治已病治未病，不治已亂治未亂，此之謂也。

案：言上工不治已病治未病，猶人君不治已亂治未亂也。

○夫病已成《大素》『成』下有『形』字，《醫家千文》引同。**而後藥之，亂已成而後治之。**

《大素》『亂』下無『已』字，《醫家千文》引同。

案：是乃前文之反對。

○譬猶渴而穿井，鬬而鑄錐，《大素》『錐』作『兵』。**不亦晚乎。**

《大素》『不亦』作『亦不』，《醫家千文》引同。井、兵爲韻。

（眉）以上第三章止。

〔楊〕身病國亂，未有豪微而行道者，古之聖人也。病亂已微而散之者，賢人之道也。病亂已成而後理之者，衆人之失也。理之無益，故以穿井鑄兵無救之失，以譬之也。

案：本篇凡三章，自首至『奉生者少』爲一章，『天氣清淨』至『生氣不竭』爲一章，『逆春氣』至卷末爲一章。

《説苑》曰：『渴而穿井，臨難而後鑄兵，雖疾從而不及也。』見《雜言》篇。

（眉）《説苑》『從』爲從事之義。私案：恐『促』之訛。

劉晝曰：『臨渴而穿井，方饑而植禾。』見劉子《新論》卷十·言苑篇。

《晏子·雜上》：『譬之猶臨難而遽鑄兵，噎而遽掘井，雖速亦無及已。』《御覽》『噎』上有『臨』字。

《説苑·奉使》篇曰：『饑而求黍稷，渴而穿井者。』

《墨子·公孟》篇曰：『譬猶噎則穿井也，死而求醫也。』

《新論》卷十・言苑篇『臨渴而穿井，方飢而植禾，雖疾無所及也』。劉子。

（眉）《晏子》《墨子》之『噎』，恐『渴』之音義，非飯窒之『噎』歟。又案：今飯窒者，亦呼飲救之，則飯窒之噎而可也。

庚申花朝書於齅楳居蘇窗中　岐園老人實翁立之

庚申二月十九日雨中句讀

第二補

地氣者冒明ヲ六

《黄庭内景經》第三十四章『視聽幽冥』。『冥』趙子昂書本作『明』。

〔箚〕寛案：『冒明』疑是『冒瞑』，蓋明瞑古音相通，否則與閉塞義不干涉，當博考。

夏爲寒變ヲ一

《靈樞・瘨狂》廿二云『風逆云云。飢則煩，飽則善變』。又云『血變而止』，並吐嘔之義。《刺節真邪》曰『血變而止』。《氣交變論》『腹滿溏泄，腸鳴反下甚』。

《五行大義》卷三引《養生經》云：『苦走骨，多食之令人變。』

《靈樞・五味論》篇載此文作『令人變嘔』。然則單云『變』則謂吐也。『變』與『胃反』之『反』同義。所云寒變者，謂胃寒變嘔也。蓋春傷肝，則木氣不長，至夏心火不旺，心火不旺，則脾氣亦衰，所以爲寒嘔也。《陰陽應象論》云『春傷於風，夏生飧泄』，亦同義。《藏氣法時論》云『心病者，其變病』云云，王注以爲『嘔變』，《靈・口問第二十八》云『中氣不足，胃使爲之變』，並變吐之義。

（眉）《不可下》篇『嘔變反腸出，顛倒不得安』。《玉篇》『⿰口辯，孚願切。吐也』。《廣韻》去二十五願

『疲，芳萬切。吐疲』。此二字同音同義。《傷寒論·太陽中》篇火逆章曰：『欲小便不得，反嘔，欲失溲。』

（眉）《厥論》曰：『少陰厥逆，虛滿嘔變，下泄清，治主病者。』

春逆之傷肝，夏爲寒變；夏逆傷心，秋爲痎瘧；秋逆傷肺，冬爲飧泄；冬逆傷腎，春爲痿厥。

《醫心方》卷廿九·四時食禁第三引《養生要集》云：『高平王熙叔和曰：夏至迄秋分節，食肥膩餅臛之屬，此物與酒水葅菓相妨，當時不必皆病。入秋節變，陽消陰息，氣總至，輒多諸暴卒病癘，由於此涉夏，取冷大過，飲食不節故也。而或人以病至之日，便謂是受病之始，不知其由來者漸也。』

案：當時不即病，至後日始發之義。詳《傷寒例》宜參。乃與瘧病間日平快同理耳，不足怪也。

天氣以急ウ三

〔馬〕天氣以燥而急，地氣以燥而明。

春夏養陽，秋冬養陰オ九

按：《令義解》注『《文選·西京賦》曰：夫民在陽則舒，在陰則慘。臣□曰《神農氏本草》曰：春夏爲陽，秋冬爲陰』。

王注月令言

宋·沈寓山作喆《寓簡》卷七曰：『王砅注《素問》，敘氣候，仲春有芍藥榮，季春有牡丹華，仲夏有木槿榮，仲秋有景天華，皆今月令歷書所無。又以桃始華，爲小桃華。王瓜生，爲赤箭生。苦菜秀，爲吴葵榮。戊寅元歷皆有之。』

王冰

和坊刻王注本本書、《新唐志》《宋志》《書録解題》原面、《崇文總目》《愛日書目》《文獻通考》二百二十二引陳氏一見作『王氷』。《甲乙》卷一注引『王氷曰』二見，毛晉本《新唐書·宰相世系表》作『王氷』。文見次條。

《書·皋陶謨》『庶績其凝』孔傳：『凝，成也』，《釋文》馬云『定也』，《正義》引鄭注『凝，成也』。《易·鼎卦象》『正位凝命』鄭注：『凝，成也。』

王冰

《通雅》十引《本草》，又引《六書故》，又引《月令廣義》，本書古抄本，本書宋本、正脈本，本書元板本，《四庫提要》，馬玄臺書。

《新唐書·宰相世系表》第十二中『汾州長史王滿，亦太原晉陽人云云』下曰：『冰，京兆府參軍。』嘉靖十年刊版紙如此，毛晉刊本作『氷』字。

王砅

《寓簡》七，《通雅》十，《通雅》引陳晁，《提要》引晁公武《讀書志》。

王砅

《崇文總目》錢侗注釋引一本，趙希弁《讀書後志》，《文獻通考》二百廿二引晁氏、陳氏，《古今僞書考》。

（眉）《說文》『仌，凍也』。鉉音『筆陵切』。隷俗作『氷』。《說文》『冰，水堅也。從仌從水』。鉉音『魚陵切』，又曰『今作筆陵切，以爲冰凍之冰』。又《說文》『凝，俗冰，從疑』。

（眉）案：啓明玄道而成正，故名冰，字啓玄。又《淮南·兵略》『典凝如冬』注：『凝，正也。』《文選·七命》『天凝地閉』注：『凝猶結也。』《五常政大論》『其候凝肅』注：『凝，寒也。』《文選·劉公幹詩》『凝寒』注：『凝，嚴也。』《左傳·僖五》注：『啓，立春立夏。』又《昭十七》疏：『立春立夏謂之啓。』宋本《素問·診要經終》『陰氣始冰』王注：『陰氣始凝。』可知冰即凝，字非仌俗。與《生氣通天論》（當作《四氣調神大論》篇）『水冰』自別，蓋仌俗作冰，於是『冰』復作『凝』，爲恐混也。

素問 一ノ四ウ

《夏醴谷》卷第二云：『醫說肇自黄帝，儒者多疑之。然余觀其書，古質簡素，而博大精深。洞乎陰陽，消息感應之理，又明乎萬物之性，蓋非周秦間人不能作也云云。然王弇州有言云：醫書至難讀，吾輩雖博通萬卷，猶不能深曉其意，況以責諸俗工與。蓋畏之也。』

王弇州言自『醫』至『與』二十六字，《續時還讀我書》引之，不出其出典。

《軒轅黄帝傳》云：『天降素女，以治人疾。帝問之，遂作素問也。』注文 十オ

内洞 二ノ七ウ

《詩·思齊》『神罔時恫』傳，又《爾雅·釋言》，又《廣雅·釋詁二》，又《國語·晉語》『神罔時恫』韋注，又《後漢·和帝紀》『朕寤寐恫矜』注，又《張衡傳》注，《文選·思元賦》『恫後辰』舊注，並曰：『恫，痛也。』《史·燕世家》『百姓怨恫』，《索隱》『恫，猶痛也』。《詩·桑柔》『哀恫中國』，《釋文》『恫，本作痌』，《箋》『恫，痛也』。《書·康誥》疏：『恫，聲類於痛。』《說文》『恫，痛也。一曰呻吟也』。《書·盤庚上》『乃奉其恫』傳，《釋文》，又《康誥》『恫瘝乃身』傳，又《呂覽·審分》『百官恫擾』注，並曰：『恫，痛也。』《初學記·菊》下引晉·潘尼《秋菊賦》曰『又蠲疾而弭洞』。洞字可崇。痌，見《玉篇》曰：『痌，痛也。敕公切。亦作恫。』

（眉）《匡謬正俗》『今痛而呻者，關中俗謂之呻恫，太原俗謂恫喚，云痛喚』。

四時

柳河暾《中外新聞》第廿八号載西歐新聞紙所録，英人某魯國齊百利亞，及賓蘭土邊紀行抄文，記彼地氣候一條曰：『夏至後二三日以來，積雪始消融，大抵十日許而殘雪皆消解。乃過小暑，野生緑芽，土用前一兩日以來，草木開花。大暑後二三日，既結實。立秋前四五日，其實悉熟。立秋後未經十日，既草枯木落，乃復見雪。年年有一二日差，而大抵如此。一年三百六十五日内，廑五十五六日間，春夏秋三時忽過去，反之而冬時之長過三百餘日，其酷寒凍沍，固不待贅言也。』

案：由是考之，則雖極寒極熱之地，有人物生活之際，則其土有四時之氣候之理也，不亦妙哉。

王氷

《四庫提要》曰：『冰名見《新唐書·宰相世系表》，稱爲京兆府參軍。林億等引《人物志》，謂冰爲太僕令，未知孰是。然醫家皆稱王太僕，習讀億書也。』《舊唐書·韋抗傳》曰：『抗爲京畿按察使時，舉奉天尉梁昇卿，新豐尉王倕，金城尉王冰，華原尉王燾，爲判官及度支使。其後昇卿等皆名位通顯，時人以抗有知人之鑒。』

《四庫提要》曰：『王冰其名，晁公武《讀書志》作王砅，杜甫詩有《贈重表姪王砅詩》，亦復相合。然唐、宋《志》，皆作「氷」，而世傳宋槧本，亦作「氷」字。或公武因杜詩而誤歟。』

《天祿琳琅書目》曰：『按晁公武《讀書志》，陳振孫《書録解題》，俱稱王冰，自號啓玄子。陳氏又稱其寶應中官太僕令，而爲王氷之名載於《讀書志》及《文獻通考》者，並作「砅」，惟《宋史藝文志》仍作「冰」字。按《集韻》《韻會》諸書，砅並音砰，爲水擊出岩聲，與氷字音義迴别。據此，書作氷，則知晁馬二家之誤也。』

《醫賸》有王氷説，宜記。

《醫籍考》曰：『按《郎官石柱題名》有金部員外郎王氷，是當時所自署，益知作氷爲正。』

一　長夏ウ二　漿ウ八　邪風ウ九　天癸ウ十一　真牙ヲ十二　焦ウ十二　解墮ウ十三　順ヲ十　術數ヲ七　竭盡ウ十三　不肖オ十八

二　寒變ヲ一　痎瘧ウ二　飧泄ヲ四　痿厥ウ五　菀槀ウ六　内洞ウ七　内變ヲ七　焦滿ヲ八　獨沈ウ八　内格ウ九

生氣通天論篇第三

此通篇《大素》卷三調陰陽。

（眉）本篇自篇首，至『更傷五藏』，詳注見名古屋玄醫《醫學愚得》卷下，宜録。

○**黄帝曰**

《大素》作『黄帝問於岐伯曰』。

（眉）以下六節至『形乃困薄』文，是帝之誨言，與雷公七篇一同，他亦往往有焉。

○**夫自古通天者，生之本，**

《大素》『本』下有『也』字。

〔楊〕古，謂上古、中古者也。調陰陽，而攝其生，則通天之義。上古、中古人君攝生，莫不法於天地。故生同天地，長生久視。通天地者，生之本也。不言通地者，天爲尊也。

《四氣調神論》曰：『陰陽四時者，萬物之終始也，死生之本也。』

○**本於陰陽。**

〔楊〕本於天地陰陽之氣。

○天地之間，六合之内，其氣九州九竅。

《周禮・疾醫》『九竅之變』注：『竅之變，謂開閉非常，陽竅七，陰竅二。』《正義》曰：『陽竅七者，在頭露見，故爲陽也。陰竅二者，在下不見，故爲陰。』

〔楊〕九州即是身外物也，九竅等身内物也。

案：九州，王注可從。《素問》有『九州』，《靈樞》有『十二經水』，猶《本草經》有禹餘粮、胡麻。《内經》即黄帝家之遺書，《本草》即神農家之遺書也。中有當時之傳聞遺事在，亦有後世之附言補綴在，其書成於周秦間，則不能無復周秦間語，何足怪哉。詳見於拙著《本草經攷注序》中。

又案：《外臺》卷十四三六ヲ引《録驗》有八風九州湯，以療風半身不隨。所云『九州』與此云『九州』同。言九州之氣，即爲八風，中此氣則爲痱不隨也。

（眉）案：凡地體上，諸四座海濱，土分中央八方，則九州九野也。不必係支那夏國耳。

（眉）《五常政論》『一州之氣，生化壽夭不同。高下之理，地勢使然也。地之小大，異也。小者小異，大者大異』。案：是即以四坐海濱爲一州也。四海是也。

（眉）天九野。野，宇也，大也。《楚辭・招魂》『其外曠宇些』注：『宇，野也。』

○五藏十二節，皆通乎天氣。

《大素》『乎』作『于』。

〔楊〕在天地四方上下之間，所生之物，即九州等也。九州，即是身外物也。九竅等物，身内物也。十二節者，謂人四支各有三大節也。謂九州等内外物，皆通天氣也。

《弘決》云：『大節十二，法十二月。』《外典抄》云：『十二大節，左右肩肘腕大節，左右髀樞膝踝大

節，合十二。』卷三廿葉背

○其生五，其氣三。

《太素》『五』作『在』。

《靈·通天》篇『天地之間，六合之内，不離於五，人亦應之，非徒一陰一陽而已也』。《陰陽二十五人》篇同，無末句。

〔楊〕謂天地間九州等物，其生皆在陰陽及和三氣。

《古今醫統》卷四十八：『《玉機》謂人稟中和之氣而生有三，元精、元氣、元神。』

《後漢書·襄楷傳》注引《太平經》曰：『元氣有三名，爲太陽、太陰、中和。形體有三名，爲天地人。』

《漢書·律曆志》：『太極元氣，函三爲一。』

案：王注云『三謂天氣、地氣、運氣也』。所云運氣者，蓋謂人生所運爲之氣。則與楊云『和氣』，《太平經》云『中和』，同理。

（眉）《老子》四十二章曰：『道生一，一生二，二生三，三生萬物。萬物負陰而抱陽，沖氣以爲和。』蓋一者造化大氣也，二者天地也，三者天氣、地氣、中和氣也。萬物者，天之曜光風雨，地之五行四畧是也。

（眉）《中庸》『悠遠則博厚，博厚則高明，博厚所以載物也，高明所以覆物也，悠久所以成物也。博厚配地，高明配天，悠久無疆』。

（眉）《五行大義》卷三第二篇引《樂緯》云：『物以三成，以五立。』

（眉）《列子·天瑞》『清輕者上爲天，濁重者下爲地，沖和氣者爲人。故天地含精，萬物化生』。

（眉）《易·彖》『乾道變化，各正性命，保合太和，乃利貞』，朱注：『太和，陰陽會合沖和之氣也。』《六十六難》『三焦主通行三氣，經歷於五藏六府』，虞注：『在天則三元五運相因而成，在人則三焦五藏相因而成也。《素問》曰其氣三，其生五，此之謂也。』

案：『其生五，其氣三』，宜據《大素》作『其生在其氣三』爲是。此一節總不言五行，專言天氣。但《六節藏象論》又有『其生五，其氣三』之文，蓋王氏據此改『在』作『五』歟。『其氣』二字，則與前文『其氣』應。

再案：分『生氣』二字，以爲『五三』亦未允。

○**數犯此者，則邪氣傷人，此壽命之本也。**

《大素》『數』上有『謂』字，無『命』字、『也』字。

案：上文云『皆通乎天氣』，此云『數犯此』，言自己之陽氣數數逆天氣也。『皆』字、『數』字，共可着眼矣。金窪公觀曰『此二句當移「壽命之本也」下』，此説非是。古文倒草，此例尤多。但云當以此二句移『壽命之本也』下而看，則可也。

《評熱病論》『病而留者，其壽可立而傾也』王注：『其人壽命立至傾危也。』

○**蒼天之氣清淨，則志意治。夫順之則陽氣固。**

《大素》『淨』作『清』，『順』上有『夫』字。

〔楊〕蒼，天色也。氣謂四時和氣者也。天之和氣，清而不濁，靜而不亂，能令人志意皆清靜也。

案：《莊子·招搖游》（『招搖』當作『逍遙』）云：『天之蒼蒼，其正色邪。』王注解爲春天，非是。

蘭軒先生曰：『經文猶云蒼天之氣清淨，順之則志意治而陽氣固也。此古經一種文法。』

（眉）《至真要論》『夫陰陽之氣，清静則生化治，動則苛疾起』，王注：『動謂變動常平之候，而爲災眚也。』然則，此『蒼天』以下十字，斥天气，『順之』以下六字，斥人行。蘭軒説誤矣。

○雖有賊邪弗能害也，此因時之序。

《大素》『序』下有『也』字。

〔楊〕人能順清静和氣，則藏氣守其内，府氣固其外，則雖有八正虚風賊耶不能傷也。斯四因四序之和，白調攝也。

案：《上古天真論》云『虚邪賊風』，析言也，此云『賊邪』，渾言也。猶《本草經》省『泄利腸澼』，云『泄澼』，或云『腸泄』之例也。

〔張〕因時之序，如四氣調神之謂是也。

○故聖人傳精神，

《大素》『傳』作『摶』。

（眉）《靈樞·本藏》篇：『志意和則精神專直，魂魄不散，悔怒不起，五藏不受邪矣。』

○服天氣而通神明，

〔楊〕摶，附也，或有也。聖人令精神相附不失，有服清静之氣，通神令清，通性令明，故得壽弊天地而不道夭。

○失之則内閉九竅，外壅肌肉，衛氣散解，

尤怡《醫學讀書記》云：傳當作專，言精神專一，則清淨無擾，猶蒼天之氣也。老子所謂專氣致柔。太史公所謂精神專一，動合無形，瞻足萬物。班氏所謂專精神以輔天年者。是也。若作傳，與義難通。王

注：『精神可傳，惟聖人得道者乃能爾，予未知精神如何而傳也。』

庚申三月十四日書立之

案：尤氏此解可從。《大素》『傳』作『摶』，蓋即『摶』之訛。楊注『摶，附也』是就訛字而爲之説。而據《靈樞・本神》篇『兩精相搏謂之神』，又《決氣》篇『兩精（當作神）相搏，合（當補而）成形』等之説，非是。《左傳》『琴瑟之專壹』，《釋文》『專，本作摶』；《史記・始皇紀》『摶心揖志』，《索隱》曰『摶，古專字』，共可以徵矣。

又案：『專』一字，《説文》作『嫥』，經典假借用『專』、用『摶』。據此，則此『傳』字亦『嫥』之假字，而變女從人者，其音猶專，與『傳授』字，字原自別，猶《説文》『倢』或作『婕』之例耳。《徵四失論》云『精神不專，志意不理』，《靈樞・本神》篇云『志意和則精神專直，魂魄不散，悔怒不起也』俱與此同義。

（眉）〔吴〕服，佩服也。

（眉）《史記・天官書》『凡望雲氣，騎氣卑而布，卒氣摶』。如淳曰：『摶，專也。』又曰：『諸此雲見，以五色合占，而澤摶密。』

（眉）《論語・學而第一》『傳不習乎』鄭注：『魯讀傳爲專，今從古。』

（眉）《易・繫詞》『其靜也專』，《釋文》『專，陸作摶』。《史・田敬仲世家》『摶三國之兵』，徐廣曰『音專』，《索隱》曰『摶音團。徐亦通』。

（眉）『專精』字面出《解精微論》。

（眉）《漢書・禮樂志・安世房中歌》『專精厲意』。

〇**此謂自傷，氣之削也**。

〔楊〕陰氣失和則内閉九竅，令便不通，外壅肌肉，使腠理壅塞也。陽氣失和則腠理開解，衛氣發洩也。此之失者，皆是自失將攝，故令和氣銷削也。

案：此『傷』下以爲句逗，宜從，乃謂自傷而削氣也。王注之讀亦宜如此也。

（眉）『削，相藥反。除也。《切》息略反。減也』。《大素》旁注。

（眉）以上第一章。

〇**陽氣者，若天與日，失其所，則折壽而不彰**。

《大素》『所』作『行』，『折』作『獨』，『章』作『彰』，無『則』字、『而』字。

案：作『行』爲是，則行、章、明押韻。

（經文『失其所』）以下人身之事，若地有此事則太遠長，若在天則益遠長，但天地亦物不得不有也。

案：『與』猶『有』也，言天中有日也。天之空暗中有日，故諸星諸物得照明也，得生活温養也。

（眉）《類經附翼》卷三大寶論曰：『天地之和者，惟此日也。萬物之生者，亦惟此日也。設無此日，則天地雖大，一寒質耳。豈非六合盡冰壺，乾坤皆地獄乎。可見天之大寶，只此一丸紅日。』

〇**故天運當以日光明，是故陽因而上，衛外者也**。

《大素》『而上』作『上而』。

天體之氣，氣中之渣滓，皆運旋，皆轉丸，故曰天運也。則知天心陽曰不動之義，而又活動微妙遠大，而非不運之義。

（經文『是故』）以下十字，人身之事，天陽日及地陽氣亦同理。

〔楊〕人之陽氣，若天與日，不得相無也。如天不得無日，日失其行，則天不明也。故天之運動，要藉日行，天得光明也。人與陽氣不得相無，若三陽行於頭上，則人身不得章延壽命也。故身之生運，必待陽行身已上，故壽命章也。是以陽上於頭，衛於外也。

蘭軒先生曰：『《四氣調神》篇云天氣清淨光明者，謂天之德，而於人身則指元陽也，此篇云天運者，謂天之化，而於人身則指衛氣之用也。』

（眉）本篇下文曰：『陽者衛外而爲固也。』

（眉）案：諸暗球在四旁回旋，明陽之日在正中，照昷四達，猶人身正陽在中心，而氣水血肉回運軀殼也。

（眉）『天本暗黑，有日而明。天本寒凝，有日而温暖』之語，見《脚氣集》，宜因本書記其語。

（眉）約之案：日本爲天有焉，地亦天之一端耳，非日獨爲地而有之也。獨爲地而有者，即地心陽氣也。

○因於寒，欲如運樞，起居如驚，神氣乃浮。

《大素》『寒』下有『志』字，『運』作『連』。《新校正》云：『按全元起本作連樞。』

〔楊〕連，數也。樞，動也。和氣行身，因傷寒氣則志欲不定，數動不住，故起居如驚，神魄飛揚也之。

〔全〕陽氣定如連樞者，動繫也。

《子華子》曰：『流水之不腐，以其逝故也。户樞之不蠹，以其運故也。』

蘭軒先生曰：『乃是户樞不腐之意。馬云「心有所運而身不妄動」，解得而妙。』樞、浮爲韻。

案：『運樞』於義不允，作『連樞』及有『志』字爲長。蓋謂其志思念，陽氣在分内，通貫而不止，如樞機之不斜欹。其起居之際，如是有驚駭之事，則神元之氣遂乃浮散也。『君子周密，無擾乎陽，如有私意，無泄皮膚』之類是也。

○**因於暑，汗，煩則喘喝，静則多言**。

〔張〕暑有陰陽二證，陽證因於中熱，陰證因於中寒。此節所言，言暑之陽者也。

《廣韻》廿八獮『歈，口氣引皃』。真本《明堂》卷一中府下曰『喘逆』，楊注：『喘，息疾也。』

〔楊〕喝，漢曷反。呵也。謂喘呵出氣聲也。

《靈·經脈》篇『肺，上氣喘渴』『汗者，陰氣也。故汗出即熱去，令熱汗出而煩擾也。若静而不擾，則内熱狂言。如此者，雖汗猶熱，汗如沐浴，汗不作珠，故曰如散也』。

《靈·經脈》篇曰『腎足少陰也，是動則喝喝而喘，坐而欲起』。《五常政大論》『堅成之紀，其病喘喝，胸憑仰息』。

案：多言者，譫語之謂。《説文》『詹，多言也』。《熱論》音釋『譫，之閻切。多言也』。可以證矣。

喝者，呼氣有聲也。喘者，吸氣有聲也。喘喝，又見第七篇中。

（眉）喝，哮也。謂水鷄聲也。

○**體若燔炭，汗出而散**。

《大素》『而』作『如』。案：汗、喘、言、炭、散押韻。

《大素》旁記：『燔，《切》附袁反。炙也。』

汗者，陰氣也。故汗出即熱去，令熱汗出而煩擾也。若静而不擾，則内熱狂言。如此者雖汗，猶熱汗如沐浴，汗不作珠，故曰如散也。

〔張〕此言暑之陰者也。

案：據前後文例，則汗出而散者，蓋謂汗出而陽氣浮散竭絶，非謂治法也。凡暑邪多侵脾胃，故甚則肌熱如火，大汗如雨，陽氣煎迫，津液枯涸。古方白虎加人參湯，後世清暑益氣湯，是其治也。

○因於濕，首如裹，濕熱不攘。

《大素》無『濕熱不』三字。

朱震亨《格致餘論》云：『濕者，土濁之氣。首爲諸陽之會，其位高而氣清，其體虚，濁氣熏蒸，清道不通。沈重而不爽利，似乎有物以蒙冒之。失而不治，濕鬱爲熱，熱留不去。大筋緛短者，熱傷血，不能養筋，故爲拘攣。小筋弛長者，濕傷筋，不能束骨，故爲痿弱。「因於濕，首如裹」各三字爲句，「濕熱不攘」以下各四字爲句，文正而意明。』

○大筋緛短，小筋弛長。緛短爲拘，弛長爲痿。

《大素》『緛』作『濡』，無『緛短爲拘』四字，『爲痿』上有『者』字。

〔楊〕如，而也。攘，除也。人有病熱，用水濕頭，而以物裹，人望除其熱，是則大筋得寒濕縮，小筋得熱緩長。弛，緩也。施爾反。筋之緩瘲，四支不收，故爲痿也之。

案：王楊二説，共以爲表熱病。反濕其首，及以濕物裹首，非是。今從朱氏章句，其義尤明了。拘、痿二證，即是瘈瘲。

大筋，筋之幹。小筋，筋之枝。幹屈縮，則不得不小筋弛緩也。以縷繩爲此狀，真好矣。

〔志〕蓋大筋連於骨節之内，故鬱熱而緛短；小筋絡於骨肉之外，故因濕而弛長。

案：《廣雅》『緛，縮也』。王引之曰：曹憲音而兗反。《説文》緛，衣戚也。戚讀與蹙同。《素問・生氣通天論》云：大筋緛短，小筋弛長。《史記・天官書》云：其已出三日而復有微入，入三日乃復盛出，是謂耎。《太元》耎云：陽氣能剛能柔，能作能休，見難而縮。范望注云：耎而自縮，故謂之耎。義與緛同。《考工記・弓人》『薄其帤則需』。鄭注云：需，謂不充滿。《釋文》需，人兗反。義亦與緛同。

（眉）《五常政大論》『其動緛戾拘緩』。王注云『緛，縮短也』。《六元正紀論》『厥陰所至爲緛戾』。本篇下文『大僂』注曰『筋絡拘緛』。本篇音釋『緛，音軟。縮也』。《五運行論》『在體爲筋』王注『緛縱卷舒，筋之用也』。

○因於氣，爲腫，四維相代，陽氣乃竭。

《大素》『於』作『陽』，『乃』作『而』。

〔高〕氣猶風也。《陰陽應象大論》云：『陽之氣以天地之疾風名之。』故不言風而言氣，因於氣爲腫者，風淫末疾，四肢腫也。四維相代，則陽氣乃竭。

〔楊〕因邪氣於分肉之間，衛氣壅遏不行，遂聚爲腫。四時之氣，各自維乎。今四氣相代，則衛之陽氣竭壅不行，故爲腫也之。

案：前文云『因於寒』『因於暑』『因於濕』，此云『因於氣』，氣者即風之謂。考風，本爲山川之氣，故或云風，或云氣，宜互偁耳。風毒又曰脚氣，中風又曰中氣，即其例也。此舉風寒暑濕之四因而言之，可得而解也。諸家以自氣爲説，非是。但《大素》作『因陽氣爲腫』。然據楊注云『因耶氣客在分肉之間，衛氣壅遏不行，遂聚爲腫』之文，則正文『陽』字不宜有，蓋連前後文，『於』字訛爲『陽』歟。不然則楊不可解以『耶氣』二字也。楊注云耶氣客在分肉之間，則亦以爲風也。高世栻所説與予説符，但『四維相代』

未得其義。蓋謂相代者，非手則足，非右則左，更代腫起也，與『代指』之『代』同義。

案：四維，見《氣交變大論》云『土不及，四維有埃雲潤澤之化，則春有鳴條鼓拆之政。四維發振拉飄騰之變，則秋有肅殺霪霖之復，其眚四維』，王注：『東南、東北、西南、西北方也。維，隅也。謂日在四隅月也。』又云『其藏脾，其病内舍心腹，外在肌肉四支』，王注：『四維中央，脾之主也。』據此，四維在乾坤則謂四隅，在人身則謂四支也。此云『四維相代』，亦當斥四支而言，必矣。王注以筋骨血肉解之，吴同。楊上善、張思（當作『志』）聰引朱濟公説，並以四時之氣釋之，非是。但滑、馬、張、李、志、高、尤，並以四肢解，可從。

《靈・邪氣藏府病形》曰：『微濇爲血溢維厥。』

（眉）以上第二章。

○陽氣者，煩勞則張，精絶。

〔張〕人以陽氣爲生，惟恐散失，若煩勞過度，則形氣弛張於外，精神竭絶於中。此説可從。

案：王注以『張』爲腫脹，非是。

○辟積於夏，使人煎厥。

《大素》『煎』作『前』。

案：『陽氣』二字，受前條而起文，故以竭、絶、厥三字爲韻。

案：《説文》『襞，韏衣也』。《士冠禮》『皮弁服，素積』，注：『積猶辟也。以素爲裳，辟蹙其要中。』《子虚賦》『襞積褰縐』，張揖曰：『襞積，簡齰也。』此作『辟積』者，尚爲古字。詳見《本草經攷注・序録》中。

〔楊〕辟，稗尺反。夏日□（或作『陽』）氣盛時，入房過多，則陽虛起，精絶辟積，生前厥之病也。辟積、辟疊，停廢之謂也。前厥，即前仆也。

王履《泝洄集》云：『陽氣者，人身和平之氣也。煩勞者，凡過於動作，皆是也。張，主也。謂亢極也。精，陰氣也。辟積，猶積疊，謂沸鬱也。夫充於身者，一氣而已。平則爲正，亢則爲邪。陽盛則陰衰，故精絶。水不制火，故亢火鬱積之甚。又當夏月火旺之時，故使人煩熱，若煎迫然而氣逆上也。』

尤怡《醫學讀書記》云：『煎厥，即熱厥也，火迫於下，氣逆於上，爲厥逆而熱煩也。』

《新校正》云：『按《脈解》云：所謂少氣善怒者，陽氣不治。陽氣不治，則陽氣不得出。肝氣當治而未得，故善怒。善怒者，名曰煎厥。』

案：善怒亦煎厥之一端，不可以煎厥爲善怒也。

庚申三月廿三日雨中書立之

○目盲不可以視，耳閉不可以聽，潰潰乎若壞都，汨汨乎不可止。

《大素》『汨汨乎，不可止』作『滑滑不止』。

視、都、止三字爲韻。

〔楊〕潰，胡對反。潰潰、滑滑，皆亂也。陽氣煩勞則精神血氣亂，若國都亡壞不可止也。一曰骨不正，則都大也。言非直精神血氣潰亂，四支十二大骨痿瘲不正也。

案：『潰潰』與『汨汨』爲雙聲，蓋汨滑通。《洪範》『汨陳其五行』。傳：『汨，亂也。』《周語》『滑夫二川之神』，韋注：『滑，亂也。』《荀子》正名注《成相》篇『吏謹將之無披滑』，注：『滑與汨同。』《莊子·齊物論》釋文：『滑，向本作汨。』《説文》『滑，利也』。轉注爲滑亂字，必竟義在音而不在字。與突兀、骨突等字同例。《説文》『𡿧，水流也』。《楚辭·九章》『浩浩沅湘，分流汩兮』。汩與𡿧同。『都』與『瀦』通。《禹貢》『大野既瀦』，傳：『所停曰瀦。』《史記·夏本紀》《瀦經注》（疑作『水經注』）並作『都』。

案：此文亦倒草法。言『潰潰汩汩乎，如壞都，不可止』也。

王履《泝洄集》云：『積水之奔散曰潰，都猶隄防也。汩汩水流而不止也。火炎氣逆，故目盲耳閉而無所用。此陽極欲絶，故其精敗神去，不可復生，若隄防之崩壞，而所儲之水奔散滂流，莫能以遏之矣。』

（眉）盲者，視之不明也，非眼破瞼合也。《醫經小學》卷四曰：『目盲見鬼，脱陰脱陽也。』

（眉）自隄防壞敗謂之潰，自畜水散流謂之汩。若壞都者，若都塘之壞也。不可止者，謂流水之不可止也。

（眉）本篇音釋『汩，古没切。煩悶不止也』是淈之或文俗字。《説文》『淈，水出皃』。鉉音『古忽切』，《廣韻》同。此音紐中，《廣韻》又收『汩』字也，古忽切，音皆有雜亂義也。

（眉）《説文》『汨羅，水字從日』與是全別。又『汩，治水也。從曰』。『𡿧，水流也。從曰』。於筆同音，是此『汩汩』字之原本而本音者也。此變其音義而用其字也。雖然，此『汩汩』爲淈之隸變者，是也。凡世上汩亂字所通用，皆淈之隸也。故《爾雅·釋詁》『淈，治也』，郭注『淈，書序作汩，音同耳』，可以證也。《書》釋文『汩，音骨』。

尤怡《醫學讀書記》云：『言其精神散敗，若土之崩壞，若水之放，而不可復收之掩之也。』

○陽氣者，大怒則形氣絶，而血菀於上，使人薄厥。

《大素》無『者』字，『絶而』作『而絶』，『菀』作『宛』，『薄』作『前』。

絶、厥爲韻。

案：『菀』字解，已見於《四氣調神》篇中，《大素》作『宛』，尚存古字。

〔楊〕陰并於陽，盛怒則衛氣壅絶。血之宛陳，上并於頭，使人有仆，故曰前厥。

案：《大素》作『前厥』，蓋冒前條而偶誤耳。

〔馬〕陽氣者，貴於清淨。若大怒而不清淨，則形氣經絡阻絶不通，而血積於心胸之間，其氣有升而無降，使人依薄於上，而厥逆矣。《奇病論》『岐伯曰：胞之絡脈絶』亦阻絶之義，非斷絶之謂。

〔張〕《舉痛論》曰『怒則氣逆，甚則嘔血』，《邪氣藏府病形》篇曰『有所大怒，氣上而不下，積於脇下，則傷肝』，皆此謂也。

〔志〕形中之氣，絶其旋轉之機矣。

案：形氣，楊以衛氣解之。馬氏、志聰共斥表氣而言，似是。

案：薄厥者，謂血薄於上而四末厥逆也。此證乃狂瘨之漸也。凡氣血奔并迫於心肝，則發狂證。必竟小膽大肝，無膽以制肝，故成此證。猶國君雖無道，忠諫之徒出則不亡國，是膽能制肝之理也。

（眉）以上第三章。

○有傷於筋縱，其若不容。

縱、容爲韻。

案：縱宜屬上句而見。縱者，緩縱不隨之義也。容與頌、庸古通用。《莊子·胠篋》『容成氏』，《六韜·大明》作『庸成氏』。頌讀曰容，多見《漢書》注。《淮南·修務訓》『而不期於洪範商頌』。注：『頌或作容。』因考其若不容者，筋縱之分解，而謂其狀如此不成用也。諸注家皆失解。澀江籀齋以『容，受也，用也』解之，稍是。然『其若』二字失解。或曰『若即弱假借，謂其出弱不成用，乃亸曳之證也』。存考。

〔楊〕陰并於陽，盛怒則衛氣壅絶，血之宛陳，上并於頭。使人有仆，故曰前厥。并傷於筋，故痿瘲也之。

案：《刺禁》篇十五云『刺脈無傷筋，筋傷則内動肝。肝動則春病熱而熱弛』，正與此同義。

○汗出偏沮，使人偏枯。

《大素》『汗出』作『而出汗』三字，『沮』作『阻』。

沮、枯爲韻。

〔楊〕阻，壞也。慈吕反。容，緩也。陽氣盛者，必傷筋痿緩。其若不緩，則冷汗偏出，壞身偏枯不隨之病也，或偏枯疼者也。

案：『陽氣者，煩勞則張』至『鬱乃痤』七節，並謂人將攝失宜，則陽氣不順，乃成大病也，若作『偏沮』，則不可以將攝失宜爲解，宜從《千金》作『袒』爲是也。《病源》卷一引《養生方》云『大汗勿偏脱衣，喜偏風，半身不隨』。《千金方》卷廿七道林養性第二云『凡大汗勿偏脱衣，喜得偏風，半身不遂』。《大素》作『偏阻』。全元起本作『偏恒』，並似訛字。楊云『阻，壞也』，馬云『一偏阻塞而無汗』，吴云『汗出而偏止』，李云『言此既偏出，彼即阻滯矣』，志聰、高氏並云『沮，濕也』，依王注以上諸説，並於事實則可，唯與前後文例不合，故不從。《素問識》已有此説，可併考矣。

本篇下文『筋脈沮弛』，王注：『沮，潤也。』音釋：『偏沮，子魚切。潤也。』

○汗出見濕，乃生痤疿。

《大素》『疿』作『疽』。

〔楊〕若汗遍身見濕於風，即耶風客於肌肉，壅遏營衛，傷肉，以生痤疽也。痤癰之類，然小也，俗謂之癤子。久壅陷骨者，爲痤疽也之。

〔馬〕人當汗出之時，玄府未閉，乃受水濕，則陽氣方泄。寒水制之，熱鬱皮内，濕邪凝結，遂爲痤疿。痤則較疿爲大，其形類癤。疿則較痤爲小，即所謂風癮是也。

〔張〕甚者爲痤，微者爲疿。痤，小癤也。疿，暑疹也。

案：《説文》『痤，小瘡也。一曰族絫』，而無『疿』字。《病源》有夏日沸爛瘡候云：『盛夏之月，人膚腠開，易傷風熱，風熱毒氣搏於皮膚，則生沸瘡。其狀如湯之沸，世呼爲沸子也。』《玉篇》，『疿，熱生小瘡。』《廣韻》同。《和名抄》：『疿，阿世毛。《四聲字苑》云：疿音佛。熱時細瘡也。《醫心方》十七引《新録方》云：治夏月熱沸瘡。』蓋即小瘡，沸出於皮膚之義，宜以作沸爲正也。

《大素》作『痤疽』，乃與枯、虚爲押韻。楊云『痤，癰之類，然小也，俗謂之癤子。久壅陷骨者爲痤疽也』。《管子·法法》篇云『毋赦者，痤雎之礦石也』。雎即疽之假借。《淮南子》『潰小皰而發痤疽』。據此，則『痤疽』二字熟語，其義亦通矣。

（眉）《本草匯》卷六曰：『痤，小癤。』

（眉）《醫心》卷十五引《大素》『疿』亦作『疽』。注云：『痤，癰之類，然小也，俗謂之癤子。』

（眉）或曰『王注「寒水制之」之「寒」字，汗之音訛』。此言未允。

（眉）王注曰：『疿，風癮也。』是知汗瘡及癮疹，並以疿名也。

（眉）痤疿，アセモ。痤疽，子ブト。

○高梁之變，足生大丁，受如持虛。

據《大素》則枯、疽、虛爲韻。

《大素》『丁』作『釘』。

〔楊〕膏粱血食之人，汗出見風，其變爲病，與布衣不同，多足生大釘腫。膏粱身虛，身濕受病如持虛器受物，言易得也。

〔王〕高，膏也。梁，粱也。

案：《通評虛實論》『肥貴人，則高梁之疾也』，王注：『高，膏也。梁，粱字也。』《腹中論》『不可服高梁。今禁高梁』，王注：『高，膏。粱，米也。』且又引《通評虛實論》文也。《説文》『粱，米名也。從米，梁省聲』。可知『粱』古，『梁』今字也。

《靈·根結》篇『膏粱菽藿之味』。

《國語·晉語》云：『夫膏粱之性，難正也。』韋昭云：『膏肉之肥者，粱食之精者，言食肥美者，率多驕放，其性難正也。』

案：常食嘉穀肥肉之人，皮厚肉密，血中生熱，遂必在足脛間生大丁。大丁，蓋古之俗呼，而實非丁瘡也。他書未見有大丁之名，恐是一種惡瘡生足部者，有名大丁也。今目擊高梁之人，往往發無名瘡腫在足脛間，如臁瘡痤癤之類是也。云『受如持虛』者，受，謂受病，王注云『受邪毒』，可從矣。《熱論》『一日巨陽受之，二日陽明受之』之『受』字，與此同義。其足受邪毒，如持虛器待之，言必生也。楊云『如持虛器受物』，馬云『如持空虛之器，以受彼物者』，共以『受』字爲譬喻，似讀爲如受持虛，不得其解也。

（眉）《史·龜策傳》『粱卵』，《索隱》曰『粱，米也。卵，鷄子也』，《正義》曰『以粱米、鷄卵』。右梁皆從木。

此王注『不忍』以下十三字，上節之注之錯柬在此也。

王注所云『猶云梁，梁之訛。高，膏之訛也』乃『熟，熱也』之例。

（眉）案：足，多也，饒也。足生大丁，猶云善生大丁也。《唐詩選·五絶·於武陵勸酒作》曰『花發多風雨，人生足别離』，是猶云人生頻繁爲别離也。此説非是，宜删。

（眉）明劉純《醫經小學》卷四引《内經》文，而此句作『饒生大丁』。

（眉）《史·李斯傳》『足以爲寒心』。《荊軻傳》『足爲寒心』。

○**勞汗當風，寒薄爲皶，鬱乃痤。**

《大素》無此十一字。

皶、痤爲韻。

《醫心方》卷四引《病源》云：『皯面者，面皮上有滓，如米粒者也。此由膚湊受於風耶，搏於津液，津液之氣，因虚作之也。亦言因傅胡粉，而皮膚虚者。粉氣入湊理，化生之也。』和名『以吕古於毛天』。又引《葛氏方》《范汪方》，共作『皯面』，今本《病源》作『䵟面』，王冰作『粉刺』，《千金》作『粉滓』，《外臺》卅二引蘇澄作『粉皶』，《和名抄》引《病源》亦作『皯面』，而訓『加須毛』。加須毛者，即『加須於毛』之略，謂滓面，今俗呼『曾婆加須』者是也。

案：『皶』字《説文》所無，《玉篇》『皻，皰也』。今作□𪓕』，《廣韻》九·麻『皻，皰鼻』，並爲皻皰字。此所云皶者，尤爲可疑。若云『粉刺』『粉滓』，又云『粉皶』則可，似不可單云『皶』也。《大素》無此三句十一字，似是。因考此十一字，恐爲『汗出見濕，乃生痤疽』之傍記注語，遂誤混正文者，不然則如此類似二節，不宜有之。且『欝乃痓』三字，殆不可通。可云『欝乃爲痓』，不可云『欝乃痓』，是爲不成語，全書無如此文例，宜從删正也。

（眉）立之案：此十一字，或是王冰所增加，王序所云『凡所加字，皆朱書使分者』是也。

（眉）刺，一瘡病名，有粉刺、皶刺等。

（眉）王注『米』字，斥粟米，非曰他米也。『瘦』字『庋』訛，『人焉庋哉』之『庋』也。

（眉）王注曰『按豆』未詳，蓋豌豆或偁歟。桂山説既有。

（眉）《通雅》卷四十四曰『豍豆，豌豆也。今人訛呼爲安豆』。安、按同通。

桂山《識》云：『王註按豆，即登豆，見《唐·六典》註。』

（眉）《外科正宗》卷二脱疽門·雌雄霹靂火方後曰：『作安豆大丸。』

（眉）以上第四章。

○**陽氣者，精則養神，柔則養筋。**

神、筋爲韻。

〔楊〕衛之精氣，晝行六府，夜行五藏。令五神清明，行四支及身，令筋柔弱也。

尤怡曰：『蓋陽之精，如日光明洞達，故養神。陽之柔，如春景和暢，故養筋。』

案：此謂陽氣之常，若夫失常度，則如下文所説也。陽氣無所不行，故云精。不爲怒張，故云柔也。

○**開闔不得，寒氣從之，乃生大僂。**

〔楊〕腠理有耶，開令耶出，則開爲得也。腠理無耶，閉令不開，即闔爲得也。今腠理開耶入，即便閉之，故不得也。寒耶入已，客於腰脊，以尻代踵，故曰大僂。僂，曲也。力矩反。

〔高〕上文假汗出膏粱，以明陽氣從中出，而出於皮膚。此假開闔，以明陽氣由闔而開，由開而闔，不但從内以出外也。開闔者，内外之樞機。開則外出，闔則内入。今開闔不得，則大陽之寒氣從之。

案：《靈·厥病》篇『厥心痛，與背相控，善瘈如從後觸其心。傴僂者，腎心痛也』。

案：『開闔』本活字，隨處意異，此謂氣門之開闔也。《陰陽離合論》云『太陽爲開，陽明爲闔，少陽（脫『爲』）樞』，《老子》十章『天門開闔』河上公注『天門謂北極紫微宫，開闔謂終始五際也。治身天門，謂鼻孔。開謂喘息（案：是出息），闔謂呼吸（按：是入氣也。）』，《孫子·九地》云『敵人開闔，必亟入之』，魏武注『敵有間隙，當急入之也』（案：所云開闔，其意只在開字）是也。凡陽氣所開闔之處，一有失其宜，則寒氣乘之。所云寒氣者，邪氣也。皮膚九竅，皆是開闔之處也。

案：『乃生』二字，宜細玩，乃是緩緩經久之詞。《周禮·小司寇》注：『乃，緩辭。』《公羊·宣八年》傳：『而者何。難也。曷爲或言而，或言乃。乃難乎而也。』生是生育、生長之謂。言寒氣從之，不必成大僂，其甚者毒入骨髓，漸久生成大僂也。與『乃生痤疿』『乃生癰腫』文例同，其不至於成僂者，爲諸證如下文。

案：大僂者，全體之筋脈緊急之所爲。《脈要精微論》所云『僂附』是也，亦沈固大病之一耳。

（眉）案：『開闔不得，寒氣從之』，乃與『恬淡虚無，真氣從之』一同文法，而其義相反對。

○陷脈爲瘻，留連肉腠。

《大素》『留』作『流』。

僂、瘻、腠爲韻。

〔楊〕寒耶久客不散，寒熱陷脈，以爲膿血，流連在肉腠之間，故爲瘻。

案：凡爲孔之瘖，皆謂之瘻，或作漏。《説文》『瘻，空也』。《弘決外典抄・説瘻》云『衆孔瘻瘻如空蜂是也』。説見《本草經攷注・序》中。

『肉腠』與後文『肉理』相對而成義。蓋腠理自有衛榮之分，此云『肉腠』者，即陽部衛分，後云『肉理』者，即陰部榮分。氣之所輻湊謂之腠，血之所循理謂之理。蓋毛孔之縱管謂之腠，血道之横管謂之理也。後文云『營氣不從，逆於肉理』，此不云『衛氣』而只云『肉腠』，『肉腠』二字中含蓄衛氣，詳於彼而略於此，是古文簡省之常例耳。

○俞氣化薄，傳爲善畏，及驚駭。

《大素》『俞』作『輸』，『及』作『乃』，『驚』上有『爲』字。

〔楊〕輸者，各繫於藏，氣化薄則精靈不守，故善畏而好驚也。

〔張〕氣化内薄，則侵及藏府。

〔志〕經俞之氣化薄，則傳入於内，而干及藏神矣。

案：並『氣化』二字連讀，『薄』爲虚乏之義，宜從。

案：『俞』即『輸』字省文，《素問》作『俞』者，《大素》皆作『輸』。《靈樞》有本輸篇，《醫心方》引《黄帝明堂經》《扁鵲鍼灸經》共作『輸』，並可以徵矣。《醫心方》又引華他《鍼灸經》作『窬』。『窬』即『輸』之去車從穴者，而經穴所注之處，故從穴。與窬門字，字原自別，其音宜從《玉篇》『式朱反』。皇國古來爲音俞，非是。蓋以俞穴字，分輸泄字也。《醫心方》卷二・諸家取背輸法第二傍書云『乙俞』，即『音俞』之略假字。是古來讀爲音俞之徵也。第四有説，可併看。ウ一

案：俞氣，亦陽氣，而出於俞穴者也。化者，施化之化。言寒氣中身，若俞氣之化薄乏，則遂傳而及於

藏，故爲善畏及驚駭之狀也。

（眉）《著至教論》『并於陰，則上下無常，薄爲腸澼』，是以薄爲迫義。本篇上文曰『寒薄爲皶』。

（眉）王氏、高氏並以『化薄』爲寒邪入而我氣變化，内薄於心爲畏，薄於肝爲驚之義，非是。蓋此『畏』與『驚』皆流飲之爲致也。

（眉）《玉篇》『腧，式注切。五藏腧也』。本篇音釋『俞，音庶』。

○營氣不從，逆於肉理，乃生癰腫。

《大素》『從』作『順』。

從、腫爲韻。

〔楊〕脈肉營氣爲邪氣傷，不得循脈。陰陽相注，故逆於肉理，敗肉即生癰也。

案：前云俞氣，此云營氣。俞氣即衛氣。前云肉腠，即陽部衛分。此云肉理，陰部營分。營血衛氣之分別，宜如此也。

案：凡邪氣中人，必先入肉腠氣分，未能輒入肉理血分。但血從氣，氣若受邪，則血爲之逆，鬱結不通，漸漸或生癰腫也，如《傷寒論·厥陰》篇第七章云『後三日脈之，而脈數，其熱不罷者，此爲熱氣有餘，必發癰膿也』是也。

○魄汗未盡，形弱而氣爍，穴俞以閉，發爲風瘧。

《大素》『未』作『不』，『俞』作『輸』，『以』作『已』。

爍、瘧爲韻。

案：魄汗，王、楊、馬、張輩皆斥凡所出汗而言，非是。《淮南·修務訓》云『奉一爵酒，不知於色。

挈一石之尊，則白汗交流』，《楚策》載此文，而鮑彪注云『白汗，不緣暑而汗也』。《陰陽別論》云『陰爭於内，陽擾於外，魄汗未藏，四逆而起，起則薰肺，令人喘鳴』，《經脈別論》云『一陰至厥陰之治也。真虚痟心，厥氣留薄，發爲白汗。調食和藥，治在下俞』，《金匱》『寒疝遶臍痛，若發則白汗出，手足厥逆。其脈沈緊者，大烏頭煎主之』，《病源》『歷節風之狀，短氣白汗出，歷節疼痛不可忍，屈伸不得』，並謂不緣暑而所出，痛苦勞動之汗，今俗『呼阿夫良阿勢』，又『比也阿勢』者是也。白、魄古多通用。蓋白之爲言迫也。陽氣不堪苦惱，迫切而出之汗，故名曰白汗。白汗出而不止，則陽氣漸亡，厥逆等證疊起。此云『未盡』，《陰陽別論》云『未藏』義，可以見矣。吳以爲陰汗，程林《金匱》注以爲冷汗，共是白汗之一端耳。

（眉）《千金》卷七·湯液第二篇四物附子湯方曰：『白汗出而短氣。』

（眉）《素·至真要論》『魄汗不藏，四逆而起』。

案：風瘧，《瘧論》無其目，唯云『痎瘧皆生於風』，又云『夫風之與瘧也，相似同類』，又云『瘧者，風寒之氣不常也』。《金匱真言論》云『秋善病風瘧』，又云『夏暑汗不出者，秋成風瘧』。《刺瘧》篇『風瘧，瘧發則汗出惡風』。據此，則有汗之瘧，名風瘧，即因於風者也。云『風瘧』則斥外邪之瘧，故《瘧論》無其目，他篇痎瘧、風瘧互備之，而《病源·風瘧候》云『風者，陽氣也，陽主熱，先傷於風，故發熱而後寒慄』者，自是一種之風瘧，非古義也。

（眉）風瘧、風温，皆風者，其病之姓也，本因也。

案：有事而勞汗出，其汗未盡。故營血乏少，而形體虚弱，陽氣自煎迫燒爍。當此時寒氣從之，則穴俞鬱閉，遂爲風瘧。

案：『開闔不得，寒氣從之』已下，分爲五病。今竊分解之如左：若邪氣入結於筋絡，則生大僂。若邪中於汗後，則令穴俞閉塞，發爲風瘧。若邪氣中於俞氣之施化薄少之時，則直傳於藏而爲善畏、善驚之證。若邪入血分，逐脈而發於氣分則爲瘻。若邪入血分，壅經而發於血分則爲癰。如此分別而看，則其理尤眇矣。凡本書云風、云寒、云邪，不一定，皆謂外來之氣入傷害陽氣者也。陶隱居《本草序例》云『夫病所由來雖多端，而皆關於邪。邪者不正之目，謂非人身之常理。風寒暑濕饑飽勞逸，皆各是邪，非獨鬼氣疫癘者矣。人生氣中如魚在水，水濁則魚瘦，氣昏則人病。邪氣之傷人最爲深重，經絡既受此氣，傳入藏府，隨其虛實冷熱結以成病。病又相生，故流變遂廣。精神者本宅，身以爲用，身既受邪，精神亦亂。神既亂矣，則鬼靈斯入，鬼力漸強，神守稍弱，豈得不致於死乎』。可以徵也。今就病人考究之，凡成僂俯之證者，多皆因腎氣虛弱，肝氣獨亢，適逢風濕邪氣及饑飽勞逸，則遂爲此證者，往往有之。若乘表虛而邪氣入，入在募原者，發爲瘧疾。所云『穴俞已閉』者，謂邪在募原也。若邪乘虛而迫近心肝，則爲驚畏；若邪毒逐脈，發瘡於陽氣灌注處，謂之瘻；若邪毒壅經，發瘡於陰血澀滯處，謂之癰；皆以陽氣虛實與邪氣輕重，及所受之處不同，其所病各異，不可不究也。

○**故風者百病之始也。**

〔楊〕魄，肺之神也。肺主皮毛腠理，人之汗者，皆是肺之魄神所營，因名魄汗。夏傷於暑，汗出不止，形之虛弱，氣之衰損，淫耶藏於腠理。腠理已閉，至秋得寒，内外相感，遂成風瘧而氣爍，故耶風者百病始。爍，式藥反。淫耶氣。

○**清靜則肉腠閉拒，雖有大風苛毒，弗之能害，此因時之序也。**

《大素》『拒』作『距』，『害』作『客』。

拒、序爲韻。據《大素》則毒、客亦爲韻。

〔楊〕不爲躁動，毛腠閉距。八風不能傷者，順四時之序調養，故無病也。苛，害也，音何。

《骨空論》『風者，百病之始也』。《靈·五色》篇同。《風論》『風者，善行而數變，百病之長也』。《玉機真藏論》『風者，百病之長也』。

《風論》云：『故風者，百病之長也。至其變化乃爲他病也。』

案：本論前文云『蒼天之氣清淨，則志意治，順之則陽氣固，雖有賊邪弗能害也。此因時之序』，與此文義相同，蓋因時之序者，《上古天真》所云『虛邪賊風避之有時』，及《四氣調神》之義也。

案：『苛毒』之『苛』，恐『訶』假借。《説文》『訶，大言而怒也』，轉注爲凡大之義，乃與『大風』相對，爲毒風苛大之義。《方言》『苛，怒也。陳謂之苛』，《廣雅·釋詁》『訶，怒也』，是舉苛、訶古今二字也。王注《四氣調神》及《六元正氣（當作『紀』）大論》苛疾云『苛，重也』。《荀子·富國》『苛關市之征，以難其事』注『苛，暴也』，《詩·大序》『哀政刑之苛』《釋文》『苛，虐也』，並爲訶之借字。《周禮·閽人》注『則苛其出入』，《釋文》『苛，本又作呵』。《禮記·王制》『譏，苛察』，《釋文》『苛，本亦作呵』。『呵』即『訶』或字。《玉篇》『呵，責也。與訶同』，《廣韻》『訶，責也，怒也』『呵，上同』，又『苛，政煩也，怒也』，共可以徵矣。

案：肉腠閉拒者，謂陽氣充足脈外，而皮膚緻密也。

（眉）《六元正紀論》『暴過不生，苛疾不起』王注：『苛，重也。』《至真要論》注：『苛，重也。』又『苛疾』注『苛，重也。』

○故病久則傳化，上下不并，良醫弗爲。

《大素》『故』下有『人』字。

〔志〕病久者，邪留而不去也。傳者，始傷皮毛，留而不去，則入於肌腠；留而不去，則入於經脈衝俞；留而不去，則入於募原藏府。化者，或化而爲寒，或化而爲熱，或化而爲燥結，或化而爲濕瀉。

〔識〕王充《論衡》云：『醫能治一病，謂之巧。能治百病，謂之良。故良醫服百病之方，治百人之疾。』

案：此唯云『病』者，冒前文之『風』，而謂外邪也。傳化者，謂邪氣之所傳，正氣之所化也。志聰説可從。

○**故陽畜積病死，而陽氣當隔。隔者當寫，不亟正治，粗乃敗之。**

《大素》『之』作『亡』，『粗』作『且』。

爲、治、之爲韻。

案：承前文『上下不并』，而説出陽氣之好通達，惡畜積來。『粗』字對『正』字而成語，謂粗工也。《素》《靈》中文例甚多。《大素》作『且乃敗亡』，則『亟』與『且』相對成語，謂急當爲治，而不急治引日則遂將敗亡也，與《素問》文異義同。

案：《陽明脈解》篇云『連藏則死，連經則生』，《太陰陽明論》云『陽者，天氣也，主外。陰者，地氣也，主内。故陽道（當補『實』），陰道虚』並與此同理，宜併考。

〔楊〕故陽病畜積，不得傳化。有其死期者，陽脈當隔，脈有隔之時，當急寫之，不急療者，必當死也。隔，格也。亟，急也。

（眉）以上第五章。

○**故陽氣者，一日而主外。**

〔楊〕夫陽者，生氣也，陰者，死氣也。故陽氣一日而主外，陰氣一夜而主内。

○**平旦人氣生，日中而陽氣隆，日西而陽氣已虚，氣門乃閉。**

《參同契・黄瑞節附録》引《朱子》曰：『一息之間，便有晦朔弦望。上弦者，氣之方息，自上而下也。下弦者，氣之方消，自下而上也。望者，氣之盈也。晦朔之間，日月之合乎上。』

案：呼終爲望，吸終爲晦朔。

〔楊〕一日分爲三時，平旦人氣始生，爲少陽也。日中人氣隆盛，爲太陽也。日西人氣始衰，爲虚陽也。陽氣衰也。

〔張〕晝則衛氣行於陽分，至日暮則陽氣之門閉，而行於陰分矣。

《六元正紀論》『氣門廼閉』，《新校正》云：『按王注《生氣通天論》氣門，玄府也。所以發泄經脈榮衛之氣，故謂之氣門。』

〔志〕春生夏長，秋收冬藏，是氣之常也，人亦應之。以一日分爲四時，朝則爲春，日中爲夏，日入爲秋，夜半爲冬。

案：此條謂陽氣常貴通達也。前文云『開闔』，此云『氣門』，其義互相發，宜活看矣。

（眉）人生有一生之開閉，一歲至三十，自三十一至六十也。有一年之開閉，春夏與秋冬也；有一月之開閉，上半與下半月也；有一日之開閉，晝夜也；有一息之開閉，呼吸也。

腠路、脈路、洫路、絡路、府路、俞路、皮膚理路、玄府路、分理路，以上皆氣門也。

○是故暮而收拒，無擾筋骨，無見霧露，反此三時，形乃困薄。

《大素》『拒』作『距』，『無見』作『毋見』。

〔楊〕陽氣虚也，陰氣即開。陰氣開者，即申酉戌少陰生也。故暮須收距，無令外耶入皮毛也。亥子丑時，即至陰也。故至陰時無擾骨也。寅卯辰，即厥陰也。故厥陰時無擾於筋，見霧露也。陰衰見濕，因招寒濕病。

〔楊〕不順晝夜各三時氣以養生者，必爲病困迫於身。薄，迫也。

案：薄、迫古通用，後文『薄疾』同。

案：前文云『肉腠閉拒』，王注云『肉腠閉，陽氣拒』，此云『氣門乃閉』，云『暮而收拒』，閉拒分言，則知王注有據。

（眉）案：『無擾筋骨』『無見霧露』者，前句言内強力動作，傷陽氣。後句言外禦風寒，外部者也。

（眉）以上第六章。

○岐伯曰：陰者，藏精而起亟也。陽者，衛外而爲固也。

《大素》『而起亟』作『而極起者』四字，『固』下有『者』字。

起、固爲韻。

案：以下所云『陰陽』，謂身内陰陽，即血氣也。

蘭軒先生曰：『起亟即起極也。亟、極古書多通用，本書字多簡略。高梁草茲之類是也。』

本篇上文曰：『是故陽因而上，衛外者也。』

《陰陽應象大論》『陰在内，陽之守也。陽在外，陰之使也』。

〔楊〕五藏藏精，陰極而陽起也。六府衛外，陽極而陰固也。故陰陽相得，不可偏勝也之。

案：陰在下在内也，陽在上在外也。起者，自内赴表也。亟，急，疾也。王注未允。上文既有亟訓急。

案：《素問》作『亟』，《大素》作『極』，已見《四氣調神》第二，即爲古今字可知也。此亦宜從《大素》作『極起』，乃與『爲固』一對成語。

（眉）人身只陰陽二性，運動養化者，陰也，知也，在内發也；覺觸知識者，陽也，仁也，在外入也。陰作形者，陽用氣者。

（眉）案：精陰藏腦，陽神居心，心動於外爲事，是陰之使也。腦安於内，藏畜萬事，是陰在内，陽之守也。《易·繫辭》曰『神以知來，知以藏往』，此之謂也。

（眉）《本草綱目》人精下引鮑景翔云：『神爲氣主，神動則氣隨。氣爲水母，氣聚則水生，故人之一身，貪心動則津生，哀心動則淚生，愧心動則汗生，慾心動則精生。』案：是即『起亟』之義，故王注曰『言在人之用也』，可從。

〇陰不勝其陽，則脈流薄疾，并乃狂。

《大素》『則』下有『其』字。

陽、狂爲韻。

案：『并』即『併病』之『併』，而合併之義，謂陽氣盛實，并於陰血之分，則往往發狂。《調經論》云『血并於陰，氣并於陽，故爲驚狂』，又《病能論》云『帝曰：有病怒狂者，此病安生。岐伯曰：生於陽也。帝曰：陽何以使人狂。岐伯曰：陽氣者因暴折而難決，故善怒也。病名曰陽厥』，又《脈解》篇云『陽盡在上，而陰氣從下，下虚上實，故狂巔疾也』，又前文云『陽氣者，大怒則形氣絶而血菀於上，使人薄厥』，皆可徵亢陽厥陰爲狂之因矣。宜與《陽明脈解》篇併看。

〔馬〕苟使營氣不足，衛氣有餘，是陰不勝其陽也，則脈氣之流行者，薄於急疾，（薄爲依薄。疾爲急疾。）甚則并而爲狂（《宣明五氣篇》《靈樞·九鍼篇》皆曰邪入於陽則狂。）正以陽氣有餘，故發之而爲熱證者如此。

案：『薄』與前文『薄厥』之『薄』同義。疾者，其血行速疾之謂也。竊謂陽氣有餘，陰氣不足。陽氣迫切於血分，故陰血乘之急速疾行。若其陰血陽氣迫切，則遂爲狂證也。『脈流』字面，非後世所能成，真是上世之遺文也。

○陽不勝其陰，則五藏氣爭，九竅不通。

案：前條云『聖人傳精神，服天氣而通神明，失之則內閉九竅，外壅肌肉，衛氣散解』，與此相符。

○是以聖人陳陰陽，筋脈和同，骨髓堅固，氣血皆從。

《大素》『固』作『同』，『從』作『順』。

同、從爲韻。

案：此謂陳布陰陽之道，法則天地之氣。則筋脈骨髓氣血，共皆柔順而堅固也。

案：《上古天真論》云『其知道者，法於陰陽』，又云『有至人和於陰陽，賢人逆從陰陽』，本篇云『通天者，本於陰陽』，共與此同文例也。

案：前文云『五藏』『九竅』，此云『筋脈』『骨髓』『氣血』，互文相詳明也。

○如是則內外調和，邪不能害，耳目聰明，氣立如故。

《大素》『內外』作『外內』，『害』作『客』。

〔張〕人受天地之氣以立命，故曰氣立。

案：《説文》『立，住也。從大立一之上』。『大，籒文大。亦象人形』。因考『氣立』者，謂以氣獨立也。人人無病，長生端然而立身者，皆因陽氣之充滿也，此氣有所虧欠，則不能正立身，所云起居不安也。『氣立』二字宜如此解，諸注皆未明了，張介賓稍得解矣。

案：『内外』『耳目』，亦前文『氣血』之分解也。蓋耳目者，精神之外榮顯然者，五藏之虚於此可知耳。前條所云『目盲耳閉』，與此相反對。

（眉）以上第七章。

○風客淫氣，精乃亡，邪傷肝也。

案：風客淫氣，謂風邪客於身，而淫漬陽氣也。與《至真要大論》『風淫所勝』文例同。精乃亡，謂風邪傷陽氣，則陰精亦遂亡少也。邪傷肝，謂邪已入血分也。後三節『因而』二字，並冒於『風客淫氣』四字而説出也，與前文『開闔不得，寒氣從之』下四節並受上文同例。

（眉）一種精乃亡之甚者，則至邪傷肝之事也，故不精亡，則不邪傷肝也。『亡』下宜補『則』字看，與下文『大飲則』節同理。

（眉）《四時刺逆從》曰『反之則生亂氣，相淫病焉』，王注：『淫，不次也。』

○因而飽食，筋脈横解，腸澼爲痔。

案：已有風邪傷肝，而飽食則脾土實，而乘肝木。故筋脈横解，血液下流，在腸中襞積不通，遂爲痔疾，下血之證也。凡筋脈皆是縱理通行，今肝氣不順理而妄行，故筋脈中之血，横散潰解，畜在腸中而漸下也。

案：腸澼者，謂腸中之氣襞積不通也。《太陰陽明》篇云『下爲飧泄，久爲腸澼』，《大奇論》云『腎脈小搏沈爲腸澼下血，心肝澼亦下血』。據此，則『腸澼』二字聯語，謂病機而非病名。此云『腸澼爲痔』，《通評虛實》云『腸澼便血，腸澼下白沫，腸澼下膿血』並非病名明矣。唯楊上善注《大素》云『澼，音僻。洩膿血也』，恐非古義。何以知然？《大素·陰陽雜説》云『陰陽虛，腸辟死』，楊注：『腸辟疊死。』《陰陽別論》載此文亦作『腸辟』，而《新校正》云『全元起本辟作澼』，共可徵古作『腸辟』，而楊注尚傳古義。王冰注《陰陽別論》云『腸開無禁』，是以開訓辟，非其訓也，不可從也。《靈·根結》篇『腸胃偪辟』，《大素》作『攝』，《甲乙》作『懾』，蓋『腸胃偪辟』者，謂腸中不舒暢而縮襞，雖云『腸胃』，實專指腸，猶『脾胃者倉廩之官』第八ノ七ヲ，專謂胃之例也。

（眉）本篇上文曰『辟積於夏』。

○因而大飲，則氣逆。

《大素》『大』作『一』，『氣逆』作『逆氣』。

〔楊〕一者，大也。既已亡精傷肝，又因大飲則爲逆氣之病也。

案：一者，專一之義，故以訓大也。蓋作『一』者古文，今本《素問》作大飲者，恐是王氏所改，朱字之分歟。

案：大飲者，非專云酒，謂凡酒漿之屬也。既有風邪客於內，因而大飲，則其水留滯肺部，爲上氣欬逆也。氣逆，即上氣欬逆之略言。猶《本草經》省『腸澼泄利』云『腸泄』，又云『泄澼』之類耳。

案：『大飲』與『飽食』相對成文。

○因而強力，腎氣乃傷，高骨乃壞。

〔楊〕腎以藏精主骨，腎傷則大骨壞也。高，大也。

案：王、馬、張、吳共以爲強力而入房，可從。乃與前文所云『陽氣者，煩勞則精絶』條同義，即謂風客而淫陽氣，則不可過食飲房三事也。飽、大、強三字字眼，可活看也。此節三截，首皆有『因』字，而述三慾也。《孟子》曰『飲食男女，人之大慾存焉』，與此同義。

案：高骨，猶云大骨，斥身中諸大骨而言也。

（眉）案：以上謂肝脾肺腎四藏受邪，只不云心者。若邪迫心，則必死無疑，故此不云心也。

（眉）以上第八章。

○凡陰陽之要，陽密乃固一身固安也。

《大素》『陽』作『陰』，『乃』作『陽』。

案：陽密乃固，謂陽氣閉密，則陰氣亦堅固也。蓋陰陽者，謂營衛二氣也。營血象地，衛氣象天。地氣不動，常從天氣而相成寒暑。營血不動，亦每從衛氣而周匝一身，故前段云『蒼天之氣清淨，則志意治，順之則陽氣固』，又云『陽氣者，若天與日。失其所，則折壽而不彰』，又云『陽氣者，精則養神，柔則養筋』，又云『陽氣者，一日而主外』，並專言陽氣而略陰氣，乃謂陰從陽而動，則攝養陽氣，則陰氣自和順也。

○兩者不和，若春無秋，若冬無夏。

《大素》『兩』上有『而』字，二『無』共作『无』字。

案：兩者不和，謂不陽密陰固也。春夏則爲陽，秋冬則爲陰，以譬陰陽二氣，必不可不和也。春無秋，謂陽盛陰衰；冬無夏，謂陰盛陽衰也。

（眉）《五運行論》曰：『上下相遘，寒暑相臨，氣相得則和，不相得則病。』

○**因而和之，是謂聖度**。

固、和、夏、度爲韻。

案：《四氣調神》云『聖人春夏養陽，秋冬養陰』，又云『道者聖人行之』，本篇亦云『聖人陳陰陽』，此云『聖度』，並同義。

○**故陽強不能密，陰氣乃絶**。

《大素》無『陽』字、『密』字。

密、絶爲韻。

〔張〕強，亢也。孤陽獨用，不能固密，則陰氣耗而竭耗矣。《痺論》曰『陰氣者，靜則神藏，躁則消亡』。躁，即陽強不密之謂。

案：上文所云『陽氣者，煩勞則張，精絶』『陽氣者，大怒則形氣絶』『陰不勝其陽，則脈流薄疾』，並與此同義。《大素》『陽』『密』二字無，恐誤脱也。

○**陰平陽祕，精神乃治**。

祕、治爲韻。

案：《上古天真》所云『精神内守，精神不散』，本論所云『聖人傳精神』皆與此同義。

（眉）或曰以下四句，蓋上二句之注，誤入正文者。

○**陰陽離決，精氣乃絶**。

《大素》『陰平』至『乃絶』十六字無，但『陰陽』已下八字錯簡在後。

決、絶押韻。

案：前文「陰平陽祕」之反對，即謂爲天地否之象。王注非是。上文所云「陽氣者，如天與日，失其所，則折壽不彰」「病久傳化，上下不并」，與此同義。凡「陰陽之要」至此，應接於「氣立如故」下而看，從此已下，又謂將攝失宜。

（眉）以上第九章。

〇**因於露風，乃生寒熱。**

案：風邪侵肌表，則發惡寒發熱之證也，王注可從。露，是發露、暴露之義，王、張二氏爲得矣。馬、吴、志聰以爲霧露，非是。

〇**是以春傷於風，邪氣留連，乃爲洞泄。**

《大素》「留」作「流」，「泄」作「洩」。

〔新〕按《陰陽應象大論》曰：「春傷於風，夏生飧泄。」

〔馬〕夫曰留連，則雖不言夏，而義已該矣。

（眉）此一節文又出《靈樞・論疾診尺》篇，有稍異。

（眉）《千金・十五熱痢第七》引《素問》文二句大異，可參。

〇**夏傷於暑，秋爲痎瘧。**

痎瘧，已見《四氣調神》中。

〇**秋傷於濕，上逆而欬，**

《大素》「濕」下有「氣」字。

○發爲痿厥。

《大素》此下有『陰陽離決，精氣乃絶』八字，恐是錯簡。

○冬傷於寒，春必温病。

《大素》『必温病』作『乃病熱』。

案：温病，即熱病，《大素》作『病熱』，可以徵矣。《熱論》云『凡病傷寒而成温者，先夏至日者爲病温，後夏至日者爲病暑』，又云『夫熱病者，皆傷寒之類也』，皆謂寒變爲熱也。今就病人考之，凡發熱之證，多是外邪之所爲，則云熱病、云温病者，自發熱之證而言之。云傷寒、云中風者，自外感之因而言之也。

案：《陰陽應象》云『冬傷於寒，春必病温。春傷於風，夏生飧泄。夏傷於暑，秋必痎瘧。秋傷於濕，冬生欬嗽』，與此文少異，細玩之，則此云『邪氣留連，乃爲洞泄』而彼云『夏生飧泄』，此云『上逆而欬，發爲痿厥』，彼云『冬生咳嗽』，是互文見義，非有不同。二『生』字可著眼，生是積久漸生之意，與冬之寒至春爲温病，夏之暑病至秋則爲瘧自別。此以『發爲痿厥』之一句足之者，冬之欬嗽即輕證，冬之痿厥即重證，併舉輕重二證，以詳明之也。

案：『暑』『濕』『寒』三字下，並宜添『邪氣留連』四字而看，蓋前詳後略之文法也。

○四時之氣，更傷五藏。

《大素》『更』作『爭』，『藏』下有『也』字。

案：以上並謂四時之氣留連，互相傷害五藏之氣也，《金匱真言論》所云『觴(當作觸)五藏邪氣發病』者是也。

更，是更互、更番之更也。

强也。

（眉）以上第十章。

○**陰之所生，本在五味，陰之五宫，傷在五味。**

《大素》無『所』字，『宫』作『官』，『傷』作『陽』。

〔楊〕五藏，陰之官也，謂眼耳鼻口舌等。五官之陽，本於五味者也。故五味内滋五藏，五官於是用官職因陽氣也。

（眉）案：因《太素》，則陰水之所生，其本元在五味。陰水所爲用之七竅五官，亦以陽氣爲其官職，

案：《病源候論》卷十五·膀胱病候云『五穀五味之津液，悉歸於膀胱氣化，分入血脈，以成骨髓也。而津液之餘者，入胞則爲小便』即與此所云『陰之所生，本在五味』同理。

案：王氏以五宫爲五藏之别名，似是，但他書所未見，未能無疑也。

（眉）《黄庭經》以五藏及膽，稱之宫。

○**是故味過於酸，肝氣以津，脾氣乃絶。**

《大素》『脾』作『肺』。

案：津，潤也，出《禮記》鄭注，此義爲長。與後文『脾氣不濡』相反對，而文義一例。言食過於輸泄，爲陰之酸味，則肝氣以津潤。肝木惡燥而好濕，脾土惡濕而好燥，故肝木過滋潤，則其氣亦過於滋潤，脾經之氣，因遂絶轉輸之機，諸泄注等疾從茲蜂起矣。

○**味過於鹹，大骨氣勞，短肌，心氣抑。**

《大素》無『心』字。

案：鹹味歸腎，味過於鹹，則腎氣勞極，令人短肌。短肌蓋古言。肌，謂肌肉也。『短肌』者，『長肌肉』出《本草經》之反言，而羸瘦之謂也。水剋火，故心氣被抑壅不得伸也。大骨，即高骨，謂腰髁骨也，即爲腎之部位。云『大骨氣勞』者，腎氣勞憊之謂也。大骨氣猶云腎氣，上文云『因而強力，腎氣乃傷，高骨乃壞』，其義方同。與《玉機真藏》『大骨枯槀，大肉陷下』不同。而沈彤《釋骨》云『按腰爲腎府，此大骨，當在腰間，即諸高骨也。說者專指命門穴上一節，爲高骨、大骨。未盡』，此說叵從。何者？欲本論『大骨』，與《玉機真藏》『大骨』混同，故爲如此新說。沈氏武斷往往有此類，爲叵輒從。

（眉）《淮南·脩務》『知者之所短』注：『短，缺。』《呂覽·先識》篇『此治世之所以短』注：『短，少。』考短肌者，肌肉缺少也，即瘦瘠之異言耳。

○味過於甘，心氣喘滿，色黑，腎氣不衡。

《大素》『甘』作『苦』，『衡』作『衛』。

案：土剋水，故味過甘，則腎氣不衡。腎氣不衡則心氣方盛，而爲炎上喘滿之象。

案：《大素》『甘』作『苦』，可從。言苦味大過，則心氣亢極，肺氣壅鬱，故爲喘、爲滿。火盛則水衰，故色黑而腎氣不衡。

（眉）《氣交變大論》『歲水不及，腎氣不衡』王注：『衡，平也。』

○味過於苦，脾氣不濡，胃氣乃厚。

《大素》『苦』作『甘』，無『不』字。

案：『脾』恐『肺』訛，若作『脾』，終身不可解。《大素》亦作『脾』，故王、楊共失解，今依前後例改。

案：火剋金，故味過苦，則肺氣不濡潤，患燥熱。火生土，故胃氣遂成強厚。而不云脾而云胃者，凡味先入胃，故云胃則略脾也。

案：《大素》「苦」作「甘」，無「不」字，可從。言甘味大過，則脾氣豐滿而濡潤。五味但甘味雖太過，不與餘藏相抗，故令胃氣彌益頑厚，或至肌肉胕腫，筋脈彈曳之證也。此「不」字，亦是語助耳，說見《長刺節五十五》篇中。

○味過於辛，筋脈沮弛，精神乃央。

《大素》「沮」作「涅」，「央」作「英」。

案：金剋木，味過辛，故肺金來乘肝木，故筋脈沮弛，乃草木萎弱之象。精神者，所以榮養肌膚者也。今血脈沮弛，失達表之通路，故精神漸漸將灰燼。《小雅·小旻》毛傳「沮，潰也」。《廣雅·釋詁》「央，盡也」。《離騷》注同。

案：《千金方》卷廿九·五藏六腑變化傍通訣第四

五藏	腎（一水）	心（二火）	肝（三木）	肺（三金）	脾（五土）
五味	鹹	苦	酸	辛	甘
五宜（子來扶母）	酸	甘	苦	鹹	辛
五惡（味之惡）	甘	鹹	辛	苦	酸

據此圖，則一目瞭然，可得生剋之理矣。

案：以上五味過則傷五藏之理，有不可必以相生相剋論者，蓋是一種之古訣，自不可然而然者也。

○是故謹和五味，骨正筋柔，氣血以流，湊理以密。

《大素》『味』下有『則』字，『湊』作『腠』。

柔、流爲韻。

案：骨正者，前文所云『骨髓堅固』而不『大骨氣勞，短肌』之謂也。筋柔者，前文所云『筋脈和同』而不『筋脈沮弛』之謂也。

案：湊理，此偶存古字。《新修本草》吴茱萸、麋脂條，共作『湊理』，詳見於《本草經攷注》吴茱萸條下。

○如是則骨氣以精，謹道如法，長有天命。

《大素》『骨氣』作『氣骨』。

精、命爲韻。

〔紹〕楊曰：『調五味各得其所者，則鹹能資骨，故骨正也。酸能資筋，故筋柔也。辛能資氣，故氣流也。苦能資血，故血流也。甘能資肉也，故腠理密也。』堅案：《吕覽·簡選》『欲其精也』注：『精，猶鋭利。』

案：正、柔、流、密之一等善好者，精也。

案：云『骨』則筋在中，云『氣』則血湊理在中，此二字總括前文而言耳。

案：《大素》作『氣骨』可從，《素問》恐誤倒。言陽氣之所至，骨節之所解，無不精細通利也，非謂骨中之氣也。

案：本論中專云陽氣，而單云『陽氣』者爲泛偁，其云『衛氣』『形氣』者，謂肌表之陽氣也。云

『俞氣』者，謂俞穴之陽氣也。云『精氣』『神氣』者，謂自五藏所出真元精粹之陽氣也。其偁雖異，其實唯一陽氣，但因其部分而異其名耳。

案：本論凡十章。自篇首至『氣之削也』爲一章，『陽氣者若天與日』至『陽氣乃竭』爲一章，『陽氣者煩勞則張』至『汩汩乎不可止』爲一章，『陽氣者大怒』至『鬱乃痤』爲一章，『陽氣者，精則養神』至『粗乃敗之』爲一章，『故陽氣者』至『形乃困薄』爲一章，『岐伯曰』至『氣立如故』爲一章，『風客淫氣』至『精氣乃絶』爲一章，『因於露風』至『更傷五藏』爲一章，『陰之所生』至末爲一章。

（眉）以上第十一章。

庚申閏三月十日書於誠之館醫黌中　森立之養竹子

第三補

因而飽食ウ十六

〔楊〕肝主於筋，亦生於血，肝既傷已，又因飽食，冥氣盛迫筋脈，解裂廣腸，漏洩膿血，名之爲痔也。

喘喝ヲ四

《靈·五亂》篇『亂於肺，則俛仰喘喝，接手以呼』。

又《本藏》篇『肺小則少飲，不病喘喝』。

又《刺節真邪論》『振埃者，陽氣大逆，上滿於胸中，憤䐜肩息。大氣逆上，喘喝坐伏，病惡埃煙』。

又《經脈》篇『主肺所生病者，欬上氣喘渴』。案：喘渴，即喘喝。《説文》『喝，㵣也。鍇本作『渴也』。從口曷聲』。

又《本神》篇『肺氣虚，則鼻塞不利少氣，實則喘喝胸盈仰息』。

又《經脈》篇『腎欬唾則有血，喝喝而喘』。

案：《水熱穴論》『水病下爲胕腫大腹，上爲喘呼』所云喘呼，即喘喝也。喘呼，又見《素問・太陰陽明論》。

形氣ウ七

案：此形氣亦謂形與氣。形氣絶者，身體與正氣不相得。營衛氣血不相和諧，乃是絶也，謂氣血相懸絶也。下文云『血菀於上，使人薄厥』者，即其義也。本篇廿一葉面有説，是也。此説非是，宜刪去。

汗出偏沮ウ八

《水經注》云：『沮水，以其初出沮洳然，故曰沮水也。』《詩》『汾之沮汝』毛云：『汾，汾水也。沮汝，其漸汝者。』

肉腠ウ十

腠，水道也，水脈也。此類屬有一種物，名曰乳糜脈管，在胸腹左右二道百條爲群，自腸間吸收飲食消化之液汁，以上納兩乳囊也。

清淩廷堪《禮經釋例》『儀禮釋牲云：肉理謂之腠，又謂之奏。鄉飲酒記、鄉射記皆作腠。公食大夫禮作奏』。

喘滿ヲ廿

〔識〕《漢・石顯傳》『憂滿不食』注：『滿、懣同。』王注：『令人心悶。』蓋滿讀爲懣也。

腸澼ウ十六

《著至教論》『薄爲腸澼』王注：『便數赤白。』

《外臺》卅九五十八ウ『四滿，胞中有血，腸澼泄切痛』。《醫心方》卷二ウ廿七引《明堂》，『泄』『痛』二字無。

肉腠ウ十

《史記·司馬相如傳》『躬腠胝無胈』，《集解》引徐廣《儀禮·鄉射義》『進腠』注，又《爾雅·釋獸》注『皮理腠蹙』《釋文》，又《爾雅·釋畜》《釋文》引《埤蒼》，並云：『腠，膚理也。』《文選·難蜀父老》『躬腠胝無胈』注引孟康云：『腠，腠理也。』《儀禮·鄉飲酒》《禮記》『進腠』注云：『腠，理也。』《史記·扁鵲傳》『君有疾在腠理』《正義》云：『腠，謂皮膚。』《後漢·郭玉傳》注云：『腠理，謂皮膚之間也。』希麟《音義》卷十引《考聲》云：『腠，皮膚內也。』

（眉）《皮部論》『腠理』王注：『腠理，皆謂皮空及文理也。』蓋竪管之謂腠，腠之見皮外者，云之玄府也。橫文之謂理，理通皮內外言之，蓋肉分謂之理。理間有二道，曰血、曰水。水道之謂腠，血道之謂脈，相對待也，所云營血衛气是也。

十二節ウ一

《靈樞·邪客篇第七十一》云：『歲有十二月，人有十二節』。

案：《說文》云：『體，總十二屬也。』所云十二屬，即十二節也。

煎厥ウ六

《醫心》卷九·治宿食不消篇引《病源論》，又卷十八·治蠼螋毒篇引《病源論》，並曰『煎寒壯熱』。又卷八·治足尰篇引陶氏『煎寒不決』者，並與此『煎厥』之『煎』同義。今本《病源》『煎』作『增』。

案：煎厥，即戰厥，謂振寒而厥逆也。古煎與戰、顫、振等字多通用。《廣韻》去·線『顫，四支寒動。音戰』。

四維ヲ六

案：四維，即四肢，肢節係屬，以筋維絡之，故曰四維也。

金匱真言論篇第四

此篇《大素》卷三·陰陽雜説，次前篇『長有天命』與《素問》合。

○黄帝問曰：天有八風，經有五風，何謂。岐伯對曰：八風發邪，以爲經風，觸五藏，

〔楊〕八風，八正耶風也。正月朔日有此八風，發爲耶氣，傷人者也。經風，八虚風也，謂五時八風。從虚鄉來，觸於五藏，舍之爲病也。

○邪氣發病。

《大素》『問』下有『於岐伯』三字，無『何謂岐伯對曰』六字，『邪發（當作發邪）』下有『氣』字，無『以爲』二字。

《歲露》篇『請藏之金匱，命曰三實』。

《靈·陰陽二十五人》篇『得而洩之，天將厭之。余願得而明之，金櫃藏之，不敢揚之』。

〔識〕《靈樞·九宮八風》篇有大弱風、謀風、剛風、折風、大剛風、凶風、嬰兒風、弱風。又《呂覽·節氣》有炎風（一作條）、滔風、薰風、巨風（一作景）、涼風、飂風、寒風。《白虎通》八風，亦與此異。

案：《上古天真論》云『順八風之理』。

案：經風，即肌表之邪，而『觸五藏，邪氣發病』者，謂邪氣乘虚而漸入裏也。

〔眉〕『以爲經風』四字，宜入『邪氣發病』下看。

〔張〕風自外入，則循經而觸於五藏，故發病也。

案：風者，在天地間之名。邪者，入身體之稱。傷害正氣，故曰邪。邪即正之反。

○所謂得四時之勝者。

《大素》『勝』作『脈』。

〔楊〕謂得四時相勝之脈，以爲候。

○春勝長夏，長夏勝冬。冬勝夏，夏勝秋，秋勝春，所謂四時之勝也。

《大素》『謂』『四』間有『得』字。

〔楊〕謂天風、經風在身耶氣，行於寸口，有相勝之候。

此春夏等字，所包括義廣矣。其詳出《藏氣法時論》，可參看，即此義也。

〔識〕簡按：三十二字，文義不順承，恐他篇錯簡。此一節又見《六節藏象論》王氏補文中。

○東風生於春，病在肝，俞在頸項。

《大素》『俞』作『輸』。

〔楊〕東風從春生已，與肝爲病者，肝之病氣，運致於頸項，頸項爲春也。

〔識〕吴云『輸同，五藏之氣至此，而轉輸傳送也』。簡按：經文俞、輸、腧通用。《玉篇》『腧，五藏腧也』。《史記》『五藏之輸』注：『經穴也。』項氏《家説》云：『腧象水之竇，即窬字也。』見《難經彙攷》。

案：『俞』字説，已見第三俞氣下，可併考。十一ウ

（眉）此俞字，非謂肝俞、腎俞等穴處，但是春宜刺上頭，冬宜刺下足之義。故謂其經穴春取頸項，冬取腰股也。

〔眉〕言肩背，則兩手亦包在其中。言頸項，則包頭首也。言腰股，則包脚足也。然則頸項、胸脇、肩背、腰股之外，所遺唯腹。而腹宜補，不當寫發之地，故脾時不言腹，卻言在脊也。脊者，胸脇與肩背之間，即夏與秋之交之義也。

○南風生於夏，病在心，俞在胸脇。

《大素》『南』下有『方』字。

〔楊〕胸脇當心，故爲夏也。

○西風生於秋，病在肺，俞在肩背。

《大素》『西』下有『方』字。

〔楊〕肩背當肺，故爲秋也。

〔眉〕《金匱真言》下文『肺病在背』，王注：『以肺在胸中，背爲胸中之府也。』

○北風生於冬，病在腎，俞在腰股。

《大素》『北』下有『方』字。

〔楊〕腰股近腎，故爲冬也。

○中央爲土，病在脾，俞在脊。

《大素》『脊』下有『故精者身之本也』七字。

〔楊〕脊膂當脾，故爲仲夏也。土爲五穀之精，以長四藏，故爲身之本也。

案：《生氣通天論》云『蒼天之氣，清淨則志意治。順之則陽氣固，雖有賊邪，弗能害也。此因時之序』。據此，則謂以上並失時序者也。

○故春氣者，病在頭。

〔楊〕在頭頸項。

○夏氣者，病在藏。

〔楊〕藏謂心腹。

〔志〕夏時陽氣發越在外，藏氣内虚，故風氣乘虚而内薄。

案：藏者，猶云裏，總稱心腹，與『肩背』相對之義，專謂胃也。

○秋氣者，病在肩背。

〔楊〕肩背爲秋氣也。

○冬氣者，病在四支。

〔楊〕冬爲痺厥，多在四支。

〔高〕支、肢同。餘篇倣此。

案：『四支』字《説文》作『肞』『肢』，孟軻書作『枝』，而『支』即『枝』之古字，所云『其義在音而不在字』者也。不可謂古假『支』爲『肢』字。『支』字自是古之『肞』字，李唐遺卷悉作『支』。

案：以上並謂邪之著人，隨四時各有部位也。

○故春善病鼽衄，

《大素》『善』作『喜』。

〔楊〕傷寒，春病在頭，故喜鼽衄也。

○**仲夏善病胸脇，長夏善病洞泄寒中，**

《大素》二「善」並作「喜」，「泄」作「洩」，無「長」字。而乙倒作「夏喜病洞洩寒中，仲夏喜病胸脇」。

〔楊〕傷風，夏病在藏，故喜病洞洩寒中者也。傷温，夏病在胸脇，故喜病胸脇。

隋·蕭吉《五行大義》卷二·論配支幹篇曰「其配人身，甲乙爲頭，丙丁爲胸脇，戊己爲心腹，庚辛爲股，壬癸爲手足」，與此篇病相合。

〔識〕簡按：《詩·鄘風》「女子善懷」，《箋》「善，猶多也」。「鼽」作「鼽」爲是。《説文》「鼽，病寒鼻窒也」。《釋名》「鼽，鼻塞曰鼽。鼽，久也。涕久不通，遂至窒塞也」。《禮·月令》「民多鼽嚏」，《吕覽》作「鼽窒」，高誘注：「鼽，齆鼻也。」《靈樞·經脈》篇「實則鼽塞，虚則鼽衄」，王氏乃爲洟之義，未詳所據。衄，《説文》「鼻出血也」。

王氏以「鼽」爲風邪出水涕病之名，以衄爲鼻孔出血病之名，並是。桂山氏言反誤。

《氣交變大論》「欬而鼽」王注：「鼽，鼻中水出也。」

案：鼽衄，謂前文病在頭也。胸脇洞泄，共謂在藏也。《大素》雖文異，其義相同。鼽者，今感冒風邪之鼻塞是耳。王注亦同義異言也。

（眉）《説文》十干字下，以甲爲頭，乙爲頸，丙爲肩，丁爲心，戊爲脇，己爲腹，庚爲齊，辛爲股，壬爲脛，癸爲足，亦與本篇之病相合。

○**秋善病風瘧，**

《大素》「善」作「喜」。

〔楊〕仲夏傷暑者，秋喜風瘧也。

案：風瘧，猶云瘧疾、痎瘧、熱瘧也，謂病在肩背也。

○冬善病痺厥，

《大素》「善」作「喜」。

〔楊〕傷濕冬病，故爲痺厥。

案：痺厥，即四支之病，謂病在四支也。

○故冬不按蹻，

《大素》「蹻」作「矯」。

○春不鼽衄，

《大素》「鼽」上有「病」字。

〔識〕《史記·扁鵲傳》「鑱石橋引」，《索隱》云：「橋謂按摩之法」。《説苑》「子越扶形，子游矯摩」。《靈·病傳》篇「喬摩灸熨」。蓋蹻，九兆切，與矯通，橋喬並同。《易·説卦》「坎爲矯輮」，《疏》「使曲者直爲矯，使直者曲爲輮」。蓋蹻乃按摩矯揉之謂，王注似迂。《樓氏綱目》云：「按蹻二字非衍文，其上下必有脱簡，即冬不藏精者，春必温病之義也。」

（眉）「不按」爲按之訛，又「冬」字誤衍成一「不」字，不然則其不通，不可奈何。

（眉）案：「不」字古人語助，不按蹻者，按蹻也。此「不」字解，詳見《長刺節論第五十五篇》。王引之所謂「不」字即是。

案：據王注則以冬爲按蹻，爲無虚服補藥，而貴藥不中病之理相同，而冬禁按蹻，爲仲景白虎湯方後文同理。只冬時禁按蹻，未見他書。《醫心》卷廿七·道引第五引《養生要集》『甚寒甚暑，不可以導引』難爲此之證徵。

（眉）《禮·緇衣·甫刑》曰『播刑之不迪』，鄭注云：『不，衍字耳。』今本《吕刑》亦無『不』字，此亦助語之『不』字也。

案：冬時按蹻，令血脈流通，則風邪無來侵之地。春不鼽衄者，血氣無凝滯之徵。春不病頸項者，外邪不來犯之謂也。

○**春不病頸項，**

〔楊〕夫冬傷寒氣在於腠理者，以冬強勇按矯，多勞困，腠理開，寒氣入客。今冬不作按矯，則無傷寒，至春不患熱病鼽衄，故春不病頸項者也。矯，几小反。強勇皃也。

案：上文云病在頭，此云病頸項，異文同義。蓋病頸項者，即春病温之義。

○**仲夏不病胸脇，**

〔楊〕春傷風時，多循於頭，入於府藏，故至夏日作飡洩寒中病也。所以春無傷風，即無夏飡洩之病，故至仲夏不病胸脇。

○**長夏不病洞泄寒中，**

《大素》作『夏不病洞泄寒中，仲夏不病胸脇』。

蓋病胸脇者，夏爲寒變之謂，寒變即嘔逆。見第二中。併長夏病洞泄而爲霍亂之證。

○**秋不病風瘧，**

《大素》此下有『秋不病肩背胸脇』七字，則與『春不病鼽衄，春不病頸項』文例相同。

〔楊〕仲夏不傷暑於胸脇，至秋無瘧及肩背胸脇病也。

○冬不病痺厥，飧泄而汗出也。

《大素》『飧泄』作『飡洩』，無『也』字。

案：『冬不按蹻』一句，唯謂『春不鼽衄』『春不病頸項』也，下夏秋冬共必有爲諸證之漸耳，此唯舉冬而餘略之也。而王注云『此上五句，並爲冬不按蹻之所致也』，恐非是。再考冬行道引按蹻之法，則寒氣不來侵，故至春不病邪入頸項之病，又不病鼽衄之證。四時宜導引也，只舉冬，不云他三時者，乃與冬傷於寒者，至春變爲温病，至夏變爲暑病同文例。且《異法方宜》十二云『導引按蹻者，亦從中央出』亦是四時宜按引之徵也。

○夫精者，身之本也。故藏於精者，春不病温。

《大素》無『夫精者身之本也故』八字，『精』作『清』，『春』上有『至』字。

案：作『清』者蓋誤字，楊就誤字而爲之説，非是。

〔楊〕冬病痺厥，飡洩内虚，又因汗出，寒入藏於内，故至春病温，是爲冬傷於寒，春爲温病所由者也。

○夏暑汗不出者，秋成風瘧，

〔楊〕小寒入腠理，不得汗洩，至秋寒氣感而成瘧也。

案：此云冬夏二時而包括餘時也。言冬不藏精，春必病温，夏取風涼，則秋必病瘧也。『汗不出』三字，與『冬藏精』相爲反對，而夏不藏精之謂也。

○此平人脈法也。

《大素》『法』下有『地』字，恐『也』字之誤衍歟。

〔楊〕平人之脈法，要須知風寒暑濕四氣爲本，然後候知弦勾毛沈四時脈也。地，即本也。

〔張〕以上二節，一言冬宜閉藏，一言夏宜疏泄，冬不藏精，則病温，夏不汗泄則病瘧。陰陽啓閉，時氣宜然。此舉冬夏言，則春秋在其中矣。凡四時之氣，順之則安，逆之則病，是即平人之脈法。脈法者，言經脈受邪之由然也。

案：脈，《倭名》『知乃美知』，即謂經脈血脈也。此所云脈法，即謂上文所云『俞在胸脇』『病在頭』之類也。

（眉）脈法，猶曰血脈常則也。

（眉）以上第一章。

○故曰：陰中有陰，陽中有陽，平旦至日中，天之陽，陽中之陽也。日中至黄昏，天之陽，陽中之陰也。

〔楊〕子午已東，晝爲陽也。卯酉已北，夜爲陰。故平旦至日中，陽中之陽也。日中至昏，陽中之陰也。

《大素》『故』作『岐伯』二字，無『黄』字。

○合夜至鷄鳴，天之陰，陰中之陰也。鷄鳴至平旦，天之陰，陰中之陽也。

〔楊〕子午已西，夜爲陰。卯酉已南，晝爲陽。故合夜至鷄鳴，陰中之陰也。鷄鳴至平旦，陰中之陽也。

案：是晝夜十二時法也，非古制甲乙十時法也。平旦爲卯，日中爲午，黄昏爲戌，合夜亦爲戌，鷄鳴爲丑。而卯至戌八時爲晝分，戌至卯六時爲夜分，是陽有餘而陰不足，天地自然之理也，後文所云『五藏爲陰，六府爲陽』亦同理。若以晝夜常度言之，則《靈樞·營衛生會》篇所云『平旦卯、日中午、日入酉、夜半子』，是晝夜各六時，平分之度也，與陰陽之理自别。從來注家未發明此理，故至合夜、鷄鳴二時，無有明解。今以實理推之，則如此。而黃昏、合夜共爲戌時，自晝分言之，故曰黃昏，自夜分言之，故曰合夜也。

（眉）《天元紀大論》曰：『天有陰陽，地亦有陰陽，云云。故陽中有陰，陰中有陽。』

（眉）《五常政大論》王注曰：『不明天地之氣，又昧陰陽之候，則以壽爲夭，以夭爲壽。雖盡上聖救生之道，畢經脈藥石之妙，猶未免世中之誣斥也。』噫！世或棄陰陽五行天地之學者，見此注，當愧死也。

（眉）《史記·歷書》《正義》曰：『自平明寅至鷄鳴丑，凡十二辰。辰盡丑，又至明朝寅，使一日一夜，故曰幽明。』

案：《醫心方》引《蝦蟇經》云：『平旦（寅）日出（卯）食時（辰）禺中（巳）日中（午）日昳（未）晡時（申）日入（酉）黃昏（戌）人定（亥）夜半（子）鷄鳴（丑）。』以上與本論同，故今據此以正。

楊注以子午卯酉解之，則似以合夜爲酉，以鷄鳴爲子，恐失解矣。

三善爲康《掌中歷·十二時》，亦與《醫心方》同。

（眉）《靈·營衛生會篇十八》云：『日中爲陽隴，日西而陽衰，日入陽盡而陰受氣矣。夜半而大會，萬民皆臥，命曰合陰。平旦陰盡而陽受氣，如是無已，與天地同紀。』

（眉）案：此亦云『日中、日入、夜半、平旦』，又云『夜半命曰合陰』。合陰，蓋亦與『合夜』同歟。

復案：此說非是。

○故人亦應之。

〔楊〕人同陰陽，故人亦有陽中之陽、陽中之陰、陰中之陰、陰中之陽也。

○夫言人之陰陽，則外爲陽，内爲陰。

〔楊〕皮毛膚肉，在外爲陽。筋骨藏府，在内爲陰。

○言人身之陰陽，則背爲陽，腹爲陰。
《大素》「身之」乙，「藏」上有「五」字，無「府」字。
〔楊〕背在胸上近頭，故爲陽也。腹在胸下近腰，故爲陰也。
（眉）萬物抱陽背陰，故人亦以腹陰當陽，以背陽向陰也。而《醫賸》卷上有贅説，宜參。
○言人身之藏府中陰陽，則藏爲陰，府爲陽，肝心脾肺腎，
《大素》作「肺肝心脾腎」。
○五藏皆爲陰，膽胃大腸小腸膀胱三焦。
《大素》作「三焦膀胱」。
（眉）「三焦」之焦，猶焦螟之焦，細小之義。又猶焦僥之焦也。《説文》「樵，小也」。《呂覽·求人》篇「啁噍巢於林」注：「啁噍，小鳥也。」《玄音》一引《江賦》郭注曰：「沃焦，海所瀉源水注處也。」是以水府名三焦同理，可考。
○六府皆爲陽，
案：手足三陰經皆六藏也，手足三陽經皆六府也。《傷寒直格》曰：「合主表裏，足與足合，手與手合。陽爲府屬表，陰爲藏屬裏。」
〔楊〕就身之中，五藏藏於精神爲陰，六府貯於水穀陽也。
案：王注所曰「足三焦」者，斥足旁光經也。三焦經者，手少陽而不涉足部之脈也，不得曰「足三焦」也。

○所以欲知陰中之陰，陽中之陽者。

《大素》『陽中』上有『而』字，無『者』字。

○何也。爲冬病在陰，夏病在陽。春病在陰，秋病在陽。

〔楊〕所以須知陰陽相在者，以其四時風寒暑濕在陰陽也。何者？冬之所患，欬嗽痺厥，得之秋日傷濕陰也。夏之所患，飡洩病者，得之春日傷風陽也。春之所患温病者，得之冬日傷寒陰也。秋之所患欬瘧病者，得之夏日傷暑陽也之。

○皆視其所在，爲施鍼石也。

〔楊〕視，瞻候也。宜以三部九候瞻知所在，然後命於鍼灸砭石湯藥導引。五五療方，施之不誤，使十全者也。

○故背爲陽，陽中之陽心也。

案：夏病在陽者，即謂陽中之陽，心也，《四氣調神》所云『春逆之則傷心』是也，前文所云『南風生於夏，病在心』。

○背爲陽，陽中之陰肺也。

案：秋病在陽者，即謂陽中之陰肺也，所云『秋逆之則傷肺』是也，前文所云『西風生於秋，病在肺』。

（眉）案：此二『背』字，猶胸也。半身上焦，名背，名匈也。半身中下焦，名腹也。腎肝倚背，而以在中焦以下，猶屬之於腹也。《金匱真言》王注：『背爲胸府。』《脈要精微》曰：『背者胸中之府。』

○腹爲陰，陰中之陰腎也。

〔楊〕心肺在隔已上，又近背上，所以爲陽也。心以屬火，火爲太陽，故爲陽中之陽也。肺以屬金，金爲少陰，故爲陽中之陰也。

案：冬病在陰者，即謂陰中之陰，腎也，所云『冬逆之則傷腎』是也，前文所云『北風生於冬，病在腎』。

○腹爲陰，陰中之陽肝也。

〔楊〕腎肝居隔已下，又近下極，所以爲陰也。腎以屬水，水爲太陰，故爲陰中之陰也。肝以屬木，木爲少陽，故爲陰中之陽也之。

案：春病在陰者，即謂陰中之陽，肝也，所云『春逆之則傷肝』是也，前文所云『東風生於春，病在肝』。

○腹爲陰，陰中之至陰脾也。

〔楊〕脾居腹中，至陰之位，以資四藏，故爲陰中之陰。

案：前文所云『中央爲土，病在脾』。

○此皆陰陽表裏内外雌雄。

《大素》『内外雌雄』作『外内左右雌雄上下』八字。

○相輸應也，故以應天之陰陽也。

《黄帝宅經》上曰：『日月乾坤，寒暑雌雄，晝夜陰陽等。』

〔楊〕五藏六府，即表裏陰陽也。皮膚筋骨，即内外陰陽也。肝肺所主，即左右陰陽也。牝藏牡藏，即雌雄陰陽也。腰上腰下，即上下陰陽也。此五陰陽氣相輸會，故曰合於天也。

案：陽中之陰陽，陰中之陰陽，出《靈樞・陰陽繫日月》。牡藏牝藏，出《靈・順氣一日分爲四時》。

（眉）《傷寒直格》曰：『合主表裏，足與足合，手與手合。』

（眉）《陰陽類論》曰：『雷公曰：不知陰陽，不知雌雄。』又《著至教論》曰：『此皆陰陽表裏上下雌雄，相輸應也。』《疏五過》曰：『聖人之治病也，必知天地陰陽，四時經紀，五藏六府，雌雄表裏，刺灸砭石，毒藥所主。』《方盛衰論》：『持雌失雄，棄陰附陽。不知并合，診故不明。』

（眉）表裏，詳見《陰陽應象》『六合』王注曰『諸陽經脈皆爲表，諸陰經脈皆爲裏』。

（眉）以上第二章。

○帝曰：五藏應四時，各有收受乎。岐伯曰：有東方青色，入通於肝，開竅於目，藏精於肝。

〔楊〕精，謂木精也，汁也。三合，藏之肝府膽中也之。

案：《大素》云『五藏主藏精者也，不可傷，傷則守失而陰虛，陰虛則無氣，無氣則死』與此同義。蓋精者，胃家穀氣之氣液，分配入五藏者也。

以下五行配當一節，宜參《陰陽應象》《五運行》《五常政論》《靈・五味》《五音五味》《順氣一日分爲四時》篇。

○其病發驚駭，

〔楊〕起怒亡魂，故驚駭也。

〔識〕其病發驚駭，據下文例，當云『故病有在頭也』『是以春氣在頭也』，當云『知病之在筋也』。

（眉）《至真要論》『甚則入肝，驚駭筋攣』。

○其味酸，
《大素》『酸』作『辛』。
〔楊〕肝味正酸，而言辛者，於義不通。有云：金刻木爲妻，故肝有辛氣。
〔眉〕要之，此處文例，只删除『其病發驚駭』五字一句，則前后全合方正。
○其類草木，
〔楊〕五行各别多類，故五行中各稱類也。草木類同别也。
○其畜鷄，其穀麥，其應四時，上爲歲星。
〔楊〕春當歲星。
○是以春氣在頭也。
〔楊〕頭爲身之初首，故春氣在也。
○其音角，其數八。
〔楊〕成數八。
○是以知病之在筋也。其臭臊。
〔楊〕是知筋位居春，故以病在筋也。
〔識〕又曰：是以知病之在筋也，推餘方之例，此八字係於錯出，當在上爲歲星之後。
○南方赤色，入通於心，
《大素》無『南方』二字。
〔楊〕火生於木，心又屬火，火色赤，故通心。

○開竅於耳。

〔楊〕《九卷》云：心氣通舌，舌既非竅，通於耳。

○藏精於心。

〔楊〕心有七孔三毛，盛精汁三合。

○故病在五藏。

〔楊〕心爲五藏主，不得受於外邪，受外邪則五藏皆病也。

○其味苦，

《大素》此下有『酸』字。

〔楊〕酸爲苦母，并母言之，故有苦酸。

○其類火，其畜羊，其穀黍，其應四時。

《大素》此下有『其星』二字。

〔楊〕《九卷》云：黄黍味辛，苦味刻辛，仍金火相濟，故并言之。

○上爲熒惑星，

《大素》無『星』字，『惑』作『或』。

〔楊〕夏時上爲熒或。

○是以知病之在脈也。

《大素》無『是』字、『之』字。

〔楊〕脈位居夏，故病在脈。

○其音徵，其數七，其臭焦。
《大素》『焦』作『燋』。
〔楊〕成數七也。
○中央黄色，
《大素》無『中央』二字。
○入通於脾，
《大素》此下有『胃』字。
〔楊〕五色皆自通藏，不言其府，此言府者，以胃爲四藏資糧，故兼言也。
○開竅於口，藏精於脾，
〔楊〕精脾中散膏半斤，主裹血温五藏也。
○故病在舌本。
《大素》『在』下有『於』字。
〔楊〕脾脈足太陰連舌本，故夏病在舌本也。
○其味甘，其類土，其畜牛，其穀稷，其應四時，上爲鎮星，是以知晨星，是以知病之在骨也。
《大素》『是以』作『故』一字，無『之』字。
○其音宫，其數五，其臭香。
〔楊〕脾肉在夏，故有病在肉，其數五，謂生數。

○**西方，**
《大素》無此二字。
○**白色入通於肺，開竅於鼻，藏精於肺。**
〔楊〕精，肺液也。
○**故病在背。**
《大素》此下有『於』字。
〔楊〕肺爲陽中之陰，在背，故病在背。
○**其味辛，其類金，其畜馬，其穀稻。**
〔楊〕《九卷》云：粳米味甘，黍味辛，此中稻辛。
○**其應四時，上爲太白星，**
《大素》『太』作『大』。
〔楊〕秋時上爲太白星。
○**是以知病之在皮毛也。**
《大素》『是以』作『故』一字，無『之』字。
〔楊〕皮毛在秋，故病在皮毛也。
○**其音商，其數九，其臭腥。**
〔楊〕九爲成數。
○**北方，**

《大素》無此二字。

○**黑色入通於腎，開竅於二陰。**

〔楊〕二陰，謂前後陰也。

○**藏精於腎。**

〔楊〕精，謂腎液也。

○**故病在谿，其味鹹，其類水，其畜彘，其穀豆。**

《大素》無『故』字，『谿』下有『谷』字，『彘』作『豕』。

〔楊〕肉之大會爲谷，小會爲谿，肉分之間，谿谷之會。腎間動氣爲原，氣在谿谷間，故冬病在也。

○**其應四時，上爲辰星，是以知病之在骨也。**

《大素》無『是』字、『之』字、『也』字。

〔楊〕骨氣在冬，故病在骨。

○**其音羽，其數六，其臭腐。**

〔楊〕六爲成數。

○**故善爲脈者，謹察五藏六府。**

《大素》『腐』下有『岐伯曰』三字，無『故』字。

○**一逆一從，**

《大素》無二『一』字，『從』作『順』。

（眉）案：他皆舉成數，特土舉生數者，生數亦於土，則與成數相同之理。五五爲十，亦是五耳。

○陰陽表裏，雌雄之紀。藏之心意，合心於精。

《大素》『合心』作『合之』。

（眉）紀，經傳訓理也，法也、道也、事也。

○非其人勿教，非其真勿授，

《大素》『真』作『人』。

○是謂得道。

〔楊〕善候脈者，須察藏府之氣，有逆有順，陰陽表裏，雌雄綱紀，得之於心，合於至妙，然後教於人。教於人之道，觀人所能，妙知聲色之情，可使瞻聲察色，諸如是等，謂其人也。教，謂教童蒙也。授，謂授久學也。如是行者，可謂上合先聖人道也。

（眉）《月令正義》引古《尚書》説，脾木、肺火、心土、肝金、腎水，是就上下左右中之五位爲教，亦天理，醫人不可不知，蓋萬理萬通始知造化之大矣。以上第三章止。

案：本論五藏配當，與諸書不同，今就《千金》廿九卷·五藏六府變化傍通訣第四所録，撮抄於左，以備參看。

五藏	腎一水	心二火	肝三木	肺四金	脾五土
五竅	耳陰二	舌口	目	鼻	唇
五養	骨精	血脈	筋	皮毛氣	肉
五聲	羽四十八絲	徵五十四絲	角六十四絲	商七十二絲	宮八十一絲
五色	黑	赤	青	白	黄

五味	鹹	苦	酸	辛	甘
五臭	腐	焦	羶臊	腥	香
五數	一六	二七	三八	四九	五十
五行	水	火	木	金	土
五時	冬	夏	春	秋	季夏
五畜	豕《外臺》云豕鼠	羊《外臺》云蛇馬	鷄《外臺》云虎兎	犬《外臺》云猴鷄	牛《外臺》云龍羊犬牛
五穀	大豆	麥	麻	稻黄黍	稷
其病	在谿	五藏	驚駭在頭	在背	舌本
其穀		黍	麥		
其應	辰星	熒惑星	歲星	太白星	鎮星
其畜				馬	
開竅		耳			口

右朱書爲本篇所記，特舉其異者耳。

此篇凡一章，首尾一串，就中自有三章。卷首至『此平人脈法也』爲一章，『故曰陰中有陽』至『故以應天之陰陽也』爲一章，『帝曰』至卷末爲一章。凡三章，考究其理，則遂歸一也。

重廣補註黄帝内經素問卷第一

素問攷注卷第一

萬延元庚申閏三月廿一日書於猗儺園中

第四補

長夏ウ二

〔考〕長夏字初見於此，謂夏之土用，長養萬物之義。《六節藏象論》次注：『所謂長夏者，六月也。土生於火，長在夏中，既長而王，故云長夏也。』案：《五常政大論七十》廿ノ十五ヲ注詳見於此。

案：此段四時之名，而示五行相剋之理也，相剋之理先明，而後四時之病各隨不勝而發之義可知也。

（眉）案：長夏，王説太不妥，考正二三爲春，四五爲夏，六七爲長夏，八九爲秋，十十一十二爲冬之理，日長之時，故謂長夏也。

春善病鼽衄云云ウ二

元・李治《敬齋古今黈》卷六辯此節義云：『竊疑本經當云：冬不按蹻，春必鼽衄，或病頸項。春不按蹻，仲夏必病胸脇，長夏必病洞泄寒中。夏不按蹻，秋必風瘧。秋不按蹻，冬必痺厥。其「飧泄而汗出也」一句，飧字當析之爲「勿令」二字，如此則辭旨俱暢，可爲通論矣。大抵導引，四時皆可爲之，惟不得勞頓，至於汗出而已。苟勞頓至於汗出，則非徒無益，或反以致他疾。不獨於閉藏之時爲不可，雖春夏發生長育之時亦不可。王太僕不悟本經舛漏，堅主冬不按蹻，謂按蹻則四時俱病，蓋爲紙上所牽而肆爲臆説也。利害所繫甚重，予於是乎有辨。』

長夏善病洞泄寒中ウ二

《千金方》卷十五・下熱痢第七ヲ三云：『《素問》曰：春傷於風，夏爲膿血。凡下多滯下也。夏傷於風，秋必洞泄，秋多下水也。』

（眉）『凡下』之『下』，即『夏』之借字。宋板《三因方》『半夏』作『半下』，與此同例。

案：是引經文而加釋語也，今本《素問》無此文，但《陰陽應象大論》云『春傷於風，夏生飧泄。夏傷於暑，秋必痎瘧』，亦與此所引不合。蓋膿血者，即滯下之謂也。只『夏傷於風，秋必洞泄』之文無考。本篇云『長夏善病洞泄寒中』者，其義頗相同，故今録於此以存考。此等恐《素問》逸篇之文耳。

故曰陰中有陰ウ四

案：四分晝夜，而有陰陽中陰陽之名。諸注並以子夜爲鷄鳴，以酉時爲合昏，然以子夜爲鷄鳴，理之所無，尤可疑矣。案：《易・復卦辭》曰『七日來復』，《臨卦辭》曰『至八月有凶』，是謂欲陽來，不欲陰來，故分日月言之也。推以考之，則平旦而日中，日中而合昏，爲卯至戌八時，惜陽之去也，自酉至戌尚爲黄昏也，合夜者，謂日全没入於地下之後，即是戌時也。然則自戌至卯六時，其間短者，亦是不欲陰而欲陽之義也。

又案：平旦，卯也。日中，午也。黄昏，戌也。合夜，亥也。鷄鳴，丑也。分於日夜則日八時也，夜五時也，陽饒陰乏，天氣陽，男之理也。分於朝莫，則朝六時也，莫八時也，陽薄陰厚，地物陰，女之理也。旦時会易難了分，故並倆平旦也。莫時日分夜分明解離異，故分其言倆黄昏、合夜也。且秋肺在上極，冬腎在下極，上下相分，故分黄昏、合夜之二時也。

五藏生成數解

《尚書・洪範》《正義》云：『又萬物之本，有生於無，著生於微，及其成形，亦以微著爲漸。五行先後，亦以微著爲次。五行之體，水最微爲一，火漸著爲二，木形實爲三，金體固爲四，土質大爲五，亦是次之宜。大劉與顧氏皆以爲水火木金得土數而成。故水成數六，火成數七，木成數八，金成數九，土成數十，義亦然也。』

《禮記·月令》『孟春之月』《正義》云：『所以一曰水者，又天地之内水體最微，故水爲始也。二曰火者，火比於水嚴厲著見，故次火也。三曰木者，木比火象有體質，故次木也。四曰金者，金比木其體堅剛，故次金也。五曰土者，載四行，又廣大，故次土也。』

又曰：『皇氏用先儒之義，以爲金木水火得土而成，以水數一，得土數五，故六也。火數二，得土數五，爲成數七。木數三，得土數五，爲成數八。又金數四，得土數五，爲成數九。云云』。

又曰：『水所以在北方者，從盛陰之氣，所以潤下者，下從陰也。火所以在南方者，從盛陽之氣，炎上者從陽也。木所以在東者，東是半陰半陽，曲直以陰陽，俱有體質尚柔，故可曲可直也。金所以在西方者，西方亦半陰半陽，但物既成就，體性堅剛，雖可改革，猶須火柔之。土所以在中者，以其包載四行，含養萬物，爲萬物之主，稼穡者，所以養萬物也。』

三　傳精ウ二　喘喝ヲ四　緛短ヲ五　辟積ヲ六　戰顫ヲ六　煎厥同　不オ廿　寒氣ヲ十　薄厥ウ七　若弱ヲ八　偏枯ウ八　痤疿同　大丁同　傳化ヲ十三　皶ウ九　大僂ヲ十　瘻漏婁ウ十　俞氣ヲ十一　粗且ウ十三　癰腫ヲ十一　魄汗ウ十一　風瘧同　訶呵苛毒ウ十二　寒熱ウ十八　腸澼ウ十六　大骨ウ十九　風者ウ十二　精ヲ廿一　滿懣ヲ廿　短肌ウ十九　奏腠理ウ十　喘滿ヲ廿　縱ヲ八　容用同　俞輸腧窬ヲ十一

四　四支ヲ二　鼽衂ウ二　雞鳴ウ四　精ウ六　按蹻ヲ三　不ヲ三　輸俞ウ一　雌雄ヲ六ヲ八

素問攷注卷第二

重廣補注黄帝内經素問卷第二

陰陽應象大論篇第五

《甲乙經》諸篇多題以『大論』二字，不必運氣七篇特有『大論』名也。

（眉）本篇全爲詳注，見名古屋玄醫《醫學愚得》，宜引記録。

《五運行論》篇首王注曰：『夫陰陽之道，事亦寥濶。嗚呼。遠哉。百姓日用而不知爾，故太上立言曰：吾言甚易知，甚易行。天下莫能知，莫能行也。』

（眉）《六元正紀論》注云：『天地陰陽，視而可見，何必思諸冥昧，演法推求，智極心勞而無所得邪。』

（眉）《至真要論》注曰：『要謂知陰陽所在也。知則用之不惑，不知則欲求其意。猶遶樹問枝，雖白首區區，尚未知所詣，況其旬月而可知乎。』

〇**黄帝曰：陰陽者，天地之道也，萬物之綱紀，變化之父母，生殺之本始。**

案：綱紀者，猶所建立之筋骨柱梁也。綱，大道理事法也。紀，小道理事法也。紀，小索。綱，大索。猶機器之大小索也。天地萬物之神靈，精妙氣力，皆在侌昜，即綱紀是也，神明是也。父母、本始共是同義，謂原本也。《書·大誓上》：『惟天地萬物父母。』『變化』見運氣七篇經注。『綱紀』見經傳者，宜參録。

『綱紀』又出下文，宜參。《靈・營氣》篇：『是謂天地之紀。』

（眉）《金匱真言》曰：『謹察藏府之紀，一逆一從之紀，陰陽之紀，表裏之紀，雌雄之紀。』

○神明之府也。

紀與始爲韻，母與府爲韻。

以上之文，亦悉見本篇下文，宜參。

〔識〕《淮南・泰族訓》云：『其生物也，莫見其所養而物長。其殺物也，莫見其所喪而物亡。此之謂神明。』

案：　夳昜間有凡萬奇怪神妙，冥冥明了，昭昭事物也，皆起於夳昜雜錯交接也。

《天元紀大論》曰：『夫五運陰陽者，天地之道也。萬物之綱紀，變化之父母，生殺之本始，神明之府也。可不通乎。故物生謂之化，物極謂之變。陰陽不測謂之神，神用無方謂之聖。夫變化之爲用也，在天爲玄，在人爲道，在地爲化。』十九ノ一ウ

（眉）《六微旨論》『器者生化之宇』王注：『受納神靈，故名器。』

（眉）　陽神　引收力夳　申發力昜　陰靈　感動力昜　物重力夳

○治病必求於本，故積陽爲天，積陰爲地。陰靜陽躁，陽生陰長，陽殺陰藏。

《玄珠密語・序》曰：『聖人云：天生天殺，道之理也。』

《天元紀大論》云：『天以陽生陰長，地以陽殺陰藏。天有陰陽，地亦有陰陽。云云。故陽中有陰，陰中有陽。』十九ノ四ウ

《六元正紀大論》曰：『始生始長，始化始成。』

案：此以夏稱陰，以秋偁陽。與彼心爲少陰，肺爲陽藏同理。

案：『治病必求於本』，應下文『病之逆從也』。

生長殺藏者，即生長收藏，收與殺爲同義。春陽温和謂之生，秋陽冷肅謂之殺。但上文云『生殺之本始』，則謂生陽殺陰。此云『陽生』『陽殺』，似語相齟齬而實不然。上文生殺，泛偁生長殺藏，此析言之而謂生長，自有陰陽殺藏，亦自有陰陽，乃與上文『生殺』合。且前文謂陰陽之生死，此云陰陽之四時，其義終自別矣。

（眉）《金匱真言》曰：『冬病春病在陰，夏病秋病在陽。』

（眉）約之案：陽生於冬，長於春，盛於夏，老於秋也。陰生於夏，長於秋，盛於冬，老於春也。此舉陽之二四，陰之一三，互略之也。《陰陽類論》『春三月之病，曰陽殺』王注：『以死於夏至陽氣殺物之時，故云陽殺也。』《傷寒直格》曰：『寅卯辰手三陽，天陽春也。巳午未手三陰，天陰夏也。申酉戌足三陽，地陽秋也。亥子丑足三陰，地陰冬也。』《直格》有詳圖，記於補遺。

○陽化氣，陰成形。寒極生熱，熱極生寒。寒氣生濁，熱氣生清。

案：寒氣者，謂陰氣營氣之屬。熱氣者，謂陽氣衛氣之屬。言水穀入於胃，其清氣炎上發腠理，其濁氣潤下走五藏。此寒熱二氣，謂本氣之寒熱陰陽，而疑似於外邪之偁，故王注云『言正氣也』可以徵也。

○清氣在下，則生飧泄。濁氣在上，則生䐜脹。

案：胃中調和，則陽氣循環於上，陰液走注於下，此其常也。若胃中不和，則精氣不得達上焦，故下流腸間，而生飧泄食不和之證，是陽氣不升，從寒化也；又陰液不得還下焦，則上畜胸中，而爲䐜脹之證，是陰液不降，從熱化也，乃天地否之象現焉。

『飧泄』已見弟二。

䐜脹，《説文》『䐜，起也。從肉真聲，昌真切』，與填滿字音義共異。然其實，䐜起、填滿元是一義。

瞋、嗔二字亦同，但以其形異，其音亦異耳，猶『昌言《書·臯陶謨》』作『讜言《孟子·公孫丑上》趙注』之例耳。『脹』即『張』俗，施弓弦之字，轉注爲開張、腫張之義。成十年《左傳》『張如廁』注：『張，腹滿也。』《玉篇》引《左傳》『張』作『脹』。《玉篇》亦云：『脹，《字書》亦作痮。』《和名抄》引《字書》云『痮，腹滿也。亦作脹。訓波良不久流』。《急就篇》『寒氣泄注，腹臚脹』，顔注云『脹，謂腹鼓脹也』。玉煙堂本『脹』作『張』，是『張』爲正字，『脹』『痮』共爲俗體也。

（眉）真本《明堂》卷一尺澤下標記曰：『瞋，充人切。起也，引起也』。

○此陰陽反作，病之逆從也。

〔張〕作，爲也。此字承上文『治病必求其本』以下而言。如陰云長，陽云殺，寒生熱，熱生寒，清在下，濁在上，皆陰陽之反作，病之逆從也。順則爲從，反則爲逆，逆從雖殊，皆有其本，故必求其本而治之。

案：『反作』即佼遣之謂。『作』即錯之假借。《千金》作『反祚』，可以徵也。言一陰一陽，一逆一從，消息得宜，則無所病，今失其所，故生病也。此文自是一種倒草法，乃謂陰陽逆從反作爲之病也。《金匱真言論》『一逆一從，陰陽表裏，雌雄之紀』，《上古天真論》『逆從陰陽』共可以併考。

又案：反者，自彼至此之義，乃爲逆。作者，自此至彼之義，乃爲順。

（眉）病有逆，病有從。病以包天下萬病，病不出此二端之外。

（眉）作，精母。錯，清母。相近。故古借『作』字以爲『錯』義。

○故清陽爲天，濁陰爲地。地氣上爲雲，天氣下爲雨。雨出地氣，雲出天氣。故清陽出上竅，濁陰出下竅。清陽發腠理，濁陰走五藏。清陽實四支，濁陰歸六府。水爲陰，火爲陽。

閏三月廿一日夜書　立之

《天元紀論》『天有陰陽，地亦有陰陽』王注：『天有陰，故能下降。地有陽，故能上騰，是以各有陰陽也。陰陽交泰，故化變由之成也。』

《六微旨大論》『天氣下降，氣流於地。地氣上升，氣騰於天。故高下相（召），升降相因，而變作矣』。

案：以上陰陽，並以陽爲氣，以陰爲血之義也。

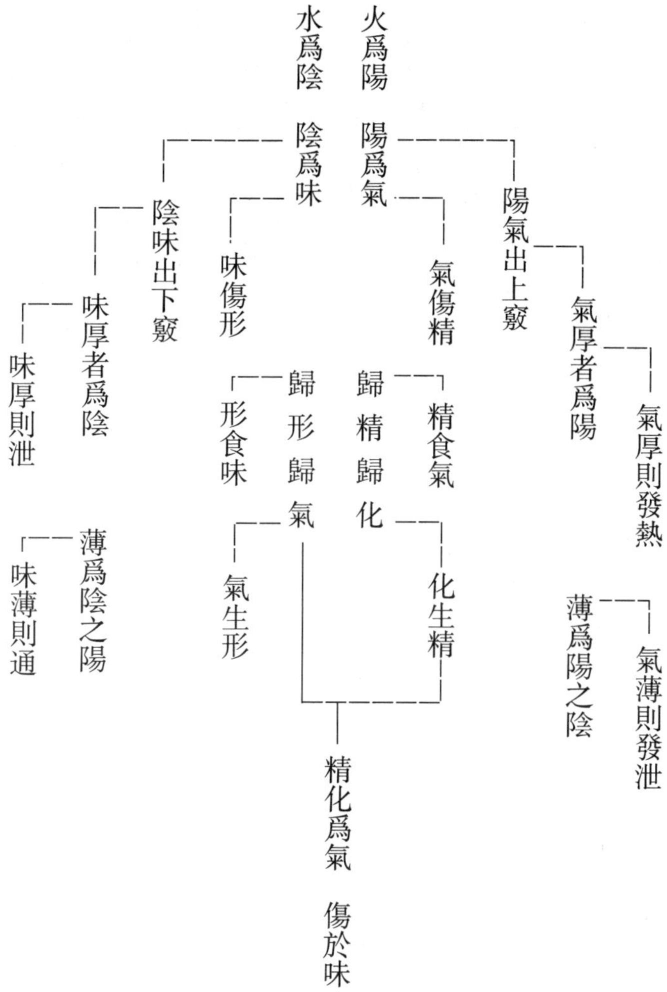

○陽爲氣，陰爲味。

案：以下飲食之氣味陰陽，經脾胃之消磨，則變爲氣血之謂也。

○味歸形，形歸氣。

以上二句，『陰爲味』之注脚。

〔馬〕言味歸人身之形，而形又歸於人身之氣，皆根第一『味』字而言也。

案：一身所立因陽氣，故曰形歸氣。此『氣』即氣血之氣，非氣味之氣也。

○氣歸精，精歸化。

案：飲食之氣，從脾入於腎生精。精之所出，本於傳化。傳化之所生，亦因於五氣。如此解之則允當。

〔馬〕言氣歸人身之精，而精又歸於人身之化，皆根第一『氣』字而言也。所謂精歸化者，以化生此精也。化爲精之母，故精歸於化耳。所謂形歸氣者，以氣生此形也。氣爲形之父，故形歸於氣耳。（指人身之氣言）

○精食氣，形食味。

丹水子曰：『食，音寺。如《孟子》「食志」「食功」之「食」也。』

案：陽爲氣，精亦陽也，故臊焦香胜（當作腥）腐之五氣，入養其精氣。陰爲味，形亦爲陰，故酸苦甘辛鹹之五味，發養其形骸。

○化生精，氣生形。

案：飲食入胃，傳化得宜，則精氣充滿。精氣充滿，則陽氣舒暢，而能榮養其一身。所以是飲食傳化能生精，精生真氣，真氣養形骸也。猶冬寒井水涸，春温井水漲；傳化相得則滋潤，傳化相失則枯燥之理也。

〔馬〕云：其曰水爲陰，火爲陽，陽爲氣，陰爲味，表萬物之氣味所由成也。其曰味歸形，形歸氣，言味歸人身之形，而形又歸於人身之氣，皆根第一『味』字而言也。其曰氣歸精（指萬物之氣言），精歸化，言氣歸人身之精，而精又歸於人身之化，皆根第一『氣』字而言也。其曰精食氣者，明上文氣歸精也。其曰形食味者，明上文味歸形也。其曰化生精者，明上文精歸化也。其曰氣生形者，明上文形歸氣也（指人身之氣言）。末四句，明上文中四句也。其曰陽爲氣，氣歸精，精食氣，三『氣』字，指萬物之氣也。其曰形歸氣，氣生形，二『氣』字，指人身自有之氣也。

○味傷形，氣傷精。

丹水子曰：『味歸形，故傷形。氣歸（疑脱「精」），故傷精。木香、香附之類。久服者，必耗氣而傷腎也。』

案：《生氣通天論》云『陰之所生，本在五味。陰之五宫，傷在五味』與此同義，猶水能浮舟，又能覆舟也。

○精化爲氣，

案：食物之氣入爲精，精傳化而爲陽氣，前文所云『精食氣，化生精』之謂也。丹水子曰：『藏精而腎氣壯者，用氣不倦怠。』

〔張〕精化爲氣，謂元氣由精而化也。

案：精化而爲陽氣，則自藏達表之元陽氣熏榮養一身者，亦皆竟自味生來，乃所以成形之氣是也。

○氣傷於味，

〔張〕上文曰『味傷形』，則未有形傷而氣不傷者，如云『味過於酸，肝氣以津，脾胃乃絶』之類，是皆傷氣也。

案：雖云味傷形，氣傷精，氣本出於味，故陽氣所傷，亦竟歸味也。凡食物皆以味爲本之徵也。

○陰味出下竅，陽氣出上竅。味厚者爲陰，薄爲陰之陽。氣厚者爲陽，薄爲陽之陰。味厚則泄，薄則通。氣薄則發泄，厚則發熱。

案：出下竅者，尿屎，出上竅者，氣息是也。丹水子曰：『味厚者走下，故泄，大黄、地黄之類是也。

味薄者滑利，故通，滑石、澤瀉之類是也。氣薄者浮表，故發散，麻黄、桂枝之類是也。氣厚者剛悍，故發熱，附子、乾薑之類是也』。

〔張〕陰味下行，故味厚者能泄於下。薄者能通利，陽氣上行，故氣薄者能泄於表，厚者能發熱也。

○**壯火之氣衰，少火之氣壯。**

丹水子曰：『少火、壯火，猶言少陽、太陽，自大寒至少（當作小）滿，陽和之節，天地之氣次弟壯，是少火之氣壯也。自小滿至大暑，炎暑大行，大暑後而天地之氣次弟衰，是壯火之氣衰也。人身亦應之，故人身氣衰者，雖用參朮補氣，不加桂附補火佐之，則不能起衰弱。人身陽火衰者，雖用桂附補火，不加參朮助之，則不能壯少火。是壯火養氣，氣養少火之謂也。上二句言陽氣興衰，下二句言人身陽氣應之而補之。』

〔張〕火，天地之陽氣也。天非此火不能生物，人非此火下不能有生，故萬物之生，皆由陽氣。但陽和之火則生物，亢烈之火反害物。故火太過則氣反衰，火和平則氣乃壯。壯火散氣，故云食氣，猶言火食此氣也。少火生氣，故云食火，猶言氣食此火也。此雖承氣味而言，然造化之道少則壯，壯則衰，自是如此，不特專言氣味者。

○**壯火食氣，氣食少火。壯火散氣，少火生氣。**

案：味厚則泄，氣厚則發熱，乃『壯火食氣』『壯火散氣』之謂也。味薄則通，氣薄則發泄，乃『氣食少火』『少火生氣』之謂也。

○**氣味辛甘發散爲陽，酸苦涌泄爲陰。**

案：甘爲味，發爲氣。辛爲味，散爲氣。酸爲味，泄爲氣。苦爲味，泄爲氣。蓋甘平發陽，謂葛根、甘草之類；辛温解散，謂桂枝、生薑之屬；苦寒涌吐，謂鹵鹹、瓜蒂之類；酸平滑泄，謂山茱萸、酸棗之屬也。劉任（當作信）甫《活人事證》以爲辛甘者，桂枝、甘草、乾薑、附子之類，酸苦者，苦參、苦青、葶藶、苦酒之類，未可也。

○**陰勝則陽病，陽勝則陰病。**

稻葉通達曰：『陰勝則陽病，至濕勝則濡寫，應在重陽必陰之下。』

〔馬〕夫物之氣，大體爲陽。凡物之味，大體爲陰。然而氣主發散者，固爲陽。其味之辛甘者，亦爲陽。味主酸苦者，固爲陰。其氣之湧泄者，亦爲陰。正以氣之陽中有陰，味之陰中有陽也。故用酸苦湧泄之品，至於太過則陰勝矣。陰勝則吾人之陽分不能敵陰品，而陽分斯病也。用辛甘發散之品，至於太過則陽勝矣。陽勝則吾人之陰分不能敵陽品，而陰分斯病也。

○**陽勝則熱，陰勝則寒。**

〔新〕按：《甲乙經》作『陰病則熱，陽病則寒』，文異意同。

○**重寒則熱，重熱則寒。**

〔馬〕凡上文『寒熱』，俱主人身病體言。此二句與下文『重陰必陽，重陽必陰』二句相似。

目黑道琢曰：『重字，與《論疾診尺》篇重陰、重陽同。』

○**寒傷形，熱傷氣。**

〔馬〕凡天時物類之寒熱，皆能致吾人之病。故寒者能傷吾人之形，正以寒爲陰，而形亦屬陰。寒則氣收而形斯傷矣。（本篇第二節云：陰成形。）熱者能傷吾人之氣，正以熱爲陽，而氣亦屬陽。炅則氣散而氣斯病矣。（第二篇云：陽化氣。）

○**氣傷痛，形傷腫。**

《大素》卷第三『傷腫』以下至『宜掣引之』載之，其前係於缺佚。

〔楊〕既迫痛傷形，既便爲腫也。

〔馬〕夫惟熱之傷氣也，則氣之傷者，其痛生焉，所謂諸痛皆屬於火者是也。夫惟寒之傷形也，則形之傷者，其腫生焉，所謂寒則堅凝而腫斯作也。

○故先痛而後腫者，氣傷形也。

〔楊〕先耶傷衛氣致痛，後形腫者，謂衛氣傷及於形也。

○先腫而後痛者，形傷氣也。

〔楊〕耶先客於皮膚爲腫，而後壅衛氣爲痛者，謂形傷及於氣也。

〔馬〕然其爲腫爲痛，復有相因之機。先有是痛而後發腫者，蓋以氣先受傷而形亦受傷，謂之氣傷形也。先有是腫而後爲痛者，蓋以形先受傷而氣亦受傷，謂之形傷氣也。形非氣不充，氣非形不生，形氣相爲依附，而病之相因者又如此。

○風勝則動，

《大素》『動』字無。

案：以下五句，解五運六氣之言。

〔馬〕振掉，摇動之類。

〔識〕瘈瘲，搐搦之屬。

《至真要大論》云：『風淫所勝，平以辛凉，佐以苦甘。以甘緩之，以酸寫之。』又云：『諸風掉眩，皆屬於肝』『諸暴強直，皆屬於風。』

（眉）案：半分十二，雙合三三，又三合二個，二合三個，皆天理。而或忌六氣風寒暑濕燥火，不學之，何其昧愚也。

〔眉〕夫天地之理，自一至十至百至千，其理皆合而共歸一理，故所以天地之爲天地也。若忌刺六氣者，不知所以天之爲天，地之爲地者。

○**熱勝則腫**，

《大素》無『熱勝則』三字。

〔馬〕凡癰腫之類，皆是也。上文言熱傷氣，氣傷痛，而此止言腫者，未有腫而不痛也。但此乃癰腫之腫，與上文形傷腫之腫有不同耳。彼所謂腫，乃寒氣之所傷者，即下文之所謂浮也。

案：前文及此『腫』字，並云『癰腫』，不與浮同。

〔楊〕耶風客於皮膚，則爲膹腫也。

案：《大素》四字缺，楊氏直就缺文而爲之解説耳。

《至真要大論》云：『諸脹腹大，皆屬於熱。』又云：『諸病有聲，鼓之如鼓，皆屬於熱。』又云：『諸轉反戾，水液渾濁，皆屬於熱。』

○**燥勝則乾**，

〔楊〕耶風客於皮膚，則爲膹腫也。耶熱燥於皮膚，則皮乾無汗。

《至真要大論》云：『諸熱瞀瘛，皆屬於火。諸逆衝上，皆屬於火。諸躁狂越，皆屬於火。』

○**寒勝則浮**，

《大素》『浮』作『胕』。

〔楊〕扶付反。檢義當腐，寒勝肉熱，肉當腐。

『浮腫』字，又作胕。《吕氏春秋·情欲》『身盡府種，筋骨沈滯』，又《盡數》『氣鬱處腹，則爲張爲府』，並同義，詳見於《蘭軒遺稿》中。

（眉）《六元正紀論》中『胕腫』字數見王注『胕腫，謂肉泥，按之不起也』，《至真要論》注『胕，謂皮肉俱腫，按之陷下泥而不起也』。

○**濕勝則濡寫**。

〔楊〕陰濕氣盛則多汗也。

《大素》無『寫』字。

《六元正紀論》曰：『太陽司天之政，濡寫血溢。』

《六元正紀大論》云：『故風勝則動，熱勝則腫，燥勝則乾，寒勝則浮，濕勝則濡泄。甚則水閉胕腫，隨氣所在，以言其變耳。』王注云：『動，不寧也。浮，謂浮起，按之處見也。濡泄，水利也。胕腫肉泥，按之陷而不起也。水閉則逸於皮中也。』

案：運氣七篇王注與他所不同，或本篇中同字異訓，往往而有焉。蓋王氏所據七篇，本自有古注，王氏併經注而收入，故其文氣與他篇不相類似也。宜就而考究也。

（眉）《氣交變大論》：『歲水不及，民病濡泄。』

（眉）《至真要論》『寒入下焦，傳爲濡寫』注：『濡，謂水利也。』又曰：『甚則入腎竅，寫無度。』又曰：『太陰在泉，客勝則濕客下焦，發而濡寫。』

○**天有四時五行**，

〔楊〕天之用也。

○**以生長收藏，**

行、藏爲韻。

〔楊〕四時之用。

○**以生寒暑燥濕風。**

《大素》無『風』字。

〔楊〕注云：『五行所生也，有本有風，謂具五者也。』

○**人有五藏，**

〔楊〕人之有也。

○**化五氣，**

《大素》『化』作『有』。

○**以生喜怒悲憂恐。**

《大素》無『生』字。

風、恐爲韻。

〔楊〕五氣，五藏氣也，喜怒等，心肺肝脾腎五志者。

案：本篇下文『悲』作『思』。詳釋下文。

《天元紀論》曰：『天有五行御五位，以生寒暑燥濕風。人有五藏化五氣，以生喜怒思憂恐。』

（眉）五氣者，魂魄志意神也。喜怒悲憂恐者，五情也。

○**故喜怒傷氣，**

〔楊〕内傷者也。

○寒暑傷形。

〔楊〕外傷者也。

〔張〕喜怒傷内，故傷氣。寒暑傷外，故傷形。舉喜怒言，則悲憂恐同矣。舉寒暑言，則燥濕風同矣。

《靈樞・壽夭剛柔》云：『黄帝問於伯高曰：余聞形氣病之先後，外内之應，奈何。伯高答曰：風寒傷形，憂恐忿怒傷氣。氣傷藏，乃病藏。寒傷形，乃應形。風傷筋脈，筋脈乃應。此形氣外内之相應也。』

○暴怒傷陰，暴喜傷陽。

形、陽爲韻。

以下四句，亦見《素・疏五過論》王注，與此同意，蓋此收之者，亦王氏朱書加入之分耳。説詳見於七十七中。

《靈樞・行鍼》云：『多陽者多喜，多陰者多怒。』

○厥氣上行，滿脈去形。

『暴怒』以下十六字，《大素》無。

行、形爲韻。

〔張〕厥，逆也。言寒暑喜怒之氣暴逆於上，則陽獨實，故滿脈陽亢，則陰離故去形，此孤陽之象也。《脈經》曰『諸浮脈無根者死，有表無裏者死』，其斯之謂。

（眉）滿脈者，謂一身總脈也，總括多數之言也。《左傳・閔元》『萬，盈數也』，服注：『數從一至萬爲滿。』《六元正紀論》曰：『其病滿身重。』

〇喜怒不節，寒暑過度，生乃不固。

〔楊〕内外傷已，生得堅固不道夭者，未之有也之。度、固爲韻。

〇故重陰必陽，重陽必陰。

《大素》『喜怒不節』上有『故曰』二字，無『故』字。

〔張〕重者，重疊之義，謂當陰時而復感寒，陽時而復感熱，或以天之熱氣傷人陽分，天之寒氣傷人陰分，皆謂之重。蓋陰陽之道，同氣相求，故陽傷於陽，陰傷於陰，然而重陽必變爲陰證，重陰必變爲陽證。如以熱水沐浴身反涼，涼水沐浴身反熱，因小可以喻大。下文八句，即其徵驗。此與上文重寒則熱，寒極生熱義相上下，所當互求。

〇故曰：冬傷於寒，春必温病。

《大素》『温病』作『病温』。

〔楊〕傷，過多也。冬寒，陰也。人於冬時，温衣熱食，腠理開發，多取寒涼以快其志者，寒入腠理，腠理遂閉，内行藏府，至春寒極變爲温病也。

〇春傷於風，夏生飧泄。

《大素》『泄』作『洩』，『飧』作『飡』。

〔楊〕春風，陽也。春因腠理開發，風入腠閉，内行藏府腸胃之中，至夏飡洩也。飡，水洗飯也，音孫，謂腸胃水穀不化而出也。

〇夏傷於暑，秋必痎瘧。

《大素》『必痎』作『生瘖』。

〔楊〕夏因汗出，小寒入腠，藏之於内。至□（或作『秋』）氣發，腠理外閉，風氣内發，以成瘖瘧。瘖音皆。

（眉）此文經中屢出，古聖教訓，簡古木省，意味深長。二『必』下宜補『生』字看，二『生』上宜補『必』字看。

（眉）《廣韻》『必、畢同音，卑吉切』。案：必者，逆計後日之詞。

○秋傷於濕，冬生欬嗽。

〔楊〕秋多雨濕，人傷受濕。濕從上下，至冬寒并傷肺，故成欬嗽也。愷代反，又丘吏反，謂逆氣也。

案：此文經中重出甚多，《四氣調神》《生氣通天》《金匱真言》與此文少異，注家未得正解。竊謂冬時傷於寒之病，一旦雖施治而愈，忽逢春温之氣，肌表未全實，必發温熱之證，即『寒傷形』之義。又『春傷於風』者，風是陽邪，陽邪雖已愈，内損陽氣，適逢夏熱之氣，多傷動胃氣，故往往生飧泄之證，所云『熱傷氣』者也。又『夏傷於暑』，暑是熱邪，熱邪直着於藏，縱得全愈，大傷血脈。因逢秋濕之氣，濕熱傳入於血分，故作寒熱瘧疾。又『秋傷於濕』，濕爲冷邪，冷邪雖已解，肺氣或有一毫衰弱之處，不如未病已前，適逢冬寒迫於肌表，肌表亦爲肺之部分，故内生欬逆之變也。二『必』二『生』字，宜細翫。『必』是預知之詞，『生』是漸成之義也。《傷寒例》云『不即病者，寒毒藏於肌膚，至春變爲温病，至夏變爲暑病』之類，皆古來相傳之説，而其實皆謂前時有虧欠之氣，故當時爲某病也。凡古經所説，有不可依文得義者，得義而後，其文可始解耳。

（眉）《孟子·萬章上》曰：『故説詩者，不以文害辭，不以辭害志，以意逆志，是爲得之。如以辭而已矣。』

案：陽爲氣，陰爲味。以下作系圖如左，以便檢閲耳。

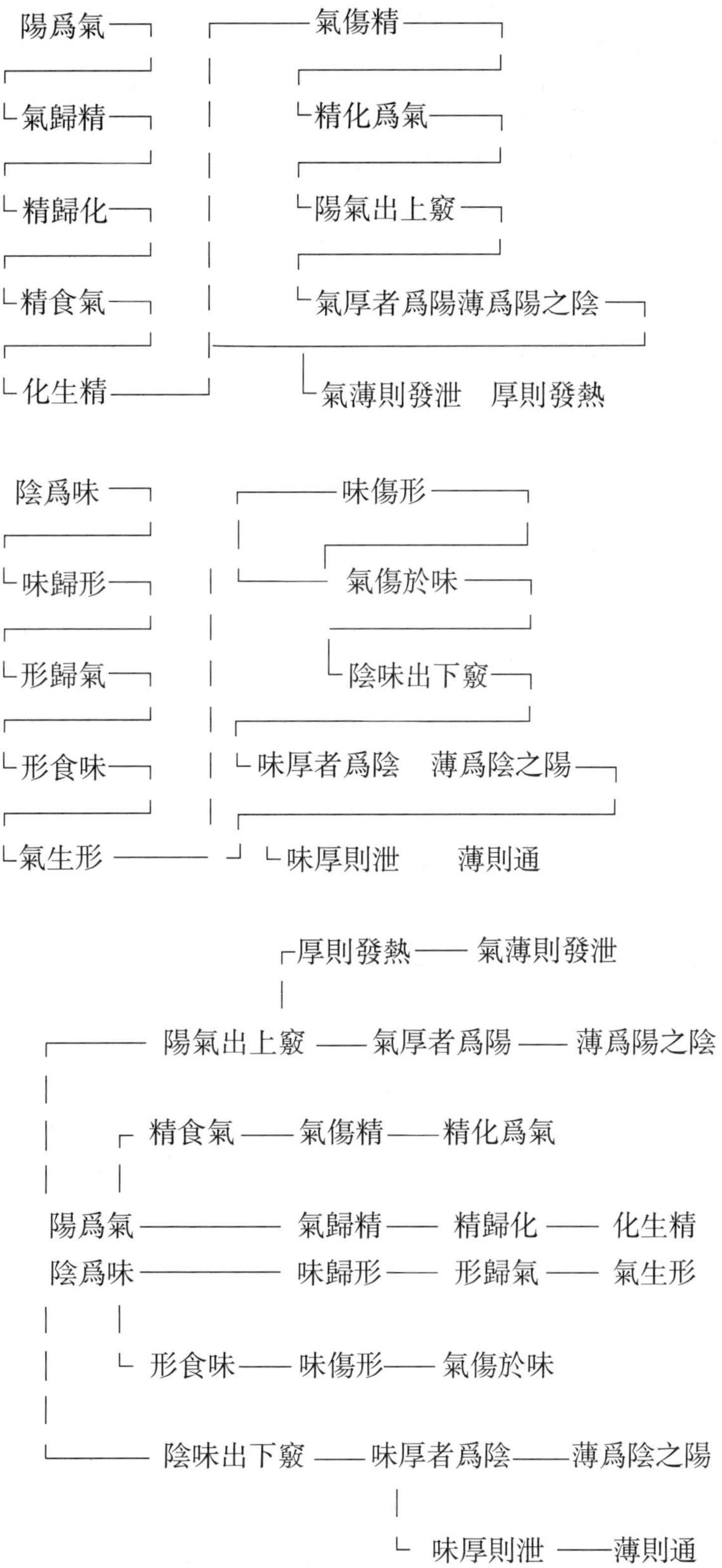

（眉）以上第一章。

○帝曰：余聞上古聖人，論理人形，列别藏府，端絡經脈，會通六合，各從其經。氣穴所發，各有處名，谿谷屬骨，皆有所起。分部逆從，各有條理。四時陰陽，盡有經紀。外内之應，皆有表裏，其信然乎。

〔□〕端，正也。絡，聯絡之義。

《原病式》『端，椯音。次度也』。

〔馬〕人有形體則論理之（如《靈樞·骨度》《脈度》等篇），人有藏府則別列之（如《靈樞·經水》《腸胃》《海論》等篇），人有經脈則端絡之（如《靈樞·經脈》等篇），脈有六合則會通之（如《靈樞·經別篇》有六合），使之各從其經。凡氣穴所發，各有其處，且有其名（如本經有《氣穴論》）。肉之大會爲谷，小會爲谿。凡谿谷屬骨，皆有所起（如本經有《氣穴論》《氣府論》《骨空論》等篇），分部逆從，各有條理（如本經有《皮部論》等篇），四時陰陽，人有經紀（如本篇下節所云），外內之應，皆有表裏（如本經《血氣形志論》有大陰與陽明爲表裏之謂）。

〔志〕分部者，皮之分部也。皮部中之浮絡，分三陰三陽，有順有逆，各有條理也。

《生氣通天論》云：『黄帝曰：夫自古通天者，生之本，本於陰陽。天地之間，六合之内，其氣九州九竅五藏十二節，皆通乎天氣。』

《金匱真言論》云：『此皆陰陽表裏，内外雌雄，相輸應也。故以應天之陰陽也。』

（眉）絡亦尋緒而正也。《文選·蜀都賦》『罻羅絡幕』劉注：『絡幕，施張之貌也。』又《後漢·馬融傳》注：『絡縸，張羅貌也。』

（眉）其經，經，常也。逆，逆行。從，從行也。

（眉）或曰至『列別臧府』四字，而古聖肔人體之證，太顯然。

（眉）《氣交變大論》『水不及，外在谿谷』王注：肉之大會爲谷，肉之小會爲谿。云云。

（眉）以下不言四時，以四方中之名包之。

○岐伯對曰：東方生風，風生木，木生酸，酸生肝，肝生筋，筋生心。肝主目，其在天爲玄，在人爲道，在地爲化。化生五味，道生智，玄生神，神在天爲風。

以下五方配當，與《五運行大論》大同小異。

〔識〕據下文例，『在天』以下二十三字，係於衍文，且與肝藏不相干，宜刪之。

案：此廿三字，全在《天元紀大論》。《天元紀大論》與本篇多同文，故此誤錯也。《五運行大論》五方配當，全與此同文，而此廿三字亦有在東方下，其誤來久矣，可咲。

（眉）筋生心者，筋生心之血脈之義。

（眉）本節五段每在藏下王注引《道經義》，未詳其書，恐《隋志》所云、《唐志》所云失載其目者與？

○在地爲木，在體爲筋，在藏爲肝，在色爲蒼，在音爲角，在聲爲呼，在變動爲握，在竅爲目，在味爲酸，在志爲怒。怒傷肝，悲勝怒。

（眉）『在藏爲肝』王注引《道經義》，與《五行大義》卷三・第四篇引《道經義》稍異，宜録。

〔識〕下文屬憂於肺，據文例，此『悲』當作『憂』，《新校正》之説未允當。

案：憂悲歸於一理也，《五運行論》又作『悲』，與此同。

○風傷筋，燥勝風。酸傷筋，辛勝酸。

○南方生熱，熱生火，火生苦，苦生心，心生血，血生脾。心主舌，其在天爲熱，在地爲火，在體爲脈，在藏爲心，在色爲赤，在音爲徵，在聲爲笑，在變動爲憂，在竅爲舌，在味爲苦，在志爲喜。喜傷心，恐勝喜，熱傷氣，寒勝熱，苦傷氣，鹹勝苦。

（眉）血生脾者，血生養肉之義。

（眉）前云血，後云脈，殊文而物一。故《新校正》引《太素》亦可證，《五運行論》亦前云血，後云脈，與此同文。

（眉）當云『熱傷血』，反曰『熱傷氣』，《五運行論》亦爾。當云『苦傷血』，反曰『苦傷氣』，《五運行論》亦爾。

○中央生濕，濕生土，土生甘，甘生脾，脾生肉，肉生肺。脾主口，其在天爲濕，在地爲土，在體爲肉，在藏爲脾，在色爲黄，在音爲宫，在聲爲歌，在變動爲噦，在竅爲口，在味爲甘，在志爲思。思傷脾，怒勝思，濕傷肉，風勝濕，甘傷肉，酸勝甘。

『中央生濕』王注引《易義》，今未詳其何書之略稱。

（眉）『肉生肺』者，肉生皮毛之義。歌，永聲也。王注曰『嘆聲』，非。

○西方生燥，燥生金，金生辛，辛生肺，肺生皮毛，皮毛生腎。肺主鼻，其在天爲燥，在地爲金，在體爲皮毛，在藏爲肺，在色爲白，在音爲商，在聲爲哭，在變動爲欬，在竅爲鼻，在味爲辛，在志爲憂。憂傷肺，喜勝憂，熱傷皮毛，寒勝熱，辛傷皮毛，苦勝辛。

（眉）皮毛生腎者，皮毛養骨之義。

（眉）當从《大素》改（作『燥傷皮毛』，『熱勝燥』），宋臣所引也。而《五運行論》與《素問》同。

○北方生寒，寒生水，水生鹹，鹹生腎，腎生骨髓，骨髓生肝。腎主耳，其在天爲寒，在地爲水，在體爲骨，在藏爲腎，在色爲黑，在音爲羽，在聲爲呻，在變動爲慄，在竅爲耳，在味爲鹹，在志爲恐。恐傷腎，思勝恐，寒傷血，燥勝寒，鹹傷血，甘勝鹹。

（眉）髓生肝者，髓生筋之義。

（眉）『在藏爲腎』，王注曰：『志營者，乃精行之義。』

（眉）或抄曰：耳竅之底，累卷如螺。

（眉）當从《大素》正（作『寒傷骨』，濕勝寒，『鹹傷骨』），宋臣所引也。而《五運行論》亦與《素問》同。蓋王氏所傳本如此也。

案：今據本篇文作傍通如左。

	東	南	中央	西	北
天	風天風傷筋燥勝風	熱天熱傷氣寒勝熱	濕天濕傷肉風勝濕	燥天熱傷皮毛寒勝熱	寒天寒傷血燥勝濕
地	木地	火地	土地	金地	水地
味	酸味傷筋辛勝酸	苦地苦傷氣鹹勝苦	甘地甘傷肉酸勝甘	辛地辛傷皮毛苦勝辛	鹹地鹹傷血甘勝鹹
藏	肝藏	心藏	脾藏	肺藏	腎藏
	筋生心體	血生脾 脈體	肉生肺體	皮毛生腎體	骨髓生肝體
竅	目竅	舌竅	口竅	鼻竅	耳竅
色	蒼在色	赤在色	黄在色	白在色	黑
音	角在音	徵在音	宮在音	商在音	羽
聲	呼在聲	笑在聲	歌在聲	哭在聲	呻在聲
變動	握在變動	憂在變動	噦在變動	欬在變動	慄在變動
志	怒在志	喜在志	思在志	憂在志	恐在志
	怒傷肝	喜傷心	思傷脾	憂傷肺	恐傷腎
	悲勝怒	恐勝喜	怒勝思	喜勝憂	思勝恐

案：此節與《五運行大論》全同，少有出入耳，宜參。

○故曰：天地者，萬物之上下也。陰陽者，血氣之男女也。左右者，陰陽之道路也。水火者，陰陽之徵兆也。陰陽者，萬物之能始也。

《天元紀大論》云：『天地者，萬物之上下也。左右者，陰陽之道路也。水火者，陰陽之徵兆也。金木者，生成之終始也。』

《五運行大論》：『天地者，萬物之上下。左右者，陰陽之道路。』

案：據此文，則本篇云『陰陽者血氣之男女也』九字，恐誤衍，蓋注文旁記之類，誤混正文者。唯不過以『血氣男女』四字，釋『陰陽』二字耳。

再案：凡有血氣者，或爲男體，或爲女體，並一血氣之作小異者也。

堀川未濟曰：能始，猶云本始也。能，亦始也。《爾雅·釋詁》『胎，始也』。《釋文》『胎，本作台』。台與能同。《史記·天官書》《漢書·天文志》『三台』作『三能』。《禮記·樂記》疏云：古時以今『能』字爲『三台』之字。

（眉）『男女』未詳，蓋猶曰父母、陰陽二氣者，生養血氣萬物之兩親也。

（眉）案：此互文『天地者，萬物血氣之上下也。陰陽者，萬物血氣之男女也』之義。

（眉）《莊子·達生篇》『天地者，萬物之父母也』。

《書·大誓上》『惟天地萬物父母，惟人萬物之靈』。

（眉）《方盛衰論》『陽從左，陰從右』，王注：『陽氣之多少，皆從左。陰氣之多少，皆從右。』

（眉）又男陽女陰之理，見下文『右甚左甚』下，宜參。

四月七日

○故曰：陰在内，陽之守也。陽在外，陰之使也。
『帝曰』以下至此，《大素》無。
（眉）以上第二章。
○帝曰：法陰陽奈何。
〔楊〕陰陽者，天地綱紀，變化父母，養生之道。法之以成，故問之。
（眉）宋本《素問》『奈』皆作『柰』，正字，可尚。
《大素》『帝曰』作『黄帝問曰』四字。
『陰陽』斥男女交接也。
（眉）岐伯先舉不法陰陽交合之病有二端，以戒世俗。後待帝之再問，始示七損八益之術。
○岐伯曰：陽勝則身熱，
《大素》『伯』下有『答』字。
〔楊〕陽勝八益爲實，陰勝七損爲虚。言八益者，身熱，一益也。陰弱陽盛，故通身熱也。
○腠理閉，
〔楊〕二益也，陽開腠理，過盛則閉。
○喘麤，
《大素》『喘』作『而』，訛字。
〔楊〕三益也，熱盛則腠理皮上麤澀也。
○爲之俛仰，

〔楊〕四益也，熱盛上下，故俛仰。

『俛仰』字，又見《評熱病卅三》ウ九中。

〇**汗不出而熱，**

〔楊〕五益也，陰氣内絶，故汗不出，身仍熱。

〇**齒乾，**

《大素》『齒乾』作『乾齒』。

〔楊〕六益也，熱盛至骨，故齒乾也。

〇**以煩寃，**

《大素》『寃』作『悗』。

〔楊〕七益也，熱以亂神，故煩悶也。

〇**腹滿死，**

〔楊〕八益也，熱盛胃中，故腹滿也。前已七益，復加腹滿，故致死。

〇**能冬不能夏。**

〔楊〕以其内熱，故能冬之大寒，不能夏之小熱。

案：此蓋論自己陽氣陰氣之盛衰也。然在外感之病，亦爲此證。輕者麻黄湯、葛根湯所主，重者大青龍湯，其尤重者白虎、承氣之類，亦可撰用也。

〇**陰勝則身寒，**

〔楊〕下言七損也。身寒，一損也，身苦寒。

○**汗出，**

〔楊〕二損也，無陽禁腠，故汗出。

○**身常清，**

〔楊〕三損也，清，冷也，身皮膚常冷也。

《大素》『清』作『清』。

○**數慄，**

〔楊〕四損也，數數戰慄也。

○**而寒，**

〔楊〕五損也，戰而復寒也。

○**寒則厥，**

〔楊〕六損也，寒則手足逆冷也。

○**厥則腹滿死。**

〔楊〕七損也，前已六損，復加冷氣滿腹，冷氣滿腹故致死也。

○**能夏不能冬。**

〔楊〕寒人遇熱，故堪能也。

案：此證輕者，桂枝湯類，重者，四逆湯類之所主。其云能冬、能夏者，亦大概之言耳。前文所云『陰勝則陽病，陽勝則陰病。陽勝則熱，陰勝則寒』，與此同義，可併考。

○**此陰陽更勝之變，**

《大素》『變』下有『也』字。

○病之形能也。

〔楊〕此是陰陽變極之理，亦是人之病所能也。

案：『恣態』字古只作『能』，與『才能』字形同，而音義皆異。《説文》：『態，意也。從心從能，或從人。作㑷。』玄應《一切經音義》二云：『態，古文作能』。因考『耐勝』字，古作『態』。形態字古作『㑷』，而耐、能二字互相通用。本書四十六有《病能論》，《風論》亦有『病能』字，《靈樞·陰陽二十五人篇》作『態』，云『其態又不合於衆者五』。《本草經》『耐老』，《新修本草》作『能老』，共可以爲徵矣。

○帝曰：

《大素》作『黄帝問曰』四字。

○調此二者奈何？

〔楊〕陰陽相勝，遂有七損八益，虚實不和，故謂調之。

案：此二者，受前文而言，斥身内之陰氣陽氣也。欲調和此二氣，則先明房中之祕術，而後氣血調和，無過不及之弊也。

○岐伯曰：

《大素》『伯』下有『答』字。

○能知七損八益，則二者可調。《大素》此下有『也』字

〔楊〕損者，損於身。益者，益於病者。人能修道察同，去損益之病，則陰陽氣和，無諸衰老，壽命無窮，與天地同極也。

《醫心方》廿八『八益』第十六《玉房祕決》云：『素女曰：陰陽有七損八益，一益曰固精，令女側卧張股，男側卧其中，行二九數，數卒止。令男固精，又治女子漏血，日再行，十五日愈。二益曰安氣，令女正卧高枕，伸張兩髀，男跪其股間，刺之行三九數，數畢止。令人氣和，又治女門寒，日三行，廿日愈。三益曰利藏，令女人側卧，屈其兩股，男横卧卻刺之，行四九數，數畢止。令人氣和，又治女門寒，日四行，廿日愈。四益曰強骨，令女人側卧，屈左膝，伸其右髀，男伏刺之，行五九數，數畢止。令人開節調和，又治女閉血，日五行，十日愈。五益曰調脈，令女側卧，屈其右膝，申其左髀，男據地刺之，行六九數，數畢止。令人脈通利，又治女門辟，日六行，廿日愈。六益曰畜血，男正偃卧，令女戴尻跪其上，極内之，令女行七九數，數畢止。令人力強，又治女子月經不利，日七行，十日愈。七益曰益液，令女人正伏舉後，男上往行八九數，數畢止。令人骨填。八益曰道體，令女正卧，屈其髀足，迫尻下，男以髀脇刺之，以行九九數，數畢止。令人骨實，又治女陰臭，日九行，九日愈。』

『七損』第十七《玉房祕決》云：『素女曰：一損謂絶氣，絶氣者，心意不欲而強用之，則汗泄氣少，令心熱目冥冥。治之法，令女正卧，男擔其兩股，深案之，令女自揺，女精出止，男勿得快。日九行，十日愈。二損謂溢精，溢精者，心意貪愛，陰陽未和而用之，精中道溢。又醉而交接，喘息氣亂則傷肺，令人欬逆上氣，消渴喜怒，或悲慘慘，口乾身熱，而難久立。治之法，令女人正卧，屈其兩膝俠男，男淺刺，内玉莖寸半，令女子自搖，女精出止，男勿得快。日九行，十日愈。三損謂奪脈，奪脈者，陰不堅而強用之，中道強寫，精氣竭，及飽食訖交接，傷脾，令人食不化，陰痿無精。治之法，令女人正卧，以脚鉤男子尻，男則據席内之，令女自搖，女精出止，男勿快。日九行，十日愈。四損謂氣泄，氣泄者，勞倦汗出，未乾而交接，令人腹熱脣燋。治之法，令男子正申卧，女跨其上向足，女據席淺内莖，令女自搖，精出止，男子勿快。

日九行，十日愈。五損謂機開厥傷，機開厥傷者，適新大小便，身體未定，而強用之，則傷肝，及卒暴交會，遲疾不理，勞疲筋骨，令人目眦眦，癰疽並發，衆脈槁絶，久生偏枯，陰痿不起。治之法，令男子正臥，女跨其股踞前向，徐徐案内之，勿令女人自搖，女精出，男勿快。日九行，十日愈。六損謂百閉，百閉者，淫佚於女，自用不節，數交失度，竭其精氣，用力強寫，精盡不出，百病並生。消（當補「瀉目冥冥，治之」）法，令男正臥，女跨其上，前伏據席，令女内玉莖自搖，精出止，男勿快。日九行，十日愈。七損謂血竭，血竭者，力作疾行，勞因汗出，因以交合，俱已之時，偃臥推深没本，暴急劇病因發，連施不止，血枯氣竭，令人皮虛膚急，莖痛囊濕，精變爲血。治之法，令女正臥，高抗其尻，申張兩股，男跪其間，深刺，令女自搖，精出止，男勿快。日九行之，十日愈。』

案：七損八益，古來注家意見各出，皆出於臆斷，不足據。王注以爲房事，蓋有所受而言。今得《醫心方》，而千古疑義一時氷解。但其言猥雜，故王氏不詳録也。《玉房祕決》引『素女曰』，知是《素女經》文。《隋志》：玉房祕決十卷，玉房祕決八卷，新撰玉房祕決九卷。《舊唐志》：玉房祕録訣八卷，沖和子撰。《新志》：沖和子玉房祕訣十卷。張鼎《崇文總目》：黄帝玉房祕訣一卷。《隋志》：素女祕道經一卷，并玄女經，又素女方一卷。《見在書目》：素女問一卷。素女經一卷，又玄女經一卷（五行家），又《舊唐志》兵書：黄帝問玄女法三卷。玄女撰。

案：古聖人能正心脩身，故遂至治天下，故黄帝堯舜氏，皆房事有法，飲食有節，而得壽。得壽而後得治天下之大之年月也。故《中庸》曰：『子曰：舜其大孝也與。大德必得其位，必得其禄，必得其名，必得其壽。』朱注：『舜，年百有十歲。』

（眉）《素・著至教論》『黄帝坐明堂，召雷公而問之曰：子知醫之道乎』，王注：『明堂，布政之宮也。八窻四闥，上圓下方，在國之南，故稱明堂。夫求民之瘼，恤民之隱，大聖之用心，故召引雷公，問拯濟生靈之道也。』

（眉）案：由是，則此房術亦古聖自驗，又施人之教，奈何自古其民之奉教者少也。

（眉）《疏五過論》：『聖人之術，爲萬民式，倫裁志意，必有法則，循經守數。按循醫事，爲萬民副。』《新校正》引楊上善云：『副，助也。』

（眉）《天元紀論》『上以治民，下以治身。使百姓昭著，上下和親，德澤下流，子孫無憂，傳之後世，無有終時』。

（眉）《素問識》七損八益説，載日本人説，不知其説本於宋・王逵所著《蠡海集・人身部》也。王逵所言以《上古天真論》二七、七七、二八、八八爲七損八益，嗚乎，李唐以上之教亡於五季，而存於日本，宋人不能知之，可嘆也哉。

（眉）《漢・藝文》之房中八家百八十六卷。容成陰道二十六卷。務成子陰道三十六卷。堯舜陰道二十三卷。湯盤庚陰道二十卷。天老雜子陰道二十五卷。天一陰道二十四卷。黄帝三王養陽方二十卷。三家内房有子方十七卷。

○不知用此，則早衰之節也。

《大素》『早』作『蚤』，『衰』下更有『衰』字，無『也』字，『早衰』爲句，『衰之節』屬下句，似是。

〔楊〕人不修道，不去損□（或作『益』），則陰陽不調，是謂不道。不道，早衰也。

『用』字字眼，其爲人事也明矣。

○年四十，

《大素》『四十』作『卌』一字。

○而陰氣自半也，起居衰矣。

〔楊〕始衰時節年卌也。六府爲陽氣，五藏爲陰氣。人年卌，五藏陰氣自半已衰，腠理始疏，榮華頽落，髮鬌頒白，行立之起，坐臥之居，日漸已衰也。

案：下壽八十，中壽八十，今四十者，其中半也。考《上古天真論》男始衰五八四十，女始衰五七三十五也。

○年五十，體重，耳目不聰明矣。

《千金》廿七引『岐伯曰：人年四十』至『此聖人之治身也』，『矣』作『也』。

○年六十，陰痿，大氣衰。

《大素》『大氣』作『氣大』。

○九竅不利，下虚上實，涕泣俱出矣。

《大素》無『矣』字。

案：『涕』即『洟』字，隸書多通用。《説文》『洟，鼻液也。從水夷聲（他計切）』『泣，無聲出涕曰泣，從水立聲（他例切）』，此云涕泣俱出，可知鼻水與目汁一時泄出也。《靈·口問篇》『人之哀而泣涕出者云云』亦以泣爲目汁，以涕爲鼻汁也。《素·解精微論》亦泣淚爲目，涕爲鼻。

○故曰：知之則強，不知則老。故同出而名異耳。

《大素》無『出』字、『而』字，『耳』作『耶』。《千金》廿七無『故同』之『故』，無『而』字、

『耳』字。

○**智者察同，愚者察異。**

（眉）智者能察合同道法之術，愚者悉誤察反戾道法之事。

○**愚者不足，智者有餘，有餘則耳目聰明，身體輕強，老者復壯，壯者益治。**

《大素》『強』下有『年』字，『老者』之『者』無，『治』作『理』。《千金》廿七同。

○**是以聖人爲無爲之事，樂恬憺之能。**

《大素》『憺』作『惔』。

○**從欲快志於虛無之守，**

《千金》廿七『於』作『得』，『恬憺之能』作『恬惔之味』，『從』作『縱』。

案：宜從《千金》『於』作『得』爲正也。

（眉）從、縱同，縱快者，謂黄帝御百二十女之類爾，而益有損無也。

○**故壽命无窮，與天地終。**

《大素》『无窮』之『无』作『無』、『與』作『与』。

○**此聖人之治身也。**

案：第一云『上古之人，其知道者。法於陰陽，和於術數。食飲有節，起居有常。不妄作勞，故能形與神俱，而盡終其天年，度百歲乃去』，又云『夫道者，能卻老而全形，身年雖壽能生子也』，又云『其次有聖人者，以恬愉爲務，以自得爲功。形體不敝，精神不散，亦可以百數』，並與本論同理，而專謂房内之事也。王注可從。

又案：第一云『今時之人不然也，以酒爲漿，以妄爲常，醉以入房，以欲竭其精，以耗散其真，不知持滿，不時御神，務快其心，逆於生樂，起居無節，故半百而衰也』，與此云『智者察同，愚者察異』其義方同。

（眉）以上第三章。

○天不足西北，故西北方陰也。《大素》無『北』字 **而人右耳目不如左明也。**《大素》無『也』字 **地不滿東南，故東南**《大素》無『南』字 **方陽也。而人左手足不如右強也。**《大素》『無』而『字』

〔識〕《淮南·天文訓》：『昔者共工與顓頊爭爲帝，怒而觸不周之山，天柱折，地維絶，天傾西北，故日月星辰移焉，地不滿東南，故水潦塵埃歸焉。』《河圖括地象》云：『西北爲天門，東南爲地户』，注：『天不足西北，是天門。地不滿東南，是地户。』

（眉）此義在今日病人之上，太襯實，非妄。詳見吴氏又可《瘟疫論》卷下·損復篇。此天地傾陷之義，見《列子·湯問篇》，又《素·五常政大論》《易·伏羲八卦方位》『兑在東南，艮在西北』與此天傾地陷義全合。

（眉）《醫範提綱》卷三曰：『凡全身諸骨，大抵右重左輕，不啻骨爾。而諸部筋肉，亦皆右重厚，左輕薄也。』

案：世界全形，西北爲山陵，東南爲海水，自是自然之形勢。蓋不得不然而然者，古聖早已考究此理，故有此論也。《淮南》『共工怒而觸不周之山，天柱折，地維絶』之説，亦就地形而以故事傳會者，蓋人間所傳之古言，固非正史所載。猶皇國孝靈時，一夜忽突出富士山，其迹凹陷者，乃成近江琵琶湖也。是亦正史所不載，而民間傳來之古事。但上古雲氣未開，始見之時如忽然而生者，故有此言耳，決非後世之所想像也。

（眉）案：一國上之論，則必滿世界之形勢，悉合於此説無異也。蓋世界謂我地球總括也。一國者，一州一域也，謂四座海濱之土，有大有小不一定也。日本一國也，八丈嶋一國也，四國九州各一國也。亞細亞、歐羅巴合而一國也，錫蘭嶋一國也，亞弗利加一國也，餘放（當作仿）此例，非以一邑一都一邦一縣一州（九州之類）一府爲一國者之謂也。雖然人居地上，必集暖開寒閉之土。故大抵一邑一府，亦殆合此義也。其四坐海濱之土者，天地自然所成之一國，非人割據而作名者。

（眉）案：《老子》『萬物抱陽反（當作負）陰』，故地南半球以北爲南，温地上土國之形，亦在南半球，則北開南閉也。去赤道下各數度既爾。

（眉）或曰：地丸圓無西東。曰：否。四坐海濱之土上，皆有四方東西之名，本起於是也。

○帝曰：何以。岐伯曰：

《大素》『帝曰』作『黄帝問曰』四字，『伯』下有『荅』字。

○東方陽也。陽者，（《大素》無此二字）**其精并於上。**（《大素》無『於』字）

○并於上，（《大素》無『并於上』三字）

○則上明而下虚，

《大素》『則』作『故』。

○故使耳目聰明，而手足不便也。

《大素》『使』作『便』。

○西方陰也。陰者，其精并於下，并於下，則下盛而上虚。故其耳目不聰明，而手足便也。

《大素》『西方』以下三十二字無，蓋係缺脱。

○故俱感於邪，其在上則右甚。

《大素》『上』下有『也』字。

○在下則左甚，此天地陰陽所不能全也。

《大素》無『也』字。

○故邪居之。

案：天地無全功，萬物無如意。小兒生下後呱泣者，已是不得意也耳。《列子・天瑞篇》『子列子曰：天地無全功，聖人無全能，萬物無全用』，注：『全，猶備也。』

〔楊〕東方是陽，陽氣上昇，故上實下虛，則人左箱上勝下劣也。西方是陰，陰氣下沈，故下實上虛，則人右葙下勝上劣也。

吴又可《瘟疫論》下卷・損復篇曰：『天傾西北，地陷東南，故男先傷右，女先傷左，及其復也，男先復左，女先復右，以素虧者易損，素實者易復也。』

〔高〕人身南面而立，左東右西，左者乃東方陽也。陽者其精并於上，并於上則上明而下虛，故使左耳目聰明，而左手足不便也。右者乃西方陰也，陰者其精并於下，并於下則下盛而上虛，故其右耳目不聰明，而右手足強便也。

（眉）案：若在南半球，面北爲正，故其説則東方陽，故人手足動用右強，西方陰，故人耳目静用左明也。

（眉）『東方陽也，西方陰也』之解，楊注是，高注非。蓋日月星辰升於東，故爲陽，陽上出也，沈於西，故爲陰，陰下入也。

○**故天有精，地有形。天有八紀，地有五里。**

《大素》『里』作『理』。

〔楊〕天有氣之精，成人耳目。地有質之形，成人手足。

（眉）蘭軒曰：『里作理者，膏粱作高粱，草滋作草茲之類。』《靈·經脈篇》『通里』，《千金方》心門作『通理』。

（眉）《六節藏象論》：『行有分紀，周有道理。』因考『行』謂日月運躔之道，『周』謂地表周章也。理之五者，《周髀》所謂『七衡』，而熱地壹，正地二，寒地二是也。

（眉）下文曰『不法天之紀，不用地之理，則災害至矣』，可知理者，五行養萬類之理也。

（眉）又案：七衡五理，則地上風土各别其治之教也。

（眉）《六元正紀論》首曰：『通天之紀，從地之理，和其運，調其化。』

（眉）『八紀』王注，是謂春分、秋分、夏至、冬至、立春、立夏、立秋、立冬之八紀也。王注：『五里，里尻之義。下文理字，亦里尻義。』可从。井里之井，亦『里尻』之義，非性理之義。

○**故能爲萬物之父母。**

《大素》無『之』字。

○**清陽上天，濁陰歸地。是故天地之動靜，神明爲之綱紀。**

《大素》無『綱』字。

（眉）《氣交變大論》：『天地之動靜，神明爲之紀。陰陽之往復，寒暑彰其兆。』又《五運行論》同，『往復』作『升降』爲異。『綱紀』解，見本篇首所辨。

○故能以生長《大素》此下有『化成』二字**收藏，**

○終而復始，惟賢人上配天以養頭，下象地以養足，中傍人事以養五藏。

《大素》『惟』作『唯』，『傍』作『象』。《五行大義》卷五・人配五行論中引《素問》云『夫人法天地，故聖人上以配天』，以下至『災禍去矣』。

案：《大素》作『生長化成收藏』。楊注云：『故能爲四時生長化成收藏，終始者也。』據此，則『化成』謂中央長夏也。

四月廿七日

○天氣通於肺，地氣通於嗌，風氣通於肝。

《五行大義》引『嗌』作『咽』。

〔楊〕咽中入食，以生五藏六府，故地氣通咽也。東方生風，風生木，木生酸，酸生肝，故風氣通肝也。

案：肺謂氣喉，嗌謂食咽也。

〔眉〕大氣，土，金，小氣。

〔眉〕昭十九年《穀梁傳》曰『嗌不容粒』。

○雷氣通於心，

《外臺》引《刪繁》作『風氣應於肝，雷氣動於心』。

〔楊〕心能覺動四支百體，故雷氣通心也。

○谷氣通於脾，

《大素》『谷』作『穀』。《甲乙》《千金》《五行大義》《刪繁》作『穀氣感於脾』。

〔楊〕五穀滋味入脾，故穀氣通肝（當作脾）也。

案：穀者，草木果菜米食之總名也。穀，生也。

○雨氣通於腎，

《刪繁》「通」作「潤」。

〔楊〕雨者，水也。故雨氣通腎也。

《五行大義》卷五・論人配五行篇曰：「《淮南子》及《文子》並云：膽爲雲，肺爲氣，脾爲風，腎爲雨，肝爲雹，與天相類，而心爲主。」

○六經爲川，

〔楊〕三陰三陽六經之脈，流諸血氣，以注腸胃，以爲川也。

○腸胃爲海，

〔楊〕夫海者，一則衆川歸之，二則利澤萬物，腸胃爲彼六經所歸，又滋百節，故爲海也。

〔眉〕案：衆川歸之者，經絡之血液滓澱流入腸中，而出屎尿二道也。

○九竅爲水注之氣。

《大素》「水注」二字重，《五行大義》引無「注之氣」三字，《刪繁》作「爲水注之於氣」。

〔楊〕聲色芳味如水，從外流於上之七竅，注入經川，溲後糟粕之水，從内出下二竅也。有本爲外注，理亦相似。

案：爲水與氣之注處之義。

〔識〕《外臺》引《刪繁論》作「水注之於氣」，義難通曉。按：《五行大義》引本經作「九竅爲水，法天之紀，用地之理，則災害去矣』。多十字，知古本如此。王馬諸家，見遺脱之文，故屬強解耳。

○法天之紀，用地之理，則災禍去矣。

此十三字，今據《五行大義》補。

○以天地爲之陰陽，

《大素》『以』上有『水注之氣』四字。

〔楊〕聲色芳味之氣，從外入内有養，故以地爲陰也。糟粕溲後，從内出外得通，故以天爲陽之。『糖』恐『糟』訛。

案：聲色芳味之氣，從外入内有養，其氣液以流於上之七竅者爲陽，爲天氣也。糟粕溲後，從内出外，得通出下二竅者，爲陰，爲地形也。楊注恐錯誤。

再案：耳目鼻口之所以爲聲色芳味者，依陰血之滋潤，是地氣上騰之理也。二便之所以得通者，依陽氣之運化，是天氣下降之象也。楊注似是。

○陽之汗，以天地之雨名之。

〔楊〕陽發腠理出汗，同天地間雨，故汗名雨之。

（眉）案：地内爲陰地，地外即陽天也。於人身則身内爲地陰，身外爲天陽。故曰陽之汗，陽之氣也。

○陽之氣，以天地之疾風名之。

《大素》無『陽之』二字，無『名之』二字，無『疾』字。

〔楊〕前明人汗以天地之雨爲，則人之氣以天地之風名也。

案：以疾風譬之，則知陽之氣，斥口息肛屁言之。

○暴氣象雷，

〔楊〕人身中氣上下有聲，故象雷也。

〔張〕天有雷霆火鬱之發也，人有剛暴怒氣之逆也，故語曰雷霆之怒。

案：楊注所云『上下有聲』者，蓋謂『上』爲噓咳，『下』爲雷鳴矢氣也。張注據前文云『雷氣通於心』爲之説，故以爲怒氣也。未詳孰是。

○逆氣象陽，

《大素》『逆氣』作『氣逆』。

〔楊〕無陰之陽，即爲灾。故氣逆不和者，象於陽也。

〔張〕天地之氣升降，和則不逆矣。天不降，地不升，則陽亢於上，人之氣逆亦猶此也。

（眉）此一節皆爲病氣，非是。

（眉）案：陽者日輪也，在中而光温達於四旁，猶人身内陽氣逆行，達於四維四旁也。陽氣逆行，自下升上，故人天並安。

○故治不法天之紀，不用地之理，則災害至矣。

《大素》『災』作『灾』。

王注『地理』之理，爲里尻義，上文『五里』同義。故此《新校正》亦有言也，可從矣。非性理之理也。

〔楊〕爲家爲國之道，不依天之八紀地之五理，國有亡破之灾，身有夭喪《切》息郎反。亡也。之害也。

（眉）以上第四章。

○**故邪風之至，疾如風雨。**

《大素》無『邪』字，『疾』作『傍』。

《著至教論》『病起疾風，至如礔礰。九竅皆塞，陽氣滂溢，乾嗌喉塞』。

〔楊〕風者，謂天之耶氣者也。耶氣至，觸身傍傷人體者，如暴風雨入人腠理，漸深爲病者也。

案：邪風者，虛邪賊風之略言。説詳具第一中。

（眉）案：邪氣在風雨中，風雨者人不能不蒙之邪氣，亦不能不被。唯古聖防捍之如風雨時以屋壁，故不中吾身也。

○**故善治者，治皮毛，其次治肌膚，其次治筋脈，其次治六府，其次治五藏。治五藏者，半死半生也。**

《大素》下『治』字無，『也』字無，『藏者』之『者』無。

〔楊〕善者，謂上工，善知聲色形脈之候，妙識本標，故療皮毛，能愈藏府之病，亦療藏府，能除皮毛之疾。故病在皮毛，療於皮毛。病在五藏，療於五藏。或病淺而療淺，或病深而療深，或病淺而療深，或病深而療淺，皆愈者，斯爲上智十全者也。今夫耶氣始入皮毛之淺，遂至五藏之深，上工療之，有十五死。五死五生者，以其陰陽兩感深重故也。

（眉）案：舉白膚黄肌，則赤肉亦包此中。

（眉）《史記・扁鵲傳》桓公病文本於此節，而開謞謬，謞謬即病入骨髓，而桓公未知是也。要之，桓公病亦疫邪，則不以辭害意，可也。

○**故天之邪氣，感則害人五藏。**

《大素》無『人』字。

○**水穀之寒熱，感則害於六府。**

《大素》『熱』作『温』，無『於』字。

〔楊〕天地之間，資生萬味，謂水穀也。六府貯於水穀，節之失和，次害六府也。案：『次』恐『資』訛。

○**地之濕氣，感則害皮肉筋脈。**

〔楊〕腎爲水藏，主骨，又深，少濕未能即傷。餘之四藏所主皮肉筋脈在外，感即先傷，未至六府也之。

○**故善用鍼者，從陰引陽，從陽引陰。**

《大素》無『善』字。

〔楊〕肝藏足厥陰脈脈實，肝府膽足少陽脈虛，須寫厥陰以補少陽，即從陰引陽也。若少陽實，厥陰虛，須寫少陽以補厥陰，即從陽引陰也。餘例準此。

〔眉〕立之案：『脈實』之『脈』衍，『肝府膽』宜作『膽府』二字。

○**以右治左，以左治右，**

〔楊〕謂以繆刺，刺諸胳脈。謂以巨刺，刺謂經脈。案：『謂經』恐『諸經』訛。

○**以我知彼，**

《孟子・盡心上》：『孟子曰：萬物皆備於我矣，反身而誠，樂莫大焉。』

〔楊〕謂醫不病，能知病人。

○**以表知裏，**

案：以表之脈色聲言，知裏之藏府疾病也。

〔楊〕或膽六府表脈，以知五藏裏。或膽聲色之表，能知藏府之裏也。案：二『膽』字共『瞻』訛。

〔楊〕寸口之脈，過五十動，然後一代，謂之過，不滿五十，謂之不及。見關格微，病得過失也。見微過而救人者，謂未病之病，療十十全，故無危殆。

（眉）案：見微疾，治用過大之法，故常先之而制彼，無病不愈也。

〇**善診者，察色按脈，**

《大素》無『察色』二字。

案：以下具望聞問切四診也。

案：色者，面色。脈者，三部九候也。

〔楊〕善，謂上工善能診候，診候之要謂按脈。

〇**先別陰陽，審清濁，而知部分，**

《大素》『分』字傍書『候』字。案：是問法。

〔楊〕按脈之道，先須識別五藏陰脈，六府陽脈，亦須審量榮氣爲濁，衛氣爲清，和兩手各有寸關尺三部之別也。案：『知』訛『和』。

案：『先別陰陽』一句，四診之總法也。『審』以下七字，望色也。『先別陰陽』四字，王注屬上文，似是。

（眉）『部分』之事，詳於《皮部論》《經絡論》。

〇**視喘息，聽音聲，而知所苦。**

〔楊〕須看病人喘息遲疾麤細，聽病人五行音聲，即知五藏六府皮毛膚肉筋脈骨髓何者所苦，此謂聽聲而知者也之。

案：此聞聲之法。視，占也，診也。

（眉）蘭軒曰：『萬類呼吸皆云之喘息，今邦俗以喘急家爲喘息家，大誤，可咲。』

○觀權衡規矩，而知病所主。

《大素》『主』作『在』。

〔楊〕面部□有五藏六府五行氣色。觀平（疑作乎）即知病在何藏府也。此謂察色而知也。案：是亦望色之法。

案：據楊注，則權謂兩頰權骨處，衡謂眉上横平處，規蓋是顔之正中，矩蓋是額之兩角也。《説文》『頯，權也』，《戰國策》『眉目準頯權衡，犀角偃月』，《易・夬》『九三，壯於頄』王注云『面權也』，翟云『面顴，頰間骨也』。《靈樞・熱病論》云『熱病不可刺者有九，一曰汗不出，大顴發赤，噦者死』，《外臺》卷二引《九卷》云『黄帝曰：傷寒熱病死候有九，一曰汗不出，大灌發者死』，又《靈樞・五變篇》云『黄帝曰：何以候骨之小大，肉之堅脆，色之不一也。少俞答曰：顴骨者，骨之本也。顴大則骨大，顴小則骨小』，並以爲察色部位也。《説文》無『顴』字，則權、灌共爲古字也。

《靈樞・五變第四十六》云：『目堅固以深者，長衡直揚。』《甲乙》『衡』作『衝』。《王莽傳》『盱衡厲色，振揚武怒』注：『眉上曰衡。盱衡，舉目揚眉也。』又蔡邕《釋海》『揚衡含笑』注云：『衡，眉目之間也。』《文選・魏都賦》『盱衡而語』李善注云：『眉上曰衡。』規，他書無考。然《方言》云『頟，湘江之間謂之䫜』。《素問・氣府論》曰『額顱，髮際傍各三』，謂懸顱陽白頭維，䫜顱並有圓義，則規之爲天庭，可知耳。《釋名》『鬢曲頭曰距。距，矩也。言其曲似矩也』，則矩爲額角之徵也，諸注家皆失解矣。蓋權者，塊團之圓也。規者，平坦之圓也。《傷寒論・序》『明堂闕庭』。所謂闕，衡也。庭，規也。

（眉）《慧音》卷二十寶星經第四卷權下注云：『逵圓反，非本字，誤用也。正體從頁，作顴。《考聲》云：顴，面上頰骨也，眼下耳前是也。《古今正字》云：顴，䪼也，頩也。從頁雚聲。䪼，音準律反。頩，音逵。皆顴之異名也。』ヲ六

○按尺寸，觀浮沈滑濇，而知病所生。

《大素》『寸』下有『而』字。

案：是切法。

〔楊〕濇，所敕反。不滑也。人之兩手從關至魚九分爲寸也，從關至尺一寸爲尺也，尺寸終始一寸九分爲尺寸也。凡按脈也者，按寸口得五藏六府十二經脈之氣以知善惡，又按尺部得知善惡，依此大經竟無關部。關者尺寸分處，關自無地。依秦越人寸口爲陽，得地九分，尺部爲陰，得地一寸，尺寸終始一寸九分，亦無關地。華他云：尺寸關三部各有一寸，三部之地合有三寸。未知此言何所依據。王叔和、皇甫謐等各説不同，並有關地，既無依據，不可行用，但關部不得言無。然是尺寸處自無其地，脾脈在中，有病寄見尺寸兩間，至下脈經之中，具定是非也。按脈之道，先別陰陽清濁，知部分，以次察聲色，知病所苦所在，始按尺寸，觀浮沉等四時之脈，以識病源也。

案：浮沈滑濇者，表裏實虛，凡脈萬狀以之言悉矣。以上四『知』字，互文見意。

案：王氷之讀並注，非是。今據楊注爲定。

寸關尺諸説紛紛不一定，必竟皆一義，無不同，只其論別分寸，有不同耳。其説如左。

尺一（無名指下）　關（中指下）　寸（食指下）

八分　三分　八分　華佗

一寸	上下各假三分	九分	紀天錫引朱肱
一寸	無地	九分	楊上善
三分	三分	三分	皇甫謐
六分	六分	六分	同上。紀天錫引
一寸	一寸	一寸	楊上善引華佗

案：楊上善引華佗説云『未知此何所依據』，此説非是。竊謂華氏所云『三寸』，即謂楊上善所云『一寸九分』也。周尺三寸，正當今下三指之地。據此，則諸説雖異，皆是同理。蓋以氣口地成一寸九分者，同身寸之計也。成三寸者，周時尺竹之計，即與《經脈別論》言全合。

（眉）《弘決輔行紀》第八曰：『略明候法者，從魚至貫，名爲尺澤，即大母指後大横文前，名之爲魚。大横文後，名之爲貫。貫後三寸，名爲寸口。尺後寸前，名爲關陽。』《弘決外典抄》載此文，且注解曰：『《脈經要訣》云：三部脈者，謂寸爲上部近掌也。關爲中部，尺爲下部。三部脈，一部輒相去一寸，合共成三寸也。』

（眉）案：此曰『按尺寸』云云，《經脈別》曰『氣口成寸，以決死生』，《玉機真藏》『五藏各以其時，自爲而至於手太陰也』，以上三處，皆如今日唯以手三部，不用他八候之法，自上古相並驅，各傳來也。

圖（眉）詳定周尺三寸如此。

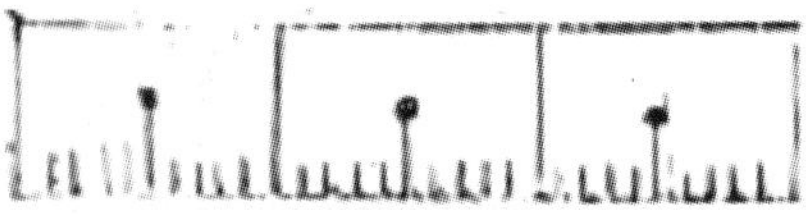

（眉）《經脈別論》王注曰：『三世脈法，皆以三寸爲寸關尺之分。』案：斥周尺之言。

（眉）今醫人診脈下三指，指間少隔空，正當周三寸。蓋古人亦如今人診樣耳。

○以治無過，以診則不失矣。

〔楊〕此以診候知病源已，然後命諸鍼艾湯藥等法療諸病者，必有祛疾服靈之福，定無夭年損傷之罪，以其善診則無失也。

案：王注以『以治』屬上句，今據楊注改之，王冰句解誤。

○故曰：病之始起也，可刺而已，

〔楊〕以其善診病之始生，即小鍼消息去之，不用毒藥者，此則其微易散者也。

○其盛可待衰而已。

《大素》『衰而已』作『而衰也』。

〔楊〕病盛不可療者，如堂堂之陣不可即擊，待其衰時，然後療者，易得去之，如瘧病等也。

（眉）《瘧論》『良工，必須其自衰乃刺之』。

○故因其輕而揚之，

〔楊〕謂風痺等，因其輕動，道引微鍼，揚而散之。

《大素》『故』下有『曰』字。

（眉）以下三句，先注多爲湯藥治之義，大誤。今從楊注也。而敷衍之，則亦應藥治也。

○因其重而減之，

案：輕重者，病也。揚減者，鍼之汗吐下温清補也。

〔楊〕謂濕痺等，因其沉重，燔鍼按熨，漸減損也。

○因其衰而彰之。

案：彰，楊注爲大寫見血之義，可從。王注爲真氣旺血色彰，未允。凡治皆爾，奚特因病衰時而已哉。

衰者，病勢衰之義，與前句『衰』字同義。

又案：王注全是與。

〔楊〕謂癲狂等，取其衰時，彰寫去之也。

○形不足者，温之以氣。

案：身之陰虚寒，補之以物品之陽熱。

〔楊〕謂寒瘦小氣之徒，補其陽氣也之。

案：王注以氣爲衛氣，非是。謂凡食藥二物，多氣者温形，多味者補精。前文所云『精食氣，形食味』

者，謂其常也。無形之精常食氣，有形之血常食味，是也。此所説自異，而謂其變也。血虚者，氣入温表陽，則血亦隨實。氣虚者，味入補裏陰，則氣亦隨實。必竟氣味相須，血氣相生，無有分別。然至論其理，則不得不分別言之也。張介賓説爲是。

（眉）以下二句，説藥食品物氣味，與本篇首節一意。蓋補篇首氣味一段之餘。

○精不足者，補之以味。

案：身之陽虚熱，補之以物品之陰寒。

〔楊〕五藏精液少者，以藥以食五種滋味而補養之。

〔張〕此正言彰之之法，而在於藥食之氣味也。以形精言，則形爲陽，精爲陰。以氣味言，則氣爲陽，味爲陰。陽者衛外而爲固也，陰者藏精而起亟也。故形不足者，陽之衰也，非氣不足以達表而温之。精不足者，陰之衰也，非味不足以實中而補之。陽性煖，故曰温。陰性靜，故曰補。愚按：本論有云，味歸形，形食味，氣歸精，精食氣，而此曰形不足者，温之以氣，精不足者，補之以味，義似相反，不知形以精而成，精以氣而化，氣以味而生，味以氣而行。故以陰陽言，則形與氣皆陽也，故可以温，味與精皆陰也，故可以補。以清濁言，則味與形皆濁也，故味歸形，氣與精皆清也，故氣歸精。然則氣不能外乎味，味亦不能外乎氣，雖氣味有陰陽清濁之分，而實則相須爲用者也。

○其高者因而越之，

案：上焦表外之病，以鍼汗吐之也。鍼則汗吐起也。『因』字字眼。

〔楊〕風熱實於頭胸，因寫越之。

〔馬〕謂吐之使上越也。

〔張〕越，發揚也。謂升散之，吐湧之，可以治其上之表裏也。
《靈·五邪篇》曰：『邪在肺則病云云。取之缺盆中以越之。』
（眉）以下三句，又説鍼治，古來爲唯説藥治之義，非，而轉之則應藥治耳。
○**其下者引而竭之，**
案：下焦足脚水腫尿閉等，以鍼消導之也，用鍼則尿利也。引者，引之於遠也。竭者，竭盡其病也。
〔楊〕寒濕實於腰足，引寫竭之。
〔張〕竭，祛除也。謂滌蕩之疏利之，可以治其下之前後也。
○**中滿者寫之於内，**
案：中焦心腹滿實者，皆以鍼寫下之也。用鍼則大便下利通出也。
〔楊〕氣脹腸胃之中，可以寫之。
案：王注以内爲腹内，可從。腹内者，謂腸胃外下焦水血氣所壅閉之處。楊注非。説見於《傷寒攷注》當歸四逆下。廿七卷廿六ノ六
〔張〕『中滿』二字，最宜詳察。即痞滿大實堅之謂，故當寫之於内。若外見浮腫而脹，不在内者，非中滿也，妄行攻寫，必至爲害。此節之要，最在一『中』字。
○**其有邪者，漬形以爲汗。**
《大素》『漬形』作『清』一字。
（眉）此一句，説洗浴發汗法。仲景書云洗、云渫、云灌，皆此之漬法也，熏蒸，亦此之類耳。要之肌表之治也。

〔張〕邪在肌表，故當漬形以爲汗。漬，浸也。言令其汗出如漬也。如許胤宗用黄芪防風湯數十斛，置於床下，以蒸汗，張苗燒地加桃葉於上，以蒸汗，或用藥煎湯浴洗之，皆漬形之法也。

案：邪深入肌肉，不漬形則不爲汗之理也。宜與後文併看。

《五常政大論》『西北之氣，散而寒之』，王注：『散，謂温浴使中外條達。』

又『氣寒氣涼，治以寒涼，行水漬之』，王注：『行水漬之，是湯浸漬也。』

《病源候論》傷寒候『夫傷寒者，起自風寒，入於腠理，與精氣交爭。榮衛否隔，周行不通，一日至二日，氣在孔竅皮膚之間，故病者頭痛惡寒，腰背強重。此邪氣在表，洗浴發汗即愈』。

案：《病源》所云『洗浴發汗』者，本篇所云『漬形爲汗』是也。

皇國古昔傳用此法，名曰『由由天』，見《榮花物語》及《狹衣》，詳具《蘭軒遺藁》中，今録其略於左。

《榮花物語·月宴》卷云：『九條殿奈也末之宇於保左禮天。御加勢奈止以比天。於保牟由由天奈止之天。九寸里幾古之女志天。寸久左世給不保止仁。云云。』

又《玉村菊》卷云：『大將殿日古呂御古古知奈也末之久於保左留。御風奈止仁也止天。御由由天世左世給保遠幾古之女之。云云。』

《狹衣》：『雪也介仁女之毛波禮天。奈也末之宇。於保左流連波。由天都久呂比奈止之天。云云。』

《外臺祕要》卷三：『許仁則論：陰陽傷寒者，則毒氣傷陰陽氣也。云云。宜先合煮桃柳等三物湯浴之。方　桃枝細切五斗　柳葉細切五斗　酢漿水一斗　右藥先以水一石，煮桃柳枝葉二物，取七斗汁去滓。内醋漿水攪，帶熱以浴，浴訖拭身體，令乾以粉摩之，勿觸風，則於密處刺頭眼後兩邊及舌下，血斷以鹽末厭刺處，則入被臥。』

《聖惠方》治時氣二日，頭痛壯熱，水解散，方後云：『未服藥，先以熱湯淋浴，後便服此藥，衣蓋取汗。』

又治時氣二日，壯熱增寒，頭疼腰脊強，重柴胡散，方後：『以熱水淋浴，然後服此藥，衣覆取汗。』

《神巧萬全方》云『先用暖水淋浴，後服皂莢燒末，薑汁密相和，須臾汗出愈』。《醫方類聚》引。

〇**其在皮者，汗而發之。**

案：云『在皮』者，受前文『有邪者』而言，『汗而發之』者，謂溫覆取微汗也。

案：是輕病，以鍼發汗法。

〔楊〕清，冷也。耶，腸胃寒熱病氣也。或入藏府，或在皮毛，皆用鍼藥以調汗而出之也。

〔張〕前言有邪者，兼經絡而言，言其深也。此言在皮者，言其淺也。均爲表證，故皆宜汗。

〔眉〕以下三句，又説鍼治，若運用則亦應於藥治也。先注直以此等句爲藥治之義者，誤。

〇**其慓悍者，按而收之。**

《大素》『收』作『投』。

案：是以鍼補刺之法。

〔楊〕慓，芳照反。急疾也。悍，胡旦反。禁其氣急不散，以手按取，然後投鍼也。

案：慓悍者，其人陽弱，欲脱之證。

案：慓悍者，謂本氣之疾利也。按、收並是鍼法，蓋謂鍼後指按，令氣不散也。楊注以爲鍼法，可從。

〇**其實者，散而寫之。**

案：是以鍼寫刺之法。

〔楊〕諸有實者，皆散寫之。

案：散、寫共是鍼法，楊注可從。

○**審其陰陽，以別柔剛。**

案：陰病用柔治之義。

〔張〕形證有柔剛，脈色有柔剛，氣味尤有柔剛。柔者屬陰，剛者屬陽。知柔剛之化者，知陰陽之妙用矣，故必審而別之。

○**陽病治陰，陰病治陽。**

案：熱病益津，寒病補氣之謂。

〔楊〕夫物柔弱者，陽之徒也，剛強者，陰之徒也。陰經受耶，流入陽經爲病，是爲陰經爲本，陽經爲標，療其本者，療於陰經，即陽病療陰也。陽經受耶，準陰療陽也，即陰病療陽也。又陰陽二經，陰經若實，陽經必虚，陽經若實，陰經定虚。故陽虚病者，宜寫陰，陰實病者，宜補陽也。

○**定其血氣，各守其鄉。**

案：斷定病屬氣屬血，屬陽屬陰之別，守治其經穴府俞也。鄉亦里邑之謂，即斥穴處也。

〔張〕病之或在血分，或在氣分，當各察其處，而不可亂也。

○**血實宜決之，氣虚宜掣引之。**

《大素》『掣』作『掣』。

〔楊〕須定所病在氣在血，各守血氣病之别鄉，寫乃用鍼刺去實血，補乃用鍼引氣引皮補已。縱皮閉門，使氣不洩。掣，死曳反。引也。

案：《甲乙》亦『犎』作『掣』。考『犎』即『掣』之訛字，非別自有『犎』字從牛者也。傳寫之人手誤作牛耳，王氷之舊，蓋非從牛也。

案：決者，刺絡也，王注是矣。犎引者，工人以手掣引病人皮肉也，是爲闔掩其鍼竅也，詳見《離合真邪論》。蓋決法開鍼穴，故爲寫法，掣引法閉鍼穴，故爲補法。

（眉）以上第五章止。

庚申四月十五日寫了　立之若囪

第五補

氣味辛甘發散爲陽ヲ五

《至真要大論》『帝曰：五味陰陽之用何如？岐伯曰：辛甘發散爲陽，酸苦涌泄爲陰，鹹味涌泄爲陰，淡味滲泄爲陽。六者或收或散，或緩或急，或燥或潤，或耎或堅。以所利而行之，調其氣使其平也』。

見微得過ヲ廿五

案：謂見病之淺微者，而得治療過之也。王注所云『深明故也』，蓋亦此理。諸注家多以爲過失之義，恐非是。

肝在變動爲握，心爲憂，脾爲噦，肺爲欬，腎爲慄。

《金匱真言》『肝，其病發驚駭，是以知病之在筋也』。《五常政論》『其藏肝，其病支廢癰腫瘡瘍』。《管子·入國篇》『凡國都皆有掌養疾，聾盲、喑啞、跛躄、偏枯、握遞』注：『遞，著也。謂兩手相拱著而不申者，謂之握遞。』《史·司馬相如傳》《索隱》引孔文祥『握齪，局促也』，《漢書》作『握躖』，注：『握齀，局陋也』，又《酈生陸賈傳》《集解》引應劭：『握齱，急促之貌』。此王注『握，所以牽就也』。案：『就』即『蹴』之古字。《論語·鄉黨》『足蹜蹜如有循』。皇疏：『蹜蹜，猶蹴蹴也。』《文選·羽獵賦》注：『蹵蹵古字通。』《詩·江有汜》《箋》《釋文》『蹵本亦作蹴』。《禮·曲禮》『足蹵』。《釋文》『本又作足蹴』。《廣韻》：『蹴』『蹵』同音。蹴之爲就，猶蹵之作戚也。

案：握即手脚掔曲牽屈之症，即今肝症，治宜抑肝舒筋也。要之，大凡口眼背腹之攣急斜咼，亦是握耳。《靈·終始》曰：『手屈而不伸者，其病在筋。』

案：『憂』即『嚘』。《玉篇》『嚘，於求切。老子曰：終日號而不嚘。嚘，氣逆也』。《廣韻》十八尤『欭嚘，歎也。歞，氣逆』。《老子》『終日號而不嗄』，《釋文》『一邁反，氣逆也。又於介反，而聲不嗄，當作噫』，林希逸曰『嗄，氣逆也』。（約之案：從口夏聲也。）《大玄經》夷『柔嬰兒於號，三日不嗄』，范注：『嗄，憂慕之聲也』。《釋文》『憂作嚘』曰『音憂，歎也』，又『嗄，所嫁切』。《説文》『欭，嚘也』『嚘，語未定皃』，段玉裁曰：『欭嚘爲雙聲。《王風》「中心如噎」傳曰：噎憂不能息也。噎憂即欭嚘之假借字。《鄭風》傳曰：不能息，憂不能息也。憂亦即嚘字。皆謂氣窒塞不利。』《真本玉篇》『歞，於牛反。《老子》終日於（疑作號）而不歞。野王案：歞，氣逆也。今並爲嚘字』，又曰『欭，於利反。《説文》嚘也。《聲類》不平也。野王案：嚘，氣逆也』。《方言》卷一『謾臺脅閱，懼也。宋衛之間，凡怒而噎噫，謂之脅閱』，郭注：『噎噫，謂憂也。』『噫，央媚反。』『央媚反』與欭音『於利反』同音也，郭注『憂』字亦即『嚘』字耳。《病源》卷一·風癔候『其狀奄忽不知人，喉裏噫噫然有聲，舌強不能言』。《集韻》十八·尤『嚘，通作歞』，又曰『欭歞，嘅也。一曰氣逆。《老子》終日號而不歞』。可知『憂』爲古字，『嚘』『歞』爲今字，『嗄』亦爲今字，並共同音，於牛反，或讀爲噫，音亦同。陸玄朗所言是也。而並噫之或係。要之，噎窒亦噫之同類，而共係胸中痰飲之事，故以爲心病。至噦則非必係淡飲，故不得爲心病也，是真胃脾之事也。《宣明五氣》及《靈・九鍼論》並曰『心爲噫』。《脈解篇》曰『所謂上走心爲噫者，陰盛而上走於陽明，陽明絡屬心，故曰上走心爲噫也』。《痺論》曰『心痺者，脈不通，煩則心下鼓，暴上氣而喘，嗌乾善噫，厥氣上則恐』。《刺禁論》『刺中心一日死，其動爲噫』。王注：『心在氣爲噫。』劉桂山曰：『握、噦、欬、慄，皆屬病，憂乃爲志，宜不曰變動，必是字誤，而文無可考，姑存俟後考』。是説未知憂之爲噫名故耳。王注此文曰『憂可以成務』。成務者，動作身體之謂，水食畜内，藏氣鬱滯，故發噫泄之。若動作則畜物舒散，故其噫逆止可知。此王注以憂爲噫也，必矣。又案：『於介反』之嗄，與『所嫁反』之嗄，原自別字。又中風『癔』字，或作『懿』，作『噎』，作『噫』，並與『欭』同音也。又《説文》口部所言『嗄，語未定皃』，與嗄欭義自別。或曰『憂，即嗳訛。俗噫字作嗳也』，此説未是。又案：《千金》卷十七肺勞第三半夏湯章曰『心腹冷，氣逆遊氣，胸脅氣滿，憂氣往來嘔逆』，此『憂』字亦噫義耳。《詩・桑柔》『如彼遡風，亦孔之僾』，《傳》『僾，唈也』，《釋文》『音愛』。日本後藤氏以僾訓噎。

又案：《刺禁篇》五二云『刺中心一日死，其動爲噫』，亦心之變動爲噫之明徵矣。

又《説文》『歖，咽中息不利也』，鉉音『烏八切』，亦『噎』之一名耳。又《莊子・大宗師》《釋文》『哇崔，一音於佳反，結也。言咽喉之氣結礙不通也』，亦是噫噎之或偁。又《庚桑楚篇》『兒子終日嗥而嗌不嗄，和之至也』，《釋文》『嗄，於邁反。本又作嚘。徐音憂』。《大玄》疑『貞厲嚘鳴』注：『嚘，鳴歎也。』《集韻》引《蒼頡》：『嚘，歂也』。

案：『慄』出《靈・口問篇》。

肝在志爲怒，心爲喜，脾爲思，肺爲憂，腎爲恐。

《宣明五氣》及《靈・九鍼論》並曰『五并精氣，并肝則憂，并心則喜，并肺則悲，并腎則恐，并脾則畏』。《五運大論》『肝其志爲怒，心爲喜，脾爲思，肺爲憂，腎爲恐』。

案：怒者必有憂，憂者必有怒氣，是一理也。畏者必有思念，思念者必有畏懼，故是亦一理也。憂者必爲悲，悲者必爲憂，故亦是一理也。

又案：本篇上文曰『人有五藏化五氣，以生喜怒悲憂恐』，是思亦與悲一理，思者必有悲，悲者必有思也。《天元紀大論》《新校正》以爲思悲互相成。

《天元紀大論》曰『人有五藏化五氣，以生喜怒思憂恐』，與此同。

《玉機真藏論》曰『憂恐悲喜怒，令不得以其次，故令人有大病矣』，與本篇上文同。

案：悲憂相通。《調經論》王注『悲，一爲憂』誤也。《新校正》云『《甲乙經》及《大素》并全元起注本，並作憂。皇甫士安云：心虛則悲，悲則憂』，可以證也。

《禮記・中庸》曰『喜怒哀樂』。

《靈・本神篇》『心怵惕思慮則傷神，脾愁憂而不解則傷意，肝悲哀動中則傷魂，肺喜樂無極則傷魄，腎盛怒而不止則傷志，恐懼而不解則傷精』。

案：此以相克，伐其藏者，思爲水，憂爲木，哀爲金，喜爲火，怒恐爲土。

陰陽者，天地之道也。ヲ一

《漢書藝文志》五行家三十一家，有『泰一陰陽二十三卷。黄帝陰陽二十五卷。黄帝諸子論陰陽二十五卷。諸王子論陰陽二十五卷。太元陰陽二十六卷。三典陰陽談論二十七卷。陰陽五行時令十九卷』。又云『五行者，五常之形氣也。《書》云：初一曰五行，次二曰羞用五事，言進用五事以順五行也。貌言視聽思，心失而五行之序亂，五星之變作，皆出於律曆之數而分爲一者也。其法亦起五德終始，推其極則無不至，而小數家因此以爲吉凶，而行於世，寖以相亂』。案：《素問》陰陽五行諸論，蓋《漢志》所云『黄帝陰陽』等書之遺言，僅存於此者也。夫人者，受陰陽五行之氣而相生成，所以不可須臾離於此氣也。此氣之過不足爲疾病，此氣之離合爲死生也。後世麤工以陰陽五行爲別論，且謂漢儒之所撰述，恐不然。神農黄帝之學，幸在於方技家，故得免秦火，而《漢志》録之。今之《内經》《本草》二書，即古經之全然傳存，無可疑者也。宜與卷第一篇題下併看。

聲ヲ十二

案：天地造化氣徹入吾身，猶在網籠，在水中，而口鼻最多援吸而納於肺，乃及他藏矣。欲出聲則神上升，吹激肺膜内天氣，故真神與天氣交擊於肺内，作此音聲也，是與笛簫同理。《抱朴子》曰『人在氣中，氣在人中』是也。

壯火少氣オ五

《本草匯》卷五曰：『人之日用燒然屬君火，天之龍雷海火屬相火。相火在天出於龍雷海，在人具於下焦肝腎。相火皆本於地中陰氣，無時妄動，則陰受煎熬，而爲病死之漸。聽命道心而主靜，則陰得養而爲之運，故諸病多屬相火。』

陽生陰長，陽殺陰藏ウ一

《傷寒直格》曰：藏府經絡配合。

寅三焦手少陽	卯大腸手陽明	辰小腸手太陽	手三陽	府	春
巳包絡手厥陰	午心手少陰	未肺手太陰	手三陰	藏	夏

申膽足少陽　酉胃足陽明　戌旁胱足太陽　足三陽　府　秋
亥肝足厥陰　子腎足少陰　丑脾足太陰　足三陰　藏　冬

又曰：『六氣有餘不足。孟少，仲平，季多也。《内經》以寅申巳亥四孟爲一陰一陽也，子午卯酉四仲爲二陰二陽也，辰戌丑未四季爲三陰三陽也。』

五　生長殺藏ウ一　寒氣熱氣ヲ二　䐜脹ヲ二　反作ウ二　壯火少火ウ四　氣味陰陽ヲ五　風寒暑濕燥熱ヲ七　冬傷於寒ウ九　谿谷ウ十　形能ウ十四　能始ヲ十四　俛仰ヲ十四　七損八益ヲ十五　涕泣俱出ウ十八　八紀五里ウ廿　權衡規矩ヲ廿六　尺寸今三部一件ヲ廿七　漬形爲汗ヲ卅　慓悍ウ卅一

陰陽離合論篇第六

《大素》卷五陰陽合中，本篇全載之。

（眉）案：本篇古文錯雜難讀，其來之久，可思。

○黄帝問曰：余聞天爲陽，地爲陰，日爲陽，月爲陰。大小月三百六十日，成一歲，人亦應之。

《大素》無『問』字，無『大小月』三字，『十』下有『五』字。似是。斥太陽年，與《堯典》同。今有『大小月』言，則太陰年也。

○今三陰三陽，不應陰陽，其故何也。

《大素》『今』下有『聞』字。

《至真要論》『帝曰：願聞陰陽之三也，何謂？岐伯曰云云』。

〔楊〕三陰三陽之數各三，不應天地日月陰陽二數，何也？黄帝非不知之，欲自聞廣演陰陽變化無窮之數也。

案：不應者，不合也。即曰明、曰厥是不合之處。

案：天大陽，人真氣應之。地大陰，人形質應之。日小陽，人陽氣應之。月小陰，人血水應之。故少之而大小二陰陽，與人相應。多之則三百有餘骨穴，亦應陰陽。今三陰三陽奇數，故疑其不應。

○岐伯對曰：陰陽者，數之可十，推之可百，數之可千，推之可萬。萬之大不可勝數，然其要一也。

《大素》『推之可百，數之可千』作『離之可百，散之可千』，『萬』作『万』，『勝數』下有『也』字。

〔楊〕言陰陽之□（或作『理』），大而無外，細入無間，豪末之形，並陰陽雕刻，故其數者不可勝數也。故陰中有陰，陽中有陽，陽中有陰，陰中有陽，然則混成同爲一氣，則要一也。

（眉）案：物雖多，合之爲一，雖少，離之爲兩，各以侌昜之理也，故曰其要一也。

（眉）《五運行論》首『少陰、太陰、少陽、陽明、太陽、厥陰，不合陰陽，其故何也。岐伯曰：是明道也。此天地之陰陽也。夫數之可數者，人中之陰陽也。夫陰陽者，數之可十，推之可百，數之可千，推之可萬。天地陰陽者，不以數推，以象之謂也』。

《六元正紀論》曰：『數之可數者，請遂言之。』

（眉）《靈・陰陽系日月篇》『且夫陰陽者，有名而無形，故數之可十，離之可百，散之可千，推之可萬，此之謂也』。

○天覆地載，萬物方生。

《大素》『生』下有『也』字。

〔楊〕二儀合氣也。

案：方，正也。出《診要經終論》注，《三部九候論》注，《瘧論》注，《廣雅・釋詁一》，又《素・八正神明》注也。

又《廣雅・釋詁一》『方，大也』，又『方，常也』『方，道也』，皆常詁，並此方生之義。

○未出地者，命曰陰處，名曰陰中之陰。

〔楊〕辨陰陽，所□（或作『謂』）雄雌者也。□（或作『人』）之與物，未生以前，合在陰中，則未出地也。未生爲陰，在陰之中，故爲陰中之陰之也。

鳥獸蟲魚，凡未生出者，亦是未出地之義也。

（眉）此以下五句，『曰陰中之陰，曰陰中之陽』者，但説萬物方生之義，故固不得有陽中之陰陽之言。蓋萬物皆陰，其造萬物之氣，唯陽也。故下文曰『陽予之正，陰爲之主』也。

○則出地者，命曰陰中之陽。

〔楊〕所生已生曰陽，初生未離於□（或作『地』），故曰陰中之陽也。

○陽予之正，陰爲之主。

案：人物懷胎，亦此之理。《陰陽應象》曰『陰陽者，萬物之綱紀』，王注：『滋生之用也，陽與之正氣以生，陰爲之主。持以立，故爲萬物之綱紀也。』《陰陽離合論》曰『陽與之正，陰爲之主』，則謂此也。

〔楊〕陽氣以爲人物生正，陰氣以爲人物養主也。

○故生因春，長因夏，收因秋，藏因冬，失常則天地四塞。

案：四塞，謂四方風氣不通也。言春不東風，夏不南風，則時氣閉塞也。

〔楊〕一氣離爲陰陽，以作生養之本，復分四時，遂爲生長收藏之用。終而復始，如環無端，謂之常也。若失其常，四時之施，壅塞不行也。

《氣交變大論》『失常則天地四塞矣』王注云云，與此同。《至真要論》『是謂四塞』王注同焉。
（眉）案：『四』字義輕，只如謂天地間一般塞也。
（眉）《脈要》曰『春不沈，夏不弦，冬不濇，秋不數，是謂四塞』，王注：『天地四時之氣，閉塞而無所運行也。』右出《至真要論》。

〇**陰陽之變，其在人者，亦數之可數。**

《大素》『可數』作『可散也』三字。
〔楊〕散，分也。陰陽之變，□（疑作偏）通内外，外物既爾，内身之變，亦可分爲衆，□（或作『不』）可勝數也。
（眉）《五運行大論》『夫數之可數者，人中之陰陽也。然所合，數之可得者也』。

〇**帝曰：願聞三陰三陽之離合也。**

《大素》『帝』上有『黄』字，無『之』字。
〔楊〕别爲三陰三陽，推之可萬，故爲離也。唯一陰一陽，故爲合也。
案：離之爲三陰三陽，合之爲一陰一陽也。

〇**岐伯曰：聖人南面而立，**

案：天下民亦從聖教而南面，不特聖人爲爾也。蓋人以腹舍抱天陽，以背陽當天舍也。
又案：家相地相家，皆以南面爲善。
〔楊〕古者，聖人欲法天地人三才形象，處於明堂，南面而立，以取法焉也。

〇**前曰廣明，後曰太衝。太衝之地，名曰少陰。**

〔楊〕聖人中身以上，陽明爲表，在前故曰廣明，太陰爲裏在後，故廣明下名曰太陰。衝脈在太陰之下，故稱後曰太衝。太衝脈下次有少陰，故曰少陰，爲地，以腎最居下故也。

案：以下三陰三陽一節，與《靈·根結篇》大同小異。

案：下文『名曰少陰』，王氷注曰：『藏位及經脈之次也。』此言千金千金可拜可拜。

（眉）案：以下舉足六經，不舉手六經，古文簡略，令人隅反也。

（眉）下文曰『中身而上，名曰廣明』，可知廣明，胸中鬲上之地之名。太衝者，經絡二大幹分岐之地，即腰部之名也。『前』字包『上』義，『後』字包『下』義。腰部，腎地，腎一名少陰，即足少陰也。

○少陰之上，名曰太陽。

案：上猶前也。太陽者，足太陽旁光。旁光府在腎藏之前，而腎居旁光之背也。《靈·衛氣第五十二》曰『足少陰之本，在内踝下上三寸中』，是斥湧泉穴，上猶前也，可證。

〔楊〕太陽即足太陽，是腎之府膀胱脈也。藏陰在内，府陽居外，故爲上者也。

○太陽根起於至陰，結於命門，

《大素》無『起』字。

《靈·衛氣篇》『足太陽之本，在跟以上五寸中，標在兩絡命門，命門者目也』。

〔楊〕至陰，是腎少陰脈也。是陰之極，陽生之處，故曰至陰。太陽接至陰而起，故曰根於至陰。上行胳項，聚於目也。結，聚也。

案：經脈所起始，故謂之根，又謂之本。經脈所終盡，故謂之結，又謂之標，與督脈所經脊呂命門穴自别。

案：至陰，乃旁光經穴，在足小指外側。

案：上爲陽，下爲陰。下陰之極末，故名之至陰穴也。但《靈·衛氣篇》不以起於至陰，反爲起跟以上五寸中，乃今跗陽穴是也，在外踝上三寸。

（眉）《靈·根結篇》『太陽根於至陰，結於命門。命門者，目也』。

（眉）案：本篇下文但舉根起，不言結末處。蓋舉一於此而省下也。其詳見《靈·根結》及《衛氣篇》之意。其曰命門者，指睛明、攢竹二穴。命、明古通，門通穴也，乃知明穴之義。

○**名曰陰中之陽。**

案：上『陰』字，足陰之義。下『陽』字，陽經之義，六府之義。足爲陰，手爲陽，故言爾。與《金匱真言》『背爲陽，腹爲陰』之義固自别矣。

〔楊〕少陰水中而有此陽氣，故曰陰中之陽也。

○**中身而上，名曰廣明。廣明之下，名曰太陰。**

〔楊〕身中表之上，名曰廣明。脾藏足太陰脈，從足至舌下。太陰脈在廣明裏，故爲下也。廣明爲表，故爲上也。

案：廣明，匈一名，見於前句。匈鬲之下，脾居焉。太陰者，足太陰脾也。

○**太陰之前，名曰陽明，陽明根起於厲兌，**

《大素》『兌』作『充』，下有『結於顙大』四字。『大』字蟲蝕未詳，恐是『上』訛，楊注作『顙上』，故知然也。

案：脾在後，胃在前，故云也。陽明，足陽明胃一名也。厲兌，足大指次指之端。

〔楊〕陽明脾府之脈，在太陰表前，從足指厲兌上行，聚於頞上額顱。頞，額也，蘇蕩反。

（眉）《靈・根結》曰：『陽明根於厲兌，結於顙大。顙大者，鉗耳也。』又《衛氣》曰：『足陽明之本，在厲兌。標在人迎，頰挾頏顙也。』

（眉）宋人《千金例》曰：『凡卷中用字，文多假借，銳字作兌』。

（眉）案：兌即銳古字，大凡穴名身名等用之，皆與銳同字，兌端、兌骨，皆爾。《廣雅・釋詁四》『鑯，銳也』，王念孫《疏證》曰『銳兌古通用』。

案：《史》《漢・天文》卷中云『末兌』『兩頭兌』注言可參。

（眉）『銳髮』作『兌髮』，見《醫心》卷二頭穴和扇下。

《難經・十五難》『脈來上大下兌』。

《難經・十五難》『上大下兌』，呂注、丁注『兌』字多有。

（眉）案：今觀經穴圖，足陽明經盡於目下承泣，而其餘末再升顙而散耳邊，故言歟。《繆刺論》『少陰銳骨』，《大素》卷十作『兌骨』。

（眉）案：厲，利也，見《國策・秦策》注。又《史記・陳杞世家》《索隱》：『厲、利聲相近。』蓋指頭銳利之處，故謂之厲兌。

（眉）《老子・五十二章》『塞其兌，開其兌』，《釋文》：『河上，兌作銳。』《外臺》卷一崔氏方篇曰『外用生薑兌』，細注曰：『讀作銳，下同。』

（眉）《莊子・馬蹄》《釋文》引李注：『銳上方下曰珪。』《白虎通・瑞贄》篇云：『珪者兌上。』

○名曰陰中之陽。

（眉）案：上『陰』字，足陰之義。下『陽』字，陽經之義，六府之義。

〔楊〕人腹爲陰，陽明從太陰而起，行於腹陰。上至於額，故爲陰中陽。

○厥陰之表，名曰少陽。少陽根起於竅陰，名曰陰中之少陽。

《大素》『竅陰』下有『結於窻龍』四字。

案：足厥陰肝，足少陽膽也。膽爲肝府，故謂之表。表，陽也。

《靈・根結》曰：『少陽根於竅陰，結於窻籠。窻籠者，耳中也。』

〔楊〕厥陰之脈，起於足大指藂毛之上，循陰股，上注於肺，陰藏行内也。少陽肝府之脈，起足竅陰，上聚於耳，爲表陽府也。以少陽屬木，故爲陰中之少陽也。

《靈・衛氣》曰：『足少陽之本，在竅陰之間，標在窻籠之前。窻籠者，耳也。』

（眉）案：上『陰』字，足陰之義。下『少陽』字，此膽者，府而似藏者之義，故云少陽也。三焦亦同名義於手經云。

○是故三陽之離合也，太陽爲開，陽明爲闔，少陽爲樞。

《大素》『開』字，據注則原作『閞』，偶誤爲『開』歟。

《荀子・臣道》『時關内之』注：『關當爲開。』

《日本紀》首曰『火瓊瓊杵尊闢天開披雲路』，旁訓『アマノイハクラ』，知『閞』即『關』訛。

《靈・根結》曰：『太陽爲開，陽明爲闔，少陽爲樞。』

〔楊〕三陽離合爲開、闔、樞，以營於身也。夫爲門者，其有三義。一者門閞，主禁者也。膀胱，足太陽脈，主禁津液及於毛孔，故爲閞也。二者門闔，謂是門扉，主開閉也。胃足陽明脈，令真氣止息。復無留滯，故名爲闔也。三者門樞，主轉動者也。膽足少陽脈，主筋，綱維諸骨，令其轉動，故爲樞也。

案：開闔，《新校正》引《九墟》《甲乙》作『關闔』，《大素》同，汪機《讀素問抄》亦同，蓋作『關』似是。

〔汪〕言太陽居表，在於人身如門之關，使榮衛流於外者周。陽明居裏，在於人身如門之闔，使榮衛守於内者固。少陽居中，在於人身如門之樞，轉動由之，使榮衛出入内外也常。三經干係如此。

（眉）開，門柱梁也。闔，扇扉也。樞，機轉也。可知樞在中間位之名。

《莊子·人間世》《釋文》引崔注：『開，門中也。』今尋門中開之形質，則以柱梁爲體之理。

案：『開闔』二字，亦散見諸書，今録於左。

《生氣通天論》云『開闔不得，寒氣從之』，王注：『開，謂皮腠發泄。闔，謂玄府閉封。』

《老子》第十章云『天門開闔』，河上公注『天門謂北極紫宫，開闔謂終始五際也。天門謂鼻孔，開謂喘息，闔謂呼吸』，王弼注『天門謂天下之所由從也，開闔治亂之際也，或開或闔，經通於天下，故曰天門開闔也』。《孫子·九地》十一『敵人開闔，必亟入之』，魏武注『敵有間隙，當急入之也。』蓋太陽經足旁光在背上部爲開，足陽明經胃起於足，至小腹爲闔，足少陽經膽起於足，遶腰爲樞。樞者，在中央，爲開闔之節者也。三陽經皆生於肝腎脾，陰藏，故曰陰中之陽也。

（眉）案：言開闔樞則離也，但言陽而止則合也。

（眉）《慧音》卷十六ウ四『關，古頑反。鄭注《周禮》云：關者，界上之門也。《説文》以木横持門戶也。《廣雅》：關，塞也』。又十九ヲ十《大方等大集菩薩念佛三昧經》第一卷：『樞闔，上，觸朱反。郭注《爾雅》謂門户扉樞也。又謂門持樞者，以爲固也。《説文》户樞也。下，含臘反。《爾雅》云：闔，謂之扉。即門扇也。鄭注《周禮》云：用木曰闔，用竹曰扇。《説文》闔猶閉也。』

（眉）《五行大義》卷一引《詩緯推度災》云：『春則開也，冬則闔也。』ヲ九

○三經者，不得相失也。搏而勿浮，命曰一陽。

〔楊〕唯有太陽開者，則真氣行止留滯，骨摇動也。唯有陽明闔者，則肉節敗，骨動摇也。唯有少陽樞者，則真氣行止留滯，肉節内敗也。相得各守所司，同爲一陽之道也。摶，相得也。傅，失所守也。

《大素》無『也』字，『浮』作『傅』，『搏』作『摶』。

（眉）言右三陽經脈管總動處，無浮泛之脈見，則爲三經混一，無相失背違離可悦也。搏者，脈動之義。『勿浮』之言及『一』字並可玩。

○帝曰：願聞三陰。岐伯曰：外者爲陽，内者爲陰。然則中爲陰，其衝在下，名曰太陰。太陰根起於隱白，名曰陰中之陰。

《大素》無『帝曰』二字，『在下』下有『者』字，『白』下有『結於太倉』四字。

案：『外』謂六府也，『内』謂六藏也。『中爲陰』者，言六藏而居人身之正中者，爲陰之義，即斥脾藏也。『太陰』者，足太陰脾一名也。『衝』即上文『太衝』之略名，即經脈二幹各相分歧之處，正在脾之下也。衝、衝脈、太衝，並同物，非丹田之氣衝、氣衝也。

〔楊〕衝在太陰之下，少陰脈上。足太陰脈，從隱白而出聚於太倉上，至舌本，是脾陰之脈行於腹陰，故曰陰中之陰也。

《靈·根結》曰：『太陰根於隱白，結於太倉。』

《靈·衛氣》曰：『足太陰之本，在中封前上四寸之中，標在背腧與舌本也。』

案：中封前上四寸之中，斥三陰交穴，以是爲根起也。

〔張〕其衝在下，名曰太陰，以太陰居衝脈之上也。上文曰廣明之下名曰太陰，廣明以心爲言，衝脈並腎爲言。蓋心脾腎三藏，心在南，脾在中，腎在北也。凡此三陽三陰，皆首言衝脈者，以衝爲十二經脈之海，故先及之，以舉其綱領也。

（眉）案：三陽經，手足俱運其外表。三陰經，手足共運其内裏也。

案：陰中之陰者，上『陰』字，足陰之義，下『陰』字，六藏陰經之義。

（眉）案：大倉者，中脘一名。今檢脾經盡大包，而自大包而其餘裔至中脘地全終歟。《四十四難》『太倉下口爲幽門』，其義可見矣。

○**太陰之後，名曰少陰。少陰根起於湧泉，名曰陰中之少陰。**

《大素》『湧泉』下有『結於廉泉』四字，無『陰中之』三字。

案：太陰，足太陰脾。少陰，足少陰腎也。腎居脾後，藏居位爾。

〔楊〕腎脈足少陰，從足小指之下入湧泉，上行聚於廉泉，至於舌本也。

《靈·根結》曰：『少陰根於湧泉，結於廉泉。』

《靈·衛氣》曰：『足少陰之本，在内踝下上三寸中，標在背腧與舌下兩脈也。』

案：内踝下上三寸，亦斥踊泉穴耳。上，猶前也。

〔張〕脾下之後，腎之位也。故太陰之後，名曰少陰。

（眉）案：陰中之少陰者，上『陰』字，足陰之義，足爲陰手爲陽之義，下『少陰』字言腎，雖六藏，反似六府，故云爾。

（眉）案：今檢足少陰盡胸俞府穴，而其餘末再升至結喉，上廉泉而散也歟。

○少陰之前，名曰厥陰，厥陰根起於大敦。

《大素》『大』作『太』，此下有『結於玉英』四字。

案：少陰，足少陰腎；厥陰，足厥陰肝也。肝在腎藏之前，故云爾。

〔楊〕肝脈，足厥陰，在少陰前，起於大指蘗毛之上，入大敦，聚於玉英，上頭與督脈會於顛，注於肺中也。

《靈·根結》曰：『厥陰根於大敦，結於玉英，絡於膻中。』

《靈·衛氣》曰：『足厥陰之本，在行間上五寸所，標在背腧也。』

案：行間上五寸，蓋斥中封穴，以爲根起也。

（眉）案：今檢肝經盡期門，而其餘裔復上升至玉英之地，而全散也歟。玉英，即玉堂一名。

○陰之絶陽，名曰陰之絶陰。

〔楊〕無陽之陰，是陰必絶，故曰陰之絶陰。

〔張〕本篇所言，惟是足經陰陽，而不及手經者何也。觀上文云：天覆地載，萬物方生，未出地者，命曰陰處，名曰陰中之陰。則出地者，名曰陰中之陽。蓋言萬物之氣，皆自地而升也。而人之腰以上爲天，腰以下爲地，言足則通身上下經氣皆盡，而手在其中矣，故不必言手也。然足爲陰，故於三陽也，言陰中之陽，三陰也，言陰中之陰。然則手經亦有離合，其在陽經，當爲陽中之陽，其在陰經，當爲陽中之陰，可類推矣。

案：此張注極覈，若欲知手陽之三陰三陽，當覽《靈·根結篇》及《衛氣篇》云。

〔識〕《靈·繫日月篇》云：『兩陰交盡，故曰厥陰。』厥通作蹶。《漢·食貨志》『天下財産，何得不蹶』，師古注：『蹶，盡竭也。』又《晏氏春秋》云：『陰冰厥陽，冰厚五寸。』並爲王注之左證矣。徐刪『陰之絶陽』四字，似是。案：稿本云，考文例，四字疑衍。

（眉）案：考上文之例，『陰之絶陽』四字，似贅疣，不然也。此厥陰爲陰陽之極盡，故别設如此之諸言。蓋陰之絶末而又移陽首之處，故曰陰之絶陽也。又其下句，考上文例，當曰『陰中之陰』，今反曰『陰之絶陰』者，亦以其絶末極終，故費一『絶』字明示之。即上『陰』字，足之義，下『絶陰』二字，絶末之陰經六藏之義。

○是故三陰之離合也，太陰爲開，厥陰爲闔，少陰爲樞。

足太陰脾經，起於足至兩脇下，爲開。足厥陰肝經，起於足至小腹，爲闔。足少陰腎經，起足心至於胸中，爲樞。

《靈·根結篇》曰：『太陰爲開，厥陰爲闔，少陰爲樞。』

〔楊〕三陽爲外門，三陰爲内門。内門亦有三者，一者門開，主禁者也。脾藏足太陰脈，主禁水穀之氣，輸納於中不失，故爲開也。二者門闔，主門閉者也。肝藏足厥陰脈，主守神氣出入通塞悲樂，故爲闔也。三者門樞，主動轉也。腎藏足少陰脈，主行津液，通諸經脈，故爲樞者也。

案：此楊注可從矣。但『門關主禁云云』非是。言太陰門關，主敷布水穀之精，而通達於肌肉皮表，故曰『太陰爲關』也。蓋在陽經則太陽爲關，在陰經則太陰爲關，其義無二。説詳見《皮部論》六五中。

○三經者，不得相失也。搏而勿沈，名曰一陰。

〔楊〕三陰，經脈也。三陰之脈，搏聚而不偏沉，故得三陰同一用也。

案：陰經脈諸動，則曰勿沈，曰一陰，並與上文陽經同意。

○陰陽䨵䨵，積傳爲一周。

《大素》『䨵䨵積』作『鍾鍾也』。

〔楊〕鍾鍾，行不止住皃。營衛行三陰三陽之氣，相注不已，傳行周旋，一日一夜五十周也。

（眉）約之案：『䨵』不成字，蓋是『鍾』字艸體誤化者，金旁艸書作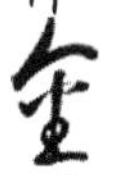，雩作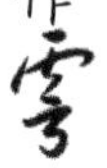，因相訛耳。《説文》『㣫，相迹也』，段曰：『後迹與前迹相繼也。』大凡天行地轉，水下火升，萬物諸氣之運行發出，皆有呼吸息動，是謂之活動。活動，即鍾鍾也。又《説文》『踵，追也。一曰往來皃』。蓋鍾古字，踵、㣫並俗而正。

○氣裏形表，而爲相成也。

《大素》無『爲』字，『成』下有『者』字。

〔楊〕五藏之氣在裏，内營形也，六府之氣在表，外成形者也。

案：『䨵䨵』與『憧憧』同。《外臺》卷十二引《小品》『奔豘湯，上走時，若群豘相逐，憧憧時氣來』。《易·咸九四》『憧憧往來』，《釋文》：『憧憧，昌容反。馬云：行皃。王肅云：往來不絶皃。《廣雅》云：往來也。劉云：意未定也。徐又音童，又音鐘。京作𢞀。《字林》云：𢞀，遲也。丈冢反。』氣裏，謂衛氣生裏。形表，謂營氣行表。形猶云血，血有形者也。氣亦行裏，形亦司表，即天氣下，地氣升，泰通之謂也。故曰爲相成也。

此篇首尾爲一章，專論三陰三陽之離合也。

（眉）本篇但一章止。

庚申四月廿五夜雨中燈下書於速讀書屋南廂華他公

第六補

ヲ八
《說文》『憧，意不定也』。《鹽鐵論・刺復篇》云『心憧憧若涉大川，遭風而未薄』。《易林・咸之坤》云『心惡來怪，衝衝何懼』。

太陽爲開，陽明爲闔，少陽爲樞。ウ四

《靈樞・根結第五》云：『太陽爲開，陽明爲闔，少陽爲樞。故開折則肉節瀆，而暴病起矣。故暴病者，取之太陽，視有餘不足。瀆者，皮肉宛膲而弱也。闔折則氣無所止息，而痿疾起矣。故痿疾者，取之陽明，視有餘不足。無所止息者，真氣稽留，邪氣居之也。樞折，即骨繇而不安於地。故骨繇者，取之少陽，視有餘不足。骨繇者，節緩而不收也。所謂骨繇者，摇故也，當窮其本也。』

太陰爲開，厥陰爲闔，少陰爲樞。ヲ七

《靈樞・根結篇》云：『太陰爲開，厥陰爲闔，少陰爲樞。故開折則倉廩無所輸膈洞，膈洞者，取之太陰，視有餘不足。故開折者，氣不足而生病也。闔折即氣絶而喜悲，悲者取之厥陰，視有餘不足。樞折，則脈有所結而不通，不通者，取之少陰，視有餘不足。有結者皆取之不足。』三ノ十一オ

《靈・根結篇》曰：『折關敗樞開闔而走，陰陽大失，不可復取。』因是則關樞相對待，而非開闔相對則作關可也。或謂『作關則不對闔，故非是』，此言卻非。

（眉）《五藏生成篇》曰『十二俞』，《新校正》云『《大素》俞作關』，而今本《大素》作『開』，宋本《千金》卷廿八中『關』往往作『開』，《干祿字書》『開關，上俗下正』。

（眉）《掌中歷》卷上・國堺歷篇『関門』字作開、関、開、開、關等，此書三善爲康作。

六　開闔ヲ五　⿰雩垂ウ七　兑ウ三

陰陽別論篇第七

《大素》卷三陰陽雜説中載全篇。

（眉）案：示諸陰陽之辨別。

○黄帝問曰：

《大素》作『黄帝問於岐伯曰』。

○人有四經十二從，何謂。岐伯對曰：

《大素》『從』作『順』，無『何謂』以下六字。

〔楊〕四經，謂四時經脈也。十二順，謂六陰爻六陽爻相順者也。

○四經應四時，十二從應十二月，十二月應十二脈。

《大素》『從』作『順』。

〔楊〕肝心肺腎四脈應四時之氣，十二爻應十二月，十二經脈也。

案：四經者，四時經常之動脈狀，即弦鉤毛石是也。十二從者，十二脈之一名，即十二經脈管道也。從之言縱，對絡脈之横而名焉，上曰十二從，下曰十二脈，非二物也。

案：下文『鼓一陽曰鉤』一節，即釋此四經之目。

〔馬〕十二從者，手有三陰三陽，足有三陰三陽，而十二經脈之行，相順而不悖也。

○脈有陰陽，

案：因下文『所謂』二字考之，陰斥五藏真藏之脈，陽斥胃脈。凡脈以胃氣爲本，此陽是也。

〔楊〕十二經脈，六陰六陽。

○**知陽者知陰，知陰者知陽。**

案：當察知凡脈有胃陽加之否，若胃陽不加則只是真陰。

〔楊〕妙知人迎之變，即懸識氣口，於氣口之動，亦達人迎。

案：十二從諸説未明了，宜從馬張二氏説爲十二經也。蓋所云十二從者，與四經同是古言，即謂十二經脈也，以其義未明，發之問，故其答曰『十二從應十二月，十二月應十二脈』，乃辨明十二從即十二脈，而應十二月也。古文往往有如此文例，非複言也。

〔張〕十二從應十二月，手有三陰三陽，足有三陰三陽，以應十二月之氣，而在人則應十二經之脈也。所謂從者，即手之三陰從藏走手等義。

○**凡陽有五，五五二十五陽。**

《大素》『二十』作『廿』。

〔楊〕五藏之脈於五時見，隨一時中即有五脈。五脈見時，皆有胃氣，即陽有五也。五時脈見，即廿五陽數者也。

（眉）案：胃陽加見於五藏脈上，而通見四時四季上，故胃陽有五種之異，故又有二十五種之總狀也。

案：此下當入『凡陰有五，五五二十五陰』十字看，即真藏單陰而胃陽不加入者也。

○**所謂陰者，真藏也。見則爲敗，敗必死也。**

《大素》『也』作『其』，無下『也』字。

〔楊〕於五時中五藏脈見，各無胃氣，唯有真藏獨見，此爲陰也。

○所謂陽者，胃脘之陽也。

《大素》『胃脘之陽也』作『胃胞之陰陽』。

〔楊〕胃胞之中苞裹五穀，其五藏爲粮，此則鍼（或作對）藏陰爲陽，故曰胃胞陰陽者也。

案：此注難解，所云五藏爲粮者，蓋謂五藏皆受胃陽之養，猶人之得粮生育也。『鍼』恐『深』字，同音假借，遂爲訛謬歟。謂五味即爲陰，陰氣深入五藏，發爲陽脈，故曰胃胞陰陽也。

再考『粮』字或是『粻』訛。『粻』即『養』字，尤爲易讀。　五月廿一日燈下

案：《素問》作『胃脘』，《大素》作『胃胞』，王注『一云胃胞之陽，非也』，蓋胃脘與胃胞，其義無二。胃脘者，謂胃氣。胃胞者，謂胃中也。《說文》『脘，胃府也』。此爲今字俗篆，蓋古作『管』，其上口爲上管，中央爲中管，下口爲下管，則作『胃管』爲正。胃管之字別作『脘』，猶輸穴之字別作『腧』，塡張之字作『脹』之例也。

〔眉〕《陰陽類論》『脘下空竅』。

○別於陽者，知病處也。

《大素》『處也』作『之處』。

〔楊〕陽，胃氣也。足陽明脈通於胃，是以妙別陽明胃氣，則諸脈受病所在並知之。

案：識別在胃陽上，則察百病所在之處。

○別於陰者，知死生之期。

案：處、期爲韻。

〔楊〕妙别五藏之脈，即知死生有期。

案：識别在真陰上，則察死乎生乎之日限。

案：二句所以名《陰陽别論》在焉也。

《玉機真藏》第十九亦云『故曰别於陽者，知病從來。别於陰者，知死生之期』。來、期亦韻語。

○三陽在頭，三陰在手，所謂一也。

〔楊〕三陽行胃，人迎之脈在頭。三陰行大陰，寸口之脈在手也。陰陽上下動如引繩，故曰一也。

（眉）案：此十二字别義，似與前後文不屬突出。曰：不然。前後文述脈之胃陽真陰，而其陰陽之見處，主在三部九候。三部九候中之最主處，在寸口人迎，故此述之。三陽即人迎地一名，三陰即寸口地一名，言人迎者足太陽穴，太陽一名三陽也，寸口手太陰脈，太陰一名三陰也。人迎脈在頸，頸亦頭也。『一也』者，人迎寸口無有差異而相同狀。

○别於陽者，知病忌時。

〔楊〕善别胃脈，即和胃氣有無，禁忌在於四時。『知』訛『和』。

案：病忌時，詳見《藏氣法時論》。

（眉）案：陽，胃陽加於五藏脈上者，然則凡曰陽者，常脈之病脈也。曰陰者，死脈也。

○别於陰者，知死生之期。

案：時、期爲韻。

〔楊〕善别手太陰脈，即知真藏脈之有無死生之期。

案：前文云『别於陽者，知病處也。别於陰者，知死生之期』，此云『别於陽者，知病忌時』『别於陰者，知死生之期』，二義相同而自異，謂知病之所在，及病氣與時氣相忌避，並在善別知胃陽之脈也。蓋別於陽者，謂以常知變，別於陰者，謂以變知常也。凡人以胃氣爲本，其有胃陽之氣者乃生，無者即死之理也。蓋所云陽者，謂人迎趺陽，前文云『三陽在頭』，可以徵矣。所云陰者，謂寸口脈也，前文云『三陰在手』是也。楊注如此，宜從。

○謹熟陰陽，無與衆謀。

〔楊〕謹能淳熟陰陽脈氣之道，決於心者，不復有疑，故不與衆人謀議也。

○所謂陰陽者，去者爲陰，至者爲陽。靜者爲陰，動者爲陽。遲者爲陰，數者爲陽。

《大素》『靜者』以下十六字，作『動者爲陽，靜爲陰，數者爲陽，遲者爲陰』十五字。

案：去脈者，微細虚芤也。至者，洪大實也。靜者，緩濇軟弱也。動者，緊滑疾弦也。

〔楊〕凡陰陽者，去靜與遲皆爲陰，至動與數皆爲陽。

案：前文所云『陰者真藏也，見則爲敗』『別於陰者，知死生之期』，即去者爲陰也。前文所云『陽者胃脘之陽也』『別於陽者，知病處，知病忌時』，並謂至者爲陽也。此說脈之陰陽最至者也。

〔眉〕案：去、靜、遲爲真藏脈，至、動、數爲胃陽加入之脈。

〔眉〕以上第一章。

○凡持真脈之藏脈者，

《大素》作『凡持真藏之脈者』。

〔眉〕案：真脈者，乃真陰之義，胃陽不加者。

○肝至懸絶急，十八日死。

《大素》『急』以下五字作『九日死』三字，注云：『有本爲十八日。』

○**心至懸絶，九日死。肺至懸絶，十二日死。**

《大素》作『十日死』。

○**腎至懸絶，七日死。**

《大素》作『五日死』。

○**脾至懸絶，四日死。**

懸絶、懸小、懸濇，又見第廿八中，宜參。

〔楊〕得真藏脈者死，然死之期得五藏懸絶已去，各以其藏之氣，分晝日爲數。脈至即絶，久而不來，故曰懸絶。

案：日期，《大素》所言全似是。

案：此日期，王注以爲生成之數，蓋有所受而言乎。竊謂脾腎心三藏爲最要藏，故其死速，肺肝二藏，其死稍遲，與《刺禁論五十二》日期互相反，可併考。

（眉）案：《刺禁論》所言係以鍼傷藏府之死期，與此自別。

案：懸者，弦強緊急之義，與懸飲之懸同義，固非懸挂之謂也。絶者，甚也，非結代止絶之謂也。大凡脈名懸小、懸濇等，皆得此義明皙，詳見《通評虚實廿八》中。蓋懸絶者，弦緊甚之義。『絶』字，虚字也。肝脈殊甚，故又出一『急』字，急，疾也。

○**曰二陽之病，發心脾，有不得隱曲，女子不月。其傳爲風消，其傳爲息賁者，死不治。**

《大素》『曰』上有『問』字，『脾』作『痺』，『賁』下有『三日者』三字，恐衍。

案：以下諸病，皆人身固有之疾，非感外邪所成者也。

〔楊〕二陽者，陽明也。陽明，謂手陽明大腸脈也。足陽明，胃脈也。陽明所發心痺等病也。隱曲，大小便。風消，謂風熱病消骨肉也。息賁，賁隔也，爲隔息也。

《至真要論》『隱曲不利』。《禮記·少儀》『不窺密』注：『密，隱曲處也。』

案：《大素》作『心痺』，宜從。蓋『脾』亦『痺』字，古『麻痺』『痺閉』字，或假用『脾』，與脾胃字其原不同，猶越脾湯，《外臺》一云起脾湯，《外臺》引《甲乙》『大淵主脾逆』，《醫心方》引《黄帝明堂經》作『痺逆』之例，詳具於《越婢湯攷》中。

隱曲，王注後文云：『隱曲，便寫也。』楊注以爲大小便，其説相合，宜從。王氏見作『心脾』之本而爲之説，遂以『隱蔽委曲』爲之解，非是。蓋隱曲者，謂大小二腸之情狀也。不得隱曲，即謂不得大小便也。

案：陽明胃實之病，大便不通，則心下急，鬱鬱微煩之證見，得下劑則其證如失，女子月經不通之證，亦得下則通。蓋胃中閉塞則血道爲之不通，得一下則月事亦通。此證每每用桃人承氣、大黄牡丹湯類，其效如神。所謂一竅通諸竅皆通，大關通而百關盡通之義也。

案：其傳以下，謂其病傳化爲虛證也。風消，王楊二説，共爲風熱消瘦。蓋脾胃主肌肉，脾胃虛則肌肉消瘦也。息賁，即喘息賁逆之謂。脾胃失化則五藏不通，必發喘逆。凡死病最後多有喘證，此義也。

案：本篇所言三陰三陽，或名而冠一二三者，與《陰陽類論》相同合矣。而依彼篇王注諸言，則命其一二三者，其氣之多少也。至其次序，則與《傷寒論》欲解時之次序全同。

〔馬〕『賁』『奔』同。喘息上賁，痰嗽靡寧矣。此非肺積之息賁，乃喘息而賁。

（眉）案：二陽之病，病名也。『發心脾』云云，皆其病證也。腸胃有病，災及心，及心則血亂，結爲不月，絡爲息賁也，皆於心肺胸上之病。

（眉）《至真要論》『隱曲之疾』注：『隱曲之疾，謂隱蔽委曲之處病也。』

（眉）案：隱幽曲事之義，謂大小便也，非屎尿之或名也。

（眉）《風論》『隱曲不利』王注：『隱曲者，謂隱蔽委曲之處也。腎藏精外應交接。』抽齋曰：『風消，蓋風痟。』

（眉）案：自己固有之熱，亦云之風，風者，熱義。王注爾。

（眉）《靈・陰陽繫日月篇》所言次序稍別，非如此之類也。

○曰三陽爲病，發寒熱，下爲癰腫，及爲痿厥腨痟。其傳爲索澤，其傳爲頹疝。

《大素》『痟』作『悁』。

（眉）案：太陽主表，故發惡寒，發熱及爲索澤。下體者，旁光腎部位，故陰足病起。下，謂腰脚也。

〔楊〕三陽，大陽也，謂手大陽小腸脈也，足大陽膀胱脈也。大陽所發寒熱等病。悁，季綿反。憂患也。腨痟，脚氣之屬。索，奪也，憂恚不已。傳爲奪人色潤澤也。

案：《說文》『腨，腓腸也』。《一切經音義》引《文字集略》云『腨，脛之腹也』。《御覽》七百七十二引《說文》作『腨，腓脹也』，注云『腨，市兗切。腓，符非切。脹，直良切』，又引《東觀漢記》云『馬援爲隴西太守，擊羌，中矢，貫腓脹』。蓋『腓脹』與『腓腸』同，腓腸之急言爲方。方之爲言彭也，豐也。王注《至真要大論》云『腨，胻後軟肉處也』是也。『痟』釋音『音淵，疼也』，《玉篇》『烏玄切。骨節疼』，《廣韻》同。《醫心方》卷六心痛第三引《録驗方》云『治人心痛，懊憹悁悶築築引兩乳，立或如刺』，又骨痛第廿四《刪繁方》云『凡骨虚者，痟疼不安』，又髓病方第廿五《千金方》『治髓虚痟惱不安』，又卷八腳氣形狀第二徐思恭論云『或微腫酷冷而悁疼』。《千金方》卷三惡露第五『蒲黄湯，治産後餘疾有積血不去手足悁疼』，又十七卷積氣第五奔氣湯下云『劇荏便悁欲死』，《外臺》十二雜療奔豚條引文同，但『荏』作『者』，似是。《外臺》卷七諸蟲心痛方有《必效》療蜎於沿切，作『蛸』，非心痛方，又心下懸急懊痛方有《古今録驗》療人心痛，懊憹悁悶築築引兩乳，立或如刺困極桂心湯方，寒疝積聚方，深師當歸丸下云『煩悁不得臥』，又引《古今録驗》烏頭續命丸條云『手足悁煩』，又卷三天行病發汗等方，《刪繁》鼈甲湯條云『天行三七日至四七日，勞痟不歇，熱毒不止』，並悁痟互通用，而『痟』字《説文》所無，宜作悁爲正。《説文》『悁，忿也。一曰憂也』。《玉篇》云『籀文作⿱肙心』。因考悁憂、悁疼字，共是削之義。削，《説文》『挑取也』。《廣韻》云『曲翦』。《玉篇》云『挑也，剜也』。心痛、骨痛之情狀可以知也。蓋與刺痛有縱横之異，刺痛謂如錐刀所刺，直下疼痛也。痟痛如横挑剜卻，今俗呼『恵倶留也宇仁伊多牟』者是也。《外臺》廿五卷膿血痢篇《刪繁》赤石脂湯章曰『煩痛痟惱，或不出』。

（眉）《列子·楊朱篇》『心痟體煩』。

（眉）段本《説文》有『痟』字，注云：『今俗謂痟酸。』

索澤，即皮膚甲錯之義。蓋索澤古言，而索澤之急呼爲皵。《廣雅·釋言》『皵，䏘也』。《爾雅·釋木》『棤，皵』，郭注：『謂木皮甲錯。』《西山經》『羬羊其脂可以已腊』，郭注云：『治體皴腊。』《集韻》『皵，又音錯』。《考工記·弓人》『老牛之角紾而昔』，鄭衆注云：『昔讀爲交錯之錯，謂牛角觕理錯也。』《北山經》『帶山有獸焉，其狀如馬，一角有錯』注云：『言角有甲錯』。案：甲錯之錯，《説文》『金涂也』，謂金上於不平之處，以金涂之，今俗呼爲象眼者是也。轉注爲凡不平之偁。『甲』恐『介』之假借。《説文》『介，畫也。從八從人。人各有介』，轉注爲凡有分界有畫文之介蟲之偁。《淮南·墬形訓》『介鱗者，夏食而冬蟄』，注：『介甲，龜鱉之屬』。《家語·執轡》『介鱗夏食而冬蟄』。注：『介，甲蟲也』。《本草經》云『龜甲，鼈甲，鱓魚甲』。《説文》『龜，舊也。外骨内肉者也，象足甲尾之形』。蓋介甲骨覈殼，與兀梗彊勁等，音義皆同，謂堅梗也。

（眉）索，心母。错，清母。《急就篇》有『韄韠』，因考『索澤』連語，王注未允。

（眉）又案：索、削同聲，索澤，爲削削脱肉消瘦也。

（眉）《示從容論》『形氣消索也』，王注：『形氣消散索盡也』。

頽疝，《釋名》『陰腫曰隤，氣下隤也』。《一切經音義》引『隤』作『頽』。蓋頽與隊大槌等音義皆同，謂下垂也。疝，《釋名》云『又曰疝，亦言詵也。詵詵引小腹急痛也』。是對前文云『心痛曰疝。疝，詵也。氣詵詵然上而痛也』而成文也。蓋疝之言篡也，攢也，在一處而痛也。與諸痛或在上下，或在左右而不定者不同也。

案：太陽實熱證，必發寒熱表證，其甚者在下部發瘡，以上易愈之證。若血氣鬱滞不能爲瘡者，便爲痿厥腨痟之證。其病傳變，遂至虚寒者，爲皮膚甲錯，而無表發之勢，故水血下流，或爲㿗疝也，乃爲難治矣。

○曰一陽發病，少氣，善欬，善泄，其傳爲心掣，其傳爲隔。

《大素》『少』作『小』，二『善』共作『喜』，『掣』作『瘛』。

〔楊〕一陽，小陽也，手少陽三膲脈也，足少陽膽脈也。少陽發少氣等病。隔，塞也。

心掣，諸説不一。吴云『心引而動也』，張云『心動不寧，若有所引，名曰心掣』，志云『心虚而掣痛』，

《聖濟總録》云『心火胥應而不寧，其動若掣者，乃其證也』，馮兆張《錦囊祕録》云『古無怔忡之名，名曰心掣者是也』，並未得明解。竊謂心掣，即心懸，懸之言牽也，謂心下牽引爲痛，《金匱》所云懸飲之證是也。蓋少陽所病，正在胃上肺下，鬲膜之際。此際無飲，則不發爲少陽症，有飲故爲此諸證。《傷寒論》所云少陽證，與經文相合。蓋彼爲邪在少陽部位所發之證，此爲本氣澀滯所發之病，互有不同，然至發其證候則相同，何者。本氣不流通，則在此部而釀多少水飲，因發多少水飲諸證，畢竟水飲諸證，皆屬少陽證。此説余嘗在《傷寒論攷注》中辨之，故今此不細言矣。

（眉）案：曰之病、曰爲病、曰發病，同義。

（眉）《列子·天瑞》隔字。

（眉）心懸，見第十九篇中。

（眉）此節所言，皆流飲所爲，其流起者，本於膽、三焦也。

案：少陽實熱，水飲留滯，故其發病少氣善欬，是爲水侵肺部之證。若胃陽有虚，則水飲下注，遂爲泄利，若胃陽不虚，則此水走注於尿道，爲小便快通也。其少陽氣化薄少，則其水飲留滯尤多，故發爲懸飲，其證飲後水流在脇下，欬唾引痛是也。《素問》謂之『心掣』，《金匱》謂之『懸飲』，一也。懸飲解，詳見於《蘭軒遺稿》中，今不贅於此矣。其尤甚者爲隔，隔者，隔塞不通之謂，《金匱》所云『支飲』是也。《氣厥論》『肝移寒於心，狂隔中』。心移熱於肺，傳爲鬲消。膀胱移熱於小腸，鬲腸不便，上爲口糜』。此三病，流飲之事，與此相同矣。

（眉）真本《明堂》卷一·尺澤下曰『氣隔善歐煩急』，楊注：『氣隔，謂呼吸之時胸中氣障塞也。』

〇二陽一陰發病，主驚駭，背痛，善噫善欠，名曰風厥。

《大素》『主』作『生』，二『善』字共作『喜』。

〔楊〕二陽，陽明也。一陰，厥陰也，手厥陰心包脈也，足厥陰肝脈也。此二脈發驚駭等病風厥也。

〔張〕肝胃二經，皆生驚駭。如《金匱真言論》曰『東方通於肝，其病發驚駭』，《經脈篇》曰『足陽明病，聞木聲則惕然而驚』者是也。背痛者，手足陽明之筋皆夾脊也。

案：驚駭、背痛，共肝經實熱之證。《千金方》卷十一・肝藏脈論第一云『春脈如弦，春脈肝也。其氣來實而弦，此謂太過。病在外，其氣來不實而微，此謂不及。病在內，太過則令人善忘（忘當作怒），忽忽眩冒而癲疾。不及則令人胸痛引背，兩脇胠滿』，又云『春三月主肝膽青筋牽病也。若府虛則爲陰邪所傷，腰背強急云云』，蓋背痛者，謂肩背急痛，肝經筋絡之病也。善噫、善欠共是胃氣之逆，肝胃二經所發病，故名曰風厥。風厥者，熱閉之謂也，肝胃熱而閉塞，故爲此諸證也，與《評熱病論》及《五變篇》所云『風厥』自別。

〔張〕《脈解篇》曰『所謂上走心爲噫者，陰盛而上走於陽明。陽明絡屬心，故曰上走心爲噫也』。欠，呵欠也，欠雖主於腎。《經脈篇》曰『足陽明病，爲數欠』，此又噫欠之在心包胃經也。

《評熱病論》第三十三云：『帝曰：有病身熱汗出煩滿，煩滿不爲汗解，此爲何病。岐伯曰：汗出而身熱者，風也。汗出而煩滿不解者，厥也，病名曰風厥。帝曰：願卒聞之。岐伯曰：巨陽主氣，故先受邪，少陰與其爲表裏也。得熱則上從之，從之則厥也。』

《靈樞・五變》第四十六云：『黃帝曰：人之善病風厥漉汗者（《甲乙》『厥漉汗』作『灑灑汗出』四字），何以候之。少俞答曰：肉不堅，腠理疎，則善病風。』

《史記・倉公傳》云：『濟北王病，召臣意。診其脈，曰：風蹶胸滿，即爲藥酒，盡三石病已，得之汗出伏地。』

（眉）案：大腸胃肝鬲膜所生病，皆係流飲。驚駭，背痛，皆是流飲證。風乃人身所有，而發之熱厥乃手足逆冷，並皆水流飲之證。王注以風爲肝熱，不爲外邪之熱，與前『風消』之『風』字相同，皆可以據也。

一陽	二陽	三陽
少陽（手三焦 足膽）	陽明（大腸 胃）	太陽（小腸 膀光）
一陰	二陰	三陰
厥陰（心包 肝）	少陰（心 腎）	太陰（肺 脾）

○二陰一陽發病，善脹心滿，善氣。

《大素》二『善』字共作『喜』。

『氣』字解，詳見《玉機真藏》第十九中。

〔楊〕二陰，少陰也。手少陰心脈也，入少陰腎脈，少陰少陽發喜脹等病。

案：『入』恐『足』訛，腎脈下恐脫『也』字，據前後文例而知然。

〔馬〕二陰者，腎經也。一陽者，膽經也。膽邪有餘，來侮脾土，故善脹。腎邪有餘，來乘心火，故心滿。膽氣有餘，故善氣。《宣明五氣論》云『膽爲怒』者是也。

《玉篇》『脹，《左氏傳》將食，脹，如廁。脹，痛也。字書亦作痮』。又曰『痮，滿也。又作脹』。

《靈·癲狂篇》『氣下泄，不治』。

〔志〕經云，腎氣實則脹，善氣者，太息也。心系急則氣道約，故太息以伸出之。

〔高〕二陰不能樞轉於內，一陽不能樞轉於外，故善脹。陰樞不轉則心滿，陽樞不轉則善氣。

〔識〕《禮記》『勿氣』鄭注：『謂不鼻息也。』乃志聰之義爲得矣。

案：腎水不通，故善脹腫，心火内鬱，故心滿。加之膽氣有餘，則上爲氣息太盛，下爲轉矢氣泄也。

《欬論》第三十八云『小腸欬狀，欬而失氣，氣與欬俱失』，王注云『欬則小腸氣下奔，故失氣也』。

案：此所云脹、滿、氣，共爲飲結證。《通評虛實》廿八ウ廿八『氣滿發逆』與此同證，宜併考。

（眉）案：心腎三焦膽所爲病，皆是水流飲。脹者，身體水腫。

○三陽三陰發病，爲偏枯痿易，四支不舉。

〔楊〕三陽，太陽也。三陰，太陰也，手太陰肺脈也，足太陰脾脈也。太陰發偏枯等病也。

案：肺主皮毛，脾主肌肉，小腸主血，膀胱主骨。骨血皮肉同病，則爲偏枯不隨之證也。蓋偏枯者，半身瘦小之謂也。痿易者，半身軃弱之謂也。血脈不通，故爲偏枯。筋骨不利，故爲痿易。筋脈不通利，則皮肉失榮養，遂至四支不舉之甚也，並爲中風痱病之證也。

案：『二陽之病』至此諸病，皆本氣鬱結之所爲。然本氣不足，外邪乘之，令本氣鬱滯，亦爲此諸證，至其爲諸證無異耳。

（眉）案：太陽主表，旁胱主下體，脾主肉，肺主皮毛，又脾主四支，故病爾。

（眉）『易』字解，王注是。

又案：易，移易病處，或移左或移右也，即痿之移也。

（眉）以上第二章。

○鼓一陽曰鉤，

《大素》『鉤』下有『曰鼓』二字。據楊注，『曰鼓』二字，恐衍。

〔楊〕一陽，少陽也。少陽脈至手太陰寸口，其脈鼓也。鼓，脈鼓動也。一陽之鼓曰鉤也。

〔馬〕此舉五藏之脈體言之也。一陽者，微陽也。指下鼓動一陽，而脈即來盛去衰者曰鉤，乃微鉤也，心之脈也。

〔張〕此舉五脈之體，以微盛分陰陽，非若上文言經次之陰陽也。鼓，有力也。一陽一陰，言陰陽之微也。

（眉）案：鼓者，脈動之謂也。夏脈，心脈爲鉤，蓋心爲少陰，夏則陽極陰兆，故極陽之脈也。一陽者，陽氣勢既極加太多也。脈之陽者，斥胃陽。陰者，斥真藏之陰。以下至『曰濡』一節，與前文判然自別義，勿混云。蓋於春夏胃陽多加，入於秋冬胃陽少加入也。

（眉）案：以下此一節，釋篇首四經之目也。

（眉）弦鉤毛石義，詳見《平人气象》《玉機真藏》中。

〇**鼓一陰曰毛，**

《大素》無『鼓』字，蓋此『鼓』字誤入前文中，因又衍一『曰』字耳。

〔楊〕一陰，厥陰也。厥陰脈至之寸口曰毛，此陰脈不稱鼓也，有本一曰陰曰毛也之。

〔馬〕一陰者，微陰也。指下鼓動一陰，而脈來輕虚以浮者曰毛，乃微毛也，肺之脈也。

（眉）案：『鼓』與前同義，下亦放此。

（眉）秋肺脈，胃陽不多加而陰盛也，是應天氣而爾。一者，專也，同也，皆與前句同理。一者，不雜皆衆也。

〇**鼓陽勝急曰絃，**

《大素》『急』作『隱』，『絃』作『弦』。
〔楊〕脈鼓陽勝於隱曰弦。楊注：『隱當作陰，字形之訛也。』
〔馬〕鼓動陽脈，而其勢勝急，不至於太急者曰弦，乃微弦也，肝之脈也。
〔眉〕春肝弦脈亦應天氣。『勝』字義，楊注是。
○**鼓陽至而絶曰石，**
〔楊〕至者爲陽也，鼓陽至絶曰石也。
〔馬〕鼓動陽脈，而陽脈似絶曰石，乃微石也，腎之脈也。
〔眉〕冬腎石脈亦應天氣，而猶如也。陽至廑殆如無陽，是石脈也。
○**陰陽相過曰溜。**
《大素》『溜』作『彈』。
案：春弦夏鉤，胃陽過加，秋毛冬石，真陰過見，謂之流。流，平脈之名。
〔楊〕陰陽之脈，至寸口相擊曰彈也。
〔馬〕陰陽二脈，相過無能勝負，正平和之脈，其名曰溜，如水之緩流也，脾之脈也。此曰陰陽以脈體言。就其浮沈大小之間，以意而得之者也。溜作流。《靈樞·本輸篇》『溜於魚際』。其義主流。
案：篇首云『人有四經』，又云『凡持真脈之藏脈』，並與此互相發。此所云『絃鉤毛石』，即是四經，而其溜脈涉四經，非爲五脈也，是謂其常脈。所云『真脈之藏』，乃謂其變脈也。
案：『相過』之過，過不及之過也。言秋冬陰過多，春夏陽過多，謂之平脈，即流也。『相』字字眼，陰斥寸口，陽斥人迎。此六字一節，自是别義，不與前文相屬。《靈·禁服》曰『春夏人迎微大，秋冬寸口微大，如是者名曰平人』可證。

（眉）案：相過，與《易・大過》疏曰『相過者，謂相過越之甚也』自別，蓋《素・玉版論要》『逆行一過』注：『過，謂遍也。』言此亦陰真與胃陽相遍至謂之流，即平脈調和者也。《爾雅・釋天》舉四時名，其後舉四時和之名一句，又舉四氣各名四句，其次有四氣和之名一句，並與此文例相同。

（眉）溜，《大素》作『彈』者，訛字耳。

又案：《漢・陸賈傳》注『過，至也』。《呂覽・異寶篇》『五員過於吴』注『過猶至也』。又《貴當篇》『狐援聞而蹶往過之』注『過猶見』。《國策・秦策》『臣不得復過矣』注『過，見也』。蓋脈動至見之義，與前文諸『至』字同義。此説亦通。要之，過，平聲，音古禾切。經過、過歷之義，即陰陽之動跳經歷於其處之謂。

（眉）以上第三章。

○陰爭於内，陽擾於外，魄汗未藏，四逆而起，起則熏肺，使人喘鳴。

《大素》『熏』作『動』，『鳴』作『喝』。

〔楊〕五藏爲陰，内耶陰氣以傷五藏，故曰爭内。六府爲陽，外耶陽氣以侵六府，故曰擾外，皮毛腠理也。肺魄所主，故汗出腠理，爲魄汗也。藏猶閉也，陰陽爭擾，汗出，腠理未閉，寒氣因入，四支逆冷，内傷於肺，故令喘喝。喝，喘聲，呼割反。切，古達反。

《素・至真要論》『少陰在泉，主勝則魄汗不藏，四逆而起』。

〔馬〕此節陰陽，謂營衛二氣也。言營衛二氣貴於和，不貴於偏勝，而和則陰陽之氣生，偏則陰陽之氣滅，所以經氣從是而絶也。陰氣者，營氣也，陰在内爲陽之守。陽氣者，衛氣也，陽在外爲陰之使。苟陰氣偏勝而爭於内，或陽氣偏勝而擾於外，則偏勝者爲剛而不能柔。

案：營衛不和之至則魄汗出，魄汗出之極則陽氣漸亡，故四逆之證起。四逆之證起，則下冷上熱，熏灼肺部，遂成喘鳴之證矣。蓋魄汗出者不必死，出而未藏者遂至於死也。《生氣通天三》云『未盡』，與此云『未藏』其義相同。魄汗解詳見第三篇中。

《外臺》卷十四(四五ヲ)引深師云『療柔風體疼白汗出，石膏散云云』與此同理，宜併考。

喘喝，又見第三篇中。

（眉）案：此六句一節，與前後文自別義。陰者，藏府中所發固有之陰邪氣也。

（眉）案：而猶乃也。

（眉）以上第四章。

○陰之所生，和本曰和。

《大素》『曰和』作『曰味』，可從也，今《素問》誤矣。蓋『味』誤作『咊』，又誤作『和』也。

〔楊〕五藏所生和氣之本，曰五味也。案：『曰』猶『爲』也。

《生氣通天論》『陰之所生，本在五味。陰之五官，傷在五味』。

〔張〕陰者，五藏之真陰也。陰之所以生者，以藏氣和，藏氣之和，以陰陽之和也。不和則爲爭、爲擾、爲剛、爲淖，而病由興矣。

案：營衛陰陽之二氣，其本皆在五藏之真陰，故真陰和平，則無營衛爭擾之患。

（眉）以下至『經氣乃絶』一節。

○是故剛與剛，陽氣破散，陰氣乃消亡。

《大素》『剛』作『罡』。

〔楊〕罡與罡，陽盛也，陽盛必衰，故破散也。無陽之陰，必消亡也。

案：表裏共熱，謂之『剛與剛』也。『乃消亡』『乃絶』二『乃』字字眼。

〔張〕此言偏陽之爲害也。剛與剛，陽之極也。以火濟火，盛極必衰，故陽氣反爲之破散，陽氣散則陰氣不能獨存，亦必從而消亡，而陰陽俱絶矣。

○淖則剛柔不和，經氣乃絶。

〔楊〕淖，亂也，音濁。言陽散陰消，故罡柔不和，則十二經氣絶也。

〔張〕此言偏陰之害也。淖，謂寒濕妄行陰氣勝也。若陽剛陰柔皆失其和，經氣從而敗絶矣。

案：經氣者，謂肌表之陽氣。第三篇所云『衛氣』『形氣』是也。第三所云『陰平陽祕，精神乃治。陰陽離決，精氣乃絶』，與此文義相似。

〔吴〕淖，謂陰氣太過而潦淖也。

〔識〕《行鍼篇》：『血氣淖澤滑利。』《春秋繁露》：『夫物愈淖，而愈易變動搖蕩也。』《淮南·原道訓》『甚淖而滒』注：『滒亦淖也，饘粥多瀋者曰滒。』淖，《廣韻》『奴教切』。《説文》『泥也』。《一切經音義》引《字林》『濡甚曰淖』。吴、張爲陰氣有餘之義，爲是。

案：此淖字，楊注、《春秋繁露》《淮南》《説文》，共是其義，爲淖亂，與血氣淖澤自異。淖澤，詳見於第二十六中。

（眉）案：前述陽盛，此舉陰盛淖，吴注是矣。『淖，濁也』常詁。

（眉）以上第五章。

○死陰之屬，不過三日而死。生陽之屬，不過四日而死。

《大素》作『不過四日而生』，甚可從。蓋死陰速死，而生陽亦不久而愈也。生謂病解，向必生也。

〔楊〕陰陽死生期也。

案：萬病以是律之，在今見之，則實證必相生之傳變也，虚證必相克之傳變也。

案：實而生謂之陽，虚而死之病謂之陰，下文倣此。

〔識〕馬、張依《新校正》之說，下『死』作『已』，是。

〔張〕此言藏氣相傳，死生有異也，死陰生陽義如下文。

（眉）以下至『辟陰死不治』一節。

○所謂生陽死陰者，肝之心，謂之生陽。

《大素》『所』上有『岐伯曰』三字。

〔楊〕木生火也。

案：五行皆此之理也。

〔張〕肝之心，自肝傳心也。以木生火，得其生氣，是謂生陽，不過四日而愈已。

○心之肺，謂之死陰。

〔楊〕火剋金也。

案：五行皆此之理也。

〔張〕心之肺，自心傳肺也。以火剋金，陰氣散亡，故曰死陰，不過三日而死。

○肺之腎，謂之重陰。

〔楊〕少陰，重至陰也。

〔張〕肺，金也。腎，水也。雖曰母子，而金水俱病，故曰重陰，無陽之候也。

案：『肺』當『肝』字之訛也，《素問》《大素》皆不正也。肝之腎者，子乘母也，即相生之變也。若肺之腎，則與前『生陽』同義。可咲。蓋重陰者，陰病，虛病之重甚者。重，去聲。未至死陰之危也，故非死病也。『肺』作『肝』，則五行咸通之理，此句前注皆叵從。

○腎之脾，謂之辟陰，死不治。

案：五行皆此之理也。

〔楊〕辟，重疊，至陰大陰重也。

〔張〕辟，放辟也。土本制水，而水反侮脾。水無所畏，是謂辟陰，故死不治。

案：辟陰之辟，諸説紛紛不一。楊爲辟疊之義，與王注所云『辟併』同，謂陰水襞疊而侵伐脾土也。

（眉）案：是相克之變反也，尤大危之病。

（眉）辟，邪僻之辟，陰病之僻戾者。前注皆非。

（眉）以上第六章。

○結陽者，腫四支。

案：腫者，痤癧之總偁。

案：陽者，表也，氣也，軀殼之分也，與次『結陰』相對。

〔楊〕結，聚。

〔吴〕陽，手足六陽也，其脈行於四支之表。若有結邪，則四支脈氣壅塞滯，故腫。

〔馬〕結者，氣血不疏暢也。

〔張〕此下言邪聚諸經之爲病也。陽，六陽也。結陽腫四支，四支爲諸陽之本也。

（眉）以下至『喉痺』一節，總説結之病。

○**結陰者，便血一升，再結二升，三結三升。**

〔楊〕二聚多至三升也。

案：陰者，裹也，血也，藏府之内也，與前『結陽』相對，是雜病下血、尿血之義。

〔馬〕凡手足陰經爲藏主裏，陰經結者必主便血。蓋營氣屬陰，營氣化血以奉生身。惟陰經既結，則血必瘀稸，而初結則一升，再結則二升，三結則三升，結以漸而加，則血以漸而多矣。

〔張〕陰，六陰也。陰主血，邪結陰分，則血受病，故當便血。其淺者便血一升，則結邪當解。若不解而再結，以邪盛也，故便血二升。若又不解，邪爲尤甚，故曰三結三升也。

案：凡邪結陽經肌膚之氣分，則血亦滯留而不通，所以爲腫脹也。邪結陰經絡脈之血分，則氣亦不相和諧，所以爲便血也。其云一升、二升、三升者，不過云邪結之輕重，蓋亦大概之言耳。《傷寒論》『少陰病，八九日，必便血』，又『或從口鼻出，或從目出』，又『下利便膿血』之類，並與此同理。

○**陰陽結斜，多陰少陽，曰石水，少腹腫。**

《大素》『斜』作『者針』二字。

案：陰血陽氣相結聚而爲鼓脹，則陰寒氣盛多，而陽暖氣衰少，故治以温潰。

〔楊〕少陰爲水，故『多』字誤耳也。

澀江全善曰：『馬玄臺謂斜、邪同，古通用，吴、張諸家並同此義。蓋借邪爲斜正之字，古書往往有之，未見以斜爲邪氣者。按：斜恐糾字之譌。《説文》糾，繩三合也，從糸丩。《後漢書》注：糾，纆結也。結糾，即結聚纆合之謂，於經文似覺穩帖。《説文》又云：丩，相糾繚也。一曰瓜瓠結丩起。結丩與結糾同。亦可以證也。」

〔馬〕陰經陽經爲邪所結，陰氣多而陽氣少，即陰盛陽虚也，則陽不能入之陰，而内之所聚者爲石水，其少腹則必腫也。《大奇論》有『腎肝并沈爲石水』，《靈樞·邪氣藏府病形篇》有『腎脈微大爲石水，起臍以下至小腹腄腄然，上至胃脘，死，不治』，《水脹篇》黄帝有石水之問，而岐伯無答，想是有脱簡也。以愚論之，石者有形，水者有水與聲，蓋積聚之類也。

〔張〕石水者，沈堅在下，其證則少腹腫也。

《金匱要略》卷中·水氣第十四云：『石水，其脈自沈，外證腹滿不喘。』

案：石水，馬氏以爲積聚，恐非是，蓋後世所謂鼓脹是也。

○二陽結，謂之消。

《大素》『二』作『三』。

〔楊〕消渴，消中也。三陽，太陽。

〔馬〕二陽者，足陽明胃也。《陰陽類論》『黄帝曰：二陽者，陽明也』。胃中熱盛，津液枯涸，水穀即消，謂之曰消。按此篇止謂曰消，至《脈要精微論》有『癉成爲消中』，《奇病論》有『轉爲消渴』，《靈樞·邪氣藏府病形篇》、本經《通評虚實論》皆曰『消癉』，《氣厥論》有『肺消』『鬲消』，種種不同，其間各有所指。

案：《大素》作『三陽結』，楊注以爲太陽，可從。謂小腸膀胱熱結，則津液枯涸，爲消渴、消中之證也。

〇三陽結，謂之隔。

《大素》『三』作『二』。

〔楊〕便溲不通也。二陽，陽明也。

案：《大素》作『二陽』，可從。謂大腸胃熱結，則二便不通，爲隔塞之病也。此二條，今本《素問》『二』『三』字互誤，王氏就誤本爲説，爾後注家皆依之，遂不得明解。今據《大素》則其義了然，不費辨而明矣。

〇三陰結，謂之水。

〔楊〕三陰，太陰。

〔馬〕三陰者，手太陰肺經、足太陰脾經也。肺爲邪結，則不能生腎水，而腎水虚弱泛溢四支。脾爲邪結，則不能勝水氣，而水氣汎溢，周身浮腫，故水證從是而作焉。

案：肺主皮，脾主肉。今肺脾二經爲邪結，則皮肉之氣不通，故爲肢體浮腫之證也。

〇一陰一陽結，謂之喉痺。

〔楊〕厥陰、少陽也。

《病源候論》卷三十云：『喉痺者，喉裏腫塞痺痛，水漿不得入也。人陰陽之氣出於肺，循喉嚨而上下也。風毒客於喉間，氣結藴積而生熱。吹喉腫塞而痺痛，脈沈者爲陰，浮者爲陽。若右手關上脈陰陽俱實者，是喉痺之候也。亦令人壯熱而惡寒，七八日不治則死。』《醫心方》卷五引『吹』作『故』

（眉）案：一陰，心主、肝。一陽，膽、三焦。肝鬲不利，故毒積喉咽。

（眉）以上第七章。

○陰摶陽别，謂之有子。

《千金》『論曰：經云陰摶陽别謂之有子，此是血氣和調，陽施陰化也』。《平人氣象》曰『婦人手少陰脈動甚者，姙子也』。

〔楊〕陰脈聚，陽脈不聚也。案：此解非。

〔吴〕此以下論脈也。

〔馬〕即《脈訣》所謂『尺脈不止，真胎婦者』是也。

〔張〕《腹中論》曰『何以知懷子之且生也。曰身有病而無邪脈也』。王氏《脈經》曰『尺中之脈，按之不絶，法姙娠也』。滑伯仁曰『三部脈浮沈正等，無他病而不月者，姙也』。在陰陽二字，以左右分陰陽，則左爲陽右爲陰。以寸尺分陰陽，則寸爲陽尺爲陰。以脈體分陰陽，則鼓搏沉實爲陽，虚弱浮濇爲陰。諸陽實者爲男，諸陰虚者爲女，庶爲一定之論。然猶察孕婦之强弱老少，及平日之偏左偏右，尺寸之素强素弱，斯足以盡其妙也。

〔識〕王註以陰陽爲尺寸，諸家皆從之。而〔高〕特云『言陰氣過盛，摶擊於内，不與陽和，似乎别出』，此不以脈候而解者，蓋以經文無脈字也。脈分尺寸，昉乎《難經》，而《靈》《素》所無，故以陰陽爲尺寸者，其無稽尤甚。然徵之後世，有與王註符。《儒門事親》王義雖與經旨相左，實不可癈焉。

案：經文『陰陽』謂陰經陽經也。陰經實，則摶擊無力，而與陽經不相和諧，故曰『陰摶陽别』。然陰陽二經如此，則其在寸口尺部，亦有力而摶擊可知耳。

（眉）以下至篇末，説脈處之動。『摶』字王注是，下同。『陽别』與陰其形别異也。然則别者，見平脈之謂也。
（眉）案：陰經脈之所常診地，寸口、神門、五里、大衝、大谿、箕門等也，陽經脈之所常診地，額旁、巨髎、耳前動、合谷等也，並三部九候之處也。下文陰陽文，皆仿於此。
（眉）案：額旁即懸顱、懸釐、曲鬢之分。耳前動客主人、聽會、和髎之分。
（眉）《千金》曰：『診其手少陰脈動甚者，姙子也。少陰，心脈也。心主血脈。又腎名胞門、子户，尺中腎脈也。尺中之脈，按之不絶，法姙娠也。三部脈沈浮正等，按之無絶者，有娠也。』（二ノ八オ）

○陰陽虛，腸辟死。

《大素》無『死』字，據楊注則誤脫也。
〔楊〕陰陽府藏脈皆虛者，腸辟疊死。
案：陰陽二經共虛，則脾胃氣不化，腸内辟疊辟積，而失氣化、運化之機，故大便不收攝而洞泄，遂至死也。王注云『腸開勿禁』，於義則可，然以辟訓開，似未是。楊注云『腸辟疊死』，此義爲長。『腸辟』即『腸澼』之古字僅存者也。

○陽加於陰，謂之汗。

〔楊〕加，勝之也。
案：加，大也。『於』字字眼，仲景表虛證曰『營弱衛強』是也。
案：陽經盛，則其氣侵陰經，營衛擾動，所以爲汗也。若平人勞動，則汗出者，擾動陽氣，陽氣搏擊於陰血，故爲汗也。若邪在肌表，從來陽實人，其陽氣與邪氣分爭，亦搏擊陰血，故爲汗也。馬、張皆以陰陽爲脈，非是。王注可從矣。

○陰虚陽搏，謂之崩。

〔楊〕崩，下血也。

案：陰經有虚而陽經壯實，則陽氣搏陰血，陰血不收攝，乘虚滑下，即血虚氣實之證也。則其脈亦浮大沈小，寸緊尺弱之類也。《千金方》卷四·崩中第三『小牛角䚡散，治帶下五賁。五賁之病，外實内虚。方』所云外實内虚，即謂氣實血虚，陽實陰虚也。諸家皆又以爲脈之陰陽，不可從。

○三陰俱搏，二十日夜半死。

〔楊〕大陰，惣得三陰之氣。

《大素》『二十』作『卅』一字。誤矣，蓋當作『廿』也。

案：三陰俱搏者，乃三陽不足。故獨脾肺二經之氣搏擊，蓋陽不足陰有餘者，雖死不速，故曰二十日也。

〔馬〕計其死期，當二十日夜半死。二十日者，天五生土，而地以十成之，其成數計十，地四生金，而天以九成之，其成數計九，據二經成數之餘，當死於二十日。而夜半死者，陰病死於陰也。

此節刻限圖，見於補遺。

〔眉〕案：手足二經，故曰俱也。三陰經，三陰藏府病之時見此搏，則其見日以來至十九日之夜半死之義。下皆仿此。夜半者，十九日之終也。脾數十，肺數九。水火木金土，水火木金土，水火木金土，水火木金土。

○二陰俱搏，十三日夕時死。

〔楊〕少陰，惣得二陰之氣。

〔馬〕十三日者，地二生火，而天以七成之，其成數計七，天一生水，而地以六成之，其成數計六，七六十三故也。曰夕時者，少陰之時候也。

（眉）水火木金土，水火，心數七。水火木金土，水，腎數六。

○一陰俱搏，十日平旦死。

〔楊〕厥陰氣皆來聚，故曰俱也。

案：心主與肝二經之脈相搏，故曰俱也。楊説非是。

〔馬〕十日者，天三生木，而地以八成之。地二生火，而天以七成之，肝取生數，而心則成數，共十日也。此馬注大誤。

（眉）案：此例，陰用成數，陽用生數，固天理也。而心主不真藏，故反用生數，同於府陽也。

（眉）水火，心主數二。水火木金土。水火木，肝數八。

○三陽俱搏且鼓，三日死。

《大素》『鼓』作『皷』。

〔楊〕三陽之脈，聚而且皷。

案：搏者，浮擊工人指也。鼓者，動搖也。

〔馬〕三日者，天一生水，地二生火，計三日也。

案：陰經虛盡而太陽獨盛。《金匱》卷上第一所云『經云：厥陽獨行』蓋是也。無陰之陽，亢極尤甚，故搏而且鼓也，所以其死最速也。

（眉）水火，小腸數二。水，膀胱數一。

○三陰三陽俱摶，心腹滿發盡，不得隱曲，五日死。

案：發盡，吴、志説並是，可從。

是太少厥之三陰，太少明之三陽，計六個俱，凡十二個病。而脈俱摶擊，是以中土生數爲期。

〔馬〕五日者，土中央之候。病經多，而死期速也。

案：心腎肝之虚熱，擾動脾肺二經，小腸膀胱亦隨失其氣化，故心腹張滿不得溲便，關格閉塞而死也。

○二陽俱搏，其病温，死不治，不過十日死。

《大素》『其』作『募』。

〔楊〕陽明之氣皆聚，則陽明募病，有本爲『募』也。

案：『有本爲募也』之『募』恐『暮』字誤。暮病温者，蓋謂日晡發熱也。

〔馬〕十日者，地四生金，天五生土，止九日，而十則九日之餘也。

案：心腎二經，少陰衰弱，則胃大腸之陽明經搏擊生熱，虚熱故死不治。若是心腎二經不衰，而陽明經所受之實熱邪盛，則《傷寒論》所云『陽明胃實證』是也。若是虚熱，則少陰證也。《傷寒論》少陰篇第十三條所云『少陰病，八九日，一身手足盡熱者，以熱在膀胱，必便血也』，此證與本論病温甚相似，宜參。

案：太陰脾肺，陽明胃大腸，表裏並死期稍緩遲，噫，古文謹嚴乎。

《新校正》曰：『詳此闕一陽搏。』今竊作之如左：『一陽俱搏，四日死。』

案：膽數三，三焦數一也。

（眉）案：死時熱甚發，故曰温死也。

（眉）水火木金，大腸數四。水火木金土，胃數五。

（眉）案：陽死，不言時刻，是古文隅反之教也。可知三陽三日，日中死也。二陽九日，晚暮死也。一陽四日，朝死之義。

（眉）以上第八章止。

重廣補注黃帝内經素問卷第二

素問攷注卷第二

庚申五月廿一日未時書了　華他街公五禽道人立之

同日夜三更燈火下句讀一過　立之

第七補

心脾

《病源》卷卅云：『心痺候，思慮煩多則損心。心虚故邪乘之，邪積而不去，則時害飲食，心裏愊愊如滿，蘊蘊而痛，是謂之心痺。診其脈沈而弦者，心痺之候也。』

索澤ヲ五

〔識〕樓英云：『索澤，即仲景所謂皮膚甲錯也。』

頽疝同

〔識〕馬云：『與癩同。』簡按：『癩』『㿉』同，本作『隤』。《詩·周南》『我馬虺隤』，《爾雅》作『虺頽』，《釋名》云：『陰腫曰隤，氣下隤也。』又曰：疝言詵也。詵詵然引小腹急痛也。乃《經脈篇》『㿉疝』，《脈解篇》『疝』，《五色篇》『㿉陰』並同。《一切經音義》云『丸頽，又作㿉。陰病也』，《原病式》云『癩疝，小腹控卵腫，急絞痛也』，朱震亨云『癩疝，其形陰囊腫縋如升如斗，不痒不痛』，是也。吴云：『頽，頑也。頽疝，腎丸大而不疼，頑然不害者也。』頽，墜也。今訓頑，未見所據。

金生水ウ十二

此理古人或有容疑者，可咲。夫我地球者一團石也，石即是金，金即是石。此團石中所含之水，上見爲海河井川，是其由尾閭復達山峰者，則知水者非金不得生也。沙石土木之類，誠球表膚淺之物，唯其自球心出來見者，磐與水之二耳。磐即是金，金者磐石之脂液精華也。

陰陽別篇時刻圖與仲景稍別

陰陽類論

少陽貨官	太陽父	陽明武官
一陽	三陽	二陽
朝　寅卯辰	晝　巳午未	晚　申酉戌
厥陰使小臣	太陰母	少陰文官
一陰	三陰	二陰
丑	子	亥

《天元紀論》『鬼臾區曰：陰陽之氣各有多少，故曰三陰三陽也』，王注：『隨其升降，分爲三別。』《至真要論》『願聞陰陽之三也，何謂。岐伯曰：氣有多少，異用也』，王注：『太陰爲正陰，太陽爲正陽，次少者爲少陰，次少者爲少陽，又次爲陽明，又次爲厥陰，厥陰爲盡。義具《靈樞・繫日月論》中。』《靈・陰陽繫日月論》曰『兩陽合於前，故曰陽明。兩陰交盡，故曰厥陰。兩火并合，故爲陽明』。《至真要論》『兩陰交盡，故曰幽。兩陽合明，故曰明。幽明之配寒暑之異也』。

案：《繫日月論》中『前』字，當爲晝義看。

《熱論》曰：一日巨陽、二日陽明、三日少昜、四日太侌、五日少侌、六日厥侌。此序仲景所依。

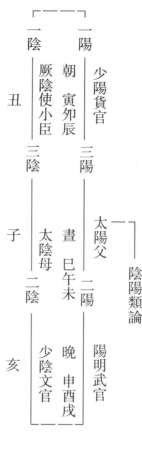

《血氣形志篇》曰：足太昜與少侌爲表裏，少昜與厥侌爲表裏，陽明與太侌爲表裏，手太昜與少侌爲表裏，少昜與厥侌表裏，陽明與太侌爲表裏。此序仲景疫部位序所依，此反對仲景所依。《靈·經水篇》足太陽、少昜、昜明、太侌、少侌、厥侌、手太昜、少昜、昜明、太侌、少侌、厥侌，亦是仲景疫位序所依。

三陰俱搏二十日，夜半死。十八ヲ

《倉公傳》『齊中尉潘滿如病小腹痛云云，三十日死，三陰俱搏者如法。不俱搏者，決在急期。一搏一代者，近也』。

案：據此文則《大素》『二十日』作『三十日』者，可從。三十日之死期，其次序，《玉機真藏》所云『五藏有病，各傳所勝。不治，法若六日，傳五藏而當死』，蓋五六三十日引日而死也。說詳見於《倉公傳攷注》中。

藏府對義

┐肝膽（磨食作精本）　心小腸（作赤液作白液）　脾胃（磨食）
┌肺大腸（上口入下口出）　腎旁光（司精液水津）　鬲焦（回運氣液）
┐大陽（手小腸足旁光司津液）　少陽（手三焦足膽司回達）
─陽明手（大腸足胃司食）　太陰（手肺足脾司運氣質）
┌少陰（手心足腎司精汁）　厥陰（手鬲足肝司磨食）

曰少陽與厥陰爲表裏，曰肝與膽爲藏府表裏，並一事異詞耳。他皆仿此。本篇一陰之與一陽，三陰之與三陽，二陰之與二陽，亦即此藏府表裏稍義異耳。

肺心鬲在上，故爲手經，脾肝腎在下，故爲足經。大腸小腸三焦職在於上，故爲手經，胃膽旁光性赴於下，故爲足經。

七　脈陰陽一ヲ　胃脘二ウ　心脾四ヲ　懸絶同　隱曲同、十九ヲ　風消同ウ　息賁同　索澤五ヲ　腨痟同　頽疝同　心掣六ヲ　隔同、十五ウ

風厥六ウ　善氣八ヲ　偏枯痿易八ウ　魄汗十ヲ　喘鳴同　淖十一ウ　結斜十四ヲ　石水同　消十五ヲ　水同ウ　喉痺十六ヲ　有子同ウ　脹辟十七ウ

汗同　崩十八ヲ

素問攷注卷第三

重廣補注黄帝内經素問卷第三

靈蘭祕典論篇第八

見存《大素》，此篇係所缺。

○黄帝問曰：願聞十二藏之相使貴賤何如。

〔馬〕十二藏者，不分藏府而皆謂之藏也。

《周禮·疾醫》《正義》『五藏謂氣之所藏』。此已下並據《月令·牲南首》而言。

〔張〕藏，藏也。六藏六府總爲十二，分言之則陽爲府，陰爲藏，合言之則皆可稱藏，猶言庫藏之藏，所以藏物者，如《宣明五氣篇》曰『心藏神，肺藏魄』之類是也。相使者，輔相臣使之謂。貴賤者，君臣上下之分。

〔識〕下篇有十一藏之稱，《周禮》有九藏，《莊子》有六藏，可見其無定名焉。

〔吴〕清者爲貴，濁者爲賤。

〔眉〕心君，腎小君，肝武官，肺文官，脾貨穀官，國家之官僚悉焉。

〔眉〕《書·盤庚下》曰：『今予其敷心腹腎腸，歷告爾百姓於朕志。』蓋腎藏志之義，而舉心腎之二君，則其餘可略。

（眉）本篇每藏下宜記《難經》及《十四經發揮》所言藏府形狀位地等言。

（眉）本篇自『心者』至『乃制』文，名古屋玄醫爲詳注，在《愚得醫學》卷下，宜録。

○**岐伯對曰：悉乎哉問也。請遂言之。**

〔識〕王注《六節藏象》云：『遂，盡也。』『遂言』二字見《家語》。

○**心者，君主之官也。神明出焉。**

〔識〕《靈・邪客篇》云『心者五藏六府之大主，精神之所舍』。《荀子・解蔽篇》云『心者，形之君也，神明之主也。出令而無所受令』。《淮南子》云『夫心者，五藏之主也。所以制使四支，流行血氣』。《五行大義》引本經作『主守之官』，云『心爲主守之官，神明出者。火者南方陽，光暉人君之象。神爲身之君，如君南向以治，易以離爲火，居太陽之位。人君之象，人之運動，情性之作，莫不由心。故爲主守之官，神明所出也』。《説文》『官，吏事君也』。

《白虎通》『心，火之精也。色赤，心之爲言，任也，任於思也』。

《説文》『心，人心，土藏，在身之中。象形。博士説：以爲火藏』。

《釋名》『心，纖也。所識纖微，無物不貫也』。

案：心藏獨無和名，蓋『古古呂』即爲心藏之名。夫心者，神明之所出，故名曰『古古呂』。古古呂者，古留之義，爲與肝訓『岐毛』同義。《萬安方》心悸訓『古古呂岐衣』，又『幾毛岐衣』，亦可以爲徵矣。『幾毛』解，見肝下。

（眉）《孟子》曰：『耳目之官，不思而蔽於物。心之官則思，思則得之。』家大人曰：『天子王公亦有官事，事天治地也。』

（眉）《管子》曰：『心之在體，君之位也。九竅之有職，官之分也。心處其道，九竅修理。』《御覽》三百七十六引

（眉）《文子》曰：『心者，形之主也。神者，心之寶也。』上同

（眉）《淮南子》曰：『夫心者，五藏之主也。所以制使四支，流行血氣，馳騁於是非之境，而出入於百事之門户者是也。』上同

（眉）『心藏位胸左，其上頭曰豐頂，下端曰尖尾，尖尾稍曲近胸，表面當左乳下，故左乳下虛里動即是』。出於澤田貞《傷寒論大意》。

（眉）《五運行大論》『在藏爲心』注：『心形如未敷蓮花，中有九空，以導引天真之氣，神之宇也。爲君主之官，神明出焉。』

（眉）家大人曰：『肺爲蓋，鬲爲輿。心主位中，播政於四方。肺葉下蒙，鬲幕外被，以包護心主胸中者，帝圻之地哉。』

（眉）《史·扁倉傳》《正義》曰：『心，纖也，所識纖微也。』

○肺者，相傳之官，治節出焉。

《白虎通》『肺，金之精也。色白，肺之爲言費也』。

《說文》『肺，金藏也』。

《釋名》『肺，勃也。言其氣勃鬱也』。

《五行大義》『肺爲相傳之官，治節出者，金能裁斷，相傳之任，明於治道，上下順教，皆有禮節，肺於五藏，亦治節所生』。

又引《元命苞》云：『脾者，弁也。肺得之而大。肺義，肺所以義者何？肺金之精義者，能斷西方，殺成萬物，故肺象金，色白而有剛。』

又引《河圖》云：『義惠剛斷，肺之精。患憂憤勃則傷肺，肺傷則致欬逆失音。』

又云：『肺藏魄者，魄以相著爲名。肺爲少陰，陰性恬靜。金主殺，魄又主惡，故以藏之。』

又云：『管子曰：肺生革。《元命苞》云：肺生革者。肺，金也。金能裁斷，革亦限斷，故肺生之。』

《和名抄》：『肺，和名布久布久之。』《醫心方》同

案：肺爲五藏之上蓋，不宜萎，不宜張，常含氣勃鬱然，故名曰『布久布久之』。『布久布久之』者，謂如畜氣於皮囊中，推此移彼之狀也。今俗語呼『分久分久須留』者，即『布久布久之』之一轉語耳。

〔馬〕凡爲治之節度，從是而出焉。

〔張〕節，制也。《靈·五癃津液別》云：『五藏六府，心爲之主，肺爲之相。』

（眉）《史·扁倉傳》《正義》曰：『肺，孛也。言其氣孛，故短也，鬱也。』

（眉）《五運行論》『在藏爲肺』注：『肺之形似人肩，二布葉，數小葉，中有二千四空，行列以分布諸藏清濁之氣，主藏魄也。爲相傳之官，治節出焉。』

（眉）《素·陰陽類論》曰『上空志心』，《新校正》引楊上善云：『肺氣下入腎志，上入心神也。』是家説心腎之交，肺腎之通之徵。

○肝者，將軍之官，謀慮出焉。

《白虎通》『肝，木之精也。色青，肝之爲言扞也』。

《説文》『肝，木藏也』。

《五運行論》『在藏爲肝』注：『肝有二布葉，一小葉，如木甲折之象也。各有支絡，脈遊中，以宣發陽和之氣，魂之宫也。爲將軍之官，謀慮出焉。』

《靈・天年篇》曰：『肝氣始衰，肝葉始薄。』

《釋名》：『肝，幹也。於五行屬木，故其體狀有枝幹也。凡物以木爲幹也。』

《五行大義》引《元命苞》云：『脾者，弁也。肝得之而興。肝仁，肝所以仁者何。肝，木之精，仁者好生。東方者，陽也。萬物始生，故肝象木，色青而有柔。』

又引《素問》曰：『肝者，魂之所居。陰中之小陽，故通春氣』。

又引《河圖》云：『仁慈惠施者，肝之精。悲哀過度則傷肝，肝傷則令目視芒芒。』

又云：『肝者，爲將軍之官，謀慮出者。木性仁，仁者，必能深思遠慮。恒欲利安萬物，將軍爲行兵之主，必以謀慮爲先。故兵書曰：兵以仁舉，則無不從得之，以仁分則無不從悦。又曰：將無謀則士卒憂，將無慮則士卒去。故肝爲將軍，出謀慮也。』

又云：『肝藏魂者，魂以運動爲名。肝是少陽，陽性運動。木性仁，故魂亦主善，故藏於肝焉。』

《奇病論》四十七云：『肝者，中之將也。取決於膽。』

《靈樞・五癃津液別》云：『肝爲之將。』

又《師傳》云：『肝者主爲將。』

〔識〕《日知録》云：『《春秋傳・昭公二十八年》「豈將軍食之而有不足」《正義》曰：此以魏子將中軍，故謂之將軍。及六國以來，遂以將軍爲官名者，蓋其元起於此。』《管子・立政篇》：『將軍大夫，以朝官吏。』

《和名抄》『肝，和名歧毛』。《醫心方》同

本居氏曰：『古總稱藏府爲歧毛，今俗呼肝膽皆爲歧毛，古名之遺者也。五藏六府各有和名，非古。至鳥獸藏府，今猶總呼歧毛。』

狩谷氏曰：《欽明紀》『刳肝斮趾，不厭其快。曝骨焚屍，不謂其酷』。是謂藏府爲肝，蓋古訓藏府爲『歧毛』，故以後世訓『歧毛』之肝字塡之也。《推古紀》『汝肝稚之』。是以肝爲心。又古歌以肝向群肝，爲心之枕詞。今俗謂焦心爲『歧毛以留』，謂大膽云『歧毛不登之』，謂喪膽力云『歧毛都夫須』，皆可證本居氏之説也。

案：『歧毛』者，『古毛留』之義，在内不動之謂也。『古古呂』亦『古留』之義，與『歧毛』同訓。蓋肝心二藏主魂神，爲精神所在，故古昔肝心共有『歧毛』之訓也。

《周禮·疾醫》《正義》：『肺在上，心在肺下，肝在心下近右，其此三藏並在膈上。脾腎此二者，在膈下。』此説誤矣。

（眉）鄭玄《周禮·疾醫》注：『肝氣涼。』賈《疏》申其説謂：『肝在心下近右，其位當秋，故云肝氣涼。』

（眉）宋·王逵《蠡海集》『人身之肝位在於右，而脈診卻見左手。脾位在於左，而脈診卻見右手。此亦陰陽互藏其宅之義也』。

（眉）元·滑壽《十四經發揮》：『肝之爲藏，左三葉，右四葉，凡七葉。其治在左，其藏在右脅右腎之前，並胃著脊之第九椎。』宋·王惟一《銅人腧穴鍼灸圖經》首有臟圖，肝在右，脾在左。《萬病回春》一正面人圖，以肝膽置右，背面人圖，以肝膽置左，其差可咲。《醫學入門》卷一·藏府條分篇，肝連膈膜著右

脅肋。李中梓《頤世微論》藏府圖，肝在右，脾在左，旁光前有胞。

（眉）書林喬山堂劉龍田刻《圖註脈訣難經》第四十二難圖背面，以肝置右，以脾置左。

（眉）《頓醫抄》卷四十四圖藏府，肝在右，脾在左。蓋宋唐間之圖之傳入我者，可尚可據。

（眉）《史・扁倉傳》末《正義》曰：『肝者幹也，於五行爲木，其體狀有枝幹也。』

（眉）《靈・師傳篇》『肝者，主爲將，使之候外』。

（眉）約之案：藏府中内實無空者，肝脾膻中之三耳，同色同質也。

（眉）或曰肝金秋，肺春木，大非。蓋氣物皆自下升上，地氣四出者也。《易》卦自下而升也。在人，腎冬在下，次升爲肝春，又升爲心夏，又升爲肺秋，肺與腎通，復下爲腎冬，脾旺四季，故卑小在旁而助也。

（眉）《樂動聲儀》曰：『五藏肝仁，肝所以仁者何。肝，木之精也。仁者，好生東方者，陽也。萬物始生，故肝象木色而有枝葉。』《御覽》三百七十六引

○膽者，中正之官，決斷出焉。

《御覽》三百七十六引《黄帝素問》曰『膽者中心之官，斷決出焉』。

《三十五難》『膽者，清淨之府也』。《甲乙經》同

《靈樞・本輸篇》『膽者，中精之府』。《五行大義》引《河圖》、《和名抄》引《中黄子》同

《甲乙》卷一引《本輸》『中精』作『清淨』。

《後漢・馬融傳》注引《韓詩外傳》『膽者，積精之府也』。

《説文》『膽，連肝之府』。

案：膽之爲言澹也，乃謂水動也。膽汁活動，恒爲增減，猶水之動搖，故名曰膽歟。

《五行大義》云『膽爲中精府者，肝通於目。目是精明之物，又精神之主，故曰爲中精府也』。

《和名抄》『膽，和名以』。《醫心方》同

案：以者，以留之義，謂射也。言脾家所運化五藏之精氣，上灌頭面，下注四肢。其純粹之氣入腎爲精液，其戟烈之氣從小腸之中滲泄而爲膽汁。此汁有餘，則能滲入胃中，而令食不滯。能滲入脈中，而令血不敗。故目之能視，耳之能聽，手之能握，足之能踏，能舉重，能登高，並皆膽汁滲入之餘力也。故脾胃調和，則腎水足而膽汁有餘。其滲入微眇血絡之間，其勢如射出，故名曰以也。

《靈·天年篇》『五十歲，膽汁始減，目始不明』。

〔張〕膽稟剛果之氣，故爲中正之官，而決斷所出。膽附於肝，相爲表裏。肝氣雖強，非膽不斷。肝膽相濟，勇敢乃成。故《奇病論》曰『肝者，中之將也，取決於膽』。

案：膽氣即肝氣，相成表裏。猶心包傳心氣，相成喜怒也。胃府下口小腸之分爲幽門，膽汁焦液共出於此，而亦分些入於此，以蒸釀水穀也。

（眉）方以智《通雅》卷五十一曰『十一臟取決於膽，膽具剛精，而以定恐用娠』。

（眉）案：中者，衷也，忠也。言衷之，正之，即決斷之義，蓋折衷議正之義。

（眉）《史·扁倉傳》《正義》曰『膽，敢也。言人有膽氣而能果敢也』。

○膻中者，臣使之官，喜樂出焉。

王冰音釋『膻，徒旱切』。

《靈·邪客篇》『故諸邪之在於心者，皆在於心之包絡。包絡者，心主之脈也』。三谷樸曰：『脈或膜之誤，然《釋名》脈膜同解，古或通用。』

〔張〕膻中在上焦，亦名上氣海，爲宗氣所積之處，主奉行君相之令，而布施氣化，故爲臣使之官。《行鍼篇》曰『多陽者多喜，多陰者多怒，膻中爲二陽藏所居，故喜樂出焉』。按十二經表裏有心包絡，而無膻中。心包之位，正居膈上，爲心之護衛。《脹論》曰『膻中者，心主之宫城也』，正合心包臣使之義，意者其即指此歟。

《醫心方》卷十四·治卒死方第一篇《集驗》又方『灸亶中穴』。亶，圏發去聲讀。

《醫心方》卷九首篇引《小品方》『灸亶中穴五十壯』。亶，去聲圏發。中，上聲圏發。

案：曰喜樂，則外七情之屬，亦皆出焉耳。《白虎通》曰『三焦者，包絡府也』。所謂包絡，斥心主也。

〔李〕貼近君主，故稱臣使藏府之官，莫非王臣。此獨泛言臣，又言使者，使令之臣如内侍也。

《傷寒直格》曰：『包絡，一名命門。』

〔識〕薛雪云：『膻中，亦名上氣海，爲宗氣所積之處。心包絡，包爲膜，心君之宫室，絡爲膜外之巷術，心君之城府也。一爲密勿之地，一是畿甸之間，臣使之義著焉。膻中者，宫室外之城府也。』

《靈·海論》『膻中者，爲氣之海』。《大素》卷五『四海合載之』。楊注：『膻，胸中也。音檀。』

周揚俊《温熱暑疫全書》卷三·辨寒暑各異篇引張鳳逵曰『暑蒸毒從口鼻入者，直中心包經絡』，又曰『非專心主而别臟無傳入也』。

《體雅》云：『《肘後方》脚氣灸膻中五十壯，在胸前兩邊對乳匈厭骨解間，指按覺氣翕翕爾是也。《千金方》失欠頰車蹉，灸氣街二百壯，胸前喉下甲骨中，是亦名氣堂。（《千金翼》『甲骨』作『寅骨』）胤按：甲骨亦臆骨，而其穴恐是膻中。蓋膻中爲氣之海，故曰氣衝，又名氣堂者乎。』

《醫説》引《名醫録》曰：『蕭炳謂小兒初生，宜與韭根汁灌之，吐出惡血，長則無病。驗。韭能歸心氣，而去包中惡氣，治胸中也。是知心包亦單名呼包也。』

（眉）案：膻中名出焉，而無包絡。可知包絡即古之膻中。以包絡心藏，故云心包絡，略云心包。即別清上濁下之鬲膜是也。鬲，隔也，膜故亦云之鬲膜，又謂之心主，即包絡一名。主者，居也。鬲上，心藏所居之宫故名。《禮·曲禮上》『居不主奥』《疏》：『主猶坐也。』《史·天官書》『太白主中國』《正義》：『主猶領也，入也。』是知與前文『心者君主之官也』之『主』字異義。匈中鬲内，七情所出，若鬲内多水，性情從變，是所以膻中之内喜樂出焉也。又臣使之謂也。

（眉）案：『膻中』或作『亶中』正字，而並濁音，讀上聲。膻之言達，達通四邊也。又塡也，氣滿鬲内也。又亶也，單也，其形展大也。中鬲内之義，又居上清下濁之中間之義。

（眉）石坂竿齋宗哲《醫源》曰『朱肱曰：心之下有膈膜，與脊脅周回相著，所謂膻中也。此説是也。上抱護心藏，下隔絶胸腹，抱護心藏者，其膜縱也。隔絶胸膜者，其膜横也。其系兩條如尾，下至腰椎者，謂之幕原。其縱護心藏者，後人因曰心包。其横隔絶胸腹者，因曰膈膜。今據《祕典論》，合縱横者，名曰膻中』。

（眉）此説發千古藴昧，三谷笙州以心藏外薄包之透明膜爲心包，恐誤。蓋身中諸物，皆薄膜包之，奚唯取心膜别號心包乎。

（眉）《奇病論》曰『胞絡者繫於腎』，是胞門之絡，非心包也。

（眉）滑伯仁《十四經發揮》既與三谷笙洲同誤心包絡也。

（眉）《十四經發揮》有竪膜横膜之别，在心包經下。

〇**脾胃者，倉廪之官，五味出焉。**

《五行大義》引無『胃』字。

《五經大義》（『經』當作『行』）云：『脾爲倉廩之官，五味出者。萬物生則出土，死亦歸之。五穀之入，脾以受入，故五味之出，亦由於此也。』

又引《河圖》云『和厚篤信者，脾之精，縱逸貪嗜則傷脾，脾傷則畜積不化，致否結之疾』。

楊泉《物理論》『咽喉者，生之要孔』。《御覽·人事部》引《五運行大論》『在藏爲脾』，注：『形象馬蹄，內包胃脘，象土形也。經絡之氣，交歸於中，以營運真靈之氣，意之舍也。爲倉廩之官，化物出焉。』又曰『《白虎通》曰：脾之爲言并也，謂四氣并之也』。

《靈·本輸》曰『胃者，五穀之府』。

《史·扁倉傳》末《正義》曰：『凡人食入於口，而聚於胃中，穀熟傳入小腸也。』案：則知胃者，唯米囊不足復筭爲十二也。

〔識〕《荀子·富國篇》楊倞注：『穀藏曰倉，米藏曰廩。』《類經（廿八ノ四四ヲ）遺篇刺法論》云：『脾爲諫議之官，知周出焉。』《三因方》作『公正出焉』。『脾爲諫議大夫』出於《千金方》及胡悟《五藏圖説》。

《春秋元命苞》曰：『胃者，脾之府，主稟氣。胃者，穀之委，故脾稟氣也。』（《御覽》三百七十六引）

《史·扁倉傳》《正義》曰：『脾，裨也。在助氣主化穀。』案：『在』下恐『左』字誤脱。

〔張〕脾主運化，胃司受納，通主水穀，故皆爲倉廩之官。五味入胃，由脾布散，故曰五味出焉。

《史·扁倉傳》《正義》曰：『胃，圍也，言圍受食物也。』

《靈樞·師傳》云：『脾者主爲衛，使之迎粮。』

案：五味以舌知之，然舌之所知者，以脾氣通於舌也，故曰『五味出焉』也。此云脾胃而專指脾，連偁脾胃者，爲熟語，猶《靈樞·根結篇》五『腸胃僞辟』專謂腸之例耳。

（眉）《四十二難》虞注：『胃爲倉廩之官也。』

（眉）《靈·師傳篇》『脾者主爲衛，使之迎糧』，又《腸胃篇》『胃紆曲屈伸之』。

（眉）《白虎通》曰『脾之爲言併也，所以併積氣』，又曰『脾所以信何。脾者，土之精，土尚任養，萬物無所私，信之至也。故脾象土，色黄，繫於舌』。《御覽》三百七十六引

（眉）案：胃是倉也，脾是廩也。訓詁可見。胃有倉名，其證不少。

（眉）案：五味之陰液出於脾，脾以是灌於四旁也。而其五味本者，出於胃中食也。故胃亦出食物五味，以與小腸也。

○**大腸者，傳道之官，變化出焉。**

《靈·本輸篇》曰『大腸屬上，小腸屬下』。

楊泉《物理論》『腸胃，五藏之府，陶冶之大化也』。《御覽·人事部》引

〔識〕《本輸篇》及《五行大義》引《河圖》『大腸爲傳道之府』。《韓詩外傳》『大腸者，轉輸之府也』。《三十五難》『大腸傳瀉行道之府也』，馬云：『道、導同。』

《五行大義》云『大腸爲傳道之府者，肺通於鼻，鼻出入氣，大腸傳道五穀氣之道，故爲其府』。

《難經·卅五難》『大腸者，傳寫行道之府也』，《後漢書·馬融傳》注引《韓詩外傳》『大腸者，轉輸之府也』。《靈樞·本輸篇》『大腸者，傳道之府』。《五行大義》引《河圖》《甲乙經》同。《和名抄》引《中黄子》『大腸爲傳送之府』，《欬論》王注同。《醫方類聚》引《神巧萬全方》『大腸者，肺爲表裏，名傳送之府』，又引《五藏六府圖》『肺，呼吸之津，傳送之官』。

（眉）案：變化斥屎，屎自大腸出肛而去，故曰變化出焉也。

（眉）《抱朴子》曰『欲得長生，腸中清，欲得不死，腸無屎』。《御覽》三百七十六引

（眉）《白虎通》曰『大腸小腸，心肺之府也，主禮義。禮義者有分理，亦大小相承受也』。右抱經堂本

案：大腸曰傳道，小腸曰受盛，精義入神也哉。《醫學入門》卷一藏府條分篇曰『大腸又名迴腸』。《靈・腸胃篇》以大腸稱迴腸，以肛稱廣腸，《平人絶穀篇》亦同。《史・扁倉傳》末《正義》曰『腸胃，凡長五丈八尺四寸』。《甲乙經》『腸胃凡長丈六尺四寸四分』。從口至腸而數之，此經從胃至腸而數之，故短也。又曰『腸，暢也。言通暢胃氣牽去穢也』，又曰『大腸，即迴腸也，其迴曲因以名之』。

《和名抄》『大腸，和名波良和太』。《醫心方》同

《醫心方》大腸，又訓『於保和多』。

案：『和多』者，『和多加末留』之略語，即爲盤屈之義。『波良和多』者，謂在腹内蟠屈也，蓋總稱大小二腸之名。《説文》『腸，大小腸也』，《釋名》『腸，暢也。通暢胃氣，去滓穢也』，《廣雅》『腸，詳也』並可徵。單云腸者，統大小二腸之名也。『於保和多』者，對小腸之訓『保曾和多』，又『古和多』之偁，謂大腸比小腸則稍闊大也。今俗呼『久曾布久呂』，蠻名『涅墜岐馱留牟』，譯爲厚腸。

（眉）《四十二難》楊注：『迴腸者，大腸也，受小腸之穀而傳入於廣腸焉。廣腸者，䐈腸也。一名肛門。』又曰：『大腸即迴腸也，以其迴曲因以名之。』《大素》卷十二・無名篇注：『迴腸，大腸也。』又卷十三・腸度篇注：『迴腸，太腸也。』

（眉）《史・扁倉傳》《正義》曰：『肛，釭也。言其處似車釭，故曰釭門。即廣腸之門，又名䐈也。』

今本《四十二難》楊注文小異。

案：水穀入胃，猶未化，傳入小腸，則水穀變化，正如未漉之酒。又入大腸，則水滲出膀胱，穀物皆化爲屎，故曰變化。變化者，凡食物至此，則皆變化而爲屎，不存其本來之面目也。

案：二腸間闌門處有蟲腸，是長腸曼路之中去鬱氣之具。殆與子腸花穴常動，出入息氣一同。

○**小腸者，受盛之官，化物出焉。**

《三十五難》『小腸者，受盛之府也』。《靈樞·本輸》《五行大義》引《河圖》及《甲乙經》，《和名抄》引《中黄子》同。

《脈要精微論》曰『病名心疝，少腹當有形也。心爲牡藏，小腸爲之使，故曰少腹當有形也』，王注：『少腹，小腸也。』

《靈·經水篇》『内屬小腸而水道出焉』。

《舉痛論》『寒氣客於小腸』，王注：『小腸爲受盛之府，而傳下入廻腸。廻腸，廣腸也。爲傳導之府，物不得停留。』

《和名抄》『小腸，和名保曾和太』。（《醫心方》同）

《醫心方》『小腸，又名古和多』。

案：『和太』者，『和多加末留』之略言。『保曾和多』『古和多』共對『於保和多』大腸之名。今俗呼爲『古奈之布久呂』，蠻名『殿無念駄留牟』，譯爲薄腸。

案：小腸上口連胃，下口連大腸，其形圓長内空，正如竹筒。長二丈三尺許，比大腸則差細而薄，故名曰小腸，又薄腸。其中間左側有一小孔，大胡椒許，即會注膽焦二液之處。《難經·四十四難》所云『大倉下口爲幽門』，《脹論》云『胃者，大倉也』是也。膻焦二液，調和水穀爲幽妙之用，故曰幽門。膻焦二液，實水穀之所造釀，而此二液又能調和水穀，其用幽妙不可名也。

案：化物者，謂屎尿二物也。『小腸化物出』云者，水穀混化而未分屎尿之謂也。『大腸變化出』云者，再化水穀混化之物，而爲尿爲屎之謂也。畢竟胃唯受水穀未能化，小腸化水穀未能分屎尿，大腸能分屎尿以分配二道也。所以脾胃云倉廩，小腸云受盛，大腸云傳道也。

（眉）案：化物，屎尿也。屎自小腸出去之大腸，尿亦自小腸出去之膀胱也。

○腎者，作強之官，伎巧出焉。

《白虎通》云：『腎，水之精也。色黑。』『腎之爲言寫也，以竅寫。』《五行大義》

《釋名》云：『腎，引也。腎屬水，主引水氣，灌注諸脈絡也。』

元・李冶《古今黈》曰：『《内經》言腎者作強之官，技巧出焉。技雖不至於道，亦游於藝者之所貴，巧雖未至於神，亦妙萬物而爲言，不作強則何以得之。故知作強者，乃精力之謂。』

方以智《通雅》卷五十一引虞天民曰『兩腎總號爲命門』。

《史・扁倉傳》《正義》曰『腎，引也。腎屬水，主引水氣，灌注諸脈也』。

《説文》『腎，水藏也』。

《廣雅》『腎，堅也』。

《靈・師傳篇》『腎者主爲外，使之遠聽』。

《五行大義》云：『腎爲作強之官，伎巧出者。』水性是智，智必多能，故有伎巧，巧則自強不息也。

《八十一問》曰：藏各有一，腎獨兩者何也。左者腎，右者命門。命門者，精神之所會也。《河圖》云：

『腎與命門，並出尺部。此脈候也。問曰：前解云腎陰故雙，今言左腎右命門，此豈不自乖張乎。答曰：命門與腎，名異形同，水藏則體質不殊，故雙主陰數。爲名則左右兩別，故各有所主，猶如三焦、膀胱，俱是水府，不妨兩號。《老子經》及《素問》云：腎藏精者，精以精靈叡智爲稱，亦是精智氣。腎水智巧，故精藏焉。』

又引《河圖》云：『智辨謀略，腎之精，勞欲憤滿則傷腎，腎傷則喪精損命。』

《古今黈》云：『技雖不至於道，亦游於藝者之所貴。巧雖未至於神，亦妙萬物而爲言。不作強則何以得之。故知作強者，乃精力之謂。』

《和名抄》『腎，和名無良度』。《醫心方》

谷川氏曰：『無良度者，當聚處之義，言精氣所聚之處也。』

案：此説恐非。蓋『無良』與『毛禮』一音，『無良度』者，即『毛禮土』之義。五藏之精液從此處泄出，故名『無良度』。『無良度』者，謂泄處也。脾能運化穀氣，以爲五藏之精。腎能鳩集其有餘之精液，臨時而泄出，是脾腎互相成，水土互相濟之義也。

（眉）作強，王注是。作，作事，作人體之事也。強，勉強終身交合未止，即勉強之謂。

（眉）伎巧斥作人身之妙靈，即斥精液而言。

（眉）《白虎通》曰：『腎所以智者何。腎者，水之精。智者，進止無所疑惑，水亦進而不惑。北方水，故腎黑陰，故腎雙居。』《御覽》三百七十六引

（眉）方以智《通雅》卷五十一引虞天民曰『命門爲中棖』，方以智曰『兩腎之中棖，爲命門也』，又曰『命門爲兩腎之中棖，虞天民之定論也』。

（眉）《靈・本輸》曰：『腎上連肺，故將兩藏。』

（眉）《五運行論》『在藏爲腎』注：『腎藏有二，形如豇豆相並，而曲附於膂筋，外有脂裹，裹白表黑，主藏精也。爲作強之官，伎巧出焉。』

（眉）案：交合時比於常時，則子腸花孔刺八筅，動扇尤甚也。

○三焦者，決瀆之官，水道出焉。

《金匱真言》王注引《正理論》『三焦者，主謁道諸氣，名爲使者也』。

《靈樞・本輸篇》：『三焦者，中瀆之府也。水道出焉，屬膀胱，是孤之府也，是六府之所與合者。』《甲乙》五藏六府陰陽表裏文同，但無『與』字。

《五行大義》引《河圖》云：『三焦孤立，爲内瀆之府。《甲乙》《素問》説同。』『三焦爲中瀆府者，五藏各合一府，三焦獨無所合，故曰孤立。五藏之中通上下行氣，故爲中瀆府也。』

又云：『三焦膀胱並爲水之府，故以相配，戊癸所主也。脾配二府，餘四藏各配一府者，脾是土藏，土爲君道，君即陽也。陽數一，故藏不二也。三焦膀胱是水府，水爲臣道，臣即陰也。陰數偶，故府有二也。』

《白虎通》卷下・情性篇曰：『三焦者，包絡府也。故上焦若竅，中焦若編，下焦若瀆。』中焦形狀旨乎哉。

《三因方》曰：『三焦有形如膜，附於兩脊夾脊。』三焦形狀，詳出《欬論》王注。

《和名抄》引《中黄子》云：『三焦孤立，爲中瀆之府。』

又引『野王案：上中下謂之三膲也』。

案：《難經》《甲乙》配五藏，故無三焦。《後漢・馬融傳》注『《韓詩外傳》云何謂六府云云，喉咽者，量腸之府也』，而無三焦。所云喉咽者，謂上焦也。蓋腸中之虚實於此可知，故曰量腸也。

案：三焦者，從小腸所滲出微眇之精液灌注之處也。下焦根起於大小腸，而其津液湊合聚會，悉入於幹中，而調熟和釀。與脾胃肝膽鬲膜二焦通氣，其清者上入肝膽爲血液，其濁者下注膀胱爲尿水也。中焦者，橫著於胃府囊下，其末灌幽門，其本連於脾藏，全形如狗舌而長扁，末廣而本尖，其質如胭，其色淡黄，微帶灰紅，剝其外膜，則其中如泡沫之狀，《營衛生會篇》所云『中焦如漚』者是也。上焦者，並下焦府而起，經過橫膈膜後面，而緣由脊呂左邊，上行左腹胸裏，接左肩下之絡脈（即缺盆骨下脈）。《營衛生會篇》所云『上焦如霧』，又云『上焦出於胃口，並咽以上，貫膈而布胸中』，《決氣篇》云『上焦開發，宣五穀味，熏膚充身澤毛，若霧露之溉，是謂氣』，《平人絶穀篇》云『胃受水穀，上焦泄氣，出其精微，慓悍滑疾』，《癰疽篇》云『腸胃受穀，上焦出氣，以温分肉，而養骨節，通腠理』是也。其全形細長如筋，自爲緩解急結之用，其質爲膜，管中有許多細瓣，主受下焦營氣，使氣液蒸達於衛分，會入於肩下絡血，溉注心肺二藏中，化成赤血也，《經》所云『上注於肺，乃化爲血』（《營衛生會》）是也。蓋中焦爲製營之府，下焦爲取營之府，上焦爲轉營之府，其爲物三，而其爲功一，故曰孤之府也。《經論》『中焦主論血，下焦主論水，上焦主論氣』，此之謂也。宋·蘇轍《龍川略志》第二有論三焦一條。徐遁説曰：『右腎下有脂膜如手大者，正與膀胱相對。有二白脈自其中出，夾脊而上貫腦，意此即導引家所謂夾脊雙關者，而不悟脂如手大者之爲三焦也。』（《百川學海》載之，全文在補中）所云如手大者，是下焦，二白脈者，謂下焦與上焦之根管二也，而中焦之説缺焉不論，可疑耳。

案：『決瀆』二字，蓋古之熟語，乃爲流水之義，以其細管如筋故也。《説文》『決，行流也』『瀆，溝也』。

案：三焦者，胃中之水穀自小腸所分滲微眇之氣液也。其實血也，汗也，津液也，涎唾也，小便也，共皆三焦之所主也，所云『上焦如霧，中焦如漚，下焦如瀆』是也。其爲病上焦汗出欬唾，中焦留飲霍亂，下焦便閉泄利也。其上焦在胃上，中焦在胃下，下焦在腸間。《靈樞·營衛生會篇》所云『上焦出於胃上口，中焦亦並胃中出上焦之後，下焦者別廻腸注於膀胱而滲入焉』可以徵矣。

《和名抄》『三膲，和名美能和太』。《醫心方》同

案：『美能和太』者三腸之義，謂似腸之物而其名處有三也。蓋古人開剖究物之後所定之名，而非虛名也。

（眉）三焦有名無形之説，《金匱真言》王注引《正理論》出之。

案：上焦起腹，如何而上至肩胸也。曰：與食咽並行貫一穴也。故鬲幕有二穴，而經絡之貫穴小也，咽焦之貫穴大也。故《靈·營衛生會篇》曰『上焦出於胃上口，並咽以上貫膈而布胸中，走腋，循太陰之分而行云云』，聖教真乎哉。

（眉）《六十二難》丁注：『三焦者，臣使之官，位應相火，宣行君火命令。』

（眉）案：世工解肔時曰『脂肪者皆是上焦、下焦枝末羅絡膜上者也』。

（眉）《白虎通》曰『包絡之府』者，言心包絡爲藏，三焦爲府之義，即手厥陰，手少陽相對之義也。

（眉）《本草綱目》果部·胡桃下曰：『三焦，《靈·本藏論》已著其厚薄緩結之狀，而扁鵲《難經》不知原委體用之分，以右腎爲命門，謂三焦有名無形狀。而高陽生僞譔《脈訣》，承其謬說，以誤後人，至朱肱《南陽活人書》、陳言《三因方論》、戴起宗《脈訣刊誤》，始著説闢之，而知之者尚尠。』

○膀胱者，州都之官，津液藏焉，氣化則能出矣。

《卅五難》『膀胱者，津液之府也』。《靈樞·本輸篇》同

《靈・經水篇》『内屬於膀胱，而通水道焉』。

《後漢書・馬融傳》注引《韓詩外傳》云『旁光者，湊液之府也』。

《五行大義》云『膀胱爲津液之府者，腎是水藏，膀胱空虚受水。水清氣則爲津液，濁氣則爲涕唾，故以爲府』。

《説文》『脬，膀光也』。

《廣雅》『膀胱，謂之脬』。

《釋名》『胞，鞄也。鞄，空虚之言也。主以虚承水汋也。或曰膀胱，言其體短而横廣也』。

《淮南子・説林訓》『旁光不升俎』，高誘注：『旁光，胞也。』

《史・扁倉傳》《正義》曰『膀，横也。胱，廣也。體短而又名胞，胞虚空也，主以虚承水液』。

《廣韻》『脬，腹中水府也』。

案：脬又作胞，胞之緩言爲旁光。旁光疊韻與彷徨同，謂水府長短廣狹不定，其狀旁光然也。

《和名抄》『膀胱，和名由波利布久路』。同《醫心方》

案：由波利，謂尿也。尿常在脬中，故名，與胃名曰『久曾布久呂』同義。

〔箚〕驪恕公曰：『《檀弓》洿其宫而豬焉。鄭注：豬，都也。南方謂都爲豬也。』寬案：《周官》『稻人掌稼下地，以瀦畜水』。《爾雅》『水中可居者曰洲，小洲曰都』。蓋都豬瀦三字並通用，爲蓄水之地，與津液藏焉尤襯矣。

〔張〕膀胱有下口而無上口，津液之入者爲水，水之化者由氣有化，而入而後有出，是謂氣化則出矣。《營衛生會篇》云『水穀俱下而成下焦，濟泌别汁，循下焦而滲入膀胱』，正此謂也。然氣化之原居丹田之間，是名下氣海。天一元氣化生於此，元氣足則運化有常，水道自利，所以氣爲水母。知氣化能出之旨，則治水之道，思過半矣。

《素·至真要大論》『淡味滲泄爲陽』注：『滲泄，小便也。言水液自廻腸泌別汁，滲入膀胱之中，自胞氣化之，而爲溺以泄出也。』

蕭京《軒岐救正論》云：『夫三焦既主相火，水道之出，無非稟氣以爲決也。不曰能出，而曰出焉，蓋氣本自化，不待化於氣而始能也。今津液主水，膀胱司水，水不自化而化於氣。此陰以陽爲用，未免少費工夫，故不曰出焉，而曰則能出矣。語意之次，又包許多妙用。』

案：『氣化則能出矣』，言氣不化則不能出尿，尿之出，全由於胃陽之氣化也。

（眉）案：膀胱之津者，尿也。其液者，交合時之腎精也。就中津在脬，液在胞也。

（眉）《外臺》卷十一·祠部李郎中篇論曰：『上蒸精氣，氣則下入骨髓，其次以爲脂膏，其次爲血肉也。其餘別爲小便，故小便色黄，血之餘也。』又曰：『由如乳母，穀氣上洩，皆爲乳汁。』今案：尿者，血滓與津滓、液滓也。乳亦液與津與血三合者也。

（眉）《春秋元命苞》曰『膀胱者，肺之府也。肺者斷決膀胱，亦常張有勢，故膀胱決難也』。

（眉）《素·欬論》『三焦欬』王注：『下焦者，別於回腸，注於膀胱。故水穀者，常并居於胃中，盛糟粕而俱下於大腸，泌別汁循下焦而滲入膀胱。尋此行化，乃與胃口懸遠。』

○凡此十二官者，不得相失也。故主明則下安。以此養生則壽，殁世不殆，以爲天下則大昌。

案：『六藏六府』言出《傷寒直格》。

案：心主一身之血氣，故心經有病則無有愈者。若大病而諸經雖病，其不犯心經者，無復不治者也。

《全體新論·胎論》云『人具百體，心最先生，及終世之時，百體先死，心死最後。凡妊胎二十日，心已成模，初見一管，漸分兩房，又漸而成四房，上兩房有户相通。出世之後即閉塞，否則紫血混行，兒死而身藍矣』，並可以徵心爲君主之義也。

案：王注作『没世不殆』。據此，則王所見本正文『歿』字作『没』，今宋本蒙『殆』而誤歟，宜改作『没』也。

（眉）《列子·説符篇》『得時者昌，失時者亡』。《琱玉集》卷十二引《春秋後語》曰『得命者昌，失命者亡』。《靈·終始篇》『敬之者昌，慢之者亡』。

（眉）案：至三壽之境，没世間，其至於此之中間，幼弱壯強老，老至時不有危隍之大病。

○主不明，則十二官危。使道閉塞而不通，形乃大傷。以此養生則殃，以爲天下者，其宗大危。戒之戒之。

案：帝問十二官之相使，伯答引及於爲天下之昌危者，述正心誠意，修身齊家治國平天下之義。以欲使帝知養生之大道之意在焉。所云『上醫醫國』者，此之謂與。

〔識〕高云『宗祧旦危』，簡案：《説文》『宗，尊祖廟也』。《白虎通》云『宗者，何謂也。宗者，尊也。爲先祖主宗，人之所尊也』。

〔箚〕寬案：爲，治也。王注非。《漢·藝文志》『大古有岐伯、俞拊。中世有扁鵲、秦和。蓋論病以及國，原診以知政』。

（眉）案：『使』字，包輔傅相臣之義。

（眉）《至真要論》『察本與標，明知勝復，爲萬民式，天之道畢矣』，王注：『天地變化，尚可盡知。

況一人之診，而云冥昧。得經之要，持法之宗，爲天下師。尚卑其道，萬民之式，豈曰大哉。』

○至道在微，變化無窮，孰知其原。

『至』『微』二字，承前文之字，而一句上首尾爲韻也。『變』『原』二字，二句上首尾亦爲韻。蓋亦古文之一體耳。

案：十二官不相失，其至極之道理。蓋在於至微至眇之上，故至於推求其變化之理，則無有究極。其本原皆是出於氣精神三之間，觀而不可見，聽而不可聞。必竟有者皆出於無，茫茫渺渺誰知其所原始也。

（眉）《素・徵四失論》『嗚呼。窈窈冥冥，孰知其道。道之大者，擬於天地，配於四海』。

○窘乎哉。消者瞿瞿，孰知其要。

『窘乎哉』出《靈・外揣》篇《本藏篇》《逆順肥瘦》《病傳》等篇，本書《氣穴論八五》亦有。

『窘』字，亦承前句末『原』字而爲韻。『消』『要』二字亦在句之首尾爲韻耳。

《新校正》云：『按：《太素》作肖者濯濯。』

案：據此考之，今本作『消』者，蓋冒『濯濯』之水旁而誤作者歟。若作『濯濯』，則蓋疎大而不精細之謂。即麤暴卓犖，果速不謹慎之貌也。濯，音棹。與『要』押韻。又《廣韻》三十四嘯『嬥嬈不仁』。

《氣交變大論》云『肖者瞿瞿，莫知其妙，閔閔之當，孰者爲良。妄行無徵，示畏侯王』。

〔箚〕肖、宵同。江淹《雜體詩》『宵人重恩光』，善曰：『《春秋孔演圖》曰：宵人之世，多飢寒。宋均曰：宵，猶小也。』《史・三王世家》『毋邇宵人』。

案：此說可從。肖者，蓋與宵人同，謂小人也。

〔識〕馬云：『《禮・檀弓》瞿瞿，若有求而弗得。註云：眼目速瞻之貌。』簡案：《東方未明篇》『狂夫瞿瞿』傳：『無守之貌。』《禮·玉藻》『視容瞿瞿』註：『驚遽不審貌。』

案：此三句，對前三句而成文，共謂至道之不可知也。窘者，窮迫之謂也。『窘乎哉』謂其尤窮迫也。『消者瞿瞿，孰知其要』謂淺學之小人開張耳目，而雖求其妙理，遂不可知其要也。『窘乎哉』斥小人窮困皃也。

〇**閔閔之當，孰者爲良。**

『當』『良』爲韻。

〔眉〕《疏五過論》曰『黄帝曰：嗚呼。遠哉。閔閔乎，若視深淵，若迎浮雲。視深淵尚可測也，迎浮雲莫知其際』，王注：『嗚呼。遠哉。歎至道之不極也。閔閔乎，言妙用之不窮也』。

案：閔閔，猶泯泯也，其要密蔑不可見之義。王注『閔閔玄妙』，其義可從也。言閔閔之妙理，得其正當、至當之説者，唯練熟此道者，最爲精善也。

〇**恍惚之數，生於毫氂。**

〔識〕《孫子算經》『蠶吐絲爲忽，十忽爲一絲，十絲爲一毫，十毫爲一氂』。

〔葯〕賈誼《新書》『數度之始，始於微細。有形之物，莫細於毫。是故立一毫，以爲度始。十毫爲髮，十髮爲氂，十氂爲分』。

案：『恍惚』者，『忽』之緩言，云『恍惚』、云『惚』，並同義，猶『旁光』與『胞』之例。言度量二件，皆生於人同身寸是也。『恍惚之數』者，言無形一氣之内，自有精神氣血營衛之分，其間不容髮。故曰生於毫氂。

〇**毫氂之數，起於度量。**

案：度、量共起於毫，一毫一氂一分一寸謂之度，一毫一氂一分一錢謂之量。量者，謂量輕重，即謂權量也。王注以爲『斗量』，恐非是。《説文》『量，稱輕重也。從重省，曏省聲』可以徵矣。

（眉）案：怳忽豪氂之數，起於度之量之之藝術，則天地人身微妙，亦以藝術則可察之譬也。

（眉）案：以尺以筭謂之度，以升以權謂之量。

○千之萬之，可以益大。推之大之，其形乃制。

案：其形乃制，諸家無明解。竊謂『怳惚之數生於豪氂』云云，是爲客文，至『其推大之則其形乃制』者，是謂主文。『其形乃制』者，謂『布指知寸，布手知尺，舒肘知尋』，《大戴·王言》『側手爲膚，按指爲寸』《公羊·僖公卅一年》注之類。其人之形體，乃爲之制度也。《説文》『尺』字下云『周制，寸尺咫尋常仞諸度量，皆以人之體爲法』可併考。王注稍似是，而未詳明。言人六尺之軀，元是一氣之生成而立者，故本於其始，則只是一滴水一陽氣耳，千萬之則至數皆在於身也。

（眉）案：千萬合推於怳忽豪氂，則成天地人之大形，可以制名制分也。若分析之爲一怳忽豪氂，則無見復有天地人之大。古人曰『數車無車』，此之謂也。推，推合也。

○黄帝曰：善哉。余聞精光之道，大聖之業，而宣明大道，非齋戒擇吉日，不敢受也。

〔志〕精，純粹也。光，光明也。

（眉）《抱朴子》卷四·金丹篇曰：『按：《黄帝九鼎神丹經》曰，黄帝以傳元子戒之曰此道至重，必以授賢，苟非其人，雖積玉如山，勿以此道告之也。受之者，以金人金魚投於東流水中，以爲約，唼血爲盟。』

○黄帝乃擇吉日良兆，而藏靈蘭之室，以傳保焉。

案：吉日良兆，謂吉日而卜之得良兆也。言日之卜共吉而後始受臧之。

靈蘭之室，蓋謂八門十六户之室，明堂之異制也。明堂爲堂，堂與室不同，如明堂之制而爲別室歟。『靈』即『櫺』之古字，『蘭』即『欄』之異構。靈蘭者，謂其室八門玲瓏光明也。『靈蘭』與『玲瓏』一音之轉耳。

〔箚〕保、寶古字通用。《吴越春秋》『君何寶之』注『寶當作保』，《留侯傳》注『葆與寶通』，《西南夷傳》『弘令犍，爲自葆就』《漢書》作『保就』，《史記》『九鼎保玉』，《魯世家》『無墜天之降葆命』，皆寶字。

《靈・刺節真邪篇》『請藏之靈蘭之室，不敢妄出也』，《大素》不知卷（卷二十二）五節刺篇載其文，楊注曰：『靈蘭之室，黄帝藏書之府，今之蘭臺。』

《氣交變大論》云：『帝曰：善。所謂精光之論，大聖之業，宣明大道，通於無窮，究於無極也。余聞之，善言天者，必應於人，善言古者，必驗於今。善言氣者，必彰於物。善言應者，同天地之化，善言化言變者，通神明之理。非夫子，孰能言至道歟。廼擇良兆，而藏之靈室，每旦讀之，命曰氣交變。非齋戒不敢發，慎傳也』。王注云：『靈室，謂靈蘭室，黄帝之書府也。』

案：此注王氏有所受而言歟。以靈室爲靈蘭室，則靈與靈蘭爲一義可知也。云靈、云靈蘭，共謂零籠之室也。説見前。《廣韻》十五・青『閝，門上小窗』，（出崔浩《女儀》）與『靈』同音。

《靈樞・外揣篇》『請藏之靈蘭之室，弗敢使泄也』，《大素》卷十九・知要道篇載其文，楊注曰：『故請藏靈蘭室寶而重之。』

《氣穴論》五十八云：『藏之金匱，不敢復出，乃藏之金蘭之室，署曰氣穴所在。』

案：金匱，謂以金爲之飾之匱也。金蘭，亦靈蘭，空處以金飾之也。曰靈蘭之室、曰金蘭之室、曰靈室，共爲同義。金即銅也，其證甚多。

《六元正紀大論》末曰『請藏之靈蘭之室，署曰六元正紀，非齋戒不敢示，愼傳也』。《漢書・宣帝紀》首曰『軨獵車』，李奇曰『蘭輿輕車也』。案：『軨獵』與『靈蘭』，音轉義同。

《文選・西京賦》『外有蘭臺金馬』，翰曰：『蘭臺，臺名，校書處也。』又《東京賦》『乃營三宮，布政頒常』，又曰『左制辟雍，右立靈臺』，《綜》曰『三宮、明堂、辟雍、靈臺』，又曰『言德陽殿東有辟雍，於西有靈臺。謂於其上班教令者曰明堂，大合樂射鄉者曰辟雍，司歷紀候節氣者曰靈臺也』。《玉臺新詠》卷七・梁武帝賦得當壚云『十五正團團，流光滿上蘭』。上蘭，蓋謂蘭上。蘭即欄古字。乃與靈蘭之蘭，同字同義也。

（眉）案：靈蘭之室，金蘭之室，又靈室，並是明堂之上名。古堂室通呼，但明堂傍臺名也。古臺、堂、室皆通言也。《毛詩・靈臺篇》毛傳：『神之精明者稱靈，四方而高曰臺。』《國語・楚語》『夫爲臺榭，將以教民利也』，韋注曰：『臺，所以望氛祥而備災害。』《呂覽・愼大篇》『賦鹿臺之錢』，注：『鹿臺，紂錢府。』《後漢・馬融傳上》注：『靈臺，望氣之臺也。』《詩・靈臺》《疏》引《禮記》『明堂位』盧注曰：『天子太廟上可以望氣，故謂之靈臺。』《荀子・彊國篇》注：『明堂，天子布政之宮。或曰明堂壇也。』《淮南子・本經訓》『古者明堂之制』注：『明堂，王者布政之堂。上圓下方，堂四出各有左右房，謂之個，凡十二所。王者月居其房，告朔朝曆，頒宣其令，謂之明堂。其中可以序昭穆，謂之太廟。其上可以望氛祥，書雲物，謂之靈臺。其外圓佀辟雍。』《蔡中郎集》三引《月令記》：『明堂者，所以明天氣統萬物。』

（眉）明堂之形制，詳見《著至教論》首王注。

（眉）《大素》卷十一·氣穴篇載《素問·氣穴論》文，而楊注曰：『金蘭之室，藏書府也。』

庚申六月十八日晚間收筆　華他述人枳園生

同月十九日校讀一過時在於昌平橋直舍樓上炎熱如焚肉袒而書

第八補

腎

《五行大義》云：『《元命苞》云：脾者，弁也。腎得之以化腎智，腎所以爲智者何。腎水之精，智者進而不止，無所疑惑，水亦進而不惑。故腎象水色黑，水陰故腎雙。』

又引《河圖》云：『肝心出左，脾肺出右，腎與命門並出尺部，此脈候也。』

三焦

《百川學海》蘇黄門《龍川略志》第二蘇轍著

醫術論三焦，彭山有隱者通古醫術，與世諸醫所用法不同，人莫之知。單驤從之學，盡得其術，遂以醫名於世。治平中予與驤遇廣都，論古今術同異，驤既言其略，復歎曰：古人論五藏六府，其説有謬者，而相承不察，今欲以告人，人誰信者。古説左腎，其府膀胱。右腎命門，其府三焦。丈夫以藏精，女子以繫包，以理主之。三焦當如膀胱，有形質可見。而王叔和言三焦有藏無形，不亦大謬乎。蓋三焦有形如膀胱，故可以藏有所繫。若其無形，尚何以藏繫哉。且其所以謂之三焦者，何也。三焦分布人體中，有上中下之異，方人心湛寂，慾念不起，則精氣散在三焦，榮華百骸，及其慾念一起，心火熾然，翕撮三焦精氣，入命門之府，輸寫而去，故號此府爲三焦耳。世承叔和之謬而不悟，可爲長太息也。予甚異其説，後爲齊州從事，有一舉子徐遁者，石守道之壻也。少嘗學醫於衛州，聞高敏之遺説，療病有精思。予爲道驤之言，遁喜曰：齊嘗大饑，群匄相孌割而食。有一人皮肉盡而骨脈全者，遁以學醫，故往觀其五臟，見右腎下有脂膜如手大者，正與膀胱相對。有二白脈自其中出，夾脊而上，貫腦。意此即導引家所謂夾脊雙關者，而不悟脂膜如手大者之爲三焦也。單君之言，與所見懸合，可以正古人之謬矣。

案：所云『右腎下有脂膜如手大』者，蓋是本人之左腎。徐遁以已所見言之，故曰『腎下』歟。或是右腎即左腎之誤歟。所云『如手大』者，謂下焦根起於小腸之處，數莖之膜管攢聚爲一大莖之狀也。所云『夾脊雙關』者，恐夾脊隻管之義。蓋謂上焦夾脊兩傍，之其左傍從腸上行之隻管膜也。

（眉）《三因方》云：『三焦者，脂膜如手大，正與膀胱相對。有二白脈出於其中，夾脊而上貫胸云云。』

明堂ウ十五

《說文》每引《月令》皆偁『明堂月令』。《大戴禮·盛德篇》云『明堂月令』，盧辨注曰『於明堂之中，施十二月之令也』。《漢藝文志》録禮目曰『明堂陰陽三十三篇，古明堂之遺事』，又曰『明堂陰陽説五篇』。可知古黄帝在明堂，考究陰陽，作爲禮儀。故陰陽語，今見混在《大戴》《小戴記》中，本命篇之類，尤近於醫經云。

孫星衍輯本《尸子》曰：『夫黄帝曰合宮，有虞氏曰總章，殷人曰陽館，周人曰明堂。』

鬲膜五藏之一，尊比五藏，即膻中包絡異偁同物，是皆一考。

《診要經終論》『中鬲者，皆爲傷中，其病雖愈，不過一歲必死。刺避五藏者，知逆從也。所謂從者，鬲與脾腎之處，不知者反之』。王注：『五藏之氣，同主一年。鬲傷則五藏之氣，互相剋伐，故不過一歲必死。腎著於脊，脾藏居中，鬲連於脇際。知者爲順，不知者反傷其藏。』

《氣厥論》曰『心移熱於肺，傳爲鬲消』，王注：『心肺兩間，中有斜鬲膜，鬲膜下際，內連於横鬲膜。』

故心熱入肺，久久傳化。内爲鬲熱，消渴而多飲也。』此王注言横鬲幕外上，别有竪鬲膜而與相連者，全與石坂宗哲竿齋氏説相合，可從。又《靈·官能》曰『膈有上下』。

方以智《通雅》卷五十一曰：『《金匱真言》曰：五藏爲陰，六府爲陽，此止十一經耳，何以稱十二乎。手之厥陰果無屬乎。《靈蘭祕典》曰云云，此以膻中足十二藏之數，然則配手厥陰之經者，不在膻中歟。《靈樞》之叙經脈，雖有胞絡，而無膻中，然其曰動則喜笑不休，正與喜樂出焉之句相合。夫喜笑屬火之司，則知其與心應也。獨膻中稱臣使者，對君主之名也。由是言之，則心包絡即爲膻中，斷無可疑，而膻中以配心臟，尤有確據。乃《脈訣》竟不之及，則厥陰爲虚位乎。叛《内經》矣。』此説千古未發之祕。《通雅》同卷又曰：『亶中者，心主之宫城也。』

（眉）《通雅》文全奪。李中梓《頤生微論·辨妄》篇中語。

杉本良仲温《樗園偶筆》曰：『《韓詩外傳》云：舜甑無膻。後世字書訓膻爲甑底竹簾，出《格知鏡原》。良案：甑之有竹簾，猶人身有膻中也。小竹駢列整整不紊，猶肋骨外護也。粗有襯著在於簾上，猶鬲膜遮隔濁氣也。水氣蒸騰以熟五穀，猶胃中精微之氣上輸於氣海也。是以韓詩借膻字爲甑底簾，後人不知其所以然，直訓膻爲甑底竹簾，果其説之是乎。亶頭當冠竹，而不可從肉也。』約之案：此説亦以膻中爲鬲膜有形之藏，千古美言，但語末卻有病耳。

約之案：脊十九椎下有胞肓穴，胞肓即肓膜，即心包。胞即包裹之謂，俗從肉者。《千金》卷三十此穴作『包肓』者婁見，益可以證也。包肓穴地，膜原所終極之處也。

張介賓《類經附翼》三卷十二·藏脈候部位論曰：『心包爲護心之膜，附於膈上。』《奇病論》曰『病獨擅中』，亦與膻中名其事自别而義則一也。

《千金》卷十八欬嗽第五末曰『上氣欬逆，灸亶中五十壯』，又卷廿九明堂三人圖第一篇胸部中央直下七穴篇第二曰『亶中在玉堂下一寸六分，横直兩乳間，中庭在亶中下一寸六分陷中』。今本《甲乙》卷三第十四篇並作『膻中』。

《外臺》卷三十九明堂篇『亶中一名元兒，在玉堂下一寸六分，中庭在亶中下一寸六分陷者中』。《醫心方》卷二第一篇『膻中一穴，一名元兒，在玉堂下一寸六分。中庭一穴，在膻中下一寸六分陷者中』。標記『膻，徒早反。《説文》云：肉膻也』。

《慧音》卷四十三載《觀佛三昧海經》第二卷肺腴肝隔曰『腴，《蒼頡篇》咽喉也』『隔，障也。經文或從肉作膈。二字通用』。

案：鬲有竪横，横即《左傳》之肓，竪即《左傳》之膏也。故杜注曰『心下曰膏』。

六節藏象論篇第九

今本見存，《大素》本篇缺。

○黄帝問曰：余聞天以六六之節，以成一歲，人以九九制會。

案：天之氣數悉不離六，地之物數不離於九。《傷寒論》以六日爲一經。

案：制，割算也。會，合算也。節者，與制同義之字也。

案：據後文，『人』當作『地』。蓋九州各有九野，九野者，八方中央是也。合而爲九九八十一之數，故曰『以九九制會』也。或曰『計』字屬上句而讀。此云『制會計』，後文云『制會』，義同耳。『六六之節』詳見《六微旨大論》，宜參，曰『天道六六之節，盛衰何也。云云』。

《天元紀論》『鬼臾區曰：天以六爲節，地以五爲制』。《至真要論》『天地合氣，六節分而萬物化生矣』。

（眉）《國語》卷三・周語下曰『天六地五，數之常也。經之以天，緯之以地』，韋注：『天有六氣，謂陰陽風雨晦明也。地有五行，金木水火土也。以天之六氣爲經，以地之五行爲緯而成之也。』

（眉）案：六者，三陰三陽，即《易》卦六爻之義。

○計人亦有三百六十五節，以爲天地久矣，不知其所謂也。

案：絡穴骨，並有三百六十五六之數。

案：天以地之六六之數成，地亦以九九之天數制，是所以陰陽互相爲也。人亦法天地之數，受天地之氣以生成，下文所云『其生五，其氣三』是也。言人即小天地，無有不法則天地者，而其所爲不得而知也。所謂，即所爲，古謂、爲通用。

○岐伯對曰：昭乎哉問也。請遂言之。夫六六之節，九九制會者，所以正天之度。

（眉）《至真要論》王注：『度者，日也。』

○氣之數也。天度者，所以制日月之行也。氣數者，所以紀化生之用也。

（眉）《六元正紀論》注：『氣數謂天地五運氣更用之正數也。』

○天爲陽，地爲陰，日爲陽，月爲陰。行有分紀，周有道理。

（眉）案：醫知日行有分紀者，治方循天也，知地周有道理者，異法方宜也。未允。

以下十三字，每日之日月行也。

○日行一度，月行十三度而有奇焉。故大小月三百六十五日而成歲，積氣餘而盈閏矣。

（眉）『大小』下、『六十五』下，並宜入『之』字看。而，乃也。『積』上入『故』字看。

○立端於始，表正於中，推餘於終，而天度畢矣。

（眉）又曰端，十二節也。中，十二中也。

（眉）『正於中』下宜入『而月常後故』五字看。

○帝曰：余已聞天度矣。願聞氣數，何以合之。岐伯曰：天以六六爲節，地以九九制會，天有十日，日六竟而周甲，甲六復而終歲，三百六十日法也。

（眉）日數十，本是一日夜之制，因以爲一旬之數。

案：『三百六十日』亦大概之言，其實三百六十五日四分日之一也。若以大小月相爲消息，則三百五十四五日也。此以六六之數合之，故此舉其大數也。

（眉）太陽曆三百六十五日四分之一，大概之言，三百六十六日，三百六十五日，三百六十日。太陰曆三百五十四或五日。

○夫自古通天者，生之本，本於陰陽。其氣九州九竅，皆通乎天氣，故其生五，其氣三。

『夫自古』至此，已出《生氣通天》第三，彼『陽』下有『天地之間六合之内』八字，『九竅』下有『五藏十二節』五字，無『故』字。説已見第三篇中。

案：『其生五，其氣三』者，謂人受五行而生，然爲其生育也，因陰陽和之三氣而成也。

（眉）案：『者』下宜入『何也』二字，『陽』下宜入『也』一字看。據此文則天亦固九數也，則知地亦有六數也。

○三而成天，三而成地，三而成人。三而三之，合則爲九。九分爲九野，九野爲九藏。

三氣達天上而居，三氣入地内而居，三氣遊中而居，非天之三與地之三，人之三各别也。人者萬物之總名也，天有九野，地亦有九野也。

案：在天地間則爲九野，其形之可見者也。在人則爲九藏，亦其形之可見者也。人爲小天地之最可徵者是也。九野，即九藏也。

（眉）案：天有九野，地亦有九野。凡四座海濱之土，分中央八方，則九野九州也。諸土皆一理，不必支那耳。

○故形藏四。

案：形藏四，蓋謂膽胃二腸脬也，膽一脬二三焦三腸胃四也。是六府中形之最可見者，故舉此四者謂之藏者，泛言藏府也。與第八所云十二藏之「藏」同義。三焦非無形，其形甚柔軟，故略之耳。蓋不言而在内，所以有名而無形之説起焉也。王注以爲頭目口胸之四，恐非是也。詳見於第二十中。

（眉）又案：形藏，謂膽脬三焦及腸胃，即六府之一名。仲景以大腸倂胃，亦此之義也。

○神藏五，合爲九藏，以應之也。

案：九藏在於人，九野在於地，故曰「以應之」也。

○帝曰：余已聞六六九九之會也。夫子言積氣盈閏，願聞何謂氣，請夫子發蒙解惑焉。

〔箚〕枚乘《七發》「發蒙解惑，不足以言也」，李善曰：「《素問》黄帝曰：發蒙解惑，未足以論也。」又應休璉《與從弟書》「曠如發蒙」，善曰：「《禮記》曰：照然如發蒙矣，如淳《漢書注》曰：以物蒙覆其頭而爲發去，其人欲之耳。」

○岐伯曰：此上帝所祕，先師傳之也。帝曰：請遂聞之。岐伯曰：五日謂之候，三候謂之氣，六氣謂之時，四時謂之歲，而各從其主治焉。

（眉）二十四氣，即五行運氣也。

（眉）『主治』，王注是。此二字於醫家視以爲字眼。

○五運相襲，而皆治之。終期之日，周而復始。時立氣布，如環無端，候亦同法。

（眉）『候亦』之『候』，王注是。五日亦既有五行相配，上工必知焉。

○故曰：不知年之所加，氣之盛衰，虚實之所起，不可以爲工矣。

案：工，謂醫工，猶云師也。王注以爲『工於修養者』，蓋亦工之一端，而非通説也。『時立氣布云云』《新校正》説可從矣。

（眉）案：虚實者，年也，時也，月也，日也，時也，並因五行生克而爲虚實也。

《靈樞・九鍼十二原第一》云『妙乎哉。工獨有之』，《小鍼解》第三同，《甲乙》共『工』作『上』。

又《官鍼篇》曰『故用鍼者，不知年之所加。氣之盛衰，虚實之所起，不可以爲工也』。《大素》不知卷三刺篇，《甲乙》卷五第二篇並載此文。

又《小鍼解第三》云『上工知相其五色』。

又《邪氣藏府病形第四》云『黄帝問於岐伯曰：余聞之，見其色知其病，命曰明。按其脉知其病，命曰神。問其病知其處，命曰工。余願聞見而知之，按而得之，問而極之，爲之奈何。岐伯曰：夫色脉與尺之《甲乙》有『皮膚』二字相應也，如桴鼓影響之相應也，不得相失也。此亦本末根葉之出候也，故根死則葉枯矣，色脉形肉不得相失也。故知一則爲工，知二則爲神，知三則神且明矣』。

又云『善調脉者，不待於色，能參合而行之者，可以爲上工，上工十全九。行二者爲中工，中工十全七。行一者爲下工，下工十全六』。

又《根結第五》云『故曰：上工平氣，中工亂脈(《大素》《甲乙》共『脈』上有『經』字)，下工絶氣危生』。

案：張仲景之明歲氣侌昜也，以《傷寒例》知之。

劉守真《原病式》序曰：『不知年之所加，氣之興衰，虛實之所起，不可以爲工。由是觀之，則不明運氣而求醫無失者，鮮矣。』

慶應丙寅，岡西知常病疥，曰每至月郭盈則盛生，至其郭虛則病勢大衰。

(眉)《五常政大論》『故曰：不知年之所加，氣之同異，不足以言生化，此之謂也』。

(眉)《至真要大論》『所謂感邪而生病也，乘年之虛則邪甚也，失時之和亦邪甚也，遇月之空亦邪甚也』。王注：『年木不足，外有清邪。年火不足，外有寒邪。年土不足，外有風邪。年金不足，外有熱邪。年水不足，外有濕邪，是年之虛也。歲氣不足，外邪湊甚。』又注曰：『六氣臨統，與位氣相剋，感之而病，亦邪復甚也。』又曰：『謂上弦前，下弦後，月輪中空也。』

(眉)《參同契》上篇『月節有五六』朱注：『月以五日爲一節，六節爲一周。』

《天元紀大論》首曰『論言五運相襲而皆治之，終期之日，周而復始，余已知之矣。云云』，王注：『論謂六節藏象論也。』

(眉)《五常政大論》『故治病者，必明天道地理，陰陽更勝，氣之先後，人之壽夭，生化之期，乃可以知人之形氣矣』，王注：『不明天地之氣，又昧陰陽之候，則以壽爲夭，以夭爲壽。雖盡上聖救生之道，畢經脈藥石之妙，猶未免世中之誣斥也。』

(眉)《陰陽應象論》『治不法天之紀，不用地之理，則災害至矣』。

○帝曰：五運之始，如環無端，其太過不及何如。岐伯曰：五氣更立，各有所勝，盛虛之變，此其常

也。帝曰：平氣何如。岐伯曰：無過者也。帝曰：太過不及奈何。岐伯曰：在經有也。

案：《玉機真藏第十九》，即《大素》卷十四四時脈形是也。具論四時之脈太過與不及，與本論合，則王注可從。《新校正》駁之，卻非是也。

《金匱要略》上第一云『師曰：寸口脈動者，因其王時而動。假令肝王色青，四時各隨其色，肝色青而反色白，非其時色脈，皆當病』。

又云『問曰：有未至而至，有至而不至，有至而不去，有至而太過。何謂也。師曰：冬至之後，甲子夜半少陽起，少陽之時陽始生，天得温和。以未得甲子，天因温和，此爲未至而至也。以得甲子而天未温和，此爲至而不至也。以得甲子而天大寒不解，此爲至而不去也。以得甲子而天温如盛夏五六月時，此爲至而太過也』。

案：《靈・衛氣篇》『陰陽相隨，外内相貫。如環無端。亭亭淳淳乎，孰能窮之』。又《邪氣藏府病形》曰『經絡之相貫，如環無端』。

（眉）案：太過不及、勝復盛衰虛實、平氣，詳見運氣七篇，宜考究云。

（眉）蓋天氣過不及，見《氣交變論》《五常政論》，人身之過不及，見《玉機真藏論》，故宜兩覽云。

（眉）《玉篇》『柰，那賴切。果名，又柰何也』。又大部『奈，奴太切。正作柰』。我家所藏古杪本《難經》第十三難、十五難等及其他，皆作『柰何』正字，通俗諸注本皆作『奈何』俗字。

○帝曰：何謂所勝。岐伯曰：春勝長夏，長夏勝冬，冬勝夏，夏勝秋，秋勝春，所謂得五行時之勝，各以氣命其藏。

（眉）案：此五時名中，包五藏名意。

○帝曰：何以知其勝。岐伯曰：求其至也，皆歸始春。未至而至，此謂太過，則薄所不勝，而乘所勝也，命曰氣淫。不分邪僻内生，工不能禁。至而不至，此謂不及，則所勝妄行，而所生受病，所不勝薄之也，命曰氣迫。所謂求其至者，氣至之時也。謹候其時，氣可與期。失時反候，五治不分，邪僻内生，工不能禁也。

至、時、時、期爲韻，分、禁爲韻。

『所生受病』，譬如肝木氣少，不能制土，則火亦受病也。

（眉）工，猶巧也。

○帝曰：有不襲乎。岐伯曰：蒼天之氣，不得無常也。氣之不襲，是謂非常，非常則變矣。帝曰：非常而變柰何。岐伯曰：變至則病，所勝則微，所不勝則甚，因而重感於邪則死矣。故非其時則微，當其時則甚也。

〔張〕所勝則微，如木受土邪，土受水邪之類。我克者爲微邪也，所不勝則甚，如土受木邪，火受水邪之類。克我者爲賊邪也，賊邪既甚而復重感之，則不免於死矣，時氣藏氣皆然。邪不得令非其時也，故爲病微。邪氣得令當其時也，故爲病甚。所勝所不勝皆同。

○帝曰：善。余聞氣合而有形，因變以正名。天地之運，陰陽之化，其於萬物，孰少孰多，可得聞乎。

《新校正》云：『詳前岐伯曰：昭乎哉。問也。至此，全元起注本及《太素》並無，疑王氏之所補也。』

○岐伯曰：悉哉問也。天至廣不可度，地至大不可量。大神靈問，請陳其方。

案：廣，亦高也，可以尺度。度者，高低是也，可以權量。量者，土石是也。

『大神靈問』者，美黄帝所問，其最玄妙精粹也。所名『素問』，蓋亦與此同義。『請陳其方』，方，道也。王注恐非。

又案：『大神靈問』猶云神靈大問，亦『頭項強痛』之同文例也。

（眉）度字、量字，互文見意。天無形之氣，故曰度也。地有形之質物，故曰量也。

○草生五色，五色之變，不可勝視。草生五味，五味之美，不可勝極。

色、極、視、味，各爲韻。草，謂統草木土石鳥獸而言也。本草之名所以起焉也。王注見解草爲物，是。

（眉）案：萬物最近而多，莫大於草，故偁艸。即《本草經》名義此相同。草之言雜也。勝，殫也，堪也。

○嗜欲不同，各有所通。

同、通爲韻。人獸蟲魚嗜欲各不同，而各内通五藏也。王注未悉。

（眉）通，利也，得也。言五類之舌，嗜欲不同，各有所得好也。

○天食人以五氣，地食人以五味。

食，音飼，或作飤、飼。五氣者，五臭也。

《陰陽應象大論第五》云『陽爲氣，陰爲味』。

又云『天氣通於肺，地氣通於嗌』。

○五氣入鼻，藏於心肺，上使五色脩明，音聲能彰。五味入口，藏於腸胃，味有所藏，以養五氣，氣和而生，津液相成，神乃自生。

坊刻次注本『脩』作『修』。

味能收氣，故曰『有所藏』。

《靈·小鍼解》『所以察其目者，五藏使五色循明，循明則聲章，聲章者則言聲與平生異也』。

案：五色脩明，謂目明。音聲能彰，謂耳聰也。脩明，蓋謂目能修收五色之明。能彰，謂耳能聽別音聲之彰也。

案：五氣入鼻，則香焦之氣，由喉而藏於心肺。心肺猶云腸胃，肺先受之，其氣傳入於心也，而後其微眇之氣以達五藏，上使耳目聰明，目辨明五色，耳彰別五音，並皆五氣之餘力使然也。

案：五味入口，則甘辛之味，經舌而藏於腸胃。五味各歸於五藏，故曰味有所藏。凡五味之歸於藏者，與五氣之歸於藏者，相和相養而後相成津液。津液以成精，精中自有神，生生之理盡於此。是知氣之陽者，直入於陰藏中，味之陰者，直入於陽府中，所以陰陽氣味，相成其用，氣味不分，味中自有氣也。

（眉）五色爲血，心之事也。五聲爲氣，肺之事也。面有五色，頭青，口赤，目白黑，而黄者地色也，肌色也。

（眉）又案：脩五色之不亂也，能音聲之無有嘶敗也。

（眉）《靈·終始篇》『音氣益彰，耳目聰明』。

○帝曰：藏象何如。岐伯曰：心者，生之本，神之變也。

〔識〕《新校正》云：『全元起本并《太素》作「神之處」，爲是。』《靈·本神篇》云：『生之來謂之精，兩精相摶謂之神。』《五行大義》云：『心藏神者，神以神明照了爲義，言心能明了萬事，是身之君象火。』《淮南子》云：『神者，心之寶也。』

《五行大義》引《道經義》云『神處心』，此與《素問》同。

又云『心爲火氣』。

又引《素問》曰『心者生之本，神之所處，爲陽中之太陽，故通夏氣』。

案：據右二書，則今本《素問》作『變』爲誤字也。

《靈樞·九鍼十二原》曰『陽中之太陽，心也』。

（眉）案：此不言藏形，而説藏象。

《四十二難》紀注：『心爲牡藏，爲陽中之陽。』

○**其華在面，其充在血脈，爲陽中之太陽，通於夏氣。**

案：華，即光華，謂色澤。充，即充滿，謂藏氣所滿足也。第十云『其榮色也』，『榮』亦與『華』同。華榮，光榮之義也。

《五行大義》引《甲乙經》云『舌爲心之官，故心病舌卷短，顏赤』。又云『《甲乙》以舌應心，道家以舌應脾，《管子》以心應下竅，《甲乙》以舌應心者。凡資身養命，莫過五味，辨耳識知，莫過乎心。五味之入，猶舌知之。萬事是非，猶心鑒之。心欲有限舌陳，舌必言之，故心應舌。道家以舌應脾者，脾者，陰也。《老子經》云：地飴人以五味，從口入藏於胃，舌之所納，則有津實。地體既是質實，品味皆地所産，故舌與地通也。《管子》心應下竅者，以心能分別善惡，故通下竅，除滓穢也。五藏候在五官，口舌二管共在一處，餘不共者。口是脾候，脾，土也。舌是心候，心，火也。共處者，土寄治於火鄉也。舌在口内者，火於五行不常見也，須之則有，不用則隱，如舌在口内，開口即見，閉口則藏。又心爲身之主，貴故在内也。土王四季，故曰四合也。《甲乙》《素問》是診候之書，故從行實而辨。《道經》《管子》各以一家之趣』。

《靈·陰陽繫日月》曰『心爲陽中之太陽』。

○**肺者，氣之本，魄之處也。其華在毛，其充在皮，爲陽中之太陰，通於秋氣。**

（『太陰』）當作『少陰』，《五行大義》引《素問》作『少陰』。

《新校正》云：『按：太陰，《甲乙經》并《太素》作「少陰」，當作「少陰」。肺在十二經雖爲太陰，然在陽分之中，當爲少陰也。』

〔識〕《十二原篇》云：『陽中之少陰，肺也。』《新校正》爲是。

《四十二難》紀注：『肺爲陽中之陰。』《靈・陰陽繫日月》曰：『肺爲陽中之少陰。』

（眉）《五行大義》卷三・論配五藏篇引《素問》曰：『肺者氣之本，魄之所處，陽中之少陰，故通秋氣。』

○**腎者，主蟄封藏之本，精之處也。其華在髮，其充在骨，爲陰中之少陰，通於冬氣。**

（『少陰』）當作『太陰』。

《本神篇》云：『生之來，謂之精。』

《四十二難》紀注：『腎爲牝藏，爲陰中之陰。』

《五行大義》云：『《老子經》及《素問》云：腎藏精者，精以精靈叡智爲稱，亦是精智氣，腎水智巧，故精藏焉。』

又引《素問》云：『腎者，主蟄封藏之本，精之所處。陰中之太陰，故通冬氣。』

案：主，即住之義。主蟄者，在内不動之謂。封藏者，收精臨用而出之謂。

又案：主，即注古字。五藏之寫者，唯獨腎而已。《荀子・宥坐》注：『主讀爲注。』《詩・大田》《釋文》：『主，本作注。』

《新校正》云：『按：全元起本并《甲乙經》《太素》「少陰」作「太陰」，當作「太陰」。腎在十二經雖爲少陰，然在陰分之中，當爲太陰。』

〔識〕《十二原篇》云『陰中之太陰，腎也』。《繫日月篇》云『腎爲陰中之太陰』。《新校正》爲是。

（眉）又案：《廣雅·釋詁三》『主，守也』。

○肝者，罷極之本，魂之居也。其華在爪，其充在筋，以生血氣。其味酸，其色蒼。

〔馬〕肝主筋，故勞倦罷極，以肝爲本。

〔張〕人之運動由乎筋力，運動過勞，筋必罷極。

案：人身四體，日夜無不勞動。勞動者，必爲罷極，故謂肝血運動之形，以爲罷極之本也。『以生血氣』，所云『血氣』猶云血，血中有氣，氣中有血。肝經生血，血之所以生，得氣而增長，故不單云血，而云血氣也。『心』下云『其充在血脈』，血脈者，以肝所生之血，添之神氣而注脈絡中者也。肺下云『肺者氣之本』，是單主氣而不主血也，不可與此云『血氣』混合也。

〔識〕《本神篇》云『隨神往來者，謂之魂』。《左傳·昭七年》『子産曰：人生始化曰魄，既生魄。陽曰魂，用物精多則魂魄強，是以有精爽，至於神明』，杜注：『魄，形也。陽，神氣也。』孔穎達《正義》云：『人稟五常以生，感陰陽以靈，有身體之質，名之曰形。有嘘吸之動，謂之爲氣。形氣合而爲用，知力以此而強，故得成爲人也。其初人之生也，始變化爲形，形之靈者，名之曰魄也，既生魄矣。魄内自有陽氣，氣之神者，名之曰魂。魂魄神靈之名，附形之靈爲魄，附氣之神爲魂也。附形之靈者，謂初生之時，耳目心識，手足運動，啼呼爲聲，此則魄之靈。附氣之神者，謂精神性識，漸有所知，此則附氣之神也。《孝經説》曰：魄，白也。魂，芸也。白，明白也。芸，芸動也。形有體質，取明白爲名。氣唯嘘吸，取芸動爲義。』

『蓋精亦神也，爽亦明也。精是神之未著，爽是明之未昭。』《關尹子》云：『魂藏肝，魄藏肺。』《五行大義》引《老子經》亦同。《韓詩外傳》云：『精藏腎，神藏心，魂藏肝，魄藏肺，志藏脾。』《説文》『魂，陽氣也』『魄，陰神也』，俱與本經之義相發焉。

《五行大義》三ノ二ラ云：『《老子經》及《素問》云：肝藏魂者，魂以運動爲名。肝是少陽，陽性運動，木性仁，故魂亦主善，故藏於肝焉。肺藏魄者，魄以相著爲名。肺爲少陰，陰性恬靜，金主殺，魄又主惡，故以藏之。五藏所主，乃以神精志魂魄五種，就陰陽論唯有二別，陽曰魂，陰曰魄。《河上公章句》云：五氣清微爲精神，聰明音聲。五性其鬼曰魂，魂者，雄也，主出入於鼻，與天通。五味濁辱爲形骸骨肉血脈。六情其鬼曰魄，魄者，雌也，出入於口，與地通。《家語》曰：宰我問孔子曰：聞鬼神之名，而不知其所謂。孔子曰：人生有氣。魂氣者，神之盛也。魄氣者，鬼之盛也。人生有死，死必歸土，此謂之鬼。魂氣歸乎天，此謂之神。合鬼與神而享之，教之至也。骨肉斃乎下，化爲野土。其氣發揚乎上，此神之著也。聖人因人物之情，而明命鬼神，以爲民則。燔燎羶薌，所以報氣也。薦黍稷，脩肺肝，加以鬱暢，所以報魄也。《漢書·五行志》云：人命終而形藏，精神散越。聖人爲之宗廟，以收魂氣。春秋祭祀，以脩孝道。《尸子》曰：鬼，歸也。古者謂死人爲歸人。《淮南子》曰：人精神者，天之有也。骸骨者，地之有也。精氣入其門，而骸骨反其根。又云：天氣爲魂，地氣爲魄。《禮記·郊特牲》云：凡祭愼諸此，魂氣歸乎天，形魄歸乎地，故祭求諸陰陽之義。故氣之清者曰神，即陽魂也。氣之濁者曰鬼，即陰魄也。延陵季子葬其子於羸(當作羸)博之間，云：骨肉歸乎土命也，魂氣無不之。《越記》云：王問范子曰：寡人聞失其魂魄者死，得其魂魄者生也。物皆有之，將人乎。范蠡對曰：魄者，囊也。魂者，生氣之源。又云：魂者生氣之精，魄者死氣之舍。《韓詩》云：溱洧有二水，三月上巳，鄭國常於此水上，招魂續魄。《左傳·昭二十五年》宋公讌飲，使昭子叔右坐，語相泣樂。孔子曰：今君與子叔皆死乎。心之精爽是謂魂魄，魂魄去之，何以能久。此並明人身有魂魄二別。《老子經》云：魂藏肝，魄藏肺者，魂既屬天，天氣爲陽，陽主善，尚左居肝，在東方木位。魄既屬地，地氣爲陰，陰主惡，尚右。故居肺，在西方金位。《老子》云：吉事尚左，凶事尚右。亦云：五氣藏於心，五味藏於胃者，此論氣則是陽，以藏受之，心爲火藏，陽氣所處，味則是陰，以府受之，胃爲五穀之府，味之所處。心主精神，胃主受納，不乖魂魄陰陽之理。又云：魂有三，魄有七者，陽數奇，陰數偶。奇數始於一，一則元氣，魂雖是陽，非曰元始，一後次三，故魂數三。又云：因天地二氣合而生人，人又一氣，三材各一氣，故魂有三。陰數二，二亦陰之始，魄雖是陰，又非元始，次二後四，陰不孤立，必資於陽，就魂之三，合而成七。又一解云：魂在東方，取震數三，魄居西方，取兌數七，三魂七魄合而爲十，是應天五行地五行，兩五合爲十，共成人也。五是天五氣，地五味也。《春秋緯》云：人感十而生，故十月方生也。又云：有六魂者，此乃道家《三皇經》，以五藏神爲五魂，六府神爲六魄，此亦五行六氣之義也。魂魄人之本，既配府藏故釋之。《甲乙》云：魂（脫『屬』）精，魄屬神。』

案：《説文》『魂，陽氣也』『魄，陰氣也』。《白虎通》『魂者，沄也。猶沄沄行不休也。魄者，迫也。猶迫迫然著於人也』。蓋耳目口鼻之所以分知聲色臭味者，共出於五藏之精，名之曰魄，喜怒憂思之所以不畏水火飢寒者，並出於五藏之神，名之曰魂。《靈樞·本神篇》云『生之來謂之精，兩精相搏謂之神，隨神往來者謂之魂，並精出入者謂之魄』，可以徵也。案：魂者，氣也。魄者，質也。一言而足矣。

《新校正》云：『「其味酸其色蒼」六字當去。按《太素》心，其味苦，其色赤；肺，其味辛，其色白；腎，其味鹹，其色黑。今惟肝脾二藏載其味其色。據《陰陽應象大論》已著色味詳矣，此不當出之。今更不添心肺腎三藏之色味，只去肝脾二藏之色味可矣。其注中所引《陰陽應象大論》文四十一字，亦當去之。』

〔張〕按上文三藏皆不言色味，而肝脾二藏獨言之，意必脱簡也。五藏色味，載《五運行大論》及《陰陽應象大論》等篇。

（眉）前『心』下曰『血脈』，斥其質，此曰『血氣』，斥其氣。案：此及『脾』下有味色六字，其他宜反三隅知之意。宋人欲削六字，未允。

（眉）《四十二難》紀注：『肝爲陰中之陽。』

（眉）或抄曰：『魂魄猶如水中之鹽味，色中之膠質。』

《靈·本神篇》『德氣生精神魂魄，心意志思智慮』。蓋精腎，神心，魂肝，魄肺，心意脾，志思又腎，智慮又心。

（眉）《理學類編》卷五曰『魂者氣之神，魄者體之神』。

（眉）案：古來魂魄説多不明，今考魂出神，魄出於精。其神動爲八行七情，心氣志意材性，總謂之魂。魂者，神之動者之名也，其物一也。其精動，爲九竅皮肉筋骨毛脈藏府諸器之妙靈潤明，謂之魄。魄者，精之動者之名也，其物一也。因知神與魂，魄與精，是體用之别耳。故《中庸説約》云『疏：賀瑒曰性之與情，猶波之與水，静時是水，動時是波，静時是性，動時是情』。見《中庸》首書。

（眉）程復原《性理字訓》曰『口鼻呼吸，思慮謀畫，氣之神也，是之謂魂。耳目聰明，記憶辨别，精之靈也，是之爲魄』。《補註朱子》曰『燈似魂，鏡似魄，燈有光焰。物來便燒，可收可放。鏡雖照見物，然只在裏面，魂動魄静，魂熱魄冷』。

（眉）《覺世二集》曰『一菴唐惟中曰：耳目口鼻四肢爲形，視聽言動持行爲氣，聰明睿知恭重爲神，所以運聰明睿知恭重爲魂，所以定視聽言動持行爲魄。魂屬陽，魄屬陰。孤陰易敝，有陽魂以載陰魄，然後能勝於用，常人只是魄來載魂，非魂之載魄也』。

《五行大義》卷四・論情性篇引《河上公章句》云『五性之鬼曰魂爲雄，六情之鬼曰魄爲雌』。

○此爲陽中之少陽（當作『陰』）**，通於春氣。**

〔新〕按：全元起本并《甲乙經》《太素》作『陰中之少陽』，當作『陰中之少陽』。詳王氏引《金匱真言論》云『平旦至日中，天之陽，陽中之陽也』以爲證。則王意以爲『陽中之少陽』也。再詳上文『心藏爲陽中之太陽』，王氏以引『平旦至日中』之説爲證。今肝藏又引爲證，反不引『鷄鳴至平旦，天之陰，陰陽中之陽』爲證，則王注之失可見。當從全元起本及《甲乙經》《太素》作『陰中之少陽』爲得。

《靈・九鍼十二原》曰：『陰中之少陽肝也。』又《繫日月》曰：『肝爲陰中之少陽。』

《五行大義》卷三・論配藏府篇引《素問》曰：『肝者，魂之所居，陰中之小陽，故通春氣。』

○脾胃大腸小腸三焦膀胱者，倉廩之本，營之居也，名曰器。能化糟粕，轉味而入出者也。

《金匱真言》王注：『府謂六化府。』

《五藏別論》云：『夫胃大腸小腸三焦膀胱，此五者天氣之所生也。』

《靈・本輸第二》篇曰：『大腸小腸皆屬於胃。』

《五行大義》卷三・論配藏府篇引《素問》曰：『脾者倉廩之本，名曰興化，能化糟粕，轉味出入至陰之類，故通土氣。』

《本藏篇》云：『腎合三焦膀胱。』

又云：『密理厚皮者，三焦膀胱厚。麤理薄皮者，三焦膀胱薄。』

《靈・本神篇》：『脾藏營，營舍意。』

《靈・繫日月》曰：『脾爲陰中之至陰。』

〔張〕此六者皆主盛受水穀，故同稱倉廩之本，營者水穀之精氣也。水穀貯於六府，故爲營之所居，而皆名曰器，凡所以化糟粕轉五味者，皆由乎此也。

案：此五府併膽爲六府，蓋五府之氣液得膽汁而始成，所云『轉味而入』者，謂三焦也，所云『出』者，謂前後二竅也。

脾胃，蓋古來之熟語，與前文同例，猶單言胃也。藏府相爲表裏，然心與小腸，肺與大腸，腎與旁光，其部位相隔絶，但其氣經相通，故云相爲表裏耳。肝與膽，脾與胃，則其部位相切迫如一，故云脾云胃云肝云膽，脾與胃一音，肝與膽一聲，真有以也，猶如夫婦兄弟陰陽男女之字例。

（眉）前文『腎』下曰『精之處也』。精者，腦髓汁。自宗脈傳諸處，及五藏六府等諸各液皆是。此所言『營』者，自原入焦而脾分配各處，腠管文理之津陽液陰，軀殼藏府各處脂液汁水是也。其本則自二腸滲出，而入原傳三焦者，而其半入肝肺心而成赤血者。

（眉）案：化，化作也。味，食味也。轉，各有運送也。各有入出之事者，胃自口受入而出送於小腸，小腸自胃受入而出送大腸，大腸自小腸受入而出送肛外也。膀胱受入於腸，而出送於尿穴也。三焦受入於腸，而出送於身體也。

○其華在脣四白，其充在肌，其味甘，其色黃。

肌色黃在肉上。

案：『其味』已下六字，宜從《新校正》説刪去也。

又案：六字未可削，是令人隅反之意。詳見肝下，宜參看。

案：腸胃焦脬，皆承脾令，爲脾之臣，故今合説於脾下也。故『其華』以下唯舉脾事耳。

○**此至陰之類，通於土氣。**

《靈·九鍼十二原》曰『陰中之至陰，脾也』。

〔張〕脾以陰中之至陰而分王四季，故通於土氣。此雖若指脾爲言，而實總結六府者，皆倉廩之本，無非統於脾氣也，故曰此至陰之類。

案：陽中太陽爲心，陰中太陰爲腎，陽中少陰爲肺，陰中少陽爲肝，陰中至陰爲脾，則心肺二藏爲陽，腎肝脾三藏爲陰也。

（眉）至陰者，地之一名。

（眉）土氣，謂四季各十八日之氣也。

○**凡十一藏，取決於膽也。**

案：膽者，殆藏府之外也，故此所言『十二藏』之義。《參同契·鼎器歌》曰『膽理腦定升玄』。

案：總倆藏府，謂之『十一藏』也。藏府皆得膽汁之分配，而爲刺擊生動之質，故曰『取決於膽』也。此一句中，含苞膽汁許多之妙用在於此。

（眉）案：此十一藏之説，詳見桂山《識·靈蘭祕典論》『十二官』下，宜參。

（眉）《奇病論》曰『夫肝者，中之將也，取決於膽，咽爲之使』。《新校正》引《甲乙經》曰『膽者，中精之府，五藏取決於膽，咽爲之使』。

○**故人迎一盛，病在少陽，二盛病在太陽，三盛病在陽明，四盛已上爲格陽。**

案：以上論藏象，從此已下，謂以人迎寸口知陰陽死生之候也。

《醫心方》卷二引《明堂經》云：『人迎二穴，一名天五會，在頸大脈動應手，俠結喉旁，禁不可灸，刺四分，主霍亂腸逆，頭痛胸滿，呼吸喘喝。』

《平脈法》云：『寸口脈浮而大，浮爲虛，大爲實。在尺爲關，在寸爲格，關則不得小便，格則吐逆。趺陽脈伏而濇，伏則吐逆，水穀不化，濇則食不得入，名曰關格。』

《靈樞・終始第九》云：『所謂平人者不病，不病者，脈口人迎應四時也，上下相應而俱往來也，六經之脈不結動也，本末之寒温之相守司也，（《甲乙》此一句作『本末相遇，寒温相守司也』十字。）形肉血氣，必相稱也，是謂平人。少氣者，脈口人迎俱少，而不稱尺寸也。如是者，則陰陽俱不足，補陽則陰竭，寫陰則陽脱，如是者可將以甘藥，不可飲以至劑。如此者弗灸，不已者，因而寫之，則五藏氣壞矣。人迎一盛，病在足少陽，一盛而躁，病在手少陽。人迎二盛，病在足太陽，二盛而躁，病在手太陽。人迎三盛，病在足陽明，三盛而躁，病在手陽明。人迎四盛，且大且數，名曰溢陽，溢陽爲外格。』

又《禁服第四十八》云：『寸口主中，人迎主外，兩者相應，俱往俱來，若引繩，大小齊等。春夏人迎微大，秋冬寸口微大，如是者名曰平人。人迎大一倍於寸口，病在足少陽，一倍而躁，在手少陽。人迎二倍，病在足太陽，二倍而躁，病在手太陽。人迎三倍，病在足陽明，三倍而躁，病在手陽明。盛則爲熱，虛則爲寒，緊則爲痛痺，代則乍甚乍間。盛則寫之，虛則補之。緊痛則取之分肉，代則取血絡，具飲藥。陷下則灸之，不盛不虛，則以經取之，名曰經刺。人迎四倍，且大且數，名曰溢陽，溢陽爲外格，死不治。必審按其本末，察其寒熱，以驗其藏府之病。』

（眉）案：一二三四之數，但是脈動搏擊多少大小之位等而已，下文曰『四倍以上』，即知一一倍二二倍三三倍四四倍之義。

（眉）此三陰三陽病主説雜病，而傷寒亦此理歟。三陰三陽係藏府十二之或偁耳。格陽者，六府衛陽之氣格絶也。格陽、關陰，關格之類，一皆病名，或以爲脈名，非是。

○寸口一盛，病在厥陰。二盛，病在少陰。三盛，病在太陰。四盛已上爲關陰。

《靈樞・終始第九》云：『脈口一盛，病在足厥陰。一盛而躁，在手心主。脈口二盛，病在足少陰。二盛而躁，在手少陰。脈口三盛，病在足太陰。三盛而躁，在手太陰。脈口四盛，且大且數者，名曰溢陰。溢陰爲内關，内關不通，死不治。』

又《禁服第四十八》云：『寸口大於人迎一倍，病在足厥陰。一倍而躁，在手心主。寸口二倍，病在足少陰。二倍而躁，在手少陰。寸口三倍，病在足太陰。三倍而躁，在手太陰。盛則脹滿寒中食不化，虚則熱中出糜，少氣溺色變，緊則痛痺，代則乍痛乍止。盛則寫之，虚則補之。緊則先刺而後灸之，代則取血絡而後調之，陷下則徒灸之。陷下者，脈血結於中，中有著血，血寒故宜灸之。不盛不虚，以經取之。寸口四倍者，名曰内關。内關者，且大且數，死不治。必審其本末之寒温，以驗其藏府之病。』

（眉）關陰者，五藏營血之氣閉關也。《方言》十二、《呂覽・當務》注、《淮南・覽冥》注，並曰『關，閉也』。《史記・梁孝王世家》《索隱》云『關者，隔也』。《廣雅・釋詁三》『關，塞也』。

○人迎與寸口俱盛，四倍已上爲關格。關格之脈羸，不能極於天地之精氣，則死矣。

（眉）考王注及《新校正》言，則王氏原本『羸』作『羸』，而宋人《新校正》時改作『羸』耳。

（眉）案：作『羸』則屬下句讀之，言病人羸敗不能盡天地之期而死也。若作『羸』屬上句讀，則言關格各四倍之脈者，盈大盛滿之義也。後説是。

《靈樞·終始第九》云：『人迎與太陰脈口俱盛四倍以上，命曰關格。關格者，與之短期。』

案：精，陰精也。氣，陽氣也。《易·繫》『精氣爲物』朱注曰：『陰精陽氣』。

案：因王注，則不能極盡所稟天地之精氣，壽命之數，而中道橫夭之義。

〔張〕俱盛四倍已上，謂盛於平常之脈四倍也。物不可以過盛，盛極則敗。凡脈盛而至於關格者，以陰陽離絶，不能相營，故至羸敗極盡也，精氣失稟也，言不能盡其天年而夭折也。《脈度篇》曰：『邪在府，則陽脈不和，陽脈不和則氣留之，氣留之則陽氣盛矣。陽氣大盛，則陰不利，陰脈不利則血留之，血留之則陰氣盛矣。陰氣太盛，則陽氣不能榮也，故曰關。陽氣太盛，則陰氣不能榮也，故曰格。陰陽俱盛，不得相榮，故曰關格。關格者，不得盡期而死也。』夫所謂關格者，陰陽否絶，不相榮運，乖羸離散之候也。故人迎獨盛者，病在三陽之府也。寸口獨盛者，病在三陰之藏也。其於關格之證，則以陰陽偏盛之極，而或見於人迎，或見於氣口，皆孤陽之逆候，實真陰之敗竭也。故六府之陰脱者曰格陽，格陽者陽格於陰也。五藏之陰脱者曰關陰，關陰者陰拒乎陽也。藏府之陰俱脱，故云關格。然既曰陰陽關格，必其彼此否絶，似當陰陽對言，而余皆謂之陰脱者何也。正以脈盛之極爲無陰，無陰則無根，而孤陽浮露於外耳。凡犯此者，必至無疑。

〔識〕蓋關格，言表裏陰陽否絶之候。張氏仍馬註，發其餘義，尤爲明確。然《脈要精微論》曰『陰陽不相應，病名曰關格』，《史記·倉公》曰『切其脈，肝氣濁而靜，此内關之病也』，則謂之關格爲脈體，而非病名可耶。《張氏醫通》立關格門，辨馬張二家之誤尤詳，當參考。

〔紹〕琦曰『蓋關格雖有内外之不同，而總爲陰盛而病陽，外格則陽浮，内關則陽陷，非陽盛而關陰於外之説也。繹越人、仲景、《甲乙經》之義，則得之矣』。

案：『關格』二字，爲閉拒之義，或以爲脈體之名，或以爲病證之名，共可通矣。注家解『關格』皆不明此理，故其所説，亦皆不免爲關格之疾耳。

庚申七夕前一夕書了　立之

第九補

營之居也ウ十三

《靈樞・營氣篇》云：『營氣之道，内穀爲寳。穀入於胃，氣傳之肺，流溢於中，布散於外。精專者，行於經隧，常營無已。』《痺論》云：『營氣者，水穀之精氣也。』《營衛生會篇》云：『營氣出於中焦。』

天以六六爲節ウ一

《天元紀大論六十六》云：『鬼臾區曰：天以六爲節，地以五爲制。周天氣者，六期爲一備。終地紀者，五藏爲一周。』

一度ウ一

《史記・平準書》云『度四（脱「百」）萬石』，《索隱》引樂彦曰：『度，猶運也。』《淮南・兵略訓》云『詘伸不獲五度』，注：『五度，五行也。』案：一度，即一運。三百六十五度，即三百六十五運也。

制會ヲ一

清道光年間《數學啓蒙》金咸福跋曰：『詳算術，自加減乘除起，至開諸乘方對數而止，雖千變萬化，總之不出乎加減乘除之法。』

制，割算也。算之除法。《禮・郊特牲》注『主人親制其肝』，《疏》曰：『制，割也。』又《月令》注

『制肺及心肝爲俎』，《疏》曰：『制，謂裁割。』又《樂記》『治定制禮』《疏》：『制，謂裁斷。』又《表記》『義者天下之制也』《疏》：『制，謂裁制』。許慎《説文》『制，裁也』。《禮·王制》『制五刑』注：『制，斷也』。

會，合算也。筭之乘法。《周禮·大宰》『歲終則令百官府各正其治，受其會』，注：『會，大計也。』又《天官·序官》『司會』注：『會，大計也。司會主天下之大計。』又《小宰》『要會』司農注：『要會，謂計最之簿書。月計曰要，歲計曰會。』《國語·周語》『月會』注：『會，計也。』《大戴禮·盛德》篇『司會均入』注：『會，計也。』《後漢書·靈思何皇后紀》注曰：『會計，謂總其數而算。』《管子·問》篇『出入死生之會』注：『會謂合其數。』《淮南子·本經訓》『財用殫於會賦』注：『會，計，計人口數，責其稅斂也。』

案：天用六六，地用九九，並會之制之之義，非但制會地而不制會天之謂也，故《禮·月令》《疏》曰『一會即一辰也』，《大玄·玄圖》注『會者，日月交會一終也』。又古來以十二辰次曰『日月會處』是也。故本篇下文曰『余已聞六六九九之會也』可以證矣。

立端於始，表正於中，推餘於終。ウ一

《正字通》曰：『曆法始中終皆舉之，先求日至以定曆元，履端於始也。參以昏星，舉正於中也。察日與天，會月與日，會之盈虛，齊以閏，歸餘於終也。』

《史記·曆書》曰：『先王之正時也，履端於始，舉正於中，歸邪於終。』《集解》曰：『邪音餘。韋昭曰：謂正曆，必先稱端始也，若十一月朔旦冬至也。又曰：氣在望中，則時日昏明皆正也。又曰：餘，餘分也。終，閏月也。中氣在晦，則後月閏在望，是其正中也。』

此文之義，王厚齋《小學紺珠》以王氷注文，然則此從王注可也。

文元年《左傳》『先王之正時也。履端於始，舉正於中，歸餘於終。履端於始，序則不愆；舉正於中，民則不惑；歸餘於終，事則不悖』，杜注：『步歷之始，以爲術之端首，期之日三百六十有六日，日月之行，又有遲速，而必分爲十二月。舉中氣以正月，有餘日則歸之於終，積而爲閏，故言歸餘於終』，又曰：『斗建不失其次，寒暑不失其常，故無疑惑。』《正義》曰：『履，步也。謂推步歷之初始以爲術。歷之端首，舉月之正，半在於中，氣歸其餘，分置於終末，言於終末，乃置閏也。』又曰：『其有進退，以中氣定之，無中氣即閏月也。古歷十九年爲一章，章有七閏。』又曰：『大率三十二月則置閏。』又曰：『凡爲歷者，閏前之月，中氣在晦，閏後之月，中氣在朔。』又曰：『日月轉運於天，猶如人之行步，故推歷謂之步歷。步歷之始，以爲術之端首，謂歷之上元，必以日月全數爲始，於前更無餘分，以此日爲術之端首，故言履端於始也。期之日三百六十有六日，謂從冬至。至冬至必滿此數，乃周天也。』又曰：『日月之行有遲有速，日行遲，月行速，凡二十九日過半，月行及日，謂之一月。過半者，謂一日於歷法分爲九百四十分。月行及日必四百九十九分，是過半二十九分。今一歲氣周有三百六十五日，四分日之一，其十二月一周，唯三百五十四日，是少十一日四分日之一，未得氣周。』又曰：『劉炫云：則一歲爲十二月，猶有十一日有餘未得周也。分一周之日爲十二月，則每月常三十日餘，計月及日爲一月，則每月唯二十九日餘。前朔後朔相去二十九日餘，前氣後氣相去三十日餘，每月參差氣漸不正，但觀中氣所在，以爲此月之正。取中氣以正月，故言舉正於中也。月朔之與月節，每月剩一日有餘，所有餘日歸之於終。積成一月，則置之爲閏，故言歸餘於終。』又曰：『閏後之月，中氣在朔，則斗柄月初，已指所建之辰。閏前之月，中氣在晦，則斗柄月末方指所建之辰，故舉月之正在於中氣，則斗柄常不失其所指之次，如是乃得寒暑不失其常。』

約之案：今觀仲景《傷寒例》廿四氣斗建指之圖，其指十二支方者，月之中氣也，指八幹四隅方者，月之節氣，節氣即初氣也，是演十二指爲廿四指者也。

十一藏ウ十四

又案：六藏六府合十二藏，故其十一藏取決於膽，膽者十一藏之外也。六藏六府之言，出劉完素《傷寒直格》，曰『脾一心二肝三肺四腎五兼包絡六爲六藏。包絡一名命門，胃一小腸二膽三大腸四膀胱五兼三焦六爲六府』。《漢書·藝文志》曰『五藏六府痺十二病方』，蓋六藏六府故成十二也。

形藏神，藏合九藏ヲ二

《周禮·疾醫》『九藏之動』注：『正藏五，又有胃膀胱大腸小腸。』《正義》曰：『正藏五者，謂五藏肺心肝脾腎，並氣之所藏，故得正藏之稱。又有胃膀胱大腸小腸者，此乃六府中取此四者，以益五藏爲九藏也。六府以其受盛，故謂之爲府，亦有藏稱，故入九藏之數，然六府取此四者。案：《黃帝八十一難經》説胃爲水穀之府，小腸爲受盛之府，大腸爲行道之府，膀胱爲津液之府。氣之所生下氣象天，此其正府也，故入九藏。其餘膽者，清淨之府。三焦爲孤府，非正府，故不入九藏也。』

《莊子·齊物論》『百骸九竅六藏，賅而存焉』，《釋文》『今此云六藏，未見所出』，成玄英《疏》『六謂六府也，藏謂五藏』。森約之案：《素問》十二藏，今合并其藏府而偁六藏耳。《列子·仲尼篇》『七孔四支之所覺，心腹六藏之所知』，殷敬順《釋文》謂『腎有兩藏，其左爲腎，右爲命門，故言藏有六也』，亦恐非是。

《列子·湯問》『王諦料之，内則肝膽心肺脾腎腸胃，外則筋骨支節皮毛齒髮，皆假物也，而無不畢具者，合會復如初見。王試廢其心，則口不能言，廢其肝，則目不能視，廢其腎，則足不能步。穆王始悦而嘆曰：人之巧乃可與造化者同功乎』。案：造化巧與人巧，均以具也。知三代巧人，亦解剖人體而盡其藝。猶《靈樞·經水篇》言三代醫人解剖人體，而盡其術相同。又知《湯問》篇所言，即八藏之目也。

《列子·周穆王篇》云：『百骸六藏，悖而不凝，意迷精喪。』

又《黄帝篇》張注：『六藏七孔，四肢百節。』

《國語·鄭語》『五味、四支、六律、七體、八索、九紀、十數、千品、萬方、億事、兆物、經入姟極』

韋注：『七體，七竅也。九紀，九藏也。正藏五，又有胃膀胱腸膽也。《周禮》曰：九藏之動。』

八　五藏和名攷一ウ　六府和名攷　其形乃制ウ十五　靈蘭之室ウ十五　閔閔ウ十四　孰者ウ十四　三焦ヲ十一　膀胱ヲ十二

九　謂爲ヲ一　九野ヲ二　形藏四ヲ二　發蒙解惑ウ二　先師ヲ三　工同　如環無端ヲ四　柰奈ウ四

微甚ヲ五　氣味ヲ六　大神靈問ヲ六　方ヲ六　五色修明音聲能彰ウ六　主蟄ウ八　罷極之本ヲ九　魂魄ウ十二　脾胃ヲ十四　關格ウ十八

取決於膽ウ十四

五藏生成篇第十

《大素》卷十七·證候之一載『此五色之死也』至『鍼石緣而去之』，篇首係缺逸。又卷十五診候之二·色診脈載『診病之始』已下至篇末。

（眉）此說五藏所生而成作之脈證色病，故云『生成』，與五行生成之生成別義。

○心之合脈也，其榮色也，其主腎也。

古書凡單曰色者，皆面色也，故《說文》曰『色，面色也』。

〔馬〕火之所畏者惟水，則心之所主者，惟腎也。故曰其主腎也，猶君主乃下人所畏，故以主名之。下倣此。

案：主，猶主當也。水火、火金、金木、木土、土水，俱爲相剋，而二物相主當者也。假令如水能滅火，而火亦能使水爲湯也，他皆類此矣。

（眉）榮者，藏氣之所灌注外見，故看其處之氣色，而卜其藏病也。主者，主尊之義，交互各有主彼而我受其制也，故克藏謂之主。主者，我畏彼之名。

〇肺之合皮也，其榮毛也，其主心也。

〇肝之合筋也，其榮爪也，其主肺也。

〇脾之合肉也，其榮脣也，其主肝也。

〇腎之合骨也，其榮髮也，其主脾也。

案：五藏配當，隨處不同，蓋異傳異聞，互皆有義。余别有《藏府配當攷》，宜參看矣。第九云『其華在面』，此云『其榮色也』，其義相同。榮，即華榮之義，謂色澤也。《爾雅》『木謂之華，草謂之榮』，乃其義相同耳。

案：齒者，包『腎，骨也』之中。考此以爪屬筋，不屬骨，實真妙也哉。

（眉）案：骨之柔韌者謂之筋，軟骨亦筋之大者，筋有液，骨有髓，不大異也。爪柔韌，非骨餘。齒堅覈，非筋餘也。爪生廿指，故《靈》有經筋篇，説筋係四支廿指之骨上，取之於大地。金，猶筋也。石，猶骨也。獸之蹄角煮能柔軟，知非骨屬，則筋屬爪物也。故脈管柔物也，筋管硬物也。人腕膕腋髀頸肘等見大硬管於皮上可捫循者，皆是筋也，非脈管也。筋是硬，故生力堪也。若脈管之柔軟，非生力之職也。且筋有大小，大乃結骨，小乃束肉，至其微筋則無數在肉中，是生力之者也。

〇是故多食鹹，則脈凝泣而變色。

是故，受前文之言，鹹即腎之味，與心之合相反對。後同。

〔識〕熊音『上兼陵反，結也。下音澀，不滑也』。馬云『泣，澀也』，吳同。《楊慎外集》云『《素問》脈泣則血虛』，又云『寒氣入經而稽遲，泣而不行』，又云『多食鹹則脈凝泣而變色。泣音義與澀同』。按：《說文》沴音麗，水不利也。沴與淚同。泣，亦水不利也。泣與澀同，亦可互證。

《靈・癰疽篇》音釋『泣，音澀』。

案：泣與澀、濇古音相同，非假泣爲澀也。本篇後文『凝於脈者爲泣』王注『泣謂血行不利』，《八正神明論》『人血凝泣而衛氣沈』王注『泣謂如水中居雪也』，《調經論》『寒則泣不能流』王注『泣謂如雪在水中，凝住而不行去也』，又《至真要論》『短而濇』王注『往來不利，是謂濇也』。《說文》『澀，不滑也』，又『濇，不滑也』。蓋泣之爲言住也，與澀、濇同音同義，其義在音而不在字也。第十四『榮泣』，《大素》作『營澀』。蓋『澀』俗作泣，與泣涕之泣字源自別。

○多食苦，則皮槁而毛拔。

○多食辛，則筋急而爪枯。

○多食酸，則肉胝䐢而脣揭。

〔識〕吳云『肉粗疎胝䐢，而脣掀揭也』。張云『胝，皮厚也。手足駢胝之謂』。《通雅》云『胝，皮肉生繭不仁也。䐢，脯也』。簡按：《巢源》有四支發胝候，《廣韻》『胼胝，皮上堅也』。䐢，《集韻》『仄遇切，皺也』。蓋胝䐢者，斂縮之義，肉在皮裏，肉之斂縮，不可得而見，脣爲肉之外候，以其掀揭，而知肉之斂縮，故言肉胝䐢而脣揭。若爲胼胝之類，則不通。

《荀子・子道》『手足胼胝』注：『胝，皮厚也。』

《説文》『胝，腄也』。

案：『胝䐢』，蓋古之熟語。『胝䐢』，即爲『䐢』之緩言，與『胼胝』之『胝』不同。介賓云『胝，音支』，未詳據何書，或有所受而言歟。『支』與『皺』同爲照母，則胝䐢之爲䐢益明矣。而『縐』爲正字，『皺』『䐢』共爲俗字。《説文》『縐，絺之細也。一曰蹴也』，《玉篇》『皺，面皺也。皻，俗，側救切』，《廣韻》『䐢，字書云：䐢脯也』，並可以爲徵矣。

（眉）《説文》『縐，蹴也』。是『皺』文正字。《素》文元作『縐』，被上『胝』字，譌作『䐢』從肉歟。

（眉）《六元正紀論》『皴揭』王注：『身皮麩象。』

（眉）案：胝者，厚皮。胼胝字。䐢乃縐俗。揭，皮舉也。蓋多食酸，肝火上亢，肉脫爍消羸瘦，故皮無潤澤，生皺文。即皮厚麤而唇皮揭舉翻剝，皆是肝火上亢之候也。今人肝氣亢，人禁酸而其人反欲，乃此之義也。

（眉）所謂肉之斂縮則消瘦也。

○多食甘，則骨痛而髮落，此五味之所傷也。故心欲苦，肺欲辛，肝欲酸，脾欲甘，腎欲鹹，此五味之所合也，五藏之氣。

〔新〕按：全元起本云『此五味之合五藏之氣也』連上文。《太素》同。

〔識〕簡按：當從《太素》，『也』字移『氣』下。

○故色見青如草茲者，死。

〔識〕志云：『茲，蓐席也。草茲者，死草之色，青而帶白也。』簡按：《爾雅·釋器》『蓐，謂之茲』，郭注『《公羊傳》曰：屬負茲。茲者，蓐席也』。《史記·倉公傳》『望之殺然黄，察之如死青之茲』，俱可以確志聰之解耳。馬王諸家，以滋釋之，果然，則豈枯澤之色乎。並不可從。《荀子·正論》『琅玕龍茲』注：『龍茲，或曰即今龍鬚席。』又引徐廣：『茲者，藉席之名』。又曰：『茲與髭同。』又《史·周本紀》『封布茲』注：『徐廣曰：茲者，藉草之名。』

（眉）《奇病論》『白色黑色見』，王注：『色見，謂見於面部也。』《五常政大論》『天制色，地制形』。

○黄如枳實者，死。黑如炲者，死。

〔識〕《千金翼》『炲』下有『煤』字。《五行大義》作『水苔』，非。

案：據文例作『炲煤』者是。

○赤如衃血者，死，白如枯骨者，死。此五色之見死也。

（眉）案：枳實有毛不澤。此五死色，五行相克之義，故枯骨之色爲白而帶茶褐之義。

此五色已下《大素》見存，無『見』字。

○青如翠羽者，生。

〔紹〕先兄曰：『《說文》：翠，青羽雀也。出鬱林。從羽卒聲。』

○赤如鷄冠者，生。黄如蟹腹者，生。

案：蟹腹，淡黄光澤，故以比於生意之色澤也。與蟹黄不同，蟹黄者，蟹腹中之黄腦也。李時珍曰：『腹中之黄，應月盈虧。』宋·葛起《耕詩》『催破槿香爲蠏黄』所云蠏黄，亦謂腦也。《素問識》以蟹黄爲解，恐非是。

○白如豕膏者，生。黑如烏羽者，生。

《大素》次弟青黑赤黄白。

〇此五色之見，生也。

《大素》『之』字無，『見』下有『而』字，『生』下有『者』字。

〇生於心，如以縞裹朱。

案：以下五『生』字上當入『病』字看，即是病時之各藏生色也。

〔馬〕此舉五藏所生之正色，而指其爲外榮也。縞，素練也。彼色之生於心者，如以縞裹朱，此赤之明潤者也。

〔識〕《脈經》『縞』作『綿』。《禹貢》『厥篚玄纖縞』，孔《傳》：『玄，黑繒。縞，白繒。纖，細也。』《小爾雅》『繒之精者曰縞』。《通雅》『縞』，《子虛賦》注：『縞，鮮支。今所謂素。碰，以石輾繒，色光澤也。』《詩・豳風》『我朱孔陽，爲公子裳』，《毛傳》『朱，深纁也』，孔氏《疏》『士冠禮裳註云：凡染絳，一入謂縓，再入謂之赬，三入謂之纁，朱則四入矣。朱色深於纁，故云朱深纁也』。志云：『榮色隱見於皮膚之間，有若縞裹者也。』

案：《爾雅・釋器第六》云『一染謂之縓，再染謂之赬，三染謂之纁』。

〔楊〕縞，工道反。白練。

〔箚〕《詩・鄭風》疏：《廣雅》云『縞，細繒也』。《戰國策》云『強弩之餘，不能穿魯縞』，然則縞是薄繒不染，故色白也。

〇生於肺，如以縞裹紅。

案：《爾雅》『一染謂之縓』，郭注：『今之紅也。』蓋隔一重白練而見紅染之色，則潔白色中自抹出淡紅之色，生意勃勃在於此也。

〔識〕《説文》『紅，帛赤白色』。《釋名》『紅，絳也。白色之似絳者』。

○生於肝，如以縞裹紺。

〔識〕《説文》『紺，帛深青揚赤色』。《釋名》『紺，含也。青而含赤色也』。簡按：王注『薄青』，不知何據。馬注本於《説文》。

案：《論語》『君子不以紺緅飾』，皇侃《疏》引鄭注云：『紺緅，元之類也。』《釋文》引《字林》云：『緅，青色也。』紺緅，皆深青色，而緅又深於紺。《疏》云：『《淮南子》曰：以涅染紺，則黑於涅。涅即黑色也。纁入黑汁則爲紺，更以紺入黑汁，則爲緅。紺緅相類，故連文云君子不以紺緅飾也。更以緅入黑汁則爲元，更以元入黑汁則爲緇，緇元相類，故禮家每以緇布衣爲元端也。』

慧琳《經音》卷四五ウ『紺青，上音甘暗反，或作綷縩，音與上同。此皆馬鄭所用古字也』。又卷十一四ヲ引《考聲》云『色青而揚紫光曰紺』。又二十一十六ウ引《珠叢》曰『深青之色而伴赤色者，謂之紺也』。

案：以深青色隔一重縞，則其色淡青藍色也。欲與淡青綠分別，故曰紺也。

○生於脾，如以縞裹栝樓實。

《大素》無『實』字。

案：栝樓熟則黄色光澤，以縞隔之則淡黄光潤也。餘四藏以染色言之，脾獨以物言之者何。蓋脾之生色自淡黄光潤，不可以凡黄色比之，故特以栝樓比之也。以別病黄如橘色熏黄之類也，宜與前文『蟹黄』併考也。

或曰以脾下有栝樓，及《脈要精微論》赤欲如帛裹朱，云云，例之則此五色亦宜以物解之，不可以染色解之也。因考朱即丹沙，紅即紅玉。《説文》『玒，玉也』。蓋是紅玉之字。紺，即紺珠，即盧青石也。紫，即紫石，所謂紫石英也。並皆以光澤之石色比之，但脾以雌黄雄黄之類比之，則與病黄色相類似，故特取栝樓子以比之也。此説頗似有理，録以俟後考。

○**生於腎，如以縞裹紫**。

《説文》『紫，帛青赤色也』。

案：紫色隔一縞，則其色隱隱紫紅，艷色可愛也。凡紫色，多青少赤則近黑，少青多赤則近紅。腎色黑，而此云紫者，腎之生色，其黑自光潤帶紫，所云血色也。肝紺亦與此同理。五藏色相，其部位皆在面部也。

桂山《醫賸》有紫字説，宜參。

《脈要精微論第十七》云：夫精明五色者，氣之華也。赤如白裹朱，不欲如赭。白欲如鵞羽，不欲如鹽。青欲如蒼璧之澤，不欲如藍。黄欲如羅裹雄黄，不欲如黄土。黑欲如重漆色，不欲如地蒼。五色精微象見矣，其壽不久也。

○**此五藏所生之外榮也**。

《大素》無『外』字。

○**色味當五藏**。

《大素》無『色』字，恐脱誤。

○**白當肺辛，赤當心苦，青當肝酸，黄當脾甘，黑當腎鹹，故白當皮，赤當脈，青當筋，黄當肉，黑當骨**。

《大素》以白赤黄青黑爲次弟。

〔吴〕當，合也。張同。

〔志〕當，承也，值也。

案：白當肺辛，謂其色白合於肺，其味辛，亦合於肺也。古文簡略如此，後皆倣此。案：皮下有白膚，是肺之當也。肉上有黄肌，是脾之當也。肌在膚與肉間，厚二分許，真黄色。

○**諸脈者，皆屬於目。**

案：中焦所作之津液，即是脈血也。

《大惑論》云『五藏六府之精氣，皆上注於目，而爲之精』。

《口問篇》云『目者，宗脈之所聚也』。

案：目雖屬肝，然其實五藏六府之精華皆注於此，而所以釀成其精華者，獨脾胃之依。此云『諸脈者皆屬於目』者，蓋諸脈活動，皆脾胃之所爲也。

《解精微論》『夫心者，五藏之專精也。目者，其竅也。華色者，其榮也』。

○**諸髓者，皆屬於腦。**

《靈樞・海論》云『腦爲髓之海』。

案：腦髓共係於腎，腎中之精氣，上會頭腦中，其氣四散，而灌注於諸經。《説文》『囟，頭會匘蓋也』。恖字從心囟，云睿也。蓋人之思念而銘之心、著之髓者，必瞑目而内視，則其臆記遂不失，是所以『恖』字從囟也。

○**諸筋者，皆屬於節。**

《大素》『節』作『肝』。

案：『節』字宜從《大素》作『肝』，筋者肝之所主，不須論也，若作『節』，則言骨節之所以能運動者，筋爲之維持也。筋即肝之所養，則其義亦同耳。

○諸血者，皆屬於心。

《陰陽應象大論》云『心生血』。

《痿論》云『心主身之血脈』。

○諸氣者，皆屬於肺。

《調神論》云『肺藏氣』。（《本神篇》同）

《五味篇》云『其大氣之摶而不行者，積於胸中，命曰氣海，出於肺，循喉咽，故呼則出，吸則入』。

案：血氣筋脈髓五者，並皆順行一身而日夜不止，乃爲五藏氣液所爲，然其實悉是脾胃之所釀成也。其脾胃釀成之力最者爲脈，其脈動之衝擊最甚者爲目，共係於脾胃，併其髓腦之係於腎者，而五藏係屬在於此也。

○此四支八谿之朝夕也。

〔楊〕諸脈髓筋血氣等五屬，血氣皆於四支八谿朝夕往來。八谿，八脈也。

（眉）案：楊注『總是八谿四支之十二經脈，而一支有表外側之陽，裏內側之陰，故成八脈也。與肌肉谿谷之谿自别』。王注非是。

〔張〕四支者，兩手兩足也。八谿者，手有肘與腋，足有□與膕也。此四支之關節，故稱爲谿。朝夕者，言人之諸脈髓筋血氣無不由此出入，而朝夕運行不離也。《邪客》篇曰『人有八虛，皆機關之室，真氣之所過，血絡之所遊』即此之謂。一曰朝夕即潮汐之義，言人身血氣往來，如海潮之消長，早曰潮，晚曰汐者，亦通。

〔識〕蓋谿者，筋骨罅隙之謂。王充《論衡》云『投一寸之鍼，布一丸之艾，於血脈之谿，篤病有瘳』。

〔紹〕《子華子》云『一人之身，爲骨凡三百有六十，精液之所朝夕也』。

《移精變氣論》云：『賊風數至，虛邪朝夕』。

案：『朝夕』即『潮汐』之古字，以血氣之往來比海水之潮汐也。

案：朝，進出也。夕，舍退也。故進潮謂之潮，退潮謂之汐。或曰『汐晚來進之潮』，非也。『朝夕』王注是。

○**故人臥，血歸於肝，肝受血而能視。**

〔識〕李氏《脾胃論》作『目受血而能視』。

案：云肝、云目，其義不二。

（眉）或曰肝受、眼受之訛，未是。

○**足受血而能步，掌受血而能握，指受血而能攝。**

《大素》『攝』作『捕』，訛。

〔楊〕人臥之時，肝足掌手指，四事皆受作，於四能有所用也。

案：以上五言『血』字，宜活看。目足掌指之用，固雖血之所爲，然血中得氣而成，氣中又有精液膽汁之泄出，以爲之收攝耳。

○**臥出而風吹之，血凝於膚者爲痹。**

《大素》『凝於』作『淚而』。

〔識〕王注『痹』字，釋音『音頑』，《廣韻》『痹也』，《字彙》『手足麻痹也』。簡按：痹病所指極廣，故加痹字，明其麻痹之痹。後世頑麻、頑痹之頑，本是痹字，蓋依音同而稱之者。志云『《金匱要略》曰：血痹病從何得之。師曰：汗出臥，不時動搖，加被微風，遂得之。汗出者，言衛氣之虚於外也。臥則衛歸於陰，出則血行於外，加被風吹，則血凝於皮膚，而爲痹矣』。《要略》云『血痹，外證身體不仁，如風痹狀』。志以痹爲血痹，王則爲痹痹，義互相發焉。

○**凝於脈者，爲泣**。

《大素》『凝』作『涘』。

〔馬〕血凝於脈，當澀滯不通。

○**凝於足者，爲厥**。

《大素》『凝』作『涘』。

案：邪入血分而凝於膚者，爲膚痹，凝於脈者，爲脈泣，凝於足者，爲足厥也。膚，即肌膚之膚，謂營衛之分界之處也。脈者，謂肌内血脈流行之處也。足者，陽氣之所達，今邪入血分，令阻礙陽氣，不達於下，故爲足厥也。

○**此三者，血行而不得反其空，故爲痹厥也**。

案：凝於脈者，癰瘍也。凝於足者，脚氣濕痹也。

《大素》『空故』作『故空』。

《大素》『痹厥』作『厥痹』，無『也』字。『三』作『五』，訛。

〔吴〕言痺厥而不言泣，痺可以兼泣也。

〔馬〕此三者，血行而不得反其空穴，故爲痺與厥者如此。不曰澀者，言痺厥皆血凝於脈也。泣音澀，空與孔同。

案：吴、馬二氏説未悉，蓋舉痺、厥之二證而略泣之一證也。考臥間表疎，覺後風邪入侵，臥間行於裏之血，欲來行於表，表適有風邪侵，阻其陽氣，血欲行而不行，不得反其空穴，故在膚則爲膚痺，在脈則爲脈泣，在足則爲足厥也。平人新起不能把握者，即痺厥之輕者也。

〔楊〕此諸五者，爲得寒耶入血凝澀，不得流入於空竅中，故聚爲足厥之病。有『三』無『五』，『五』當字謙之也。案：『謙』恐『誤』之訛字。

（眉）空，音孔，謂脈道管也。

○人有大谷十二分，小谿三百五十四名，少十二俞。

《大素》『少』作『小』，『俞』作『腧』。

〔楊〕小曰谿，大曰谷，谿谷皆流水處也。故十二經脈名爲大谷，三百六十五胳名曰小谿。據前後體例，無五十四，手足十二大節，名十二關。此等谿谷關節，皆是氣之行止之處，故爲衛氣所留，耶氣所容，緣此鍼石行之，以去諸疾也。

《大素》標記云『今云三百五十四者，一歲之數也。以氣盈數加之，三百六十五耳』。

約之案：氣盈每月增一日而作也。

〔張〕大谷者，言關節之最大者也。節之大者，無如四支，在手者肩肘腕，在足者髁膝腕，四支各有三節，是爲十二分。分，處也。按：此即上文八谿之義，夫既曰谿，何又曰谷。如《氣穴論》曰『肉之大會爲谷，小會爲谿，肉分之間，谿谷之會，以行榮衛，以會大氣』，是谿谷雖以大小言，而爲氣血之會則一，故可以互言也。上文單言之，故止云八谿。此節與下文小谿三百五十四名相對爲言，故云大谷也。諸注以大谷十二分，爲十二經脈之部分者，王、馬、吴同皆非。小谿者，言通身骨節之交也。《小鍼解》曰『節之交三百六十五會者，絡脈之滲灌諸節者也』。十二俞，謂十二藏之俞，如肺俞、心俞之類是也。此除十二俞，皆通於藏氣者，不在小谿之列，則當爲三百五十三名。茲云五十四者，傳寫之誤也。

案：張説並是，爲可從。然『十二俞』全元起本及《大素》作『十二關』，則不可強爲肺俞、心俞之類。竊謂此云『十二關』者，恐指十二經脈而言。《金匱》第一云『五藏病各有十八，合爲九十病。人又有六微，微有十八病，合爲一百八病，五勞七傷六極，婦人三十六病不在其中』，與此文例相同。此言『人有大谷十二分，小谿三百五十四名』，然十二俞不在其中也。蓋云十二經、云十二關、云十二俞，其實皆一也。自其分小絡謂之經，自其别通路謂之關，自其所注謂之俞。《靈樞·本輸篇》論十二經脈之所灌注，可徵十二經，又名十二輸也。《靈樞》諸篇宜併考耳。

小谿三百五十四，王注以來諸家皆以『四』爲『三』之誤，無復異論。然《大素》亦作『五十四』，則古來無作『三』之本也。因考小谿三百五十四，加大谷十二，而爲三百六十六也。説者或曰三百六十，或曰三百六十五者，或曰三百五十四，並皆本於曆數泛言之也。蓋三百六十六爲實事，謂之三百六十五者，泛偁以合一年之數也，至於骨節間之小數，則不可得而究盡也。三百六十六者，泛言三百六十五日四分日之一耳。

案：大谷十二經脈也。小谿三百六十五絡也。經謂之谷，大流之名也。谿謂之絡，小流之名也。與肌肉分間之谿谷自别義。王注是。

《靈樞·經脈第十》云：『黄帝曰：經脈十二者，伏行分肉之間，深而不見，其常見者，足太陰過於外踝之上，無所隱故也。諸脈之浮而常見者，皆絡脈也。六經絡，手陽明少陽之大絡起於五指間，上合肘中。飲酒者，衛氣先行皮膚，先充絡脈，絡脈先盛，故衛氣已平，營氣乃滿。而經脈大盛，脈之卒然動者，皆邪氣居之，留於本末，不動則熱，不堅則陷且空，不與衆同，是以知其何脈之動也。雷公曰：何以知經脈之與絡脈異也。黄帝曰：經脈者，常不可見也。其虛實也，以氣口知之，脈之見者，皆絡脈也。雷公曰：細子無以明其然也。黄帝曰：諸絡脈皆不能經大節之間，必行絶道而出入，復合於皮中，其會皆見於外。故諸刺絡脈者，必刺其結上。甚血者，雖無結，急取之，以寫其邪，而出其血，留之發爲痺也。』

以上所説，經絡二脈分明。此後文云『衛氣之所留止，邪氣之所客，鍼石緣而去之』者，可徵皆云絡脈之所注，非云經脈也。

（眉）每年無閏，則日數三百五十三或四，四多三少。一年有閏，則日數三百八十四日，與《周易》三百八十四爻同合。慶應四戊辰年三百八十三日，四月有閏，而前四月後四月共小盡，故成八十三數。噫，歷術益明於世也。

（眉）案：三百五十四，天地常數。今和夏年年曆太氏三百五十四日，以其太陰年也。注家古來欲爲改『四』爲『三』，大誤，不堪歕飯，天地間未聞有三百五十三之數。

（眉）案：絡除六藏六府俞之十二小支，則正有三百五十四小支之義也。十二俞，亦絡脈之名也。若十二俞，非外邪時所刺穴，是係藏氣發處，故今不舉曰少之也。

○**此皆衛氣之所留止，邪氣之所客也。**

〔張〕凡此谿谷之會，本皆衛氣留止之所，若其爲病，則亦邪氣所客之處也。

《靈·小鍼解》云：『客者，邪氣也。在門者，邪循正氣之所出入也。』

案：此云衛氣之所留止，則非經脈之分，益明矣。

案：衛氣者，身之陽氣也。《靈・禁服》『審察衛氣，爲百病母』，又《舉痛論》『百病生於氣』。

○鍼石緣而去之。

《大素》『石』作『之』，『之』作『也』。

〔張〕治以鍼石，必緣所在，取而去之。緣，因也。

案：《傷寒論》太陽上篇云『若欲作再經者，鍼足陽明，使經不傳則愈』，又云『太陽病，初服桂枝湯，反煩不解者。先刺風池、風府，卻與桂枝湯則愈』，並與此同義。

案：鍼、石各物解，見於第二十四中。

○診病之始，五決爲紀。欲知其始，先建其母，所謂五決者，五脈也。

《大素》『知』作『得』。

〔楊〕診五藏之脈，以知其病，故爲其母。母，本也。

〔眉〕案：其始，謂疾病之始也。母，王注非。母，本也，根也之義。楊注是。以五決爲母，可從。紀者，要也，法也。

○是以頭痛巔疾，下虛上實，過在足少陰巨陽，甚則入腎。

《大素》『巔』作『癲』。

《大素》無『足』字。

《本事》釣藤散之證也。

〔楊〕腎脈，足少陰，爲裏藏也。膀胱脈，足太陽脈，爲表府也。少陰在舌本以下，太陽在頭，故爲上也。少陰虛，太陽在頭，故爲上也。少陰虛，太陽實，故爲頭痛癲疾也。此之二脈盛則入藏也。

《蘭軒遺藁》云：巔疾，謂顛仆之疾，即癲也。此疾本由上實下虛而成，王以爲上巔之疾者，非也。巔、癲同。《禮記·玉藻》『色容顛顛』，《釋文》『顛本作巔』。《楚辭·惜誦》『行不群，以巔越兮』，注：『巔，殞也。』是與《尚書》『顛越』之語同。凡『顛』作『巔』者，隸文耳。漢《北海相景君銘》漢安二年『巔倒剝推』，楊君《石門頌》建和二年『屈曲沶巔』，《西狹頌》建寧四年『巔覆賈隧』，可以爲證。

案：《脈要精微論》《玉機真藏論》《宣明五氣篇》《奇病論》《脈解篇》《氣交變大論》《五常政大論》《方盛衰論》共作『巔疾』。《通評虛實論》《腹中論》及《靈樞·癲狂篇》並作『癲疾』，字異而義同，與《經脈篇》云『膀胱足太陽之脈，上額交巔』之『巔』，其字自別。詳見於《蘭軒遺稿》中。

過在足少陰巨陽者，謂有腎脈之太過不及也。《脈要精微論》云『乃可診有過之脈』，《新校正》云，按：《脈經》及《千金方》『有過之脈』作『過此』，非也。所云『有過』『過此』共有過不及而非平脈之謂也。『下虛』謂不及，『上實』謂太過。

下虛，謂脾腎虛也。上實，謂腎膀胱二經之邪實也。蓋因下虛之上實，則其實不久遂乘虛而入藏至於此，則其脈似實大而無根脚者是也。

（眉）是虛證之流飲也。

（眉）過在少陰巨陽，則表病也。過入腎者，其過甚，遂成裏病也。下例倣此。雖然，不言入肺、入脾、入心之三者何也。流飲之所以兆起，廑在肝腎之二，故雖他證流飲至其極，則只入腎與肝耳。過，猶病也，去聲，過失之字。過、不及，共謂之過也。《脈要精微》王注：『過，謂異於常候也。』考過者，變異也。《六節藏象論》曰『帝曰：平氣何如。岐伯曰：無過者也』，此過字可證可證。

（眉）真本《明堂》卷一尺澤下曰『癲疾』，楊注：『癲者，顛也。顛者，頂也。謂彼陽氣盡集頭頂，下陰皆虛，下虛上實。邪陽相搏，遂爲顛仆，故曰癲疾。』因是則王氷每曰『上巓疾』者，皆是瘨癇顛仆之義。蓋陽集頭上，故冒昧不省，眼耳不了而卒死也。上巓者，病原也。顛仆者，病委也。

再案：『是以頭痛』云云，爲太陽病頭項強痛，下虛上實者，爲邪氣實於上，正氣虛於下。過在足少陰巨陽者，猶邪氣在足少陰巨陽，其脈必浮而緊數，是邪實之表脈也。或曰『過』即『邪』字，同音假借。未知然否。『甚則入腎者，本太陽不解，轉入少陽。五ノ十四ヲ』『太陽病不解，熱結膀胱。三ノ十六ウ七』『太陽隨經，瘀熱在裏。三ノ廿ウ八』『傷寒脈浮而緩，手足自温者，是爲繫在太陰。五ノ二ヲ』『太陽病初得時，發其汗，汗先出不徹，因轉屬陽明。五ノ一ウ』『病人脈陰陽俱緊，反汗出者，亡陽也。此屬少陰。六ノ二ウ』之類，並謂不辨陰陽二證，邪甚正虛者，其邪氣乘虛而入裏也。

○徇蒙招尤，目冥耳聾，下實上虛，過在足少陽厥陰，甚則入肝。

《大素》『徇』作『侚』。《大素》『冥』作『瞑』。

〔楊〕侚蒙，謂眩冒也。招尤，謂目招搖，頭動戰尤也。尤音宥。過者少陽脈虛，厥陰脈實也。

〔吴〕尤、斿同。招尤，搖動不定也。

〔張〕狥亦作巡，行視貌。蒙，茫昧也。

〔識〕滑云：『狥蒙招尤，當作眴蒙招搖。眴蒙，謂目瞬動而蒙昧，下文目冥是也。招搖，謂頭振掉而不定也。』《要旨》同 簡按：《本事方》『招尤』作『招搖』。沈承之云『尤與搖同。狥蒙者，如以物蒙其首，招搖不定，皆暈之狀也』。志、高並云『狥、眴同。眴，眩古字通』。見揚雄《劇秦美新文》。蓋狥、眴同，眩也。尤、搖同。不必改字也。

〔紹〕先兄曰：『《本事方》云：狥蒙者，如以物蒙其首，招搖不定。目眩耳聾，皆暈之狀也。故肝厥頭暈，腎厥頭痛。不同如此。』（沈承之據於此。）《莊子》『怵然有恂目之志』，《釋文》李頤又作眴，眩也。蓋狥蒙，即眩冒。又《檀弓》『人喜則斯猶猶』注：『猶當作搖。聲相近。』按：『《說文》柖，樹搖貌。搖，樹動也。』段注云：『《漢志·郊祀歌》體招搖若永望。注：招搖，申動之皃。按此招搖與柖榣同。』又頁部曰『頏，顫也』，段注曰『按：玄應書兩引《說文》皆作頏，云謂掉動不定也』，蓋演《說文》語。《通俗文》云『四支寒動，謂之顫頏』，今按：玄應書又曰，戰頏，字體作顫，又作懺。同之見反。蓋上虛下實，故眩暈昏冒，身體振掉，不能自持，此恒見之證也。《說文》又有疚云『顫也』，《玉篇》『疚，尤咒切。頭搖也。與頏同』。據此，楊注似宜從。然尤既與搖同，且『招尤』連言，不必係頭目頭動故從頁，實非『招尤』本義也。如『顫』字，則本是頭動，假以爲身搖。

案：徇蒙，頭眩也。招尤，身戰也。蓋頭眩者必身戰，隨爲耳聾目冥之證，乃上虛下實，肝經氣虛於上，肝藏氣實於下也。久則經氣之虛，遂至於藏氣之虛也。竊謂肝氣內鬱，則上虛眩冒。是宿飲在膈而阻礙肝氣之上騰之所爲也。若一洗宿飲，則肝厥方通，而頭眩自愈也。《本事方》治肝厥有鈎藤散『鈎藤、陳皮、半夏、麥門冬、茯苓、茯神、人參、甘菊花、防風各半兩，甘草一分，石膏一兩，右爲麤末，每服四錢，水一盞半，生薑七片煎服』。又《千金方》卷十四·風眩第四引徐嗣伯曰『夫風眩之病，起於心氣不定，胸上蓄實，故有高風面熱之所爲也。痰熱相感而動風，風心相亂則悶瞀，故謂之風眩』。又署預湯主治有『心胸痰滿，頭目眩冒，如欲搖動』之文。《外臺》卷十五·風頭旋（當作『頭風旋』）門引《廣濟》秦艽飲子主治云『宜微吐痰』，又引《延年》有『療風淡氣，發即頭旋，嘔吐不食。防風飲方』。二書所用方藥，多有利痰驅飲之物，與《本事》鈎藤散相類，則知風眩之因於飲，其來也久矣。《傷寒論》苓桂朮甘之『起則頭眩（三ノ卌七）』，真武湯之

『心下悸，頭眩，身瞤動，振振欲擗地三ノ五五』之類，亦可以互證耳。

《傷寒論·太陽中》七四『陽脈濇，陰脈弦』及下廿二『脈沈緊』，共爲小柴胡證。濇爲上虛脈，弦爲下實脈。

（眉）《玉篇》『姰，息勻切。狂也。又音縣』。

（眉）案：是逆上眩仆之流飲。

『徇蒙招尤』云云，爲少陽病，『目眩耳無聞，胸中滿而煩五ノ十二ウ』『傷寒，脈弦細，頭痛發熱者，屬少陽同上』之證。『下實上虛』者，所云下實，謂邪在半表裏。『脇下鞕滿，乾嘔不能食五ノ十四ヲ』之證。上虛者，謂陽氣虛於上，目冥耳聾之證。甚則入肝者，亦謂不論陰陽二證。邪甚正虛者，其邪乘虛而入裏也。『傷寒六七日，無大熱。其人躁煩者，此爲陽去入陰故也五ノ十四ヲ』。『傷寒三日，三陽爲盡，三陰當受邪同上』之類是也。

○腹滿䐜脹，支鬲胠脇，下厥上冒，過在足太陰陽明。

《大素》『鬲』作『高』，『胠脇』之『脇』無。

〔楊〕脾藏胃府，一經病也。

〔識〕簡按：支、技同。王注《六元正紀》『支痛』云『支，拄妨也』。諸注並非。《廣雅》『胠，脇也』。

〔紹〕先兄曰：『按：支鬲，鬲與隔同，支拄隔塞也。』

案：『䐜脹』已見第五二ヲ中。《説文》『胠，掖下也』。王念孫曰『《玉篇》胠，音去劫、邱慮、邱閭三切。胠亦脅也。語之轉耳』。『胠』解，詳見第十九中。

〔紹〕先兄曰：『冒，又作瞀。《莊子》予適有瞀病。李頤曰：瞀，風眩貌。司馬彪云：瞀讀爲眊。』

案：脾胃有蓄積，則必爲腹滿䐜脹，兩脇支痛。所云下厥者，胃氣閉塞，胃氣閉塞則陽氣厥。所云上冒者，胃氣閉塞而氣道不通。故上焦昏冒如以物冒覆之狀，與人每飽食則鬱冒欲睡之理同。《金匱》第十云『趺陽脈微弦，法當腹滿，不滿者必便難，兩胠疼痛，此虛寒從下上也。當以温藥服之』，又云『病腹滿發熱，十日脈浮而數，飲食如故。厚朴七物湯主之』，又云『脇下偏痛發熱，其脈緊弦，此寒也。以温藥下之，宜大黄附子湯』，並與此條合。《傷寒論》陽明篇有腹滿諸證，可併考。又太陽下篇七四『胸中有熱，胃中有邪氣，腹中痛，欲嘔吐，黄連湯』之證，亦此條證而不屬胃實者也。

（眉）案：腹滿，水腫之流飲。

（眉）案：厥，四支逆冷也。冒，人事不省也。

『腹滿膹脹』云云，爲陽明病，『腹滿而喘五ノ四ウ、同七ヲ』『陽明中風，脈弦浮大而短氣，腹都滿，脇下及心痛五ノ八ヲ』之證。『下厥上冒』者，『下厥』即『胃中燥煩實，大便難五ノ一ヲ』是也；上冒者，謂陽明病，『但頭眩，不惡寒五ノ三ヲ』『傷寒六七日，目中不了了，睛不和五ノ十二ヲ』之類。下厥者，必上冒，是其常也。蓋陽明證無所傳，但有陽證變而爲陰耳。故無『甚則入何』之文也。所謂『陽明居中，主土也。萬物所歸，無所復傳五ノ一ウ』可以徵耳。

○欬逆上氣，厥在胸中，過在手陽明太陰。

〔楊〕肺藏大腸府，二經病。

案：《本草經·序例》云『上氣欬逆』，此云『欬逆上氣』，蓋古之熟語。《説文》『欬，屰氣也』。《周禮·疾醫》『冬時有嗽上氣疾』鄭注：『嗽，欬也。上氣，逆喘也。』蓋上氣，謂逆也。故鄭以逆喘釋上氣。上氣，今俗呼『古美阿介留』者是也。『厥在胸中』者，謂胸中氣厥塞不通也。所以然者，肺部不利，水飲蓄滯，妨礙氣道之往來，故爲欬逆上氣也。胸中，即肺之部位也。《金匱》第七欬嗽上氣門云『欬而脈浮者，厚朴麻黄湯主之。肺脹欬而上氣，煩躁而喘，脈浮者，心下有水，小青龍加石膏湯主之』。所云浮脈，即肺經有邪之脈也。

（眉）案：此欬唻之流飲。

（眉）案：此厥，即匈中逆之上氣也，與前文『下厥』之『厥』自別。

『欬嗽上氣』云云，謂飲邪搏結之證也。太陽之喘欬，少陰真武、四逆、猪苓湯之欬，陽明之『欬咽痛五ノ三ヲ』『短氣腹滿而喘五ノ四ウ』『喘冒五ノ十ウ』，少陽之『胸中滿而煩五ノ十三ウ』，小柴胡湯或證之『欬三ノ十三ウ』，少陰之『欬而下利六ノ二ウ』『心中煩六ノ四ウ』『咽痛，胸滿，心煩六ノ五ウ』，厥陰之『乾嘔吐涎沫六ノ十六ヲ』『心中疼熱六ノ九ウ』『咽中痛六ノ十ウ』『邪結在胸中六ノ十三ウ』『病在胸中同上』，太陰之『胸下結鞕六ノ一ヲ』之類，並皆飲在肺部胸中，邪氣搏結於此，故爲此證。亦不分陰陽二證，凡有飲邪者爲此證也。

○心煩頭痛，病在鬲中，過在手巨陽少陰。

案：《傷寒論》第五『太陽之爲病，脈浮頭項強痛而惡寒。太陽病，脈陰陽俱緊者爲傷寒』，《傷寒例》云『尺寸俱浮者，太陽受病也。當一二日發，以其脈上連風府，故頭項痛，腰脊強。若兩感於寒者，一日太陽受之，即與少陰俱病，則頭痛口乾煩滿而渴』，並與此合。蓋太陽與少陰俱病者，其脈必浮緊，即爲太陽少陰太過之脈也。『鬲中』者，心之部位。『病在鬲中』者，應知水飲爲之邪藂，所以用桂苓生薑也。

（眉）案：此匈煩懊憹之流飲。鬲中者，匈内也。

第九云：『帝曰：五運之始，如環無端，其太過不及何如。岐伯曰：五氣更立，各有所勝，盛虛之變，此其常也。帝曰：平氣何如。岐伯曰：無過者也。帝曰：太過不及奈何。岐伯曰：在經有也。』

案：據此文，則應知『過』者，過不及之義。所云『無過』者，無過不及也。

『心煩頭痛』云云，謂飲熱相搏之證也，梔子湯類，瀉心湯類，陷胸湯類，青龍湯類，白虎湯，伏苓四逆之類證是也。以上五等，與仲景所說三陽三陰諸證悉相符。

○夫脈之小大滑濇浮沈，可以指別。

《大素》『小』作『少』，『別』下有『也』字。

○五藏之象，可以類推。五藏相音《大素》『五藏』作『上醫』**，可以意識。**

案：推、識爲韻。

『相音』，諸說不一。蓋五藏之所發，其音不一，互相現出，故曰相音歟。王注如此。又案：『相』與『之』古音甚相近，『相音』或『之音』訛，則與『五藏之象』正相切對。

案：『相音』者，五藏所出，宜相視占診之音也。去聲讀焉。王注讀平聲，誤矣。《大素》作『上醫相音』，亦可以證其去聲也。『相，視也』，爲常詁。《周禮·大司徒》『以相民宅而知其利害』注：『相，占視也。』又《犬人》『凡相犬』注：『相謂視擇知其善惡。』又《考工記·矢人》『凡相笴』注：『相，猶擇也。』

○五色微診，可以目察，能合脈色，可以萬全。

察、全押韻。

案：『脈色』者，統脈象音色之四者而言也，與前文云『痺厥』而省泣同例。

案：微，精眇之謂。萬全，謂萬人之病人悉皆平愈也。《至真要論》末曰：『謹道如法，萬舉萬全。』《周禮·醫師》『十全爲上』注：『全，猶愈也』。

（眉）『脈色應見』，詳見《靈·邪氣藏府病形》。又曰『十全九，十全七，十全六』。

○赤脈之至也，

案：赤脈，猶云心脈，舉色而係於脈者，兼明赤色心之所主也。『至』者，謂寸口九候脈至也，《難經》所云『一呼再至曰平』之義。

○喘而堅。

《平人氣象》曰『寸口脈沈而喘曰寒熱』。案：喘者，蠕義。《說文》『蝡，動也』。《集韻》『蝡或作蠕』。即常言蠉飛喘動字之喘也。以喘爲動，其證不皇枚舉。

（眉）所謂鉤脈。

案：『喘』恐與『緛』同，縮短之義。堅猶緊也。『喘而堅』云者，謂緊數實大之脈也。《金匱·寒疝宿食門第十》云『其脈數而緊乃弦，狀如弓弦，按之不移，脈數弦者，當下其寒。脈緊大而遲者，必心下堅。脈大而緊者，陽中有陰，可下之』與此合。又見第三中，又見第二十。

（眉）案：二『喘』字，一『彈』字，二『大』字並同，斥脈動摶擊之數大。喘者，動數之謂，喘之言扇也。今感冒等脈動疾大於平日，即是喘也。

○診曰（《大素》『曰』作『之』）：**有積氣在中，時害於食，名曰心痺。**

〔識〕鄭玄《易通卦驗》注云：『痺者，氣不達爲病。』王注蓋本於此。

案：以下五藏之痺，均是水飲諸變證也，而皆有外感之邪，以本文知焉。

案：『在中』未詳，以後文推之，則似指心中。然據《陰陽別論》『二陽之病發心脾（《大素》作『痺』）』之文，則中者謂胃中歟。蓋胃中有宿食，則其痛每在心中，而妨害飲食。其部位正在心中，故名曰心痺也。此論五積之部位，與《金匱》相同。但《金匱》分爲六等，今作傍通圖，以便檢校，如左。

案：『診曰』《大素》作『診之』，似是，後不曰『診之』者，省文也。

（眉）案：前説以『中』爲心中，是。

（眉）此圖未允，當以胸中爲最上，以心中爲次二，仲景之言爾。胸中當肺，肺心之上近喉也。中當心中，心近鬲，肺之下也。

○得之外疾，思慮而心虚，故邪從之。

〔楊〕得之急疾，思慮外事，勞傷心虚，耶氣因襲，不從内傳，以爲痺也。

〔張〕外疾，外邪也。思慮心虚，故外邪從而居之矣。

案：思慮，心虚所因即積也。《金匱》云『積者，藏病也』是也。今人思慮過分之病，不發狂則爲積。爲積者何？慮氣鬱鬱不伸，適被淡飲阻隔，不能波及於心家，故幸不發狂而爲積也。在《傷寒論》則瓜蔕散、梔子諸湯所主是也。此唯舉病因之一端耳。凡邪着於上部，則必發此證也。

素問　積氣有	中咽	中	心下	腹中	小腹與	陰
	心痺	肺痺	肝痺	脾痺	腎痺	氣衝
金匱　諸積脈來	喉中積在	胸中	心下	臍傍	小腹	微下關
細而附骨者	微出寸口	寸口	上關上	關上	尺中	
		寸口		關上	尺中	
五十六難　五積	伏梁心積	息賁肺	肥氣肝	痞氣脾	賁豚腎	
	臍上至心下	右脇下	左脇下	胃脘	少腹至心下	

○白脈之至也，喘而浮。上虚下實，驚有積氣在胸中。喘而虚，名曰肺痺寒熱。

〔楊〕肺脈，手太陰屬金也，色白，故曰白脈。白脈秋脈，秋脈如浮，其氣來輕虚以浮，來急去散，以爲平好。今雖得浮，然動如人喘，即知肺虚并心。心實故驚，肺虚故有積氣在於胸中，出氣多虚，名曰肺痺，亦以肺虚，故病寒熱也。

案：『喘而浮』者，謂浮數脈也。『上虛』者，肺部表虛邪乘之也。『下實』者，胃氣充實也。蓋肺部有宿飲，邪住在於此。凡飲在胸中，迫近心家者，必有驚證。喘而氣出汗洩，故爲表虛，謂之喘而虛也。『寒熱』者，表有邪之謂。《金匱》血痺、短氣、吐血、瘀血、姙娠篇中，共有『無寒熱』之語，皆言無外邪，可以徵矣。『喘而虛』者，《傷寒論》麻黄青龍湯之類證也。『驚』者，柴胡龍蠣桂枝救逆湯之類證也。

（眉）所謂毛脈。

（眉）此二『喘』字義太别。

○得之醉而使内也。

《大素》無『也』字。

案：此表受邪之一端也，此證不必皆因於此也。下文同例倣於此。

再案：前文『喘而堅』『喘而浮』，二『喘』字並『彈』之假借歟。後文云『左右彈』，則此偶以同音而誤耳。

（眉）此説極是。

○青脈之至也，長而左右彈，有積氣在心下支胠，名曰肝痺。

案：『長』者，脈寸關尺齊等相動之謂也，『左右彈』即其義。小柴胡湯之『脇胸苦滿，脇下痞鞕，心下悸（三ノ十三ウ）』『脈弦細（五ノ十三ウ）』『脈沈緊（五ノ十四ヲ）』，即此證也。《醫心方》卷十（九ウ）引范汪方，治寒疝腹中痛，用小柴胡湯，《外臺》卷七（四六ヲ）治寒疝腹中痛，用柴胡桂枝湯，並皆寒濕爲之因也。

（眉）所謂弦脈。

（眉）《傷寒論》太陽中篇生薑瀉心湯方後，列五瀉心曰『并瀉肝法』，是知寫心下者，即寫肝藏之義。

（眉）案：『長』者，往來之長也，短脈之反對。

○得之寒濕，與疝同法，腰痛足清頭痛。

案：《金匱》上七ウ『濕家病身疼發熱，面黄而喘，頭痛鼻塞而煩，其脈大，自能飲食，腹中和，無病。病在頭中寒濕，故鼻塞』。此所云『頭痛』正同，後世之肝厥頭痛是也。《厥陰病》六ノ十三ウ『手足厥冷，脈乍緊者，邪結在胸中，心下滿而煩，飢不能食者，病在胸中，當須吐之，宜瓜蔕散』。凡厥陰證之厥逆，並與此所云『足清』同理。又《金匱》中二ウ『腎著之病，其人身體重，腰中冷云云，身勞汗出，衣裏冷濕，久久得之，腰以下冷痛，腹重如帶五千錢。甘薑苓朮湯主之』。『清』字義詳見《藏氣法時》廿二。

○黄脈之至也，大而虚，有積氣在腹中，有厥氣，名曰厥疝。女子同法。

〔楊〕脾脈足太陰，屬土色黄，故曰黄脈。黄脈好者代而不見，惡者見時脈大而虚，即知積氣在腹中。腹中厥氣，名曰厥疝。男女同病。

《金匱》卷上四十二ヲ『腹痛，脈弦而緊。弦則衛氣不行，即惡寒。緊則不欲食，邪正相搏，即爲寒疝』。

又云『寒疝遶臍痛，苦發則白汗出，手足厥冷，其脈沈弦者，大烏頭煎主之』。《外臺》七ノ四四ウ、《千金》十六ノ廿ヲ

又云四十三ウ『其脈數而緊乃弦，狀如弓弦，按之不移。脈數弦者，當下其寒。脈緊大而遲者，必心下堅。脈大而緊者，陽中有陰，可下之』。

《傷寒論》可下篇有『宜大承氣湯』五字。《千金》作『凡寒脈沈弦，脈雙弦者，寒也。弦脈狀如張弓弦，按之不移。脈數弦者，當下其寒。脈雙弦而遲者，心下堅。脈大而緊者，陽中有陰，可下之十六ノ十七ウ』。

《傷寒論》陽明篇五ノ二ヲ『傷寒三日，陽明脈大』。

又云同ウ『陽明病，若中寒者，不能食，小便不利，手足濈然汗出，此欲作固瘕。必大便初鞕後溏，所以然

者，以胃中冷，水穀不别故也』。所云『固瘕』與本論『厥疝』相類似。

《金匱》下九ウ云『婦人之病，因虚積冷，結氣爲諸經水斷絶，云云，在中盤結，繞臍寒疝，或兩脇疼痛，與藏相連』。此論與『女子同法』同義。

（眉）所謂厥氣，上衝氣也。

（眉）本篇五痺，皆男女所共病，而此曰女子同病者何。曰女子，斥女子恒病疝瘕也。《説文》『瘕，女病也』是也。

（眉）法，謂療法也。『厥疝』者，上衝痛疝之義。此云厥疝，不云脾痺者，厥疝乃脾痺之或名，以其治法同女子疝瘕，故舉厥疝名者。古聖人令後世速悟治法之微意也。

○**得之疾使四支汗出當風。**

〔楊〕脾主四支，急役用力，四支汗出，受風所致。楊注『役』《説文》大篆。

案：表受邪則脾胃不和，飲食不消，乃爲傷食癖瘕之兆也。

○**黑脈之至也，上堅而大，有積氣在腹中與陰，名曰腎痺。**

〔楊〕腎脈，足少陰，屬水色黑，故曰黑脈。黑脈冬脈，冬脈如營，其氣來沈而搏，以爲平好。今黑脈至，上堅而大，即知有積氣在腹中及陰中，名曰腎痺。

案：腎痺，即腎積，奔豘病是也。《移精》第十三云『八風五痺之病』者，亦非麻痺之義，閉塞爲病之謂也。

《金匱》上三十四ウ云：『奔豚病，從少腹起，上衝咽喉，發作欲死，復還止《玉函》『止』作『生』是，皆從驚恐得之。』《外臺》十二ノ四四ヲ引《小品》。《玉函》此下有『腎間有膿故也』六字。

案：五積之名，殆胚胎於《靈樞·邪氣藏府病形篇》，雖本篇所論五積，其名雖異，蓋五痺與五積，其義則一。

《五十六難》云：『肝之積名曰肥氣，在左脇下，如覆杯，有頭足，久不愈，令人發欬逆痎瘧，連歲不已。心之積名曰伏梁，起齊上，大如臂，上至心下，久不愈，令人病煩心。脾之積名曰痞氣，在胃脘，覆大如盤，久不愈，令人四肢不收，發黄疸，飲食不爲肌膚。肺之積名曰息賁，在右脇下，覆大如杯，久不已，令人洒淅寒熱，喘欬發肺壅。腎之積名曰賁豚，發於少腹，上至心下，若豚狀，或上或下無時，久不已，令人喘逆骨痿少氣。』

（眉）所謂石脈。

○得之沐浴清水而卧。

〔楊〕得之因以冷水沐髮及洗浴而卧也。

案：今患疝人，下得冷必發，與此同理。沐水浴水，亦下冷之一端耳。蓋『沐浴清水』四字中，包括無量犯濕冷諸事也。清者，冷也。與前『足清』同義，非清濁之清也。楊以冷水釋之，是也。

（眉）其真沐浴清水者，夏月之事也。

○凡相五色之奇脈，面黄目青，面黄目赤，

○面黄目白，面黄目黑者，皆不死也。

《大素》『赤』下有『白』字，無『也』字。

〔楊〕相前五色異脈，先相於面五色者也。面得黄色，目之四色見於面者，以上爲本，故皆生之。

〔新〕按：《甲乙經》無『之奇脈』三字。

〔識〕簡按：據《甲乙》衍『之奇脈』三字。

案：『之奇脈』三字，當作『之異於常脈而不色脈相合者』十二字看。夫色脈合者，肝病色青脈弦，心病色赤脈鉤之類，是其常法也。今此死與不死二文，咸是色脈不相合者也。不相合，故危病篤疾也。雖然，其見色黄而不合則未必死，故曰不死也。黄者，蓋血色之常也。其危篤大病而見青赤黑者，是非血之正色，斷爲必死，故曰死也。其不舉面白者何也？蓋白即混於黄而同理，今於實際而爾，故此文舉黄則包白也。黄者，黄白之謂。又其不舉目黄者何也？蓋目黄非於死病時有焉，故不能曰目黄也。其目黄之人必在疸病，自是别理，非百病死期之候也。

〇**面青目赤，**

〔楊〕肝病心乘，名曰實邪。

〇**面赤目白，**

〔楊〕心病肺乘，名曰微邪。

〇**面青目黑，**

〔楊〕肝病腎乘，名曰虚邪。

〇**面黑目白，**

〔楊〕腎病肺乘，名曰虚邪之也。

〇**面赤目青，**

《大素》『青』下有『者』字。

〔楊〕心病肝乘，名曰虚邪。

○皆死也。

《大素》無『也』字。

〔楊〕此之五色，皆爲他剋，不得其時，不療皆死。但色難知，且依一義如此也。

萬延元年庚申七月十九日書了　節齋〔花押〕

第十補

翠羽ヲ三

〔箚〕《爾雅》『翠鷸』郭注：『似燕紺色』。宋玉《登徒子好色賦》『眉如翠羽』向曰：『如翡翠之羽』。

五色之見死也ヲ三

〔楊〕滋，青之惡色也。炲，音苔，謂草烟栖聚。炲，煤黑之惡色也。衃，凝惡之血也。枯骨，白之惡色也。

此五色之見生也ウ三

〔楊〕此五者皆病候，不死者色也。

指受血而能攝ウ七

〔識〕《説文》『攝，引持也』。《莊子・胠篋》云『必攝緘縢固扃鐍』，攝字之義與此同。張云：『按：血氣者，人之神也，而此數節皆但言血，而不言氣，何也？蓋氣屬陽而無形，血屬陰而有形，而人之形體，以陰而成。如《九鍼篇》曰：人之所以生成者，血脈也。《營衛生會篇》曰：血者，神氣也。《平人絶穀篇》曰：血脈和則精神乃居。故皆言血者，謂神依形生，用自體出也。』

爲厥ヲ八

〔楊〕出不覆身也，臥不覆身，爲風所吹，寒風入腠，血寒凝聚，積膚爲痺，積脈血澀，積足爲厥。厥，逆也。

甚則入肝ヲ十四

〔楊〕手太陽上頭，故頭痛也。心藏小腸府二經病也。後之三脈，皆有入藏，略而不言也。

夫脈之小大ヲ十六

〔楊〕寸口六脈之形，指下得之，故曰指別。

五藏之象可以類推ヲ十六

〔楊〕皮肉筋脈骨等，五藏外形，故爲象也。五脈爲五象之類，推脈可以知也。

可以萬全ヲ十六

〔楊〕耳聽五音，目察五色，以合於脈。用此三種候人，病者所爲皆當，故得萬全也。

名曰心痺ウ十六

〔楊〕心脈手少陰，屬火色赤，故曰赤脈。赤脈夏脈，夏脈如鉤，其氣來盛去衰，以爲平好。今動如人喘又堅，故有積氣在胸中，滿悶妨食，名曰心痺。積者，陰氣。聚者，陽氣。積者，五藏所生。聚者，六府所成。積者，其始有常處。聚者，發無根本，無所留止也。

足清頭痛ヲ十八

〔楊〕得之因於寒濕足冷，而上以成其病。與疝病同。足厥陰脈，從足脩（當作『循』）少腹上頭，故腰足頭痛。

肉胝䐃ヲ二

案：『胝膈』之緩言爲瘦，又瘷肉。胝膈者，謂肉瘦損縮小也。《廣韻》去聲四十九宥『瘦，瘦損。所祐切』『瘷，縮小。側救切』，與縐、膈同音，可以徵矣。

黑如炲者死ヲ三

案：《説文》『炱，灰炱煤也』。段玉裁曰『《通俗文》積煙曰炱煤。《玉篇》云：炱煤，煙塵也。《廣韻》同』。據此，則『炲煤』二字熟語，出於漢人。蓋古只云炲、云煤。漢已後云炲煤歟。《風論》云『腎風其色炲』亦與此同理，宜併考。

長而左右彈ウ十七

案：『左右彈』者，或有左右兩彈病人，或有左彈病人，或有右彈病人之義。猶一二日、五六月、秦漢時、魯衛國之例，或爲一或爲兩，可通也。又所謂百年左右、三十左右之類同義，未一定之詞也。左，左手也。右，右手也。而此『左右彈』，即雙弦偏弦也。蓋或有偏弦，故出雙弦名。凡天下見弦脈人，未有不雙。雙，常事也。偏，其變也。故此亦主偏彈言焉。言『左右彈』，則包雙彈偏彈義也。此云『長而彈』者，即弦脈也耳。《金匱》痰飲篇『凡食少飲多，水停心下，甚者則悸，微者短氣，脈雙弦者，寒也。皆大下後喜虛，脈偏弦者飲也』。尤怡《金匱心典》曰『雙弦者，兩手皆弦，寒氣周體也。偏弦者，一手獨弦，飲氣偏注也』，劉桂山據焉，故又曰『案：徐彬《金匱論註》云有一手兩條脈亦曰雙弦，此乃元氣不壯之人，往往多見此脈，亦屬虛。適愚概温補中氣，兼化痰，應手而愈。此本於吴氏崑《脈語》云雙弦者，脈來如引二線也。爲肝實，爲痛。若單弦，只一線耳。然與經文雙弦義逓別』。朱光被《金櫃正義》亦曰『兩手皆見弦脈，設一手獨弦，明是病氣有偏著』，稻葉元熙曰『「脈雙弦者，寒也」二句是客，「脈偏弦者，飲也」句是主。主客對舉』，皆與桂山氏説合。今案：《傷寒論》可下篇『脈雙弦而遲者，必心下鞕。脈大而緊者，陽中有陰也。可下之，宜大承氣湯』，《脈經》卷六・脾經病證第五篇曰『寸口脈雙緊，即爲入。其氣不出，無表有裏，心下痞堅』，並是有雙弦雙緊，未舉偏弦偏緊。然則三部寸關尺皆並見二動，謂之雙歟。爾則『左右』非左右手之謂，而二動並伴，故偁之左右也歟。《脈經》云寸口者，總三部之名耳。要之雖兩條脈，亦或有一手人，或有兩手人耶。蓋毅斷之，則《傷寒論》《金匱》《脈經》等文，皆爲兩條義，此經『左右』亦爲兩條並伴義，全棄卻左右手説而後始明明也。又案：弦緊等皆肝病脈，故特見並雙兩條，無在他病他脈有此理者也。《脈經》卷四・平雜病脈第二曰『偏弦爲飲，雙弦則脇下拘急而痛，其人濇濇而惡寒』。《病源》卷廿・痰飲候『脈偏弦爲痰』。

喘而虛 ヲ十七

案：虛即噓之假借古字。『喘而虛』者，言喘息而其氣噓吸也。

腦 ヲ六

凡人寤覺時，腦神氣分布四旁，爲知覺運動。然後腦神氣減少，因神氣潛衰歸於腦家，於是乎發寐眠。寐眠之中，心藏之血液上升，補作腦神氣充滿如元，則不能潛屈在腦家，而遊溢四布，於是亦爲覺寤，則爲知覺運動也。覺滅寐作，相環無端，猶如晝日光照動營夜安，反之而補造日間照動之氣虛也。是言本於平田篤胤《靜岩室》下卷。

五藏別論篇第十一

《大素》卷六・藏府之一藏府氣液載卷首至『故曰實而不滿』。又卷十四・診候之一人迎脈口診載『帝曰氣口』至卷末。

《大素》全存。

案：五藏外又有諸藏，辨其物於此，故名，即五藏外別藏論之義。

○黄帝問曰：余聞方士或以腦髓爲藏，或以腸胃爲藏，或以爲府。敢問更相反，皆自謂是。不知其道，願聞其説。

《大素》『問』下有『於岐伯』三字。

《大素》此下有『或以爲府』四字。

〔楊〕方，道也，異道之士所説。藏府不同。腦、髓、骨、脈、膽及女子胞，此六或有説之爲藏，或有説之爲府。胃、大腸、小腸、三膲、膀胱，此五或有説之爲藏，或有説之爲府。所説藏府相反，何者爲真？

《千金方・自序》曰：『黄帝與方士雷公岐伯之倫。』

〔箚〕稻曰：『《史・封禪書》遣方士入海。』

《至真要大論》『余錫以方士，而方士用之云云』，又『而方士不能廢繩墨，而更其道也』。

案：方士猶云道士，謂方術之士。巫相醫卜之術，亦皆謂之方士也。《太平御覽》六百六十六引《太霄經》曰『人行大道，謂之道士。又云：從道爲事故稱也』，可以徵矣。蓋修養真服餌諸方，故謂之方士，若醫方亦其一端耳。即此云『方士』者，醫人之謂也。《廣韻》十陽『方，法術也』。

〔箚〕《脈要精微論》『夫五藏者，身之強也。頭者，精明之府云云』，寛案：藏府互文。此蓋以腦髓爲藏府者也。

案：此説不可從。王注云『腦髓爲藏，應在別經』，非是。又《脈要精微》云：『脈者，血之府也。』《海論》云：『腦爲髓之海。』

（眉）或以爲府者，以腦髓腸胃等，咸爲府名之謂也。楊注太是。故下文曰『此六者奇恒之府』，可證云爾。

（眉）方士皆謂是，實是也。帝之疑者，愚也。藏府名各可相通用，勿拘也。

○岐伯對曰：腦、髓、骨、脈、膽、女子胞，此六者，地氣之所生也。皆藏於陰，而象於地，故藏而不寫，名曰奇恒之府。

《大素》無『對』字。

案：此云女子胞，則在男則爲精室，在女則爲子藏之義在焉，蓋謂男女共有此六者也。此説極是，精室即男胞也。

〔楊〕胞，豹交反，生兒裹也。地主苞納收藏，腦髓等六法地之氣，陰藏不寫，故得名藏。以其聚，故亦名府。府，聚也。此亦非是常府，乃是奇恒之府，奇異恒常。

案。奇恒者，謂腦髓等六，並爲奇巧微眇之用，而日夜不息也。蓋奇爲奇巧，恒爲不斷，即以奇巧爲恒之義。諸注家皆以爲異常，恐非是。

腦髓骨皆並爲腎之所主，然爲其（「爲其」當乙）用也各異，故揭出於此也。蓋腦爲思慮之原，髓爲精液之源，骨爲爪牙之原，脈可以知死生吉凶，膽可以決善惡是非，女子胞者，即爲寫出有餘之血之處，其用亦多。凡此六者，其爲用也各不同，而與藏府自别，故名曰奇恒之府也。

各有形狀可見，故曰地氣之所生。並收藏精血，故曰皆藏於陰。常分配有餘之血精，以榮養一身。但其爲器也滿而不溢，無有過不及，故曰藏而不寫。是地氣上騰，無所不至之義也。

（眉）案：腦髓並水物，而藏魂魄志性，亦尚與骨膽脈胞均是箱匡府庫之具耳。此五者以水氣生活，故曰地氣之所生也，而象地也。此六者居幽奧之地，故曰藏於陰也。藏，隱匿也。陰，蔭幽也。

（眉）《大奇論》『髓者以腦爲主』，王注曰：『全注：人先生於腦，緣有腦則有骨髓』。

（眉）《金匱玉函》總例篇第一章『天一生水，剛柔漸形，是以人之始生，先成其精，腦髓既足，筋骨斯成，皮堅毛長，神舍於心』。

（眉）案：腦髓骨脈胞之血液新陳相代，及膽之泄汁，皆不得云寫也。

（眉）案：『奇恒』二字，當作『以奇爲常』四字看。恒，即孟子曰『恒心』『恒産』之『恒』。

○夫胃、大腸、小腸、三焦、膀胱此五者，《大素》無『此五』二字**天氣之所生也。其氣象天，**《大素》『天』上有『於』字**故寫而不藏，此受五藏濁氣，名曰傳化之府，**《大素》無『傳化之』三字**此不能久留，輸寫者也。**《大素》無『者也』二字

〔楊〕天主輸洩風氣雨露，故此五者受於五藏糟粕之濁，去於天氣，輸寫不藏，故是恒府。唯有五者，以膽一種而不寫，割入奇府，是肝之表，故得名府也。

案：尿屎及汗唾之類，但出而不入，猶雨露霜雪之降而不升之類，故曰其氣象天。是天氣下降無所不通之義，曰『故寫而不藏』也。

（眉）《靈·小鍼解》曰：『水穀皆入於胃，其精氣上注於肺，濁溜於腸胃。』

（眉）案：『此五』者，以陽氣生活爲職，故曰天氣之所生也，曰其氣象天也。

（眉）《靈蘭祕典》曰：『大腸者，傳道之官，變化出焉。小腸者，化物出焉。』本篇下文曰：『六府傳化物而不藏。』

○魄門亦爲五藏使，

《大素》『魄門』二字屬於前句，恐非是。

〔楊〕并精出入之處，謂之魄門，此五之中三膲，亦能輸寫精氣於魄門也。此注以魄門爲魄，非是。

〔識〕魄、粕通。《莊子·天道篇》『古人之糟魄已夫』，《音義》『司馬云：爛食曰魄。一云糟爛爲魄。本又作粕』。蓋肛門傳送糟粕，故名魄門。王注恐鑿矣。

〔張〕雖諸府糟粕，固由其寫，而藏氣升降，亦賴以調，故亦爲五藏使。

（眉）案：使，臣使也，在下給事之官也。

○水穀不得久藏。

〔楊〕五藏在内爲主，六府在外爲使，使之行於水穀也。

○所謂五藏者，藏精氣（《大素》『氣』作『神』）**而不寫也。**（《大素》『寫』下有『者』字）**故滿而不能實。**

〔楊〕精神徧於藏中不離，故不寫而滿也。雖滿常虛，故不實。

（眉）案：滿，氣滿也。實，物實也。

○六府者，傳化物而不藏，故（《大素》『傳化』以下七字無）**實而不能滿也。**（《大素》無『也』字）**所以然者，水穀入口，**（《大素》『穀』下有『之』字）**則胃實而腸虛，食下則腸實而胃虛，故曰實而不滿，滿而不實也。**（《大素》無『滿而』以下五字）

〔楊〕腸胃更滿，故爲實也。更虛，故不滿也。飲食未消，腸中未有糟粕，即胃實腸虛也。食消以下於腸，胃中未有食入，即腸實胃虛也。以其胃虛，故氣得上也。以其腸虛，故氣得下也。氣得上下，神氣宣通，長生久視。

（眉）然，如此也。然斥六府事也，非斥五藏之事也。腸主斥小腸。

（眉）案：『滿而不實也』上當入『五藏不然故』五字看，要之從《大素》刪此五字則太妥。

○帝曰：氣口何以獨爲五藏主。

《大素》『帝』上有『黄』字，『主』下有『氣』字。

〔楊〕請候各候五藏之氣，何因氣口獨主五藏六府十二經脈等氣也。案：『請』恐『診』訛。

〔紹〕先兄曰：《經脈別論》《四時氣篇》作『氣口』，《五色篇》《終始篇》作『脈口』，《六節藏象論》《禁服篇》作『寸口』。

〔識〕《倉公傳》太陰之口，亦謂寸口。《經脈篇》曰：『經脈者，常不可見也。其虛實也，以氣口知之。』《經脈別論》曰：『權衡以平，氣口成寸，以決死生之分。』《難經・一難》曰：『十二經皆有動脈，獨取寸口，以決五藏六府死生吉凶之法，何謂也。然。寸口者，脈之大會，五藏六府之所終始，故取於寸口也。』

〔眉〕案：主，主脈也。《大素》作『主氣』，亦主脈氣之義。

〔眉〕氣口猶云氣穴。氣者，以其地藏氣注而發，故名焉。口者，氣穴空孔之地也。

〔眉〕曰五藏，則六府亦包中。故下文曰胃者云云。

○岐伯曰：胃者水穀之海，六府之大源也。

《大素》無『源』字，『海』下有『也』字。

〔識〕《靈・五味篇》云：『胃者，五藏六府之海也。』《玉版論》云：『胃者，水穀氣之海也』。

案：在大天地亦以海爲源，不必爲委而已。蓋海水百滲亦出山顛，而爲泉爲湖，以浸漑土地，亦與我腸胃同理。

《五行大義》卷三第四・論配藏府引《河圖》云：『脾合胃，胃爲五穀之府。爲五穀府者，脾通於口，口入五穀而胃受之，故爲其府。』

○五味入口，藏於胃，以養五藏氣，氣口亦太陰也。

《大素》『五藏』之『藏』無。《大素》『太』作『大』。

〔馬〕五味入口，藏於胃，而得脾以爲之運化，致五藏之氣，無不籍之資養，則是脾者足太陰也，肺者手太陰也，其氣本相爲流通，而氣口亦手太陰耳。

案：藏於胃，則又傳藏肝脾腎，均是膈膜下也，與下文藏於心肺鬲膜上，文相反對。

〔張〕氣口屬肺手太陰也，布行胃氣則在於脾足太陰也。《經脈別論》曰：『飲入於胃，游溢精氣，上輸於脾，脾氣散精，上歸於肺。』然則胃氣必歸於脾，脾氣必歸於肺，而後行於藏府營衛。所以氣口雖爲手太陰，而實即足太陰之所歸，故曰『氣口亦太陰也』。

〔眉〕案：太陰，即脾一名。仲景太陰病，《素問》太陰病之義皆同。張介賓每曰『足經周身，大洽包手經之地』，實然。

○是以五藏六府之氣味，皆出於胃，變見於氣口。

〔楊〕胃爲水穀之海，六府之長，出五味以養藏府。血氣衛氣行手太陰脈，至於氣口。五藏六府善惡，皆是衛氣所將而來，會手太陰見於氣口，故曰變見也。

〔識〕吴云：『五藏六府之氣味，皆出於胃，薰蒸於肺。肺得諸藏府之氣，轉輸於經，故變見於寸口。』高云：『五藏六府之氣味，始則五味入口藏於胃，繼則脾氣轉輸氣味，皆出於胃，循經脈，而變見於氣口。』簡按：『出』字，全本作『入』，而王注亦云『穀入於胃』，然據吴、高注，意不必改『入』字，其義自明。

案：五藏六府之氣味，謂腎腐鹹，心焦苦，肝羶酸，肺腥辛，脾香甘之類。此氣味並皆胃之所榮養，故曰皆出於胃也，與前文『五味入口』之五味自不同。前謂口所食之五味，此謂藏府自分之氣味，乃爲胃之所養也。諸家皆失解，非是。

○故五氣入鼻，藏於心肺，心肺有病，而鼻爲之不利也。

《大素》『氣』上有『藏』字。

《大素》『鼻』上有『於』字。

〔楊〕穀入於胃，以養五藏，上薰入鼻，藏於心肺。鼻中出入，鼻爲肺官，故心肺有病，鼻氣利也。

案：『利』上恐脫『不』字。

案：此與『五味入口藏於胃』相對成文，乃謂凡飲食其味入口，其氣入鼻。其氣，即氣味之氣也。鼻不利者，謂鼻閉塞不通，及不聞香臭之類，肺氣之不通於鼻也。

案：今感冒，即鼻不利，此之謂也。案：五氣，香臭臊腥羶也。《大素》作『五藏氣』，非是。

○凡治病，（《大素》『凡』上有『故曰』二字，『病』下有『者』字）**必察其下，**（《大素》『其』下有『上』字）**適其脈，**（《大素》『脈』下有『候』字）**觀其志意與其病也**（《大素》『也』作『能』）

〔識〕吳云：『下』謂二便也。張云：適，測也。簡按：當從《太素》，補『上』字、『候』字，其『病』下補『能』字。

〔眉〕案：適，測量也。志意，病時之志意，及其人平生之志意行狀也。其病，其病態也。

○拘於鬼神者，不可與言至德。

《大素》『拘』上有『乃』字。《大素》『與』作『無』，恐訛。《大素》『德』作『治』。

〔楊〕療病之要，必須上察人迎，下診寸口。適於脈候，又觀志意有無。無志意者，不可爲巫及説療疾。復觀其人病態，能可療以不。若人風寒暑濕爲病，乃情繫鬼神，斯亦不可與言也。案：『以不』即『與否』也。

〔紹〕堅案：適，猶調也。宜參《離合真邪論》。即《平人氣象論》平息以調之爲法之義。楊『志意』

注，非是。蓋不言病者之苦喜厭欲耳。《靈樞·本藏篇》云：『志意者，所以御精神，收魂魄，適寒温，和喜怒者也。是故志意和，則精神專直，魂魄不散，悔怒不起，五藏不受邪矣。』

〔馬〕彼拘於鬼神者，專事祈禱，惑於渺茫，與言修身養性之至德，必不見信。

〔張〕信巫不信醫，一不治也。即此之謂。

〔眉〕至德、至巧者，醫道之至德至巧也。

○**惡於鍼石者，不可與言至巧。**（《大素》『鍼』作『鏡』，『鏡』即『鑱』訛）**病不許治者，**（《大素》『病』上有『治』字）**病必不治，**（《大素》作『病不必治也』五字）**治之無功矣。**

〔楊〕鏡，仕監反，鈹也。其病非鍼石不爲，而惡之者，縱岐黄無所施其功，其病可療，而不許療者，縱倉扁不可爲其功也。案：『鏡』即『鑱』訛。

〔眉〕病必不治，謂不至愈也。治之無功，謂雖愈驗無爲功績而賞也。無者，蔑如之義。

重廣補注黄帝内經素問卷第三

萬延元庚申八月六日雨中書了　源立之

素問攷注卷第三

第十一補

名曰奇恒之府ウ一

案：後文云『名曰傳化之府』，《大素》作『名曰府』，無『傳化之』三字。據此考之，奇恒者，腦、髓、骨、脈、膽、女子胞六者謂之奇，胃、大小腸、三焦、旁光五者謂之恒也。乃與《玉版論要十五》《病能論四十六》所云『奇恒』其義相合。《素問》本文『傳化之』三字，蓋王氏所增加之朱文之一乎。前説宜改。

案：六藏六府外尚有廿六具。

屬藏職者十五

一鼻

二喉

三目

四腦　『腦』出本篇。《脈要精微》曰：『頭者，精明之府。』《海論》：『腦爲髓之海。』

五耳

六命門　一名頤，亦作『䏏』『胰』。詳出《本草綱目》豕條、胡桃條，宜録。

七舌

八胞　『胞』出本篇。女胞，一名熟藏。

九爪

十睾胔　一名白腸。男謂睾，女爲胔。睾一名垂。胔一名生藏。《廣韻》五支：『胔，音疵。人子腸名。』又曰：『胔，音雌。小腸。』《脈經》卷九陰吹脱下篇曰：『白腸必挺核。』《甲乙》卷三腹第二行二十篇：『氣穴，一名胞門，一名子户。』

（眉）鉉本《説文》：『骴，或從肉。』考胔之言觜也，柴也，些也，細小之謂。又《説文》：『柴，一曰藏也。』蓋斥人子腸也。

十一膜

十二骨　骨中藏髓也。『骨』出本篇。齒乃骨餘。
十三毛
十四脈　『脈』出本篇。又《脈要精微》：『脈者，血之府也。』
十五筋
屬府職者十一
一口
二咽
三蟲腸　《醫心方》卷二・第二篇引華佗《鍼灸經》『第十六椎，名裂結窬』。又引僧匡及微公『結腸輸第十五節』所云『裂結』及『結腸』二名，似斥蟲腸。
四皮
五胭　《難經》謂之原，又謂之氣街、氣衝。又謂之原氣。《禮・郊特牲》『取膟膋』注：『膟膋，腸間脂也。』《說文》：『膟、膂同文。膫、膋同字。』又《說文》『脟，腸間肥也。一曰膫也』，並胭一名。
六膚
七膖　一名肛，一名魄門。出本篇。《太素》卷十三腸度篇注：『廣腸，白膖也。附脊，以受大腸糟粕。辟著脊也，謂白膖。』
（眉）《醫心方》卷二・第二篇引華他《鍼灸經》：『第廿二椎名盡腸窬。又云八遼窬。第廿三椎名下極窬。』所云『盡腸』『下極』並似斥肛腸。
八肉

九莖牝　『莖』一名全，牝一名也。全出《老子》，也出《説文》也。

十宗脈

十一湊

此餘無有

案：子門，何故有上口乎？曰：子門上下口相通，引納藏府中天氣以養卵子，猶風通而動植育也。諺曰『欲求南風，須開北牖』，即此理也。

案：世人曰：女子皆齎卵子四十，左右各二十子，而雖多産之女亦不滿四十之數者，有粃惡之卵也。猶一樹之桃子、梅子，不悉皆生芽甲也，是天理耳。其全無産子者，瘕積塞子門上口下口，或上下兩口，而其卵漸枯腐，無函活氣也，猶桃梅實盛而斷其枝柯也。

案：娩産不自陰牝，而從背脇掖股産出者，蓋卵子自巢出子門，不適胞中，反自後花腸花門上口佚出他地者也。

汪昂《本草備要》云：『人之記性皆在腦中，小兒腦未滿，老人腦漸空，故皆健忘愚思。凡人追憶往事，必閉目上瞪而思索之，此即凝神於腦之意也。』此文平田篤胤《静乃石屋》下卷引之，今無所考。《静乃石屋》下卷又引《醫學原始》曰：『人之一身，五藏藏於身内，爲生長之具。五官居於身上，爲知覺之具。耳目口鼻聚於首，最顯最高，便與物接。耳目口鼻之所導入最近於腦，必以腦先受其象而覺之，而寄之而剖之而存之。故云心之記，正記於腦耳。』是文亦未見其原書，不知何人著書。恐汪機著《醫學原理》之誤歟。猶未究汪機言之乎否，姑俟後日探獲耳。

三谷樸《解體發蒙》卷四曰：『心藏神，腦藏精，心主發出神氣，腦主藏入精氣。譬欲視聽之者，即神之出也。既得視聽之者，即精之入也。』又曰：『晝覺時費神於外，發以爲事業。夜寐時畜精於內，收以爲逞寤時之用也。』

（眉）《周易參同契》上篇曰：『三光陸沈，温養子珠。』

平田篤胤《靜乃岩屋》卷下曰：『凡人寤覺，則神發四布，故知覺營爲，故費耗精液神氣也。於是乎憊眠起矣。寐眠則神收潛腦，故神鎮氣收，而此中血液上升補釀腦精，以補寤時，既費乏竭者，復成全量，以供後時寤時之費用。故眠中其造釀已全補足，則神氣自欲發布而自然寤覺，總身活動不能止也。一動費一靜作，與天地晝費動，夜作靜同理。則人身之神與天日之出入，人身之精與地氣之發止，相同一理耳。』

《奇病論》王注引全注：『人先生於腦，緣有腦則有骨髓。』

（眉）《金匱玉函經》一卷總例篇：『頭者，身之元首，人神之所注，氣血精明三百六十五絡，皆歸於頭。頭者，諸陽之會也。』

案：十二經配六藏六府，外有四脈，亦四藏配焉。

督脈（腦之經）　任脈（胞之經）　帶脈（命門之經）　衝脈（原之經）

此餘有九道（耳目鼻口舌喉咽陰⿰月直）　九器（毛爪皮膜肉湊脈筋骨）　以成一身也。

方士（ヲ一）

大凡藝術之道，謂之方。士大夫之治天下，治六藝，百工之爲百物，爲百事，皆是術也。術之常道法矩，謂之方也。《扁倉傳》諸出『方』字，及仲景自序『衆方』字，皆均同義。『方』字訓道者，經史諸子極多，皆士大夫之道之方字，非方伎之方字也，而與方伎之方同義同理，均是一藝術之道也。方又訓法，訓術，訓法術，訓道術，訓禮法者，經史子多出。

《後漢・桓譚傳》『方士』注：『方士，有方術之士也。』是斥方伎人。而《禮記》經解『是故隆禮由禮謂之有方之士』注：『方，猶道也。』《荀子・禮論》『法禮足禮謂之有方之士』注：『方，猶道也。』是方士之字面既出，而義一也。

十　泣ウ一　胝膈ウ二　紺ウ四　腦ヲ六　痺厥ウ八　十二俞ヲ十　鍼石ヲ十一　巔疾ヲ十一　過在ヲ十二　徇蒙ウ十二　招尤同　胠ヲ十四　欬逆上氣ウ十四　五藏相音ヲ十六　喘同　長脈ウ十七　五藏痺ウ十九　左右彈

十一　方士ヲ一　奇恒ウ同　魄門ウ二　氣口ウ三　五藏六府之氣味ヲ五

素問攷注卷第四

重廣補注黄帝内經素問卷第四

異法方宜論篇第十二

《大素》卷十九知方地，全載此篇。《醫心方》卷一治病大體第一引《大素經》亦同。

（眉）地上萬國，皆以此篇五方而同理一通，即山水寒熱都之五土耳，而或單或兼有之也。

（眉）方土寒熱異治見《醫賸》卷中，宜參。

○**黄帝問曰：醫之治病也，一病而治各不同，皆愈何也？岐伯對曰：地勢使然也。**

『對』字及『然也』之『也』無。

〔楊〕五方土地各異，人食其土，生病亦異，療方又别。聖人量病所宜，一病合以餘方療之，皆得愈者，大聖之巧。

（眉）案：天下萬國，大凡水旁之土，應此東方云云；山中之土，應此西方云云；北邊寒土，應此北方云云；南邊温土，應此南方云云也。且大凡大都會地，人民輻湊，正應此中央也。

○**故東方之域，天地之所始生也。**《大素》『所』作『法』**魚鹽之地，海濱**《大素》作『濱海』**傍水，其民食魚而嗜鹹，皆安其處，美其食。**

《醫心方》引『皆安』以下七字無。

案：海濱傍水，猶云海水濱傍，與『頭項強痛』同文例。

案：地轉東，故日出東，所以萬物自東起，天地自東生物。

〔楊〕天地之法，東方爲春，萬物始生之方也。人生魚鹽之地，故安其處，美其食之也。

案：魚味非鹹，而海濱蟹甲草實之屬，皆多味鹹。且多以鹽調味，蓋所以嗜鹹也。與南方嗜酸食胕同例。

〇**魚者使人熱中，鹽者勝血，**

〔紹〕《五藏生成篇》：『多食鹹，則脈凝泣而變色。』《宣明五氣篇》：『鹹走血，血病無多食鹹。』

〇**故其民皆黑色疎理。**

案：與『南方緻理赤色』相反對。

〔楊〕魚性是熱，故食之令人熱中。鹽，水也。血者，火也。水以剋火，故勝血，而人色黑也。

〇**故其病皆爲癰瘍。**

〔楊〕熱中疏理之人，多生癰瘍病也。瘍，養良反，瘡也。

案：今本邦相豆總房海濱之地，多疥癬小瘡臁瘡腳膝風之類，亦所以多食魚鹽也。癰瘍者，統言諸瘡也。

〇其治宜砭石，故砭石者亦從東方來。

《太素》砭作砭。

〔楊〕砭鍼破癰已成，冷石熨其初起，此言東方疾異療。

〔紹〕《大素》作『砨石』。堅按：『砨』是『砨』訛。《玉篇》『砨，甫廉切。刺也。以石刺病也。砭，同上』可以證焉。巳、乏同用，猶氾之與泛，犯之與犮。楊分砭石爲二，誤。且冷石未審其解。《腹中論》『炙之則瘖，石之則狂』王注：『石，謂以石鍼開破之。』案：可知古未有鍼，但炙與石之二治耳。石之，猶鍼之也。以炙石對言知之。

案：冷石，即滑石一種，出於《本草》陶注，即今蠟石也。蓋以此石冷熨熱結凝血處，令散解。今以牡蠣黄丹末酢和塗，名曰解凝散之類是也。

案：砭石，即爲鈹鍼之所出，砭即石弩，古昔以自然石之砭決瘡瘍，其後倣此作鈹鍼鑱鍼。微鍼亦本是草尖木刺，倣此作微鍼。鍼之爲言刺也，纖也。應知微鍼之類，皆是從草尖木刺倣造也必矣。《古今醫統》云『石弩，即砭石別名』，可從。案：《説文》『砮石可以爲矢鏃。從石奴聲。《夏書》曰：梁州貢砮丹。《春秋國語》曰：肅慎氏貢楛矢石砮』。『砭，以石刺病也』。賈逵注曰『砮，矢鏃之石也』，不誤。玉裁曰：『按：砮，本石名。韋昭注石砮云：鏃也。以石爲之。乃少誤。』《漢書·地理志》上『厲砥砮丹』注：『砮，石名，可爲矢鏃。』

《東山經》『高氏之山，其下多箴石』，郭云：『可以爲砭鍼，治癰腫者。』所謂箴石即砭石，可以箴人病之石，故謂之箴石也。箴、鍼古今字。東山出此者，與《素問》『從東方來』之言相合。

(眉）案：以下五『亦』字，即所謂不一之辭。此佗諸物各自五方産出也。物産在上句。

(眉）慧《音》七十三載玄應《成實論音》曰：『古人以石爲鍼，今人以鐵，皆謂療病者也。』

(眉）《病能論》『宜石而寫之』王注：『石，砭石也。可以破大癰出膿，今以鈹鍼代之。』

(眉）元·齊德之《外科精義》卷上曰：『砭鐮法，夫上古制砭石大小者，隨病所宜也。《内經》謂鍼石，砭石，鑱鍼，其實一也。今時用鎌者，從《聖濟總録·丹毒論》。」

〔眉〕田村藍水《物類品隲》卷二曰：『石砮，《古今醫統》曰：石砮即砭石之別名也。下野那須野産，上品。尾張三淵山産，中品。讃岐陶村産，下品。』

○西方者，金玉之域，沙石之處，天地之所收引也。

案：多沙石之地，必其陰有金玉，故曰『金玉之域，沙石之處』。沙中自有金氣，石中自含玉髓，自然之理也。今本邦甲州奥州諸山亦如此，而亦屬西方也。

案：收引，與東方之『始生』相反對。

○其民陵居而多風，水土剛強，

〔馬〕倚高陵以爲居，而耐受平風。

案：山中之國，平地多磐巖，故曰『水土剛強』，且溪川急疾，故曰爾也。

〔志〕高平曰陸，大陸曰阜，大阜曰陵。出《爾雅·釋地》。

〔紹〕《後漢·西羌傳》注引『陵居』作『山居』，『民』作『人』。

《西羌傳》曰：『堪耐寒苦，同之禽獸。雖婦人産子，亦不避風雪。性堅剛勇猛，得西方金行之氣焉。』

〔眉〕下文北方曰『陵居』。

○其民不衣而褐薦。

作『疊篇』，『疊』字傍記云：『《切》徒牣反。重也。《素問》作褐。』

〔識〕吴云：『薦，草裀也』。簡按：《詩·豳風》『無衣無褐，何以卒歲』注：『褐，毛布也。』《古今黈》云：『薦，席也。草亦得以言薦。』《莊子·齊物論》注：『麋鹿食薦。薦，即草也。』王注『細草』，蓋本《莊子》。

〔紹〕《太素》『褐薦』作『疊篇』。楊曰：『不衣者，不以綿爲衣，而以疊篇其身。』堅按：『疊篇』俟考。

〔簡〕《大素》作『疊篇』。寛案：《後漢書·南蠻傳·哀牢夷傳》『知染采文繡，罽㲜帛疊』注：《外國傳》曰『諸薄國女子，織作白疊花布』。《南史》『高昌國有草，實如繭，中絲如細纑，名曰白疊。安子國人取以爲布，甚輭而白，亦作白㲲』。《舊唐書》『婆利國有吉貝草，揖其花以爲布，麤者名古貝，細者名白㲲』。方勺《泊宅編》『南海蠻人，以木綿紡織爲布，布上出細字雜花尤工巧，名曰吉貝布。即古疊布也』。蓋所謂疊篇，以白疊布編身也。

案：褐薦，蓋謂以褐布不成裁縫，只如薦席，以纏繞其身也。疊篇，蓋亦同義。謂以全布疊重接綴以圈繞，猶西天袈裟之製耳。

（眉）《廣雅·釋器》：『𣯫毲，罽也。』

（眉）《御覽》八百十九引《通俗文》：『細葛謂之𣯫翅。』

（眉）《廣韻》二·仙：『氈，席也。』《周禮》：『供其毳毛爲氈。』約之案：薦，即氊古字，諸注皆恐非。薦氈一聲之轉，共清音也。

（眉）《後漢書·西南夷哀牢夷傳》『有梧桐木華，績以爲布，幅廣五尺，絜白不受垢汙』注：『廣志曰：梧桐有白者，剽國有桐木，其華木白毳，取其毳淹漬，緝織以爲布也。』

〇其民華食食作竺**而脂肥，**

《醫心方》『華食』作『笮食』。《大素》『竺』字傍記云：『《切》側陌反。』

案：《素問》作『華食』恐訛。宜從《大素》作『笮食』。笮，即笮之異構。楊曰：『笮，詐白反。食物皆壓笮磨碎，不以完粒食之。』蓋謂西方山中多食木實果子堅鞕之物，不經壓笮磨碎，則不可食，故謂之笮食。西天木食之類是也。木實多油膩，故食之則令肥澤多脂也。

○故邪不能傷其形體，其病生於内，

案：西方人多房淫荒，故所以釋迦發起佛教，遂延及於天下也。

案：北寒國久不食肉，則人弱不堪寒。熱國過食肉類，必發惡病。故寒國專肉食，熱國主食穀菓菜蔬。

○其治宜毒藥。

第十四云：『毒藥攻其中，鑱石鍼艾治其外。』

〔識〕張云：『毒藥者，總括藥餌而言。凡能除病者，皆可稱爲毒藥。』汪機云：『藥，謂草木蟲魚禽獸之類，以能攻病，皆謂之毒。』簡按：《説文》：『毒，厚也。害人之艸，往往而生。』『藥，治病艸。從艸樂聲。』而《周禮・天官・醫師》『聚毒藥，以共醫事』鄭注：『毒，藥之辛苦者，藥之物恒多毒。』賈疏：『藥之辛苦，細辛、苦參，雖辛苦而無毒。但有毒者，多辛苦。藥中有毒者，巴豆、狼牙之類是也。藥中有無毒者，人參、芎藭之類是也。直言聚毒藥者，以毒爲主也。』以上皆與王注同。吴、志、高爲有毒之藥，誤矣。考《本草》藥物産於川蜀者極多，此從西方之一證。

〔箚〕褚人獲《堅瓠集》：『天下有九福，云云。蜀川藥福。』

案：《説文》所云『害人之艸』，即亦療病之草也。唯療病在於沈疴固疾，《本草經》下藥主治病是也。陶氏所云『凡天地間物，無不爲天地間用』者，此之謂也。

○故毒藥者，亦從西方來。無『故』字

〔楊〕笮，詐白反。西方金，亦金玉之所出，故爲金玉之域也。西方爲秋，故爲萬物收引之方也。不衣者，不以綿爲衣，而以疊篇其身。食物皆壓笮磨碎，不以完粒食之。人多脂肥，腠理緻密，風寒暑濕外耶不傷，而爲飲食男女内耶生病，故宜用毒藥攻之。

○**北方者，天地所閉藏之域也。其地高陵居，風寒冰冽**（冰凍）。

案：北方比西方之其民，陵居而多風，水土剛強則最甚。『風寒冰冽』四字中寓水土之最剛強，多冰乏水之類，在此中也。如今此邦信州諏方湖，堅冰爲陸是也。

〔眉〕冰，蓋音凝，非仌冰字也。

○**其民樂野處而乳食，**

〔張〕野處乳食，北人之性，胡地至今猶然。

案：常居高陵地者，是西北地勢之論也。張注可從。此云『樂野處』者，秋冬春之間冰雪酷寒，不可高居，故於平野温暖向東南之地，造草廬以禦寒氣也。如今此邦蝦夷北邊秩接（屋舍之名）是也。

案：南方風氣柔弱，北方風氣剛勁，理《中庸》既述焉，宜參其朱注等。

○**藏寒生滿病。**（無『滿』字）

〔識〕張云：『地氣寒，乳性亦寒，故令人藏寒。藏寒多滯，故生脹滿等病。』簡按：藏寒不必生滿病。《甲乙》無『滿』字，爲是。

案：據王注，則《素問》舊本亦似無『滿』字。

○**其治宜灸焫，故灸焫者，亦從北方來。**（無『故』字）

〔楊〕北方爲冬，故爲萬物閉藏之方也。北方其地漸高，是陰中之陰，故風寒也。所樂之處既於寒，所美之食非温，故五藏寒而生病，宜以灸焫。焫，燒也。而悅反。有本『陳』爲『湖』，量北方無湖也。

案：『陳』即『涷』訛。所云『涷湖』，信州諏方湖冰上，人馬通行之類。楊云『北方無湖』，恐非是也。

案：焫，爇俗字。《玉篇》：『爇，而悅切。燒也。焫，同上。』《廣韻》：『爇，燒也。如劣切。焫，上同。見《禮》。』

《至真要論》『少陽之復，枯燥燔爇』王注：『爇，音焫。』

成無已注《傷寒論》卷二・音釋曰：『爇，如劣切。』

玄應《音義》十二曰：『焫，古文爇同。』

（眉）希《音》三卷五頁曰：『爇，又作焫，同如雪反。韻英。放火也，亦燒也。』

（眉）《生氣通天論》『爲皶』王注：『大甚焫出之。』

（眉）慧《音》卷五十二之七頁上：『火焫，古文爇同。而悅反。《通俗文》燃火曰焫，亦燒也。』

（眉）《列子・周穆王篇》『燔焫』張注：『焫，如悅反。』

○南方者，天地所長養，陽之所盛處也。其地下，水土弱，

《醫心方》引『盛』下有『之』字，作『其地洼下』。《大素》『汚』字傍記作『洼，《切》爲瓜反。深也。又於佳反』。

〔識〕《家語》云：『堅土之人剛，弱土之人柔。』

○霧露之所聚也。

案：南方熱地氣上，所以霧露多聚也。

〔紹〕梶原性全《萬安方》曰：『岐伯曰：南方其地下水土弱，霧露之所聚也，故瘴氣獨盛於廣南。』

○其民嗜酸而食胕，

〔張〕胕，腐也。物之腐者，如豉鮓麯醬之屬是也。

案：胕，即腐之異構。猶膚之作臚之例，但一或增畫，一或損畫耳。在五藏則腐爲腎味，南方土地汚下而炎熱，所以食胕也。

○故其民皆緻理而赤色，其病攣痺。

《醫心方》傍記『緻，直吏反。密也』。

案：攣痺，即緩風脚弱之證也。《千金方》卷七脚氣論云『考諸經方，往往有脚弱之論，而古人少有此疾，自永嘉南度，衣纓士人多有遭者云云。關西河北不識此疾，自聖唐開闢，六合無外，南極之地，襟帶是重，爪牙之寄，作鎮於彼，不習水土，往者皆遭云云。然此病發初得，先從脚起，因即脛腫，時人號爲脚氣』是也。然本論已有『南方病攣痺』之文，則非古少有之病也。

〔眉〕案：攣，脚气中風之類。痺，藏氣痞癖者，不必濕痺之痺也。本書《痺論》可參。

○其治宜微鍼，故九鍼者，亦從南方來。

〔識〕高云：『《靈樞·九鍼論》黄帝欲以微鍼通其經脈。微鍼，小鍼也。岐伯論小鍼，而及於九鍼，故曰九鍼者亦從南方來。』簡按：《九鍼十二原》『帝問：無用砭石，欲以微鍼通其經脈。而岐伯答以始於一終於九』，則微鍼即是九鍼，對砭石而言，非九鍼之外有微鍼。志云『微鍼者，其鋒微細，淺刺之鍼也』，恐非是。

〔楊〕南方爲夏，萬物養長陽盛之方也。陽中之陽，其地漸下，故水土弱，霧露之所聚也。汚下，濕也。

胕，扶付反。義當腐。《醫心方》傍記引作『扶付反。義當爲腐』七字南方爲火，色赤，故人赤色也。以居下濕，多攣痺病，故宜用九鍼也。

（眉）案：《本草圖經》云：『鐵，今江南西蜀有爐冶處皆有之』。李時珍曰：『秦晉淮楚湖南閩廣諸山中皆產鐵，以廣鐵爲良。』據此，則九鍼斥鐵而言，云『九鍼亦從南方來』者，即爲鐵出於南方也。

○**中央者，其地平以濕，天地所以生萬物也**色者**衆。**

（楊）中國爲土，故其地平濕，中土之所生，物色多之。

○**其民食雜而不勞，故其民多痿厥**瘚**寒熱，其治宜導引按蹻**撟**，故導引按蹻**撟**者，亦從中央出也。**

（楊）撟，巨紹反。人之食雜，則寒溫非理，故多得寒熱之病。不勞則血氣不通，故多得痿瘚之病。故導引按撟，則寒熱成和，血氣流通。此非但愈斯二病，萬病皆可用之。撟，又九紹反。舉平也。茝庭先生曰：據《說文》，『平』是『手』訛。

〔識〕《莊子》釋文，李氏云：『導氣令和，引體令柔。』

案：《病源候論》載《養生方》導引法，古導引諸法，蓋存於此。按蹻，已見第四中。

（眉）案：痿厥寒熱者，氣血凝滯之所爲。故以『導引按蹻』治之，宜令筋絡骨節氣血流通也。此法上古以來，中土所傳，《靈樞》往往論之，《病源候論》所引《養生方》導引法，蓋其遺方。

（眉）案：痿者，身體痿墮也。厥者，逆氣上衝也。

○**故聖人雜**雖**合以治，各得其所宜。**

《醫心方》引『雜合』作『離合』，似是。案：離合者，砭石毒藥之類，各隨其方土所宜以治之。『離合』與『多少』等字同例，謂分離各別也。

（眉）案：兼學十數科之醫法，如孫真人者，即聖人雜合之謂也。

○**故治所以異而病皆愈者，得病之情，知治之大體**躰**也。**

〔楊〕五方水土，生病不同，隨療各異。聖人即知一病爲衆藥所療，故以所宜爲工，得療病之大躰也之。〔紹〕王以性懷釋之，恐非。志曰：『得病之情者，知病之因於天時，或因於地氣，或因於人之嗜欲，得病之因情也。』此解亦未允。蓋病之寒熱虛實，皆得謂之情，乃是言得所以爲癰瘍，爲病生於内，爲滿病，爲攣痺，爲痿厥寒熱之情也。『如余聞虛實，以決死生，願聞其情』。《玉機真藏論》『診病之道，觀人勇怯骨肉皮膚，能知其情，以爲診法也』。《經脈別論》『形之疾病，莫知其情』。《寶命全形論》『莫知其情，而見邪形也』。《八正神明論》『索之於經，慧然在前，按之不得，不知其情，故曰形』。同上『良工所失，不知其情』。《疏五過論》『愚醫治之，不知補寫，不知病情』。同上『正邪之中人也微，先見於色，不知於身。若有若無，若亡若存。有形無形，莫知其情』。《邪氣藏府病形篇》可以互證焉。《千金方》曰：『風者，善行而數變，在人肌膚中，內不得泄，外不得散。因人動靜，乃變其性。』所謂性者，文異而意同。但次篇繫之病者，數問其情者，即性懷已。《方盛衰論》『追陰陽之變，章五中之情』，其義又異。

案：《千金》所云『變其性』者，即是謂病情也。變性，是爲情也。

案：西洋之學，盛行於清朝，延及皇國。近來醫家修其術者尤衆，蓋不辨《異法方宜》之義之甚者也。其在本邦，亦南海北陸地勢不同，故同病而異治，是其不得不然而然者也。今西洋者流，漫衍新奇，眩惑人目，以其異域之方法，施之本邦，固不知方宜之所爲，何足以巧拙爲之論説乎。但是右携竹策，左拈蠑螈，極口舉效，賣藥爲産之徒，而吮癰破疽之術，或是可施用，亦當在於別科，決非與醫流十三科爲列之比也。

萬延元年庚申仲秋初九書竟　枳園立之

第十二補

從中央出ヲ七

〔高〕四方會聚，故曰來。中央四布，故曰出。

東方之域ヲ一

《博物志》卷一云『五方人民，東方少陽，日月所出。山谷清，其人佼好。西方少陰，日月所入。其土窈冥，其人高鼻深目多毛。南方太陽，土下水淺，其人大口多傲。北方太陰，土平廣深，其人廣面縮頸。中央四析，風雨交，山谷峻，其人端正』。

又云『山居之民，多癭腫疾，由於飲泉之不流者，今荊南諸山郡東多此疾。瘇，由踐土之無鹵者，今江外諸山縣偏多此病也』。

《酉陽雜俎》卷第四境異云『東方之人，鼻大，竅通於目，筋力屬焉。南方之人，口大，竅通於耳。西方之人，面大，竅通於鼻。北方之人，竅通於陰，短頸。中央之人，竅通於口』。

魚者令人熱中ウ一

《博物志》云：『東南之人食水産，食水産者，龜蛇螺蛤以爲珍味，不覺其腥也』。

其民華食而脂肥ウ三

《博物志》『西北之人食陸畜，食陸畜者，狸兎鼠雀以爲珍味，不覺其膻也』。

灸焫ウ五

《靈・論痛篇》『焫』字多出。《甲乙》卷六・壽夭形診病候耐痛不耐痛大論第十一載其文，『焫』皆作『爇』。又《靈・病傳篇》『炙熨刺焫』，《甲乙》卷六第十篇載作『刺爇』。

疊ウ三

慧《音》廿四之十一頁波毹，經中多作『育』字，或言劫貝，高昌名㲲也。《杜詩草堂集》卷三大雲寺贊公房第四首曰：『細軟青絲履，光明白㲲巾。』注：《南史》高昌國有草，實如繭，其中絲如細纑，名爲白㲲。國人取之，織以爲布。慧《音》卷六十四釋四分尼羯磨白㲲曰：『案：㲲者，西國木綿花如柳絮，彼國土俗皆抽撚，以紡爲縷，織以爲布，名之爲㲲。《説文》從毛疊聲。』又卷七十八第十二頁下曰：『《埤蒼》云：㲲，草花布也。疊音同上。宋·周去非《嶺外代答》卷六吉貝篇曰：吉貝木如低小桑枝，萼類芙蓉花之心，葉皆細，茸絮長半寸許，宛如柳，綿有黑子數十。南人取其茸絮，以鐵筋碾去其子，即以手握茸。就紡不煩，緝績以之爲布，最爲堅善。《唐史》以爲古貝，又以爲草屬，顧「古」「吉」字訛。草木物異，不知別有草生之古貝，非木生之吉貝耶。將微木似草，字畫以疑傳疑耶。南詔所織尤精好，白色者，朝霞也。國王服白㲲，王妻服朝霞。《唐史》所謂白㲲吉貝，朝霞吉貝是也。』

慧《音》廿七之十六頁曰：『㲲，《切韻》細毛布。今謂不然，別有㲲花，織以爲布。其毛所作諸褐罽，是。』又卷四之十三頁曰：『白㲲，西國草名也。其草花絮堪以爲布。』又卷廿九之九頁曰：『白㲲，西國草花絮撚以爲布，亦是彼國草名也。』又卷三十四之九頁曰：『白㲲。《埤蒼》云：㲲，細毛布也。《考聲》云：亦草花布也。《文字典説》從毛，疊聲，疊音同上。』又卷三十七之十四頁曰：『白㲲，西國草花布也。經作褻，非也，用別也。』又卷三十三之十七頁曰：『㲲者，西國木綿艸花如柳絮，彼國土俗皆抽撚以紡成縷，織以爲布，名之爲㲲。』又卷十四之十八頁曰：『白㲲，《考聲》云：毛布也。草花布也。從毛疊聲也。經文單作疊，非本字，器物也。』又卷三十五之二頁曰：『㲲，西國草花蘂也。如此國葪花蘩撚爲縷作布，或從糸作緤。本無此字，譯經者權制之，故無定體。』又卷四十一之十頁曰：『㲲花，西國草花絮也。如此國柳絮、葪花絮、蒲花絮相類細耎綿。』又卷四十之十四頁曰：『妙㲲，《考聲》云：毛布也。亦草花布也。經文作緤，非也。』又卷三十七之七頁曰：『白㲲。案：白㲲者，西國草花絮也。色白而細耎，撚以爲布也。經作褺，非也。』又卷三十之十四頁曰：『帛㲲。案：帛㲲，西國撚草花絮，織以爲布，其花如柳絮。』又卷六十八之一頁曰：『㲲絮。案：㲲絮者，西國木綿花絮也。如此土柳絮之類，今南方交阯亦有之。』又卷五十三之六頁曰：『㲲衣，西國草花布也。經作疊，亦通。』又卷六十四之十五頁曰：『細㲲。案：㲲，西國草花絮撚以爲布也。』又卷五十五之十二頁曰：『白㲲。《埤蒼》云：㲲，毛布也。《考聲》云：草花布也。古今正字。或從罙作𣰋。經文從糸作褺，非之。』又卷五十六之二十頁曰：『白㲲，古文𣰆同。毛布也。經文作褺。知立反。褺絆也。褺非字義也。』又卷五十二之二十五頁曰：『㲲，又作𣯾同。《字林》：㲲，毛布也。』

玄《音》十三引《字林》：『㲲，毛布也。』又十一：『㲲，古文𣰋同。』又十九：『㲲，古文𣰆同。』希《音》五之七頁曰：『㲲。《切韻》白㲲也。西域所尚也。經文從糸作緤，俗用字也。』又五之十五頁曰：『㲲。《切韻》細毛布也。又白㲲，巾㲲也。經文作緤，俗用，非。從毛疊，形聲字。』又慧《音》一百之三頁『白褺，正合作㲲。今傳本盡作褺，非也。詳其義例合是白㲲，應從衣作褺，於義亦失。今宜作㲲是也。』

疊

木綿　草綿　カナキン

㲪

《說文》：『㲪，撚毛也。』《周禮·掌皮》：『共其毳毛爲㲪。』古多假『旃』字。

毛㒼

《説文》『以毳爲罽，色如虋』。

（眉）又卷四十之十三頁曰：『氎。《埤蒼》云：氎，毛布也。《字書》作毲。經本作緤，音先節反。非經義。』

移精變氣論篇第十三

《大素》載全篇文。

○黄帝問曰：余聞古之治病，惟其移精變氣，可祝由而已。今世治病，毒藥治其内，鍼石治其外，或愈或不愈。何也。

《大素》（『祝』字）傍記『之六反』。

《大素》十九知祝由載篇首至『帝曰善』一章，全具。

〔楊〕上古之時有疾，但以祝爲去病所由，其病即已。今代之人，苦於鍼藥，而療病不愈者，爲是病有輕重，爲是方術不妙之。

《靈·賊風篇》『黄帝曰：其祝而已者，其故何也？岐伯曰：先巫者，因知百病之勝，先知其病之所從生者，可祝而已也』。

〔識〕吴云：『移易精神，變化藏氣。如悲勝怒，恐勝喜，怒勝思，喜勝悲，思勝恐，導引營衛，皆其事也。』高云：『導引之謂移，振作之謂變。』簡按：當從王注。

〔紹〕《説文》曰『䄙，祝䄙也』。鉉音『力救切』。段玉裁曰：『惠氏士奇曰：《素問》黄帝曰古之治病，可祝由而已。祝由，即祝䄙也。已，止也。玉裁按：《玉篇》曰，古文作袖。』案：惠言出《禮》説。此説或是。又《格致餘論》虚病痰病有似邪祟論曰：『或曰《外臺祕要》有禁呪一科，庸可廢乎。予曰：移精變氣，乃小術耳，可治小病。若内有虚邪，外有實邪，當用成大之法，自有成式，昭然可考。』按：《外臺祕要》無禁呪科，《千金翼方》《聖濟總録》等有之，蓋古祝由之法不傳，故朱氏有斯言。

《聖濟總録》：『上古有祝由之法，移精變氣，推其病由而祝之，則病無不愈。今之書禁，即其遺文焉。』

案：『祝由』者，即祝之緩言。祝，古謂之祝由。猶巫謂之苗父，俞謂之俞附之例耳。《説文》作『祝䄏』。䄏，是祝由之字，爲俗篆。《素問》作『祝由』，尚存古字也。

（眉）案：移精變氣。精，精神也。氣，心氣也。此事於古今醫家日日常治法不相易也。若無此事，則宜功之術亦不功也。於士夫之治國家，亦有此法，不特在醫也。醫治之除疾，本在精神心氣之安旺，苟有一小危恇之心思，則凡治術不顯功者也。人間萬事只在精氣之旺不旺耳，精係腦藏舊識，故今移之使轉他也。氣係心發新知，故今變之使化他也。

（眉）《玉篇》『袖，恥霤切。古文䄏』。『䄏，除霤切。祝䄏也。又力救切』。《廣韻》『䄏，力救切，音霤。留祀，祝䄏』。

（眉）案：祝由、祝䄏、祝袖皆同義，而異言異音，即方言之別也，亦奚疑乎。且《廣韻》『祝，音呪，職救切。又音粥』，可知右件三名並疊韻熟言，先哲以祝由多爲祝其病由，亦誤。

○岐伯對曰：往古人居禽獸之間，

〔楊〕上古禽獸多而人少，人在禽獸之間，巢居以避禽獸，故稱有巢氏也。

○動作以避寒，陰居以避暑。

案：動作，謂野處。陰居，謂穴居。或曰動作謂遊野，陰居謂居蔭。《禮記》『夏則居橧巢』。《文選·

序》曰『冬穴夏巢之時』。

〔楊〕以躁勝寒，故動作以避寒。以靜勝熱，故陰居以避熱之。

○**内無眷慕之累，外無伸官之形。**

《説文》『官，吏事君也』。據此，全元起本『伸』作『史』者，『史』恐『吏』訛，乃『吏官』二字熟語。『外無吏官之形』者，謂外見無衣冠上下之異形也。（周曰校本只作『吏』。）蓋『吏』一變作『史』，再變作『申』，三變作『伸』耳。

〔吴〕伸官，求進於官也。

〔張〕伸，屈伸之情。官，利名之累。

〔眉〕案：眷，省顧也。慕，思戀也。

〔眉〕吏，史，申，伸。

○**此恬憺之世，邪不能深入也。故毒藥不能治其内，鍼石不能治其外，故可移精祝由而已。**

〔楊〕既爲恬惔之時，有性莫不恬惔自得。恬然自得，内無眷慕之情，惔然至樂，外亡申窪（歎窅）之役。申窪不役於軀，故外物不形。眷慕不勞於志，故内欲不累。内外恬惔然泰倫，縱外耶輕入，何所深哉。是以有病以祝爲由，移精變氣去之，無假於鍼藥也。

○**當今之世不然，憂患緣其内，苦形傷其外。**

〔楊〕眷慕起於心，則憂其内。申窪苦其形，則傷於外也。

案：憂患，熟語，而其義不同。憂，謂心上常思念。患，謂禍也，疾也。言觸時而生憂也，所以云内憂外患也，陷罪被罰則患也。

（眉）案：緣，纏繞也。

（眉）案：動作反理而橫戾，故云苦形。

○又失四時之從，逆寒暑之宜，賊風數至，虛邪朝夕。內至五藏骨髓，外傷空竅肌膚，所以小病必甚，大病必死，故祝由不能已也。帝曰：善。

〔楊〕夏則涼風以適情，冬則求温以從欲。不領四時逆順之宜，不依冬夏寒暑之適。由是賊風至於腠理，虛邪朝夕，以傷體。虛耶傷體，內入藏而客髓。賊風開腠，外客肌以傷竅，所以微疾積而成大病也。加而致死，苦之鍼藥，尚不能愈，況祝由之輕，其可遣也。

○余欲臨病人，觀死生，決嫌疑，欲知其要如日月光，可得聞乎。

以下至篇末，《大素》十五色診脈載之。

〔楊〕聞決死生之要也。

案：決嫌疑，又見《禮記·曲禮》上，謂唯一不惑也。日月光，謂其最明了也。此語以足解明字。

○岐伯曰：色脈者，上帝之所貴也，先師之所傳也。上古使僦貸季，理色脈而通神明，合之金木水火土，四時八風六合不離其常。

〔識〕王《六節藏象》注引《八素經·序》云：『天師對黃帝曰：我於僦貸季理色脈，已三世矣。』羅泌《路史》云：『神農立方書，乃命僦貸季理色脈，對察和劑，以利天下。』

合之五行四時会易八風六合者，即今《素》《靈》等，是當時所述之遺傳。

（眉）案：先師，先世之古師也。

（眉）案：鬼臾區與岐伯同黃帝時朋友也。若夫貸季迥古而神農時人。《天元紀論》『鬼臾區曰：臣積考《太始天元册》文』注：『自神農之世，鬼臾區十世祖始誦而行之。』所云十世祖，即斥貸季歟。

○變化相移，以觀其妙，以知其要。

〔楊〕上帝，上古帝王者也。貸季，上古真者也。上帝使貸季調理人之色脈，令通神明，外合五行四時陰陽八風六合等物變化常道，深觀常道物理之妙，能知深妙色脈之用也。

○欲知其要，則色脈是矣。

〔楊〕安生未病之要，無加色脈，故爲要也。

案：『生』恐『知』訛，『加』恐『如』訛。

○色以應日，脈以應月，常求其要，則其要也。

〔楊〕形色外見爲陽，故應日也。脈血内見爲陰，故應月也。日應三百六十日也，月應十二月也，故知色脈以爲要也。

案：色以候陽氣，脈以候陰血，故曰以應日月也。

○夫色脈之變化，以應四時之脈，此上帝之所貴，以合於神明也。所以遠死而近生。

〔楊〕四時和氣爲勝，上代帝王，貴爲帝，道用合神明，以寶於生，所以遠死長生久視也。

〔眉〕案：色之變化應四時之脈，古文互略往往有爾。

○生道以長，命曰聖王。

〔楊〕上帝理色脈，通神明，合於常道，長生久視者，稱曰聖王也。

〔眉〕案：生道以長，則死道以止之義也。

○中古之治病，至而治之，湯液十日，以去八風五痹之病。

下文有《湯液醪醴論》。

案：麥湯、蔗湯、鹽湯、茶湯之類，古謂之湯。白米粥、葛粉湯之類，謂之液，煎煉稠粘之湯是也。

〔楊〕未病之病至已，方服湯液，以其病微，故十日病除也。

案：《素・痺論》《靈・周痺篇》宜參。又《靈・血絡論》有痺説。

《靈・壽夭剛柔》『病在陽者命曰風，病在陰者命曰痺，病陰陽俱病命曰風痺』。

案：八風五痺者，猶云風痺。《金匱真言論》所云『八風發邪，以爲經風，觸五藏，邪氣發病』者是也。謂八方之風邪入深，則令五藏病痺也。

（眉）案：病至，謂邪至於身也。八風，謂外感邪气。五痺，謂五藏痞癖。風外因也，痺内因也。

○十日不已，治以草蘇，草荄之枝，本末爲助，標本已得，邪氣乃服。

〔楊〕荄，古來反。草根莖也。眇，亡紹反。藥草根丫，療病之要也。服湯液十日不已，可服藥草根莖枝藥，丸散醪醴，又得病本藥末，故耶氣皆伏也。

案：『丫』恐『莖』壞字。

案：草蘇，王注爲得。蘇即酥古字，謂藥煎汁也。草荄之枝，謂草荄根與草枝葉也。言十日之後，湯液不能治，則治以草蘇。草蘇者，即煎藥也。草蘇者，概草木而言也。其間根莖華實各異其功。本者，根也。末者，苗葉也。相共扶助而成治。標本，即本末。其草藥煎法，相用根苗，其法已得，則邪氣乃服。服者，佩服、屈服之義。服與伏同，謂邪氣乃退也。標本，隨處異義，而注家皆謂與第十四云『病爲（脫『本』），工爲標。標本不得，邪氣不服』之義相爲反對，不得其解也。

又案：標本，謂病之標本。《標本病傳論》所云『有其在標而求之於標，有其在本而求之於本，有其在本而求之於標，有其在標而求之於本，故治有取標而得者，有取本而得者，有逆取而得者，有從取而得者。故知逆與從，正行無問。知標本者，萬舉萬當。不知標本，是謂妄行』是也。謂已診得病之標本而施治，則邪氣乃降服也。

案。『酪酥』字，古又作『落蘇』，或作『洛蘇』。《金剛壽命陀羅尼念誦法》『搵蘇』。希麟《音義》云：『按：經「搵蘇」字，合作酥。《切韻》酥，乳酪也。』又《蘇悉地羯羅經》卷下『攣酥杓』，慧琳《音義》云：『攣，音卷。以杓舀蘇也。舀，音姚小反。下常斫反。形聲字也。』《本草和名》引《拾遺》『茄子，一名落蘇』，《證類本草》茄子下引孟詵『落蘇平』，共可以徵矣。此云『草蘇』者，其煎汁濃稠如蘇也，與『鐵落白字，一名鐵液黑字』，陶云『鐵落，是染皂鐵漿』，《本草和名》引《藥訣》『鹵鹹，一名青牛落。《石藥爾雅》同』同義。

（眉）案：之，猶與也。王引之《經傳釋詞》可看。

（眉）《列子·周穆王篇》『累塊積蘇』張注：『蘇，樵也』。

（眉）明夏茂卿《茶董》下卷曰：『燉煌單道開，不畏寒暑，常服小石子。藥有松蜜薑桂茯苓之氣，時復飲茶蘇一二升而已。』

（眉）案：茶蘇，蓋今末茶點攪服者歟。

（眉）《本草》白字序例『藥有子母兄弟，根莖華實』，即此本末爲助之義。

○暮世之治病也，則不然。治不本四時，不知日月，不審逆從，病形已成，乃欲微鍼治其外，湯液治其内。

案：四時應前文『上古四時之脈』，日月對『色以應日，脈以應月』。楊注可從。

〔楊〕前云上古、中古，黄帝之時即以爲暮代，下黄帝曰上古，中古當今之時，即其信也。瘵病者，瘵已病之病也。暮代瘵病，與古不同，凡有五别，一則不知根尋四時之瘵，二則不知色脈法於日月之異，三則不審病之逆順，四則不知病成未成，五則不知所行瘵方，故欲以微鍼湯液，去其已成之病也。

○粗工兇兇，以爲可攻，故病未已，新病復起。

〔楊〕以微鍼小液攻已成之病，更加他病，不工而勇於事，故曰兇也。兇，《切》許容反。惡勇也。

案：粗與麤同。《靈樞》第一『麤守關，上守機，麤守形，上守神』。所云麤，謂麤工也。兇兇，一已果斷之皃。楊注是。

〔張〕兇兇，好自用而孟浪也。

〔箚〕東方朔答客難『小人之匈匈』，銑曰：『匈匈，喧頌貌。』

（眉）案：兇兇、傍徨、倉皇，遽遽也。

（眉）案：攻，攻撃烈瘵之義。

○帝曰：願聞要道。岐伯曰：治之要極，無失色脈，用之不惑，治之大則。逆從到行，標本不得，亡神失國，去故就新，乃得真人。

〔楊〕言失知色脈，不知損益也。

案：色脈以應四時日月，時時刻刻無有不新。能不失其要，謂之去故就新。王注非是。

（眉）案：寒病用熱爲逆，反之爲從。然逆從義太廣，尚是陰陽之例。

（眉）在一人上，則殺之亡其神魂也。在國家天下之上，則殺其明君哲將勇士賢人，則失其邦域，爲他國所奪土地也。

○黄帝曰：余聞其要於夫子矣。夫子言不離色脈，此余之所知也。岐伯曰：治之極於一。帝曰：何謂一。岐伯曰：一者因得之。帝曰：奈何。岐伯曰：閉户塞牖，繫之病者，數問其情。以從其意，得神者昌，失神者亡。帝曰：善。

〔楊〕一得神也，得神謂問病得其意也。得其意者，加之鍼藥，去死得生，故曰昌也。

〔馬〕《靈樞·天年篇》云『失神者死，得神者生』，《師傳篇》『帝曰：守一勿失』『岐伯曰：生神之理』與此義同。

《靈·小鍼解》曰：『調氣在於終始，一者持心也。』

案：『治之極於一』者，謂精神專一，能考究病情病機病證與治法，切當不忒也。『得神者昌，失神者亡』，言保得精神者生，散失精神者死。斯之死生二件，只在於就病人精究望聞問切四診，而後深察其情意耳。『閉户塞牖，繫之病者』，謂閉耳塞目，一心診察，以心繫之病者之身上，非謂必閉塞户牖而後診得之也。言一心診察，不思他事也。家訣診法，所謂病人之皮膚與自己之手指相忘，而後可始得其診法矣。正與此所説合。

《靈·終始篇》曰：『深居靜處，占神往來，閉户塞牖，魂魄不散。專意一神，精氣之分，毋聞人聲，以收其精，必一其神，令志在鍼。』

此『一』字義，得《靈樞》益了了。

案：得神、失神之『神』，蓋爲病人、工人兩家之神可也。言工人善收專己神思，則病人之神思亦可得知之也。工人己神思不收專，則病人之神思亦不能得而失之也，必矣。

案：『以從其意』四字，醫家之極祕至寶，只要其得病家之神而已。

（眉）案：閉户，謂禁目視之妄也。塞牖，謂禁耳聞之妄也。目者開閉，故謂之户。耳者常穿，故謂之牖也。

（眉）案：『繫之』之『之』字，斥工人之心也。其情其意，並斥病人之心也。

萬延元年八月既望書於作樂屠蘇之南窗下　信天翁源立之

第十三補

粗功兇兇ヲ六

案：《説文》『洶，涌也。從水匈聲』。《史記·司馬相如傳》『洶湧滂濆』，《索隱》引司馬彪曰：『洶湧，跳起貌。』《文選·高唐賦》『濞洶洶，其無聲兮』注：『洶洶，謂水波騰貌。』因此，則兇兇即與洶洶同義。《廣韻》『兇、洶同。許拱切』可以徵矣。此云兇兇。

標本ヲ五

案：標本已得，謂其治病先本四時，知日月，審逆從也。後文云『暮世之治病也則不然，治不本四時，不知日月，不審逆從』者，即謂標本不得也。

賊風數至虛邪朝夕ウ二

案：在天地間謂之賊風，入人身中謂之虛邪。楊注可從。

草蘇ヲ五

《千金翼》卷十二第二云：『造草酥。方　杏仁壹斗，去皮尖兩人者，以水一斗，研絞取汁。麤肥地黃拾斤，熟擣，絞取汁壹斗。麻子壹斗，末之，以水壹斗，研絞取汁。右三味汁凡叁斗，著麴壹斤，米叁㪷，釀如常酒，味是正熟，出以瓮盛，即酥凝在下，每服取熱酒和之，令酥消盡服之，彌佳。」

案：所云『草酥』即『草蘇』，蓋古云酥、云酪，並是以麴釀成。其浮於酒上者，謂之酥。後世所云『酴醾』是也。亦謂之酪一也。《御覽》八百五十八引《漢書》曰『王莽時飢，教民煮木爲酪，不可食，重爲煩擾』，注云：『受日木實爲酪也。或曰如今餌木屬。』又引《鄴中記》曰：『并州之俗，以冬至後百五日，介子推斷火冷食，作醴酪煮粳米，或大麥作之。又投大麥於其中，酪擣杏子人煮作之，又投大麥中。』又引孫楚《祠介子推祝文》曰：『棗飯一盤，醴酪二盂，清泉甘水，充君之厨。』又引范汪《祠制》曰：『仲夏薦杏酪。』

（眉）酪酒上之浮白，俗呼宇和須三。

（眉）今本《漢書》注云：『服虔曰：煮木實。或曰：如今餌木之屬也。如淳曰：作杏酪之屬也。師古曰：如說是也。』是酢酨之義耳。

兒約之曰：《禮・禮運》『昔者先王未有宮室，未有火化，飲其血，茹其毛。後聖有作，然後修火之利，以爲醴酪』注：『烝釀之也。酪，酢酨。』《釋文》『酪音洛。酢，七故反。酨，才再反。徐祖冀反』。又《雜記下》『功衰，食菜果，飲水漿，無鹽酪，不能食，食鹽酪可也』注：『酪，酢酨。』《釋文》『酪音洛。酢，七故反。酨，才代反』。《家語・問禮》『以爲醴酪』注：『酪，漿酢。』《廣雅・釋器》『酪，酨。䣼，漿也』。《傷寒論》桂枝湯方後所云『酒酪』，亦與此同。蓋仲景以前古書無乳酪，可有之理，但乳酪早已出於劉熙《釋名》。《漢・百官表上》如淳注，《太平御覽》八百五十八引《通俗文》，《說文新附》酉部，則佛書未來中國之前，兩漢際早已有乳酪，可知矣。但仲景書所說『酒酪』字，非乳酪也，必矣。此說似是。《千金翼》亦有茯苓酥、杏人酥、地黃酒酥等方。並非乳酪之方，即是草酥之異方耳。

十二　砭石ヲ二　褐薦ヲ三　筈食ウ同　毒藥ヲ四　灸焫ウ五　食胕ヲ六　導引ヲ七　病情ウ七

十三　祝由ウ一　伸官ヲ二　僦貸季ウ三　八風五痺ウ四　草蘇ヲ五　兇兇ヲ六　去故就新ウ六　酪酥ウ補一　家訣診法オ七

湯液醪醴論篇第十四

《大素》全存。卷首至『病不愈也』。卷十九知古今『帝曰：夫病之始生也』至末卷十九知湯藥。

（眉）《示從容論》：『毒藥所宜，湯液滋味，具言其狀。』又曰：『當投毒藥刺灸砭石湯液，或已或不已。』以上二言，皆足以證湯液非煮藥汁也。

○黃帝問曰：爲五穀湯液及醪醴，奈何。

〔楊〕醪，汁滓酒。醴，宿酒也。此並擬以去病爲之奈何也。〔滓〕〔澤〕訛

〔紹〕堅按：湯液醪醴之異，今更據湯字考之，則湯液者，爇水爚米，而取其清汁者也。醪醴者，醞釀所成，濁而不泲者也。蓋其爲稻米之液則一，而其所以制造之法則不同也。邈古之品，固不知其詳，想大略爲然耳。元人《施圓端效方》載湯液方，姑録備考曰：『湯液方，治諸虛百損，氣血勞傷，因病久深，變生膈氣，腹脇刺痛，噎痞心胸，食結不消，噦逆嘔水，翻胃吐食，大便硬祕，形瘦體枯，以致難救者。趙信之黃米、糯米各三升，同醋煮粥，麴細末三斤，量寒温，和器内停，發過沈澄之時，又入餳稀六斤，等候再糟粕訖日，自然上清下澄，以成湯液。晝夜十二時辰停，分三度。度一服氣藥，膈氣丁沈，藥後停待一時，温服湯液一盞，液後又候一時，更喫白餳數塊。日夜長短品三服，飲液食餳，均九度。飲食湯液，造作煎烹，食藥相應，頤生養氣，而以樂天知命，實腹虛心，百日獲安，如故者衆。』

〔箚〕《周官·五齊》『一曰泛齊，二曰醴齊』，鄭云：『泛者，成而滓浮泛泛然，如今宜成醪矣。醴，猶體也。成而汁滓相將，如今甜酒也。』

案：湯者，謂煮物清汁也，如桂枝湯、麻黄湯煮藥是也。液者，謂煎物濁汁也，如鱉甲煎、烏頭煎是也。要之湯液者，即謂煮煎二法也。醪者，《説文》：『汁滓酒也』。玄應《音義》十七引《蒼頡篇》云：『醪，謂有滓酒也。』《後漢書·樊儵傳》注：『醪，醇酒。汁滓相將也。』

《和名抄》云：『《漢語抄》云：濁醪，毛呂美。』蓋謂清酒之未泲者，其味甘辛相半也。醴者，《説文》：『酒一宿孰也。』《釋名》：『醴齊。醴，禮也。釀之一宿而成，禮有酒味而已也。』《周禮·酒正》注：『醴，猶體也。成而汁滓相將，如今恬酒矣。』《文選·南都賦》注引《韓詩》云：『醴甜而不泲也。』《呂覽·重己》注：『醴者，以櫱與黍相體，不以麴也。』蓋謂一種之濁酒，但甘而不辛者，故呼甘泉，又曰醴泉，又曰酒泉，唯偁甘美已，非云有酒味也。今民間冬日所釀酴醾漉之類也。《列子·湯問篇》云『臭過蘭椒，味過醪醴』，亦謂蘭椒異其香，醪醴異其味也。《御覽》八百四十三引《世本》曰『儀狄始作酒醪，變五味，少康作秫酒』可徵已。泲謂之酒，未泲謂之醪也。秫酒，蓋甘酒，與醴其味相類歟。所云湯液，是漿之屬，醪醴，是酒之屬耳。轉注之，後世湯藥亦謂之湯液，藥酒之類亦謂之湯液也。皇甫謐《甲乙經·序》云『伊尹以亞聖之才，撰用《神農本草》，以爲湯液』，是斥湯藥爲湯液之濫觴也。

又案：《漢書藝文志·經方家》載《湯液經法》三十二卷，蓋是古醫方之僅存者，今之《傷寒論》中所載諸方，乃是湯液之遺方歟。不云『經方』而云『經法』者，其煎煮二方之水量多用少用，温服冷服，丸散酒飲服等，並皆有定法，故云爾。

（眉）《列子·湯問》『味過醪禮』。禮即醴之古字。

（眉）《千金》卷七·風毒脚氣門有湯液第二、諸散第三、酒醴第四、膏第五等數篇，及皇甫氏《甲乙》自序曰『伊尹爲湯液』，及《漢藝文志》『湯液經法三十二卷』之類，皆斥煮水藥汁，非《素問》所言湯液之義。

○岐伯對曰：必以稻米，炊之稻薪。稻米者完，稻薪者堅。帝曰：何以然。岐伯曰：此得天地之和，高下之宜。

〔紹〕程瑤田《九穀考》曰：《説文》『稻，稌也。稌，稻也』。《周禮》曰『牛宜稌』。稉，沛國謂稻曰稉。案：稻稌，大名也。稉，儒也，其黏者也。《字林》『糯，黏稻也』稉之爲言硬也，不黏者也。《字林》『稉，稻不黏者』南方謂之秈。《廣雅》『秈，稉也』。《玉篇》『秈，稉稻也』七月之詩，十月穫稻。《月令》『季秋嘗稻』注云：『稻始熟也』爲此春酒，以介眉壽。《月令·仲冬》『乃命大酋，秫稻必齊』。《内則》《雜記》並有『稻醴』。《左傳》『進稻醴粱糗』。《内經》『黄帝問爲五穀湯液及醪醴。岐伯對曰：必以稻米，炊之稻薪，皆言釀稻爲酒醴』。是以稻爲黏者之名，黏者以釀也。糜黏句黍稷黏句秫，皆可以釀者也。《内則》『糝酏同餰用稻米』。《饔人職》『之餌餈』注：『亦以爲用稻米，皆取其黏耳』。先兄曰：『高云：湯液醪醴，五穀皆可爲之，而秋成之稻穀尤佳。志云：稻得春生夏長秋收冬藏之氣，具天地陰陽之和者也。』

〔紹〕稻薪，謂禾稈也。以供炊爨甚佳。

案：今相州田間，煮豆以豆稈炊之，云極易熟爛，蓋亦同類相制伏之理已。

（眉）案：稻者，稌粳之總名也。

案：煮物用其同體然之煮之，必柔熟調和，故今人烹豆用豆稈然之，亦此同義。曹植《七步詩》曰『煮豆燃豆萁』是也。完、緩音通。完，謂煮炊之米，完全緩熟飪治也。堅者，言不用他薪而用稻稈燃之，則釜米完緩柔軟，卻賢他薪也。堅、賢音義通。《管子·任法篇》注『堅謂尊勝』，《呂覽·貴信篇辯土篇》注『堅，好也』是也。

○故能至完，伐取得時，故能至堅也。

〔楊〕稻米得天之和氣，又高下得所，故完。稻薪收伐得時，所以堅實。用炊以爲醪醴，可以療病者也。

○帝曰：上古聖人作湯液醪醴，爲而不用，何也。岐伯曰：自古聖人之作湯液醪醴者，以爲備耳。

案：岐伯此語答帝問文也，後文别説出上古、中古、當今三件來，非重複也。

○夫上古作湯液，故爲而弗服也。

〔楊〕伏羲以上名曰上古，伏羲以下名曰中古，黄帝之時稱曰當今。上古之時，呼吸與四時合氣，不爲嗜欲亂神，不爲憂患傷性，精神不越，志意不散，營衛行通，腠理緻密，神清性明，耶氣不入。雖作湯液醪醴，以爲備擬，不爲服用者也。

○中古之世，道德稍衰，邪氣時至，服之萬全。

〔楊〕上古行於道德，建德既衰，下至伏羲，故曰稍衰也。帝王德衰，不能以神化物，使疵癘不起。嗜欲情生，腠理開發，耶氣因入，以其病微，故服湯液醪醴。稍衰而猶淳，故因湯液，而萬病萬全。

○帝曰：今之世不必已，何也。

〔楊〕不定皆全，故曰不必已也。

○岐伯曰：當今之世，必齊毒藥攻其中，鑱石鍼艾治其外也。帝曰：形弊血盡，而功不立者何。

〔楊〕廣前問意。問意曰：『良藥可以養性，毒藥以療病。』（案：『藥以』間恐脱『可』字。）黄帝不能致德，耶氣入深，百姓疾甚，盡齊毒藥，以攻其内，鑱石鍼艾，以療其外，外則形弊，内則血氣盡，而病不愈。其意何也。

《靈樞》第一云：『鑱鍼，長一寸六分。（今曲尺一寸）頭大末鋭，去寫陽氣。』

案：石，即砭石。後世不用石，以鐵作形如砭石，名曰鑱鍼，謂微鍼也。毒藥解，已見第十二中。

（眉）方以智《通雅》卷五十一曰：『古之鍼砭，以人之氣補人。今恃藥餌，亦因病治病已耳。乃欲以六根七情，鑿削勞煎之體，求服食以縱嗜慾。故末世之病，變症益多，非古法所得而拘者。』

○**岐伯曰：神不使也。帝曰：何謂神不使。**

〔楊〕人之神明有守，以營於身，即爲有使。

○**岐伯曰：鍼石**（者）**，道也。精神不進，志意不治，故病不可愈。**

〔楊〕鍼石道者，行鍼石者須有道也。有道者，神不馳越，志不異求，意不妄思，神清内使，雖有耶容，（『容』恐『客』訛）服之湯液醪醴，萬全之也。

案：據楊注則『石』下『者』字恐衍。

案：全本、《大素》文異而義同。

○**今精壞神去，榮**（作營，下同）**衛不可復收。**

〔楊〕今時五藏精壞，五神又去。營衛之氣去而不還，故病不愈。

○**何者。嗜欲無窮，而憂患不止，精氣弛壞，榮泣衛除，故神去之，而病不愈也。**

案：泣解，具第十中。嗜，《大素》作『視』，即『嗜』之假借。《廣韻》嗜、視同，『常利反』。

〔楊〕以下釋精壞神去，營衛不行所由也。一則縱耳目於聲色，樂而不窮。二則招憂患於悲怨，苦而不休，天之道也。樂將未畢，哀已繼之。故精氣施壞，營澀衛除，神明去身，所以雖療不愈也。故無恒愚品，不可爲醫作巫醫，斯之謂也。案：『巫醫』之『醫』字恐衍。

○**帝曰：夫病之始生也，極微極精，**

〔高〕微，猶輕也。精，猶細也。

案：《廣雅》『精，小也』。《釋詁》精爲疏之反，故以爲小之義也。《大雅·小召傳》云『彼宜食疏，今反食精』可以徵矣。

○必先入結於皮膚，今良工皆稱曰病成，名曰逆，則鍼石不能治，良藥不能及也。今良工皆得其法，守其數。親戚兄弟遠近，音聲日聞於耳，五色日見於目，而病不愈者，亦何暇不早乎。

〔楊〕精，謂有而虛不也。但有病在皮膚，微小精實。不無若不療者，定成大病，故良工稱爲病成。以其病者，精志眷慕於親戚，耳目㒵樂於聲色。日久病成不可療之由，其不破於脆微也。

案：『㒵』恐『翫』訛，爲『翫』之異構。

〔吳〕遠近，猶言親疎也。

〔高〕或疎而遠，或相親而近。其音聲可以日聞於耳，五色可以日見於目，而病至不愈者，亦何其閑暇之甚，而不早爲之計，以至病成而逆乎。

案：『亦何暇不早乎』，《大素》作『亦可謂不蚤乎』，《新校正》引別本作『亦何謂不早乎』，共皆謂早也。但作『暇』者，似不妥貼矣。

○岐伯曰：病爲本，工爲標，標本不得，邪氣不服，此之謂也。

得、服押韻。

〔楊〕若本無病，則亦無療方。故知有病爲本，然後設工。是則以病爲本，以工爲末也。標，末也。風寒暑濕所生之病，以爲本也。工之所用，鍼石湯藥，以爲標也。故病與工相契當者，無大而不愈。若工病不相符者，雖微而不遺，故曰不得，耶不服也。

○帝曰：其有不從毫毛而生，五藏陽以竭也。

〔楊〕有病不以風寒暑濕外邪襲於毫毛腠理，入而爲病，而五藏傷竭，此爲總言。

案：前論外因，故此説内因也。《大素》、全本『陽』作『傷』可從。

○津液充郭，

〔楊〕腎傷竭也。廓，空也。

〔眉〕四一腎。

○其魄獨居，

〔楊〕心傷竭也。

〔眉〕三二一心。

○孤精於内，氣耗於外，

〔楊〕雖有五藏之精，而外少吐納之氣。耗，少也。肺傷竭之也。

〔眉〕二三肺。

○形不可與衣相保。

〔楊〕皮膚不仁，不與衣相近，脾傷也竭。保，近也。

案：『也竭』恐誤倒。

〔眉〕一四脾。

○此四極急而動中，是氣拒於内，而形施於外，治之奈何。

〔楊〕此四候，即是五藏傷竭，病生於内，故曰動中。亟，數也。是爲五藏大氣數發，病生於内，病形施外，療之奈何也。

案：『施』即『弛』字，與『弛』同。與前文『精氣弛壞』之『弛』同，爲弛緩之義。謂五藏之氣拒閉於内，故其形體之氣爲弛緩於外，乃前文所云『孤精於内，氣耗於外，形不與衣相保』是也。《大素》無『可』字者，似是。

案：亟、極古今字。第二『使氣亟奪』，《大素》作『使氣不極』，《醫心方》引作『使氣極』，可以徵矣。此云『四極』者，謂前文所云四藏（腎心肺脾）之傷竭也。極，即疲極、勞極之義。楊以爲亟數之義，非是。凡卒暴諸證，皆是四極之類也。蓋四藏氣既傷竭於内。傷竭者，非全盡之義，爲不足之義。但肝氣主全身之血脈，若四藏不足，則血脈凝滯而爲衣膚不仁之證。肝亦不得不受其傷，故楊注云『此四候，即是五藏傷竭』可以徵也。

（眉）腎心肺脾。

（眉）王注既以施爲弛張之義，則知今本作『施』者，傳寫之訛。

○岐伯曰：平治於權衡，

〔楊〕卒，終也。權衡，藏府陰陽二脈也。病從内起，終須調於藏府陰陽二脈使之知也。（『知』恐『和』訛。）

案：『平治權衡』者，謂令脈不平者令平也。楊以『卒』訓『終』，恐非。《漢書·杜欽傳》《集注》引鄭氏云：『卒，急也。』此以此義爲是，謂先第一調陰陽二脈也。

〔紹〕吴云：『平治之法，當如權衡，陰陽各得其平，勿令有輕重低昂也。』堅案：《鷄峰普濟方》云：『初和甫治水腫等方。《經》云：平治於權衡，謂察脈浮沈也。去遠陳莝，謂滌腸胃中腐敗也。開鬼門，謂發汗也。潔淨府，利小便也。脈浮如秤衡之在上即發汗。鬼門，汗空也。脈沈如秤槌之在下，即利小便。淨府，小腸也。』又《活人事證方》云：『脈浮如秤衡之在上即發汗。鬼門，汗空也。脈沈如秤槌之在下，則利小便。淨府，小腸也。』是劉信甫本於《鷄峰方》也。

○**去宛陳，**

〔楊〕宛陳，惡血聚也。有惡血聚，刺去也。

○**莝微動**[中]**四極**。

案：（《大素》『極』作『亟』）『亟』即『亟』訛。

〔楊〕腎間動氣得和，則陰莖微動，四竭得生，故本標得耶氣服。

案：去宛陳，楊注以刺絡之義，蓋有所受而言也。（《大素》『莝』作『莖』）『莖』字古多作『莝』。

《素問》原本蓋如此。故王注云：全本作『草莖』。『莝』字亦『莝』字之再訛者，即草莖也。故王注解云：『猶如草莖之不可久留於身中也。』古抄本、元槧本並『草莖』之『莖』作『莝』。楊注以『莖』屬下句，謂『陰莖微動』，腎氣內復也。『中四亟』者，『中』恐『申』訛，『申』之訛『中』，其例多有。《戰國策·秦策》云『中期推琴』，《説苑》『中期』作『申旗』，隸變『中』或作『申』，草體申、中亦相混，故爲此訛耳。所云『申四亟』者，前文『四亟』之證，其氣拒於內者始申，而汗出濕衣被。所云『濕衣』者，汗出之徵也。作『温衣』者，恐訛。

○**温衣，繆刺其處，以復其形。**

〔楊〕繆，異也。衣肉不相保附，故曰繆處調之。既得腎氣動已，則衣肉相得，故曰復其形也。

案：繆處以復其形者，即申四亟而汗濕衣之效驗也。

（眉）四一髀。

○**開鬼門，**

〔楊〕五神通之者也。謂五藏之神氣，因汗而達肌表也。

〔識〕張云：『鬼門，汗空也。肺主皮毛，其藏魄，陰之屬也。故曰鬼門。』簡按：《通天論》『氣門乃閉』王注：『氣門，謂玄府。』蓋氣、鬼古通。

〔紹〕《玉機微義》云：『鬼門者，猶幽玄之謂，有毛竅而不見其開闔。』

案：鬼門，即玄府。《微義》之解可從。劉氏氣、鬼通用之説，叵輙從矣。

案：『鬼』字，《韻鏡》内轉第十合，在牙音清上聲，尾韻見母中。『氣』字，在内轉第九開，牙音次清去聲，未韻溪母中，其音相甚近。鬼門之爲氣門，亦可以徵矣。或曰鬼門即肌門，汗空是爲肌膚之門户，且肌鬼同爲牙音清第三等，但有平上之别耳。姑録以備考。

〔眉〕三二肺。

○**潔淨府**。

〔楊〕潔，清静也。心之不濁亂。

古字『淨』作『静』，已見第二中。楊注似以静府爲心藏，蓋謂五藏之神氣，從内達表，汗出濕衣而精神爽快者，是心藏清潔了然之證也。王注以淨府爲膀胱者，以此條證爲水氣故也。但『淨府』二字，或爲心藏，或爲膀光，共未有明文，宜考。

〔識〕張云：『膀胱也。上無入孔，而下有出竅，滓穢所不能入，故曰淨府。』

〔紹〕《玉機微義》云：『淨府者，謂膀胱，内無入孔而外有出竅，爲清淨津液之府。』案：淨府解，乃張注所本。

〔眉〕二三心。

○**精以時**，

〔楊〕命門所藏之精既多，以時而有□。

案：『精以時』者，謂腎氣已復也。凡人以腎氣爲本，五藏鬱結初散，則腎氣先復，故莖微動。而後汗出濕衣，是脾氣復也。而後鬼門開，是肺氣復也。而後潔淨府，是心氣復也。四藏氣已復，則肝氣固爲之進退，是五藏之氣共皆復之謂也。

〔眉〕一四腎。

〇服五湯已布，疎滌五藏。

〔楊〕五湯，五味湯也。藥有五味，以合五行相剋相生，以爲補寫。五氣得有疏通，以循五藏之也。

案：此楊注以五味養五藏，即是神農家之妙理悉在於此也。

〇故精自生，形自盛，骨肉相保，巨氣乃平。帝曰善。

〔楊〕腎間動氣，人之生命，故氣之和則精生。精生則形盛，形精既盛，則骨肉相親。於是大氣平和，是爲病形雖成，療之有驗。

案：此節謂治内虛之要眇也。王注以爲水腫一證，不足據也。此全據《大素》及楊注昉明了，宜從也。

〔馬〕巨氣，大氣也。即正氣也。

案：巨氣即謂全身之陽氣、元氣也。平者，成也，乃爲成就之義。

萬延庚申仲秋廿日淨書了　員丘　源立之

第十四補

津液充郭ヲ七

案：此當從《大素》改作『虛廓』。《素問》此條作『充郭』，恐訛。《靈樞》根結篇、上膈篇所云『腸胃充郭』，《五癃津液別論》所云『腸胃充郭』，並皆張大之義。因考此云『津液充郭』，亦津液失化，遂爲水脹，是爲腎藏傷竭之所作。亦通。今存兩説，以備後考云。

開鬼門ヲ九

清何鎮《本草綱目類纂必讀》云：『開鬼門，發汗也。麻黄、羌活、防風、柴胡之屬。』

潔淨府ウ九

又云：『潔淨府，行小便也。澤瀉、蘇子、木通、葵子之屬。』

逐陳莝ウ八

又云：『逐陳莝，行大便也。大戟、甘遂、芫花、牽牛之屬。』

玉版論要篇第十五

《大素》卷十五候診之二色診脈中，全篇文具。

（眉）『版』字本篇正文同，本篇篇目同。《玉機真藏論》中之文亦同字。宋本本篇『版』字，本卷目作『板』，本書惣目同。《太素》載本篇文，《玉機真藏》文等皆作『板』字。

○黄帝問曰：余聞揆度奇恒，所指不同，用之奈何。岐伯對曰：揆度者，度病之淺深也。奇恒者，言奇病也。

〔楊〕切求其病，得其處，知其淺深，故曰揆度也。奇者，有病不得以四時死，故曰奇也。恒者，有病以四時死，不失其常，故曰恒也。

《病能論》云：『揆度者，切度之也。奇恒者，言奇病也。所謂奇者，使奇病不得以四時死也。恒者，得以四時死也。所謂揆者，方切求之也，言切求其脈理也。度者，得其病處，以四時度之也。』《大素》卌經解同。

案：楊注，蓋據《病能論》也。《病能論》『奇恒者，言奇病也』。當從此《大素》之文而作『謂奇恒病也』。《大素》《素問》共脫一『恒』字歟。

○請言道之至數，五色脈變，揆度奇恒，道在於一。神轉不回，回則不轉，乃失其機。

回、機、微、機爲韻。

〔楊〕數，理也。請言道其至理，其至理者，五色五脈之變。揆度奇恒之機，道在其一，謂之神轉。神轉者，神清鑒動之謂也。若鑒而不動則不通，物變故失機。

〔馬〕一者，何也。以人之有神也。吴、張同 回者，卻行而不能前也。《玉機真藏論》云：『帝曰：吾得脈之大要，天下至數，五色脈變，揆度奇恒，道在於一。神轉不迴，迴則不轉，乃失其機。至數之要，迫近以微，著之玉版，藏之藏府。每旦讀之，名曰玉機《大素》『生機』作。』

○至數之要，迫近以微，著之玉版，命曰合玉機。

〔楊〕神動物之理者，近於萬物機微之妙，故書玉板。命曰：合於養生之機也。

案：《靈・五亂篇》『允乎哉，道。明乎哉，論。請著之玉版，命曰治亂也』。又《玉版篇》『請著之玉版，以爲重寶，傳之後世，以爲刺禁，令民勿敢犯也』。

案：《大素》作『生機』。《玉機真藏論》與此同文而無『合』字。《大素》亦作『生機』。據此，則《素問》訛作『玉機』，王冰從誤字成說，遂名篇曰『玉機真藏』。其注云『著之玉版，故以爲名。言是玉版生氣之機』，牽強尤甚。宜從《大素》改作『生機』爲正也。

案：《説文》『書，箸也』。

又案：合生機者，言人生之氣機，以合天運之氣機也。

○容色見，上下左右，各在其要。

〔楊〕人之五時正王色上，相乘色見，名曰客色。客色見面上下左右，各當正色所乘要處者，有病也。

案：容色，全本亦作『客色』。則王氏所據《素問》，『客』誤作『容』也。古書『客』『容』多互訛。

〔識〕簡按：『在，察也』。見《爾雅・釋詁》。

案：王注『察』字，亦似含此義。

〔紹〕容色，王以『他氣』注之，恐原本亦作『客色』也。

○其色見淺者，湯液主治，十日已。其見深者，必齊主治，二十一日已。其見大深者，醪酒主治，百日已。色夭面脫，不治。

〔楊〕五色各有二種，一者生色赤如鷄冠，二者死色赤如酥（案：『酥』，『衃』訛，下同）血。其赤色輕淺，不如鷄冠，此有病也。其病最輕，故以湯液，十日得已。赤色復深，不如鷄冠，其病次輕，故以湯液廿一日方已。赤色大深，不如鷄冠，其病將重，故以藥醪，百日方差。赤色如酥血，其病必死。面兌赤色，皆不可療也。宛（案：此『宛』即『兌』訛）尖小，謂面瘦無肉也。

〔識〕高云：『湯液者，五穀之湯液。十日已者，十干之天氣，周而病可已，即《移精變氣論》所謂「湯液十日，以去八風五痺之病」者是也。齊，合也。即《湯液醪醴論》所謂「必齊毒藥攻其中」者是也。二十日則十干再周，二十一日再周環復，其病可已。』馬云：『齊，後世作劑。』

案：十日、廿一日之期，古書往往有此文，是不得不然而然者。所云人天一理之循環，陽氣消息使之然也。《傷寒論・太陽上篇》云『太陽病，至七日以上自愈者，以行其經故也』，又云『風家表解而不了了者，十二日愈』，又《霍亂篇》云『便必鞕，十三日愈』，又《厥陰篇》云『本發熱六日，厥反九日，復發熱三日，并前六日，亦爲九日。與厥相應，故期之旦日夜半愈』，並皆與經旨合。吳又可曰：『凡疫邪交卸，近在一七，遠在二七，甚至三七。過此不愈者，因非其治，不爲壞證，即爲痼疾也。』《瘟疫論》卷上主客交此説在實詣，而亦與經旨合，是所以余云『人天一理，不得不然而然者也』。

又案：《醫心方》卷三十ウ范汪方防風丸下云：『治風有十品，一曰入頭，二曰入肥膚，三曰入筋，四曰入脈，五曰入骨，六曰入心，七曰入肺，八曰入肝，九曰入脾，十曰入腎。』方後云：『服藥十三日，風當出去。』又《千金方》卷八十三ヲ常山太守馬灌酒下云：『服藥二十日力勢倍，六十日志氣充盈，八十日能夜書，百日致神明。』云十三日，云百日，並與此合。

案：面兑，楊注以爲尖小，即爲鋭字義，非是。蓋『兑』即『脱』之古字耳。面兑者，謂脱肉也。

案：醪酒，即謂藥酒，非醪醴之謂也。《千金》《外臺》《醫心方》等所載藥酒諸方即是也。

案：『主治』二字，以此爲古。蓋謂切當於病之藥，以爲之治也，故以爲主治也。桂枝湯主之，麻黄湯主之之類是也。

案：色夭，《説文》『夭，屈也』，隷俗作『殀』，並於兆切，上聲。《廣韻》『殀，殁也』。《左傳・昭四年》注：『短折爲夭。』《疏》：『夭札謂人死。』《玉機真藏論》『色夭不澤』注：『夭謂不明而惡。』《三部九候論》『五藏已敗，其色必夭，夭必死矣』注：『夭謂死色，異常之候也。』並與平聲，讀於喬切。妖、枖、祅字别。

又案：色夭，謂其色潔白清淨失血色而枯燥，與桃夭之『夭』其義不異，但專謂清白而不垢，非謂有色澤也。《靈・五色篇》云『審察澤夭，謂之良工』可以徵矣。《靈・癰疽篇》音釋『夭，音幺，色不明也』，是『夭』讀平聲也。故阮元《經籍籑詁》以夭色之惡入平聲，以夭折蚤死入去聲。

（眉）《玉機真藏論》『色夭不澤，謂之難已』。《靈・癰疽篇》『上之皮夭以堅』。《音釋》『夭，音幺，色不明也』。《靈·決氣篇》『液脱者，骨屬屈伸不利，色夭。血脱者，色白夭然不澤』。（眉）《靈·厥病篇》『厥心痛，色蒼蒼如死狀』。《靈·五禁篇》『淫而奪形身熱，色夭然白，及後下血衃，云云。四逆也』。《靈樞·血絡論》『陰陽俱脱，表裏相離，故脱色而蒼蒼然』。又《本神篇》『毛悴色夭』。

〇**百日盡已，脈短氣絶，死。病温虚甚，死。**

〔楊〕色大深者，療經百日。然脈短氣來絶者亦死，病温脈短氣絶亦死也。

案：『病温』云云，楊注非是。《大素》『虚』作『最』，恐是字訛。病温者，即熱病，乃謂傷寒也。《熱論》所云『熱病者，皆傷寒之類也』是也。蓋傷寒爲邪熱之病，但其虚寒甚者，不爲陽證而爲陰證，故往往致死也。

〇**色見上下左右，各在其要。**

案：此十字似重複，而實不然。已下説色相逆順，故此先提出其部位也。

〇**上爲逆，下爲從。女子右爲逆，左爲從。男子左爲逆，右爲從。**

〔楊〕要色見生病之處，謂是色部上下左右也。上者部上，下者部下，左者部左，右者部右。凡相剋之色見者，見部上爲逆，部下爲順。見女子部右當要，故爲逆也。見女子部左非其要，故爲順也。見男子部左要處，故爲逆。見男子部右非其要處，故爲順也。

案：面部左右上下者，即第五所云『權衡規矩』也。所云上者，謂規矩之部位也。天庭爲規，額角爲矩也。下者，謂權衡也。權爲兩頰，衡爲眉上也。左右亦在此部位矩權之間耳。

〇**易，重陽死，重陰死。**

案：『易』王注以爲變易，其説不通。考『易』即『亦』字。《骨空論》六十『易髓無空』王注：『易，亦也。髓亦無孔也。』《論語·述而篇》『五十以學易』鄭注：『魯讀易爲亦，今從古。』《列子·黄帝篇》『二者亦知』張注：『亦當作易。』《釋文》：『亦本作易。』《素問·氣厥論》『謂之食亦』王注：『亦，易也。』是古亦、易互相通之徵也。

〇陰陽反他，

案：男子爲陽，色見於左。左亦爲陽，故曰『重陽』也。『重陰』同義。

〔張〕『作』舊作『他』，誤也。《陰陽應象大論》曰『陰陽反作』者是。今改從之。『反作』如《四氣調神論》所謂『反順爲逆也』，逆則病生矣。

案：『反他』不可解。王注别無解。而《大素》亦作『他』，楊注亦别無注。則『作』字自草體訛作『他』字。宋臣所見《素問》，亦其誤同《大素》，故有此校語已。草書『他』作『他』，『作』作『伩』，其體相似，故偶誤也。《易·繫辭》『坤作成物』，《釋文》：『作，虞姚本作化。』是亦『作』『化』相誤，其誤與『作』『他』相誤同也。

〇治在權衡相奪，奇恒事也，揆度事也。

〔楊〕陰盛反陽爲病，陽盛反陰爲病，還用陰陽，權衡虚實，補寫相奪，此爲奇恒事也。直知陰陽反他，此爲揆度事也。

案：楊注以權衡爲陰陽虚實補寫，蓋陰陽反作，若陽盛爲病，其證熱實，故用寫藥。陰盛爲病，其證虚寒，故用補藥。此之爲奇恒事也。此所云『奇恒』與《病能論》『奇恒』不同，蓋以陽盛熱實爲恒，以陰盛虚寒爲奇。則在仲景書中，三陽是恒，三陰是奇。『奇恒』二字，隨處異義，而至於奇變恒常，奇逆恒順之理則同耳。

『陰陽反作』四字，宜從《大素》補之。蓋揆度陰陽之反作，則虛實冷熱可察知。虛實冷熱察知，而後可施權衡相奪之治，奇恒事也。然則當云『陰陽反作，治在權衡相奪。治在權衡相奪，奇恒事也。陰陽反作，治在權衡相奪，揆度事也』。而『治在權衡相奪』六字不疊者，略文也。《素問》無下『陰陽反作』四字者，亦略文，而以『揆度事也』四字，釋前『陰陽反作』四字也。是與『頭項強痛』同例文法，可考究也。

或曰權衡相奪者，上吐下寫之義。衡爲上吐即是奇，權爲下寫即是恒。奪者，脱也。爲脱出、脱去之義。此説亦通。而與『治在』二字，甚相親切，亦可以備一説耳。

○**搏脈痺躄，寒熱之交。**

〔楊〕脈動之時，二脈相搏，附而動，不能相去者，此爲痺辟之病，是寒熱之氣相交搏。

案：搏脈者，其脈不專一而二脈相搏之謂也。凡痺躄之類，皆氣血受邪之所爲，有邪與正相爭，故寒熱相交而皮膚緩急也。《金匱》卷上中風篇云『寸口脈浮而緊，緊則爲寒，浮則爲虛，寒虛相搏，邪在皮膚。浮者血虛，絡脈空虛，賊邪不寫，或左或右，邪氣反緩，正氣即急』，又云『寸口脈遲而緩，遲則爲寒，緩則爲虛。榮緩則爲亡血，衛緩則爲中風』之類，可以徵也。

案：痺躄者，總偁中風脚弱之類也。第十所云『臥出而風吹之，血凝於膚者爲痺，凝於脈者爲泣，凝於足者爲厥』與此同義，可併考。

○**脈孤爲消氣，**

〔楊〕陰陽之脈各獨見爲孤，如足少陽脈氣獨見，無厥陰者，爲消癉也。

〔張〕脈孤者，孤陰孤陽也。孤陽者，洪大之極，陰氣必消。孤陰者，微弱之甚，陽氣必消。故脈孤爲消氣也。

〔高〕脈者，氣血之先。脈孤則陽氣内損，故爲消氣。孤，謂弦鉤毛石少胃氣也。

案：消者，小也，謂肌肉瘦小也。蓋脾主肉，今脈孤立而無胃氣之扶助，所以肌肉漸消瘦也。

○**虚**爲**泄爲奪血**，

〔楊〕病洩利奪血者，其脈虚也。

案：經文脱『爲』字，殆不可讀。今得《大素》，其義了然可解。但張氏能分解得而妙，可謂能致思經文者也。

〔張〕脈虚兼泄者，必亡其陰。陰亡則血虚，故虚泄爲奪血也。

○**孤爲逆，虚爲從**。

〔楊〕陰陽各獨見，其時盛者爲逆。獨見虚者，氣易和，故爲順也。

〔高〕脈孤而無胃氣，則真元内脱，故爲逆。虚泄而少血液，則血可漸生，故爲從。

○**行奇恒之法，以太陰始**。

案：此受前起後之文，『搏脈』云云數句，並爲行奇恒之法，以太陰氣口之脈爲最初之診也。下文再説逆順死生出來。

○**行所不勝曰逆，逆則死。行所勝曰從，從則活**。

案：此特云死、云活，與他云『死生』不同，言其色脈之診行所勝則爲順，縱令有何等惡證，是不死，死中有活也。

〔楊〕太陰，肺手太陰脈主氣者也。欲行補寫權衡相奪之法，以太陰五行之氣以爲始也。行五行氣於不勝，被他乘剋，故爲逆死也。行於所勝，能剋於他，故爲順也。假令爲肝病以金療，即行所勝之。

案：此節王注爲得，受前文而謂以脈察虚實之法也。楊注以爲療法，恐非是。

○八風四時之勝，終而復始。

〔楊〕八風剋勝，四時代勝，平爲終始也。

〔箚〕《史・封禪書》：『鬼臾區曰：得天之紀，終而復始。』又云：『十一月辛己，朔旦冬至，天子始郊，拜太一。其贊饗曰朔而又朔，終而復始。』

○逆行一過，不復可數，論要畢矣。

〔楊〕八風四時順行所勝也，若逆行一勝爲一過也。再過爲死，故不數也。假令肝病肺氣來乘爲一過，再過即死也，故不至於數也。此爲診要理極，故爲畢也。

案：此王注非是，宜從楊注。且『診要』作『論要』，亦王氏之妄改。以篇名爲『玉版論要』，故此改作『論要』，遂失經義，不可從。今據《大素》得正此誤，實皇國尊經之遺德，延及於今日，學者何可不拜於國恩乎。

庚申八月廿三日辰時寫訖於琅玕節下書屋　源立之

第十五補

道之至數ウ一

〔紹〕《管子》注：『數，理也。』《老子》注：『數，謂理數也。』

《舉痛論》三十九云：『如此則道不惑，而要數極，所謂明也。』楊注又云：『數，理也。』

各在其要ウ二

案：郭璞《爾雅》注云：『《書》曰：在璿璣玉衡。《書正義》引舍人曰：在見物之察。《詩》在帝左右。《禮・文王世子》：必在視寒煖之節。《逸周書・大聚篇》王親在之。《箋》《注》並云：在，察也。』

揆度ウ一

〔箚〕《史・律書》：『癸之爲言揆也，言萬物揆度。』

診要經終論篇第十六

《大素》佚。

○黄帝問曰：診要何如。岐伯對曰：正月二月天氣始方，地氣始發，人氣在肝腹。

案：《廣雅・釋詁》『方，始也』。方與旁、放同音同義。《書・堯典》『共工方鳩』，《史記・五帝紀》作『旁聚』，《説文》作『旁逑』；《書・益稷》『方施象刑惟明』，《新序・節士》『方』作『旁』；《書・甫刑》『庶僇方告無辜於上』，《論衡・變動》『方』作『旁』；《書・堯典》『方命圮族』，《漢書・傅喜傳》《王商傳》『方』作『放』，共可以徵也。乃與『地氣方發』之『發』字相對成語，又與『三月四月天氣正方，地氣定發』二『方』字相互爲文，可併考。

○三月四月天氣正方，地氣定發，人氣在脾支四**。**

案：至此二月，天地氣方發尤甚，故曰正定也。蓋天地之氣放發，則人氣閉藏在脾土。萬物華英，以土爲本，人氣發泄，以脾爲主也。

（眉）《太陰陽明論》曰：『脾者，土也，治中央，常以四時長四藏，各十八日寄治，不得獨主於時也。脾藏者，常著胃土之精也。土者生萬物，而法天地，故上下至頭足，不得主時也。』王注：『土氣於四時之中，各於季終寄王十八日，則五行之氣各王七十二日，以終一歲之日矣。外主四季，則在人内應於手足也。』

（眉）因考五分一年，則春肝腹，夏心匈，秋肺背，冬腎要，四季脾四支頭，六分一年以配身六分，則正二肝腹，三四脾四支，五六心包頭，七八肺背，九十心匈，十一十二腎要。

○**五月六月天氣盛，地氣高，人氣在頭**心包。

案：炎熱之時，天氣下降者甚，地氣上騰者亦甚。頭爲諸陽之會，故以應之，然其實心脾二藏主領之也。

五六月人氣在頭者，即心包鬲膜之謂。鬲氣與頭相應，故頭眩者，胸鬲有水之證也。苓桂朮甘證『起則頭眩』是也。

（眉）案：五藏五府之外，只腦爲最，故此舉頭名。頭乃腦之或偁，三焦命門亦皆腦之支使，猶鬲是肝之屬也。脾屬也，心屬也。

○**七月八月，陰氣始殺，人氣在肺**背。

案：至此天氣漸不下降，地氣亦不上騰。故陰氣始生肅殺之機，此時炎熱中，時有涼風來至，故人不節飲食，則多病吐利。《月令》云『仲秋日夜分，殺氣浸盛，陽氣日衰，水始涸』是也。

○**九月十月陰氣始冰，地氣始閉，人氣在心**匈。

案：《月令·孟冬》『天氣上騰，地氣下降，天地不通，閉塞而成冬』是也。當此時，人之陽氣亦閉塞，故宜養心氣。心氣在內方盛，則冷氣無來侵，第二所云『春夏養陽，秋冬養陰』之義也。

案：冰、凝古今字。水凍之字，轉注爲凡凝結之義。

（眉）此二『冰』字，並當音凝，凝之或體。

○**十一月十二月冰復，地氣合，人氣在腎**要。

案：冰復，即凝伏，謂陽氣凝伏於地中也。或曰冰復者，水冰重複之謂也。《呂氏・季冬紀》冰方盛，水澤復。高誘注：復亦盛也。復或作複，凍重累也。《月令》作「水澤腹堅」

〔吳〕合，閉而密也。

〔志〕地出之陽，復歸於地，而與陰合也。

〔琦〕按：本文言人氣所在，與《金匱真言》《四時刺逆從》諸義不同。三月四月之在脾，九月十月之在心，尤難曲解。姑依王義説之，以俟知者。此下與《四時刺逆從論》語相出入，然彼文爲得，蓋所傳異辭，不無錯入也。

〔眉〕《難經・七難》少陽鬲雨水正月中，陽明肺穀雨三月中，太陽心夏至五月中，太陰脾處暑七月中，少陰腎霜降九月中，厥陰肝冬至十一月中。

〔眉〕運氣七篇，厥陰肝大寒十二月中，少陰心春分二月中，少陽鬲小滿四月中，太陰脾大暑六月中，陽明肺秋分八月中，太陽腎小雪十月中。

〔眉〕《玉函經・總例篇》『陰陽九部，故頭背爲陽部，臂脚爲陽部，胸爲陰部，腹爲陰部』。案：是四分身四部也，若九分之爲九部，則頭一，左足一，左手一，右手一，右足一，匈一，腹一，背一，要一，右九部也。

○故春刺散俞，及與分理，血出而止。

《甲乙》卷五一オ引文同。

〔紹〕先兄曰：按，散俞對本輸而言，譬若太陽肺經，除少商、魚際、大淵、經渠、尺澤之外，共爲間散之穴，謂之散俞。《寒熱病篇》春取絡脈，夏取分腠，秋取氣口，冬取經輸。《四時氣篇》春取經，血脈分肉之間。甚者深刺之，間者淺刺之。夏取盛經孫絡，取分間，絶皮膚。秋取經俞，邪在府取之合。冬取井滎，必深取之。《水熱穴論》春者木始治，肝氣始生，肝氣急，其風疾，經脈常深，其氣少不能深入，故取絡脈分肉間。《終始篇》春氣在毛，夏氣在皮膚，秋氣在分肉，冬氣在筋骨云云。蓋春氣始生之際，邪氣入淺，故其刺亦不欲深，故刺間散之穴也。

案：『及與』不成語，諸家不疑何也。蓋與、於古音通用。謂春刺散俞，不淺不深，方及於血脈分理也。凡肌表白肉刺而不見血之處，謂之肌膚，又曰肌肉。見血之處，謂之分肉，又曰分理，言衛榮血氣之相分之處也。後文云『冬刺俞竅於分理』義同。但彼略一『及』字耳。血出而止，謂鍼處纔見血則止也。是寫出肝血而達肌表，則表邪亦隨除去之理也。

○甚者傳氣，間者環也。

《甲乙》此八字無。

案：其病甚者，其鍼處血出之後不捫閉其穴，則邪氣自其穴所傳送於表也。謂之『甚者傳氣』也。其病微者，其鍼處血出之後，直捫閉其穴，則邪去而正氣循環於内也，謂之間者環也。蓋凡鍼法，一鍼後直捫閉其穴者爲定法，但其邪氣甚表氣實者，不在於此例也已。後文曰『見血』、曰『盡氣閉環』，與此互發。但比此則其邪尤甚，故曰見血、曰盡氣，與此曰血出、曰傳氣自異。其義宜互相發。

○夏刺絡俞，見血而止，盡氣閉環，痛病必下。

《甲乙》引『盡氣』以下八字無。

案：『盡氣』王注可從。謂夏宜刺絡見血而止，泄盡其邪氣也。而後捫閉其穴處，令陽氣循環也。痛病，猶疾痛也。凡在上部之病，刺絡後必下墜也。

〔吴〕捫閉其穴，伺其經氣循環。一周於身，約二刻許。痛病必下，蓋夏氣在頭，刺之而下移也。

〔眉〕王『盡氣』謂出血而盡，鍼下取所病脈盛耶之氣也。

○秋刺皮膚，循理，上下同法，神變而止。

《甲乙》『神變而止』四字無。

案：秋人氣在肺，故刺皮膚甚淺，不至於血出之分也。理者，肉理也。循者，順也。其經脈之所通貫謂之理，順其理者，譬如在頭㐫會前頂，百會後頂，在手曲池三里上廉下廉，以次刺之也。神者，神氣也。第三云『起居如驚，神氣乃浮』是也。神氣即衛氣，謂肌表之陽氣也。衛氣鬱滯者，循環流通而復常，謂之神變。神變者，言神氣變易於刺前也。

〔張〕循理，循分肉之理也。上言手經，下言足經，刺皆同法。秋氣在皮膚，邪猶未深。故但察其神氣變易，異於未刺之前，可止鍼矣。

○冬刺俞竅於分理，甚者直下，間者散下。

《甲乙》引止於此。

案：春夏用大鍼而出血，秋冬用小鍼而通氣。秋云皮膚、云上下，謂手足之陽分也。冬云俞竅，謂背俞諸穴。竅，猶穴也。此諸穴並皆大陽旁光經也，行補腎部之法也。

〔吴〕以指按之，散其表氣而後下鍼。

○春夏秋冬，各有所刺，法其所在。

〔馬〕正以法其人氣之所在，以爲刺耳。

案：以上謂常法，以下説逆其常法則爲病也。

○春刺夏分，脈亂氣微，入淫骨髓。

〔眉〕《甲乙》五二オ引。

案：刺夏分者，謂刺絡俞見血也。

〔高〕春刺夏分，心氣妄傷。心合脈，故脈亂，脈亂則氣無所附，故氣微。脈亂氣微，邪反内入，故入淫骨髓。

〔紹〕簡按：以下四時刺逆從之變，猶是《月令》春行夏令等之災異，不過示禁戒於人耳。

○病不能愈，令人不嗜食，又且少氣。

〔高〕夫脈亂必令不嗜食。蓋食氣入胃，濁氣歸心，淫精於脈也。不但氣微，又且少氣。

○春刺秋分，筋攣逆氣，環爲欬嗽。

〔高〕春刺秋分，肺氣妄傷。筋攣，肝病也。筋攣逆氣，肝病而逆於肺也。

案：傷肺則肝盛，故筋攣之肝證，欬嗽之肺候交起也。刺秋分者，謂刺皮膚也。

○病不愈，令人時驚，又且哭。

《甲》「哭」作「笑」，注云「一作哭」。

〔張〕肝主驚，故時驚。肺主悲憂，故又且哭。

案：驚亦爲飲之所作，哭即爲肺所主。故病不愈，則至爲於此諸證也。

○春刺冬分，邪氣著藏，令人脹。

〔張〕冬應腎，腎傷則邪氣内侵而著藏，故令人脹。

案：「邪氣著藏」《四時刺逆從論》作「血氣内著」，義同。著藏，謂付著藏匿也。脹者，心腹脹滿也。

是誤刺背俞腎部之所爲也。

○病不愈，又且欲言語。

〔識〕志云：『肝主語，故欲言語也。』簡按：《宣明五氣論》曰『五氣所病，肝爲語』。

案：『言語』爲肝病，是腎病則肝亦病，即水生木之理。腎氣衰則肝氣自盛，所以欲言語也。譫，多言是也。

（眉）案：欲言語者，病發詁妄鄭聲者也。

○夏刺春分，

案：《四時刺逆從論》云：『夏刺經脈，血氣乃竭，令人解㑊。』據此，則云『病不愈』，與云『乃竭』其義不二。說詳《刺逆從》四六中。

○病不愈，令人解墯。

解墯，《新校正》引《刺逆從》作『解墮』。周本作『解㑊』與今本《刺逆從論》合。古抄本亦作『墯』，則周氏直據今本而改者歟。『解墯』解已在於第一中。

案：夏刺經脈見血，則血氣往往衰竭，遂成筋力解墮之證耳。

○夏刺秋分，

案：《刺逆從論》作『夏刺肌肉，血氣内卻，令人恐』十一字，其義相同，說見於彼。

○病不愈，令人心中欲無言，惕惕如人將捕之。

〔吴〕肺主聲，刺秋分而傷肺，故欲無言惕恐也。恐爲腎志，肺金受傷，腎失其母，虚而自恐也。

案：夏不刺絡，而小鍼刺皮膚，則肺部皮膚之血氣鬱閉内卻。故爲不言善恐之證，是肺部氣不利，氣不利則血亦鬱，延及於肝，肝鬱尤極，遂爲愓愓似肝虛之證。

○**夏刺冬分，**

案：此亦宜從《刺逆從論》，補『血氣上逆』四字而看。

○**病不愈，令人少氣，時欲怒。**

〔張〕夏傷其腎，則精虛不能化氣，故令人少氣。水虧則木失所養，而肝氣强急，故欲怒也。

案：夏刺背俞，則傷腎也。

○**秋刺春分，**

案：據《刺逆從論》，則此下宜補『血氣上逆』四字而看。

○**病不已，令人惕然欲有所爲，起而忘之。**

〔張〕傷肝氣也。心失其母，則神有不足，故令人惕然，且善忘也。

案：秋刺經脈，則徒動肝氣，肝氣内傷，心氣上逆，故爲善恐喜忘之證。

○**秋刺夏分，**

案：據《刺逆從論》，則此下宜補『氣不外行』四字。

○**病不已，令人益嗜臥，又且善寢。**

《甲》此下有『謂立秋之後』五字。

案：秋宜淺行小鍼，而爲刺絡，則血外泄，陽氣内乏，故嗜臥善寢。寢：《説文》正字，隸書用『夢』者，古來之假字。如『亞』作『恶』，『嗜』作『耆』例。

○**秋刺冬分，**

案：據《刺逆從論》，此下當有『血氣内散』四字。

○**病不已，令人洒洒時寒。**

案：秋宜刺皮膚，今誤刺背俞，則陽氣外泄，血氣内散，故戰寒也。《靈·寒熱病篇》『振寒洒洒鼓頷』。又《邪氣藏府病形》曰『灑淅動形』。又《經脈》曰『胃動則病洒洒振寒』。

○**冬刺春分，**

案：據《刺逆從論》，此下當有『血氣皆脱，令人目不明』九字。

○**病不已，令人欲卧，不能眠，眠而有見。**

《甲》此下有『謂十二月中旬以前』八字。

〔張〕肝藏魂，肝氣受傷，則神魂散亂，故令人欲卧。不能眠，或眠而有見，謂怪異等物也。

案：冬不刺背俞補腎部，而刺經俞瀉肝部，故血氣皆脱也。

〔識〕馬云『而當作如』。簡按：而、如古通。如《詩·小雅》『垂帶而厲』，《箋》云：『而，如也。』《春秋》『星隕如雨』，是不必改字。

○**冬刺夏分，**

案：據《刺逆從論》，當有『内氣外泄』四字。

○**病不愈，氣上發爲諸痺。**

《刺逆從論》作『留爲大痺』。

案：此或作『愈』、或作『已』，蓋『已』即『以』字。『以』與『愈』古通用。《韻鏡》以、愈同在上聲第四等喉音清濁喻母。『病愈』字多作『病已』，宜通用也。

案：氣上發者，《刺逆從論》所云『内氣外泄』之義。蓋冬宜養陰，而今刺絡亡陰血，故内氣外泄，失營衛之和，所以爲諸麻痺之證也。

○冬刺秋分，

案：據《刺逆從》，當有『陽氣竭絶』四字。

○病不已，令人善渴。

《甲乙》引至此。

案：冬宜養陰，而誤刺皮膚肌肉，則脾胃受傷。脾胃受傷，則陽氣竭絶，所以爲渴也。

○凡刺胸腹者，必避五藏，中心者環死。

案：環者，謂一周時也。

案：『環』解，王注爲是，蓋有所受而言已。《刺禁論》五十二云『刺中心一日死』，與此同義，乃一日一夜一周時之謂也。《刺禁》與《刺逆從》同，今斷以此爲定。

〔張〕按：《刺禁論》所言五藏死期，尤爲詳悉，但與本節稍有不同。此節止言四藏，獨不及肝，必脱簡耳。

○中脾者五日死，

《刺禁論》『五日』作『十日』，《刺逆從論》同，宜從改。《診要經終》作『五日』，全本、《甲乙》作『十五日』，共誤。

○中腎者七日死，

《刺禁論》『七日』作『六日』，《刺逆從》同，宜從改。《診要經終》作『七日』，全本、《甲乙》作『三日』，共誤。

○中肺者五日死，

《刺禁論》『五日』作『三日』，《刺逆從》同，宜從。《診要》作『五日』誤，全本、《甲乙》作『三日』，亦可從。

案：以上五藏刺禁死日，心一日，肺三日，肝五日，共爲上部。且肝心爲牡藏，見《靈樞》四十四。雖肺爲牝藏，位於上部，而專主氣，爲五藏之上蓋，故此三藏傷者，死期在近也。腎六日，脾十日，共爲下部牝藏，所死期稍遠也。但脾之死期，最在遠者，脾能受穀而榮養，與他藏自異，譬如草木其根已截去，猶枝葉蓁蓁不早萎，蟲魚已去根骨，頭目潑潑，不速死也已。

案：此不云肝死者，係於闕文。宋臣說可從。

	心	肺	肝	腎	脾
《診要》	環	五	五	七	五
《刺禁》	一日	三	五	六	十
全本、《甲乙》	一	三	五	三	十五
《刺逆從》	一	三	五	六	十

○中鬲者，皆爲傷中。其病雖愈，不過一歲必死。

〔張〕鬲膜，前齊鳩尾，後齊十一椎。心肺居於鬲上，肝腎居於鬲下，脾居在下，近於鬲間。鬲者，所以鬲清濁，分上下，而限五藏也。五藏之氣分主四季，若傷其鬲，則藏氣陰陽相亂，是爲傷中，故不出一年死。
案：『傷中』已見《本草經》麥門冬乾地黄他十一條，蓋中者，謂脾胃也。《傷寒論》所云理中、建中與此同義。竊謂誤刺鬲，則膜受傷，膈膜爲五藏運化之所係，六府輸寫亦受之佐。《瘧論》所云『膜原』是也。今俗呼『與古於宇末久』，又『末久於保祢』，蠻名『美通天留利不突』。若此處受傷，則脾胃受傷，脾胃受傷則五藏六府皆受傷，故當時雖無大患，五藏六府互相傷竭，不過一年而必死。其期不過一年者，五藏互相剋伐也。王注似是。

（眉）《至真要論》『胃鬲如寒』王注：『心下齊上胃之分。胃鬲，謂胃脘之上及大鬲之下，風寒氣生也』。

○刺避五藏者，知逆從也。

應前文『凡刺胸腹者，必避五藏』。

○所謂從者，鬲與脾腎之處，不知者反之。

〔張〕知而避之者爲從，不知者爲逆，是謂反也。

案：鬲雖係五藏，其下鬲膜接脾連腎之處爲最緊要，故以避此處，又再言之也。

○刺胸腹者，必以布憿著之，乃從單布上刺。

〔識〕馬云：『憿，當作𢅛，布巾也。』張、吴本作『𢅛』。高作『繳』。志云：『憿，定也，以布定著於胸腹。』滑云：『𢅛，如纏繳也。』簡按：字書𢅛，又作繳，音皎。《玉篇》『脛行縢也』。《集韻》『脛布也』。《本草》有繳脚布，李時珍云：『即裹脚布，古名行縢。』乃滑注似是。字書無『憿』字。志聰依王注『形定』之解，牽強。

〔吴〕以布憿著之者，以胸腹近於五藏，遮風寒也。

〔馬〕從布上刺者，不欲深入也。

〔劄〕寬案：據從單布上刺語，『憿著』二字連讀。

古抄本《新校正》又作『撽』，下有『又憿，公了反，行縢也』八字。

案：《說文》『繳，生絲縷也』。《廣雅》尺古四『繳，纏也』。《漢書・司馬遷傳》『名家苛察繳繞』。注：『如淳曰：繳繞，猶纏繞也。』《玉篇》『𢅏，公了切。𢅏脛，行縢也』，《廣韻》上聲廿九篠曰『古了切。𢅏，行縢。𢅏，脛布也。繳，纏也。䘍，小袴』。並同音也。蓋繳字，《說文》本義則之若切，假爲『繳纏』字，則音變而爲古了切。猶『貍貓』字讀若『薶瘞』字，則音莫皆切。『兑卦』字讀爲『尖鋭』字，則音以芮切之例也。又案：憿即𢅏之俗字，猶『帖』作『怗』，『帳』作『悵』之例。憿是憿幸之字。《說文》以下諸書又作徼、儌，與此義自別。《素問》𢅏字與《說文》繳字，其原蓋一也。《廣韻》𢅏、繳同音，可以徵也。《新校正》云：『又作撽。』撽亦繳之草體變易者，與《說文》『撽，旁擊也』字自別。

○**刺之不愈，復刺，刺鍼必肅。**

案：肅者，不言不語，不動身體，一心專誠。神力在鍼頭，則氣之至不至，可以知也。

○**刺腫搖鍼，**

案：腫，謂癰腫也。鍼，謂鈹鍼也。

○**經刺勿搖，**

案：經，謂經脈也。

○**此刺之道也。**

『刺鍼』以下至此十七字，《甲乙》卷五十八オ鍼道第四有之，無異同。

《四時刺逆從論》云：『岐伯曰：春刺絡脈，血氣外溢，令人少氣。春刺肌肉，血氣環逆，令人上氣。春刺筋骨，血氣內著，令人腹脹。夏刺經脈，血氣乃竭，令人解㑊。夏刺肌肉，血氣內卻，令人善恐。夏刺筋骨，血氣上逆，令人善怒。秋刺經脈，血氣上逆，令人善忘。秋刺絡脈，氣不外行，令人臥不欲動。秋刺筋骨，血氣內散，令人寒慄。冬刺經脈，血氣皆脫，令人目不明。冬刺絡脈，內氣外泄，留爲大痹。冬刺肌肉，陽氣竭絕，令人善忘。凡此四時刺者，大逆之病，不可不從也。反之則生亂氣，相淫病焉。故刺不知四時之經，病之所生，以從爲逆。正氣內亂，與精相薄，必審九候。正氣不亂，精氣不轉。帝曰：善。刺五藏，中心一日死，其動爲噫。中肝五日死，其動爲語。中肺三日死，其動爲欬。中腎六日死，其動爲嚏欠。中脾十日死，其動爲呑。刺傷人五藏，必死。其動則依其藏之所變，候知其死也。』十八ノ八ウ

○帝曰：願聞十二經脈之終奈何。岐伯曰：太陽之脈，其終也，戴眼反折瘈瘲，其色白。絶汗乃出，出則死矣。

案：以下六經之終證，宜參《靈·終始篇》。

案：手太陽小腸經也，足太陽旁光經也。小腸屬心火，旁光屬腎水。蓋腎將盡，則目睛失神，面色白，絶汗出。絶汗者，脫汗也，陰汗也，心陰竭絶之汗也。反折瘈瘲者，旁光經係足背，小腸經係手肩，故爲此證。蓋水火共衰，則土木受傷之理也。

○少陽終者，耳聾，百節皆縱，目瞏絶系。絶系一日半死，其死也，色先青白，乃死矣。

〔識〕馬云：『目瞏者，猶俗云眼圈也。其所謂系者，即《大惑篇》之所謂系也。』吳瞏作環，注云：『目環，轉旁視也。』高作寰，注云：『謂目之寰宇，與眼系相絶，不相維繫也。』簡按：瞏，《音釋》『音

瓊』。《説文》作『瞏，目驚視也』。張、志並依王注，爲是。

〔箚〕楊氏《難經注》『目瞏』作『目環』，《靈・終始篇》作『目系絶，目系絶一日半則死矣』。寬案：據《靈樞》，瞏字疑衍。

案：此説可。以余觀之，則『瞏』即『系』之音通借字，而『瞏』爲古字，下『系』字卻是後人旁書誤入於正文者歟。《説文》『瞏，渠營切』『系，胡計切』，其音相近，瞏爲牙濁音，系爲喉濁音也。

〔高〕《刺禁論》云：『刺中膽者，一日半死。』色先青白者，日半之前，先見木受金刑之色，乃死矣。

案：手少陽三焦經也，足少陽膽經也。二經共入耳中，今二經之脈將盡，故爲耳聾。百節千筋，共膽汁滲入之餘力能爲之動作。今膽汁竭絶，故爲百節皆縱。目系絶者，亦膽汁肝血共竭之證也。色青白，亦見肝木之本色，而失心經之血色者也。

案：以下《終始篇》同文，宜參。

（眉）本篇《音釋》『瞏，音瓊』。

○陽明終者，口目動作，善驚妄言，色黄，其上下經盛不仁則終矣。

〔張〕口目動作，牽引歪斜也。志、高並同。

案：王注：『目睒睒而鼓頷也。』《音釋》：『睒，音閃。』謂目眦閃動而口吻鼓動也。《説文》：『睒，暫視皃。失冉切。』

《陽明脈解篇》三十云：『足陽明之脈病，惡人與火，聞木音則惕然而驚。』又云：『妄言罵詈，不避親疎而歌。』

〔識〕吴云：『不知疼痛，若不仁愛其身者。』高云：『不仁者，身冷膚鞕。』馬云：『不知痛痒也。』

簡按：王注《痺論》云：『不仁者，皮頑不知有無也。』《程氏遺書》云：『醫家以不認痛癢，謂之不仁，人以不知覺，不認義理爲不仁，譬最近。』馬注本於程子。

〔紹〕楊注《痺論》云：『仁者，親也，覺也。營衛及經絡之氣疎澀，不營皮膚□中，故皮膚不覺痛癢，名曰不仁。』堅案：成無己注《平脈法》云：『仁者，柔也。不仁者，言不柔和也。爲寒熱痛癢，俱不覺知者也。』又曰：『不仁，爲強直而無覺也。』趙大中《風科集驗名方》曰：『中風不仁者，蓋仁爲衆善之長，主温和慈順。今則四肢強直，不能舒卷，筋攣緊急，是由榮衛不通，故爲不仁也。』二氏以強直爲解，欠覈。

不仁解，詳見《血氣形志篇》《素問識》。不仁解，詳出此篇末補遺，宜參。

〔芻〕寬案：仁者，人也。麻木不知痛癢，不人肌也。原《頓醫抄》

案：上下經盛者，謂手足陽明經脈皆受邪而氣盛也，故爲不仁之證。今中風偏枯不仁之手足，俱其脈盛大，不麻之手足，其脈如常，可以徵矣。乃風淫末疾之義也。

案：手陽明大腸經也，足陽明胃經也。口目動作，善驚妄言，共金衰木盛之證，其色黄。上下經不仁者，胃虚邪實之證也。

〔眉〕《風論》『其肉有不仁也』王注：『不仁，謂⿸疒需而不知寒熱痛癢。』

○**少陰終者，面黑，齒長而垢，腹脹閉，上下不通而終矣。**

案：手少陰心，足少陰腎也。蓋心腎二藏立身之本，此二經將盡之候，面黑齒垢，心氣將盡也；腹脹不通，腎氣將盡也。

〔吴〕腎開竅於二陰，故令閉，既脹且閉，則上不得食，下不得便。上下不通，心腎隔絶而終矣。

○**太陰終者，腹脹閉，不得息。善噫善嘔，嘔則逆，逆則面赤。不逆則上下不通，不通則面黑，皮毛焦**

而終矣。

《靈樞》厥陰在前，太陰在後。

（眉）《靈》後。

案：手太陰肺，足太陰脾也。腹脹噫嘔，脾氣將盡之候。不得息，面赤，肺氣將盡之狀也。其尤甚者，不嘔逆，脾氣衰敗，而上下氣不通，故面色塵黑，肺氣不養，故皮毛焦也。

〔張〕足太陰脈，入腹屬脾，故爲腹脹閉。手太陰脈，上鬲屬肺而主呼吸，故爲不得息，脹閉則升降難，不得息則氣道滯，故爲噫爲嘔。嘔則氣逆於上，故爲面赤。不逆則否塞於中，故爲上下不通，脾氣敗則無以制水，故黑色見於面。肺氣敗則治節不行，故皮毛焦而終矣。

案：噫、嘔同出於胃，而其狀不同。其氣逆欲吐之聲嘔嘔然謂之嘔，其氣逆不吐之聲噫噫然謂之噫。噫者，食不和之證。嘔者，飲不利之候也。

〇厥陰終者，中熱嗌乾，善溺心煩，甚則舌卷，卵上縮而終矣。

（眉）《靈》前。

案：手厥陰心主，足厥陰肝也。中熱者，即熱中。謂胃中熱，中熱嗌乾，心煩舌卷，共是木衰火盛之候。心主竭盡，則心火益烈，故至於舌卷也。善溺者，肝氣衰弱，失收攝之化也。卵縮者，木氣竭盡，失滋潤之令也。

〇此十二經之所敗也。

《靈》此八字無。

《靈樞·終始篇》九云：『大陽之脈，其終也，戴眼反折瘈瘲，其色白，絶皮乃絶汗，絶汗則終矣。少陽終者，耳聾，百節盡縱。目系絶，目系絶一日半則死矣。其死也，色青白乃死。陽明終者，口目動作，喜驚妄言，色黄，其上下之經盛而不行則終矣。少陰終者，面黑齒長面垢，腹脹閉塞，上下不通而終矣。厥陰終者，中熱嗌乾，喜溺心煩，甚則舌卷卵上縮而終矣。太陰終者，腹脹閉不得息，氣噫善嘔。嘔則逆，逆則面赤。不逆則上下不通，上下不通，則面黑皮毛焦而終矣。』

萬延元年九月初六日曉窗燈下書　枳園翁立之

重廣補注黄帝内經素問卷第四

素問攷注卷第四

第十六補

甚者直下，間者散下。ヲ三

《靈樞》卷十五・五色篇四十九云：『雷公曰：以色言病之間甚，奈何。』

瘈瘲ヲ十

〔識〕熊音：『瘈，胡計反。瘲，子用反。』馬云：『反折瘈瘲，謂手足身體反張，而或急爲瘈，或緩爲瘲。』高云：『手足抽掣也。』簡按：瘈又作瘛。《玉機真藏論》曰：『筋脈相引而急，病名曰瘛。』王註：『筋脈受熱而自跳掣，故名曰瘛。』熊音『尺世反，瘈同』。《説文》『瘛，小兒瘛瘲病也』，又『[疒+掣]引縱曰[疒+掣]』。別作『痸』。《漢・藝文志》有『金創瘛瘲方』，王符《潛夫論》『掣縱』，皆與此同。《明理論》云：『瘈者，筋脈急也。瘲者，筋脈緩也。急者則引而縮，緩者縱而伸。或縮或伸，動而不止者，名曰瘈瘲。俗謂之搐者是也。』此説得之。

不仁ウ十

此類相似，混誤者有之。今分别如左，名曰頑痺不仁辨。

文久二戌五月十九日撰　約之

一曰痹，俗字作痺。天下書多用『痺』。《素問》有《痺論》，《傷寒論・太陽中篇》曰：『病從腰以下必重而痺，名火逆也。』痺，閉塞之義。《説文》有痺、瘒二篆，要同病一理。痺又謂之苛，出《素・逆調論》。又謂之頑，頑又作⿸疒帬。⿸疒帬，隸俗字也，醫書用『頑』甚多。《左氏・僖廿四年傳》《書・堯典傳》並曰『心不則德義之經爲頑』。是其義也。《玉篇》『⿸疒帬，渠軍切。痹也』，《廣韻》上平廿文『痹，渠云切。瘒也』。又廿七刪『⿸疒帬，音頑。⿸疒帬痺』。亦可證痹、瘒、痺三同字也。是即和名『志毘禮留』，又曰『毘利毘利須留』是也。古來往往混之於不仁者，誤。頑者，癡獃之義。自癡獃云⿸疒帬，自酸痺云苛，故《五常政論》曰『皮⿸疒帬肉苛』。

二曰不仁。《本經》『死肌』，後世麻木，並同曰麻，曰木，一聲之轉，同義。後世或别麻木爲二，以麻係之⿸疒帬痺者，非也。麻木字又見《甲乙》卷九第二篇。《痺論》王注、楊注，程氏《遺書》，吳、馬本篇注，喜多村説皆可從。古來往往混之於頑痺及痙痿等者，皆誤。是即和名『比登波達姫奈伊』是也。《醫學統旨》曰『麻爲木之微，木爲麻之甚』，大誤，鑿也。又曰『麻木，不仁之疾也』，大精切也。再案：麻之言微也，木之言冒也，知在音韻上自生大小之義，則《統旨》之言，固精確而非鑿。

三曰痙。大凡彊直鞕急之義，故有一身之痙，有一指之痙，有一尺之痙，有一寸之痙，要其爲痙鈞一也。古來以是往往混不仁頑痺等，大非。和名『加多志』，又曰『加多久古留』是也。

四曰痿。大凡萎弱柔耎之義，亦有大小廣狹，凡如痙也。古來以是往往混不仁頑痺等者誤。和名『奈會留』，又曰『具尼也利須留』，又曰『野和羅加』是也。《素問》有《痿論》也。

五曰厥。大凡其地寒冷之義，亦有大小廣夾，凡如痙也。古來以是多混不仁痺痿等者，非也。《素問》有《厥論》，和名『比惠留』，又曰『通蔑多志』是也。

六曰不遂。古作不豙。《説文》『豙，從意也』。又謂之『不用』，出《素・逆調論》矣。和名『幾加奴』，又曰『宇護計奴』，又曰『波多羅加奴』是也。案：不仁者，體也。不遂者，用也。

十四　湯液醪醴ヲ二　鑱石ウ四　充郭ヲ七　四極ウ七　權衡ヲ八　宛陳ウ八　鬼門ヲ九　淨府ウ九　五湯ヲ十

十五　揆度ヲ一　奇恒同　數ウ一　主治ウ二　醪酒同　色夭ウ三　易亦ウ四　反化同　搏脈ウ五　痺躄同　爲消ヲ六

十六　始方ヲ一　與於ウ二　洒洒ウ五　愈已ヲ六　鬲ヲ七　傷中ウ同　憿幑ヲ八　瘈瘲ヲ十　不仁ウ十

素問攷注卷第五

重廣補注黃帝内經素問卷第五

脈要精微論第十七

《大素》卷首至『關格』及『心疝病成而變』二節並缺，餘皆存。

（眉）《至真要論》曰：脈要曰。云云。

（眉）《大素》十四·四時脈診。

（眉）《大素》一章至六章缺。

○黃帝問曰：診法何如。岐伯對曰：診法常以平旦。

《脈經》卷一·平脈早晏法第二載此文至『決死生之分』，而以上十八字，作『黃帝問曰：夫診法常以平旦，何也。岐伯對曰：平旦者』廿字。

○陰氣未動，陽氣未散，飲食未進，經脈未盛，絡脈調勻《脈經》作『均』**，氣血未亂，故乃可診有過之脈。**

《脈經》『有過之脈』作『過此非也』四字。

案：陰氣，謂營血。陽氣，謂衛氣。所云氣血未亂者，即謂陰氣未動，陽氣未散也。若飲食已進，則經脈漸盛，絡脈亦不調。故在平旦未飲食之時而常診之，則其過失非常之脈可得知也。《本草經》云『五藏未虛，六府未竭，血脈未亂，精神未散，服藥必活』與此文勢相同。

〔張〕平旦者，陰陽之交也。陽主晝，陰主夜。陽主表，陰主裏。凡人身營衛之氣，一晝一夜五十周於身，晝則行於陽分，夜則行於陰分，迨至平旦，復皆會於寸口，故診法當於平旦初寤之時。《靈樞·營衛生會篇》云：『平旦陰盡而陽受氣矣。日中爲陽隴，日西而陽衰，日入陽盡而陰受氣矣。夜半而大會，萬民皆臥，命曰合陰。平旦陰盡而陽受氣，如是無已，與天地同紀。』

〔張〕有過，言脈不得中而有過失也。

案：『過』字解，已見於第十中。

〇**切脈動靜**，

〔識〕張云：『切者，以指按索之謂。切脈之動靜，診陰陽也。』簡按：望聞問三者，臨病人乃可知焉，唯脈非切近其體膚，不能診之，故謂之切脈。王以切近解之，爲是。楊玄操《難經》注：『切，按也。』

案：動者，謂浮數緊實急之類。靜者，謂沈遲緩虚弱之類也。

〇**而視精明**，

〔馬〕按：王註以精明爲足太陽經之睛明穴，但此穴未足以觀人以此法，爲觀目則可也。由下文『所以視萬物，別黑白』等語觀之，則主目言爲正。蓋精明主神氣言，舍目亦無以見之。況末云『則精衰矣』，豈『精衰』之『精』，尚可以穴言乎。《孟子》曰『存乎人者，莫良於眸子。胸中正，則眸子瞭焉』者是也。

案：精睛古今字，謂黑睛也。明者，蓋謂皎白分明之義，蓋在白黑二睛之間，而觀其色澤，與面色併考則可也。《五藏生成篇》十所云『凡相五色之奇脈，面黄目青，面黄目赤』之類是也。《釋名》『童子，主謂其精明者也』，是以『精明』二字，專係於童子也。

（眉）《靈・九鍼十二原》曰：『覩其色，察其目。』

〇察五色，觀五藏有餘不足。六府強弱，形之盛衰，以此參伍，決死生之分。

〔識〕張云：以三相較，謂之參。以伍相類，謂之伍。蓋彼此反觀，異同互證，而必欲搜其隱微之謂。《易》曰：參伍以變，錯綜其數，通其變，即此謂也。（出上《繫辭》）滑云：『以色脈藏府形氣，參合比伍也。』簡按：《荀子》曰：『窺敵制勝，欲伍以參。』又曰：『參伍明謹施賞刑。』楊倞注云：『參伍，猶錯雜也。』

〔箚〕《三部九候論》『形氣相得者生，參伍不調者病』王注：『參謂參校，伍謂類伍。參校類伍而有不調也。』

案：《説文》『伍，相參伍也』。臣鍇曰：『二人相副謂之貳，三人相雜謂之參，五人相雜謂之伍，十人相雜謂之什，百人相雜謂之佰，義同此也。』『參伍』解又見二十中。

〇夫脈者，血之府也。

《甲乙》四『血』下有『氣』字。

《生氣通天》曰『脈流薄疾』。

《靈・決氣篇》：『何謂血。岐伯曰：中焦受氣取汁，變化而赤，是謂血。何謂脈。岐伯曰：壅遏營氣，令無所避，是謂脈。』

〔李〕營行脈中，故爲血府。然行是血者，寔氣爲之司也。《逆順篇》云『脈之盛衰者，所以候血氣之虚實』，則知此舉一血而氣在其中，即下文氣治氣病，義益見矣。

案：脈者，收血之處。故曰血之府也。《和名抄》引野王案：『血，肉中赤汁也。脈，肉中血理也。』（今本《玉篇》無此文）而血訓知，脈訓知乃美知。《説文》『𧖴，血理分衺行體中者，或從肉作脈』。《玉篇》『脈，血理也。脉，同上』。
《醫史・吕滄洲翁傳》云：『夫脈，血之波瀾也。』
《弘決輔行記》卷八曰：『脈者，血氣所行道也。』
《弘決外典抄》卷四引之且釋之曰：『脈者，盛雍血氣，日夜榮身，不令避散者也。血者，五穀精汁。』
（眉）董西園《醫級》曰：『脈者，血之府也。血充脈中，緣氣流行肢體百骸，無所不到，故爲氣血之先機。』
（眉）《吴文定公集・贈邵志可序》曰：『脈者，血之流派，氣使然也。』
（眉）何夢瑶《醫碥》曰：『脈之形體，長而圓，如以水貫葱葉中。脈之行動，如以氣鼓葱葉中之水，使之流動也。』
○**長則氣治，短則氣病，數則煩心，大則病進**。
案：氣者載血而行，故脈可以候氣之屈伸病平也。數者爲凡有熱之脈，故曰煩心也。大者爲洪盛之脈，故以病勢加進爲之説也。蓋長者，三指下純一均平之脈，不論浮沈遲數也。短者，濇澀不接續之脈，亦不論浮沈遲數也。乃往來流利之至謂之長，往來不流利之至謂之短也。
（眉）《甲乙》『治』作『和』，無『氣病』之『氣』。
○**上盛則氣高，下盛則氣脹**。
〔識〕簡按：諸家以『上』『下』爲寸尺之義，而《内經》有寸口之稱，無分三部而爲寸關尺之説。乃以《難經》以降之見讀斯經，並不可從。此言『上』『下』者，指上部下部之諸脈。詳見《三部九候論》。氣高，全本作『氣鬲』。《史記・倉公傳》『氣鬲，使人煩懑，食不下，時嘔沫』。

案：氣高，宜從全本作『氣髙』爲是。

案：上盛者，謂氣口人迎其脈共盛大也。下盛者，謂跗陽大谿共盛大也。氣髙者，謂心胸中氣壅閉，即是痰飲之類也。《金匱・痰飲篇十二》云『脈弦數有寒飲，脈沈而弦者，懸飲内痛』是也。氣脹者，謂腹中氣滿脹，即是宿食之類也。《金匱・宿食篇十》云『趺陽脈微弦，當腹滿』是也。

○代則氣衰，細則氣少，

〔馬〕脈來中止，不能自還者爲代。代則正氣已衰，故不能自還也。

〔張〕脈多變更不常者曰代，氣虚無主也。脈來微細，正氣不足也。

《史記・倉公傳》云：『故切之時，不平而代。不平者，血不居其處。代者，時參擊並至，乍躁乍大也。此兩絡脈絶，故死不治。』《正義》曰：『《素問》云：血氣易處曰不平，脈候動不定曰代。』

案：氣少者，正氣不足也。氣衰者，正氣大奪也。正氣奪故其脈代，殆將死之兆也。正氣不足者，其脈細，是唯難治，治不誤則宜治也。

○濇則心痛。

〔馬〕脈來如刀刮竹出虞庶，而往來甚難者曰濇，濇則心血不足，而有時作痛也。

〔張〕濇爲血少氣滯，故爲心痛。

○渾渾革至如涌泉，病進而色弊，緜緜其去如弦絶，死。

《脈經》卷一・第十三『革』下有『革』字，『色』作『危』，『弊緜緜』作『弊弊綽綽』，『絶』下有『者』字。《甲乙》卷四・經脈第一中作『渾渾革革至如涌泉，病進而色弊之綽綽，其去如弦絶者死』。

案：《甲乙》獨不誤，宜從改。『色弊』下『之』字必是古本之遺，其作『弊弊』者誤。《素問》無

『之』字者，經後人删去也。

〔識〕《文選·七發》注：『渾渾，波相隨貌。』革，《集韻》：『音殛，急也。』《禮記·檀弓下》云『若病革』，注：『革，急也。』《釋文》：『革，本作亟，居力反。』《檀弓上》『夫子之病革矣』，《釋文》：『紀力反。徐又音極，急也。』

案：渾渾革革者，其脈涌起有進無退之貌。蓋是虛陽上泛，真陰内竭，故病進雖似實證而色弊，内虛漸至也。『緜緜』宜從《脈經》《甲乙》作『綽綽』。綽綽，寬大皃。若雖綽綽寬大之脈似陽脈，忽然而去如弓弦之絶者，死脈也。

《三部九候論》『其應疾中手渾渾然者病』。《靈·逆順篇》『無刺渾渾之脈』。

〔紹〕《山海經》『東望泑澤，河水所潛也。其源渾渾泡泡』注：『渾渾泡泡，水濆涌之聲也。』《説文》『渾，混流聲也。混，豐流也』。《方言二》『渾，盛也』。《廣雅·釋詁二》同。《荀子·富國篇》『財貨渾渾如泉源』，注：『渾渾，水流貌。』《廣雅·釋訓》『渾渾，大也』。《法言·問神篇》『渾渾若川』注：『渾渾，洪流也。』

○夫精明五色者，氣之華也。

〔張〕精明見於目，五色顯於面，皆五氣之精華也。《六節藏象論》曰『天食人以五氣，五氣入鼻藏於心肺。上使五色修明』，本篇首章曰『切脈動静，而視請明，察五色』『以此參伍，決死生之分』，皆此之謂也。

《説文》：『色，顔氣也。𢒼，古文。』

○赤欲如白裹朱，

〔識〕宋本《脈經》『白』作『帛』。沈本《脈經》作『綿』。馬云：白，常作帛。諸本作『白』，非。

〔箚〕《聖惠方》『白』作『帛』。《説文》：『帛，繒也。從巾白聲。』王引之曰：『帛與白，古字並通。』《玉藻》『大帛不緌』鄭注：『帛當爲白。』閔二年《左傳》『大帛之冠』，《雜記》注引作『大白』。《小雅·六月》『白旆央央』，孫炎《爾雅》注引作『帛旆英英』。子思之子名白，《漢書》孔光傳作『帛』。是白與帛通。

〔張〕白裹朱，隱然紅潤而不露也。

○**不欲如赭**。

〔張〕赭，代赭也，色赤而紫，此火色之善惡也。

《説文》：『赭，赤土也。』

○**白欲如鵞羽，不欲如鹽**。

〔張〕鵞羽白而明，鹽色白而暗，此金色之善惡也。

○**青欲如蒼璧之澤，不欲如藍**。

〔張〕蒼璧之澤，青而明潤，藍色青而沈晦，此木色之善惡也。

〔紹〕《周禮·大宗伯》『聽以蒼璧禮天』。

案：蒼璧，猶云蒼玉。蒼玉者，謂緑色之玉，所云碧玉也。

○**黄欲如羅裹雄黄，不欲如黄土**。

〔張〕羅裹雄黄，光澤而隱，黄土之色，沈滯無神，此土色之善惡也。

○**黑欲如重漆色，不欲如地蒼**。

〔張〕重漆之色，光彩而潤，地之蒼黑，枯脂如塵，此水色之善惡也。

案：地蒼，《脈經》《甲乙》共作『炭』一字。『地蒼』二字未甚明，蓋謂土色之黑也。因考『蒼』恐『壤』假借，地壤即土壤，謂土之黑而無光也。

《脈經》卷五第四云：『青欲如蒼璧之澤，不欲如藍。赤欲帛裹朱，不欲如赭。白欲如鵞羽，不欲如鹽。黑欲如重漆，不欲如炭。黃欲羅裹雄黃，不欲如黃土。』

《甲乙》卷一五色第十五云：『夫精明五色者，氣之華也。赤欲如白裹朱，不欲如赭色也。白欲如白璧之澤，一云鵞羽不欲如堊一云鹽也。青欲如蒼璧之澤，不欲如藍也。黃欲如羅裹雄黃，不欲如黃土也。黑欲如重漆色，不欲如炭《素問》作地蒼也。五色精微象見，其壽不久也。』

○五色精微象見矣，其壽不久也。

〔張〕此皆五色精微之象也。凶兆既見，壽不遠矣。

案：精、微共皆訓小。五色中自有善惡二兆者，是其象尤精且微也。

○夫精明者，所以視萬物，別白黑，審短長。以長爲短，以白爲黑，如是則精衰矣。

〔張〕五藏六府之精氣，皆上注於目，而爲之精，故精聚則神全。若其顛倒錯亂，是精衰而神散矣，豈久安之兆哉。

案：精明五色之理，如以上所說也。《五藏生成》第十所云『五色微診，可以目察。能合脈色，可以萬全』，此之謂也。第十又說五色之生死，與此自異。

○五藏者，中之守也。

《甲乙》卷六壽夭形診十一『守』作『府』。

〔張〕五藏者，各有所藏。藏而勿失，則精神完固，故爲中之守也。

○**中盛藏滿，氣勝傷恐者，聲如從室中言，是中氣之濕也。**

案：中者，謂胃中。藏者，謂肺藏。盛、滿共斥於水飲也。氣勝，謂短氣喘息。傷恐，未詳。恐，是謂驚恐、驚悸之證。凡水飲迫塞，則多發驚恐不安，多夢多魘等之證。傷恐，蓋謂此等證歟。言胃中水盛上逆滿肺部，則發喘驚之證。其聲不清亮，如從密室中言者，是從胃中出之氣音，與水飲之濕氣相合，故令聲音不清也。之，猶與也，見於《經傳釋詞》。以上謂肺病也。

《金匱》初篇曰：『語聲喑喑然不徹者，心膈間病。』

〔識〕吴云：『傷，悲傷。恐，懼也。傷爲肺志，恐爲腎志。蓋肺氣不利則悲，濕土刑腎則恐也。』張云：『傷恐者，腎受傷也。』志云：『恐爲腎志，如腎氣不藏，而反勝於中，則傷動其腎志矣。』簡按：推下文例，『者』字當在言下。

（眉）案：傷者，藏傷於飲也。

○**言而微，終日乃復言者，此奪氣也。**肝

〔志〕氣不接續也。《傷寒論》曰：『實則譫語，虚則鄭聲。鄭聲者，重語也。』

案：以上謂肝病也。蓋肝藏魂，魂若不定，則出言必微，又失思念，故終日之間復伸前言，淳淳如愚，是奪氣之候也。蓋奪氣則血亦亡，血亡者，肝氣自虚，是乃肝病也。

案：奪，脫同。

○**衣被不斂，言語善惡，不避親疎者，此神明之亂也。**

案：『衣被不斂』云云二句，畫出狂證情狀來尤奇，非古文不能如此也。神明之亂者，病係於心藏之證也。是爲心病也。

○倉廪不藏者，是門户不要也。脾

〔張〕要，約束也。幽門胃下口、闌門大腸小腸之會、魄門，皆倉廪之門户。門户不能固，則腸胃不能藏，所以泄利不禁，脾藏之失守也。

案：以上謂脾病也，第八云『脾胃者倉廪之官，五味出焉』是也。『門户』對『倉廪』成文，蓋古文之約束不可拔者每如此。病爲下利也。

○水泉不止者，是膀胱不藏也。腎

案：此謂腎病也。云水泉者，亦是文之餘勢，與『倉廪』『門户』一同文法。病爲小便不禁之證也。

○得守者生，失守者死。

藏内之守，主内而言。

案：前文五藏之病不必死，若失其神氣之守，則必死也。

○夫五藏者，身之強也。

案：下文所云頭、背、腰、膝、骨五者並府也，而此云五藏者，統言則府亦偁藏，自有形可見，是之謂府，自有氣運動之謂藏。《五藏別論》十一云『方士或以腦髓爲藏』是之謂也。

前文所云五藏，與此所云五藏，同名而異物。故彼云『身之中』，此云『身之強』，可互考。

○頭者，精明之府，頭傾視深，精神將奪矣。

案：頭中爲主者，唯是眼目，故以頭爲精明之府，言頭者收眼目之府庫也。故精神將奪，則目視不明，而頭低不正也。蓋頭者諸陽之會，爲五藏之精氣所聚之處也。

《靈・口問篇》：『上氣不足，頭爲之苦傾，目爲之眩。』

〔吴〕視深，視下也。又目陷也。

〔張〕頭傾者，低垂不能舉也。視深者，目陷無光也。

（眉）因文例，則此『精明』乃與下句『精神』一物，未必單指眼目也。

（眉）《玉函經·例篇》：『頭者，身之元首，人神之所注。氣血精明，三百六十五絡，皆歸於頭。頭者，諸陽之會也。』

○**背者，胸中之府。背曲肩隨，府將壞矣。**

〔馬〕胸在前，背在後，而背懸五藏，實爲胸中之府。

〔張〕背乃藏俞所繫，故爲胸中之府。

案：背曲，謂軀背也。肩隨，謂𩪿曳也。隨，猶垂也。樓氏《綱目》『隨』作『垂』，蓋同音通義耳。背曲肩隨者，府將壞之證也。蓋府者即藏也，五藏之氣將壞敗，則爲此狀。壞者，其氣失常道而乖戾也，與亡奪者不同。

（眉）府將壞者，胸中之藏將壞之略言。所謂胸中之藏，斥心肺二藏也。

○**腰者，腎之府。轉搖不能，腎將憊矣。**

〔吴〕『憊』與『敗』同，壞也。

案：腎藏在於腰中，故以腰爲腎之府也。腎氣將虛憊，則腰骨不能轉搖也。在腰云轉，文字下得而妙。

○**膝者，筋之府。屈伸不能，行則僂附，筋將憊矣。**

〔張〕筋雖主於肝，而維絡關節以立此身者，惟膝膕之筋爲最，故膝爲筋之府。

案：凡關節之屈伸，筋爲之維絡，屈伸之處無過於膝，故以膝爲筋之府也。筋若將衰憊，則膝先不能屈伸，行則傴俯。此與前文『曲背』相似，而背曲常曲也，與此唯將行則傴附不同。

〔識〕簡按：馬『附』讀爲『俯』，爲是。《左傳・昭七年》『正考父一命而僂，再命而傴，三命而俯』杜注：『俯共於傴，傴共於僂。』又府同。《説文》『府，俛病也』。《廣雅》『府，短也』。

案：附即俯之假借。吴云『僂，曲其身也。附，不能自步，附物而行也』，是就字而爲説，非是。附與伏、俛同音同義。

○骨者，髓之府，不能久立，行則振掉，骨將憊矣。

（眉）《甲乙》『振掉』作『掉慄』。

案：髓在骨中，故以髓之所在爲骨也。骨將憊，據前後文例則當作『髓』。然髓若將憊，則當甚於此之證。此言髓漸不足，故骨亦將衰憊，故不能久立而行則振掉，是髓氣不盈之患及於骨不立也。凡人以氣正立，今氣不足，故不能久立，而振振動掉也。《生氣通天論》所云『氣立』者，此之謂也。[第三]若曰髓將憊，則至於失強而死之地之理也。此獨曰『骨』而不曰『髓』者，其意宜如此耳。

○得強則生，失強則死。

《甲乙》卷六十一引至於此。

藏外身上之事，故以強爲之主。強者，陽氣充滿之候也。

案：前文將奪、將壞、將憊等『將』字，並可著眼矣。將奪者，未全奪之謂也。此際五藏之氣未耗散，有強固不失守之機，則治之可活。若五藏之氣已耗散，失強固之機，則今雖未奪，漸將全奪之兆可見，故必死也。並皆此義。

○岐伯曰：反四時者，有餘爲精，不足爲消。應太過不足爲精，應不足有餘爲消。陰陽不相應，病名曰

關格。

〔識〕簡按：此一頊三十九字，與前後文不相順承，疑是他篇錯簡。且『精消』二字，其義不太明，姑從張注。

〔紹〕琦曰：『此他經脱文，不可強解。』堅案：此與原《識》意相協。

〔箚〕小島學古曰：『不足爲精云云，精消二字互誤，上文已云有餘爲精，不足爲消。可徵。』此説甚誤

案：此條宜在闕疑之例。張注亦不太明，故此不引用。

〔眉〕案：有餘、太過一事，並脈實大也。不足者，脈虚小也。精者，病盛甚也。消者，病輕微也。

『陰陽』以下十字別截一段。

○帝曰：脈其四時動，奈何。知病之所在，奈何。知病之所變，奈何。知病乍在内，奈何。知病乍在外，奈何。請問此五者可得聞乎。《甲乙》無『其』字

〔眉〕《大素》十四·四時脈診。

〔楊〕六謂六問，此中唯有五問，當是脱一問也。

○岐伯曰：請言其與天運轉大也。

〔楊〕量下答中文當有六，故爲六合也。人身合天，故請言人身與天合氣，轉運之道也。

〔箚〕寛案：《大素》似是。王注亦不及『大』字之義，疑王舊本『大』字所無。

○萬物之外，六合之内，天地之變，陰陽之應。

〔楊〕萬物各受一形，自萬物一形之外，從於六合苞裹之内，皆是天地爲其父母，變化而生，故萬物皆與天地之氣應而合也。

（眉）萬物，軀船之外也。動静，諸物内景之外也。即斥空虚之處也，六合之内斥地表。以上非云地内土中也。

○彼春之暖，爲夏之暑。

據《千金》廿九卷，五藏五情，則春好喜，夏怵慮。（一作惠好也）

《至真要大論》（七四）引《大要》文與本文同。

《至真要論》（七十四）『寒暑温涼，盛衰之用，其在四維。故陽之動，始於温，盛於暑。陰之動，始於清，盛於寒。春夏秋冬，各差其分。故《大要》曰：彼春之暖，爲夏之暑。彼秋之忿，爲冬之怒。云云』。

《老子》第四十五章『躁勝寒，靖勝熱』亦互文也。

〔楊〕春夏者，陰氣終始也。春之三月，陽氣之始，氣和日暖。夏之三月，陽盛暑熱，乃是春暖增長爲之也。

○彼秋之忿（急），爲冬之怒。

據《傷寒例》則秋涼冬冽也。

案：暖與忿、暑與怒押韻，蓋有古言自如此者。

〔楊〕秋冬者，陰氣終始也。秋之三月，陰氣之始。風高氣切，故名爲急。冬之三月，陰氣嚴烈，乃是秋涼增長爲之也。

《傷寒例》引《陰陽大論》，以上四句全與本文同。依此則作『急』者似訛。春夏云天氣，秋冬云人氣，是互文成義也。

《醫心方》『急』多作『忿』（草體），遂訛『忿』者。

（眉）約之案：此語互文見意。春暖喜，夏暑樂，秋涼忿，冬寒怒。忿即哀痛之義。

（眉）《五行大義》卷四論八卦八風篇引陽泉云：『春喜風也，夏樂風也，秋怒風也，冬哀風也』。又卷四論情性篇引翼奉云：『喜氣爲暖當春，怒氣爲晴當秋，樂氣爲陽當夏，哀氣爲陰當冬。此與《論衡》意合。』

○四變之動，脈與之上下。

案：馬云『上下者，浮沈也』，可從。楊注非是。王無解，則蓋亦當與馬同也。

〔楊〕暖暑爲急怒，是天之運四氣變動，人之經脈，與彼四氣上下變動亦不異也。春夏之脈，人迎大於寸口，故爲上也，寸口小於人迎，故爲下也。秋冬之脈，寸口大於人迎，故爲上也，人迎小於寸口，故爲下也。此乃盛衰爲上下也。此答初問也。

（眉）四變各差三十日之義，詳見《至真要論》，經注皆可參。

○以春應中規，夏應中矩，

〔楊〕春三月時，少陽氣用，萬物始生未正，故曰應規也。夏三月時，太陽之氣用，萬物長正，故曰應矩也。

○秋應中衡，冬應中權。

〔楊〕秋三月時，少陰之氣用，萬物長極，故曰應衡也。冬三月時，大陰之氣用，萬物歸根，故曰應權也。

○是故冬至四十五日，陽氣微上，陰氣微下，

〔楊〕冬至以後，陽氣漸長，故曰微上，陰氣漸降，故曰微下也。

案：冬至後四十五日，立春正月節也。

○夏至四十五日，陽氣微下，陰氣微上。

〔楊〕夏至已後，陰氣漸長，故曰微上，陽氣漸降，故曰微下也。

案：夏至後四十五日，立秋七月節也。

○陰陽有時，與脈爲期，期而相失，知脈所分。分之有期，故知死時。

〔楊〕陰陽以有四時，四時與脈爲期，爲期在於四時，相得失處，即知四時之脈，分在四時之際。脈分四時有期，則死生之期可知。此答第二病所在也。

○微妙在脈，不可不察。察之有紀，從陰陽始。

〔楊〕欲知人之死生者，無勝察之妙，察脈繩紀，必以陰陽爲本也。

○始之有經，從五行生。

〔楊〕陰陽本始有十二經脈也，十二月經脈從五行生也。

○生之有度，四時爲宜。

〔楊〕五行生十二經脈，各有法度。脈從五行生，木生二經，是足厥陰、足少陽也；火生四經，手少陰、手大陽、手厥陰、手少陽也；土生二經，足大陰、足陽明也；金生二經，手大陰、手陽明也；水生二經，足少陰、足大陽也。此爲五行生十二經。脈法度者，春有二經，夏有四經，季夏有二經，秋有二經，冬有二經，故十二經脈以四時爲數也。

○補寫勿失，與天地如一。得一之情，以知死生。

〔楊〕於寸關尺三部之中，循十二經脈，得其弦鉤浮，營四時之氣而不失錯，與天地氣宜然爲一，如此即能了知死生之期也。

案：夫『萬物之外』至此，答第一問『脈其四時動』也。

○是故聲合五音，色合五行，脈合陰陽。

案：此三句，答第二問『知病之所在』也。蓋聲色脈三者，相合而調勻，謂之平人。能究此理，則知病之所在也，猶指掌耳。

〔楊〕人之音聲合於五音，人之形色合於五行，人之脈氣合於陰陽。此答第三之病之所變也。

○是知陰盛，則夢涉大水恐懼。陽盛，則夢大火燔灼。陰陽俱盛，則夢相殺毀傷。上盛則夢飛，下盛則夢墮。甚飽則夢予，甚飢則夢取。肝氣盛，則夢怒。肺氣盛，則夢哭。

案：以上《靈樞》卷十三淫邪發夢第四十三所説岐伯之言，而此下有心氣、脾氣、腎氣盛云云文。此獨舉肝肺二氣者，此只主論陰陽二氣之盛衰，故不全載五藏也，非有缺文也。

〔眉〕恐懼者，涉水際之恐懼也。

○短蟲多則夢聚衆，長蟲多則夢相擊毀傷。

〔楊〕凡夢有三種：人有吉凶，先見於夢，此爲徵夢也。思想情深，因之見夢，此爲想夢也。因其所病，見之於夢，此爲病夢也。此十一種夢，皆病夢也。並因陰陽氣之盛衰，內有飢飽，肝肺（疑脫『氣』）盛，長短蟲多以爲夢也。此所以因傷致夢，即以夢爲診也。此爲夢診，可爲四答問之脱也。

〔新〕詳此二句，亦不當出此，應他經脱簡文也。

案：此二句《靈樞》不載，而此有之者，此專主陰陽言之。蓋短蟲即蟯蟲，蟯亦短小之義。《病源》云『形甚小，如今之蝸蟲狀』，又云『至細微，形如菜蟲』是也。長蟲者，《病源》云『長蟲，蚘蟲也。長一尺，動則吐清水出，則心痛，貫心則死』是也。據前文，則二蟲共是爲陰陽俱盛之候歟。

案：五藏虛實之夢，見本書卷廿四《方盛衰論》第八十，可併考。以上蓋答第三問『知病之所變』也。

○是故持脈有道，虛靜爲保。

道、保爲韻。

〔楊〕持脈之道，虛心不念他事，凝神靜慮，以爲自保，方可得知脈之浮沈，氣之內外也。

《廣韻》上聲三十二晧『寶』『保』並同音『博抱切』。寶之作保，經典其證極多。《禮·檀弓下》『仁親以爲寶』注：『寶謂善道可守者。』《論語·陽貨》皇疏：『寶，猶道也。』《廣雅·釋詁三》：『寶，道也。』

○春日浮，如魚之遊游**在波**皮。

案：浮、游、皮爲韻。

案：宜從《大素》作『在皮』爲是。言春日之脈浮而如弓弦上出，如魚之游云者，亦謂魚口小出水上而行。『在皮』二字，據後文例，則宜在『春日』下。然此以浮、游、皮爲韻，不可改也。是即倒草法耳。

○夏日在膚，泛泛沉沉**乎萬物有餘。**

膚、乎、餘韻語。

〔楊〕春時陽氣始開，脈從骨髓流入經中，上至於皮，如魚游水，未能周散。夏時陽氣榮盛，脈從經溢入孫胳，膚肉之中，如水流溢，沉沉盛長，萬物亦然，茂盛有餘。此答第五病在於外也。

案：『泛』，《大素》作『沉』，『沉』即『汎』字，蓋『凡』有俗作『亢』者，此體再訛爲『冗』也。

○秋日下膚，蟄蟲將去。冬日在骨，蟄蟲周密，君子居室。

膚、去韻語。骨、密、室韻語。

〔楊〕秋日陽氣從膚漸伏於内，故曰下虚膚『虚』恐衍字，蟄蟲趣煖入穴，故曰將去。是時陰氣從内出在皮膚，腠理將開也。冬日陽氣内伏，蟄蟲閉户周密，君子去堂居室。人之脈氣行骨，故持脈者深按得之。此答第六病乍在内也。

案：《傷寒例》云：『冬時嚴寒，萬類深藏。君子固密，則不傷於寒。』《外臺》『固』作『周』此『周密』二字係於蟄蟲，文勢不同。蓋『周密』二字，虚字活用尤廣，故人物共可用也。

○**故曰：知内者按而如紀之，知外者終而如始之。**

〔楊〕秋冬脈氣爲陰，在内，故按得綱紀。春夏脈氣爲陽，在外，故趣終得始也。春夏之脈爲秋冬脈終，即爲陽之始也。

○**此六者，持脈之大法。**

『帝曰脈其四時動』至此，《大素》卷十四·四時脈診載。以上蓋答第四五二問『病乍在内，病乍在外』也。

〔楊〕以爲診脈大法。

〔馬〕此春夏秋冬内外六者，乃持脈之大法也。張同。

案：馬、張二注説可從。高世栻云『内外按紀終始』，恐非是。

〔箚〕史載之《脈要精微解》云：『以經意考之，以四時之脈分表裏之淺深，而決之以内外之辨。且以春日浮，如魚之遊在波，則陽氣之萌，脈雖見而未出於膚；夏日在膚，泛泛乎萬物有餘，則脈已在膚矣；秋日下膚，蟄蟲將去，則秋陰氣之至，脈雖下膚，而未至於沈；冬日在骨，蟄蟲周密，則脈已沈矣。以是知内者，按而紀之，以明脈之在裏也，如秋日之下膚，冬日之在骨是也；知外者，終而始之，以明脈之在表也，如春日之浮，夏日之泛是也。然知内者，必曰按而紀之者，蓋脈之在内，非深按之無以得其實；知外必曰終而始之，則初按而病已見矣，故因其病，以推原其本。啓玄子乃以知内爲知脈，知外爲知色，殊非黄帝所謂持脈之大法也。』

○**心脈摶堅而長，當病舌卷不能言。**

（眉）《大素》十五·五藏脈診。

《甲乙》四『摶』作『揣』，下同，無『當』字。

〔楊〕揣，動也。長謂寸口脈長一寸也。此爲心脈盛動堅，心脈上至舌下，故盛動堅，舌卷不能言。

〔紹〕堅按：《廣雅》『揣，動也』。出《釋詁》一。曹憲音喘。《廣雅·釋訓》『揣抁，搖捎也』。是喘動之義。《廣韻》『揣，又音丁果切。搖也』。王念孫曰：『或通作朶。頤初九，觀我朶頤，鄭注：朶，動也。京房作揣。』

〔張〕本篇五篇脈病，一曰摶堅而長，一曰耎而散，而其爲病多皆不足，何也。蓋摶堅而長者，邪勝乎正，是謂邪之所湊，其氣必虚也；耎而散者，本原不足，是謂正氣奪則虚也。一以有邪而致虚，一以無邪本虚。虚雖若一，而病本不同，所當辨也。

案：舌卷者，謂舌屈不伸也。《淮南·本經訓》『贏縮卷舒』注：『卷，屈也。』又《原道訓》『與剛柔卷舒兮』注：『卷舒猶屈伸也。』並皆卷曲不伸之義也。中風往往有此證矣。『摶』與『揣』義相似，蓋所傳自有不同耳。張以爲邪實正虚之脈，可從。

（眉）《大奇論》音釋『揣，初委切』。

（眉）《靈·熱病篇》『脈口動喘而短者』史崧注：『一本短作弦』。《大素》廿五熱病説篇載之。楊注曰：『脈喘動。』

（眉）慧琳《經音》卷十五ヲ七『團，段巒反。《毛詩傳》曰：團，聚也。經文作揣。非也。音初虆反。甚乖經義』。又七十二『摶，徒官反。論文作揣，音初委反。測廣前人曰揣，江南行此音，又都果反。關中行此音，並非此義也』。又卷十六ウ十七『鹿蹲，下舡耎反。《說文》蹲蹲，腳腸也，或作腨』。據此，則凡從『專』之字，俗或從『耑』也。然則經文『摶堅』，恐是本作『摶堅』歟。存疑。

（眉）又卷二十ウ六云：『《說文》腨，腓腸也。從肉耑聲。經本從專作膞。非也。或作[illegible]蹲，通。』

○其耎而散者，當消環自已。

《甲乙》《脈經》共『環』作『渴』，《甲乙》『當』作『病』。

〔楊〕動而堅者，病舌卷。耎而散者，病消渴。以有胃氣，故自已。由下少陰貫腎胳肺，繫舌本故之。

〔琦〕心液耗傷，故見消渴。俟心氣續復，津液得生，則自已也。志聰亦同此說

徐氏《要旨》云：『摶堅皆爲大過，耎而散皆爲不及，五藏各因大過不及而病也。』

案：《大素》作『消渴』，《甲乙》《脈經》同，宜從改。乃與外五藏皆云病合。耎即濡、軟等之古字。真本《玉篇》報字下云：柔兗反。《說文》：報，轢也。野王案：今亦以爲柔戹之戹。《漢書》『軟弱不勝任』爲此字。戹在尸部，或爲耎字在大部，或爲耎字在耎部，或爲偄字在人部。

○肺脈摶堅而長，當病唾血。

《甲乙》無『當』字。

〔楊〕肺脈浮短，今動堅長，知血胳盛傷，故唾血也。

〔張〕肺脈摶堅而長，邪乘肺也。肺系連喉，故爲唾血。

○其耎而散者，當病灌汗，至今不復散發也。

《甲乙》無『當』字、『也』字，『令』作『令』。

〔楊〕以肺氣虛，故脈耎散也。虛故腠理相遂，汗出如灌，至今不復也。

〔張〕若耎而散，則肺虛不斂，汗出如水，故云灌汗。灌汗多亡陽，故不可更爲發散也。

《脈經》卷六第七云：『肺脈搏堅而長，當病吐血。其濡而散者，當病漏汗（漏一作灌）。至今不復（疑脫『散』）發（六字疑衍）。』

案：『灌汗』《脈經》作『漏汗』，則宜從。楊注『汗出如灌』爲是。王注以爲灌洗之義，恐非是。

又案：『至今不復』，後文『腎脈』下亦有此四字。蓋謂大汗如灌，至今尚不平復也。因考『散發』二字不可解，蓋是『散』（上文）字之傍注，誤混正文者，即『散，發也』之義也。《脈經》有『發』字無『散』字，恐脫耳。楊注不説散發之義，據此，則楊所據本文，或無『散發』二字歟。

○肝脈搏堅而長，色不青，當病墜若搏，因血在脅下，令人喘逆。

《甲乙》無『當』字。

〔楊〕肝脈耎而弦，今動堅而長，其色又不相應者，是人當有墜。有墜傷損，血在脇下，又令喜喘故也。

案：墜者，自高墮落也。搏者，觸物而傷身也。共爲損傷經脈，故令肝脈堅長也。血氣動擾，故令色不青而有血色也。敗血在脇下，則令人善喘，是與水飲在胸下同理。

案：以下此節中云色者，皆面色也，非其病處之色也。

〔眉〕案：或謂不青，青也。不，語助，猶《爾雅》『不漘』之『不』也。

○其耎而散，色澤者，當病溢飲。溢飲者，渴暴多飲，而易入肌皮腸胃之外也。

《甲乙》無『當』字，『暴』作『渴』。

〔楊〕易音亦。若脈耎散，色又光澤者，當因大渴暴飲，水溢腸胃之外，易入肌皮之中，名曰溢飲之病也。

〔識〕滑云：『易，當作溢。』簡按：以理推之，宜云『肌皮之中，腸胃之外』，而肌皮即是腸胃之外，故云爾。《脈經》亦『易』作『溢』。

〔紹〕堅案：《廣韻》『易，變易』，又『始也，改也，奪也，轉也，伊昔切』。楊氏蓋爲轉義讀。先兄說亦相合，曰：易，移易之謂，言以其多飲，不滲入尿脬，移易入於肌胃（當作『皮』）腸胃之外。《甲乙經》易作溢，可證。又楊言『肌皮之中』者，與原《識》意合。

案：『易』即『亦』之假借，說見前第十五中。楊注云『音亦』則似爲『亦』之義。此云『溢飲』，前云『血在脅下』，可知飲、血共同爲水，肝主血脈，肝氣不足則血脈不利，爲飲爲水。《靈樞·邪氣藏府病形篇》云『肝脈大甚爲內癰，善嘔衄，濇甚爲溢飲』，可併考。

〔識〕張云：『肝木不足，脾濕勝之。濕在肌膚，故顔色光澤。』志云：『《金匱要略》云：夫病水人，面目鮮澤。蓋水溢於皮膚，故其色潤澤也。』

○胃脈搏堅而長，其色赤，當病折髀。

《甲乙》無『當』字。

〔楊〕胃脈耎弱，今動堅長，又他色來剋，故當病折髀，以足陽明脈行髀故也。

〔箚〕琦曰：『折髀、折腰，皆謂如折也。』

〔張〕胃脈搏堅，木乘土也。加之色赤，則陽明火盛，木火交熾，胃經必傷。

○其耎而散者，當病食痺。

《甲乙》無『當』字，『痺』下有『痛髀』二字。
〔楊〕胃虚不消水穀，故食即胃中爲痺而痛。又脈行於膝，故病膝髕痛。髕，膝端骨也。
《脈經》卷六第六云：『胃脈搏堅而長，其色赤，當病折髀。其耎而散者，當病食痺髀痛。』
〔識〕《至真要大論》『甚則入脾，食痺而吐』王注：『食痺，謂食已心下痛，陰陰然不可名也，不可忍也，吐出乃止，此爲胃氣逆，而不下流也。』李仲梓《醫宗必讀》有治方，可并考。按：此後世所謂嘈雜之類。

案：王注『陰陰』，猶云温温，謂心下鬱閉不了了之狀也。

案：『食痺』，猶云食閉，謂食已胃氣閉塞，令心下痛也。王氷以爲『痺，痛也』，非是。『食痺』下《大素》有『髕痛』二字，《脈經》有『髀痛』二字，《靈樞·邪氣藏府病形篇》云『脾脈緩甚爲痿厥，微緩爲風痿』。據此，則作『髕痛』，似是。

○脾脈搏堅而長，其色黄，當病少氣。

《甲乙》無『當』字。
〔楊〕脾脈耎弱，今動堅長，雖得本色，以其陽虚，故病少氣。
〔張〕邪脈乘脾，脾氣必衰。脾虚無以生血，故本藏之色見於外。脾弱不能生肺，故爲少氣。

案：脾主肌肉，今脾氣弱，故血不活動而鬱於肌裏，故發黄也。發黄之理，其原雖係於脾虚，其證則血鬱結不利之所爲也。蘭軒先生已有此説。今考經文，無非此理者也。又案：脾脈當耎弱而堅長，是脾氣虚弱，四藏益盛，故爲發黄。他藏盛也，爲少氣脾弱也。

○其耎而散，色不澤者，當病足䯒腫，若水狀也。

〔眉〕《甲乙》無『當』字、『也』字。

〔楊〕足太陰脈循胻，故脾虛，色不澤者，胻腫若水之狀也。

《說文》『胻，脛耑也』。

案：骱即胻，俗字，乃爲脛前骨之字也。《廣韻》十二庚云『骱，牛脊後骨』，自是别義。

〔志〕五藏元真之氣，脾所主也。濕熱太過，則色黄脈盛而少氣矣。其不及，當病足脛腫，脾氣虛，故足腫也。

若水狀而非水病，故其色不澤。

《脈經》卷六第五云：『脾脈搏堅而長，其色黄。當病少氣，其耎而散，色不澤者，當病足骭腫若水狀。』

○**腎脈搏堅而長，其色黄而赤者，病折腰。**

〔楊〕腎脈沈石，今動堅長。黄色，賊邪及赤色，微邪來剋，故病腰痛，以足少陰脈營腰故也。

〔張〕邪脈干腎，腎氣必衰。其色黄赤，爲火土有餘，而腎水不足，故病腰如折也。

○**其耎而散者，當病少血，至今不復也。**

《甲乙》無『當』字、『也』字，『今』作『令』。

〔楊〕陰盛太陽氣虛，故少血得之在久，至今不復也。

〔張〕若其耎散，腎氣本虛。腎主水，以生化津液，今腎氣不化，故病少血。本原氣衰，故令不能遽復。

《脈經》卷六第九云：『腎脈搏堅而長，其色黄而赤，當病折腰。其耎而散者，當病少血。』

○**帝曰：診得心脈而急，此爲何病，病形何如。岐伯曰：病名心疝，少腹當有形也。**

〔眉〕九十二章《大素》無。

〔識〕《聖濟總録》云：『夫藏病必傳於府，今心不受邪，病傳於府，故小腸受之，爲疝而痛，少腹當有形也。世之醫者，以疝爲寒濕之疾，不知心氣之厥，亦能爲疝。心疝者，當兼心氣以治之。』方具於九十四卷。《大奇論》云：『心脈搏滑急爲心疝。』《四時刺逆從論》云：『滑則病心風疝。』《邪氣藏府病形篇》云：『心疝，引臍小腹鳴。』

《靈樞·順氣一日分爲四時篇第四十四》云：『心爲牡藏，其色赤，其時夏，其日丙丁，其音徵，其味苦。』

（眉）案：衝心而痛，故云心疝也。

○**帝曰：何以言之。岐伯曰：心爲牡藏，小腸爲之使，故曰少腹當有形也。**

《脈經》卷六第三云『心脈急，名曰心疝。小腹當有形，其以心爲牡藏，小腸爲之使，故小腹當有形』。

〔張〕牡，陽也。心屬火，而居於鬲上，故曰牡藏。心與小腸爲表裏，故脈絡相通，而爲之使。小腸居於少腹，故少腹當有形也。

案：有形者，上文所云病形也。其證筋脈攣急作痛，故云有形也。

○**帝曰：診得胃脈，病形何如。岐伯曰：胃脈實則脹，虚則泄。**

〔張〕實爲邪有餘，故脹滿。虚爲正不足，故泄利。

案：胃脈實則脹者，謂宿食腹脹也。《金匱》第十云『病腹滿發熱十日，脈浮而數，飲食如故，厚朴七物湯主之』，又云『寸口脈浮而大，按之反濇，尺中亦微而濇，故知有宿食，大承氣湯主之。脈數而滑者，實也，此有宿食，下之愈』是也。

案：胃脈者，專言趺陽也。《金匱·下利篇》十七云『下利手足厥冷無脈者，灸之，不温。若脈不還，反微喘者死。少陰負趺陽者，爲順也』（《傷寒論·厥陰篇》同）是亦謂下利而趺陽脈虚也，可互參考。

○帝曰：病成而變，何謂。岐伯曰：風成爲寒熱。

（眉）風，風邪也。下文同。

〔張〕成，言病之本。變，言病之標。標本不同，是謂之變。

〔識〕簡按：寒熱，蓋虚勞寒熱之謂，即後世所稱風勞。下文云『沈細數散者，寒熱也』，次篇云『寸口沈而喘曰寒熱』，及《靈樞》論疾診尺篇、寒熱病篇、風論等所論皆然。又喻昌《醫門法律》以以下五條爲胃風變證，各處一方，誤甚。

案。馬注亦『帝曰診得胃脈』以下與此相接爲一條，恐非是。

○癉成爲消中，

〔識〕馬云：『癉者，熱也。』吴云：『癉，熱邪也。積熱之久，善食而饑，名曰消中。』簡按：王注《奇病論》云：『癉，謂熱也。』此章冠『濕』字，非是。《漢書·嚴助傳》『南方暑濕，近夏癉熱』（師古注：『癉，黄病也。』誤。）王充《論衡》云『人形長七尺，形中有五常，有癉熱之病。深自刻責，猶不能愈』，又云『天地之有湛也，何以知不如人之有水病也。其有旱也，何以知不如有癉疾也』，《左傳》『荀偃癉疽』（哀三年），《史記》『風癉』『肺消癉』，及本經『消癉』『癉瘧』之類，皆單爲熱之義。熊音：『癉，多滿反。俗作疸也。』尤誤。

（眉）癉，邪熱也。

（眉）真本《明堂》卷一天府下曰『欬上氣，不得息暴癉』，楊注：『脾風發癉，腹中熱，故癉即熱黄病者也。音丁幹反也。』

案：『癉熱』之字，古蓋作『單』，或『殫』，後加疒作『癉』，與『黄癉』字相混。『殫，盡也』，出

《廣雅·釋詁一》《漢書》集注、《後漢書》注、《呂覽》注、《淮南》注、《楚詞》注、《文選》注等，『單，盡也』，出《詩》天保箋、《左傳》注、《爾雅》注、《國語》中（當作『注』）、《漢書》注、《後漢書》注、《荀子》《莊子》《列子》《呂覽》注等，而《扁倉傳》『風癉客病（當作『脬』）』《正義》云：『癉，旱也。』《後漢書·南匈奴傳》注：『單與殫同。』《史記·春申君傳》『王之威亦單矣』，《集解》引徐廣曰：『單亦作殫。』可徵單、殫古多通用矣。竊謂癉熱者與發熱潮熱等之熱不同，謂津液煎迫殫盡之熱，虛熱勞熱之類也。王注《瘧論》云：『癉，熱也。極熱爲之也。』蓋『極熱』二字，解得『癉』字，尤明了。《說文》『殫，極盡也』，段玉裁云：『窮極而盡之也。』本經《奇病論》之『脾癉』『膽癉』，《通評虛實論》之『消癉』，《瘧論》之『癉瘧』，本篇之『癉成爲消中』皆同義。

〔紹〕《淮南·說山訓》『嫁女於病消者，夫死則後難復處也』。《後漢·李迪傳》『素有消疾』注：『消，消中之病也。』

案：據此則云消、云消中，共指後世所謂勞瘵而言也。蓋消中之『中』與傷中之『中』同，統五内而謂之中也。五内有熱，而漸漸津液消爍脫肉，故云消，又云消中也。癉成爲消中者，言津液爲熱被煎迫，殫盡之至也，遂爲消中之病也。

《腹中論》云：『帝曰：夫子數言熱中、消中，不可服高梁、芳草、石藥。石藥發瘨，芳草發狂。夫熱中消中者，皆富貴人也。今禁高梁，是不合其心，禁芳草石藥，是病不愈。願聞其說。岐伯曰：夫芳草之氣美，石藥之氣悍，二者其氣急疾堅勁，故非緩心和人，不可以服此二者。何以然。岐伯曰：夫熱氣慓悍，藥氣亦然，二者相遇，恐内傷脾。脾者，土也，而惡木。服此藥者，至甲乙日更論。帝曰：善。』

○厥成爲巓疾。

《千金》風癲門『巔』作『癲』。

〔識〕吴云：『巔、癲同，古通用。氣逆上而不已，則上實而下虚，故令忽然癲仆，今世所謂五癇也。』張云：『或爲疼痛，或爲眩仆，而成頂巔之疾也。一曰氣逆則神亂，而病癲狂者亦通。』簡按：楊玄操注《難經》云：『癲，顛也。發即僵仆倒地，故有癲蹶之言。』樓氏《綱目》云：『以其病在頭巔，故曰癲疾。是知癲癇之癲，厥成癲疾，眩冒癲疾之巔，一疾也。王太僕誤分癲爲二疾，獨孫真人始能一之。』樓以癲、巔爲一疾，固是，以巔爲頭巔之義，不可從。《五藏生成篇》『頭痛癲疾，下虚上實』，《奇病論》云『人生而有病巔病者』，《方盛衰論》『氣上不下，頭痛癲疾』，並是癲疾，當從吴注。

《蘭軒遺藁》云：『按：巔疾者，謂顛仆之疾，即癲也。此疾本由上實下虚而成。王以爲上巔之疾者，非也。巔、顛同。』《禮記・玉藻》『色容顛顛』，《釋文》：顛，又作巔。《楚辭・惜誦》『行不群以巔越兮』注：『巔，殞也。』是與《尚書》『顛越』之語同。凡『顛』作『巔』者，隸文耳。《漢北海相景君銘》（漢安二年）『巔倒剝摧』，《楊君石門頌》（建和二年）『屈曲沵巔』，《西狹頌》（建寧四年）『巔覆賣隧』可以爲證。

案：熹平三年《周憬功勳銘》作『發射其巓』，蓋隸變『顛』作『巓』，又變作『巔』，是與『顛』又作『顚』（見《廣韻》）同理，與巔山頂之字自不相涉耳。

〔眉〕厥，四逆冷也，非也。巔疾者，鬱冒。冥仆者，未必瘨癇之瘨。厥者，大凡氣逆總名。

〔眉〕《蘭軒遺藁》云云，已見第十一ウ中，此係於重出。

○久風爲飧泄，

〔張〕風從木化，久風不已，則脾土受傷，病爲飧泄而下利清穀也。

〔志〕風乃木邪，久則內干脾土而成飧泄矣。故曰春傷於風，邪氣留連，乃爲洞泄。

案：飧泄解已見於第二篇中。

（眉）久風，風久義。

○脈風成爲癘，

《風論》王注引作『脈風盛爲厲』。

〔張〕風寒客於血脈，久而不去，則膚肉敗壞，其病爲癘。

《風論》云：『癘者，有榮氣熱胕，其氣不清，故使其鼻柱壞而色敗，皮膚瘍潰。風寒客於脈而不去，名曰癘風，或名曰寒熱。』

案：癘，《説文》『惡疾也。從疒蠆省聲』，《玉篇》『癘，力誓切。疫也。又音賴。惡病也』，《廣韻》『癩疾也』，《説文》『癘，惡瘡也』，今爲疫癘字。今考古無『癩』字，後世『疫厲』字亦作『癘』，故別作『癩』，以爲惡疾字也。

此癘斥身膚小瘡痞癗，不必惡疾之癘也。仲景《平脈篇》『風氣（脫『相』）搏，必成隱疹，久久爲痂癩』。

○病之變化，不可勝數。

〔張〕此舉風熱之邪，以見致病之概。其他變化百出，有不可數計者，亦猶此也。

《風論四十二》云：『故風者，百病之長也。至其變化乃爲他病也。』與此所云『變化』同義。

案：前文風、痺、厥、脈、風共云『成』，所云『成』者，即變化之義，爲漸漸成就某病也。飧泄獨云『久風』者，謂唯邪入胃而不去，久而爲飧泄也，與風成大不同。

○帝曰：諸癰腫，筋攣骨痛，此皆安生。

（眉）《大素》廿六癰疽。

〔楊〕因於癰腫有此二病，故請所生。

案：《説文》『癰，腫也』『腫，癰也』。據此，則癰腫共謂氣血癰塞而腫起也。此云諸癰腫者，泛偁諸凡腫起之瘡而言也，筋攣骨痛，共成腫而未成膿之諸症也，皆氣血凝滯之所爲也。癰腫字已見第三篇中。《靈樞・癰疽篇》宜併考。

〔張〕此言諸病癰腫，而有兼筋攣骨痛者也。諸家以癰腫、筋攣、骨痛釋爲三證，殊失經意。觀下文曰『此寒氣之腫』，則其所問在腫義，可知矣。

○**岐伯曰：此寒氣之腫，八風之變也。**

〔張〕惟風寒之變在經，所以兼筋骨之痛。今有病大項風蝦蟇瘟之屬，或爲頭項咽喉之癰，或爲肢節肌肉之腫，正此類也。

案：寒氣之腫，八風之變者，謂風寒之變，爲之腫癰也。張注是。

○**帝曰：治之奈何。岐伯曰：此四時之病，以其勝治之愈也。**

『帝曰諸癰腫』至此，出《大素》廿六癰疽。

〔楊〕筋骨是陰，加以寒氣，故爲寒腫也。此乃四時八正虚風變所爲也。引其所勝，剋之則愈也。

〔張〕四時之病，即時氣也。治之以勝，如《至真要大論》曰『治諸勝復，寒者熱之，熱者寒之，温者清之，清者温之，散者收之，抑者散之，燥者潤之，急者緩之，堅者耎之，脆者堅之，衰者補之，強者寫之，各安其氣，必清必靜，則病氣衰去』，此之謂也。

○**帝曰：有故病五藏發動，因傷脈色，各何以知其久暴至之病乎。**

〔眉〕《大素》十五五藏脈診。

以下至卷末，《大素》十五五藏脈診載之。

〔楊〕其病發於五藏有傷，其候五色，何以知其久病新暴之別。

〔馬〕此言徵之脈色，可以知有故病暴病之異也。故病者，即下文之所謂久病也。暴病者，即下文之所謂新病也。

○**岐伯曰：悉乎哉問也。徵其脈小，色不奪者，新病也。**

〔楊〕耶始入於五脈，故脈小，赤甚，傷於血氣，故部内五色不奪，是知新病。

〔馬〕小爲虚也。脈則一時之虚，所以謂之新病也。

○**徵其脈不奪，其色奪者，此久病也。**

〔楊〕脈爲其本，色爲標也。本受耶氣已，方受與標，故脈本色甚奪者，知是久病。

○**徵其脈與五色俱奪者，此久病也。**

〔楊〕内之五脈，外之五色，二俱奪者，知病已成在久。

○**徵其脈與五色俱不奪者，新病也。**

〔楊〕人之有病，五脈、五色二俱不奪者，其病未行血氣，故新病也。

○**肝與腎脈並至，其色蒼赤，當病毁傷不見血，已見血，濕若中水也。**

〔楊〕弦石俱至，而色見青赤，其人當病被擊内傷，其傷見色，故青赤者也。若被擊出血，血濕若居水中者，此爲候也。

案：見肝腎之脈，而見肝心之色者，擊傷不見血之候也。何者。但擊傷而不見血，則血鬱而攻骨，故見肝腎二脈，血鬱於内不外出，故見肝心二色也。若已見血，而其脈尚見肝腎並至之脈，且其色蒼赤者，是瘡口或受濕氣，或直中水氣，故肝腎共得水濕而見此脈也，即破傷風也。諸注家皆不明。王注可從。

○尺内兩傍，則季脅也。

〔楊〕從關至尺澤爲尺也。季脇之部，當在尺中央兩傍，不在尺外兩傍。季脇有病，當見此處。

《靈・邪氣藏府病形》曰：『脈急者，尺之皮膚亦急。云云。凡此變者云云。』

《靈・邪客篇》：『持其尺，察其肉之堅脆大小滑濇寒温燥濕。』

○尺外以候腎，尺裏以候腹中。

〔楊〕自尺内兩中間，總候腹中。

○附(跗)**上，左外以候肝，内以候鬲；右外以候胃，内以候脾。上附上，右外以候肺，内以候胸中；左外以候心，内以候膻中。**

〔楊〕跗當爲膚，古通用字。故爲跗耳，當尺裏以上皮膚，以候胸中之病。

○前以候前，後以候後。

〔楊〕當此尺裏，跗前以候胸腹之前，跗後以候背後。

○上竟上者，胸喉中事也。

〔楊〕當尺裏，跗上皮膚，以候膈上也。一曰竟上，疑錯。

○下竟下者，少腹腰股膝脛足中事也。

〔楊〕當尺裏，膚上以下，以爲膈下之分，即腹中事。

○麤大者，陰不足，陽有餘，爲熱中也。

〔楊〕尺之皮膚文理麁妟者，是陰衰陽盛，熱氣薰膚，致使皮膚麁起，故爲熱中。

〔識〕簡按：王注『尺内，謂尺澤之内也』，此即診尺膚之部位。《平人氣象論》云『尺濇脈滑』『尺寒脈細』，王注亦云『謂尺膚也』，《邪氣藏府病形篇》云『善調尺者，不待於寸』，又云：『夫色脈與尺之相應，如桴鼓影響之相應也』，《論疾診尺篇》云『尺膚澤』，又云『尺肉弱』，《十三難》云『脈數，尺之皮膚亦數。脈急，尺之皮膚亦急』，《史記・倉公傳》亦云『切其脈，循其尺』，仲景云『按寸不及尺』，皆其義也。而其所以謂之尺者，《説文》『尺，十寸也。人手卻十分動脈爲寸口，十寸爲尺，尺所以指尺，規榘事也。從尸從乙。乙，所識也。周制，寸尺咫尋常仞諸度量，皆以人之體爲法』。徐鍇曰：『《家語》曰：布指知尺，舒肱知尋。』（《大戴禮》云：布指知寸，布手知尺，舒肱知尋。）明是尺即謂臂内一尺之部分，而決非寸關尺之尺也。寸口分寸關尺三部，昉於《難經》。馬、張諸家，以寸關尺之尺釋之，與經旨差矣。今據王義考經文。圖左方。

案：今本《素問》經王冰手，則其所校改亦不少，乃自序所云『篇目墜缺，指事不明者，量其意趣，加字以昭其義。凡所加字，皆朱書其文。使今古必分，字不雜糅』是也。此篇『尺内兩傍』以下，與《大素》其文大不同，蓋王冰所加文字歟？抑亦古本《素問》與《大素》原有此不同歟？録以俟後考。

《素問識》所載王注配當圖如左。

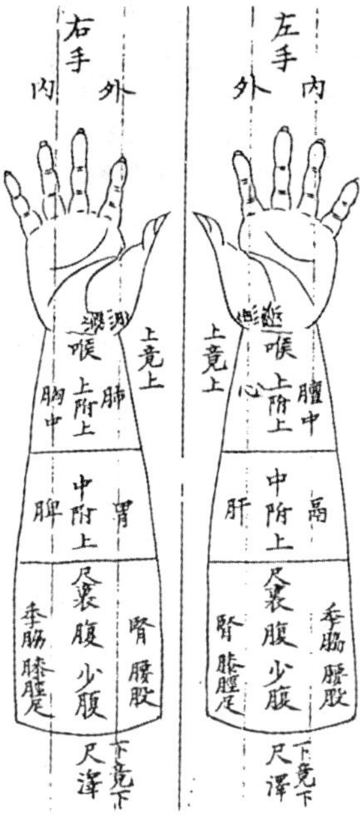

案：《大素》云：『尺内兩傍則季脅也。尺外以候腎，尺裏以候腹中，跗上以候胸中，前候前，後候後，跗上鬲上也。鬲下者，腹中事也。奄叐者，陰不足陽有餘爲熱中，跗之下也。』楊注云：『尺内，從關至尺澤爲尺。兩傍在尺中央兩傍，不在尺外兩傍。尺外，尺中兩傍之外。尺裏，自尺内兩中間。跗上，跗當爲膚，當尺裏以上皮膚。前，當此尺裏跗前。後，跗後。鬲下，當尺裏膚上以下，以爲膈下之分。跗之下，尺之皮膚。』今據此，楊注爲圖如左。

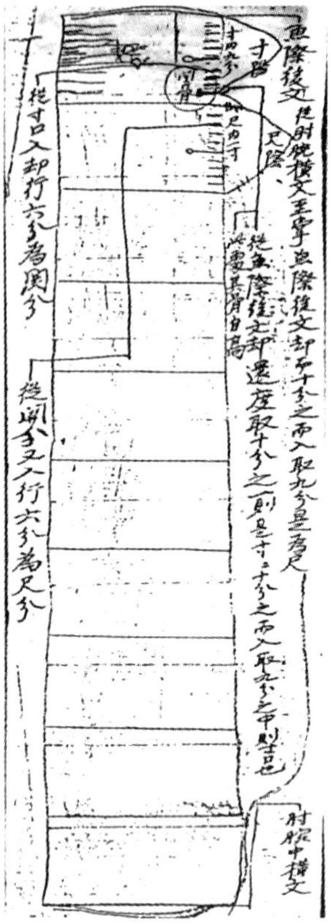

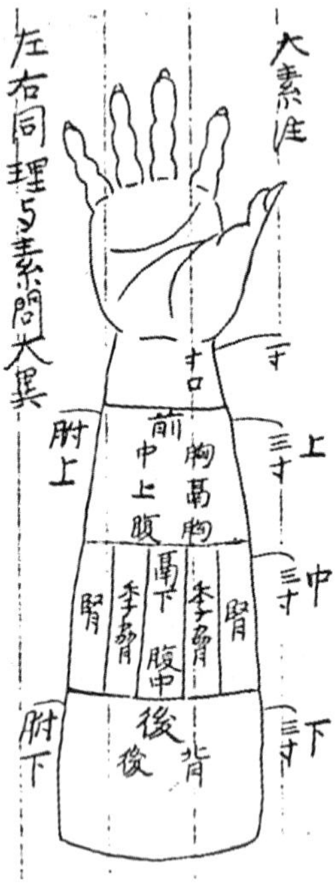

案：《大素》作『奄叐』者，謂尺膚理奄而色夭也。夭解已見第十五中。

○**來疾去徐，上實下虛，爲厥巔疾。**

《甲乙》四『巔』作『癲』。

〔楊〕來疾陽盛，故上實也。去徐陰虛，故下虛也。上實下虛，所以發癲疾也。

案：上文曰『厥成爲巔疾』，此曰『厥巔疾』，義同，謂厥逆及顛仆之疾也。高世栻曰『氣惟上逆，上而不下，故爲巔疾，猶言厥成爲巔疾也』，此説非是。

〔滑〕來者，自骨肉之分而出於皮膚之際，氣之升也。去者，自皮膚之際，而還於骨肉之分，氣之降也。《診家樞要》

〔馬〕其病當爲厥疾及巔疾焉。

〔吴〕爲厥逆癲仆之疾。

○來徐去疾，上虛下實，爲惡風也。

〔楊〕上虛受風，故惡風也。

〔志〕風爲陽邪，傷人陽氣，在於皮膚之間。風之惡厲者，從陽而直入於裏陰，是以去疾下實，陽虛陰盛，爲惡風也。

〔高〕惡風，癘風也。

○故中惡風者，陽氣受也。

案：《大素》無此九字，疑是傍記文，王氏以爲正文歟。一説『也』或『邪』訛。

〔高〕此復舉惡風厥熱巔疾脈證各有不同，以足上文未盡之義，惡厲之風，傷其經脈。必從表入，故中明中惡風者，始於陽氣之受邪也。

○有脈俱沈細數者，少陰厥也。

〔楊〕沉細皆陰，故沉細數，少陰厥逆。

〔高〕厥有陰陽，申明有脈俱沈細而數者，非陽氣上逆之厥，爲少陰厥也。

案：手足少陰經之動脈，俱皆沈細數者爲厥也。此倒草法，與前文《大素》『奄叐者，陰不足陽有餘，爲熱中跗之下也』文例同。

○沈細數散者，寒熱也。

〔楊〕沈細，陰也。散爲陽，故病寒熱也。（案：『散』上恐脱『數』字。）

案：手足少陰脈俱沈細數而散者，非純陰脈，爲陰陽相半脈，故其病發寒熱也。高氏以爲與前『熱中』相對之寒熱，恐非是。

○浮而散者，爲眴仆。

〔楊〕胊，玄遍反。目揺。案：胊，眴訛。揺，搖訛。

〔高〕巔疾亦有陰陽，實則有餘，虚則不足。申明有脈浮而散者，非上實有餘之巔疾，爲裏虚不足之眴仆也。

○諸浮不（而）躁者，皆在陽則爲熱，其有（右）躁者在（左）手。

案：《大素》『而』『右』共誤字，『左』亦『在』字之衍。楊就誤本爲説，不可據也。

《甲乙》『浮』下有『而』字。

〔楊〕浮躁皆陽，故在陽則爲熱也。諸陽胳脈，左者胳右，右者胳左，故其右躁，而病本左手也。

案：諸浮者，統浮大、浮滑、浮緩之類而言也。云不躁者，唯浮而不緊數也。云在陽者，謂在表在府也。言諸浮不躁者，其病在表在府之候，其證必爲熱也。若其浮而帶躁動者，必先在手脈寸口而應也。手爲陽，躁亦爲陽，故躁之見，先在手也。

○諸細而沈者，皆在陰，則爲骨痛，其有静者在足。

〔楊〕細之與沈，皆是陰脈，主於骨痛。其脈沈細仍静者，在足骨痛也。

案：沈對浮之名，當云沈而細，而今云細而沈者，互文見義也。在陰者，在裏在藏也。其爲病必骨痛者，血寒之候也。静者對躁之文，静爲陰，足亦爲陰，故静之見，先在足也。足脈，蓋謂趺陽也。對前文在手之寸口爲文也。

○數動一代者，病在陽之脈也。洩及便膿血。

（眉）《甲乙》無『洩及』以下十字。

〔楊〕三動已去稱數，數動一代息者，陽脈虚也，故數動一息，即是陰實陽虚，故溏洩便膿血也。

〔吴〕數，陽脈也。陰固於外，陽戰於内，則脈厥厥動摇，名曰動。五來一止，七來一止，不復增減，名曰代，是爲陽結。故病爲滑洩下利，又爲便膿血也。

〔志〕陽熱在經，故脈數動，熱傷血分，故便膿血，經血下洩，故一代也。

案：病在陽，謂病在府也。頻數鼓動之中時一代者，方是病在府之候。其證爲下洩及便膿血，膿血多寫，故爲此代脈也。

案：膿者，下白物也。血者，下赤物也。詳見於《傷寒述義》中。

○諸過者，切之。濇者，陽氣有餘也。

《甲乙》『濇』上有『其』字。

〔楊〕陽氣有餘稱過，陽過之脈，應浮而滑。更濇者，以其陽氣太盛，故極反成濇。

案：過者，謂脈有過不及也。第十云『過在足少陰』，上文云『乃可診有過之脈』共同義。『切』字於上文已釋之。

〔吳〕過，脈失其常也。

○滑者，陰氣有餘也。

〔楊〕陰脈沈濇，今反滑者，以陰過極，反成滑。

案：陽氣有餘，陰氣有餘。楊注以爲『陽盛極，反成濇。陰過極，反成滑』，此説似是。兒約之曰：陰陽二字，恐互誤。

案：陽氣有餘，則陰血不足，謂乾血勞之類。此證當見浮滑脈，而反見濇脈者，陰血不足，澀滯之脈也。陰氣有餘，則陽氣不足，謂崩漏帶下之類。此證脈當沈濇，今反滑者，以陰血有餘，陽氣不足，陰陽二氣不相爭之脈也。

○陽氣有餘，爲身熱無（毋）汗。

《甲乙》『餘』下有『則』字。

〔楊〕陽盛有餘，極反爲陰，外閉腠理，故汗不出，其身熱也。

案：陽氣有餘，故身熱。陰氣不足，故無汗。表陽氣盛，所以爲熱也。裏陰血衰，所以無汗也。

○陰氣有餘，爲多汗身寒。

《甲乙》『餘』下有『則』字。

〔楊〕陰氣有餘，極反爲陽，外開腠理，故汗多出，其身寒也。

案：陰氣有餘，故身寒。陽氣不足，故多汗。裏陰血盛，所以爲寒也。表陽氣衰，所以多汗也。

○陰陽有餘，則無汗而寒。

《甲乙》『則』下有『爲』字。

〔紹〕《大素》無此文。堅案：《大素》似是。

〔琦〕陽加於陰，謂之汗。氣行而血不充，故身熱無汗。其表實無汗，亦此義也。陽虚於外，故多汗。陰盛於内，故身寒。但滑脈爲陽，與多汗身寒之證不合。『陰陽有餘』二語，未詳其義，恐有譌語。

家大人曰：陰陽有餘，則無汗而寒，此文不削而可也。蓋陰陽兩俱有餘，則二氣平匀，無有偏差，則是指平人無病之身也。其無汗者，平人之常也。其寒者，身無熱而凉如常之謂。非寒冷異常之義，姑述以俟後考云。蓋承前文而指平人之身爲寒者也。

○推而外之，内而不外，有心腹積也。推而内之，外而不内，身有熱也。

《甲乙》『不外』下有『者』字，『身』作『者中』二字。

〔楊〕五藏爲内，陰也。六府爲外，陽也。用鍼之者，欲寫陰補陽，即推而外也，而内實難寫，即内而不外，故知心腹病積也；欲寫陽補陰，即推而内之也，而外實難寫，即外而不内，故知外有熱。

案：前文『來疾去徐』至『爲眗仆』，以脈形知疾病也，『諸浮不躁』至『身寒』，辨陰陽二脈也，『推而外之』已後，迢應『尺内兩傍云云』句，推臂筋脈而察病證之法也。王注可從。楊注以爲鍼法，而末句『按之至骨云云』，特以爲脈候，其説未明，爲難從矣。今就王注作圖如左。

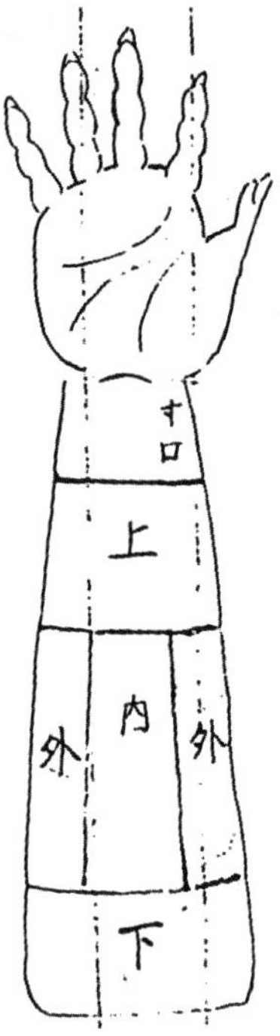

○推而上之，上而不下，腰足清（清）也。推而下之，下而不上，頭項痛也。

《甲乙》『上而不下』作『下而不上』，『下而不上』作『上而不下』。

〔楊〕上爲頭項，下爲腰足，推下向上，氣不能下，故知腰足冷也。推上向下，氣不能上，故知頭項痛也。

○按之至骨，脈氣少者，腰脊痛而身（寒）有痺也。

〔楊〕脈之沈細，按之至骨，少得其氣，即知有寒。腰脊爲痛，身寒痺也。

案：按之至骨者，亦就臂筋上按之之謂也。脈氣少者，前文所云『細沈爲骨痛，有靜者在足』之理也。

《大素》『身』下有『寒』字，宜從也。

案：以上謂內、外、上、下、深之五診法也。此五診法，張注以爲寸口脈動，以內外爲浮沈，以上下爲上部下部脈，以按之至骨爲沈陰勝也，以『推按』二字爲同義。《素問識》據此。然『推按』二字未得正解，內外上下亦未確。今姑從王義爲是。

案：本篇凡十五章，篇首至『決死生之分』爲一，『夫脈者』至『絶死』爲二，『夫精明』至『精衰矣』爲三，『五藏者』至『失守者死』爲四，『夫五藏』至『失強則死』爲五，『岐伯曰』至『名曰關格』爲六，『帝曰脈其四時動』至『持脈之大法也』爲七，『心脈摶堅』至『至今不復也』爲八，『帝曰診得心脈』至『虛則泄』爲九，『帝曰病成而變』至『不可勝數』爲十，『帝曰諸癰腫』至『治之愈也』爲十一，『帝曰有故病』至『濕若中水也』爲十二，『尺内兩傍』至『爲熱中也』爲十三，『來疾去徐』至『無汗而寒』爲十四，『推而外之』至篇末爲十五章也。

萬延庚申小春朔夜雨中燈下書　五禽道人養竹子

第十七補

夫脈者血之府也（三ヲ五ヲ）

《脈經》云：『夫脈者，血之府也，長則氣治，短則氣病，數則煩心，大則病進，上盛則氣高，下盛則氣脹，代則氣衰，細則氣少，（《大素》『細』作『滑』）濇則心痛。渾渾革革，至如涌泉，病進而危。弊弊綽綽，其去如弦絶者，死。』（卷一第十三）

《甲乙經》云：『夫脈者，血氣之府也。長則氣和，短則病，數則煩心，大則病進，上盛則氣高，下盛則氣脹，代則氣衰，細則氣少，濇則心痛。渾渾革革，至如涌泉，病進而色弊之綽綽（一本作綿綿），其去如弦絶者，死。』（卷四經脈第一中）

春應中規（十二ヲ）

〔識〕《淮南·時則訓》云：『制度陰陽，大制有六度。天爲繩，地爲準，春爲規，夏爲衡，秋爲矩，冬爲權。』雖與此章有不同者，而規矩權衡配四時，當時已有其說，不唯醫經也。

虛靜爲保（十五ヲ）

〔紹〕堅案：《素》《靈》中，道、寶押韻不一而足，如『病治之道，氣内爲寶』（《疏五過論》）『治數之道，從容之葆』（《徵四失論》）『持鍼之道，堅者爲寶』（《九鍼十二原篇》）『營氣之道，内穀爲寶』（《營氣篇》）『灸刺之道，何者爲寶』。（《四時氣篇》寶原作定，今從《甲乙》）『審知其道，是謂身寶』。（《五亂篇》）是也。（《廣韻》道、寶並在上聲，皓韻。）琦曰『保，當作寶』，未確。

心脈搏堅ウ十七

《脈經》卷六第二云：『心脈搏堅而長，當病舌卷不能言，其耎而散者，當病消渴自已。』

故曰ウ十五

〔劄〕魏了翁《經外雜抄》：『故曰者，必古有此語。』

至今不復散發也ウ十八

〔劄〕琦曰『至今』七字衍文。寬案：『散發』二字疑衍。

肝脈搏堅ウ十九

《脈經》卷六第一云：『肝脈搏堅而長，色不青，當病墜墮若搏。因血在脇下，令人喘逆。若耎而散，其色澤者，當病溢飲。謂溢飲者，渴暴多飲，而溢（一作易）入肌皮腸胃之外也。』

若水狀ヲ廿一

〔紹〕堅按：『若水狀』楊注：專係言脛腫。是。

眴仆ウ三二

〔紹〕案：楊注本於《説文》，然王謂頭眩者，於義爲順。先兄曰：《方言》朝鮮洌水之間，顛眴謂之眩。《史・屈原傳》『眴兮窈窕』徐廣云：『眴，眩也』。（眴、眩古通用，既見原《識・五藏生成篇》『狥蒙』下。）

氣衰　氣少ヲ四

麄大者ウ廿九

《靈樞・五色》四十九云：『雷公曰：以色言病之間甚，奈何。黄帝曰：其色麤以明，沈夭者爲甚』。（據此文則作『麄夭』，以爲尺膚理麄色夭之義，益是不宜不據《大素》而改正也。

諸浮不躁ウ三二

《總病論》卷一·三陰三陽傳病證云：『躁謂脈數，靜謂不數。用藥則同，若用鍼須取手與足之經也』。

案：此文發本經義，故今録於此矣。

推而上之ウ三五

《靈樞·刺節真邪》七十五云：『用鍼者，必先察其經絡之實虛，切而循之，按而彈之，視其應動者，乃後取之而下之。六經調者，謂之不病，雖病謂自已也。一經上實下虛而不通者，此必有横絡，盛加於大經，令之不通。視而寫之，此所謂解結也。上寒下熱，先刺其項太陽，久留之。已刺，則熨項與肩胛令熱，下合乃止，此所謂推而上之者也。上熱下寒，視其虛脈而陷之於經絡者取之，氣下乃止，此所謂引而下之者也。大熱遍身，狂而妄見，妄聞妄言，視足陽明及大絡取之，虛者補之血，而實者寫之。因其偃臥，居其頭前，以兩手四指，挾按頸動脈，久持之，卷而切之，下至缺盆中而復止。如前熱去乃止，此所謂推而散之者也。』

白裹朱ヲ五

清洪頤煊《讀書叢録》云：《易》巽爲白。《正義》爲白，取其風吹去塵，故絜白也。頤煊案：白即帛字。《賁》『六五，束帛戔戔』，虞翻曰：『巽爲帛，爲繩。』是虞氏易作爲『帛』也。

癉ヲ廿三

《爾雅·釋詁》『癉，病也』。郝懿行《義疏》曰：『《釋文》引孫炎云：癉，疲病也。癉，又徒丹反。是癉有殫音，亦通作殫。《淮南·覽冥篇》云：斬艾百姓，殫盡大半。高注：殫，病也。』

《本草匯》卷五·消癉：『上消大渴多飲，中消善飢而瘦，下消燥渴，小便數如膏。』又曰：『中消因數食甘美所致，食㑊即消中。病胃熱，則消穀善飢。大腸熱，則消水善飢。』又曰：『消中皆屬熱，下消皆屬腎虛。』

蟄蟲將去ウ十五

《左氏・昭十九年傳》『而去之』杜注云：『而藏之。』《釋文》『去，起呂反。藏也。』裴松之注《魏志》云：『古人謂藏爲去。案：今關中猶有此言。』《左傳音義》孔穎達曰：『去即藏也。《字書》去作弆，羌莒反。謂掌物也。今關西仍呼爲弆，東人輕言爲去，音莒。』《左傳正義》案：『去，藏也』。見《漢書・五行志》七下之上《蘇武傳》廿四《游俠傳》六十二師古注。段玉裁曰：『藏物必去此而藏彼，故其義亦爲攘卻。』《說文注》『祛』字下又曰：『廢之爲置，如徂之爲存，苦之爲快，亂之爲治，去之爲藏。』『廢』字注

十七　切脈ウ一　精明ヲ二　參伍ウ二　脈ヲ三　渾渾革革ウ四　白ヲ五　地蒼ウ六　水泉ウ八　五藏ウ八　保ウ十四　周密ウ十五　故曰ウ十五　揣ウ十六　舌卷ヲ十七　耎ウ十七　易ウ十八　食痺ウ十九　骱ウ廿　心疝ウ廿一　癉ヲ廿三　消中ヲ廿三　巔ウ廿四　癘ウ廿五　癰腫ヲ廿六　跗膚ウ廿八　尺寸ウ廿九　眴ウ三二　暖忿ウ十一　灌汗オ十八

平人氣象論篇第十八

《大素》全存。卷首至『浮大而短』，十五尺寸診；『夫平心脈』至卷末，十五五藏脈診。

（眉）吴云：『氣，脈氣，象脈形也。』

（眉）《甲乙》卷四經脈第一上具存。

○黄帝問曰：平人何如。岐伯對曰：人一呼脈再動，一吸脈亦再動，呼吸定息，脈五動，閏以太息，命曰平人。平人者，不病也。常以不病《甲乙》有『之人以』三字**調病人，醫不病，故爲病人平息，以調之爲法。**

《甲乙》無『爲法』二字。

〔楊〕平人病法，先醫人自平，一呼脈再動，一吸脈再動，是醫不病調和脈也。然後數人之息，一呼脈再動，一吸脈再動，即是彼人不病者也。若彼人一呼脈一動，一吸脈一動等，名曰不及，皆有病也。故曰醫不病，爲病人平息者也。

〔識〕《調經論》云：『陰陽勻平，以充其形。九候如一，命曰平人。』《靈·終始篇》云：『所謂平人者不病，不病者，脈口人迎應四時也，上下相應而俱往來也，六經之脈不結動也，本末之寒温之相守司也，形肉血氣必相稱也。是謂平人。』

〔李〕一息四至，呼吸定息脈五動者，當其閏以大息之時也。馬、志、高並同。

《靈·動輸篇》：『人一呼脈再動，一吸脈亦再動，呼吸不已，故動而不止。』

案：一息四動爲定息，其呼吸之間，每有一動息，是以爲定息五動也，乃與《難經》合，是倒草文法，謂閏以太息，故爲脈五動也。閏，餘也，與閏月之閏同義。定息之外别有息，故名以閏也。時時有此閏息，加此閏息而平均之，則成一息五動脈也。只就呼吸言之，則一息四動，併此閏息而平均之，則得五動，竟與《難經》所説合也。

案：本文與《大素》有異同，然其此理不異，蓋王氏所補朱字，剩有數字耳。

（眉）『呼吸定息，脈五動』下宜『者何也』三字入看。

（眉）地上春夏與秋冬爲一歲，猶人呼吸一息知百年即百息。今此論人息而用閏言太妙。

（眉）董西園《醫級》曰：『一息中得四至之半，乃爲和平之脈。』家大人曰：『此言太是。蓋閏之一息涉兩息者，故聖人下閏字而以一動别算焉，不曰正五動也，猶五歲再閏之例也。此則二息一閏，二息九動也。是所以活物之不定也』。

○人一呼脈一動，一吸脈一動，曰少氣。

《甲乙》亦有『者』字。

〔楊〕呼吸皆一動，名曰不及，故知少氣。

〔識〕馬云：『《難經》十四難以爲離經脈，由正氣衰少，故脈如是也。』吴云：『是爲虚寒。』

案：少氣，諸家無明解，唯以爲陽氣衰少。竊謂不然。後文曰病温，曰病風，曰痹，並皆謂疾病，則此少氣，亦當爲病證而看。《靈·論疾診尺七十四》云『尺膚寒，其脈小者，泄少氣』可以徵矣。又第廿（《素問》）云『形盛脈細，少氣不足以息者危』，可併考。ヲ六

《病源》卷十三少氣候云：『此由藏氣不足故也。肺主氣而通呼吸，藏氣不足，則呼吸微弱，而少氣胸痛。少氣者，水在藏府。水者，陰氣。陰氣在内，故少氣。診右手寸口脈，陰實者，肺實也。若少氣，胸内滿彭彭，與髆相引，脈來濡者，虚少氣也。左手關上脈，陰陽俱虚者，足厥陰少陽俱虚也，病苦少氣不能言。右手關上脈，陰陽俱虚者，足太陰陽明俱虚也，病苦胃中如空狀，少氣不足以息，四逆寒。脈弱者，少氣皮膚寒。脈小者，少氣也。』ウ六

（眉）《靈·瘨狂篇》『少氣，身漯漯也。言吸吸也。云云。短氣，息短不屬』。

○人一呼脈三動，一吸脈三動而躁，及**尺熱曰病温，尺不熱，脈滑曰病風，脈濇曰痹。**

（『一吸脈三動』）五字《甲乙》無。（『脈濇曰痹』）四字《甲乙》無。

〔楊〕脈之三動，以是氣之有餘，又加躁疾，尺之皮膚復熱，即陽氣盛，故爲病温。病温先夏至日前發也，若後夏至日發者病暑也。一呼三動而躁，尺皮不熱，脈滑曰風，脈濇曰痹也。

〔馬〕一息六動，《脈訣》以爲數脈，《難經》亦以爲離經脈，是六至而躁，躁者動之甚也。王注以躁爲

煩躁，按《靈樞・終始禁服》等篇有『一倍而躁』『二倍而躁』等語，則躁本言脈，不言病也。

〔張〕躁者，急疾之謂。尺熱，言尺中近臂之處有熱者，必通身皆熱也。

案：病温，即温病，謂熱病傷寒是也。第三云『冬傷於寒，春必温病』，《大素》作『乃病熱』，第五亦載此文，而《大素》作『病温』，《熱論》云『夫熱病者，皆傷寒之類也』，又云『凡病傷寒而成温者，先夏至日爲病温，後夏至日者爲病暑』，皆謂風寒入肌表變爲熱也。凡發熱之證，多是外邪之所爲，則云熱病、云温病，是自證而名，云中風、云傷寒，是自因而名也。《傷寒論・太陽中篇廿二》云『脈浮而數者，可發汗，宜麻黄湯』，又四二云『發汗已，脈浮數煩渴者，五苓散主之』，與此所説合。

風者，偏風之類。痹者，濕痹之類。如《風論》《痹論》所説是也。

《靈樞・論疾診尺第七十四》云：『尺膚熱甚，脈盛躁者，病温也。其脈盛而滑者，病且出也。《甲乙》作『汗且出也』。《脈經》同尺膚滑而澤脂者，風也。尺膚濇者，風痹也。』

〔識〕簡按：《壽夭剛柔篇》云『病在陽者，命曰風病。在陰者，命曰痹』，此章與痹對言，亦謂偏風之屬。

〔張〕《脈法》曰：滑，不濇也，往來流利。濇，不滑也，如雨霑沙。滑爲血實氣壅，濇爲氣滯血少。

○人一呼脈四動以上，曰死。

〔楊〕四至陽氣獨盛，陰氣衰絶，故死。

《十四難》云：『一呼四至，一吸四至，病欲甚。一呼五至，一吸五至，其人當困。其有大小者，爲難治。一呼六至，一吸六至，爲死脈也。』又云：『一呼再至曰平，三至曰離經，四至曰奪精，五至曰死，六至曰命絶。』

《脈經》卷四第五云：『扁鵲曰：脈再動爲一至，再至而緊即奪氣。脈三至者離經，三至而緊脫血。脈四至則奪精，四至而緊則奪形。脈五至者死，一呼而脈五動，人一息脈十一動，此氣浮濇經行，血氣竭盡，不守於中。五臟痿痟，精神散亡，脈五至而緊則死。』（十七ヲ）

○脈絕不至曰死，

〔楊〕以手按脈，一來即絕。更復不來，故死。

〔馬〕《脈訣》以九至爲死脈，十至爲歸墓脈，十一十二爲離魂脈，故皆謂之曰死脈也。此則自五至以上之太過者言之耳。若脈絕不至，則一呼一吸，脈絕不來，正氣衰盡，故亦謂之曰死脈也。此則自五至以下之不及者言之耳。

○乍疎乍數曰死。

後《三部九候論》曰：『中部乍疎乍數者，死。』又曰：『其脈乍疎乍數乍遲乍疾者，日乘四季死。』

〔楊〕乍疏曰陰，乍數曰陽，陰陽動亂不次，故曰死也。

〔高〕一呼脈四動以上，則太過之極，脈絕不至，則不及之極，乍疏乍數，則錯亂之極，故皆曰死。

○平人之常氣稟於胃，胃者，平人之常氣也。人無胃氣曰逆，逆者死。

《甲乙》卷四經脈第一（上）引至於此。

〔楊〕和平之人，五藏氣之常者，其氣各各稟承胃氣，一一之藏。若無胃氣，其脈獨見，爲逆，故致死。

○春胃微弦曰平，

《甲乙》（四ノ四ウ）引。

〔楊〕胃者，人迎胃脈者也。五藏之脈弦鉤代浮石，皆見於人迎胃脈之中。胃脈，即足陽明脈，主於水穀，爲五藏六府十二經脈之長。所以五藏之脈，欲見之時，皆以胃氣將至，人迎胃氣之狀柔弱是也。故人迎五脈見時，但弦鉤代石，各各自見，無柔弱者，即五藏各失胃氣，故脈獨見，獨見當死。春脈胃多弦少曰微，微曰平人。

〔張〕胃氣之見於脈者，如《玉機真藏論》曰『脈弱以滑，是有胃氣』，《終始篇》曰『邪氣來也，緊而疾。穀氣來也，徐而和』，是皆胃氣之謂，大都脈代時，宜無太過無不及，自有一種雍容和緩之狀者，便是胃氣之脈。

（眉）案：胃微弦者，多胃少弦之謂。下句可反證。

〇弦多胃少曰肝病，

〔楊〕弦多胃少，即肝少穀氣，故曰肝病也。

〔張〕弦多者，過於弦也。胃少者，少和緩也。是肝邪之勝，胃氣之衰，故爲肝病。

〇但弦無胃曰死。

〔楊〕肝無穀氣，致令肝脈獨見，故死也。

〔張〕但有弦急，而無充和之氣者，是春時胃氣已絶，而肝之真藏見也，故曰死。

〇胃而有毛曰秋病，

〔楊〕春胃見時，但得柔弱之氣，竟無有弦。然胃中有毛，即是肝時有肺氣來乘，以胃氣弦，故至秋有病。

〔張〕毛爲秋脈屬金，春時得之，是爲賊邪。以胃氣尚存，故至秋而後病。

（眉）案：秋病，肝爲秋肺所病之義。下文放此。高世栻所言『受剋』是也。

○毛甚曰今（金）病。

〔楊〕春得毛脈，甚於胃氣，以金剋火，故曰金病之也。

〔張〕春脈毛甚，則木被金傷，故不必至秋，今即病矣。

案：《大素》『今』作『金』，蓋因音同而訛。楊就訛字而作說，非是。又案：本文及注《大素》皆作『金病』，然其義乃爲今病，音通自可知矣。

《脈經》卷三云：『春胃微絃曰平，絃多胃少曰肝病，但絃無胃曰死，有胃而毛曰秋病，毛甚曰今病。』

○藏真散於肝，肝藏筋膜之氣也。

〔楊〕藏真者，真弦脈也。弦無胃氣曰散，弦脈不能自散，以其肝藏散無胃氣，所以藏真散於肝也。故肝藏神，藏於魂也。肝藏氣者，藏筋氣也。

《痿論》『肝主身之筋膜』，《新校正》云：『按全元起本云：膜者，人皮下肉上筋膜也。』

○夏胃微鉤（勾）平，

〔楊〕夏脈人迎胃多鉤少，曰微鉤，微鉤曰平也。

○鉤（勾）多胃少曰心病，

〔楊〕心病食少，穀氣少，令脈至人迎鉤多胃少，故知心病也。

○但鉤（勾）無胃曰死。

〔楊〕心病害食，心無穀氣，致令鉤無胃氣，故死。

○胃而有石曰冬病，

〔楊〕心，火也。夏心王時遂得腎脈，雖有胃氣唯得石，冬時當以病水剋火。

（眉）高世栻所言『受尅』是也。

○石甚曰今病。

〔楊〕夏有胃氣，雖得石脈，至秋致病。今夏得石脈甚，少胃氣，賊邪來尅，故曰今病。

○藏真通[痛]於心，心藏血脈之氣也。

〔楊〕心無胃氣，即心有痛病，致令藏真脈見人迎，故曰藏真痛於心也。故心藏神，藏於神氣也。心藏氣，藏血脈氣之也。

○長夏胃微耎弱曰平，胃少弱多曰脾病，

《甲乙》作『胃少耎弱多曰脾病』。

〔楊〕耎，而免反。柔也。長夏，六月也。脾行胃氣，以灌四藏，故四藏脈至於人迎，皆有胃氣，即四藏平和也。若脾病不得爲胃行氣至於人迎，即四藏之脈各無胃氣，故四藏有病也。問曰：長夏是脾用事，此言胃氣不言脾者，何也。答曰：脾爲其君，不可自見，是以於長夏時得胃氣者，即得脾氣。故於長夏胃氣見時，微有不足，名曰平好。若更至少腹虚弱者，即是脾病，致令胃氣少而虚弱也。

○但代無胃曰死。

〔楊〕人之一呼出心與肺，脈有二動，一吸入肝與腎，脈有二動。人呼吸已定息之時，脾受氣於胃，資與四藏，以爲呼吸，故當定息。脾受氣時，其脈不動，稱之曰代。代，息也。當代之時，胃氣當見，若脈代時無胃氣，則脾無穀氣，所以致死也。

〔張〕代，更代也。脾主四季，脈當隨時而更然，必欲皆兼和耎，方得脾脈之平。若四季相代，而但弦但鉤但毛但石，是但代無胃見真藏也，故曰死。

〔高〕代，耎弱之極也。

案：代說，張注爲是。

○耎弱有石曰冬病，

〔楊〕長夏脾胃見時，中有腎脈，是爲微耶來乘。不已，至秋當病也。

石，《脈經》《新校正》引《甲乙》。

〔眉〕高世栻所言『乘侮』是也。

○弱甚曰今病。

〔新〕按：《甲乙經》『弱』作『石』，今本《甲乙》作『耎』，注云：『《素》作弱。』

〔馬〕弱當作石。張同。案：《脈經》作『石』，則此說可從。

〔張〕長夏石甚者，火土大衰，故不必至冬，今即病矣。

案：『弱』即『石』字，古音相通，故致此誤。猶『幼弱』之字，或作『若』之例也。『若學之輩』見《新撰字鏡・序》。《脈經》作『石』，宜從改。『石榴』或作『若留』，亦可以徵。石、若相通用。《脈經》卷三云：『長夏胃微濡弱曰平，弱多胃少曰脾病，但弱無胃曰死，濡弱有石曰冬病，石甚曰今病。』

〔楊〕脾胃之脈虛弱，其穀氣微少，故即今病也。

○藏真濡傳**於脾，脾藏肌肉之氣也。**

〔楊〕脾藏真脈，謂之唯代之無胃氣。唯代之脈，從脾傳來至於人迎也。故脾藏藏神，藏於意也。脾藏氣，藏肌肉氣之也。

〔吴〕濡，澤也。脾氣喜濡澤，長夏之時，脾土用事，故五藏真氣皆濡澤於脾。

○**秋胃微毛曰平，**

〔楊〕秋時人迎胃多毛少，曰平人也。

○**毛多胃少曰肺病，**

〔楊〕穀氣少也。

○**但毛無胃曰死。**

〔楊〕真藏見脈。

○**毛而有弦曰春病，**

〔楊〕肝來乘肺，是耶來乘不已，至春木王之時當病。

〔眉〕高世栻所言『乘侮』是也。

○**弦甚曰今病。**

〔楊〕有胃無毛，但有弦者，是木反剋金，故曰今病。

《脈經》卷三云：『秋胃微毛曰平，毛多胃少曰肺病，但毛無胃曰死。毛而有絃曰春病，絃甚曰今病。』

○**藏真高於肺，以行榮**（營）**衛陰陽也。**（洩曰死）

《甲乙》『以』作『肺』，可從。

〔楊〕藏真之脈見時，高於肺藏和平之氣。高，過也。肺爲陰也，無胃之氣既過肺之和氣，即是肺傷。肺主行營衛，肺既傷已，即是陰氣洩漏，故致死也。

○**冬胃微石曰平，**

〔楊〕冬人迎脈，胃耎弱氣多，石脈微者，名曰平人。

○石多胃曰腎病，

《甲乙》作『胃少石多』。

〔楊〕腎少穀氣，故今耎弱氣少，堅石脈多，故知腎病。

○但石無胃曰死。

〔楊〕藏真脈見，故致死也。

○石而有鉤[句]**曰夏病，**

〔楊〕石脈，水也。鉤脈，火也。石脈見時有鉤見者，微耶來乘不已，至夏當病也。

〔眉〕高世栻所言『乘侮』是也。

○鉤[勾]**甚曰今病。**

〔楊〕雖有胃氣，鉤甚，所以今病也。

○藏真下於腎，腎藏骨髓之氣也。

〔楊〕腎爲五藏和氣之下，今腎無胃氣，乃過下於腎也。故腎藏藏神，藏於志也。腎藏藏氣，骨髓氣也。

自此以上，即是人迎胃脈，候五藏氣也。

《脈經》卷三云：『冬胃微石曰平，石多胃少曰腎病，但石無胃曰死。石而有鉤夏病，鉤甚曰今病。』凡人以水穀爲本，故人絶水穀則死，脈無胃氣亦死。所謂無胃氣者，但得真藏脈，不得胃氣也。所謂脈不得胃氣者，肝但弦，心但鉤，胃但弱，肺但毛，腎但石也。

弦脈小直

〔張〕弦者，端直以長，狀如弓弦有力也。然耎弱輕虛而滑，則弦中自有和意，肝藏主之。扁鵲曰：春脈弦者，肝東方木也。萬物始生，未有枝葉，故其脈之來，濡弱而長，故曰弦。

案：弦者，往來俱直長而耎滑之謂也。

鉤脈大廣

〔張〕鉤者，舉指來盛去勢似衰，蓋脈盛於外而去則無力，陽之盛也，心藏主之。扁鵲曰：夏脈鉤者，心南方火也。萬物之所茂，垂枝布葉，皆下曲如鉤，故其脈之來疾去遲，故曰鉤。

案：鉤者，來大而去細，而往來共帶柔和之謂也。

毛脈浮輕

〔張〕毛者，脈來浮濇，類羽毛之輕虛也。扁鵲曰：秋脈毛者，肺西方金也。萬物之所終，草木華葉，皆秋而落，其枝獨在，若毫毛也，故其脈之來輕虛以浮，故曰毛。

案：毛者，往來俱輕浮，而不沈重之謂也。

石脈沈重

〔張〕石者，脈來沈實如石沈水之謂。扁鵲曰：冬脈石者，腎北方水也，萬物之所藏也。盛冬之時，水凝如石，故其脈之來沈濡而滑，故曰石。

案：石者，往來共沈重而不輕浮之謂也。

案：《藏真》云『散於肝』，云『通於心』，云『濡於脾』，云『高於肺』，云『下於腎』者，散謂肝氣散於筋膜也，通謂心氣通於血脈也，濡謂脾氣濡於肌肉也，高謂肺氣高上走於營衛也，下謂腎氣低下守於骨髓也。其下字各有照應，非偶然也。

（眉）四時脈之義，又見《玉機真藏論》首。

（眉）案：春陽進，故脈強弦，弦者強也。夏陽盛，故脈浮，浮即鉤也。秋陽退，故脈弱，弱者毛也。冬陽衰，故脈沈，沈者石也。鉤浮與沈石相對，弦強與毛弱相對，即春秋相對，冬夏相反之理也。若不如此解，則四時脈應天地之氣之義，絶不能求之，不可奈何也。故知四時脈者，但是強弱浮沈之別耳。

（眉）《後漢書・陳寵傳》注：『鉤猶動也。』《莊子・徐無鬼》注：『鉤，反也。』

（眉）案：鉤、溝同音。知廣大義在焉。鉤、洪同聲。

○胃之大絡，名曰虚里，貫鬲絡胳**肺，出於左乳下，其動應衣。**

《甲乙》『衣』作『手』。

〔楊〕下診胃胳之脈。虚音墟。虚里，城邑居處也。此胃大胳，乃是五藏六府所稟居處，故曰虚里。其脈出左乳下，常有動以應衣也。

〔箚〕稻曰：與《經脈篇》脾之大絡名曰大包相對也。

〔識〕《甲乙》卷四五ウ『衣』作『手』，『脈』下有『之』字。沈氏《經絡全書》曰：『虚里，乳根穴分也，俗謂之氣根。顧英白曰：乳根二穴，左右皆有動氣，《經》何獨言左乳下？蓋舉其動之甚者耳，非左動而右不動也。其動應手，脈宗氣也。《素問》本無二義，馬玄臺因坊刻之誤，而謂應衣者，言病人肌肉瘦弱，其脈動甚而應衣也，亦通。始讀《素問》，則心竊疑之，至讀《甲乙經》，而疑遂釋然。』簡按：《五味篇》曰『大氣積於胸中，命曰氣海』，《邪客篇》曰『宗氣積於胸中』，皆此義也。《通雅》『宗、尊一字』。《孝經・宗祀》注『尊祀』，王云：『宗，尊也。』此乃古訓。『應衣』當從《甲乙》而作『應手』，若應衣則與下文何別。張云：『前言應衣者，言其微動似乎應衣，可驗虚里之胃氣。此言應衣者，言其大動，真有若與衣俱振者。』此臆度之見，不考《甲乙》之失耳。

案：此說似是，然《大素》亦兩作『應衣』，楊注亦稍與張注同，且《甲乙》無後『應衣』之文，則不當輒據《甲乙》以改經文也。《大素》後文『應衣』作『應於衣』，亦應存考。

案：總身脈動，雖極微應手，未有不應手者。虛里者，大動之最，故云應衣。桂山説誤。

○脈宗氣也。盛喘數絶者，則病在中。

《甲乙》『脈』下有『之』字。

〔楊〕宗，尊也。此之大胳一身之中，血氣所尊，故曰宗氣。其脈動如人喘數而絶者，病在藏中也。

案：盛喘數絶者，謂虛里脈動甚於常也。喘者，緛之假借，縮短之義。盛喘，謂動盛而緊數也。『喘』字已見第十數絶即絶數。絶，甚也。謂甚數也。盛字，專指於實大而言。絶字，專指於緊數而言。病在中者，謂病在胃中也。第十云『赤脈之至也。喘而堅，診曰有積氣在中，時害於食，名曰心痺』，正與此同義，宜併考矣。

虛里其動平穩爲常候，若短數者，爲胃實之候也，是脈之大過也。

〔馬〕《靈樞・邪客篇》《刺節真邪篇》皆曰宗氣，《五味篇》謂之大氣。

〔眉〕宗氣，見仲景《平脈篇》古注。

○結而横，有積矣。

〔楊〕此脈結者，腹中有積居也。積，陰病也。

〔識〕吴云：『脈來遲，時一止曰結。横，横格於指下也。言虛里之脈結而横，是胃中有積。』簡按：横，蓋謂其動横及於右邊。張註以結横不爲脈象，恐非。

案：結者，鬱結之義，前脈『喘數』之反對也。是脈之不及也。横者，桂山先生之説可從。後文云『寸口脈沈而横，曰脇下有積，腹中有横積痛』，是脈横者，中有横積之理，猶樹木有横枝者，必有横根之例耳。

（眉）案：結脈，見仲景炙甘草湯章及其次章，次章曰『脈時一止復來者，名曰結云云』。又見《辨脈篇》及他諸書。

（眉）案：結代散亂不定等，總云之横。横，縱恣妄亂之義。

○絶不至曰死。

《甲乙》此下有『診得胃脈，則能食，虚則泄也』十一字。

〔馬〕此脈之不及也。

〔楊〕此虚里脈來已，更不復來，是胃氣絶，所以致死。

案：虚里，其實則心尾下尖之鼓動，在左乳下者，隨肺氣之呼吸，從心家所釀成之血，涌起之力，築動應於此也。所以釀成此血之原，全依胃中受飲食之精氣，熏上至肝心，而變爲血汁也。故此舉大原而云胃之大絡者，欲令知人血液皆飲食之所釀造之義也。

（眉）案：絶者，結代一等永止，乃後復來也，非全絶脈。前前句王注轉用於此，可也。

○乳之下其動應衣，宗氣泄也。

案：前文『絶不至』者，謂脈不及之惡候，此云『應衣』者，亦謂大過之惡候也。所云『宗氣泄』者，無胃氣之謂也，但動築高而無滑澤之義可見耳。

〔馬〕前曰動衣，不至於動之甚，可以驗宗氣之動。而此曰動衣，則動之甚而宗氣之泄也，故謂之曰死。

乳下之動應衣者，予曾見其人病終不治。

○欲知寸口脈**太過與不及，寸口之脈中手短者，曰頭痛。**

《甲乙》卷四無『不及』以上九字。

案：短者，蓋謂往來短小急數之脈。

〔楊〕上來診人迎法，以下診寸口法，故曰欲知診寸口之脈有病，唯有大過與不及也。口者，氣行處也。從關至魚一寸之處，有九分之位，是手太陰氣所行之處，故曰寸口。其脈之動不滿九分，故曰短也。短者，陽氣不足，故頭痛也。

〔高〕短則氣虚，不及於上，故頭痛，頭痛正虚於上也。

（眉）案：此長、短二脈斥雜病。

○乳之下，其動應於衣，宗氣洩。

〔楊〕乳下虚里之脈，若陽氣盛溢，其脈動以應衣，是爲宗氣洩溢者也。

案：此十一字，《大素》在於此者，亦恐錯簡，不與前後文相接連。《素問》在於前者，似是。蓋王氷撰録時采以入於前歟。《新校正》云『按全元起本無此十一字，《甲乙經》亦無』，然則《大素》獨有此十一字可知耳。

○寸口脈中手長者，曰足脛痛。

案：長者，蓋謂往來長大遲緩之脈。

〔楊〕寸口之脈，過九分以上曰長。長者，陽氣有餘，陰氣不足，故脛痛也。

〔高〕長則氣盛，太過於下，故足脛痛。足脛痛，邪實於下也。

○喘數絶不至曰死。

〔楊〕長而喘數，所以致死。

案：前文十一字及此七字，共是錯簡，恐是前文『喘數』及『宗氣』之傍記標書之類，誤混正文者歟。

再案：此七字，恐是前文『絶不至曰死』之注解，蓋言云『絶不至』者，爲喘數之脈忽絶而不至之義，《素問》無者，蓋王氏所刪去。所謂結代之尤甚者也，故曰死。

○寸口脈中手促上擊者，曰肩背痛。

《甲乙》『擊』作『數』。

〔楊〕脈從下向上擊人手，如從下有物上擊人手，是陽氣盛。陽脈行於肩背，故知肩背痛也。

〔高〕促則内虚，不及於内。上擊則外實，太過於外，故肩背痛。肩背痛，内虚外實也。

案：以上三脈，以長短知上下之痛病，以促上擊知肩背陽部之痛病。《金匱》卷上云『清邪居上，濁邪居下』，又云『濕傷於下，霧傷於上』，《醫心方》卷八徐思恭論云『清濕襲虚，則病起於下。風雨襲虚，則病起於上。又身半已上風中之，身半已下濕中之。此蓋風濕之病也』。共可與此條併考。

○寸口脈，沈而堅者，曰病在中。

《甲乙》無『曰』字。

〔楊〕沉緊者，陰脈也。病在藏，故沈緊也。

〔高〕寸口脈沈而堅者，太過於内也，故病在中。

案：在中者，謂在胃中也。《傷寒論》陽明病脈沈緊，《金匱》宿食病『脈緊如轉索無常者，有宿食也』共可以爲徵矣。中者，内因則宿食，外因則胃家實也。

○寸口脈浮而盛者，曰病在外。

《甲乙》無『曰』字。

〔楊〕浮盛，陽也。病在於府，故浮盛也。

〔高〕寸口脈浮而盛者，太過於外也，故病在外。

案：太陽病，脈浮緩、浮緊、洪大之類，皆爲病太過於外之陽證也。《金匱》風水有『脈浮而洪』之文。外者，内因則水與飲，外因則表邪。中謂胃中，外謂胃外也。

○寸口脈沈而弱，曰寒熱及疝瘕，少腹痛。

〔楊〕沉，陰氣甚也。弱，陽氣虚也。陰盛陽虚，故有寒熱疝瘕病，少腹痛也。

〔高〕寸口脈沈而弱者，不及於内也，故爲寒熱及疝瘕而少腹痛。

案：寒熱者，謂凡惡寒發熱交作證也，瘧疾血瘕之類是也。《金匱》云『温瘧者，其脈如平』，謂無浮數之脈也。又婦人雜病第廿二云『婦人中風，發熱惡寒，經水適來，得七八日，熱除脈遲』，又云『婦人之病，因虚積冷云云』『少腹惡寒，或引腰脊云云』『久則羸瘦，脈虚多寒』，又云『寸口脈弦而大，弦則爲減，大則爲芤。減則爲寒，芤則爲虚。寒虚相搏，此名曰革。婦人則半産漏下』，共考脈狀，與此云『沈』『弱』，同有陽氣不足之意也。此條謂寒熱及疝瘕少腹痛，爲陽氣不足之證，故其脈不沈緊而沈弱也，與下文『寸口脈沈而喘，曰寒熱。脈急者，曰疝瘕少腹痛』自有虚實過不及之別也。王注非是。

沈而弱十五ウ

是水飲之寒熱疝痛也

沈而喘十六オ脈急者十八ヲ

是血熱之疝瘕也

○寸口脈沈而横，曰脇下有積，腹中有横積痛。

《甲乙》作『寸口脈緊而横堅者，曰脇下腹中有横積痛』。

〔楊〕其脈沉横而堅者，陰盛，故知胠下有積。積，陰病也。横，指下脈横也。胠，側箱助下穴處也。又其陰病，少腹中有横積也。

〔眉〕當作側箱肋下空處也。

〔高〕寸口脈沈而横者，太過於内也，故脇下有積而腹中亦有横積痛。

〔識〕《甲乙》『横』下有『堅』字，無『有積』二字。張云：『横，急數也。』志云：『横，横逆。言脈之形象，非謂病也。』簡按：横，謂寸口脈位，横斜於筋骨間。張、志恐非。

案：此證脇腹間有飲血而爲痛者，其痛不定，或在右或左，故其脈亦不定，其位或爲横斜也，專係血中筋絡之間，故其脈如此。

○寸口脈沈而喘，曰寒熱。

《大素》此九字出後，故楊注亦載於後。

〔識〕《甲乙》『沈』作『浮』，『喘』下有『者』字。

〔高〕寸口脈沈而喘者，或太過或不及，故但爲寒熱。寒熱之證，有有餘有不足也。

〔張〕喘，急促也。脈沈而喘，熱在内也。熱在内而爲寒熱，即諸禁鼓慄，皆屬於火之謂。

案：前文所云『寸口之脈，沈而弱，曰寒熱』者，是不及於内之寒熱，此云『脈沈而喘，曰寒熱』者，是太過於内之寒熱，以示寒熱之症，自有虚實二證，其脈不同耳。此高注非是。喘即緤短之義，已見第三、第十中。

○脈盛滑堅者，曰病甚在外。
《甲乙》『脈』上有『寸口』二字。
〔楊〕寸口，陽也，滑亦陽也，堅爲陰也，陽盛陰少，故病曰甚，在六府也。
〔高〕脈盛滑堅，則陽氣太過，故曰病在外。
案：堅者，牢堅有力之義，或有堅緊互訛者，宜分別而解之也。如《傷寒論・太陽上》風濕之脈，陰陽俱浮，桂二麻一之脈洪大，《太陽中》大青龍之脈浮緊，第十九條『脈浮數者，法當汗出而愈』，《太陽下》大陷胸之脈浮而動數，小陷胸之脈浮滑之類是也。盛者，洪大之義。滑者，不濇之謂。
○脈小實而堅者，病甚曰在內。
《甲乙》『病』上有『曰』字，『脈』上有『寸口』二字。
〔楊〕小實爲陰，堅亦是陰，故病曰甚在五藏也。
〔高〕脈小實而堅，則陰氣太過，故曰病在內。
案：小者，盛之反。實者，滑之反。堅者，亦堅牢有力之義，而爲陽虚邪實之堅，少陰病之緊數之類是也。少陰之爲病脈微細，少陰病脈細沈數，少陰病脈緊，少陰病脈微細沈，通脈四逆之脈微欲絶，少陰下利脈微濇，並可以徵矣。前曰表陽，此謂裏陰也。
○有胃氣而和者，病曰無他。
〔楊〕寸口之脈雖小實堅，若有胃氣和之，雖病不至於困也。
○脈小弱以濇，謂之久病。
《甲乙》『濇』下有『者』字。

〔楊〕小弱以濇，是陰陽虚弱，故是久病。

〔高〕脈小弱以濇，則氣血不及，故謂久病。

《金匱》第六云『男子脈浮弱而濇，爲無子，精氣清冷』，又第五云『盛人脈濇小，短氣自汗出，歴節疼不可屈伸，此皆飲酒汗出當風所致』，又第十二云『久欬數歲，其脈弱者可治』，並久病之謂也。

○脈滑（濇）**浮而**（大）**疾者，謂之新病。**

《甲乙》作『脈浮滑而實大者，謂之新病』，此下有『病甚有胃氣而和者，曰病無他』十二字。

〔楊〕濇爲陰也，浮大陽也。其脈雖濇，而浮流利，即知新病。

〔高〕脈滑浮而疾，則氣血太過，故謂新病。

《金匱》第七云『欬而浮者，厚朴麻黄湯主之。肺脹，脈浮大者，越婢加半夏湯主之。脈浮者，心下有水，小青龍加石膏湯主之』，第十云『寸口脈浮而大，按之反濇，尺中亦微而濇，故知有宿食，大承氣湯主之』，第十二云『脈浮而細滑，傷飲』，第十三云『脈浮，小便不利，微熱，消渴者，宜利小便，發汗，五苓散主之』，第十四云『脈浮而洪，風氣相擊，身體洪腫，汗出乃愈』，第十七云『下利脈遅而滑者，實也云云，宜大承氣湯，下利脈反滑者，當有所去，下乃愈，宜大承氣湯』。並皆新病之謂也。

○脈急者，曰疝瘕，少腹痛。

《大素》此九字在後。楊注同。《甲乙》『瘕』作『癩』。

〔高〕疝瘕少腹痛，有虚有實。上文寸口脈沈弱，病疝瘕少腹痛，乃正氣不足也。此脈急而曰疝瘕少腹痛，乃邪氣有餘也。

案：此云脈急者，亦謂沈而急也，與前文云『沈而弱』相對成文，而詳於彼，略於此也。《金匱》第十云『腹痛，脈弦而緊，弦則衛氣不行云云，即爲寒疝』，又『寒疝其脈沈緊者，大烏頭煎主之』，又云『脈數弦者，當下其寒』，並與此同義，爲邪氣有餘之證也。

○**脈滑曰風，**

〔楊〕氣虚而行利，即是風府之候也。

〔高〕脈滑爲風者，風爲陽邪，善行數變，故脈滑也。

《金匱·中風第五》云：『趺陽脈浮而滑，滑則穀氣實，浮則汗自出。』

案：此文滑、濇，風、痺相對而言之，與風寒邪氣之風自别，蓋陽經受邪，則其脈滑利，陰經受邪，則其脈濇滯，所以爲風緩、爲頑痺也。

○**脈濇曰痺，**

〔楊〕濇，陰也。按之指下濇而不利，是寒濕之氣聚爲痺也。

〔高〕脈濇爲痺者，痺主閉拒，血氣凝滯，故脈濇也。

《金匱·血痺第六》云：『問曰：血痺病從何得之。師曰：夫尊榮人，骨弱肌膚盛重，因疲勞汗出，臥不時動搖，加被微風，遂得之。但以脈自微濇，在寸口關上小緊，宜鍼引陽氣，令脈和，緊去則愈。』又云：『血痺，陰陽俱微，寸口關上微，尺中小緊。外證身體不仁，如風痺狀。黄耆桂枝五物湯主之。』

○**緩而滑曰熱中。**

〔楊〕緩滑，陽也。指下如按緩繩而去來流利，是熱中候者。

〔馬〕脈來緩而滑者，緩爲脾脈有餘，滑爲胃火甚盛，故爲熱中。

〔高〕土氣内虚，陽熱過盛，故曰熱中。

案：『熱中』已第十七中，又見四十二中。

○**盛而緊曰脹，**

〔楊〕寸口脈盛緊實者，是陰氣内積，故爲脹也。

〔馬〕盛則邪氣有餘，緊則中氣不舒，故曰脹。

〔高〕土氣有餘，邪氣内實，故曰脹也。

《靈樞·脹論第三十五》云：『黄帝曰：脈之應於寸口，如何而脹。岐伯曰：其脈大堅以濇者，脹也。』

又云：『夫脹者，皆在於藏府之外，排藏府，而郭胸脇，脹皮膚，故命曰脹。』

○**脈從陰陽，病易已。**

〔楊〕人迎脈口，大小順四時者，雖病易愈也。

〔高〕脈從陰陽者，脈得四時之順也。順者，春弦夏鉤秋毛冬石也。

（眉）案：下句有四時文，則此二句王注是，楊、高注非。

○**脈逆陰陽**者脫**，難已。**

《甲乙》無以上十三字。

〔楊〕人迎寸口，大小不順四時，既逆陰陽，故病難已也。

〔高〕脈逆陰陽者，脈反四時也。反者，胃而有毛，胃而有石，毛而有弦，石而有鉤也。

〔馬〕此言脈當與病而相順也。人有陽病，或外感，或内傷，皆當見陽脈。人有陰病，外感則陰病當見陽脈，内傷則陰病當陰脈也。故脈順陰陽，則病易已，有等脈逆陰陽則病。外感者，陽病見陰脈，陰病見陰脈，内傷者，陽病見陰脈，陰病見陽脈，皆病之難已者也。

案：馬注似是。

○脈得四時之順，曰病無他。

《甲乙》『脈』作『按寸口』三字。

〔馬〕此言脈當與時而相順也。春病得弦脈，夏病得鉤脈，秋病得毛脈，長夏得緩脈，冬病得石脈，則脈得四時之順，曰病無他。

○脈反四時，及不間藏，曰難已。

《甲乙》無『脈』字，『難已』作『死』一字。

〔楊〕春夏人迎小於寸口，秋冬寸口小於人迎，即知是脈反四時，故病難已也。

〔馬〕間藏者，如肝病乘土，當傳之於脾，乃不傳之於脾，而傳之於心，則間其所勝之藏，而傳之於所生之矣，《難經·五十三難》所謂『間藏者生』是也。及無間藏之脈，皆謂之難已耳。

○脈急者曰疝瘕，少腹痛。

〔楊〕按其脈如按弓弦，是陰氣積，故知疝瘕，少腹痛也。

○寸口脈沈而喘，曰寒熱。

〔楊〕沉，陰氣也。脈動如人喘者，是爲陽也，即知寒熱也。

○臂多青脈，曰脱血。

〔楊〕臂，尺地也。尺地胳脈青黑爲寒，即知脱血。以其陽虚，陰盛乘陽，故脈青之。

〔馬〕大凡筋脈之中皆血也。血多則赤，血少則青，故知脈青爲脱血之證耳。

〔張〕血脱則氣去，氣去則寒凝，凝泣則青黑，故臂見青色。言臂則他可知矣，即診尺之義。

案：以下至『熱中』六條，並謂在尺膚之望切二法也。與以上論寸口正相對之文也。

○尺脈緩濇，謂之解㑊。

〔楊〕緩爲陽也，濇爲陰。以從關至尺取一寸，以爲尺部。尺部又陰，以陰氣多，懈惰安卧之也。

案：楊注以尺爲關尺之尺，恐非是。此所云尺脈者，謂尺膚部内之脈也，與第十七『尺内兩傍則季脇云云』合，可併考。楊注以『安卧』二字屬上句，高注同，似是。再案：依後文『尺濇脈滑』『尺寒脈細』等考之，則謂尺膚與脈口也。

○安卧脈盛，謂之脱血。

〔楊〕尺脈盛，謂陰氣盛，陽氣虚，故脱血也。

案：前文『脱血』謂望法，此條『脱血』謂脈法也。馬氏以前爲數脱，以此爲暴脱，似是。

（眉）《至真要論》注：不發汗以奪盛陽，則熱内淫於四支，而爲解㑊，不可名也。謂熱不甚，謂寒不甚，謂強不甚，謂弱不甚，不可以名言，故謂之解㑊，粗醫呼爲鬼氣惡病也。

○尺濇脈滑，謂之多汗。

〔楊〕尺之皮膚麁濇，尺之脈滑，是爲陽盛陰虚，故洩汗也。

〔張〕皮膚濇者，營血少也。尺脈滑者，陰火盛也。陽盛陰虚，故爲多汗。《陰陽別論》曰：『陽加於陰，謂之汗。』

○尺寒脈細，謂之後泄。

〔楊〕尺之皮膚冷，尺脈沉細，是爲内寒，故後洩也。

〔張〕尺膚寒者，脾之陽衰，以脾主肌肉四支也。尺脈細者，腎之陽衰，以腎主二陰下部也。脾腎虛寒，故爲後泄。

○**脈尺麤常熱者，謂之熱中。**

〔楊〕脈之尺地皮膚麁，又常熱，是其熱中也。

〔張〕尺麤爲真陰不足，常熱爲陰火有餘，故謂之熱中也。

案：前文云『緩而滑曰熱中』，彼謂脈法，此謂診法也。寬政四年壬子，鼇城公觀，後改姓名偁金窪七朗，所著有《素問考》五册。其説云：『脈尺麤常熱，當作脈麤尺常熱。』

（眉）金窪七朗説似是，然無脈狀云『麁』例。《脈要精微論》『麤大』，王注爲脈狀，而《大素》作『麁夭』，則與此『麁』字共斥皮膚麁錯也。然則此脈狀如何。曰以『常熱』文可推知之，蓋洪大耳。

○**肝見庚辛，死，**

〔馬〕此言真藏脈見者，各有相剋之死期也。庚辛者，金日也。肝之真藏脈見，而全無胃氣，則至庚辛日而死，以金剋木也。

○**心見壬癸死，脾見甲乙死，肺見丙丁死，腎見戊己死，是謂真藏見皆死。**

〔楊〕真藏各見被剋之時，故皆死也。

〔張〕此即《三部九候論》所謂『真藏脈見者勝死』之義。

○**頸脈動喘疾欬曰水。**

〔楊〕頸脈是胃諸脈人迎也。人迎常動，今有水病，故動疾，可見喘欬也。有本爲『腎脈動』也。

案：《大素》作『疾喘』爲是，併言脈證也。動疾謂脈，喘欬謂證也。言有此脈證者，爲內有水飲之候也。

〔張〕水氣上逆，反侵陽明，則頸脈動。水溢於肺，則喘急而疾欬。

（眉）王注以疾爲欬之疾迅。

〇**目裹微腫，如臥蠶起之狀曰水。**

案：《大素》無『蠶』字，可從。與《金匱》十四云『目下有臥蠶』自別。

〔楊〕目果，目上下瞼也。瞼之微腫，水之候。

（眉）《靈·水脹篇》：『水始起也。目窠上微腫，如新臥起之狀。』

《評熱論》云：『水者，陰也。目下亦陰也。腹者至陰之所居，故水在腹中者，必使目下腫也。』

〇**足脛腫曰水。**

〔楊〕寒濕氣盛，故足脛腫，水之候也。

〇**目黃者，曰黃疸也。**

〔楊〕三陽脈在目，故黃疸熱病，目爲黃也。多但反也。

〇**溺黃赤安臥者，黃疸。**

〔楊〕腎及膀胱中熱，安臥不勞者，黃疸病候也。案：『不』恐『而』誤。

《靈樞·論疾診尺七十四》云：『身痛而色微黃，齒垢黃，爪甲上黃，黃疸也。安臥，小便黃赤。脈小而寒者，不嗜食。』

〇**已食如飢者，胃疸也。**

〔楊〕胃中熱消食，故已食飢，胃疸病。

〔識〕簡按：疸、癉同，即前篇所謂消中，後世所稱中消渴也。馬云穀疸，志云黄疸，並非。

案：王注以爲胃熱，則胃疸之爲胃癉，可知耳。癉通作疸，猶鱓或作䱇之例。《刺瘧論》三十六『旦病』，《大素》作『疸病』，注：『音旦。内熱病也。』癉熱解已見於十七中。

○面腫曰風，

〔識〕馬云：『水證有兼風者，其面發腫，蓋面爲諸陽之會。風屬陽，上先受之，故感於風者，面必先腫，不可誤以爲止於水也。《評熱論》《水熱穴論》《論疾診尺篇》皆名曰風水，王注以爲胃風者，非。及考《風論》胃風之狀，並無面腫之説。』簡按：《金匱要略》云『面目腫大有熱，名曰風水』，又云『腰以上腫，當發汗』。

○足脛腫曰水，

〔識〕吴云：『脾胃主濕，腎與膀胱主水，其脈皆行於足脛，故足脛腫者爲水。』簡按：《金匱要略》云：『腰以下腫，當利小便。』

案：『面腫曰風』『足腫曰水』者，《金匱》第一所云『清邪居上，濁邪居下』，此之謂也。

○目黄者曰黄疸。

〔張〕目者，宗脈之所聚也。諸經有熱則上薰於目，故黄疸者，其目必黄。

案：前文黄疸，謂勞疸虚證。此黄疸，謂穀疸實證也。黄疸證先見於目，後及一身也。

○婦人手少陰脈動甚者，妊子也。

〔識〕張云：『心脈動甚者，血王而然。王啓玄云云，蓋指心經之脈，即神門穴也。其説甚善。』簡按：《論疾診尺》亦曰『女子手少陰脈動甚者姙子』，知是全本作『足少陰』者未爲得。王以『動』爲厥厥動搖之動脈，馬以姙子爲男子，皆誤。

〔楊〕手少陰脈，心經脈也。心脈主血，女人懷子，則曰血外閉不通，故手少陰脈内盛，所以動也。

○**脈有逆從四時，未有藏形。**

〔楊〕寸口人迎且逆且順，即四時未有真藏脈形。

〔識〕馬云：『未有正藏之脈相形，而他藏之脈反見。春夏脈宜浮大，今反沈細而瘦，秋冬脈宜沈細，今反浮大而肥，此即所謂逆四時也。《玉機真藏論》云：未有藏形，於春夏而脈沈濇，秋冬脈浮大，名曰逆四時，與此義同。』志云：『未有春弦夏鉤秋毛冬石之藏形。』簡按：吴、張爲真藏之脈形，非。

○**春夏而脈瘦，秋冬而脈浮大，命曰逆四時也。**

〔楊〕春夏人迎微大爲順，今反瘦小爲逆；秋冬人迎微小爲順，今反浮大爲逆也。

○**風熱而脈靜，泄而脱血脈實。**

〔楊〕脈盛者，風熱之病也。風熱之病虚，故多脱洩血脱也。

〔馬〕病由風熱，脈宜浮大而反沈靜，則陽病見陰脈也。泄利脱血二證，脈宜沈細而實大，則陰病見陽脈也。

案：楊注以『脈實』屬下句，似是。

○**病在中脈虚，**

〔楊〕是陽虚陰實，故病在五藏。

○病在外脈濇堅者，皆難治。

〔楊〕陰虛陽實，故病在六府也。

〔馬〕病在中者，脈爲有力，則中氣方盛，今脈反虛；病在外者，脈宜浮虛，則表病易痊，今脈反濇堅，是皆難治之證。按《玉機真藏論篇》云『病熱脈靜，泄而脈大，脫血而脈實』，與本篇大義相同，病在中，脈實堅，病在外，脈不實堅者，皆難治，則稍異耳。

○命曰反四時也。

〔楊〕脈濇及堅二者，但陰無陽，故皆難療，名曰反四時之脈也。

〔識〕吴刪『四時』二字。馬云：『是皆難治之證，猶脈之反四時也。王注爲衍文，殊不知古人以彼形此，則未必非取譬之意。』『王注』當是《新校正》簡按：馬注似傅會。

案：『命曰』云云六字，宜移下文『腎不石也』下而看，蓋是倒草法，言『命曰反四時者，人以水穀爲本云云，腎不石也』。如此讀，則其意自妥。

○人以水穀爲本，故人絶水穀則死。

〔楊〕反四時之脈，無水穀之逆者，致死。

○脈無胃氣亦死。所謂無胃氣者，但得真藏脈，不得胃氣也。所謂脈不得胃氣者，肝不弦，腎不石也。

〔楊〕雖有水穀之氣，以藏有病無胃氣者，肝雖有弦，以無胃氣，不名平弦也；腎雖有石，以無胃氣，不名平石，故不免死也。

〔識〕張云：『人生所賴者水穀，故胃氣以水穀爲本，而五藏又以胃氣爲本，若脈無胃氣，而真藏之脈獨見者死，即前篇所謂但弦無胃，但石無胃之類是也。然但弦但石，雖爲真藏，若肝無氣則不弦，腎無氣則不石，亦由五藏不得胃氣而然，與真藏無胃者等耳。』志云：『弦鉤毛石，胃氣所生之真象也。真象見者，謂胃氣已絶，故死。然五藏之真象，乃胃府精氣之所生，精氣絶，則肝不弦，腎不石，而又帶鉤彈石之死脈見矣』。高云：『至春而肝不微弦，至冬而腎不微石也。』簡按：高仍王義，近是。謝緡翁及袁表校本《脈經》作『肝但弦，心但鉤，脾但弱，肺但毛，腎但石也』，未知據何本。案：《大素》下文有此文，可併考。

（眉）王引之《經傳釋詞》以『不』爲發聲，於經典太多。今此『不弦』，弦也，『不石』，石也，亦宜爲發聲讀。《爾雅·釋丘篇》所言『不濇』，郭注：『不，發聲。』是也。

（眉）《玉機真藏》《新校正》引楊上善云：『於寸口診，微弦爲平和。微弦，謂二分胃氣、一分弦氣俱動爲微弦；三分並是弦而無胃氣，爲見真藏。餘四藏準此。』

○**太陽脈至，洪大以長。**「甲乙」四ノ六ウ

〔楊〕以手按人脈，鴻大以長者，是太陽脈也。即手足太陽小腸膀胱脈之狀也。

○**少陽脈至，乍數乍疎，乍短乍長。**

《甲乙》『長』上有『乍』字。

〔楊〕按之人，乍疏乍數，乍短乍長者，少陽脈也。即手足少陽三膲及膽脈之狀。案：『人』字恐衍。

○**陽明脈至，浮大而短。**

〔楊〕按之浮大而短者，陽明脈也。即手足陽明胃及大腸之候也。是爲三陽脈之形。

《七難》曰：『《經》言：少陽之至，乍小乍大，乍短乍長，陽明之至，浮大而短，太陽之至，洪大而

長；太陰之至，緊大而長；少陰之至，緊細而微；厥陰之至，沈短而敦。此六者是平脈邪，將病脈邪。然：皆王脈也。其氣以何月各王幾日。然：冬至之後，甲子少陽王，復得甲子陽明王，復得甲子太陽王。復得甲子太陰王，復得甲子少陰王，復得甲子厥陰王。王各六十日，六六三百六十日，以成一歲，此三陽三陰之王時日大要也。』

〔新〕詳無三陰脈，應古文闕也。

○肝脈弦，心脈句，脾脈代，肺脈毛，腎脈石，是謂五藏脈。

〔眉〕《甲》四ノ二ウ『句』作『鉤』，無『是謂五藏脈』五字。

〔楊〕肝心脾三脈，《素問》九卷上下更無別名，肺脈稱毛，又名浮；腎脈稱石，又名營，是五脈同異。若隨事比類，名乃衆多也。

○夫平心脈來，累累如連珠，如循琅玕，曰心平。

〔楊〕心脈，夏脈也。夏日萬物榮華，故其脈來累累如連珠，以手按之，如循琅玕之珠，以爲平和之脈也。而稱鉤者，曲也。連珠高下不如弦直，故曰鉤也。

〔識〕張云：『琅玕，《符瑞圖》曰：玉而有光者。《説文》曰：琅玕似珠。』簡按：《禹貢》『厥貢惟球琳琅玕』，孔傳：『琅玕，石而似珠。』《爾雅·釋地》『西北之美者，有崑崙虛之璆琳琅玕焉』，郭注：『琅玕，狀如珠也。《山海經》曰：崑崙山，有琅玕樹。』李時珍曰：『在山爲琅玕，在水爲珊瑚。』

案：李氏此説據《圖經》引《異魚圖》云『琅玕似珊瑚』之文而爲之説，非是。蓋《異魚》所云琅玕者，自是一種與珊瑚一類而青色者，今好事者以爲玩器呼青珊瑚者是也，非真琅玕也。

案：《本草經》白字『青琅玕，一名石珠』，黑字云『一名青珠』。考『琅玕』之急呼爲藍，藍與綠亦一音平入之緩急耳，謂青綠色也。然則琅玕本是青玉之名，《本草》作『青琅玕』者，從人間俗呼。猶羖羊角、牡狗陰莖之類也。白居易《洗竹詩》云：『琅玕十餘束，青青復籊籊。』王貞白《洗竹詩》云：『有時記得三天事，自向琅玕節下書。』此竹皮青綠滑澤，與琅玕同之徵也。

〔箚〕稻曰：『如連珠，言其圓曲之狀，如琅玕，言其潤滑之意。』

○夏以胃氣爲本，

〔楊〕胃爲五藏資粮，故五時之脈，皆以胃氣爲本也。

○病心脈來，喘喘連屬，其中微曲，曰心病。

《甲乙》『病心脈來』四字無，『喘喘』作『累累』。

〔張〕喘喘，連屬急促相仍也。其中微曲，即鉤多胃少之義。

〔吴〕不能如循琅玕之滑利矣。

案：『喘喘』之『喘』，亦與『緛』同，縮短之義，已見第三、第十中。此云喘喘，比前心平脈之累累則稍爲短促，然未失胃氣，故尚喘喘連屬也。《舉痛論》卌九云『脈不通，則氣因之，故喘動應手矣』，與此同義。十一ノ二ウ又案：《三部九候》廿有『蠕蠕然』八ヲ，蓋與此『喘喘』同義，謂耎滑連屬也。

〔楊〕病心脈來動，如人喘息連屬，然指下微覺曲行，是爲心之病脈者也。

○死心脈來，前曲後居，如操帶鉤，曰心死。

〔楊〕心脈來時，按之指下覺初曲後直，如操捉帶鉤，前曲後直，曰心死脈。居，直也。吕廣《十五難》注云『後居謂之後直』。

〔識〕吴本『居』作『倨』。簡按：丁德用注《十五難》云：『後居，倨而不動，勁有，故曰死也。』王注：居爲不動。蓋讀爲倨，故吴直改之。倨、踞同。《漢書》『高祖箕踞』，張耳傳作『箕倨』。踞，蹲也，故爲不動之義。

案：帶鉤者，前細而後大，與心藏平鉤脈相反對，謂脈狀浮之而微細，沈之而實大也。楊上善、呂廣共以爲『後直』對『前曲』字面而言之，非直立之謂也。

平鉤脈形如圖，帶鉤脈形亦如圖，互相反也。

『鈎』字《大素》作『句』，古字耳。

○平肺脈來，厭厭聶聶，如落榆莢，曰肺平。

〔吴〕厭厭聶聶者，翩翻之狀，浮薄而流利也。

〔馬〕蓋厭厭聶聶者，恬靜之意。

〔紹〕《聖惠方》載《十四難》文作『欇欇欇欇』。考《廣韻》『欇，葉動皃。於葉切』。《說文》『欇，木葉搖白也。從木聶聲』。《爾雅》：楓，欇欇。《說文》：楓，楓木也。厚葉弱枝善搖，一名聶。

〔識〕如落榆莢，《十五難》『落』作『循』，『莢』作『葉』，《甲乙》同。馬云：『輕虛以浮之意。』張云：『輕浮和緩貌，即微毛之義也。』李時珍曰：『榆有數十種，莢榆，其木甚高大，未生葉時，枝條間先生榆莢，形狀似錢而小，色白成串，俗呼榆錢，後方生葉。』

案：本書作『如落榆莢』者，是，《十五難》《甲乙》所作共非是。此即謂毛脈來去，共輕浮而有胃氣之脈狀也。

○秋以胃氣爲本。

〔楊〕厭，伊葉反。聶，尼獵反。厭厭聶聶，如人以手接已落榆莢，得之指下者，曰肺平脈也。

○病肺脈來，不上不下，如循雞羽，曰肺病。

〔楊〕按於毛脈，如人以摩循鷄翅之羽，得於心者，以爲肺之病脈也。

〔張〕不上不下，往來濇滞也。如循雞羽，輕浮而虚也。亦毛多胃少之義，故曰肺病。

○死肺脈來，如物之浮，如風吹毛，曰肺死。

〔楊〕脈之動也，如芥葉之浮於水，若輕毛而逐風移，如斯得者曰死脈者也。夫五色有形，目見爲易，五聲無形，耳知次難，五脈之動，非耳目所辨，斯最微妙。唯可取動指下，以譬喻亦之，得在於神，不可以事推之知也。

案：《說文》『勿，州里所建旗』，或作『㫺』，今《周禮》作『物』。『浮』者，『披靡』之急呼，謂飄搖也。所云如旌旗之披靡者，輕輕應手而無根脚之謂也。蓋如物之浮，其來應手者也。如風之吹毛，其去無根者也。乃但毛無胃之義也。第十九所云『真肺脈至，大而虚，如以毛羽中人膚』，可以參考。

○平肝脈來，耎弱招招，如揭長竿末梢，曰肝平。春以胃氣爲本。

〔楊〕揭，奇哲反。高舉也。肝之弦脈，獨如琴瑟調品之弦，不緣不急，又如人高舉竹竿之梢，招招勁而且耎，此爲平也。『緣』恐『緩』訛。『勁』即『勁』字。據注文則正文『末梢』二字恐誤脱耳。或曰王氏據楊注補『末梢』二字歟？非是。

〔識〕馬云：『招，迢同。迢迢然，長竿末梢，最爲耎弱，揭之則似弦而甚和，所以謂之平也。』張云：

『揭，高舉也。高揭長竿，梢必柔耎，即和緩弦長之義。招招，猶迢迢。』吴意同。志云：『以手相呼曰招。招招，乍伏之象。』高云：『柔和而起狀也。』簡按：《集韻》『迢迢，高貌』。義難叶。志注：本於《詩·邶風》『招招舟子』之疏，尤得其解。

案：如揭長竿末梢者，言柔和中自有裊娜之力，宜手下心中診察得之耳。

案：招招爲輕佻招翹之義，謂竹竿末梢之狀也。《説文》『柖，樹搖皃』，《廣韻》『毭毷，毛皃』『帊，細絲』，共可參考。畢竟招招與招搖，無有異義也。

○**病肝脈來，盈實而滑，如循長竿，曰肝病。**

〔楊〕盈，滿實也。肝氣實滑如循長竿，少於胃氣，故肝有病也。

○**死肝脈來，急益勁，如新張弓弦，曰肝死。**

〔楊〕肝真藏脈來勁急，猶如新張琴瑟之弦，無有調弱，是無胃氣，故爲死候也。

《甲乙》《脈經》『急』下有『而』字。

○**平脾脈來，和柔相離，如雞踐地，曰脾平。**

〔楊〕按脾大脈和柔，胃氣也。相離中間空者，代也。如雞行踐地，跡中間空也。中間代者，善不見也。

〔張〕和柔，雍容不迫也。相離，匀淨分明也。如雞踐地，從容輕緩也。此即充和之氣，亦微耎弱之義，是爲脾之平脈。

案：離，非別離之離，宜爲附離之義而看。

○**長夏以胃氣爲本。**

〔張〕耎而和也。

○病脾脈來，實而盈數，如鷄舉足，曰脾病。

〔楊〕實而盈數，如雞之舉足，爪聚中間不空，聚而惡見。比之無代，故是脾病也。

〔識〕張云：『實而盈數，強急不和也。如雞舉足，輕疾不緩也。前篇言弱多胃少，此言實而盈數，皆失中和之氣，故曰脾病。』汪機云：『雞踐地，形容其輕而緩也。如雞舉足，言如雞走之舉足，形容脈來實而數也。踐地與舉足不同，踐地是雞不驚而徐行也，舉足是被驚時疾行也。況實數與輕緩相反，彼此對看，尤見明白。《難經》以此爲心病。』志云：『雞足有四爪，踐地極和緩，形容脾土之灌溉四藏，雞舉足拳而收斂，不能灌溉於四藏也。』簡按：汪、志並鑿。

○死脾脈來，銳堅如烏之喙，如鳥之距，如屋之漏，如水之流，曰脾死。

《甲乙》『銳』作『兊』。

〔楊〕按脾脈來堅尖聚兊而不相離，上觸人指，如烏喙，如流水之動，又如屋漏之渧人指，脾脈死候也。

案：銳堅者，無胃氣之狀也。脾應四時，不啻長夏，亦不啻四季土用，四時之中以有脾胃之氣爲之平調也。今無胃氣之脈，其在春則銳堅如烏喙者，但弦無胃也。其在夏則銳堅如鳥距，但鉤無胃也。其在秋則銳堅如水流，但毛無胃也。其在冬則銳堅如屋漏，但石無胃也。烏喙、鳥距，形容脈狀之銳堅。水流屋漏，形容脈之往來至去之銳且堅也。

○平腎脈來，喘喘累累如鈎，按之而堅，曰腎平。

〔楊〕旬，平也。手下堅實而平，此爲石脈之形，故爲平也。有本爲『揣揣果果』也。

〔紹〕古『旬』『勻』多通用，故楊以旬爲均平之義，然於喘喘累累殊未襯切。仍考《大素》『旬』字即是『鋆』字，如『鈎』蓋如『鈞』譌。《説文》『鋆，古文。鈞，或從旬』。《淮南子・原道訓》『鈞旋轂轉』注：『鈞，陶人作瓦器法，下轉旋者。』《漢書・鄒陽傳》『獨化於陶鈞之上』，張晏曰：『陶家名模下圓轉者爲鈞。』其云如鈞即是此義，爲沈濡而滑之象，始與夏平脈有別。先兄曰：『汪云：喘喘累累如鈎，言其滑而濡也。按之而堅，濡滑有力也。』

案：喘喘猶冉冉、耎耎也，謂軟弱也。累累猶離離、連連，謂重疊也。言軟弱重疊之中，按之而堅有力如鈞也。云『如鈞按之而堅』者，倒草法也。

○冬以胃氣爲本，

〔張〕石而和也。

○病腎脈來，如引葛，按之益堅，曰腎病。

〔楊〕腎之病脈，按之如按引葛，逐指而下也。益堅，始終堅者，是爲腎平，初耎後堅，故是腎病之也。

案：《説文》『葛，蔓也』。云『如引葛』者，至堅之中自寓生意潤澤，與如奪索彈石自不同也。

○死腎脈來，發如奪索，辟辟如彈石，曰腎死。

〔楊〕腎之石脈，來指下如索，一頭繫之，彼頭控之，索奪而去，如以彈石。彈指辟辟之狀，是腎之死脈候之也。

案：奪與捺同。《廣韻》『捺，奴葛切。手按』。因此，則奪索者謂按索也。比腎病之引葛稍失潤澤，所以爲死也。又案：辟辟者，蓋辟之爲言拍也。於指下動拍甚劇，如彈石上，全無胃氣，故以爲腎死脈也。

案：本篇凡九章，篇首至『逆者死』爲一，『春胃微弦』至『宗氣泄也』爲二，『欲知寸口』至『曰難已』爲三，『臂多青脈』至『謂之熱中』爲四，『肝見庚辛』至『皆死』爲五，『頸脈動喘』至『姙子也』爲六，『脈有逆從』至『命曰反四時也』爲七，『人以水穀爲本』至『浮大而短』爲八，『夫平心脈』至篇末爲九章。

萬延庚申十一月初七直燈下書畢
速讀翁源立之

第十八補

秋病ウ五

案：秋病，諸注家以爲至秋而病也。余謂不然。夫冬傷寒而春病，夏傷暑而秋爲瘧之類，其義可通。若隔一時，而春夏共不病，至秋而病之兆，已在春時之脈卜之，此理固不可有也。蓋所云秋病者，肺病之義，春木應則肝病，若金應而木衰，則反見肺病，名之曰秋病也。下同。

〔高〕春言胃而有毛，金刑木也。夏言胃而有石，水刑火也。長夏秋冬，一言耎弱有石，一言毛而有弦，一言石而有鈎，皆我勝者而反乘之。蓋勝我者刑之，由於本氣之虚。我勝者乘之，亦由本氣之虚也。春夏今病皆言受剋，長夏今病則言本虚，秋冬今病則言乘侮，以明受剋乘侮，皆因本氣之虚，錯綜其意，欲人彼此互推知其由也。

案：高説爲是，今從高説爲之圖表如左。

	我負 下		我勝 上	
春（木肝）	胃而有毛曰秋病	金來克木	弦而有耎弱曰長夏病	木往乘土
	毛甚曰今病⑧		耎弱甚曰今病⑦	
夏（火心）	胃而有石曰冬病下	水來克火	鉤而有毛曰秋病上	火往乘金
	石甚曰今病⑩終		毛甚曰今病⑨	
長夏（土脾）	胃而有弦曰春病下	木來克土	耎弱有石曰冬病上①始	土往乘金
	弦甚曰今病②		石甚曰今病（石原譌弱）	
秋（金肺）	胃而有鉤曰夏病下	火來克金	毛而有弦曰春病上	金往乘木
	鉤甚曰今病④		弦甚曰今病③	
冬（水腎）	胃有耎弱曰長夏病下	土來克水	石而有鉤曰夏病上	水往乘火
	耎弱甚曰今病⑥		鉤甚曰今病⑤	

黑字爲原文，朱字爲補文，古文簡略，彼此互舉，今得此補文，而其義全然可解。高氏發明蓋如此耳。

今病ヲ六

案：今病者，肺金盛應而克肝木，乃肺肝共病。謂之今病者，謂在春時而病也。言肺病宜在秋時，而病是爲客文。然肺金盛應，則肝木亦病，故曰毛甚曰今病也。後四時皆倣此。

夏胃微鉤曰平ヲ七

《脈經》卷三云：『夏胃微鉤曰平，鉤多胃少曰心病，但鉤無胃曰死。有胃而石曰冬病，石甚曰今病。』

虚里ウ十一

《莊子・徐無鬼》『至鄧之虚』《釋文》『虚，音墟。本又作墟。』宋・周去非《嶺外代答》卷六婆衫婆裙篇曰：『爲新婦服之一月，雖出入村落虚市，亦不釋之。』《文選・東方朔・畫贊》『墟墓徒存』，王逸少書本作『虚』。

《靈樞・脹論五卅》云：『胃者，太倉也。胃之五竅者，閭里門户也。』

案：虚里與閭里同義，胃氣分配之道，其大者謂之里，其小者謂之門也。虚里，氣門可以徵也。

又案：虚里之反爲『起』，又爲『氣』，則謂乳下之大氣跳起者也。蓋虚里者，爲氣之古言也。《五味篇》『大氣積於胸中，命曰氣海』，《邪客篇》『宗氣積於胸中』，共可以徵矣。

解㑊ウ廿一

〔識〕《釋音》『㑊，音亦』。熊同。高云：『解、懈同。㑊音亦。餘篇解㑊同，猶懈怠。』志云：『懈，惰也。』杭世駿《道古堂集》云：『解㑊二字，不見他書。解即懈，㑊音亦。倦而支節不能振聳，憊而精氣不能撿攝，筋不束骨，脈不從理，解解㑊㑊，不可指名，非百病中有此一症也。』《内經》言此者凡五，《平人氣象論》云『尺脈緩濇，謂之解㑊』，王氏注：儜不可名。儜，困弱也。按：《宋書・明恭王皇后傳》『后在家，爲儜弱婦人』。《玉機真藏論》云：『冬脈太過，則令人解㑊，此從脈起見也。』《刺瘧論》云：『足少陽之瘧，令人身體解㑊。寒不甚，熱不甚，惡見人。見人心惕惕然，熱多汗出甚，此從瘧起見也。』《刺要論》云：『刺骨無傷髓，髓傷則銷鑠胻酸，體解㑊然不去矣。』《四時刺逆從論》云：『夏刺經脈，血氣乃竭，令人解㑊，此從刺而究其極也。』要皆從四末以起見，如經所言墮怠，小變其辭，而意較微眇爾。宋景濂《送葛醫師序》不得其解，篁江氏輯《名醫類按》引葉氏《録驗方》，以爲俗名發痧之證，别列一門，武斷極矣。余嘗見有此病，發必神思躁擾，少腹痛。《靈》《素》未嘗言及，與解㑊之義毫不干涉，殆大繆矣。簡按：王註據《刺瘧論》解之，然此少陽瘧之狀，而非解㑊之義。馬、吳、張並仍王註，皆不可從，但志、高及杭氏之説爲穩帖。『解㑊』字亦見《論疾診尺篇》，云：『尺肉弱者，解㑊也。』蓋解㑊即懈惰、懈倦之謂。《四時刺逆從論》『解㑊』，《巢源》作『解倦』，此可以證也。『㑊』即『亦』字，從人者，與『易』通。王註《氣厥論》云：『食亦者，謂食入移易而過，不生肌膚。亦，易也。』《甲乙》引《氣厥論》作『食㑊』。《骨空論》『易髓無孔』王註云：『易，亦也。』此可以證『㑊』『亦』同，而與『易』通也。而『易』謂變易其平常。《神農本草》蜣螂條『狂易』，《證類》音羊。誤。《漢書·外戚傳》云：素有狂易病。師古註：狂易者，狂而變易常性也。《陰陽别論》『偏枯痿易』王註：『易，謂變易常用，而痿弱無力也。』《大奇論》『跛易偏枯』王註：『血氣變易，爲偏枯也。』知是『解易』即『解惰』，變易平常之義矣。滑云『一説作解極，謂懈倦之極也』，未知何據。虞氏《正傳》云『解者，肌肉解散。㑊者，筋不束。俗呼砂病。《内經》名解㑊，實非真砂病也』，此説亦太誤。

案：《至真要論》『少陽之復，辛苦發之』注：『不發汗以奪盛陽，則熱内淫於四支，而爲解㑊不可名也。謂熱不甚，謂寒不甚，謂強不甚，謂弱不甚，不可以名言，故謂之解㑊。粗醫呼爲鬼氣惡病也。久久不已，則骨熱髓涸齒乾，乃爲骨熱病也。發汗奪陽，故無留熱。』

如臥蠶起之狀ウ廿三

〔紹〕《大素》無『蠶』字。堅案：無者爲是。《水脹篇》『水始起也。目窠上微癰，如新臥起之狀。其頸脈動時欬，按其手足上窅而不起者，風水膚脹也』俱可以證。王引《評熱病論》爲徵。然彼言目下微腫光亮，此言目上庬然虛浮，親驗病者，其候自異。王注謬。《金匱》風水有『如蠶新臥起狀』文，『蠶』字衍。又有『目下如臥蠶』語，即與《評熱病論》同義。

藏真ヲ六

〔紹〕先兄曰：『按藏真，非真藏之真，即言五藏真元之氣，各應五時，而見脈象也。』

尺濇脈滑ヲ廿二

《靈樞·論疾診尺七十四》云：『尺膚滑，其淖澤者，風也。尺膚滑而澤脂者，風也。尺膚濇者，風痹也。』

案：此既是多汗，故皮膚不滑澤而麁濇也。《靈樞》所云『風痹』與此同理。其云『皮膚澤者風也』者，未經多汗之前，其膚如此。若經多汗，則爲麁澀也。其理則同耳。

乳之下云云ウ十三

再案：此十一字，《大素》在後文中，《甲乙》無，全元起本同。據此，則此十一字，恐是前文『其動應衣』下傍記，誤混本文者歟。或是前文『其動應衣』之義再釋之者歟。此例亦不少。言乳下虛里之動者，宗氣有餘之溢泄於此也。楊注亦似如此解，蓋言其常。諸注家皆以爲宗氣泄甚之義，以爲死候，非是。此說極是。

十八　平人ヲ一　少氣ヲ二　躁ウ二　病温同　代ウ七　藏真六ヲ、十一ウ　弦鈎毛石圖説ウ十　虛里十一ウ、十三ヲ、補ナ　解㑊ウ廿一　臥蠶ヲ廿三　胃疸ヲ廿四　琅玕ヲ廿九　喘喘ウ同　帶鉤ヲ三十　榆葉ウ卅　物ウ卅一　招招ヲ卅二　旬ヲ卅四　葛ウ卅四　奪索ヲ卅五

素問攷注卷第六

重廣補注黃帝内經素問卷第六

玉機真藏論篇第十九

篇首至『名曰生機』十オ，《大素》十四・四時脈形廿ウ。『大骨枯槁』至『皆死不治也』同上，真藏脈形廿八ウ，『見真藏曰死』至『帝曰善』，同卷六藏府氣液廿九ウ，『凡治病』至『皆難治』，同十四・四時脈診。

〔劄〕寬案：篇内名曰『玉機』，又見《玉版論要篇》，而《太素》并作『生機』，注意亦然。此知『玉』字當作『生』。此篇内蓋論真藏與生機之異，其意太明。若作『玉機』，卻屬無謂矣。《尚書大傳》『機者，幾也，微也。其變幾微而所動者大，謂之璇璣』。

○黃帝問曰：春脈如弦，何如而弦。岐伯對曰：春脈者肝也，東方木也，萬物之所以始生也。故其氣來耎弱輕虛而滑，端直以長，故曰弦。反此者病。

〔楊〕凡人之身與天地陰陽四時之氣皆同，故内身外物雖殊，春氣俱發，肝氣春王。故春脈來比草木初出，其若琴弦之調品者，不大緩，不大急，不大虛，不大實，不濇不曲，肝氣亦然。濡潤柔弱軟小，浮虛輕滑端直，而尺部之上，長至一寸，故比之弦。軟，如遄反。

案：楊注以『弦』爲琴弦之義，蓋有所傳而言。則原當作『絃』。《大素》『輕』作『軟』，非是，恐誤。『軟』與『濡』爲同字同義。

（眉）《大素》十四・四時脈形『黄帝問』至『名曰生機』。

（眉）案：弦鉤毛石四時脈，脈非三部九候脈之義。大凡一身血氣之形，皆爲弦鉤毛石也。『脈者血之府』出《脈要精微》中，是也。因考肝病必見弦脈，心病必見鉤浮脈，肺病必見毛弱脈，腎病必見沈石脈。因今病人六脈三部皆爾。

（眉）弦鉤毛石四脈形，詳見《平人氣象》中。

○帝曰：何如而反。岐伯曰：其氣來實而強，此謂太過。病在外，其氣來不實而微。此謂不及，病在中。

〔楊〕其春脈堅實勁直，名爲來實而強。此爲春脈少陽有餘，耶在膽府少陽，故曰在外。一曰而弦，疑非也。其春脈厥陰脈來，雖然不實而更微弱，此爲不足。耶在肝藏厥陰，故曰在中也。

○帝曰：春脈太過與不及，其病皆何如。岐伯曰：太過則令人善忘忽忽，眩冒而巔疾。

《千金》肝藏脈論載此文，『巔』作『癲』。

〔楊〕春脈大過，以耶在膽少陽，少陽之脈循胸裏，屬膽散之，上肝貫心，又桓角上頭，故喜忘忽忽，眩冒而癲也。

『桓角』恐『抵鬲』訛。楊注以『喜忘』爲肝膽之證，然肝膽不足則當病喜忘，大過則當病善怒。『善忘』宜從《氣交變大論》作『善怒』。王注、《新校正》説共可從矣。蓋忽忽者，形容眩冒之狀。忽忽，又言恍忽。單言之曰忽，共爲蒙昧之義。《文選・高唐賦》『悠悠忽忽』李注：『忽忽，迷貌』，可以徵也。《氣交變大論》云：『甚則忽忽善怒，眩冒巔疾。』猶是云甚則善怒忽忽，眩冒巔疾，即倒草法。或曰『作善忘』，似是。何則？肝木脈大過必迫於心家，心火自衰，所以喜忘也。若肝木脈不及，則心火自盛，故爲善怒也。此説亦有一理，今姑録兩説，以俟考耳。所云太過者，即前文所云病在外也。後文『不及』即『病在中』之謂也。

○其不及，則令人胸痛引背，下則兩脇胠滿。帝曰：善。

〔楊〕肝虚則胸痛引背，兩脇胠滿，皆肝藏病也。胠，去居反。腋下三寸以下，脅也。脇下至八間之外，胠也。

《五藏生成篇》十云『腹滿䐜脹，支鬲胠脇』，王注：『胠，謂脇上也。』案：『上』恐『下』字誤。又《氣府論》云：『足少陽脈氣所發者，掖下三寸，脇下至胠八間各一』，王注：『所以謂之八間者，自掖下三寸至季肋凡八肋骨。』又《刺瘧論》三十六云：『瘧脈滿大急，刺背俞，用中鍼傍五胠俞各一，適肥瘦，出其血也』，王注：『五胠俞，謂譩譆也。』

〔高〕胠，脇旁連背處也。五藏之俞在背兩行，兩行之外復有兩行，所謂胠也。

《説文》：『胳，掖下也。』『胠，掖下也。』玄應《音》卷五引《埤倉》云：『胳，肘後也。』《廣雅·釋親》『胳謂之腋。』又曰：『膀胠胉脅也。』

沈彤《釋骨》云：『在腋下而後乳三寸者曰胠，胠骨五，左曰左胠，右曰右胠。』

《傷寒直格》：『腋下曰脅，脅下骨爲肋，脅肋之下曰胠。』

《説文》段注曰：『兩厷迫於身者謂之亦，亦下謂之胳，又謂之胠，身之迫於兩厷者也。』又曰：『胳謂迫於厷者，胠謂迫於臂者。』

○夏脈如鈎，何如而鈎。岐伯曰：夏脈者心也，南方火也，萬物之所以盛長也。故其氣來盛去衰，故曰

鉤。反此者病。

〔楊〕夏陽氣盛，萬物不勝盛長，遂復垂下，故曰鉤也。夏脈從内起，上至於手，不勝其盛，廻而衰遲，故比之鉤也。

○帝曰：何如而反。岐伯曰：其氣來盛去亦盛，此謂太過。病在外，其氣來不盛去反盛，此謂不及，病在中。

〔楊〕來去俱盛，大陽氣盛也。邪在少陽大陽，故曰在外也。其來不盛，陽氣有衰，脈行衰遲，去反盛者，陰氣盛實，病在心藏也。故曰在中之。

○帝曰：夏脈太過與不及，其病皆何如。岐伯曰：太過則令人身熱而膚痛，爲浸淫。

〔楊〕腎主骨，水也。今大陽大盛，身熱乘腎，以爲微耶，故爲骨痛。浸淫者，滋長也。

〔志〕浸淫，膚受之瘡火熱盛也。

案：此前文所謂『病在外』之義，乃謂浸淫瘡也。『膚痛』，《大素》作『骨痛』，恐非是。肌表熱瘡，故爲膚痛也。或曰『此瘡膚上痛痒，不言而明矣。然則浸淫之瘡，固爲内因之證，必當有骨痛』，亦通。《浸淫考》別有成書，今不贅於此。

（眉）《氣交變大論》『身熱骨痛，而爲浸淫』。

○其不及，則令人煩心。上見欬唾，下爲氣泄。帝曰：善。

《欬論》曰：『小腸欬狀，欬而失氣，氣與欬俱失。』《靈・癲狂篇》骨癲疾、筋癲疾，並云『氣下泄不治』，脈癲疾亦同。《五癃津液別》曰『天寒衣薄，則爲溺與氣』，又曰『水下留於膀胱，則爲溺與氣』。

〔楊〕陽虚陰盛，故心煩也。心脈入心中，繫舌本。故上見噬，市滯反也。謂嚼唾也。氣謂廣腸洩氣也。

案：不及者，即所云病在中是也。《脈解篇》『所謂得後與氣，則快然如衰云云』。《至真要論》同文無『所謂』二字。《靈・經脈篇》『脾動』下同。

（眉）《説郛》有《雜纂續》一卷，題曰『宋王君玉纂』，好笑部中曰『對客泄氣』。

○秋脈如浮，何如而浮。岐伯曰：秋脈者肺也，西方金也，萬物之所以收成也。故其氣來輕虛以浮，來急去散，故曰浮。反此者病。

〔楊〕秋時陽氣已衰，陰氣未大，其氣輕虛，其來以急，其去浮散，故曰如浮也。

〔琦〕金氣收降而脈浮者，承六陽盛長之後，陽氣微下，自皮膚而漸降，所謂秋日下膚，蟄蟲將去，與春夏之浮不同也。來急去散，即厭厭聶聶如落榆莢之義，非勁急散亂之謂。

（眉）如浮，『浮』即『孚』之假字，説在於補中ウ一。

○帝曰：何如而反。岐伯曰：其氣來毛而中央堅，兩傍虛，此謂太過。病在外，其氣來毛而微，此謂不及，病在中。

〔楊〕其脈來，如以手按毛，毛中央堅，此爲陽盛。病在大腸手陽明，故曰在外。如手按毛，毛中央微，肺氣衰微，故曰在中也。

〔識〕吴云：『中央堅，浮而中堅也。』張同。簡按：何氏《醫碥》云：『虛，猶散也。惟兩旁散而中央不散，與上所謂去散者異矣。』

〔紹〕琦曰：『中央堅兩傍虛，即如循雞羽也。』堅按：此據前篇王注。

○帝曰：秋脈太過與不及，其病皆何如。岐伯曰：太過，則令人逆氣而背痛，慍慍然。

〔楊〕府陽氣盛，則氣逆連背痛，温温然熱不甚也。

案：慍慍，《脈經》亦作『温温』，可從。言肺脈太過，則肺主氣，故氣逆。背爲陽部，故背痛而熱，其熱之狀温温然也。是謂病在外，温温即熱也。楊以爲温和之温，故云『温温然，熱不甚也』，恐非是。

○其不及則令人喘，呼吸少氣，而欬上氣見血，下聞病音。帝曰：善。

〔楊〕肺氣不足，喘呼欬而上氣，唾而有血，下聞胸中喘呼氣聲也。

〔識〕張云：『下聞病音，謂喘息，則喉下有聲也。』志云：『虚氣下逆，則聞呻吟之病音。』吴『下』改『及』字。簡按：『下』字不穩，姑從張義。

王注云：『下聞病音，謂喘息，則肺中有聲也。』乃與楊、張同其説也。

〔劄〕《骨空論》『其上氣有音者，治其喉中央在缺盆中者』。

案：『下聞病音』對『欬上氣』而成文，因指喉中水雞聲，而謂『下聞病音』也，並是在中之病也。比於出口之欬聲，則喘息之音爲在下也。

○冬脈如營，何如而營。岐伯曰：冬脈者，腎也，北方水也，萬物之所以合藏也。故其氣來沈以搏，故曰營。反此者病。

〔楊〕營，聚也。謂萬物收藏歸根，氣亦得深搏骨，沉聚内營，故曰如營也。

案：『營』恐是『罃』之假借，猶營實之營，亦爲『罃』之借字也。《説文》『罃，缶也』『甇，備火長頸缾也』。蓋罃、甇本同字，後世遂爲二義，故許氏分出二字也。（《説文》此例不一而足。）此云『如營』與『如石』同義，瓦石同堅硬，故得互偁也。乃與弦鉤毛共爲物質，且在人家左右常用之器，以爲之譬喻耳。從來諸注家，或以爲營動之義（楊、王），或以爲營壘之營（吴、馬、張），並非是。

○帝曰：何如而反。岐伯曰：其氣來如彈石者，此謂太過。病在外。

〔楊〕其脈如石，以爲平也。彈石謂令石脈上來彈手，如石擊手。如彈之以石，謂腎大陽氣有餘，病在膀胱大陽，故曰在外也。

《五藏生成》王注：『色黄者其脈代，色黑者其脈堅。』

○其去如數者，此謂不及。病在中。

〔楊〕腎氣不足，故其氣去，按之如按於毛，病在於腎，故曰在中。一曰如數也。

《大奇論》曰『脈至如數，使人暴驚』，又曰『脈至浮合，浮合如數，一息十至以上，是經氣予不足也』，又曰『脈至如火薪然』，又曰『脈至如散葉，如省客，如丸泥，如横格，如弦縷，如交漆，如涌泉，如頹土之狀，如懸雍，如偃刀，如丸，如華』。是又云『如數』者，數，斥一器物，非頻數之義也歟。

案：『數』恐『㡏』假字。《説文》『㡏，正耑裂也』。《廣韻》『㡏，裂繒』。平聲十・虞：山芻切。其脈氣來如彈石謂堅，其去如裂繒，謂軟也。乃與毛同義。諸家以爲緊數之數，故皆失其解。又《廣韻》去聲十・遇『數』『㡏』同音，曰『㡏，裁殘帛也』，亦可以證也。又《玉篇》『毹，山于切。毺、毹、氀同上』，《廣韻》『毹』『㡏』同音，亦足以證也。

○帝曰：冬脈太過與不及，其病皆何如。岐伯曰：太過，則令人解㑊**，脊脈痛，而少氣不欲言。**

〔楊〕大過，腎（當作足）太陽盛。大陽之脈行頭背脚，故氣盛身解㑊也。解音懈，㑊相傳音亦，謂怠惰運動難也。大陽既盛，腎陰氣少氣，少氣故不欲言也。

案：解㑊、脊痛共是病在外也。少氣不欲言者，脊痛甚之至，遂致如此證也。蓋中風不隨之類，其脈洪大而有力者，與解㑊見彈石脈同理耳。

解㑊已見十八篇中。

《大素》『脊脈痛』作『腹痛』者，誤脱『脊』字，而『脈』字又誤作『腹』歟。楊注云『背』不云『腹』，故知然也。

案：四時脈形，又見《平人氣象論》十八及《十五難》，其理皆同，宜併考。

○其不及，則令人心懸如飢，眇中清，脊中痛，少腹滿，小便變。帝曰：善。

〔楊〕腎脈上入於心，故腎虚，心如懸狀，如病於飢。當脊中腎氣不足，故痛也。又小腹虚滿，小便變色也。

徐堅《初學記》卷二十引晉・束皙《貧家賦》曰：『心苦苦而飢懸。』

案：心懸，《大素》作『心如懸』，其義一也。懸與絃、弦等字同音通用。心懸者，謂心下絃癖。心如懸者，謂心下癖氣如弦亘起也。『痃癖』字，《病源》作『懸癖』，《醫心》引《通玄》作『絃癖』，可以徵矣。《病源》卷二十云：『懸癖者，謂癖氣在脇肋之間，弦亘而起，欬唾則引脇下懸痛，所以謂之懸癖。』《醫心》卷九第八云：『《通玄》云：絃癖之疾，亦不專於一。絃病者，肝之所生。癖病者，脾之所成。絃生於左，癖成於右。絃者如弓之絃，肝之所生。肝與膽爲清淨之府，不受外邪，故知自生病也。癖者，脾胃爲水穀之海，食不消，偏僻一邊，故名爲癖。令一絃癖同爲一疾，實亦難矣。』《神農本草經》上『白蒿，療心懸少食常飢』，與本條『心懸如飢』正同，謂心下懸引急痛也。蓋腎虚不能制水，故水停心下，爲留飲諸證也。與《金匱》所説『懸飲』其證稍同，但有虚實之别。虚證爲心懸，實證爲懸飲耳。《金匱》中第十二云：『飲後水流在脇下，欬唾引痛，謂之懸飲。懸飲者，十棗湯主之。』黑字云：『大棗，除煩悶心下懸。』是謂懸飲實證也。《金匱・心痛篇》『心中痞，諸逆，心懸痛，桂枝生薑枳實湯主之』，《外臺》卷七心下懸急懊痛門引仲景《傷寒論》作『心下懸痛，諸逆大虚者，桂心生薑枳實湯主之』。方後云范汪同。《肘後》載此方作『治心下牽急懊痛方』，《病源》卷十六心懸急懊痛候云『其痛懸急懊者，是邪迫於陽，氣不得宣暢，壅瘀生熱，故心如懸而急，煩懊痛也』，所云『如懸而急』，亦謂如弦而急也。又《千金》有心中（《外臺》作「心下」）痞，諸逆懸痛，桂心三物湯主之方，又養胎篇云『姙娠九月，卒得下痢，腹滿懸急』，又二月艾葉湯條云『心滿，臍下懸急』，《千金翼》養性服餌鎮心圓條云『心下懸急』，並皆弦急之義，謂心懸虛證也。詳具於釋『懸』中。

案：䏚，《刺腰痛論》王注：『䏚，謂季脇下之空軟處也。』《釋音》『眇，亡表切』（ヒハラ、ヨワゴシ）楊上善曰：『䏚，比沼反。胠空處也。』張介賓曰：『䏚，脇骨之杪，當兩腎之處。』高世栻曰：『䏚，脇骨之末肋稍處也。䏚、杪同音渺。』柳沜先生曰：『《禮・三年問（當作「深衣」）》帶下毋厭髀，上毋厭脇，當無骨者。是即䏚也。』

《千金》卷四帶下漏下篇曰：『心中懸虛。』

又案：第七云『一陽發病，爲心掣』。心掣，即心懸。説詳在於彼。ヲ六

《千金方》卷四・月水不通第二篇乾薑圓下曰『心下常苦懸痛』。《千金》卷之二・養胎篇第三半夏湯下『腹滿懸急』。《千金》十九第八篇『建中湯治腹中懸急而有絶傷』。

《靈樞》卷五・經脈篇第十云：『腎足少陰也，是動則心如懸若饑狀。』

又卷十一《師傳篇第廿九》云：『胃中熱則消穀，令人懸心善饑。』

《金匱・禽獸魚蟲禁忌篇》曰：『食犬肉不消，心下堅或腹脹，心急發熱。』

《素問》卷二十二・至真要大論曰：『太陰司天，陰痺者按之不得，腰脊頭項痛，時眩，大便難，陰氣不用，飢不欲食，欬唾則有血，心如懸，病本於腎。』

《外臺》卷七有心下懸急懊痛方篇。又卷十七腎氣不足篇曰：『深師療腎氣不足，心懸少氣方。』又卷十

三傳屍方篇：『蘇遊論曰：或多忪悸，心懸乏氣。』

《本草》大棗黑字『心下縣』，《醫心方》食治卷引作『懸』。

〔識〕『小便變』下，《甲乙》有『黃赤』二字。張云：『變者，謂或黃、或赤，或爲遺淋、或爲癃閉之類，由腎水不足而然。』

（眉）《病能論》『故人不能懸其病也』王注：『故人不能懸其病處於空中也。』此『懸』字與『心懸』義全別。

（眉）《病源》卷廿懸飲候：『留注脇下，令脇間懸痛，咳唾引脇痛，故云懸飲。』

（眉）《金匱·五藏風寒篇》：『心中風者，翕翕發熱，不能起。心中饑，食即嘔吐。』

（眉）《千金》卷三十心病篇：『腎輸復留、大陵、雲門主心痛如懸。間使主心懸如飢。然谷主心如懸，少氣不足以息。』

（眉）《病源》卷廿癖結候：『此由飲水聚停不散，時有弦亘起在於脅下。』

（眉）《甲乙》卷九邪在心第五篇曰：『心痛善悲，厥逆，懸心如饑之狀，心譫譫而驚，大陵及間使主之。』又曰：『心如懸，哀而亂，善恐云云，多羨出，喘少氣，吸吸不足以息，然谷主之。』

（眉）《水經·河水注》引黃義仲《十三州記》：『縣，弦也。弦以貞直，言下體之居，隣民之位，不輕其誓，施繩用法，不曲如弦，弦聲近縣，故以取名。』

案：心懸之『心』，斥心下鬲部，與仲景寫心湯之『心』同，心下亦心部也。

（眉）沈金鰲《尊生書》曰：『痃者，懸也。懸於腹內，近臍左右，各有一條筋脈扛起。大者如臂、如筒，小者如指、如筆管、如弦云云。』

〔眉〕《靈・經脈》曰：『脾太陰心下急痛。』

〔眉〕《千金》卷十七第二篇瀉肺散曰『心下弦急』。

〔眉〕《傷寒論・不可汗篇》『心懊憹如飢』。《千金》建中湯『治腹中懸急』。十九ノ廿二オ

〔眉〕《太平御覽》三百四十七卷引《管公明别傳》曰：『心中懸痛，不得飲食。』《莊子・列禦寇》《釋文》引《三蒼》：『懁，急腹也。』《脈經》卷二第三篇：『心下拘急。』《玉篇》：『䏹，腹䏹也。』《廣韻》廿七銑：『䐈，肉急。』《素・陰陽别》曰：『其傳爲心掣。』

○帝曰：四時之序，逆從之變異也。然脾脈獨何主。

〔楊〕四時四藏氣候，脈之逆順，弦鉤浮營，太過不及等，變異多端，已聞之矣。然四藏之脈於四時而王，未知脾脈獨主何時也。

○岐伯曰：脾脈者，土也。孤藏以灌四傍者也。

〔楊〕孤，尊獨也。五行之中，土獨爲尊，以王四季，脾爲土也。其味甘淡，爲酸苦辛鹹味，液滋灌四傍之藏，其脈在關中宮，獨四時不見，故不主時也。

○帝曰：然則脾善惡，可得見之乎。岐伯曰：善者不可得見，惡者可見。

〔楊〕善謂平和不病之脈也。弦鈎浮營四脈見時，皆爲脾胃之氣滋灌俱見，故四藏脈常得平和。然則脾脈以他爲善，自更無善也，故曰善者不可見也。惡者病脈也，脾受耶氣，脈見關中，診之得知，故曰可見也。

○帝曰：惡者何如可見。岐伯曰：其來如水之流者，此謂太過，病在外。如鳥之喙者，此謂不及，病在中。

〔楊〕當關指下有脈，如水之流動，即脾氣大過也。此陽氣病在胃足陽明，故曰在外。其脈來時如鳥喙

指，此爲脾虛受病，故曰在中。百鳥距，如鳥距隱人指也。案：『百』恐『一曰』訛。其平和不可得見，衰乃見耳。來如雀之啄，如水之下漏，是脾之衰見也』。據《平人氣象論》『鋭堅如烏之喙』，作『喙』爲是。

〔識〕《新校正》云：『喙，別本作啄。』簡按：《難經》十五『脾者，中州也。其平和不可得見，衰乃見耳。來如雀之啄，如水之下漏，是脾之衰見也』。據《平人氣象論》『鋭堅如烏之喙』，作『喙』爲是。

案：此與《平人氣象論》自不同，彼五藏共舉平、病、死三脈，此特舉病之過、不及脈。故此所云如水流者，脾氣尤盛，謂往來流利尤滑疾也，爲太過也。所云如烏喙者，脾氣大衰，謂往來流利尤遲澀也，爲不及也。作『喙』恐非是。

○帝曰：夫子言脾爲孤藏，中央土，以灌四傍，其太過與不及，其病皆何如。岐伯曰：太過則令人四支不舉。

〔楊〕胃氣雖盛，脾病不爲行氣四支，故曰四支不舉也。

〔紹〕尤怡曰：《玉機真藏論》云『脾脈太過，則令人四支不舉，其不及則令人九竅不通』。《靈樞·本神篇》云『脾氣虛則四支不用，實則經溲不利』。蓋脾虛則營衛涸竭，不能行其氣於四肢，而爲之不舉。脾實則營衛遏絶，亦不能行其氣於四肢，而爲之不舉，九竅亦然。兩經言之者，所以窮其變也。

案：脾脈太過，如水之流，往來滑疾者，病在外，令人四支不舉，是謂風寒濕邪中於表痱痺之類，脾氣虛弱，故邪入侵也。《本神篇》所云『脾氣虛則四支不用』，與此一理。尤氏説非是。

○其不及，則令人九竅不通，名曰重強。

〔楊〕脾虛受病，不得行氣於九竅，不通也。不行氣於身，故身重而強也。巨兩反也。

案：脾脈不及，如烏之啄，往來遲澀者，病在中，令人九竅不通，名曰重強，是謂大腹水腫之類。脾氣實滿，水道不通，《本神篇》所云『脾氣實，則腹脹，經溲不利』是也。重強，蓋謂身重體強也。『重強』二字乃形容水腫之義。又案：重強者，張之緩言，謂水脹也，《本神篇》所云腹脹是也。諸家説並非。

○**帝瞿然而起，再拜而稽首曰：善。吾得脈之大要，天下至數。**

〔楊〕紘鈎浮營等脈，大過不及之理，名曰脈之太要。至數，至理也。

○**五色脈變，揆度奇恒，道在於一，神轉不迴，迴則不轉，乃失其機。至數之要，迫近以微。**

〔楊〕唯是血氣一脈，隨四時而變，故曰脈變，方欲切脈以求，謂之揆也。以四時度之，得其病變，謂之度也。有病不得以四時死者，曰奇也，得以四時死者，曰恒也。雖有此二種不同，道在一數。言一數者，謂之神轉，神轉謂是神動而營神，而營者不可動，曲而不動，則失神藏機。機，微也。故脈診至理，近機微也。

案：《大素》無『五色』二字，與《玉板論要篇》不同，似是。此不説五色，故知然。

○**著之玉版，藏之藏府，每旦讀之，名曰玉機。**

〔楊〕書而藏之，日日讀之，以爲攝生機要，故曰生機也。

案：『生機』説詳見第十五中。藏府，《大素》作『於府』，可從。

《説文》『府，文書藏也』。

○**五藏受氣於其所生，傳之於其所勝，氣舍於其所生，死於其所不勝。病之且死，必先傳行至其所不勝，病乃死。此言氣之逆行也，故死。**

〔張〕舍，留止也。

（眉）《甲乙》六·五藏傳病大論十。

○**肝受氣於心，傳之於脾，氣舍於腎，至肺而死。**

〔張〕此詳言一藏之氣皆能遍及諸藏也。肝受氣於心，心者肝之子，受氣於其所生也。脾者肝之克，傳其所傳其所勝也。腎者肝之母，氣舍所生也。肺者肝之畏，死所不勝也。

○心受氣於脾，傳之於肺，氣舍於肝，至腎而死。

○脾受氣於肺，傳之於腎，氣舍於心，至肝而死。

○肺受氣於腎，傳之於肝，氣舍於脾，至心而死。

○腎受氣於肝，傳之於心，氣舍於肺，至脾而死。此皆逆死也。

〔張〕逆死之義如上文，下言順傳之序也。

○一日一夜五分之，此所以占死生之早暮也。

〔吳〕肝死於申酉，心死於亥子，脾死於寅卯，肺死於巳午，腎死於辰戌丑未，此一日一夜五分之，占死生之早暮也。

〔張〕五分者，朝主甲乙，晝主丙丁，四季土主戊己，晡主庚辛，夜主壬癸，此一日五行之次，而藏有不勝，即其死生之期也。案：馬氏已有此說。

案：據吳、馬二説爲圖如左。

朝	寅卯	辰戌巳	晝	巳午	未戌巳	晡	申酉戌	戌巳	夜	亥子	丑戌巳
甲乙	脾死	腎死	丙丁	肺死	腎死	庚辛	肝死	腎死	壬癸	心死	腎死

（眉）《管子·四時篇》『五漫漫，六惛惛，孰知之哉』注：『五謂每時之政。』

○黃帝曰：五藏相通，移皆有次。五藏有病，則各傳其所勝。

案：此條即後條之冒頭，五藏相通，猶云五行相尅也。

〔張〕傳其所勝者，如本篇下文云『風入於肺爲肺痺，弗治則肺傳之肝爲肝痺，弗治則肝傳之脾爲脾風，弗治則脾傳之腎曰疝瘕，弗治則腎傳之心曰瘛，弗治則心復反傳而行之肺，法當死者』是也。

〔眉〕《甲乙》八・五藏傳病發寒熱第一上。

〇不治，法三月，若六月，若三日，若六日，傳五藏而當死。

〔張〕病不早治，必至相傳，遠則三月六月，近則三日六日，五藏傳遍，於法當死。所謂三六者，蓋天地之氣，以六爲節，如三陰三陽是爲六氣，六陰六陽是爲十二月，故五藏相傳之數，亦以三六爲盡。若三月而傳遍一氣一藏也，案：十五日爲一氣，五氣五藏傳遍而歸本藏，則方三月也。六月而傳遍一月一藏也。一月一藏，五月而傳遍，六月又歸本藏也。三日者，晝夜各一藏也。二日夜而四藏傳，三日晝五藏傳了，而至三日三夜，又再歸於本藏。六日者，一日一藏也。五日而五藏皆傳，而後歸於本藏也。藏惟五，而傳遍以六者，假令病始於肺一也，肺傳肝二也，肝傳脾三也，脾傳腎四也，腎傳心五也，心復傳肺六也，是謂六傳。六傳已盡，不可再傳，故《五十三難》曰：『一藏不再傷，七傳者死也。』又如以三陰三陽言三六之數，則三者陰陽之合數，六者陰陽之拆數。合者奇偶交其氣，拆者牝牡異其象也。觀《熱論》云『傷寒一日巨陽受之，二日陽明，三日少陽，四日太陰，五日少陰，六日厥陰』，亦六數也。至若日傳二經，病名兩感者，則三數也。啓玄子曰：『三月者，謂一藏之遷移。六月者，謂至其所勝之位。三日者，三陽之數，以合日也。六日者，謂兼三陰以數之爾。』是亦三六之義也。故有七日而病退得生者，以真元未至大傷，故六傳畢而經盡氣復乃得生也。《易》曰：『七日來復，天行也。』義無二焉。

〇是順傳所勝之次。

《甲乙》此七字無。

〔張〕上文言逆者，言藏之氣，蓋五藏受克，其氣必逆，故曰逆行。此言順者，言病之傳，凡傳所勝，必循次序，故曰順傳。是順傳者，即氣之逆也。故五藏傳遍者當死。

○故曰：別於陽者，知病從來。別於陰者，知死生之期。

〔張〕陽者，言表，謂外候也。陰者，言裏，謂藏氣也。凡邪中於身，必證形於外。察其外證，即可知病在何經，故別於陽者知病從來。病傷藏氣，必敗真陰，察其根本，即可知危在何日，故別於陰者知死生之期。此以表裏言陰陽也。如《陰陽別論》曰『所謂陰者，真藏也。見則爲敗，敗必死也。所謂陽者，胃脘之陽也。別於陽者，知病處也。別於陰者，知死生之期』，乃以脈言陰陽也。

《陰陽別論》七云：『所謂陰陽者，去者爲陰，至者爲陽。靜者爲陰，動者爲陽。遲者爲陰，數者爲陽。』

案：此『陰陽』二字，亦與此同義，乃謂至動數之脈，知邪之所從來，去靜遲之脈，知此中有死有生也。所云『別於陽云云』，謂『五藏相通』已下，『別於陰云云』，謂前文『五藏受氣於其所生』以下也。

○言知至其所困而死。

〔張〕至其所困而死，死於其所不勝也。凡年月日時，其候皆然。

案：此一句受前文『氣之逆行也故死』之文，而結於此矣。

○是故風者百病之長也。

〔識〕《風論》《骨空論》《靈·五色篇》《通天篇》（《素·生氣通天篇》）亦有此語。

案：《生氣通天論第三》云：『風者百病之始也』。《骨空論》《五色篇》同。此篇及《風論》作『百病之長也』。

○今風寒客於人，使人毫毛畢直，皮膚閉而爲熱。

（眉）膚，人獸之通名，革唯獸皮之名，膚革二物二名。《靈・逆順肥瘦篇》曰『膚革堅固』，是借獸之皮名用於人皮耳。故《調經論》王注：『革，皮也。』

今案：毫毛畢直者，即謂玄府粟起也，是爲惡寒之候也。皮膚閉者，謂邪氣入肌中，與正氣相爭，此時皮膚腠理之氣被阻隔而不通，故爲熱也。《説文》『膚，皮也』。《釋名》『膚，布也。布在表也。皮，被也。被覆體也』。蓋皮膚肌肉從表而漸深入之名耳。今謂上皮、下膚、白肌、赤肉，則一言而足矣。

（眉）《傷寒論輯義》引《析骨分經》云：『白爲肌，赤爲肉。一ノ廿六ヲ。』

○當是之時，可汗而發也。

即《傷寒論》所云太陽病用麻黄桂枝諸湯是也。《陰陽應象大論》云：『善治者，治皮毛。』

○或痺不仁腫痛，當是之時，可湯熨及火灸刺而去之。

《陰陽應象大論》云：『寒傷形，形傷腫，熱傷氣，氣傷痛。』

〔張〕邪在皮毛，不亟去之，則入於經絡，故或爲諸痺，或爲不仁，或爲腫痛，故當用湯熨灸刺之法，以去經絡之病。

〔馬〕不仁，痛痒不知也。

『不仁』與『痺』大異，詳見十六篇中，可參。

案：不仁者，即痺甚之謂，《本草經》所云『死肌』是也。即謂摸皮上不知覺，肉非其肉。是風濕之邪内入，血氣不榮於皮膚之所爲也。蓋云不仁，云死肌，共皆古言，而爲痺證之俗呼也。《金匱》云：『酒疸，皮膚爪之不仁。』不仁之義可尋耳。

（眉）《風論》『其肉有不仁』王注：『不仁，謂𤸷而不知寒熱痛癢。』

案：火灸，恐是火炙謁訛，《病源》卷七云：『傷寒二日，陽明受之，肉熱鼻乾，不得眠，受病在皮膚之間，可摩膏火炙，發汗而愈。』又卷九云：『時病（《外臺》作『時行病』）一日在皮毛，當摩膏火炙愈。不解者二日在膚，可法鍼服解肌散，汗出愈。』共可以徵矣。《金匱》濕門可併考。

湯熨，蓋謂以熱湯治布熨痛所也，洗浴發汗之類耳。

再案：痺者，謂皮膚肌肉之氣，爲邪痺閉也，與後文肺痺、肝痺同義。

（眉）真本《明堂》『少商，主手臂不仁』楊注：『仁，親也。病不覺之處，不與身親，故曰不仁。人數驚恐，筋脈不通，病生不仁。又人病久入深，營衞之行濇，經絡時疏不痛，皮膚不營，故爲不仁。』

○弗治，病入舍於肺，名曰肺痺，發欬上氣，

案：肌肉閉塞之邪，若不治則入舍肺部，名曰肺痺。何以知爲肺痺。發欬嗽上氣之證故知之也。蓋肺者，常隨呼吸相爲張縮者也，若邪入於肺，則妨礙呼吸之氣，故其氣上逆而發欬也。上氣者，謂其氣上逆不可止也。有但欬而不上氣者，其欬甚者兼上氣也。

○弗治，肺即傳而行之肝，病名曰肝痺，一名曰厥。脇痛出食，當是之時，可按若刺耳。

案：肝痺者，即少陽病也。邪在半表裏膈膜之際，迫近於肝藏，故名曰肝痺。厥者，厥逆之義。邪在心下，阻隔上下之氣，其氣逆行，故名曰厥。脇痛出食者，即小柴胡湯下所云『胸脇苦滿，心煩喜嘔』是也。出食，即吐食也。按，謂按摩。刺，謂鍼刺。共令心下之邪散解之術也。

○弗治，肝傳之脾，病名曰脾風。

案：風者，表熱之名，此爲邪入於脾之證。然有發熱發黃等之表熱證，故名曰脾風。因考前文肺痺、肝痺共是不表熱之證，故以痺閉名之，與脾風相對，則其義可知也。

○發癉，腹中熱，煩心，出黃，當此之時，可按可藥可浴。

《甲乙》『烙』下注云『一本作浴』。

案：發癉，即發黃。疸、癉古通用。第十八胃疸即胃癉，可互相徵也。按、浴二法，蓋取於令邪氣表發歟，其法今所不可考也。癉解已見十七中。

腹中熱者，《金匱・黃疸篇》所云『一身盡發熱而黃，肚熱，熱在裏，當下之』是也。煩心者，同書所云『心中懊憹而熱，不能食，時欲吐，名曰酒疸』，又『酒黃疸，心中熱，足下熱』『酒疸，心中熱』『酒疸，心中如噉蒜虀狀』。出黃者，小便出黃水也。茵蔯蒿湯方後云『小便當利，尿如皂角汁狀，色正赤。一宿腹減，黃從小便去也』，消石礬石散方後云『病隨小便去，小便正黃，大便正黑，是候也』。

再案：《甲乙》『出』下有『汗』字。據此，則汗出黃者，謂黃汗也。前說非。

案：脾風者，穀疸之類也，亦茵蔯蒿湯之類。按、浴唯散表邪耳。

○弗治，脾傳之腎，病名曰疝瘕。少腹冤熱而痛，出白。一名曰蠱，當此之時，可按可藥。

案：此證古來注家以爲尋常疝瘕病，非是。今考此條並皆自外邪傳化而所爲，此所云疝瘕者，如《傷寒論》陽明篇所謂『欲作固瘕』者，而少陰四逆散之『或腹痛』，又四逆湯之『胸中實，膈上有寒飲』，通脈四逆之『或腹痛』之類是也。此邪乘腎家之虛而內入，邪與飲相搏，故爲如此癖實之證。所用藥不出於真武四逆之部中也。

《玉篇》『瘕，古鴉切。腸病也』。

〔紹〕《長刺節論》『病在少腹，腹痛不得大小便，病名曰疝，得之寒』。仲景有寒疝之稱，並足以知疝之因寒。今此云冤熱者，蓋是寒鬱爲熱，非疝之因熱矣。《巢源》瘕候云『瘕者，假也。謂虛假可動也』。蓋疝之結塊，乍聚乍散，故謂之疝瘕也。

〔識〕吴云：『蠱者，蟲蝕陰血之名。蟲蝕陰血，令人多惑而志不定，名曰蠱惑。故女惑男，亦謂之蠱，言其害深入於陰也。此名曰蠱，其亦病邪深入，令人喪志之稱乎。』簡按：《左傳·昭元年》『醫和曰：疾不可爲也。是謂近女室，疾如蠱，非鬼非食，惑以喪志。又曰：女陽物而晦時，淫則生内熱惑蠱之疾。趙孟曰：何謂蠱。對曰：蠱，淫溺惑亂之所生也。於文，皿蟲爲蠱，穀之飛亦爲蠱。在《周易》女惑男，風落山，謂之蠱。皆同物也』。

案：《左傳》曰如者，醫謙避之詞，實即蠱也。蠱者，腎虚内熱也。晉君病如世人之蠱也之義也。

案：蠱音古，可知諸久病之名。音鼓，可知脹滿之名。音兇，可知雍蔽之名。右三音同音耳。

案：此以蠱爲疝之一名者，蠱即爲固之假借。《陽明篇》所云『固瘕』之固，而爲固著、堅固、辟固之義。《説文》『蠱，腹中蟲也。梟桀死之鬼亦爲蠱』。《史·封禪書》『蠱菑』，《索隱》引樂彦：『梟磔之鬼亦爲蠱。』《周禮》翦氏注云：『蠱，蠹之類。』《爾雅·釋器》『康謂之蠱』。《詩·鴇羽傳》疏『害器敗穀者，皆謂之蠱』。《史記·秦本紀》『以狗禦蠱』，《正義》：『蠱者，熱毒惡氣爲傷害人。』《禮·王制》疏：『蠱者，損壞之名。』蓋蠱者，原是爲腹中蟲之名，乃爲濕熱所生，轉注之，云凡内鬱内熱敗壞之物皆謂之蠱，與蠱毒之蠱自别。《金匱》所云『陰狐疝氣』之『狐』，亦『蠱』之借字歟。《靈·熱病篇》『男子如蠱，女子如怚』，怚，《甲乙》作阻，此亦非蠱毒之蠱歟。慧《音》十八ウ四《字林》云：『腹中蟲也，蟲癥病害人也。』

〔吴〕出白，白，淫濁也。〔張〕溲出白液也。並與王注同。

〔識〕簡按：《痿論》云『入房太甚，宗筋弛縱，發爲筋痿，及爲白淫』，此出白也。

案：『出白』二字未妥，對前文『出黄』二字，則似謂小便白濁。然有小腹寃熱證，而小便白濁者甚可疑。《甲乙》作『少腹煩寃而痛汗出』者，似是。因考本作『汗出』，此汗非黄而所云魄汗也。故王氏改作『出白』，與前文相比對歟，或别本有如此者。出黄、出白相對，言『黄汗』與『白汗』歟。

《千金》卷十七・積氣第五篇曰：『治積年患氣，發作有時，心腹絞痛，忽然氣絶，腹中堅實，醫所不治，復謂是蠱方。』

（眉）蠱病多數，一蠱毒，二鼓脹，三梅核氣《聖惠》，四疝瘕《素問》，五蚘病《説文》《倉公傳》，六腎虚《左傳》，七鬼妖《史・封禪》《山海經》《説文》，八中惡《史記・秦本紀》，九昏狂《左傳》疏。

（眉）《聖惠》大黄散方下曰：『治咽喉中如有物妨悶，或在左或在右，名曰蠱。』蓋《靈・熱病篇》所言蠱即是歟。

《山海經・南山經》『青丘之山，不蠱』注：『不蠱，令人不逢妖邪之氣。或曰蠱，蠱毒。』

（眉）《左傳・昭元年》疏：『蠱者，心志惑亂之疾，若今昏狂失性，其疾名之爲蠱。』又曰：『蠱是失志之疾名。』又曰：『志性恍惚不自知者，其疾名爲蠱。』

○弗治，腎傳之心，病筋脈相引而急，病名曰瘛。當此之時，可灸可藥。

〔張〕腎邪克火，則傳於心，心主血脈，心病則血燥，血燥則筋脈相引而急，手足攣掣，病名曰瘛。案：此説依吴注。

案：此所云瘛者，即風引之證，而《金匱》所云中風，《痺論》所云『痺在於骨則重，在於脈則血凝而不流，在於筋則屈不伸，在於肉則不仁，在於皮則寒。故具此五者，則不痛也。凡痺之類，逢寒則蟲《甲乙》作『急』，逢熱則縱』是也。又謂之痱，乃半身不遂，左癱右縱之類。半身筋急，則半身筋縱，蓋左爲經脈，右爲絡脈，共心腎二藏之所榮養也。若邪氣乘虚，内入侵於心腎二藏，則爲半身不隨，或全身瘛引之證，即卒中風是也。多是腎虚火動而波及於心藏之病，故精神不了，便可灸可藥也。若是陽實掣引之證，則非可灸也。所謂火氣雖微内攻有力，不可不辨也。

○弗治，滿十日，法當死。

案：此爲卒中之證，故以爲死不出於十日也。

（眉）卒中。

○腎因傳之心，心即復反傳而行之肺，發寒熱，法當三歲死，此病之次也。

（眉）痱病。

〔張〕若腎傳於心，未至即死，而邪未盡者，當復傳於肺，而金火交爭，金勝則寒，火勝則熱，故發寒熱。三歲死者，凡風邪傳遍五藏，本當即死。其不死者，以元氣未敗，勢猶在緩，故肺復受邪；再一歲，則肺病及肝；二歲，則肝病及脾；三歲，則脾病及腎三陰俱敗，故當死也。此即順傳所勝之次第也。

案：此謂中風緩慢之證，其死期在三歲也。今目檢中風病人，其不即死者，或三年而死，或五年、七年其期也，過於此者甚少，與此所説正合。此云『傳而行之肺發寒熱』者，謂病不内陷而外發，故其死不在於近而引年也。乃病入於藏即死，入於府則不即死也。

○然其卒發者，不必治於傳，或其傳化有不以次。

《甲乙》無『於傳或』三字，可從。謂其卒中風則不出十日而死，故曰不必治也。其傳化有不以次者，謂不以肺肝脾腎心之次，故下文曰。

○不以次入者，

《甲乙》無『不以次入』四字。

○憂恐悲喜怒，令不得以其次，故令人有大病矣。

《甲乙》無『有』字。

〔張〕五志之發無常，隨觸而動，故生病亦不以其次。

○因而喜大虛，則腎氣乘矣。

《陰陽應象論》五云：『心在志爲喜，喜傷心，恐勝喜。』

案：人自有因緣而大喜，則令心氣大虛。心氣大虛則腎氣必來乘之，乃水克火之理也。邪氣乘此大虛之處，則失其傳化之常，故爲大病也。

○怒則肝氣乘矣，悲則肺氣乘矣，

〔志〕肝當作肺，肺當作肝，悲當作思。

案：此說可從，不然則不可解也。

又案：怒固爲肝志，然若大怒則并使脾氣弱木克土，故肝木反乘脾土。悲固肺之志，若大悲則反使肝氣衰金克木，故肺金反乘肝木也。此二藏與他三藏不同相克者，五志之中，悲、怒最爲甚。甚者何。脾氣弱，故至於大怒，是爲肝氣乘之。肝氣弱，故至於大悲，是爲肺氣乘之也。

案：思爲脾志，脾土盛則能思，能思則令不至大怒。今脾土衰，故肝木盛而乘於脾土，故大怒。怒爲肝志，肝木盛則能怒，能怒則令不至大悲。今肝木衰，故金肺盛而乘於肝木，故大悲也。

第五云：『肝在志爲怒，怒傷肝，悲勝怒。肺在志爲憂，憂傷肺，喜勝憂。脾在志爲思，思傷脾，怒勝思。』

○恐則脾氣乘矣，

第五云：『腎在志爲恐，恐傷腎，思勝恐。』

○憂則心氣乘矣，
第五云：『肺在志爲憂，憂傷肺，喜勝憂。』
○此其常道也。
案：因其五志而相乘剋者，雖反其傳化，亦謂之常道。蓋以變爲常，是亦天地之常道耳。然《甲乙》無『常』字爲可從。
○故病有五，
〔志〕五藏有五變。謂憂肺、恐腎、悲脾、喜心、怒肝也。
○五五二十五變，
〔志〕如喜大則腎氣乘心，心即傳之肺。肺傳之肝，肝傳之脾，脾傳之腎，是五藏傳化，亦各乘其所勝。
○及其傳化，
〔識〕趙府本、熊本『及』作『反』，吴同。
〔箚〕元板古抄本『及』作『反』，王意亦當然也。
案：傳化者，謂前文所云肺肝脾腎心之次也。此則所云傳化不以次者，故曰反其傳化也。
○傳乘之名也。
案：傳乘之名者，謂名之傳乘也，亦倒言之例耳。蓋唯其所不勝，因而乘，有不以相克之次者，故名曰傳乘也。怒悲二志，與喜恐憂不同，是所以名曰傳乘歟。
《甲乙經》卷八・五藏傳病發寒熱第一上云：『黃帝問曰：五藏相通移皆有次，五藏有病則各傳其所勝。不治，法三月若六月，若三日若六日，傳五藏而當死（《素問》下有『順傳所勝之次』），故曰別於陽者，知病從來。別於陰者，知死生之期，言至其所困而死者也。是故風者，百病之長也。今風寒客於人，使人毫毛畢直，皮膚閉而爲熱，當是之時，可汗而發。或痺不仁腫痛，當是之時可湯熨及一本作『足』字火灸刺而去。弗治病入舍於肺，名曰肺痺，發欬上氣。弗治肺即傳而行之肝，病名曰肝痺，一名曰厥，脇痛出食，當是之時可按可刺。弗治肝傳之脾，病名曰脾風，發癉，腹中熱，煩心汗出，黄癉《素問》無『汗』『癉』二字，當此之時，可汗可藥可烙一本作『浴』。弗治脾傳之腎，病名曰疝瘕，少腹煩寃而痛，汗出《素問》作『出白』，一名曰蠱，當此之時，可按可藥。弗治腎傳之心，病筋脈相引而急，名之曰瘈，當此之時，可灸可藥。弗治十日法當死，腎傳之心。心即復反傳而之肺，發寒熱，法當三歲死，此病之次也。然其卒發者不必治，其傳化有不以次者，憂恐悲喜怒，令不得以其次，故令人有大病矣。因而喜大虚，則腎氣乘矣，怒則肝氣乘矣，悲則肺氣乘矣，恐則脾氣乘矣，憂則心氣乘矣，此其道也。故病有五，五五二十五變，及其傳化傳乘之名也。』

○**大骨枯槁，大肉陷下。**

已下至『皆死不治也』，《大素》十四真藏脈形載之。

〔張〕大骨大肉，皆以通身而言。如肩脊腰膝皆大骨也，尺膚臀肉皆大肉也。肩垂項傾腰重膝敗者，大骨之枯槁也。尺膚既削，臀肉必枯，大肉之陷下也。

（眉）肺。

○**胸中氣滿，喘息不便，其氣動形。**

案：喘息不便，謂喘咳害息，不便於言語也。其氣動形者，即謂肩息也。

〔紹〕其氣動形，仲景所謂『呼吸動搖振振者，不治』，正此之謂也。

○**期六月死，真藏脈見，乃予之期日。**

〔楊〕骨爲身幹，人之將死，肉不附骨，遂至大骨亦無潤澤，故曰枯槁，即骨先死也。身之小肉皆脫，乃至大肉亦陷，即肉先死也。肺氣虛少，耶氣盈胸，故喘息不安也。喘息氣急，肩膺皆動，故曰動形也。肺病次傳，至肺再傷，故六月死也。此乃不至七傳者也。有前病狀，真藏未見，期六月死。真藏脈見，即與死期，不至六月也。古本有作『正藏』，當是秦皇名正，故改爲『真』耳。真、正義同也。

（眉）《史記》『秦始皇帝，以秦昭王四十八年正月生於邯鄲，及生名爲政』，注：『徐廣曰：一作正。宋忠云：以正月旦生，故名正。』《索隱》曰：『系本作政。』《正義》曰：『正音政。周正建子之正也。後以始皇諱，故音征。』

（眉）立之案：是亦秦時不焚醫經之徵也。

第十八云：『肝見庚辛死，心見壬癸死，脾見甲乙死，肺見丙丁死，腎見戊己死，是謂真藏見皆死。』

第二十云：『真藏脈見者勝死。』

○大骨枯槁，大肉陷下，胸中氣滿，喘息不便，內痛引肩項，期一月死。真藏見，乃予之期日。

（眉）心。

〔楊〕內痛，謂是心內痛也。心府手大陽脈，從肩胳心，案：『胳』即『絡』俗譌。故內痛引肩項也。心不受痛案：『痛』恐『病』。，受病不離一月，故一月死。真藏脈見，即不至一月，可即與死期也。

案：《陰陽應象論》『中滿者，寫之於內』，王注：『內，謂腹內。』

案：楊注以『內痛』爲心內痛，可從矣。蓋『內痛』二字，隨處異義。《金匱》云：『脈沈而弦者，懸飲內痛。』所云內痛，乃謂胸脇內痛也。《外臺》深師朱雀湯有『輒引脇下痛』之文，可以徵也。

○大骨枯槁，大肉陷下，胸中氣滿，喘息不便，內痛引肩項，身熱，脫肉破䐃**，真藏見，十月之內死。**

（眉）脾。

〔楊〕此内痛，即脾胃痛也。手少陽脈偏應三瞧，脾胃即中瞧也，上出缺盆上項，故脾胃中痛引肩項也。脾主身肉，故脾胃病，身熱脱肉破䐃者也。其隕反。前之病狀，真藏未見，十月已上而死，真藏脈見，十月内死。良以脾胃受於穀氣，故至十月而死也。

案：《至真要大論》『厥陰之復，少腹堅滿，裏急暴痛』王注：『裏，腹脇之内也。』

〔識〕《釋音》『䐃，音郡』。《集韻》『渠隕切，音窘』。馬云『䐃者，肉之分理也』。吴云『䐃，肘膝髀厭高起之處，病人爲陰火所灼，晝夜不安，其身轉側，多則䐃肉磨裂』。簡按：《靈・壽夭剛柔篇》云：『肉䐃堅而有分者肉堅。』王注似是。史崧《音釋》『腹中䐃脂』原出《玉篇》。高云：『肌腠曰肉，脂膏曰䐃』。

《千金》卷二十九首篇『臂臑，在肘上七寸䐃肉端』。《甲乙》卷三第二十七篇『寸』訛『分』，『䐃』訛『膕』。《外臺》卷三十九明堂篇與《千金》同，《醫心方》卷二首篇亦與《千金》同。旁記曰『䐃肉謂分肉塊也。《玉篇》渠殞反。腸中䐃脂也。宋云：腸中脂也』。又『䐃』字旁訓曰『天乃與保呂』。

案：䐃《玉篇》『渠隕切。腹中䐃脂也』。《廣韻》上十六軫『䐃，渠殞切。腸中脂也』。古腸、腹多互誤，宜從《廣韻》作『腸中』爲是。考䐃是腸外滲泄之津液中之脂膏，而分爲三焦之神液也。故所以肉之爲肉者，皆是䐃脂之灌注滋養之多而所作，自外目之曰肉，在内則謂之䐃也。此肉云脱，䐃云破，古聖之稱呼確乎不動者也。肉之脱者，因䐃之破也。破者，破散之謂。䐃脂宜常盈滿而堅實，而破散不堅實，則其肉消脱也。《御覽》八百六十四引《通俗文》云『獸脂聚曰䐃』亦可以徵矣。

案：真藏見而後死期在十月之内，則真藏未見之前，其死未可期可知也。楊注可從，諸注皆欠明。《氣穴論》『内銷骨髓，外破大䐃』，《皮部論》『肉爍䐃破』，王注：『䐃者，肉之標。』

（眉）《金匱・痰飲十二》云：『脈沈而弦者，懸飲内痛。』茝庭先生曰：『内痛，諸家無解。豈脇肋内有痛之謂乎。』（《述義》）

（眉）《氣穴論》曰：『内銷骨髓，外破大䐃。』

（眉）案：後世以破䐃爲久寢之眠瘡，以本篇之破䐃，亦爲眠瘡，未知何是否。（トコスレ）

（眉）《靈・終始篇》『秋氣在分肉，冬氣在筋骨』，《大素》卷無名卷三刺篇載之，楊注曰：『分肉謂䐃肉分間也。』據之，則䐃者，肉一片塊之名。上善所訓太核。今《大素》『䐃』訛『膕』，可正。《字鏡集》䐃，訓『波良和多乃阿良』，蓋據《玉篇》真本，蓋阿良者，阿夫良之脱文歟。《字鏡集》云『ハラワタノアブラ』。《玉篇》旁訓『ハラノナカノアブラ』。

案：䐃者，三焦之所起，腸間蟠延之黄脂膜，是身中諸脂膏之大原，而皮下肉中脂膏，皆悉自腸間脂轉運溉注而成者，故肉脂腸脂，本是一物。《篇》《韻》所詁斥其脂本，《素》《靈》所言斥其脂標，故《皮部論》王注『䐃者，肉之標』是也。

（眉）腎。

○大骨枯槁，大肉陷下，肩髓内消，動作益衰，真藏來見，期一歲死。見其真藏，乃予之期日。

案：據楊注考之，正文作『真藏未見』無疑。《新校正》云『按全元起本及《甲乙經》真藏「未見」作「來見」，來當作未，字之誤也』，似來未二字互誤，可考。

〔楊〕腎府足大陽脈，循肩髆内，故腎病肩隨，内藏消瘦也。又兩肩垂下曰隨，腎間動氣，五藏六府十二經脈之原，故腎病，動運皆衰也。腎間動氣強大，故真藏脈未見者，腎氣未見者（案：此五字，恐衍文。），腎氣未是甚衰，所以期至一年。腎氣衰甚，真藏即見，故與之死日之期也。

真本《明堂》列缺下曰『肘臂肩背』，楊注：『肩，髆上者之也。』

案：楊注可從。《大素》作『肩隨』，不誤，《素問》作『肩髓』者，爲誤字。肩隨字已見第十七中，謂肩角不聳立而垂下也，乃爲嚲曳之證。内消者，與前文内痛同例，而謂腎部内氣液消竭也。腎内液消，故爲肩骨垂下之外證也，亦與前文『脱肉破䐃』同例。

案：『肩髓』非熟字，諸注臆解，皆叵從。

○大骨枯槁，大肉陷下，胸中氣滿，腹内痛心中，不便肩項，身熱，破䐃脱肉，目匡陷，真藏見，目不見人，立死。其見人者，至其所不勝之時則死。

（眉）肝。

真藏脈見，少陽脈絶，兩目精壞，目不見人，原氣皆盡，故即立死。真脈雖見，目猶見人，得至土時而死也。

案：此三十九字，《大素》誤爲注文，而上『真』字重，爲衍。

案：此條句讀古來誤，今正之。『腹内痛心中』爲句，謂腹内心中共痛，所謂倒草文法，與《傷寒論》『傷寒六七日中風』等同例也。『不便肩項』又爲一句，謂凡肩項諸骨關節處不自由，肝經筋脈失之滋榮也。『身熱』二字一句，如此讀則甚易解矣。肝主榮一身之血液，故以目爲肝候第一。若見真藏脈，唯在肝，則不急死。若真肝脈見，而兩目不見人，則爲立死之候也。此宜從《大素》，文義明白。

案：所不勝之時，王注以『時』爲四時之時，可從。《大素》作『土時』，恐是『王時』訛，而『王』上脱『金』字歟，乃與第十八云『肝見庚辛死』合。再案：『至土』二字，『金王』訛。

案：肝血煎迫則爲身熱，即津液枯竭之虚熱也。

案：心藏云期一月死，肺藏云期六月死，腎藏云期一歲死，蓋心肺腎三藏，若有一點虛損處，則不免必死，故爲一月六月一歲爲之期也。至於肝脾二藏，雖有一點之虛，不可期死時月，以脾爲生育之原，肝爲動作之本故也。所以此二藏不云死期，正在於此歟。存考。

○急虛身中卒至，五藏絶閉，脈道不通，氣不往來，譬於墮溺，不可爲期。

（眉）尸厥。

〔楊〕四時虛邪，名曰經虛。八風從其虛之鄉來，令人暴病卒死，名急虛身，辟於隨溺。辟，卑夬反。除也。謂不得隨意溺也。如此急虛之病，亦有生者，故不可與爲死期也。

案：今據楊、王二氏之説考之。則急虛身中卒至者，謂急劇令人虛之邪氣，卒至於身内也。絶閉之絶，與運絶、悶絶之絶同，謂五藏之氣皆絶止鬱閉而不通也，非斷絶、過絶之義也。《呂覽·權勲》『嗜酒甘而不能絶於口』注：『絶，止也。』《文選·鮑明遠還都道中詩》『絶目盡平原』。《後漢·吴良傳》『臣蒼榮寵絶矣』注：『絶，猶極也。』並可以徵矣。

脈道不通，氣不往來者，即五藏絶閉之所爲也。氣不往來者，謂呼吸之氣不往來也，《扁鵲傳》所云『尸厥』之病是也。

譬於墮溺，不可爲期者，謂其急卒絶閉與墜墮没溺不異，故雖脈息共絶，其鬱一開，則必有生路，不可與以死期已。楊注亘解。

○其脈絶不來，若人一息五六至，其形肉不脱，真藏雖不見，猶死也。

〔楊〕中於急虛，其脈絶而不來，有來一息，脈五六至，不待肉脱及真藏見，必當有死也。

〔新〕按人一息，脈五六至，何得爲死。必息字誤，息當作呼，乃是。

案：十八云：『人一呼，脈四動以上曰死。』《十四難》云：『至之脈，一呼再至曰平，三至曰離經，四至曰奪精，五至曰死，六至曰命絶。』《脈經》卷四·第五引扁鵲曰：『脈再動爲一至，一呼而脈五動，人一息脈十一動，此氣浮濇經行，血氣竭盡，不守於中。五臟瘻痟，精神散亡，脈五至而緊則死。』據此，則以脈再動爲一至者，蓋黄帝家之常語，扁鵲遵用之，則所云一息五六至者，謂一息脈十一動以上也。《新校正》以『息』爲『呼』之誤，諸家皆從之，何不究古經之如此其已甚耶。《十四難》所説乃以一動爲一至，與經文不同。然至於以『一呼六至曰命絶』，則與所云『一息五六至』相合，蓋以再動爲一至，以一動爲一至，古來自有二説也。如《新校正》一呼五六至，以爲一動一至之説，則其説不異。

○真肝脈至，中外急，如循刀刃責責然清清然**，如按琴瑟弦，色青白不澤，毛折乃死。**

〔楊〕清，寒也。如以衣帶盛繩，引帶不引繩，即外急也，引繩不引帶，即内急也，繩帶具引，即内外急也。今真肝脈見，中外皆急，如人以手循摩刀刃，中外堅急，令人洫泝寒也。又如以手按瑟，急弦不調耎者，此無胃氣，即真肝脈也。青爲肝色，白爲肺色，是肺乘肝也，故青不澤也。肺主於氣，氣爲身本，身之氣衰，即皮毛不榮，故毛折當死也。

〔新〕按楊上善云：『無餘物和雜，故名真也。五藏之氣，皆胃氣和之，不得獨用。如至剛不得獨用，獨用即折，和柔用之即固也。五藏之氣和於胃氣，即得長生，若真獨見必死。欲知五藏真見爲死，和胃爲生者，於寸口診即可知，見者如弦是肝脈也。微弦爲平和。微弦謂絃之少也，三分有一分爲微。二分胃氣與一分弦氣俱動爲微弦，三分並是弦而無胃氣，爲見真藏。餘四藏準此。』

《平人氣象論第十八》云：『死肝脈來，急益勁，如新張弓弦，曰肝死。』

案：中外急，謂浮沈共急勁也。責與脊、鰿音相近，而劒脊之脊，鰿魚之鰿，共爲連綿聳起之義，則責責然，爲刀刃聳起之形容字。所云如循刀刃責責然者，形容於浮而急之脈狀。如按瑟弦者，形容於沈而急之脈狀，是浮沈共急，與十八云『死肝脈來急益勁，如新張弓弦』相合矣。

皃約之曰：責與策通。微眇細小之義。《説文》『策，馬箠也』。《方言》卷二、《廣雅・釋詁二》並云『策，小也』。《莊子・人間世》『鼓筴播精』《釋文》引司馬注：『小箕曰筴。』《方言》卷二『木細枝謂之策』，又卷三『凡草木刺人，北燕朝鮮之間謂之策』。《爾雅・釋魚》『蟦，小而橢』。《廣韻》『蟦，小貝』。並與責同音。又《廣韻》『嫧，健急皃。㥽，耿介』，並與策同音，共可以徵。録以存考。

色青白者，見肝木本色也。後四藏並同義。

毛折者，蓋謂毛髮屈曲不舒暢，血氣枯竭之所爲也。《廣雅・釋詁一》云『折，曲也』，《戰國策・西周策》『則周必折而入於韓』注『折，屈也』是也。又案：《漢書・敘傳下》『懷折亡嗣』注：『折謂夭也。』《禮記・祭法》『萬物死曰折』注：『折，棄敗之言也』。亦可併考，乃與毛悴同義。

○真心脈至，堅而搏，如循薏苡子累累然，色赤黑不澤，毛折乃死。

〔楊〕薏，於極反。苢義當苡，即十珠也。堅而揣者，譬人以手循摩薏苡之珠累累然，堅鉤無胃氣之柔，即真心脈也。赤爲心色，黑爲腎色，是腎乘心也，故赤不澤也。

案：『十珠』者『干珠』之譌，『干珠』即『簳珠』之古字也。

〔紹〕《大素》『搏』作『揣』，下『搏而絶』亦同。宜參《脈要精微論》。

〔識〕張云：『短實堅強，而非微鉤之本體。』《本草圖經》云：『薏苡，實青白色，形如珠子而稍長，故人呼爲薏苡珠子。小兒多以線穿如貫珠爲戲。』陶氏云：『交趾者最大，彼土呼爲簳珠。』

案：古稱薏苡者，不分粳糯二品，川穀亦得薏苡之偁也。《説文》『蔏：蔏苢。從艸啇聲』。又『䕬，艸也，從艸贛聲。一曰薏苢』。又㠯下云『賈侍中說，意㠯實也，象形』。《廣雅》『蘔，起實，啇㠯也』。據此，則作啇㠯者爲古字。《說文》㠯下作意者，亦啇之誤字，而艸部薏苢，則爲今字俗篆。《廣雅》所云『起實』即『㠯實』，『起』是爲『㠯』之俗訛字也。薏苡之急呼爲㠯，㠯則薏苡之正字，而其子之象形也。雷公曰『凡使勿用䊆米，顆大無味。其䊆米，時人呼爲粳䊆是也』，陶隱居曰『交阯者子最大，彼土呼爲䓘珠』（《本草和名》引，作『贛珠』），《後漢書·馬援傳》云『南方薏苡實大』是也。因考蘔、䊆、䓘爲同字，而『起』亦與『幹』音相通，然則重言之曰薏苡，或單曰薏，或單曰苢，音轉曰起，又轉曰幹耳。

又案：黑字云『重累者良』，此云累累，亦似指其子連綴之形。

（眉）頌壺『㠯』字作如此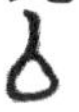。

○真肺脈至，大而虛，如以毛羽中人膚，色白赤不澤，毛折乃死。

〔楊〕其真肺脈，如毛羽擲來中人皮膚。大而浮虛者，毛無胃氣，即真肺脈也。赤爲心色，白爲肺色，是心乘肺，故白不澤也。

第十八云：『死肺脈來，如物之浮，如風吹毛，曰肺死。』

○真腎脈至，搏而絶，如指彈石辟辟然，色黑黃不澤，毛折乃死。

〔楊〕惴，初委反。動也。其真腎脈至，如石彈指辟打指者，營無胃氣，即真腎脈也。黃爲脾色，黑爲腎色，是脾乘腎，故黑不澤也。

案：楊注『辟』字恐『辟辟』訛。

第十八云：『死腎脈來，發如奪索，辟辟如彈石，曰腎死。』

案：『辟辟』解已見十八中。

〔高〕辟辟然，硬而呆實，無胃氣也。

○**眞脾脈至，弱而乍數乍踈，色黄青不澤，毛折乃死。**

〔楊〕眞脾脈至，乍踈乍數也。踈謂動稀也，數謂連動。此無胃氣，即眞脾脈也。青爲肝色，黄爲脾色，是肝乘脾，故黄不澤也。

○**諸眞藏脈見者，皆死不治也。**

〔楊〕藏脈獨見，以無胃氣死，故不療也。

○**黄帝曰：見眞藏曰死，何也。**

以下至『帝曰善』，《大素》卷六藏府氣液篇中載之。

〔楊〕無餘物和雜，故名眞也。五藏之氣皆胃氣和之，不得獨用。如至剛不得獨用，獨用即折，和柔用之即固也。五藏之氣，和於胃氣，即得長生。若眞獨見，無和胃氣，必死期也。欲知五藏眞見爲死，和胃爲生者，見於寸口診手大陰，即可知之也。見者如絃，是肝脈也，微絃爲平好也。微絃謂絃之少也，三分有一分爲微，二分胃氣與一分絃氣俱動，爲微絃也。三分並是絃氣，竟無胃氣，爲見眞藏也。見眞藏死，其理至妙，請陳其理，故曰何也。

○**岐伯曰：五藏者，皆稟氣於胃，胃者五藏之本也。藏氣者，不能自致於手太陰，必因於胃氣，乃至於手太陰也。**

〔楊〕胃受水穀，變化精氣而資五藏，故五藏得至手大陰，寸口見於微絃也。

○**故五藏各以其時自爲，而至於手太陰也。**

〔楊〕五藏主於五時，至其時也。其藏有病之甚者，胃氣不與之居，不因胃氣，以呼吸之力獨自至於大陰，寸口見真絃也。

是今日以三部診病，不用他八候之祖法在於此。經文詳見《經脈別》。

○故邪氣勝者，精氣衰也。

〔楊〕真藏脈絃不微，無胃氣者，則知肝病勝也。肺病耶勝，則胃穀精氣衰。

○故病甚者，胃氣不能與之俱至於手太陰，故真藏之氣獨見。獨見者，病勝藏也，故曰死。帝曰：善。

〔楊〕真見病甚，故致死也。

○黃帝曰：凡治病，察其形氣色澤，脈之盛衰，病之新故，乃治之，無後其時。

已下至『皆難治』ウ三一，《大素》十四·四時脈診。

〔楊〕形之肥瘦，氣之大小，色之澤夭，脈之盛衰，病之新故，凡療病者，以此五診診病，使當爲合其時，不當爲後其時也。

案：無後其時，謂有病宜早治也。楊以時爲四時之義，可從矣。言隨四時旺脈有胃氣者而治之，無後其時氣也。

○形氣相得，謂之可治。

〔楊〕形瘦氣大，形肥滿氣小，爲不相得。形肥氣大，形瘦氣小，相得也。

○色澤以浮，謂之易已。

〔楊〕其病人五色，浮輕潤澤，其病易已。

案：《大素》有『脈』字，最爲可從。言其色澤而其脈浮者，其病易已也。亦頭項強痛之文例耳。或曰脈字恐衍。楊注不說及脈字，似是。

再案：《大素》『脈』字恐衍，於後文來。

○**脈從四時，謂之可治。**

〔楊〕四時王脈，皆有胃氣，無他來剋，故曰順時。

○**脈弱以滑，是有胃氣，命曰易治，取之以時。**

〔楊〕四時之脈，皆柔弱滑者，謂之胃氣。依此療病，曰合時也。

○**形氣相失，謂之難治。色夭不澤，謂之難已。脈實以堅，謂之益甚。脈逆四時，爲不可治。必察四難，而明告之。**

〔楊〕此之四診，趣之爲難，可明告病人。宜以變常設於療法，不得依常趣之以時也。

○**所謂逆四時者，春得肺脈，夏得腎脈，秋得心脈，冬得脾脈，其至皆懸絶沈濇者，命曰逆四時，未有藏形。**

〔楊〕四時皆得勝，來剋己之脈已，脈懸絶沉濇，失四時脈。雖未有病藏之形，不可療也。

〔高〕懸絶無根，或沈濇不起者，是無胃氣。

（眉）案：此節恐脫『四季得肝脈』五字，而王冰注『春來』上恐脫『四季來見也四季得肝脈』十字。

○**於春夏而脈沈濇，秋冬而脈浮大，名曰逆四時也。**

〔楊〕此脈反四時也。

○**病熱脈靜**清**，**

〔楊〕熱病脈須熱而躁也，今反寒而靜。清，寒也。

○**泄**洩**而脈大，**

〔楊〕人之洩利，脈須小細，今反爲洪大也。

○**脫血而脈實，**病在中

〔楊〕人之脫血，脈須虛弱，今反強實，病在中也。

○**病在中脈實堅。**病在外

〔楊〕脫血脈實堅，病在外也。

○**病在外脈不實堅者，皆難治。**名曰逆四時

〔楊〕脫血而脈不實不堅，難療也。以上七診，皆逆四時也。

第十八云：『脈有逆從四時，未有藏形，春夏而脈瘦，秋冬而脈浮大，命曰逆四時也。風熱而脈靜，泄而脫血，脈實病在中，脈虛病在外，脈濇堅者，皆難治，命曰反四時也。』

〔張〕與上文《平人氣象論》者似乎相反，但上文云病在中脈虛，言內積之實者，脈不宜虛也。此云病在中脈實堅，言內傷之虛者，脈不宜堅實堅也。前云病在外濇堅，言外邪之盛者，不宜濇堅，以濇堅爲沈陰也。此言病在外脈不實堅，言外邪方熾者，不宜無力，以不實堅爲無陽也。四者之分，總皆正不勝邪之脈，故曰難治。詞若相反，理則實然。《新校正》以謂經誤，特未達其妙耳。

案：張說似可從，姑據於此矣。楊注以『病在中』『病在外』屬下句，非是。

○**黃帝曰：余聞虛實以決死生，願聞其情。**

案：情者，謂病情，後文所云『脈盛，皮熱，腹脹，前後不通，悶瞀』之類是也。蓋邪實正虛謂之病因，又謂之病源，即病性也。病證謂之病情，即出於性者也。

○**岐伯曰：五實死，五虛死。帝曰：願聞五實五虛。岐伯曰：脈盛，皮熱，腹脹，前後不通，悶瞀，**

此謂五實。

案：悶瞀，謂心中悶亂也。《楚詞・惜誦》「中悶瞀之忳忳」注，又《抽思》「煩寃瞀容」注並云「瞀，亂也」。《後漢・韋彪傳》注、《宦者傳》注、《郭憲傳》注並同《五常政大論》「其動鏗禁瞀厥」注：「瞀，悶也」。《音釋》「瞀音冒」。《氣交變大論》「民病肩背瞀重，鼽嚏血便注下」。注：「瞀，謂悶也。」《至真要大論》「諸熱瞀瘛皆屬於火」。《尚書大傳》「厥咎瞀」鄭氏注：「瞀與思心之咎同耳。故《子駿傳》曰：瞀眊，眊亂也。」《書・益稷》傳「昏瞀墊溺」疏：「瞀者，眩惑之意。」並可以徵矣。《傷寒論》大柴胡條云「鬱鬱微煩」，又《可吐篇》云「病胸上諸實，胸中鬱鬱而痛」，所云「鬱鬱」與「悶瞀」同。《靈・經脉篇》「肺動則交兩手而瞀」。《音釋》「瞀音務」。《左傳・襄十四年》「亦無瞢焉」注：「瞢，悶也。」

（眉）《傷寒直格》曰：「瞀音莫。眼黑也，昏也，言氣亂昏也。」

（眉）《千金》廿八十九オ

（眉）明傅仁宇允科纂輯《眼科審視瑤函》卷二云：八要者，表裏虛實寒熱邪正也。表者，病不在裏也。裏者，病不在表也。虛者，五虛也。實者，五實也。寒者，藏府積寒。熱者，藏府積熱也。邪者，外邪相干也。正者，藏府自病也。三オ

○脉細，皮寒，氣少，泄利前後，飲食不入，此謂五虛。

案：五實，似謂陽明胃實證。五虛，似謂少陰直中證也。五實雖邪氣盛實，正氣亦有與之交爭者，故爲熱實之證也。五虛雖真氣不足，其實邪氣尤盛，無有復與之交爭之正氣，故唯從寒化而不爲熱候，方爲陰寒證也。

○帝曰：其時有生者，何也。

案：前文云『五實死，五虛死』，然有具此證，而或時有不死者，是以何不死，所以發問也。故下文曰：

○岐伯曰：漿粥入胃，泄注止，則虛者活。

案：漿粥，猶云水穀也。蓋水穀能入者，乃胃氣未衰也。故其泄利亦止，是虛證變實爲吉兆也。其藥則四逆輩所主也。

○身汗，得後利，則實者活，此其候也。

案：身汗者，謂表實汗解之證也。得後利者，謂裏實宜下之證也。三承氣之類，宜選用也。

立之案：此曰五實死，若夫表實大青龍證，固非死證。則此叵言太陽病等不死之輕證也。蓋五實者，悉是陽明證也。五虛者，少陰證也。曰然則身汗何謂也，曰是身汗用下劑後之愈候，必有自汗而解也。吳又可《瘟疫論》卷上內壅不汗篇曰『務宜承氣先通其裏，裏氣一通，不待發散。多有自能汗解』，下後脈浮篇曰『下後脈浮而數，原當汗解』，下後脈復沈篇『下後脈浮者，當得汗解』，並可以徵矣。且夫陽明大實熱證，延捱擔閣，必死無及，是所以此曰五實死也。近年戊午、己未、壬戌、癸亥流行暴瀉疫，與此五虛全合。故暴瀉疫亦漿粥安於胃，而泄注止則活也。

文久元年辛酉二月廿八夜書　今日改元
於營中久世大和守殿被仰渡於帝鑑間巳中刻許也　立之

第十九補

如水之流ウ八

《十五難》虞庶注云：如水之漏，乃是脾脈太過。如雀之啄，是謂脾脈不及。太過則令人四支不舉。不及則令人九竅不通，故平和不可得見，衰乃見也。

案：虞注似是。《十五難》所云『如水之下漏』，與此云『如水之流』同義，謂脾脈之太過。脾脈太過則脾氣虛，而邪氣入血絡之脈，故其證四支不舉也。脾脈不及則脾藏虛，而邪氣入胃府，故其證九竅不通也。

懸絶ヲ卅一

第七云：凡持真脈之藏脈者，肝至懸絶急十八日死，心至懸絶九日死，肺至懸絶十二日死，腎至懸絶七日死，脾至懸絶四日死。

〔楊〕脈至，即絶久而不來，故曰懸絶。

形氣ウ卅

〔紹〕《雞峰普濟方》有脈形氣逆順説，演本節之義，文繁不録，宜參閲。蓋此所謂氣者，即元陽之氣，元氣之盛衰，必徵之於脈，又徵之於氣息之靜躁，以與形貌之肥瘦剛脆互相表裏，而爲診察之緊要矣。且古書於病之繫於呼吸者，多命以氣。上文胸中氣滿，其氣動形，倶氣息之謂，而次篇形盛脈細，少氣不足以息者危，乃所謂形氣相失也。彼篇王注引證本節《金匱要略》有息搖肩者一條，並可以互證焉。

如浮ヲ四

《説文》段玉裁注：『筡，竹裹也。』下曰：『又有白如紙者。《吴都賦》注：謂之竹孚俞。』考《文選・吴都賦》『泉室潛織而卷綃，淵客忼忼慨而泣珠』劉淵林注：『綃者，竹孚俞也。』

案：浮即莩假借，或作孚、符，同義。《後漢書・章帝紀》注：『莩，葉裏白皮也。』《法言・修身篇》『轓莩曠沈』柳宗元注：『莩如葭莩之莩，目精之表也。』《漢書・中山靖王勝傳》『非有葭莩之親』注：『莩，葭裏之白皮也。』《詩・大田》箋『謂孚甲始生』，疏：『孚者，米外之粟皮。』《史記・律暦書》『言萬物部符甲而出也』，《索隱》曰：『符甲，猶孚甲也。』《淮南·俶真訓》『蘆苻之厚』注：『苻蘆之中白。苻讀麪麩之麩也。』

四傍 ウ七

案：四傍蓋謂四肢，脾氣能灌注他四藏，故四藏各得其和。楊云：『液灌四傍之藏。』可從。

迫近 ヲ十

《天元紀大論》六十六云：『鬼臾區曰：至數之機，迫迮以微。』

䐃 ウ廿二

《靈·本藏篇》『脾應肉，肉䐃堅大者胃厚，肉䐃麼者胃薄，肉䐃小而麼者胃不堅，肉䐃不稱身者胃下。胃下者，下管約不利。肉䐃不堅者胃緩，肉䐃無小裹累者胃急，肉䐃多少裹累者胃結。胃結者，上管約不利也』。又《師傳篇》云『黄帝曰：本藏以身形支節䐃肉，候五藏六府之小大焉』。又《五變篇》『䐃肉不堅，而無分理者麤理』，《甲乙》卷十第一篇載作『䐃肉』。又《五變篇》曰『皮膚薄而其肉無䐃，其臂懦懦然，其地色殆然不與其天同色，汚然獨異，此其候也。然後臂薄者，其髓不滿，故善病寒熱也』。又《壽夭剛柔》曰『形充而大肉，䐃堅而有分者肉堅，肉堅則壽矣』，《音釋》『䐃堅，上渠永切，腹中䐃脂』。又《本神篇》『破䐃脫肉』。又《邪客篇》『地有聚邑，人有䐃肉』。《衛氣失常篇》『膕肉堅（原注曰：一本云䐃肉。）皮滿者肥，䐃肉不堅皮緩者膏，皮肉不相離者肉』。《五禁篇》『著痺不移，䐃肉破，身熱，脈偏絶，是三逆也』。《經水篇》『肉之堅脆及膕之大小』，《甲乙》作『䐃』。

今風寒客於人 ヲ十四

《調經論》六十二云：『風雨之傷人也，先客於皮膚，傳入於孫脈，孫脈滿則傳入於絡脈，絡脈滿則輸於大

經脈。血氣與邪并客於分腠之間，其脈堅大，故曰實。』十七ノ五ウ

内消廿三ヲ

《病源》卷五云：『内消病者，不渴而小便多是也。由少服五石，石熱結於腎内也。熱之所作，所以服石之人小便利者，石性歸腎，腎得石則實，實則消水漿故利，利多不得潤養五藏，藏衰則生諸病。由腎盛之時不惜其氣，恣意快情，致使虛耗，石熱孤盛則作消利，故不渴而小便（當補『多。』也）』六ヲ

責責然廿五ウ

《名醫類案》曰：『丹溪治一人，於六月投淵取魚，至秋深雨涼，半夜小腹痛甚，大汗，脈沈弦細實，重取如循刀責責然。與大承氣湯加桂二服，微利痛止，仍連日於申酉時復痛，堅硬不可近。每與前藥得微利，痛暫止。於前藥加桃仁泥，下紫黑血升餘，痛亦止。脈雖稍減，而責責然猶在。又以前藥加川附子，下大便五行，有紫黑血如破絮者二升而愈。』《醫學正傳》亦載此文同。

十九　胠二ヲ　浸淫三ウ　氣泄四ヲ　如浮四ヲ　手三部一件廿九ヲ　慍慍然五ウ　下聞病音同　如營六ヲ　如數同ウ　心懸又六ウ　懸弦

牽又六ウ　四傍七ウ　重強九ウ　皮膚十四ウ　不仁同　風者百病之長十四ヲ　肺痺十五ヲ　肝痺十五ヲ　脾風同　發癉十五ウ　蠱十六ヲ　出白十七ヲ

瘛同　真藏廿一ウ　䐃廿二ウ　内消廿三ヲ　肩隨廿三ウ　急虛廿四ヲ　五六至廿五ヲ　責責然廿六ヲ　毛折同ウ　薏苡廿七ヲ　内痛廿二ヲ　氣泄四ヲ　脊三十二ウ

形氣三十ヲ　疝瘕十五ウ　忽忽二ヲ　肭六ウノ七オ　湯熨火灸灸十四ウ　寸口手太陰廿九オ

三部九候論篇第二十

〔新〕按全元起本在第一卷，篇名《決死生》。

○黃帝問曰：余聞九鍼於夫子，衆多博大，不可勝數。余願聞要道，以屬子孫。

〔志〕《離合真邪論》曰：『余聞九鍼九篇，夫子乃因而九之，九九八十一篇，余盡通其意矣。』蓋言先

立鍼經八十一篇，論九鍼之道，然衆多博大，不可勝數，故願聞要道。

〔張〕屬，付也。

案：屬即囑之義。《玉篇》『囑，止屬切。付囑也』。《廣韻》『囑，之欲切。託也』。

案：九鍼，詳見《靈樞》卷一・九鍼十二原第一。

○**傳之後世，著之骨髓，藏之肝肺，歃血而受，不敢妄泄。**

〔楊〕著，紀也。歃血，飲血而誓也。

〔識〕簡按：《左傳正義》云：『凡盟禮，殺牲歃血，告誓神明。若有背違，欲令神加殃咎，使如此牲也。』《禮・曲禮》疏：『割牲左耳，盛以珠盤。又取血，盛以玉敦，用血爲盟書，書成乃歃血讀書。』熊《音》：『歃，音霎。』

○**令合天道，**

〔新〕按全元起本云：『令合天地。』

案：作『天地』似是，乃地、始、紀爲韻語，行、陽、方爲韻語。

○**必有終始，**

《四氣調神論篇第二》云：『故陰陽四時者，萬物之終始也。』第五云：『陰陽者，萬物之能始也。』《天元紀大論》云：『金木者，生成之終始也。』

○**上應天光星辰歷紀，下副四時五行，貴賤更互。冬陰夏陽，以人應之奈何。願聞其方。**

《廣雅》『副，佐也，稱也』。

第九云：『大神靈問，請陳其方。』

案：方，道也。詳見本篇。第十一云『不知其道，願聞其説』，文例相似，宜參。

○岐伯對曰：妙乎哉問也。此天地之至數。帝曰：願聞天地之至數，合於人形血氣，通決死生，爲之奈何。

案：天地之至數，合於人形血氣者，第一所云『其知道者，法於陰陽，和於術數』，及《四氣調神》《生氣通天》所説之類，不一而足矣。下文云九候，亦其一端耳。

○岐伯曰：天地之至數，始於一終於九焉。一者天，二者地，三者人，因而三之，三三者九，以應九野。

〔識〕吳云：『九州之分野。』張云：『即《洛書》九宮，《禹貢》九州之義。』簡按：《淮南·原道訓》『上通九天，下貫九野』高誘注云：『九天，八方中央也。九野亦如之。』又《天文訓》『天有九野，九千九百九十九隅，去地五億萬里』注云：『九野，九天之野也。』王注據《爾雅》，未允。

案：九野説，已見第九中。

○故人有三部，部有三候，以決死生，以處百病，以調虛實而除邪疾。

生、病爲韻。實、疾爲韻。

案：處，定也，斷也。《國語·晉語》『蚤處之』注：『處，定也。』《後漢書·陽球傳》注：『處，斷也。』《左氏·文十八年》傳『德以處事』注：『處，猶制也。』《漢書·谷永傳》『臣愚不能處也』注：『處，謂斷決也。』

《史·扁鵲倉公傳》『醫之所病』，《集解》引徐廣：『所病，猶療病也。』

案：邪疾，非專謂風寒邪氣，凡妨害正氣者，皆謂之邪。見於陶氏《本草序例》、王氏《素問》注等。

○**帝曰：何謂三部。岐伯曰：有下部，有中部，有上部。部各有三候。三候者，有天，有地，有人也。必指而導之，乃以爲真。**

〔識〕張云：『必受師之指授，庶得其真也。』高云：『必以指循切而按導之，乃爲部候之真。』簡按：張注似是。

〔眉〕《千金》卷一診候四引文異意同。

案：據後文則高説似是。

○**上部天，兩額之動脈。**

案：自『上部天』至『足太陰也』，《大素》卷十四載之，而在篇末『五指留鍼』下。王冰原本蓋亦然。今此篇次第宋臣所改，不足據。其説如左文『太陰也』下所云。

〔楊〕上部之天，兩額足少陽、陽明二脈之動，候頭角氣。

〔眉〕案：以下三部九候脈地，王注是矣，楊注大異而非。

〔眉〕案：王注不言額旁之穴名，是繁多故也。即懸顱、懸釐、曲鬢地之分。

○**上部地，兩頰之動脈。**

〔楊〕上部之地，兩頰足陽明在大迎中動，候口齒氣。

○**上部人，耳前之動脈。**

〔楊〕上部之人，目後耳前，手大陽、手少陽、足少陽三脈在和髎中動，候耳目之氣也。

〔眉〕案：王注不言耳前動之穴名，繁多故也。即客主人聽會和髎之分。

○中部天，手太陰也。

〔楊〕中部之天，手大陰脈。動在中府、天府、俠白、尺澤四處，以候肺氣。

（眉）肺。

○中部地，手陽明也。

〔楊〕中部之地，手陽明脈，檢經無動處。吕廣注《八十一難》云『動在口邊』。以爲候者，候大腸氣。

（眉）大腸。

○中部人，手少陰也。

〔楊〕中部之人，手少陰。動在極泉、少海二處，以候心氣也。

（眉）心。

○下部天，足厥陰也。

〔楊〕下部之天，足厥陰脈，動在曲骨、行間、衝門三處，以候肝氣。

（眉）肝。

（眉）王注：下部天，爲男五里，女大衝，並足厥陰肝經穴也。女避五里代以大衝，烏虖聖法仁哉。又《至真要論》有以衝陽、尺澤、太谿、天府、太衝、神門占死文，然則男亦以太衝可也。

○下部地，足少陰也。

（眉）腎。

案：此七字，今本《大素》全屬脱文。楊注有之，故知然矣。

〔楊〕下部之地，足少陰脈，動在大谿一處，以候腎氣。

○**下部人，足太陰也。**

〔楊〕下部之人，足大陰脈，動在中府、箕門、五里、陰廣、衝門、雲門六處，以候脾氣。十二經脈，手心主無别心藏，不入九候。手大陽、手少陽、足大陽、足少陽、足陽明，此五皆是五藏表經，候藏知表，故不入越於越九候也。

（眉）脾。

〔新〕詳自上部天至此一段，舊在當篇之末，義不相接。此正論三部九候，宜處於斯。今依皇甫謐《甲乙經》編次例，自篇末移置此也。

○**故下部之天以候肝，**

足厥陰肝經。

案：據《大素》及王冰原本，則此文在前『有下部有中部有上部』之下，故此從前文以『下部云云』置於初，次以中部、上部也。

○**地以候腎，**

足少陰腎經。

○**人以候脾胃之氣。**

足太陰脾經。

案：脾脈在箕門之分，胃脈在足趺上，故此合言脾胃之氣也。

○**帝曰：中部之候奈何。**

案：『故下部之天』以下，亦受前文『乃以爲真』而云，故至此，改端起『帝曰』之文也。

○岐伯曰：亦有天，亦有地，亦有人。天以候肺，
手太陰肺經。
○地以候胸中之氣，
手陽明大腸經。
○人以候心。
手少陰心經。
○帝曰：上部以何候之。岐伯曰：亦有天，亦有地，亦有人。天以候頭角之氣，
足少陽膽經，陽明大腸經楊注。今考足少陽、足大陽旁光經，旁光經皆在背部，候上部之氣也。
○地以候口齒之氣，
足陽明胃經同上。
○人以候耳目之氣。
手太陽小腸經，手少陽三焦經，足少陽膽經同上。今考手厥陰心包經與小腸經相合，而候上部也。
○三部者，各有天，各有地，各有人。三而成天，三而成地，三而成人。三而三之，合則爲九。九分爲九野，九野爲九藏，故神藏五，形藏四，合爲九藏。
已見第九篇中重出也。
〔識〕志云：『胃與大腸小腸膀胱，藏有形之物也。』高同。簡按：形藏四，諸家並仍王義，然頭角耳目口齒，理不宜謂之藏。考《周禮・天官疾醫職》云『參之以九藏之動』，鄭注：『正藏五，又有胃一膀胱二大腸三小腸四。』志注有所據，今從之。

○五藏已敗，其色必夭，夭必死矣。

案：既論動脈之理，又説其面色，蓋色脈一理，故古人往往合論之。如《金匱》第一篇第七條所説，是其一端耳，不遑枚舉。

色夭解見十五中。

○帝曰：以候奈何。岐伯曰：必先度其形之肥瘦，以調其氣之虚實。實則寫之，虚則補之。必先去其血脈，而後調之。無問其病，以平爲期。

〔吴〕謂去其瘀血之在脈者。蓋瘀血壅塞脈道，必先去之，而後能調其氣之虚實也。

〔馬〕凡此病者，皆必有邪，必先去其脈中之結血，以去其邪，而後調其虚實，以行補寫。且無問其病之何如，惟補之寫之，而以平爲期可也。

案：此謂就平人之肥瘦，而鍼法有補寫二法也。實則寫之者，謂寫血之法也。虚則補之者，謂補氣之法也。寫血用大鍼，補氣用小鍼也。而嫌於補寫二法共用小鍼，故加『必先去其血脈而後調之』一句，示其寫法必用大鍼之法也。畢竟不過於氣血鬱滞之小疴，故唯行此法耳。今西洋醫流漫見沈疴固疾，亦行寫血法，其妄尤甚。唯取其一時之爽快，而拋卻起回之理矣。其拙劣固雖不足掛齒牙，然其不學昧理之甚，不知斃人幾千萬，則最可歎哉。

○帝曰：決死生奈何。岐伯曰：形盛脈細，少氣不足以息者，危。

少氣解已見十八中。

〔新〕按全元起本及《甲乙》《脈經》『危』作『死』，《千金》真本作『厄』。

○形瘦脈大，胸中多氣者，死。

案：多氣者，喘急之謂也。《千金》『大』作『太』，『多氣』作『氣多』。

○形氣相得者，生。

以下至篇末，《大素》十四載之，而自此前缺卷。

〔楊〕形盛氣盛，形瘦氣細者，得生。三也。

案：據此文，則前二證爲死證二條歟。

○參伍不調者，病。

參伍解已見十七中。

〔楊〕謂其人形氣，有時相得，有不相得。參類品伍，不能調者，其人有病。四也。

案：《荀子·成相篇》『參伍明謹施賞刑』注：『參伍，猶錯雜也。』《穀梁·桓五年傳》注『蓋參譏之。』疏：『參者，交互之意。』

○三部九候，皆相失者，死。

〔楊〕三部九候，不得齊一，各各不同，相失故死。五也。

《千金》引此。

○上下左右之脈，相應如參舂者，病甚。

〔楊〕三部九候之脈，動若引繩，不可前後也。今三部在頭爲上，三部在足爲下，左手三部爲左，右手三部爲右。脈之相應，參動上下左右，更起更息，氣有去來如碓舂，不得齊一。又舂，其脈上下參動也。束恭反。所以病甚。六也。

○上下左右相失，不可數者，死。

〔楊〕上下左右脈動各無次，不知數動脈不可得者，脈亂故死。七也。

○**中部之候，雖獨調，與衆藏相失者，死。**

〔楊〕肺心胸中以爲中部，診手太陰、手陽明、手少陰，呼吸三脈調和，與上下部諸藏之脈不相得者爲死。八也。

○**中部之候，相減者，死。**

〔楊〕中部手太陰、手陽明、手少陰三脈，動數一多一少，不相同者爲死。九也之。

○**目内陷者，死。**

〔楊〕五藏之精，皆在於目，故五藏敗者爲目先陷，爲死也。以上十候，決死生也之。

案：以上十候，爲一生三病六死。

○**帝曰：何以知病之所在。**

〔楊〕病之所在，在於死生，與決死生亦不易也。但決有多端，故復問也。

○**岐伯曰：察九候，獨小者病，獨大者病，獨疾者病，獨遲者病，獨熱者病，獨寒者病，獨陷下者病。**

〔楊〕以次復有一十八候，獨小大等即爲七也。九候之脈，上下左右，均調若一，故偏獨者爲病耳也。

〔眉〕十八候。

○**以左手足上，上去踝五寸按之。庶右手足當踝而彈之，其應過五寸以上，蠕蠕然者，不病。**

〔楊〕脈和調也。人當内踝之上，足太陰脈見，上行至内踝上八寸。交出厥陰之後，其脈行胃氣於五藏，故於踝上五寸，以左手按之，右手當踝彈之，左手下需調動，其人不病，爲候八也。需需，動不盛也。需，而勉反。

案：據楊注，《大素》本文『需』下脫一『需』字可知也，宜作『需需然』，乃與注合。

案：言以左手就右足上，去内踝五寸之分而按之。又以右手當内踝上而彈之，則其脈自應。過五寸以上，不急不緩而蠕蠕然和調者，爲無病之平人常候也。

案：蠕，即蠕動之義。能《音》『而袞切。蟲行貌』是也。張云：『謂其耎滑而勻和也。』《大素》作『需』，『需』即『耎』之隸變，乃爲『蠕』之古字。《痿論》『蠕動』，《大素》作『濡動』四十二ウ，可併考。又見《平人》十八『病心脈來喘喘』下廿九ウ。

○其應疾中手渾渾然者，病。

《脈要精微篇》『渾渾革至如涌泉』注：『渾渾，言脈氣濁亂也。』《瘧論》『無刺渾渾之脈』注：『渾渾，言無端緒也。』

〔楊〕彈之左手之下渾渾動而不調者，病。其候九也。

渾渾解已見第十七中。

○中手徐徐然者，病。其應上不能至五寸者**，彈之不應者，死。**

〔楊〕足太陰血氣微弱，彈之徐徐者有病，不至五寸，不應其手者爲死。十也。

案：據楊注，《大素》本文『五寸』下『者』字恐衍。

○是以脫肉身不去者，死。

〔楊〕去者，行也。脫肉羸瘦，身弱不能行者爲死。十一也。

據楊注，則《大素》本文『不』字誤脫。

〔識〕簡按：馬注《刺要論》『體解㑊然不去矣』，云不能行動而去也。張云『不能動搖來去也』，乃並仍王注。志云『邪留於身而不去者死也』，非。

案：《呂覽・功名篇》『見利之聚無之去』，注：『去，移也。』《廣雅・釋詁一》：『去，行也。』此病人羸瘠甚不能移動身躬也。又《左氏・襄二十年傳》『武子去所』注：『去所，避席。』蓋此不能去所也。

○中部乍疎乍數者死。

〔楊〕中部，謂手太陰、手陽明、手少陰。乍有疎數，爲死。十二也。

案：中部之候皆在手中，而寸口之所係，診法之所最要也。故既曰『中部之候，雖獨調，與衆藏相失者死。中部之候，相減者死』。併此三言中部者，宜活看矣。

○其脈代而鉤者，病在絡脈。

〔楊〕中部之脈，手太陰秋脈也，手少陰夏脈也。秋脈王時，得於脾脈，土來乘金，名曰虛耶，故爲病也。夏脈王時，得脾脈者，土來乘火，名曰實耶，故爲病也。夏脈其病皆在胳脈，可刺去血爲病。十三也。

〔高〕代者，乍疎之象也。代而鉤者，乍數之象也。承上文乍疎乍數而言。若其脈代而鉤者，乃經絡内外不通，故病在絡脈，不死也。

案：高説可從。

○九候之相應也。上下若一，不得相失。一候後則病，二候後則病甚，三候後則病危，所謂後者，應不俱也。察其府藏，以知死生之期。

一、失爲韻。廿七ノ十一ヲ併見ルベシ

〔楊〕九候上下動脈，相應□若一，不得相失。忽然八候相應俱動，一候在後，即爲一失，故病。二候在後，不與七候俱動，即爲二失，故病甚也。三候在後，不與六候俱動，即爲三失，故病危也。三候在後爲病，宜各察之，是何藏之候。候之即知所候之藏，病有間甚死生之期。三候在後，爲病有三失。爲十六也。

〔眉〕《離合真邪二十七》云：『真邪以合，波隴不起，候之奈何。岐伯曰：審捫循三部九候之盛虚而調之云云。』

○**必先知經脈，然後知病脈。**

〔吳〕經脈，經常不病之脈。病脈，府藏受病之脈。

○**真藏脈見者勝死。**

〔楊〕欲依九候察病，定須先知十二經脈及諸胳脈行所在，然後取於九候。候諸病，脈有真藏脈，無胃氣之柔，獨勝，必當有死。爲十七也。

○**足太陽氣絶者，其足不可屈伸，死必戴眼。**

〔楊〕足太陽脈，從目胳頭至足，故其脈絶，腳不屈申，戴目而死。爲十八也。

案：前文云『目内陷者死』，此云『死必戴眼』，後文云『戴眼者，太陽已絶』，是舉望法之最大者。加於決死生脈法之下，欲令人知陽絶戴眼，勿論脈候爲必死之兆也。

○**帝曰：冬陰夏陽奈何。**

〔楊〕九候之脈並沈細絶微爲陰也，然極於冬分，故曰冬陰。九候之脈盛躁喘數，故爲陽也。極於夏分，故曰夏陽。請陳其理也。

○**岐伯曰：九候之脈，皆沈細懸絶者爲陰，主冬，故以夜半死。**

〔楊〕深按得之曰沈，動猶引線曰細，來如斷繩故曰懸絶，九候之脈皆如此者，陰氣勝，陽氣外絶，陰氣獨行，有裏無表，死之於冬陰極時也。夜半死者，陰極也。此一診也之。
（眉）案：懸絶詳見《陰陽别第七篇》及《通評虛實第廿八》中。
（眉）一診。
○**盛躁喘數者，爲陽主夏，故以日中死。**
（眉）二診。
（楊）其氣洪大曰盛，去來動疾曰躁，因喘數而疾故曰喘數。九候皆如此者，皆陽氣勝，陰氣内絶。陽氣獨，有表無裏，死之於夏陽極時也。日中死者，陽極時也。此爲二診。
案：據前文例，則『獨』下宜有『行』字。
○**是故寒熱病者，以平旦死。**
（楊）脾病寒熱，死於平旦。平旦，木也。木剋於土，故脾病至平旦死。此爲三診也。
（眉）三診。
○**熱中及熱病者，以日中死。**
（楊）肺中熱，傷寒熱病皆是陽病，故死於日中陽極時也。此爲四診也。
（眉）四診。
○**病風者，以日夕死。**
（楊）風爲肝病，酉爲金時。金剋於木，故日夕死。此爲五診也。
（眉）五診。
○**病水者，以夜半死。**

〔楊〕水病，陰病也。夜半子時陰極死也。此爲六診。

（眉）六診。

○其脈乍疏乍數，乍遲乍疾者，日乘四季死。

〔楊〕脾者土也，王於四季平和時。脈在中宫，静而不見，有病見時，乍疎乍數，故以日乘四季時死也。

（眉）七診。

案：其脈者，兼是故寒熱以下諸證而言也。言以上諸證而有此脈者，知是脾氣衰敗，故其死必在辰戌丑未土旺之時刻也。

案：『疎數』與『遲疾』其義相同，尤可疑矣。恐是八字中，何是四字衍文。楊注唯云乍疎乍數，不云乍遲乍疾。據此，則本文原無『乍遲乍疾』四字，後人旁書或誤混正文歟。或曰：『疎數者，謂脈動之多少。一息二三動謂之疎，一息六七動謂之數也。遲疾者，謂脈氣之往來。一息二三動亦謂之遲，一息六七動亦謂之疾。蓋疎數者，脈體也。遲疾者，脈勢也。是不可不重言，非衍文也。』亦似有理，因存兩説，以俟考耳。

○形肉已脱，九候雖調，猶死。

〔楊〕土爲肉也，肉爲身主，故脈雖調，肉脱故死。此爲七診也。

案：此與前文云『脱肉身不去者死』同義。

○七診雖見，九候皆從者，不死。

（眉）以上七診。

〔楊〕雖有七診死徵，九候之脈順四時者，謂之不死。

〔識〕簡按：七診，諸家仍王義，爲前文獨小、獨大等之義，無復異論。而志云『七診，謂沈細懸絶盛躁喘數，寒熱熱中病風病水，土絶於四季也』，乃至下文『風氣之病，似七診之病』而窮矣。熊宗立《脈訣》云：『七診者，診宜平旦，一也。陰氣未動，二也。陽氣未散，三也。飲食未進，四也。經脈未盛，五也。絡脈調勻，六也。氣血未亂，七也。』張則謂：『此七者，焉得皆謂之診。總之平旦診法耳。後世遂爾謬傳，竟致失其本原矣。』

〔紹〕楊以爲沈細懸絶，此一診。盛躁喘數，此二診。寒熱病，此三診。熱中及熱病，此四診。風病，此五診。病水，此六診。形肉已脱，此七診。亦覺未允。

〔箚〕琦曰：『句義未詳，七診即在九候見之，使九候皆從，七診無由而見矣。』稻曰：『七診未詳，舊注以上節獨小獨大等，適有七，名曰七診。恐似未的切，但下文亦云七診之病，則古法别有七診之脈證也明矣。』

案：七診，諸家聚訟，共未得正解。今據楊注卻得一説，曰：『九候之脈皆沈細云云，故以日中死。』此先舉陰陽二證之死期，以示其大要耳。蓋九候皆見陰脈者，是陰之極，以應冬令，故夜半死。九候皆見陽脈者，是陽之極，以應夏令，故日中死。此二節先答『冬陰夏陽』之問也。竊謂爲陰是少陰病之類，爲陽是太陽病之類。《傷寒論》『病欲解時，少陰在子丑寅間，太陽在巳午未間』。據此，則死期亦當在此時也，必然之理也。以上二證，是爲一診二診。『寒熱病』《大素》無『病』字，似是，謂往來寒熱之證也。少陽厥陰之二證即是也。其愈期，少陽在寅卯辰，厥陰在丑寅卯，應知其死期，亦是在平旦之時也。是爲三診。熱中及熱病者，并舉内外二因胃熱之證而言。熱中爲内因胃熱證，熱病爲外因胃熱證，乃《熱論》所云『熱病者，皆傷寒之類也』是也。熱中，又見《風論》中，可併考。此爲四診。病風者，蓋如《風論》所説諸證是也。此爲五診。病水者，如《水熱穴論》所説是也。此爲六診。以上『寒熱』已下四病，並得其脈疎數不定者，皆無胃氣之證也。故並爲死病也。知此四病不在七診之數也。『形肉已脱』者，即前篇所云『大骨枯槁，大肉陷下』之類，而脾氣内絶之證。雖九候平調，未久而變可知，故預決死也。此爲七診。如此解之，則稍覺平穩，故録存後考。

○所言不死者，風氣之病，及經月之病，似七診之病而非也。故言不死。

〔楊〕雖有七診死徵，九候之脈順四時者，謂之不死。

案：風氣者，即謂風也。在天地間謂之風，其入人物間謂之氣。《太平御覽》引《樂動聲儀》云：『風氣者，禮樂之使，萬物之首也。物靡不以風成熟，風順則歲美，風暴則歲惡。』《金匱》云『夫人稟五常，因風氣而生長』，《風論》云『風氣藏於皮膚之間』，又云『風氣與陽明入胃』，又云『風氣與太陽俱入行諸脈俞』，又云『風者百病之長也，至其變化乃爲他病也。無常方，然致有風氣也』，《痺論》云『風寒濕三氣雜至，合而爲痺也。其風氣勝者爲行痺』，並可以徵矣。所云風氣之病者，總括外感諸證傳變壞痼之病而言也。經月之病者，月閉帶下之謂也。《金匱》云：『婦人之病，因虚積冷，結氣爲諸云云，此皆帶下，非有鬼神，久則羸瘦，脈虚多寒。三十六病，千變萬端，審脈陰陽，虚實緊弦，行其鍼藥，治危得安。』蓋風血二證，往來寒熱，或羸瘦脱肉，或身體水腫，與前件七診之病相似而實非，是經府之病，而非藏病，故能不死也已。

○若有七診之病，其脈候亦敗者，死矣。必發噦噫。

〔楊〕言七診見脈順生者，謂風及氣并經脈間，有輕之病見微，似七診，非真七診，所以脈順得生。若有七診，其脈復敗，不可得生。五藏先壞，其人必發噦而死也。

案：此所云七診之病，即前文之陰[一]陽[二]寒熱[三]熱病[四]病風[五]病水[六]肉脱[七]是也。若有此證候，而其脈應不敗者，亦不死，其脈應敗者必死。所云脈候敗者，乍疎乍數之類耳。張以爲風氣經月，似七診之病，非是。

〔紹〕張介賓《景岳全書》曰：『呃之大要，亦惟三者而已，則一曰寒呃，二曰熱呃，三曰虚脱之呃。』張錫駒《傷寒直解》曰：『呃有虚呃，有實呃，有敗呃。』此云噦噫，即所謂虚呃、敗呃也。

〇必審問其所始病，與今之所方病。

〔楊〕候病之要，凡有四種，一者望色而知，謂之神也，二者聽聲而知，謂之明也，三者尋問而知，謂之工也，四者切脈而知，謂之巧也。此問有三：一問得病元始，謂問四時何時而得，飲食男女因何病等。二問所病，謂問寒熱痛熱痛癢諸苦等。三問方病，謂問今時病將作種種異也。

〔眉〕四診　三問

〇而後各切循其脈，

〔楊〕先問病之所由，然後切循其脈，以取其審。切，謂切割，以手按脈，分割吉凶。循，謂以手切脈，以心循歷脈動所由，故曰切循其脈也。

〇視其經絡浮沈，

〔楊〕經，謂十二經并八奇經。絡，謂十五大胳及諸孫胳。切循之道，視其經脈浮沈，胳脈浮沈。沈者爲陰，浮者爲陽，以知病之寒温也。

〇以上下逆從循之，

〔楊〕上謂上部，下謂下部。亦上謂咽之左右，下謂手之左右。寸口脈從藏起，下向四支者，名之爲順。脈從四支，上向藏者，稱之爲逆。

案：言以上下部位之浮沈，知其逆從。循之者，即上文所云『切循其脈』之義。

〇其脈疾者不病，其脈遲者病。

〔楊〕切循上下逆順之脈，疾行應數，謂之不病。上下有失，遲不應數，謂之病也。

○**脈不往來者，死。**

〔楊〕手之三陰爲往，三陽爲來。足之三陽爲往，三陰爲來。皆不往來，謂之死。

案：遲脈者，往來不利之甚者也。其尤甚者，脈一往而不來，一來而不往。纔不絶之脈，名之曰不往來也。

○**皮膚著者，死。**

〔楊〕人之氣和，皮肉相離，絶勁強相著者，死也。

案：膚者，肉也。蓋平人皮膚不問肥瘦，自有豐滿充實之氣，今無其氣之至，故羸瘦骨立，皮與膚之分界相附著而枯萎也。《國語·晉語》『底著滯淫』注：『著，附也。』《一切經音義》三引《字書》云：『著，相附著也。』今國俗目凡瘦小人，曰『唯存皮骨者』是也。

○**帝曰：其可治者奈何。**

〔楊〕前帝所言，多有死候，故問有病可療三者也。

案：『三』恐『之』誤。

○**岐伯曰：經病者，治其經。孫絡病者，治其孫絡血。**

〔楊〕以下言有可療病也。耶在經者，取其經。耶在孫胳，取孫胳也。

〔識〕《靈·脈度篇》云：『經脈爲裏，支而横者爲絡，絡之别者爲孫，盛而血者疾誅之。』簡按：《新校正》引《甲乙》絡者治其絡血，無二『孫』字，今《甲乙》無『血』字。

○**血病身有痛者，治其經絡。**

〔楊〕大經大胳共爲血病，身體痛者，經與大胳皆治之也。

案：治孫絡者用大鍼，治經絡者用小鍼，不言而可知也。

○其病者在奇邪，奇邪之脈則繆刺之。

〔楊〕真，正也。當藏自受耶，病不從傳來，故曰正病。奇耶，謂是大經之上奇大胳也。宜行繆刺，左右平取也。

案：『平』恐『亐』誤，『亐』即『互』之俗體。《廣韻》『互俗作亐』。

〔識〕馬云：『其有奇邪者，不正之邪，適然所中者。』吳云：『奇邪，奇經之邪。』張云：『奇邪者，不入於經而病於絡也。邪客大絡，則左注右，右注左，其氣無常處，故常繆刺之。』簡按：馬『在』讀爲『有』。

案：『奇邪』即『欹斜』，古文假借耳。謂其病不於正經而橫支之絡脈也。《大素》（『其病』）作『真病』者，似誤字。《周禮·宮正》『去其淫怠與其奇衺之民』注：『奇衺，譎觚非常。』又《内宰》『禁其奇衺』注：『奇衺，若今媚道。』《漢書·司馬相如傳上》集注：『邪讀爲斜。』並可以徵矣。《廣韻》九·麻云：『衺，不正也。似嗟切，斜。上同。』此説非是。

（眉）《禮·祭義》『合此五者，以治天下之禮也。雖有奇邪而不治者，則微矣』注：『微猶少也。』

（眉）案：是《禮》文，既以『奇邪』爲異惡之名。

（眉）再案：在奇邪者，言生於奇邪氣也。奇邪之脈，言有奇邪氣舍止之絡脈也。

（眉）《氣血論》（『血』當作『穴』）『岐伯曰：孫絡三百六十五穴會，亦以應一歲，以溢奇邪，以通榮衛』。

（眉）《繆刺論》『今邪客於皮毛，入舍於孫絡，留而不去，閉塞不通。不得入於經，流溢於大絡，而生奇病也』，王注：『病在血絡，是謂奇邪』。

（眉）《靈樞》卷五經脈篇《音釋》曰：『邪與斜同。』

○留瘦不移，節而刺之。

〔楊〕留，久也。久瘦有病之人，不可頓刺，可節量刺之。

《通評虛實論第廿八》云：『外中風之病，故瘦留著也。』

案：此云『留瘦』，與《通評虛實》所云『瘦留』同義，『不移』與『著』同義。彼王注云：『外風中人，伏藏不去，則陽氣內受。爲熱外燔，肌肉消爍，故留薄肉分，消瘦而皮膚著於筋骨也。』宜併考。『瘦』即『叜』字，《玉篇》『叜，所留切。隱匿也，求也，索也，隈也。亦作搜』。可知『叜』之篆書爲『搜』也。《方言》卷三『叜，隱也』，郭注：『音搜。』

〔識〕吴改『瘦』作『叜』，注云：叜，《論語》『人焉叜哉』之叜，匿也。言病邪留匿而不移。簡按：《通評虛實論》『瘦留著』，滑改『瘦』作『叜』，吴亦從之，並似不穩。

〔紹〕琦亦以爲『叜』字之誤，曰：『留瘦，謂癥瘕之類，伏匿而不移動，當節減而去之。』堅按：《集韻》瘦、叜並『踈鳩切』，是知可相通用，不必改。

案：『瘦』即『叜』之俗體，增畫之例也。《醫心方》卷十(十七背)『䴵店』作『⿺走并痁』，卷十九(廿二面)『龐氏』作『𤺺氏』，共可以徵矣。《廣韻》上平五·支『𤸱，下也。又音婢』。此『𤸱』字即『庳』之增畫俗體也。

（眉）《莊子·則陽》釋文：『洩，本或作作(疑衍)叜，所求反。』

○上實下虛，切而從之，索其結絡脈，刺出其血，以見通之。

〔楊〕上實下虛，可循其經絡之脈。血之盛者，皆刺去其血，通而平之。

案：無『見』字，似是。或曰見，即見血之謂。第十六云『夏刺絡俞，見血而止』，第五云『因其衰而彰之』，見、彰共謂見血也。言摸索其結絡脈處而刺出血，血見則氣通而自平復也。

〇瞳子高者，太陽不足。戴眼者，太陽已絶。此決死生之要，不可不察也。

〔楊〕太陽之脈爲目上綱，故大陽脈足，則目本視也。其氣不足，急引其精，故瞳子高也。其脈若絶，瞼精瘻下，故戴目也。此等皆是決生死之大要，不可不察也。

〔識〕張云：『瞳子高者，目上視也。戴眼者，上視之甚而定直不動也。』馬云：『此章二十五字爲第八節之脱簡。』吳直移之於前文『足太陽氣絶者云云』之後。

〇手指及手外踝上五指留鍼。

〔楊〕前大陽不足及足大陽絶者，足大陽脈也。此療乃是手大陽脈者，以手之大陽，上下接於目之内眥，故取手之大陽，療目高戴也。取手小指端及手外踝上五寸小指之間也。

〔識〕馬云：『王注以爲錯簡者，是也。愚疑是第七節中手徐徐然下之脱簡。』簡按：此一句，吳以爲血實於上之治法，志、高並以爲刺手太陽而補足太陽之治，俱不可從。

案：楊注以爲『瞳子高者』，大陽不足之治法，蓋有所受而言，乃合『其可治者奈何』之問，而『手指』以下數字，宜置於『太陽不足』之下而看，亦是倒草一種法耳。

重廣補注黃帝内經素問卷第六

素問攷注卷第六

辛酉五月朔句讀一過了　立之

文久元年三月初五日晚收毫　枳園山人源立之

第二十補

上實下虛ウ十七

〔紹〕先兄曰：《刺節真邪論》一經上實下虛而不通者，此必有橫絡，盛加於大經，令之不通，視而寫之，此所謂解結也。

奇邪ヲ二十

《靈樞・血絡論第三十九》：『黃帝曰：願聞其奇邪而不在經者。岐伯曰：血絡是也。』

《靈・根結篇》：『奇邪離經，不可勝數。』

又《官能篇》：『用鍼之服，必有法則。上視天光，下司八正。以辟奇邪而觀百姓，審於虛實，無犯其邪。』

又《五變篇》曰：『奇邪淫溢，不可勝數。』

又《口問篇》：『欠、噦、唏、振寒、噫、嚏、嚲、泣涕出、太息、涎下、耳中鳴、自齧舌，凡此十二邪者，皆奇邪之走空竅者也。』

《脈經》卷一第七篇引《脈法讚》云：『奇邪所舍如何。捕取審而知者。鍼入病愈。』（補一才）

（眉）立之案：奇邪之語，有病氣義，不有脈絡義也。

當踝而彈之ヲ八

《靈樞・刺節真邪第七十五》云：『用鍼者，必先察其經絡之實虛，切而循之，按而彈之，視其應動者，乃後取之而下之。』

乍踈乍數ヲ九

《靈樞・根結第五》云：『以知五藏之期，予之短期者，乍數乍疎也』。

懸絶 喘數ヲ十一

案：懸絶者，謂結代不至。喘數者，謂動數連屬。『懸絶』與『喘數』共爲脈動之遲速之象。『喘』即『蝡』假借，説見於《舉痛論三十九》ヲ九中。

蠕蠕然ヲ八

案：《集韻》『蝡，或作蠕』。《説文》『蝡，動也。從䖵耎聲』。《一切經音義》十一引《字林》云：『蝡，蟲動也。』《史記・匈奴傳》《索隱》引《三蒼》云：『蠕蠕，動貌。』《荀子・勸學》『蝡而動』注：『蝡，微動也。』

廿 處百病ウ二 去其血脈ウ五 參伍ウ六 如參春ヲ七 蠕需耎ヲ八 身不去ヲ九 風氣ヲ十三 奇邪ウ十六 留瘦ヲ十七 刺出其血ウ十七

懸絶ヲ十一

素問攷注卷第七

重廣補注黄帝内經素問卷第七

經脈别論篇第二十一

本篇今本《大素》闕逸。

〔新〕按全元起本在第四卷中。

〇黄帝問曰：人之居處動静勇怯，脈亦爲之變乎。岐伯對曰：凡人之驚恐恚勞動静，皆爲變也。

〔張〕脈以經脈血氣統言之也。

〔志〕脈乃血氣之府，氣逆則喘，血液爲汗，故帝問脈，而伯答其喘汗焉。

〇是以夜行則喘出於腎，淫氣病肺。

〔吴〕此下四條言喘，後五條言汗，氣血之分也。腎受氣於亥子，故夜行則勞骨損陰，喘出於腎。淫氣，氣有餘而偏勝爲患也。病肺，腎少陰之脈上入肺中，喘氣上逆，肺苦之也。

〔張〕此下四條言喘者，喘屬氣，病在陽也。腎者，至陰也。陰受氣於夜，夜行則勞骨傷陰，故喘出於腎。淫氣者，陰傷則陽勝，氣逆爲患也。肺腎爲母子之藏，而少陰之脈上入肺中，故喘出於腎，則病苦於肺。

案：淫，《説文》『淫，浸淫隨理也。一曰久雨爲淫』。《文選·演連珠》『貞於期者，時累不能淫』

注：『淫，猶侵也。』《禮記・曲禮上》『毋淫視』疏：『淫，謂流移也。』《至真要大論》『上淫於下，所勝平之』王注：『淫，謂行所不勝已者也。』第三云『風客淫氣，精乃亡，邪傷肝也』，乃與此云淫氣同義。

○有所墮恐，喘出於肝，淫氣害脾。

〔識〕簡按：恐爲腎志，王謂生於肝，未知何據，諸家亦欠詳。

〔紹〕『墮恐』二字似義不屬，且下有驚恐，此『恐』字疑譌。

案：驚駭爲肝之病，見第四中。蓋墜墮而驚駭者，内志必恐懼，乃爲大傷肝氣，所以發喘也。

〔張〕有所墮墜而恐者，傷筋損血，故喘出於肝。肝氣淫則害於脾，木乘土也。

○有所驚恐，喘出於肺，淫氣傷心。

案：驚恐雖屬於肝，其氣乃出肺，肺心共在膈上，其經絡二脈共相通，而互出入。故肺氣傷損，則其淫泆之氣又傷心也，與後文オ四所云『食氣入胃，濁氣歸心，淫精於脈，脈氣流經，經氣歸於肺』同理。

○度水跌仆，喘出於腎與骨。

案：度水且跌仆，蓋渡水則水氣浸淫傷腎，跌仆則傷骨，與前文オ一云『夜行則喘出於腎』同理。

〔張〕水氣通於腎，跌仆傷於骨，故喘出焉。

○當是之時，勇者氣行則已，怯者則著而爲病也。

案：精氣強壯者爲勇，神氣懦弱爲怯。氣行者，謂陽氣流通。著者，謂陽氣不流通。著即附著不伸之謂也。

○故曰：診病之道，觀人勇怯，骨肉皮膚，能知其情，以爲診法也。

案：骨肉皮膚，以知其勇怯之情狀也。骨硬肉肥者爲勇，骨軟肉瘦者爲怯。然至於其究變，有種種不同者，此唯云其常耳。

○**故飲食飽甚，汗出於胃。**

案：凡汗出之理，無有不出於胃者，無有不過於肺者。桂枝湯方後之稀粥，五苓散方後之煖水之類，皆在温養胃氣令汗出也。凡人平素每飲食，必頭上鼻頭出汗者間有之，亦因脾胃之氣厚耳。此云胃不云肺者，言肺主皮膚，皮膚之汗必出於胃。出於胃者，即肺汗也。

○**驚而奪精，汗出於心。**

案：汗出必係於脾肺，然驚愕而所出之汗，乃出於心藏。張注云：『驚則神散，神散則奪其精氣，故汗出於心。』可從矣。

○**持重遠行，汗出於腎。**

〔張〕持重遠行則傷骨，腎主骨，故汗出於腎。

○**疾走恐懼，汗出於肝。**

〔張〕肝主筋而藏魂，疾走則傷筋，恐懼則傷魂，故汗出於肝。

○**摇體勞苦，汗出於脾。**

〔張〕摇體勞苦，則肌肉四支皆動，脾所主也，故汗出於脾。《本病論》曰：『醉飽行房，汗出於脾。』

〔識〕吴云：『摇體勞苦，用力勤作也。脾主四支，故汗出於脾。』高云：『傷脾主之肌肉，故汗出於脾，不言肺者，以汗皆出於肺主之皮膚也。』

○**故春秋冬夏四時，陰陽生病，起於過用，此爲常也。**

〔張〕五藏受氣，强弱各有常度，若勉强過用，必損其真，則病之所由起也。

〔張〕喘者屬氣，病在陽也。汗者屬精，病在陰也。

案：陰陽生病者，前文所云喘爲陽病，汗爲陰病也。喘屬氣，汗屬血也。前文才一云『凡人之驚恐恚勞動靜，皆爲變也』，此云『起於過用，此爲常也』，蓋云變、云常，其義相同。言人之驚恚動靜，皆能爲變者，起於過用，喘汗是也。乃爲變中之常，所云常變也。

（眉）《論語》（當作《孟子》）『仲尼不爲已甚者』。

○食氣入胃，散精於肝，淫氣於筋。

案：云食氣，則味亦在中。言食物之氣味共合而入胃，胃傳之腸，腸間滲出之精氣上入肺中，又下散肝中，其氣侵淫而養全身之白筋。《痿論》云『肝主身之筋膜』，《平人氣象論》云『肝藏筋膜之氣也』是也。白筋與赤脈各物，赤脈即下文所云『淫精於脈』者是也。

〔張〕精，食氣之精華也。肝主筋，故胃散穀氣於肝，則浸淫滋養於筋也。

案：精者，食氣上騰之精華微眇之氣也。此物入肝中變爲血，又變成膽汁，又散而榮養白筋，白筋實肝之所主也。如其赤血，則下文詳言之。

（眉）精之言清，清氣也，與下文『濁氣』相對。

（眉）此説筋中白液，次説脈中赤血，会易了矣。

○食氣入胃，濁氣歸心，淫精於脈。

〔張〕濁，言食氣之厚者也，如《陰陽清濁篇》曰『受穀者濁，受氣者清』是也。心主血脈，故食氣歸心，則精氣浸淫於脈也。

案：濁氣者，猶是胃中釀成所上騰之氣，但是重濁，能入心室而爲赤血者也。故命曰濁氣，與前文精相對言。精之爲言清也。精者與前文所云『精』同，言濁氣歸心，釀成赤血。然别有微眇之精氣，助之鼓動，故其血之道路，如水之流，或爲激流，或爲回淵，謂之淫精於脈也。是心肝相合，而或爲白筋，或爲赤血。肺氣煽揺，令以活動，然其原皆在胃，而食氣是也。故人不食則死，能食則生，其理在於此矣。

〇**脈氣流經，經氣歸於肺，肺朝百脈。**

案：凡脈每動血爲之流運，故名曰脈氣。脈氣流行十二經中，日夜不休，故曰流經。流經故謂之經氣，此脈動運爲之氣。肺風煽鞴，令之流動轉移，故曰經氣歸於肺，肺朝百脈也。

〇**輸精於皮毛，**

案：隨肺氣呼吹，而微眇之精氣出入流行，故得令其微眇之精氣，輸泄於腠理皮毛之間也。

案：脈氣、經氣並斥營氣之分，皮毛斥衛氣之分。

〇**毛脈合精，行氣於府。**

〔識〕吴『府』上增『玄』字，注云：『毛屬肺氣，脈屬心血，毛脈合其精，則行氣於玄府，是爲衛氣。玄府，腠理也。』志云：『血獨盛，則淡滲皮膚生毫毛。夫皮膚主氣，經脈主血。毛脈合精者，血氣相合也。六府爲陽，故先受氣。』高云：『皮毛百脈，合肺輸之精，而行氣於六府也。』簡按：馬、張仍王注以府爲膻中，其義雖詳備，以膻中爲府，經無明文，况下文云『留於四藏』。志、高之義似是，故姑從之。吴添『玄』字，『玄府，腠理也』，太誤。玄府，汗空也，與腠理自異。

案：府，志、高以爲六府。可從。或曰府即玄府，恐非是。蓋皮毛汗空及經絡二脈，共皆合併於肺藏微眇之精氣，而令其脈氣流行於六府。六府並皆脾胃之所滋養。此云府，專指胃府而言，乃謂全身肌肉膚腠之分也。又案：『府』與『膚』古音相通。此云『行氣於府』，『府』恐『膚』之假借。

案：毛斥衛分，脈斥營分。

（眉）此二句到置則義了。蓋自胃焦之府，而行氣於表。表之皮毛，衛與脈營相合，其精氣之謂。

（眉）府斥胃焦，焦即脾藏耳。毛脈合精者，行氣於府故也。

（眉）又案：此府斥玄府，與次句府斥鬲者別。

○府精神明，留於四臟，氣歸於權衡。

古抄本『臟』作『藏』。

〔識〕高云：『六府之精合心藏之神明，留於肺肝脾腎四藏也。』馬云：『始行於手太陰肺經，通於心肝脾腎之四藏，而四藏之精，皆其所留是氣也。』李云：『留，當作流。』吴云：『四藏，形之四藏。一頭角，二耳目，三口齒，四胸中也。』簡按：吴注誤。吴云：『歸於權衡，言其平等而無低昂也。』高云：『權衡，秤物而得其平也。』（當補『志云：』）『言脈之浮沈出入，陰陽和平。』

（眉）此『府』與上文『府』字異義。又案：此『府』不與上文『府』字異，而王注是。

（眉）脾胃府藏精神明之本，而送留之於他四藏肝心肺腎也。

（眉）《醫心方》卷二·灸禁法第四篇陳延之云：『曹氏説神府者，人神之明堂也。此則鳩尾，一名龍頭是也。』

（眉）此府亦斥鬲膜，與本篇合矣。《寶命全形》『壞府』王注：『府謂胸也。』

案：府者胃府，受前文『府』字。精者肺精，亦受前文『精』字而結於此也。言胃府所主全身肌肉之分，肺精所簸全身血脈之氣，其流行不休之機巧，實是神明微眇不可言。此氣常流通於肝心脾腎之四藏，而無有休息，終而復始，無（當作『如』）環無端。此氣之強弱虛實，乃死生損益之所係，唯其診在於權衡。蓋權衡者，謂兩手氣口脈也。蓋浮沈以候内外，謂之權，寸尺以候上下，謂之衡也。故下文云：

明、藏、衡、平、生押韻。

○**權衡以平，氣口成寸，以決死生。**

案：脈氣之所出入故曰氣口，口猶孔也。《釋名·釋形體》第八云『口，空也』可以徵矣。寸關尺三部其脈平均，謂之無病之平人，故曰權衡以平，氣口成寸。

《一難》云：『獨取寸口，以決五藏六府死生吉凶之法，何謂也。然。寸口者，脈之大會，手太陰之脈動也。』又云：『寸口者，五藏六府之所終始，故法取於寸口也。』是今日用手三部，不用他八候之祖法，蓋亦在上古也。

〔眉〕浮沈中謂之權，寸關尺謂之衡。

〔眉〕氣口，今寸關尺三部也。三指下各成一寸，故此曰如此。蓋『成』上宜補一『各』字看。周代聖人作尺竹，以此三指下三寸作之，故與今所新造周尺三寸合矣。詳見《陰陽應象》『按尺寸云云』考注，宜參。

○**飲入於胃，遊溢精氣，上輸於脾，脾氣散精，上歸於肺。**

〔馬〕按『飲入於胃』以下，乃言飲而不言食。李東垣《脾胃論》，朱丹谿《纂要》書，不考上文爲食，乃改爲飲食入胃，則下輸膀胱，水精四布之義，大背矣。殊不知上文之食，含畜飲義，而下文之飲，必難以兼食也。何諸醫書皆宗李朱而不考經旨者，皆繆矣。

案：飲與食同入於胃，其精微之氣上輸於脾，脾氣散精，上歸於肺。言入胃之飲傳入於小腸，其精氣滲出，而入下焦中焦上焦。所云脾氣散精者，謂上焦之氣到肺部之義也。蓋飲食同入胃，其精氣上散之道路不能分别，但其下輸之形狀不同。食入大腸爲糞，飲入旁光爲尿，至於此始有分別也。但上文主食而言之，此主飲而成文。若上文『食』下添『飲』字，此『飲』下添『食』而看，則其義自明矣。

（眉）《難經·三十一難》紀注：『故《素問》曰：飲入於胃，游溢精氣，上輸於脾，此指中焦也。脾胃散精，上歸於肺，此指上焦也。通調水道，下輸膀胱，此指下焦也。』

○**通調水道，下輸膀胱**。

案：通調水道者，謂上歸於肺之道路之理也，乃指三焦而言也。下輸膀胱者，其穢液下流，滲入旁光而爲尿汁也。

○**水精四布，五經並行**。

〔張〕水因氣生，氣爲水母。凡肺氣所及，則水精布焉。然水名雖一，而清濁有分。清者爲精，精如雨露。濁者爲水，水如江河。故精歸五藏，水歸膀胱，而五經並行矣。五經，五藏之經絡包。『包』恐『也』訛

案：水者，謂血汁也。精者，謂津液也。共被肺氣煽簸，散布於四肢，而五藏十二經脈分派，並行於身中也。

○**合於四時五臟**古抄本作藏，**陰陽揆度以爲常也**。

胱、行、藏、常爲韻。

案：十二經絡皆合於四時五藏，其脈氣見於寸口也。陰陽，謂寸尺浮沈也。揆度，謂切脈也。以此爲常道也。與前文『食氣下，氣口成寸，以決死生』相應爲文義。諸注家所説，並皆不可從。前文云『權衡以平』，此云『陰陽揆度』，其義相同也。

○**太陽藏獨至，厥喘虛氣逆，是陰不足陽有餘也**。

（眉）三陽。

〔高〕三陽主六府，府能藏物，亦謂之藏。

〔琦〕太陽膀胱之經，謂之藏者，府亦得稱藏也。

〔吴〕獨見太陽脈象，下文象三陽而浮。是。

案：凡太陽經病，不分正邪二症，俱是脈浮也。

〔馬〕太陽者，足太陽膀胱經也。其脈獨至（張仲景以爲尺寸脈浮），厥者氣逆，喘者難息，虚者不實。諸證上行，是腎經不足，膀胱經有餘也。蓋膀胱與腎爲表裏，而裏不足，則在表有餘之邪乘之。其表裏俱當寫，取之下俞。蓋下者足也，俞者膀胱經之俞穴束骨（足小指外側本節後赤白肉際陷中，灸三壯，鍼三分，留三呼），腎經之俞穴太谿（足内踝後跟骨上動脈陷中，鍼三分，留七呼，灸三壯）。

案：『虚』字未妥貼，竊謂『喘虚』二字熟語，『虚』即『嘘』古字。喘嘘，謂喘息嘘吸。《玉篇》『嘘，香居切。吹嘘。《聲類》曰：出氣急曰吹，緩曰嘘』，《廣韻》『嘘，朽居切。吹嘘』並此義。此諸證雖屬旁光，然其實在肺部，所以旁光三焦之氣化熏蒸而上，至於肺部也。所謂陰不足陽有餘者，非謂陰虚陽實，乃旁光經陽熱尤盛，故見浮脈。遂令腎經之氣屈曲而不舒暢，此謂陰不足陽有餘也。不然則不應云『表裏當俱寫』也。若表裏俱寫，則腎旁光二經並舒暢而病愈，是凡陽熱之病無補法之理也。

○表裏當俱寫，取之下俞。

案：正文唯云『下俞』，而王注以爲足俞，蓋不止於一穴也。馬、張以後，據王注遂以爲束骨、太谿，其理亦宜然也。

○陽明藏獨至，是陽氣重并也。當寫陽補陰，取之下俞。

（眉）二陽。

〔張〕陽明者，足陽明胃經也。陽明爲十二經脈之海，而行氣於三陽。若其獨至，則陽氣因邪而重并於本藏，故當寫胃之陽，補脾之陰，而取之下俞也。陽明之俞名陷谷，太陰之俞名太白。

〔馬〕陷谷，足大指次指外間陷中，灸三壯，鍼三分，留七呼。太白，足大指内側内踝前横骨下陷中，鍼三分，灸三壯。

案：陽明經不論正邪二證，陽熱盛則其脈必大浮長洪也。陽氣重并者，謂表裏共熱也，即胃熱之證也。是不可不寫，然胃熱甚則大亡津液，所以宜寫陽補陰也。蓋『陽氣重并』四字中，含蓄便祕諸證在焉。

○**少陽藏獨至，是厥氣也。蹻前卒大，取之下俞。**

（眉）一陽

〔馬〕少陽脈氣獨至，是足少陽之氣逆也。然足少陽之脈，下行抵絶骨之端，當外踝之前，循足跗。當寫膽經之俞穴臨泣，足次指本節後間陷中，去夾谿一寸五分，鍼二分，留五呼，灸三壯。

案：少陽膽經，常好通而惡閉，故其脈不浮不沈而滑利也。厥氣者，逆氣也。少陽經氣盛則逆氣不通，故爲趺上水腫也。『蹻』蓋『腳』之借字，陽蹻陰蹻之蹻亦同義。《廣韻》藥韻『腳』『蹻』同『居勺切』，可以徵矣。此云蹻前，即謂跗上也。跗上卒大，乃爲膽氣木有餘，而侵胃氣土之候也。諸注皆非是。

○**少陽獨至者，一陽之過也。**

（眉）一陽，膽。

〔張〕此釋獨至之義，爲一藏之太過。舉少陽而言，則太陽陽明之獨至者，其爲三陽二陽之太過可知矣。一陽，少陽也。

案：一陽二陽三陽，見於《陰陽類論》七十九中。蓋據此文，則以上三陽俱皆太過之脈證，而本氣之所病，非邪氣之所加也。但若有邪氣加焉，而與正氣相爭，亦或同也已。馬、張等以本文爲邪氣所加，而引仲景『尺寸俱浮』『尺寸俱長』等文以證之，恐非是也。

○太陰藏搏者，用心省真，五脈氣少，胃氣不平，三陰也。

〔眉〕三陰，脾。

〔張〕太陰者，足太陰脾經也。搏，堅強之謂，即下文所謂伏鼓也。太陰脾脈，本貴和緩，今見鼓搏，類乎真藏，若真藏果見，不可治也。故當用心省察其真。今太陰藏搏，即太陰之獨至，太陰獨至，則五藏之脈俱少，而胃氣亦不平矣，是爲三陰之太過也。

〔識〕《徵四失論》云：『診不中五脈。』吴云：『五藏皆受氣於脾，而後治。若胃氣不調於脾，則諸脈皆失其母，無以受氣，故氣少也。』

案：太陰藏搏者，後文所云『伏鼓』之脈是也，謂脾經之盛實也。蓋脾爲後天飲食之原，故脾脈不可不用心而省真。省真者，謂三省本真之脈而不譌誤也。若醫者不究此脾脈，則以死爲生，以凶爲吉之誤，見在於此矣。若脾氣盛，則四藏共被制而脈氣弱少，故曰五脈氣少。蓋脾養四藏，故偁曰五脈也。胃氣不平者，是謂胃實不調也，此四字中含有幾多諸胃實諸證也。『三陰也』三字，乃『太陰』二字之釋文也。

○宜治其下俞，補陽寫陰。

〔馬〕當補足陽明胃經之俞穴陷谷，寫足太陰脾經之俞穴太白。（案：吴張並同。）

○一陽獨嘯，少陽厥也。

〔眉〕一陽，膽。

〔識〕馬、張據《新校正》『一陽』作『二陰』，『少陽』作『少陰』。

〔張〕一陽當作二陰，少陽當作少陰。詳此上明三陽，下明三陰。今此復言少陽，而不及少陰。《新校正》疑其誤者，是。蓋此前言太陰，後言厥陰。本節言氣歸於腎，末節復有二陰搏至之文。又按：全元起本亦云『爲少陰厥』，以四者合之，則其爲二陰少陰之誤無疑。

案：嘯，去聲，蕭，平聲，其音相通。蓋『獨嘯』即『獨蕭』，謂其脈獨至也。乃其脈獨自搏擊騷盛之義也。《醫心方》卷廿六·去三尸方第八篇引《大清經》曰『三蟲令人心煩蕭』，煩蕭即煩騷之義。《漢書·食貨志》『蕭然煩費矣』注：『蕭然猶騷然，勞動之貌。』《張湯傳》『北邊蕭然苦兵』注：『蕭然猶騷然擾動之貌。』共可以徵矣。馬、吴依王注，張云『獨嘯，獨熾之謂』，共失解矣。《説文》：『慅動，動也。』《爾雅·釋訓》：『慅慅，勞也。』《釋文》郭：『騷草蕭三音。』

○陽并於上，四脈爭張，氣歸於腎，宜治其經絡，寫陽補陰。

〔眉〕旁光。腎。

〔張〕少陰熱厥，而陽并於上，故心肝脾肺四脈爲之爭張，而其氣則歸於腎。宜治其表裏之經絡，而寫足太陽，補足少陰也。太陽經穴名崑崙，絡穴名飛陽，少陰經穴名復溜，絡穴名大鐘。（張所説穴名，全據馬説）

案：陽并於上者，旁光經實也，氣歸於腎者，腎氣虚也，乃爲上實下虚也。四脈爭張者，旁光經中心脾肝肺四脈在焉，故皆俱爭張也。

○一陰至，厥陰之治也。

〔眉〕一陰，肝。

〔張〕一陰者，足厥陰肝經也。至，即獨至之義。治，主也。

案：云『厥陰之治也』者，謂唯宜治肝也。與前文云『少陽獨至者，一陽之過也』，相對成文。彼云過，此云治，其義互相足，古文簡略往往有如此者也。

○真虛痟心，厥氣留薄，發爲白汗，調食和藥，治在下俞。

（眉）肝。

〔張〕肝邪獨至，真氣必虛，木火相干，故心爲痟痛。厥氣，逆氣也。逆氣不散，則留薄於經。氣虛不固，則表爲白汗。調和藥食，欲其得宜。用鍼治之，乃在下俞，厥陰之俞名曰太衝。愚按：此篇何以知其皆言足經，蓋以『下俞』二字爲可知也。亦如《熱論篇》傷寒言足不言手之義，又如諸經皆言補寫，惟少陽一陰不言者，以少陽承三陽而言，一陰承三陰而言。因前貫後，義實相同，虛補實寫，皆可理會也。

案：真虛者，謂真元之氣虛少也。蓋肝木實則相干心火，所以爲真虛也。痟心者，謂心胸痛也。痟解已見第七篇『腨痟』下五ヲ。白汗即魄汗，已解於第三篇『魄汗未盡』下十一ウ。

《論衡·言毒篇》：『孔子見陽虎，卻行，白汗交流。』

案：肝在右脇下，胃之下口，小腸之上口，常受胃腸飲食之精氣，而生赤血白筋之藏也。故肝實有寫而無補，所以宜調和食藥也。蓋膽與肝相爲府藏，共不可不有餘之物也，故有寫而無補，所以少陽厥陰不云補瀉二法在於此也。

案：食藥並舉者，謂食宜立身，藥宜治病也。《金匱》云：『服食節其冷熱。』所云服食，即謂服藥食餌也。《千金方》引扁鵲曰『安身之本，必資於食。救疾之要，必馮於藥。不知食宜者，不足以存生也。不明藥忌者，不能以除病也。斯之二事，有靈所要。若忽而不學，誠可悲哉』，又曰『夫爲醫者，當洞視病源，知其所犯，以食治之。食療不愈，然後命藥。藥性剛烈，猶爲御兵』，又卷一·服餌第八云『凡餌湯藥，其粥食肉菜，皆須大熟，熟即易消，與藥相宜。若生則難消，復損藥力，仍須少食菜及硬物，於藥爲佳。亦少進鹽醋乃善，是以治病用藥，力唯在食治將息，得力太半，於藥有益。所以病者務在將息節慎，節慎之至，可以長生。豈惟愈病而已』，並可以併考也。

（眉）《淮南·精神訓》『鹽汗交流，喘息薄喉』注：『白汗鹹如鹽，故曰鹽汗。』

○**帝曰：太陽藏何象。岐伯曰：象三陽而浮也。**

（眉）三陽。

〔張〕此下復明六經獨至之脈象也。太陽之象三陽者，陽行於表陽之極也，故脈浮於外。

《陰陽類論七十九》云：『三陽者，太陽爲經，三陽脈至手太陰。弦浮而不沈，決以度察以心，合之陰陽之論。』

案：三陽，即謂太陽也。太陽主表陽，故其脈浮也。傷寒太陽證是也。

○**帝曰：少陽藏何象。岐伯曰：象一陽也。一陽藏者，滑而不實也。**

（眉）一陽。

案：少陽爲表裏之中間，故其脈不浮不沈而滑也。傷寒少陽證是也。

〔馬〕少陽爲陽之裏陽之表，所謂半表半裏者是也。其藏爲陽之初生，故脈體滑而不實，象一陽爲初陽也。

〔張〕陽之微也，故雖滑不實。

○**帝曰：陽明藏何象。岐伯曰：象大浮也。**

〔馬〕陽明雖爲太陽之裏，而實爲少陽之表。比之滑而不實者，則大而浮矣，彷彿乎太陽之浮也。

案：大浮者，謂大而浮也。此中自寓長洪之意，爲胃實之證也。

〇太陰藏搏，言伏鼓也。

〔馬〕太陰則入於陰分，脈雖始伏，而實鼓擊於手，未全沈也。

〔張〕此即釋上文太陰藏搏之義。伏鼓者，沈伏而鼓擊，即堅搏之謂。仲景曰：『尺寸俱沈細者，太陰受病也。』

案：太陰脾經之實，其脈沈伏而鼓擊，乃謂沈細脈也。

〇二陰搏至，腎沈不浮也。

〔眉〕二陰。

〔馬〕二陰雖相搏而至，然腎脈沈而不浮也。由是觀之，則厥陰爲沈之甚，又非二陰比矣。

〔張〕詳此明言二陰之脈，而前無二陰之至。前有一陰之至，而此無一陰之脈。信爲古經之脫簡，而上文一陽少陽之誤，即此節也。仲景曰：『尺寸俱沈者，少陰受病也。尺寸俱微緩者，厥陰受病也。』

案：此下當有『一陰搏至者沈而遲也』九字，蓋沈微、沈緊、沈遲，共爲厥陰之脈。

案：『腎沈』不成語，恐是『緊沈』譌。蓋陽明大浮之反以爲緊沈，其文義明白可尋也。

文久辛酉竹醉日書寫竟　枳園

翌十五日曉天燈下句讀了

第廿一補

喘出於腎淫氣病肺ヲ一

案：夜行則寒濕侵筋骨，蓋經絡絡脈其原出於腎，其二脈入於心出於肺。故寒濕侵筋骨，則所出於腎之經脈絡脈，皆受其傷而發喘。其腎部所受傷之氣，淫泆流移，波及於肺部也。與後文云『度水跌仆，喘出於腎與骨』，又云『持重遠行，汗出於腎』同理。

喘出於肝淫氣害脾ヲ二

案：有所墜墮，則心志必恐懼。心肝二藏血氣傷損，故爲喘。蓋脾液注肝膽，故肝氣傷損，則脾亦受其害也。與後文『疾走恐懼，汗出於肝』同理。

淫氣ヲ一

〔箚〕《生氣通天論》『風客淫氣，精乃亡，邪傷肝也』，《新校正》引全元起云：『淫氣者，陰陽之亂氣。』又《痺論》『淫氣喘息，痺聚在肺』，王云：『淫氣，謂氣之妄行者。』

故春夏秋冬云云ウ三

〔箚〕琦曰：『是以君子春夏養陽，秋冬養陰，葆精神，和情性，愼起居，節飲食，懼其過用也。』

觀人勇怯ヲ二

〔紹〕勇怯之分，詳見《論勇篇》。蓋此節四句，實爲診處之要。病邪危劇，而偶得快了者，病邪輕易，而遽就困憊者，俱亦不可不由強弱壯懦之殊也。

能知其情上同

〔吳〕情，病之所由來也。

藏氣法時論篇第二十二

『肝色青』以下至末，《大素》卷二・調食篇中引。

○黄帝問曰：合人形，以法四時五行而治，何如而從，何如而逆。得失之意，願聞其事。

案：治者，後文所云主治也。言人之形氣，常法四時五行，而相王相主當而爲之治。從天氣則得生，逆天氣則失生也。志聰以爲救治之法，高世栻以爲診治，並非是。喜多村栲窻君已有此説，見補中。

（眉）火水木金土，是七曜序而除上之日月者。前氣後質也，前陽後陰也。土者物底，故置末也。

○岐伯對曰：五行者，金木水火土也。

〔識〕《白虎通》云：『五行言行者，言欲爲天行氣之義也。』《漢・藝文志》云：『五行者，五常之形氣也。』《釋名》云：『五行者，五氣也。於其方各施行也。』《尚書正義》云：『言五者，性異而味別，各爲人之用。《書》傳云：「水火者，百姓之所飲食也。金木者，百姓之所與作也。土者，萬物之所資生也。是爲人用。」五行，即五材也。《襄二十七年・左傳》云：「天生五材，民並用之。」言五者，各有材幹也。謂之行者，若在天則五氣流行，在地則世所行用也。』以上《正義》。

《靈・陰陽二十五人篇》『金木水火土』。

《六元正紀論》曰：『金木水火土，運行之數。』

《五行大義》云：『五行爲萬物之先，形用資於造化。』七一ノ七ヲ

又云：行言五者，明萬物雖多，數不過五。故在天爲五星，其神爲五帝。孔子曰：『昔丘聞諸老聃云：天有五行，木金水火土，其神謂之五帝，在地爲五方，其鎭爲五岳。』《物理論》云：『鎭之以五岳，在人爲五藏，其候五官。』《黄帝素問》云：『五藏候在五官，眼耳口鼻舌也。五行遞相負載，休王相生，生成萬物，運用不休，故云行也。』《春秋繁露》云：『天地之氣，列爲五行。夫五行者，行也。』云云。合之則地之六爲天一匹也，天七爲地二偶也，地八爲天三匹也，天九爲地四偶也，地十爲天五匹也。陰陽各有合，然

後氣性相得施化行也。故四時之運，成於五行，土總四行，居時之季，以成之也。十一ノ九

〔箚〕驪恕公曰：『經文舉五行之目，昉出於此。』

《六韜》卷三・龍韜五音二十八『五行之神，道之常也。金木水火土，各以其勝攻也。五行之道，天地自然。六甲之分，微妙之神』注曰：『兵家察五音，以佐勝之理。』《移精變氣》曰：『僦貸季理色脈，合之金木水火土四時。』

（眉）木火金水土，四時土用之序，出《家語》五帝廿四。蓋相生序而置土用於末者。木火土金水，是生序。水火金木土，是克序。金木水火土，用序是人用序，蓋相克序而置土用於末。水火木金土，體序是人用序，即一二三四五之序。

（眉）張介賓《圖翼》卷一・五行統論曰：『五行者，即陰陽之質，氣非質不立，質非氣不行。行也者，所以行陰陽之氣也。』《書・洪範》『初一曰五行』鄭注：『行者言順天行氣。』案：行者，運行流移之義，言天地萬物六合，無處有五行之不行歷者。

（眉）《禮・樂記》『合生氣之和，道五常之行』注：『五常，五行也。』釋文：『之行，下孟反。』《史・樂書》引此文，而正義：『行，故孟反。』案：是行事言行之行。

○更貴更賤，以知死生，以決成敗。

〔高〕貴者，木王於春，火王於夏。賤者，木敗於秋，火滅於冬。更貴更賤者，生化迭乘，寒暑往來也。

○而定五藏之氣，間甚之時，死生之期也。

〔張〕五行之道，當其王則爲貴，當其衰則爲賤。間甚，即輕重之謂。

案：氣即脈氣。下文作『定五藏之脈』，說見下。

○帝曰：願卒聞之。

〔馬〕卒，盡也。按：《素問》《靈樞》言『願卒聞之』者甚多，其義倣此。

○岐伯曰：肝主春，足厥陰少陽主治。

案：主治者，謂足厥陰經即肝藏所主，足少陽經即膽府所治也。下文倣之。

○其日甲乙，肝苦急，急食甘以緩之。

〔馬〕春之日有甲乙，乃肝氣之尤旺者，足厥陰肝者乙木也，足少陽膽者甲木也，正治其時。然肝脈主弦，最苦在急，急則肝病也。惟甘性緩，急宜食甘者以緩之。凡飲食藥物皆然。

案：天然肝事在甲乙，故人亦用甲乙治肝是可也。以下倣此。《禮・月令》有『春其日甲乙』等文，亦與此同理。而《禮》注家多不明解。《玉機真藏論》『一日一夜五分之，此所以占死生之早暮也』。

案：肝主諸筋，肝盛則筋急，故凡食物多用甘味以緩之也。此蓋專謂食餌，非謂藥治。『食』字可味。所云甘者，臘蜜膠飴之類是也。

○心主夏，手少陰太陽主治，其日丙丁。心苦緩，急食酸以收之。

〔馬〕手少陰心者，丁火也，手太陽小腸者，丙火也。

案：心主諸血，心盛則火妄行，故血亦隨緩散失度，食治宜酸味。所云酸者，梅實苦酒之類是也。

○脾主長夏，足太陰陽明主治，其日戊己。脾苦濕，急食苦以燥之。

〔馬〕足太陰脾者，己土也。足陽明胃者，戊土也。

案：脾土主肌肉，而常欲燥不欲濕。今脾病苦濕，食治宜苦味。苦猶鹹也，古鹹苦互相通偁。《爾雅・

釋言》『滷、矜、鹹，苦也』，郭注：『滷，苦地也。苦即大鹹。』邢疏云：『鹹殊極必苦，故以鹹爲苦也。』《淮南·墜形訓》『鍊苦生鹹』高注：『鍊猶治也。』《寶命全形論》『夫鹽之味鹹者』王注：『鹹，謂鹽之味苦，夫鹹爲苦而生。』《本草經》下品：『鹵鹹，味苦寒。』共可以徵矣。所云鹹苦，謂魚鹽之類也。《異法方宜》云『東方之域，其民食魚而嗜鹹。魚者令人熱中，鹽者勝血』，乃鹹味以燥之之謂也。蓋鹹味能解凝結，故有利水燥濕之效也。

○肺主秋，手太陰陽明主治。其日庚辛，肺苦氣上逆，急食苦以泄之。

〔馬〕手太陰肺者，辛金也。手陽明大腸者，庚金也。

案：肺主息，今肺病，故其氣息上逆，乃爲淡飲之證也。所云苦者，謂芸苔之類也。

○腎主冬，足少陰太陽主治。其日壬癸，腎苦燥，急食辛以潤之。

〔馬〕足少陰腎者，癸水也。足太陽膀胱者，壬水也。

案：腎水主骨髓，今腎病骨節乾燥，乃爲火動之證也。所云辛者，謂葱薤之類也。蓋辛温能通氣，故令全身津液通達，以滋潤骨髓也。以上五藏病食治之法，其有『食』字者，猶《本草經》可食之物不云『久服』，而云『久食』之例也。古人所説，皆以爲藥治，加以相生相尅，故其説不得不窮。今就一『食』字爲之説，恐聖人復出，將不易吾言矣。

○開腠理，致津液，通氣也。

案：以上五藏病，用五味食治法則愈。蓋食味入胃，傳至腸中，其精粹之氣布散於上中下三焦，而無所不至。故此總括緩收燥泄潤五法，而結於此九字也。言五法共皆能爲開腠理，致津液，通氣也。諸注家以此九字專係於腎。滑壽曰『九字疑元是注文』，並非是。栲窻君已有此説，在補中。

○病在肝，愈於夏。夏不愈，甚於秋。秋不死，持於冬。起於春，禁當風。

案：起，《説文》『能立也』。《釋名》『起，啓也。啓一舉體也』。此云起者，與起死之『起』同，謂回復也。乃與氣、機、舉、去等字同屬溪母也。

〔馬〕此以下五節，承上文而言五藏之病，可以於歲於日於時而決之。又當順其所欲之性，以行補寫之法也。試以肝經言之，凡在肝者，以肝性屬木，其病從春始也。至於夏屬火，則火能剋金，而金不能剋木，故肝病當愈於夏，所謂子制其鬼者是也餘愈同。若夏不愈當甚於秋，蓋甚則淪於死矣。乃金來剋木，所謂子休鬼復者是也餘甚同。設秋不死當持於冬，蓋冬屬水，水爲肝之母，母氣一旺，肝氣有資，故可與病氣相支而不甚耳。所謂鬼休而母養，故能相持於父母之鄉也餘持同。其冬雖與相持，其病復起於春，蓋肝氣之病，又當至春而起。所謂自得其位而起者是也餘起同。然吾之肝正屬厥陰木，而風氣必通於肝，故凡有肝病者，必禁當風以犯之也。斯則一歲之中，可以計其所愈、所甚、所持、所起者如此。

〔汪〕愚謂執持堅定也，猶言無加無減而平定也。

〔紹〕《巢源》『持』作『待』，以下並同。

（眉）一年。

○肝病者，愈在丙丁。丙丁不愈，加於庚辛。庚辛不死，持於壬癸，起於甲乙。

〔馬〕至於以日而計之者何如。肝病者愈於丙丁之日，以丙丁火旺。所制者金，而金不剋木，木病自愈也。設丙丁不愈，加於庚辛之日，加即甚之謂也。以庚辛金旺，必來剋木，而木病必甚也。設庚辛不死，持於壬癸之日，以壬癸水旺，必母來助子，而木病可支也。雖能支於水旺之日，而又必起於甲乙之日，以木病當復於本日也。

（眉）一月。日。

○肝病者，平旦慧，下晡甚，夜半靜。

〔馬〕又至於以時而計之者何如。肝病者，平旦慧，以平旦應甲乙木，故病主慧。慧者，爽也。時王木亦王也。下晡甚，以下晡者，申酉時也，應在庚辛，故病主甚，金來剋木也。夜半靜，以夜半者，亥子時也，應在壬癸，故病主靜，水來乘（疑作『生』）木也。

（眉）一日。夜。

○肝欲散，急食辛以散之。

〔馬〕肝既有病，則治之者當順其性而治之，故肝之所苦在急，則其所欲在散。惟味之辛者主散，宜急食辛以散之。

案：肝病欲散其肝氣，故急食辛味之物而温散之。所謂辛者，云生薑、葱白、芥子之類也。

○用辛補之，酸寫之。

案：以上謂食治，此二句謂藥治也。蓋食與藥其理不異，故藥治亦用辛散補之，桂、昌蒲、木香、麝香之類是也。用酸收寫之者，營實、山朱臾、酸漿、郁核之類是也。云食、云辛散係於食治，云用、云補寫係於藥治，後四藏並倣此。

○病在心，愈在長夏。長夏不愈，甚於冬。冬不死，持於春，起於夏，禁温食熱衣。

○心病者，愈在戊己。戊己不愈，加於壬癸。壬癸不死，持於甲乙，起於丙丁。

○心病者，日中慧。夜半甚，平旦靜。

○心欲耎，急食鹹以耎之，用鹹補之，甘寫之。

案：心病欲耎者，蓋心味苦，苦故自堅，所以欲耎也。若食鹹味之物，則耎堅之功令心火不亢，是心腎相濟之理，乃水克火之義也。所云鹹者，魚鹽之類是也。用鹹補之者，陽起石、牡蠣、決明、鯽骨之類是也。甘寫之者，茯苓、地黄、澤瀉、猪苓之類是也。

○病在脾，愈在秋。秋不愈，甚於春。春不死，持於夏，起於長夏。禁温食飽食，濕地濡衣。

〔識〕吳『温』作『濕』，註云：『濕食，水菓之類。』高同，云：『濕食，水濕之食也。』張云：『温，言非熱，防滯也。』簡按：二説未詳孰是。

〔紹〕琦曰：『飽食，中氣遲滯。濕地濡衣，則助濕。温食，疑當作冷食，生冷最傷脾也。』

〔箚〕寛案：『温食』二字疑衍。

案：温食，即熱食。蓋熱食非必所禁，飽食尤可禁，故曰温食飽食也。

○脾病者，愈在庚辛。庚辛不愈，加於甲乙。甲乙不死，持於丙丁，起於戊己。

○脾病者，日昳慧，日出甚，下晡静。

○脾欲緩，急食甘以緩之，用苦寫之，甘補之。

案：食甘者，蜜飴之屬。用苦寫者，柴胡、大黄、芩連之屬。甘補者，甘草、大棗之屬是也。蓋脾與四藏不同，乃土旺四時之義，故甘緩之味宜之。若過濕則燥之，其不濕不燥之際，平和之時，常欲和緩耳。

○病在肺，愈在冬。冬不愈，甚於夏。夏不死，持於長夏，起於秋。禁寒飲食寒衣。

○肺病者，愈在壬癸。壬癸不愈，加於丙丁。丙丁不死，持於戊己，起於庚辛。

○肺病者，下晡慧，日中甚，夜半静。

○肺欲收，急食酸以收之，用酸補之，辛寫之。

案：食酸者，梅實苦酒之屬。用酸補者，酸棗、山朱臾、蓬累、五味之屬。辛寫者，石膏、亭歷、芫華、皂莢之屬是也。

○病在腎，愈在春。春不愈，甚於長夏。長夏不死，持於秋，起於冬。禁犯焠㶼熱食温炙衣。

〔識〕張云：「焠，音翠。㶼，音哀。焠㶼，燒爆之物也。」《韻會》：「焠，燒也。」《荀子・解蔽》註：「焠，灼也。」《廣韻》：「熱甚也。」

〔箚〕《博雅》：「㶼，爆也，爇也。」一曰熱甚。

案：焠㶼，蓋謂焠刺也。《靈樞・官鍼篇第七》云「九曰焠刺。焠刺者，燔鍼取痺氣也」（據《甲乙》），又《壽夭剛柔篇第六》云「刺布衣者，以火焠之。刺大人者，以藥熨之」，又《經筋篇》「焠刺者，刺寒急也」。《素問》卷十七・調經論第六十二云：「燔鍼劫刺其下及與急者，病在骨，焠鍼藥熨」，王注：「燒鍼而劫刺之。焠鍼，火鍼也。」《說文》「焠，堅刀刃也。從火卒聲」。《廣韻》去聲十八・隊「焠，士內切。作刀鋻也」。《天官書》曰「火與水合爲焠」。《醫心方》卷二董暹曰「凡燒鍼之法，不可直用炭火燒，鍼澀傷人也。蠟燒爲上，不作黑色瘢也。烏麻麻子脂爲次，蔓菁荏子爲下。自外六畜脂併不可用也，皆傷人也」。據此，則燒鍼染蠟油之類者謂之焠也。《史記・刺客列傳》「以藥焠之」，《索隱》「焠，染也」可以徵矣。《玉篇》「㶼，烏來切。炫也，熱也」。《廣韻》上平十六・咍「㶼，烏開切。熱甚」。《廣雅・釋詁二》「㶼，爇也」，同三「㶼，熾也」。《廣雅・釋言》「㶼，烸也」。蓋「焠㶼」二字疊韻，恐是焠之緩言爲焠㶼，猶昌陽、椒聊之例也。本篇釋音：「焠，七內切。㶼，烏開切。」又案：「犯焠㶼」三字句，謂犯刺法也。諸注家不解「犯」字，以「焠㶼熱食」爲一，非是。

○腎病者，愈在甲乙。甲乙不愈，甚於戊己。戊己不死，持於庚辛，起於壬癸。

〔紹〕志云：『在四藏曰加者，言所勝之氣加於我，而使病加之，是客勝也。在腎藏，曰甚於戊己，乃至其所不勝而甚，是主弱也。』

〔馬〕加，即甚之謂也。

案：此說可從，志說非是。

○腎病者，夜半慧，四季甚，下晡靜。

案：五藏病，各至己所生而愈，至彼所尅而甚，至彼所生而持，今作圖如左。

甲乙	肝病起	心病持	脾病加		腎病愈
丙丁	肝病愈	心病起	脾病持	肺病加	
戊己		心病愈	脾病起	肺病持	腎病甚
庚辛	肝病加		脾病愈	肺病起	腎病持
壬癸	肝病持	心病加		肺病愈	腎病起

案：平旦日中下晡夜半，及四季圖如左。

平旦一名日出　日昳一名四季

肝	寅、卯	平旦	甲乙木	一名日出
	辰	四季		
心	巳、午	日中	丙丁火	
脾	未	四季土	日昳	
肺	申、酉	下晡	庚辛金	
	戌	四季		
腎	亥、子	夜半	壬癸水	
	丑	四季		

《玉機真藏十九》一日一夜五分之，與此同義，宜併考。彼篇馬説宜看。

高云：『昳，昃也。日昳乃午後未分，土王之時。』《左傳·昭五年》注：『日昳爲臺。』疏：『日昳，謂蹉跌而下也。』

《靈·順氣一日分爲四時篇》曰：『以一日分爲四時，朝則爲春，日中爲夏，日入爲秋，夜半爲冬。』

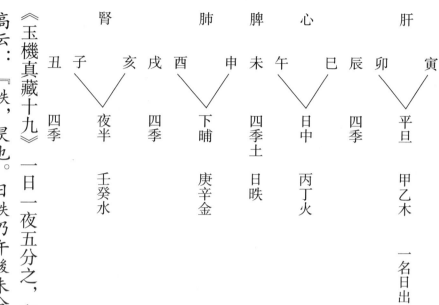

《史·天官書》『食至日昳爲稷，昳至餔爲黍』。《漢·天文志》『昳』作『跌』，『稷』作『疾』，『餔』作『晡』。

四季，土也。土，地也。《易》坤爲地，爲西南，是未方。未旺日昳，故所以本篇以土單爲日昳未時也。又案：土爲中，一年之正中，爲夏秋之交，故土專居夏末，夏末即六月未月也，故又以一日之未時爲土之時也。

（眉）《詩·楚茨》『既齊既稷』傳：『稷，疾。』箋云：『稷之言即也。』

案：日昳專謂未時，猶以長夏爲中央土也。《禮·月令》『中央土』鄭注：『火休而盛德在土也。』《疏》云『五行分配四時，布於三百六十日間，以木配春，以火配夏，以金配秋，以水配冬，以土則每時輒寄一十八日也。雖每分寄，而位本末。宜處於季夏之末金火之間，故在此陳之也』是也。

（眉）案：春凡七十二日，夏凡七十二日，秋凡七十二日，冬凡七十二日，土用合七十二日，總計三百六十日，太陽節氣年也。太陽年，今私名曰節中年。太陰年，今私名曰朔望年。

肝春	肝起	心持	脾甚		腎愈
心夏	愈	起	持	肺甚	
脾長夏		愈	起	持	甚
肺秋	甚		愈	起	持
腎冬	持	甚		愈	起

《五行大義》引鄭玄　又引《黃帝養生經》

肝　欲散　金尅木　辛補　酸寫　辛薑　黍雞肉

心	欲耎	水剋火	鹹補	甘寫	鹹鹽	稻米牛肉棗
脾	欲緩		甘補	苦寫	甘蜜	麥羊肉杏
肺	欲收	金剋木	酸補	辛寫	酸醯	犬肉李
腎	欲堅	水剋火	苦補	鹹寫	苦酒	大豆豕肉栗

○腎欲堅，急食苦以堅之。用苦補之，鹹寫之。

案：食苦者，菊華、芸莽之類也。用苦補者，枸杞、槐實、朮、遠志、天門冬之類是也。鹹寫者，朴消、水蛭、石蠶、衣魚之類是也。

○夫邪氣之客於身也，以勝相加。

（眉）案：『以勝相加』與下文『至其所不勝而甚』句同義。

○至其所生而愈，

案：肝愈於夏於丙丁，木生火之類是也。

○至其所不勝而甚，

案：肝甚於秋於庚辛，金剋木之類是也。

○至於所生而持，

案：肝持於冬於壬癸，水生木之類是也。

○自得其位而起，

案：肝起於春於甲乙，平旦慧是也。

○必先定五藏之脈，乃可言間甚之時，死生之期也。

案：前文云『定五藏之氣』，此云『定五藏之脈』，互文而言。脈即氣，氣即脈，非有二義。《上古天真論》云『氣脈常通』，可併考。《八正神明論》曰『先見三部九候之氣』，又曰『診三部九候之病脈，處而治之』。

〔志〕邪氣者，風寒暑濕，外淫之邪也。以勝相加者，如肝病加於庚辛，心病加於壬癸，所勝之氣加臨，而病益重也。

《靈・口問篇》『夫百病之始生也，皆生於風雨寒暑，陰陽喜怒，飲食居處，大驚卒恐』。

〔馬〕此總結上文之爲病、爲愈、爲甚、爲持、爲起者，必當先定五藏之本脈而始知之也。如春脈弦，夏脈鈎，長夏脈代，秋脈毛，冬脈石。或有胃氣及無胃氣，則彼之生我剋我，我得而知，故凡爲愈者，我所生，持者，生乎我。其病爲間，而爲生之期，爲甚者，剋乎我，爲起者，得本位，其病爲甚，而爲死之期，可得而言之矣。若不定五藏之脈，則彼於我之相生相剋，胡從而知之哉。

○**肝病者，兩脇下痛引少腹，令人善怒。**

〔眉〕《甲乙》六ノ十九ヲ

《至真要大論篇第七十一》（當作『七十四』）云：『厥陰之勝，胠脇氣并，化而爲熱，小便黃赤，胃脘當心而痛，上支兩脇，腸鳴飧泄，少腹痛。』廿二ノ十一ヲ

又云：『厥陰之勝，治以甘清，佐以苦辛，以酸寫之。』廿二ノ十二ヲ

又云：『厥陰之復，少腹堅滿，裏急暴痛，厥心痛。』同ウ

又云：『厥陰之復，治以酸寒，佐以甘辛，以酸寫之，以甘緩之。』同十四ウ

案：怒，《千金》廿九・傍通訣：『五有餘病，以怒係肝，五不足病，以恐係於肝，在五咎，以狂係於

肝。』《陰陽應象第五》云肝在聲爲呼，在志爲怒，心在聲爲笑，在志爲喜。』蓋肝氣有餘，則心氣不足，故不爲喜笑，而爲善怒也。以上並是肝氣實之證也。

《千金方》卷十一・肝虛實第二云：『左手關上脈陰實者，足厥陰經也。病苦心下堅滿，常兩脅痛，息忿忿如怒狀，名曰肝實熱也。』ヲ九

○虛則目䀮䀮無所見，耳無所聞，善恐，如人將捕之。

《千金》卷十一云：『左手關上脈陰虛者，足厥陰經也。病苦脅下堅，寒熱，腹滿不欲飲食，腹脹悒悒不樂，婦人月經不利，腰腹痛，名曰肝虛寒也。』

案：䀮，《玉篇》『呼光切，目不明』。《廣韻》十一・唐同。又十一・唐云『䀮，莫郎切。目不明也』。《集韻》『或作䀮』。考《説文》『㡃，設色之工，治絲練者。從巾㠩聲。一曰㡃隔，讀若荒』，《廣韻》『㡃，蒙掩』，是本爲荒蒙字。與『謊，夢言』字同義。䀮䀮者，目視昏蒙不明之皃也。《千金》卷十一補肝散下云『目䀮䀮昏』可以徵矣。《醫心方》卷二『瞳子髎二穴，主青盲無所見，遠視⿰目芒⿰目芒』，後人加筆作⿰目荒，或作䀮，其音『呼光切』，其字作䀮爲正，以或從芒，誤讀『莫郎切』，其讀非是。以《爾雅・釋天》『大荒落』，《史記・曆書》作『大芒落』考之，則從芒亦尚，宜從荒音。本篇《釋音》『䀮，音荒』。《文選・思玄賦》注：『荒忽，幽昧貌。』

案：目䀮䀮，肝虛之候，耳無所聞，腎虛之候。腎爲木母，母衰則子亦弱，所以耳目共痺閉也。再案：目無所見是心虛，耳無所聞腎虛，蓋心腎共爲少陰經，而二氣不相交，則水飲内結爲此證耳。

《千金》十一云：『左手關上脈陰陽俱虛者，足厥陰與少陽經俱虛也。病如恍惚，尸厥不知人，妄見，少氣不能言，時時自驚，名曰肝膽俱虛也。』ウ十一

（眉）《外臺》卷十二積聚方篇引《病源》『目茫茫』，程本作『䀮䀮』，《醫心方》卷二後項下作『目盳盳』，旁記『䀮，呼光反。目不明也』，天柱下亦作『盳』，亦旁記曰『䀮，呼光反。目不明也』。

（眉）《老子》十四章、廿一章『恍忽』字，傅奕本作『芒芴』，是『芒』亦音『荒』之證。《莊子·至樂篇》『芒乎芴乎』，《釋文》：『芒，本音荒。又呼晃反。芴音忽。』《荀子·富國》『芒軔僈楛』注：『芒，或讀爲荒。』《史記·三代世表》『帝芒』《索隱》：『芒，一作荒。』

（眉）三善爲康《掌中歷》卷上·歲時歷篇『五月節，芒種』或作『荒種』一見。

（眉）《難經·二十難》『脱陰者目盲』，丁曰：『盲猶荒也』。

（眉）《竹書紀年》『帝芒。芒，或曰帝荒』。

〇取其經厥陰與少陽。

〔張〕此承上文虛實二節而言，虛者當補，實者當寫也。下倣此。

案：此謂微鍼也。蓋在經脈必用小鍼，爲常法也。

〇氣逆則頭痛，耳聾不聰，顛腫，取血者。

〔張〕氣逆於上則上實，故頭痛耳聾顛腫。蓋肝脈與督脈會於巔下顛裏，膽脈入耳中，下加頰車也。

案：上文已謂肝虛實二證并鍼治，此謂肝氣上逆證并鍼法也。云『取血者』者，謂摸索其頸間結絡脈處，而刺出血也。所謂刺絡俞也，《診要經終十六》云：『夏刺絡俞，見血而止』是也。

〔紹〕《脈經》注云：『血者，謂有血之穴。』

（眉）案：耳聾在肝與肺，反不在於腎，妙哉。

〇心病者，胸中痛，脇支滿，脇下痛，膺背肩甲間痛，兩臂内痛。

《氣交變論》『胸中痛，脇支滿，脇痛，膺背肩胛間痛，兩臂内痛』。

《千金》十三云：『左手寸口人迎以前脈陰實者，手少陰心經也。病苦閉，大便不利，腹滿，四肢重，身熱，名曰心實熱也。』

《病源》云：『心氣盛爲神有餘，則病胸内痛，脇支滿，膺背髆髀間痛，兩臂内痛，善笑不休，是爲心氣之實也。則宜寫之。』（《醫心方》卷六治心病方十一引）

案：《和名抄》『《唐韻》云：胸，許容反。膺，於陵反。臆，於力反』，共訓曰『无祢』，蓋『无幾保祢』之義，即謂相向骨也。又脅，『《四聲字苑》云：脅，身傍脅肋間也』。訓曰『加太波良保祢』，旁腹骨之義也。又背下脊訓曰『世奈加』，蓋世者，『世末幾』之義。脊骨一道左右狹小，故謂之『世奈加』，即脊中之義也。轉注之，背亦謂之『世奈加』。見於《源氏物語》末摘花卷。又肩訓曰『加太』，即堅骨之義，與《釋名》『肩，堅也』同義。又『《四聲字苑》云：胛，肩之下也』，訓曰『加以加祢』。『加以加祢』猶云『加以乃祢』，即『加以乃保祢』之義。『加以』即『加太幾』之義。又臂，《廣雅》云『臂謂之肱』，《四聲字苑》云『肘，臂節也』，於肘下訓曰『比知』，蓋臂肱肘總謂之『比知』也。《醫心方》臂亦訓『比知』。《神代紀·雄略紀天武紀》臂，《齊明紀》手臂，皆訓『多多牟幾』，俗呼『宇天』。《説文》『臂，手上也』。《釋名》『臂，裨也。在旁曰裨也』是也。考『多多牟幾』，即『天天牟介』之義，謂手相向也。云『宇天者宇知天』之義，凡打擲物，臂先爲之用，故名也。

（眉）《至真要大論》『心脅痛不能反側』王注：『心脅痛，謂心之傍脇中痛也。』

（眉）《至真要大論》『兩脇裏急』王注曰：『脅謂兩乳之下及胠外也。』

（眉）《廣雅·釋器》『銃謂之銎』王氏《疏證》曰：『銎之言空也。其中空也。釭、銎聲相近。《六韜・軍用篇》方胸鋋矛千二百具，胸即錖字也。』

○虛則胸腹大，脇下與腰相引而痛。

案：《和名抄》腰訓『古之』，蓋『古之』與『阿之』同義，『之』爲虛字。『古之』者，越超之義，腰骨實爲一身之機關，一切躋舉飛越之用，腰皆主之，故名『古之』。《釋名》云：『要，約也。在體之中，約結而小也。』要是身中之要處，轉爲肝要字，與『古之』之名其義甚同也。

○取其經少陰太陽，舌下血者。

〔張〕心主舌，故取舌下血，以寫其實。（案：張說是。）

〔馬〕當取手少陰之經穴靈道（掌後一寸五分，鍼三分，灸三壯），手太陽之經穴陽谷（手外側腕中銳骨下陷中。鍼三分，留三呼，灸三壯），以心與小腸相爲表裏也。實則寫其有餘，虛則補其不足耳。其舌本下并出其血者，正以手少陰之脈從心系上俠咽喉，所以出舌下之血也。曰出血乃治有餘之證耳。

案：馬氏以舌下爲廉泉穴，恐非是。蓋隨舌下其有血者刺之，出血爲法耳。

《醫心》卷二引《黃帝明堂》云：『靈道，主悲恐，心痛相引，臂肘筋攣，瘖不能言。』『陽谷，主狂熱病，汗出，胸脇痛，耳鳴，齒痛，肩痛。』

○其變病，刺郄中血者。

〔馬〕又當取手少陰之郄，曰陰郄穴者，以出其血也。在掌後脈中，去腕半寸，當小指之後，鍼三分，灸七壯。

《甲乙經》（三ノ卅ウ）云：『手少陰郄，在掌後脈中，去腕五分，刺入三分，灸三壯。』《陰陽論》注云：當小指之後。

案：王注以變病爲嘔變病者，似是。蓋有所受而言。《醫心方》卷二云十五ウ《甲乙》十五ヲ『陰郄二穴，主淒淒寒，欬吐血，逆氣驚心痛』可以徵矣。竊謂心肝二藏，主領一身之血脈，故其盛實者，或爲氣逆變吐之證，所以與餘三藏不同也。

《靈・口問篇》曰：『中氣不足，胃使爲之變，腸爲之苦鳴。』

《千金》十三・第一云：『凡心病之狀，胸内痛，脅支滿，兩脅下痛，膺背肩甲間痛，兩臂内痛。虛則胸腹大，脅下與腰背相引而痛，取其經手少陰、太陽舌下血者。其變病，刺郄中血者。』三ウ

《病源》云：『心氣不足，則胸腹相引痛，驚悸恍惚少顏色，舌本強，善憂悲，是爲心氣之虛也。則宜補之。』《醫心方》卷六・第十一引。十六ウ

（眉）《醫心方》二ノ十四オ：『郄門二穴，去椀五寸，刺入三分，灸三壯，主心痛。衄、噦、歐血、驚恐畏人，神氣不足。』手厥陰心主。

（眉）《外臺》三九ノ五四オ：『郄門，手心主郄，去腕五寸，灸五壯，主心痛。衄、噦、嘔血、驚恐畏人，神氣不足。』

○脾病者，身重，善肌肉痿，足不收，行善瘈，腳下痛。

《氣交變論》：『肌肉萎，足痿不收，行善瘈，腳下痛。飲發中滿，食減，四支不舉。』

〔識〕馬、吴據《新校正》『肌』作『飢』，是。善瘈，《甲乙》作『善瘈瘲』，張云：『瘈，手足掉掣也。』簡按：《玉機真藏論》云：『筋脈相引而急，病名曰瘛。』瘛、瘈同。《甲乙》添『瘲』字，似非是。

案：云瘈、云瘈瘲，其義相同。『瘈瘲』亦『瘈』之義，與多少、緩急等字同例。

案：腳下者，足跗内外踝邊及足心之總稱，與足下同。《甲乙・十陰受病發痺下》五ウ云『足下熱痛，不能久

坐，濕痺不能行，三陰交主之』，《醫心》二卷·卅五葉面作『足下熱，脛疼不能久立，濕痺不能(脫『行』)』十四字。

（眉）真本《明堂》卷一『瘛瘲』，楊注：『瘛，急牽。充曳反。瘲，緩不收。子用反。』

（眉）案：腳下，謂腳以下及足而痛，與足下斥蹠自別矣。

（眉）又案：《説文》『䟭，乎加切。足所履也』。《廣韻》九·麻『䟭，腳下』。然則腳下亦斥蹠也歟。且於《廣韻》『䩉，履跟後帖』『蕸，荷葉』，並與『䟭』同音，亦可以徵。足蹠，廣平之義也。

飧泄解已見於第二中。

○虛則腹滿腸鳴，飧泄食不化。

○取其經太陰陽明少陰血者。

〔馬〕當取足太陰之經穴商丘(足內踝骨下微前陷中，鍼三分，灸三壯)，足陽明之經穴解谿(衝陽後一寸半，鍼五分，留三呼，灸三壯)，足少陰之經穴復溜(足內踝上二寸陷中，鍼三分，留七呼，灸五壯)，以出其血耳。夫曰出血，則治前有餘之證而已，而虛則補之，又非可以出血治也。

案：足少陰者，腎經也。蓋脾土氣有餘，則其害必及於腎水，故於腎經刺出血，則脾病自愈。是猶齒痛，齒雖屬於腎，脾胃飽食有熱則作痛，亦在胃、旁光二經穴中，刺出血則自愈耳。乃脾腎相濟之義也。

（眉）《千金》(十五上四ウ)

《甲乙》卷九·第七云：『邪在脾胃，則病肌肉痛。陽氣有(脫『餘』)，陰氣不足，則熱中善饑。陽氣不足，陰氣有餘，則寒中腸鳴腹痛。陰陽俱有餘，若俱不足，則有寒有熱，皆調其三里。』(ヲ九)

《外臺》卷卅九(卅七ウ)三陰交下云：『病者身重苦飢，足痿不欲行，善掣腳下痛。虛則腹脹腹鳴溏洩，食飲不化，脾胃肌肉痛。此出《素問》。』

《千金》十五上ヲ四云：『凡脾病之狀，必身重善飢，足痿不收《素問》作『善肌肉痿，足不收』。《甲乙》作『苦飢，肌肉痿，足不收』行善瘈，脚下痛，虚則腹滿腸鳴，飧泄食不化，取其經足太陰、陽明、少陰血者。』《病源論》云：『脾氣盛，爲形有餘，則病腹脹，溲不利。身重，口苦飢，足痿不收，行善掣，脚下痛，是爲脾氣之實也，則宜寫之。脾氣不足，則四支不用，後泄食不化，嘔逆腸鳴，是爲脾氣之虚也。宜補之。』《醫心方》六卷十七葉背引

○肺病者，喘欬逆氣，肩背痛，汗出，尻陰股膝髀腨胻足皆痛。

案：《靈·經脈》曰『膀胱動則髀不可以曲』，又曰『項背腰尻膕腨脚皆痛』。《六元正紀大論》『陽明所至，爲鼽，尻陰股膝髀腨骱足病』。《氣交變大論》『喘欬逆氣，肩背痛，尻陰股膝髀腨骱足皆病』。

案：尻，《釋名》『尻，廖也。尻所在廖牢深也』。《吕氏春秋·觀表篇》『許鄙相脈』高誘注：『脈，後竅也。』脈即尻俗字。《和名抄》尻訓『之利』，是與臀同稱『之利』者，蓋『之岐遠利』之畧，是爲總稱。其尻今俗呼『之利乃阿奈』是也。乃尻、肛古今字，後世『肛』行，而『尻』廢矣。《醫心方》尻、肛同訓『之利』，亦可以爲徵也。陰，《釋名》『陰，蔭也。言所在蔭翳也』。《和名抄》云：『陰，今案：玉莖、玉門等通稱也。』《神代紀》陰，訓『保止』，蓋『保』者，『保乃加保乃久良岐』之保，則『保止』者，謂陰翳不明之處也，俗呼『加久之止古吕』是也。股，《釋名》云『股，固也。爲強固也』『髀，卑也。在下稱也』。《和名抄》引《唐韻》云『髀，股也』，今本《廣韻》同，依《説文》也，是統言也。其實髀謂股外髁骨以下，股謂髀内根肉之處也。順共訓『毛毛』，毛與美同音，猶曰『美美』。『美』者，謂肉也。兩肉相合，故曰『毛毛』。今俗呼『毛毛多夫』與『美美多夫』同訓同義，亦謂多肉豐滿也。《新撰字鏡》髀、脞訓『毛毛』，股訓『宇豆毛毛』，『宇豆毛毛』即『宇知毛毛』也。膝，《釋名》『膝，伸也。可屈伸也』。《説文》『厀，脛頭節

也』。順訓『比佐』，蓋比佐者，『比岐佐留』之義。前行者，足之所能爲，退行者，膝之所能爲也，故名。腨，《説文》『腨，腓腸也』。《易》『咸，六二，咸其腓』，鄭曰：『腓，膊腸也。』腨膊同字，猶專顓通用之例，不與『膞，切肉』字同。段玉裁曰：『諸書言膞腸，或言腓腸，謂脛骨後之肉也。腓之言肥，似中有腸者然，故曰腓腸。』立之謂：此説恐非。凡專耑二音之字，皆有美好肥滿之義，如『專，擅也，誠也，自是也。嫥，可愛之皃。膞，鳥胃也。篅，《説文》以判竹圜以盛穀也』（《廣韻》二·仙），『踹，腳跟。鱄，魚名美也』（同上，上聲二十八·獮）之類是也。腸與暢、張等字同義，非腸胃之義。如『張，施也。餦餭餳也。漲，水大皃』（《廣韻》十·陽）之類同義。所云腓腸、腨腸共是古昔俗偁，即謂肥脹嫥張也。或單偁曰腨、曰腓也。《和名抄》腓訓『古无良』，義未詳。或曰『古毛留』之義，謂筋肉鍾聚於此也。一説，古者謂海參曰『古牟良』者，『末呂』之轉，蓋筋肉圜聚似海參之義，今俗呼『不久良波伎』。相州俗謂之鹽苞，蓋象形而名也。《古事記》雄略條『蝄咋御腕。御歌云：多古牟良爾阿牟加岐都岐』。『多古牟良』謂臂肉手腓之義，今俗云腓筋之轉爲『古牟良加倍利』，亦古語之偶存者也。胻，《説文》『胻，脛耑也』，《廣韻》『胻，脛也』，《釋名》『脛，莖也。直而長似物莖也』，順訓『波岐』。《新撰字鏡》『踹踁踁髐』四字，《靈異記》膊，《醫心方》胵、胻並同訓。蓋『波支』者，『波世由岐』之畧語，今俗呼『須祢』。『須祢』者，髓之古名，蓋『須保祢』之畧，骨中空隙似巢窠故名。脛骨中髓之最多處，故脛亦呼『須祢』歟。《書》所云『長涉之脛』，可併考也。蓋自其莖立謂之脛，自其行走謂之胻，字不同，脛耑之訓可從也。足，《釋名》『續也，言續脛也』，《説文》『人之足也，在體下』，順訓『阿之』。案：『阿之』者，『阿由末須』之義，謂令步也，與『古之』之『之』同義。『尻陰』以下八字，宜爲各一字句而讀也。

（眉）《至真要論》『腨如別』注：『腨，骱後軟肉處也。』

○虛則少氣不能報息，耳聾，嗌乾。

少氣已見十八中。ヲ二

〔張〕報，復也。不能報息，謂呼吸氣短，難於接續也。

《傷寒直格》曰：『不能報息，俗所云氣少不能接續也。』又曰：『嗌，音亦。氣系也。』

案：不能報息者，蓋謂有呼無吸。報息，謂吸息也，今俗呼片息者是也。張注非，王注可從。凡云不能息，皆謂不能報息也。

聾，《說文》『無聞也』，《釋名》云『聾，籠也。如在蒙籠之内，聽不察也』。順《抄》訓『美美之比』。《醫心方》耳聾，《新撰字鏡》聲同訓。《新撰字鏡》古本聲、聤並訓『祢祢志户』。案：『之比』者，『佐倍』之義，『佐倍岐留』之畧。盲訓『米之比』同義。嗌，《說文》『咽，嗌也』『嗌，咽也』，《釋名》『咽，咽物也。又謂之嗌，氣所流通阨要之處也』。順《抄》訓『能无度』，即呑處之義。今俗呼『能度』，從急言耳。

《至真要大論七十四》王注云：『嗌謂喉之下，接連胸中，肺兩葉之間者也。』廿一ノ十二ヲ

〔眉〕《玉篇》『膉，於亦切。脰肉也』。

〔眉〕案：嗌，氣道名，非食道名。

○取其經太陰，足太陽之外，厥陰内血者。

〔馬〕當取手太陰之經穴經渠寸口陷中，鍼二分，留三呼，禁灸，足太陽之外，足厥陰之内，即足少陰之脈也。亦取其經穴復溜，以出其血焉可也。復溜見前，脾病之下

〔識〕《甲乙》『内』下有『少陰』二字。張云：『外言前也，内言後也。』簡按：《甲乙》增『少陰』

二字，義尤明白。

《病源論》云：『肺氣盛爲氣有餘，則病喘欬上氣，髆背痛，汗出，尻陰股膝踹脛足皆痛，是爲肺氣之實也。則宜寫之。肺氣不足，則少氣不能報息，耳聾，嗌乾，是爲肺氣之虚也。則宜補之。』《醫心方》卷六十八葉背引

《千金》卷十七四ヲ云：『凡肺病之狀，必喘欬逆氣，肩息背痛，汗出，尻陰股膝攣髀腨胻足皆痛，虚則少氣不能報息，耳聾，嗌乾，取其經手太陰，足太陽之外，厥陰内，少陰血者。』

○腎病者，腹大脛腫，喘欬，身重，寢汗出，憎風。

〔張〕此腎經之實邪也。腎主五液，在心爲汗，而腎邪侮之，心氣内微，故爲寢汗。如《脈要精微論》曰『陰氣有餘，爲多汗身寒』，即此之謂。

〔志〕太陽之氣司表，而下出於膀胱。經氣逆則表氣虚，故寢汗出而惡風。

《氣交變論》『腹大脛腫，喘欬，寢汗出，憎風』。

《六元正紀大論》『太陽所至，爲寢汗痙』，王注：『寢汗謂睡中汗，發於胸嗌頸掖之間也。俗誤呼爲盗汗』。

案：寢汗爲正語，『盗汗』字昉見於《傷寒論》，蓋出於俗呼，詳見《盗汗考》。腹大脛腫，《本草經》所云『大腹水腫』也。『憎風』與『惡風』同，但惡之甚於惡風，故曰憎風。憎之言爲增，其忌惡尤甚也。王云『憎謂深惡之』，可從。

（眉）《玉篇》『寢，謂偃臥熟也』。《慧音》廿三ノ又十二ヲ

○虚則胸中痛，大腹小腹痛，清厥意不樂。

《氣交變大論》『民病腹痛，清厥意不樂，體重煩寃』，王注：『腹痛，謂大腹小腹痛也。清厥，謂足逆

冷也。意不樂，如有隱憂也。』

〔張〕足少陰脈從肺出，絡心注胸中。腎虛則心腎不交，故胸中痛。大腹小腹痛者，正以腎脈自下而上，至俞府而止也。腎藏精，精化氣，精虛則氣虛，故爲清冷厥逆。腎之神爲志，惟志不足，故意有不樂也。

《五藏生成篇》第十曰：『肝痺，腰痛，足清，頭痛。』

〔眉〕《列子・周穆王篇》：『視其前，則酒未清，肴未晞。』

〔眉〕《禮記・聘義》：『酒清，人渴而不敢飲也。肉乾，人飢而不敢食也。』

〔眉〕《六節藏象》（當作《五藏生成》）『足清』注：『清亦冷也。』《脈要精微》末『腰足清』，《至真要論》注：『清，薄寒也。』又曰：『清厥，手足冷也。』《靈・九鍼十二原》曰：『刺寒清者。』

案：大腹者，謂膈下至臍四傍之部位也，其地廣大，故曰大腹。小腹者，謂臍下一寸半，氣海石門以下至曲骨之地，比大腹則甚狹隘，故曰小腹也。《脈要精微》十七云『心疝，少腹當有形』，王注：『少腹，小腸也。』《氣交變大》云『歲金大過，民病脇下少腹痛』，王注：『少腹，謂臍下兩傍髎骨内也。』可從。《骨空論》王注：『少腹，臍下也。』亦大概言耳。《釋名》云『自臍以下曰水腹，水汋所聚也。又曰少腹。少，小也。比於臍以上爲小也』，亦謂臍下小腸之部位也。又《說文》：『腴，腹下肥也。』《禮・少儀》云『差（當作『羞』）濡魚者，冬右腴』，注云：『腴，腹下也。』《靈樞・衛氣失常篇》云：『膏者，多氣而皮縱緩，故能縱腹垂腴。』志聰曰：『腴者，臍下之少腹也。』然則，腴即小腹而臍下小腸之分是也。

○取其經少陰，太陽血者。

〔馬〕當取足少陰腎之經穴復溜（見前），足太陽旁光之經穴崑崙（足外踝後跟骨上陷中，鍼三分，留七呼，灸三壯）。

《病源論》云：『腎氣盛爲志有餘，則病腹脹飧泄，體腫，喘欬，汗出，面目黑，小便黃，是爲腎氣之

實也，則宜寫之。腎氣不足，則厥陽背冷，胸内痛，耳鳴苦聾，是爲腎氣之虚也，則宜補之。』《醫心》卷六十九葉背引

《千金》卷十九ヲ四云：『凡腎病之狀，必腹大脛腫痛，喘欬，身重，寢汗出，憎風，虚即胸中痛，大腹小腹痛，清厥，意不樂，取其經足少陰，太陽血者。』

《氣交變大論》六十九云：『歲木太過，甚則忽忽善怒，眩冒巔疾廿ノ二ヲ。歲火太過，甚則胸中痛，脇支滿，脇痛，膺背肩胛間痛，兩臂内痛ウ二。歲土太過，甚則肌肉萎，足痿不收，行善瘈，腳下痛，飲發中滿，食減，四支不舉ヲ三。歲金太過，甚則喘欬逆氣，肩背痛，尻陰股膝髀腨䯒足皆病ヲ四。歲水太過，甚則腹大脛腫，喘欬，寢汗出，憎風。』ウ四

○肝色青，宜食甘，粳米，牛肉，棗，葵，皆甘。

『肝色青』至篇末，《大素》卷二·調食篇中收之。

《藏氣法時論》曰：『肝苦急，急食甘以緩之。』ウ二

〔楊〕肝者，木也。甘者，土也。宜食甘者，木剋於土，以所剋資肝也。

○心色赤，宜食酸。小豆，犬肉，李，韭，皆酸。

《藏氣法時論》曰：『心苦緩，急食酸以收之。』ウ二

〔楊〕心者，火也。酸者，木也。木生心也，以母資子也。

○肺色白，宜食苦。麥，羊肉，杏，薤，皆苦。

《大素》『肺色白』三句在『脾色黄』三句之下。

（眉）《大素》後。

《藏氣法時論》曰：『肺苦氣上逆，急食苦以泄之。』ウ三

〔楊〕肺者，金也。苦者，火也。火剋於金也。以能剋爲資也。

○脾色黄，宜食鹹。大豆，豕肉，栗，藿，皆鹹。

（眉）《大素》前。

《藏氣法時論》曰：『脾苦濕，急食苦以燥之。』ヲ三

〔楊〕脾者，土也。鹹者，水也。土剋於水，水味鹹也。故食鹹以資於脾也。

○腎色黑，宜食辛。黄黍，雞肉，桃，葱，皆辛。

《藏氣法時論》曰：『腎苦燥，急食辛以潤之。』ウ三

〔楊〕腎者，水也。辛者，金也。金生於水，以母資子。

《五行大義》卷三『《春秋潛潭巴》云：「五味生五藏者，鹹生肝，酸生心，苦生脾，甘生肺，辛生腎。」《養生經》云：「肝色青，宜食鹹。稻米，牛肉，棗。心色赤，宜食酢。犬肉，李。肺色白，宜食甘。麥，羊肉，杏。脾色黄，宜食苦。大豆，豕肉，栗。腎色黑，宜食辛。黍，雞宍。」此五食皆以所生，能養其子也』。十二ヲ『酢犬』間恐脱『麻』字。

《靈樞·五味篇》五十六『五味各走其所喜』。

穀味	酸先走肝	苦先走心	甘先走脾	辛先走肺	鹹先走腎
五穀	麻酸	麥苦	甘秔米	辛黄黍	鹹大豆
五菓	李酸	杏苦	棗甘	桃辛	栗鹹
五畜	犬酸	羊苦	牛甘	雞辛	猪鹹
五菜	韭酸	薤苦	葵甘	葱辛	藿鹹

五色　青酸　赤苦　黄甘　白辛　黑鹹
肝病宜食　心病宜食　脾病宜食　肺病宜食　腎病宜食
麻犬肉李韭　麥羊肉杏薤　秔米飯牛肉棗葵　黄黍藿肉桃葱　大豆黄卷猪肉栗藿
肝病禁辛　心病禁鹹　脾病禁酸　肺病禁苦　腎病禁甘
肝色青宜食甘　心色青宜食酸　脾色黄宜食鹹　肺色白宜食苦　腎色黑宜食辛
秔米飯牛肉　犬肉麻李　大豆豕肉　麥羊肉　黄黍藿肉
棗葵皆甘　韭皆酸　栗藿皆鹹　杏薤皆苦　桃葱皆辛
甘　酸　鹹　苦　辛
粳米　小豆　大豆　麥　黄黍

粳米　黑字：味甘，苦平，無毒。
小豆　黑字云：赤小豆味甘酸，平温，無毒。《藥性論》云：使，味甘。陳士良云：微寒。
大豆　黄卷白字云：味甘，平。黑字云：生大豆味甘，平。
麥　黑字云：鹹温，微寒，無毒。小麥，甘，微寒，無毒。種麥同。
黄黍　黑字云：黍味甘，温，無毒。

牛肉　犬肉　豕肉　羊肉　雞肉

牛肉　味甘，平，無毒。黑字
犬肉　味甘酸，温。黑日云：暖，無毒。
豕肉　黑字：猳豕肉，味酸，冷。凡猪肉味苦。

羊肉　黑字云：味甘，大熱，無毒。孟詵云：温。

雞肉　黑字：白雄雞肉，味酸，微温。烏雄雞肉微温。

棗　李　栗　杏　桃

棗　白字：大棗味甘，平。黑字無。

李　黑字：李實味苦。日云：李温，無毒。

栗　黑字：味鹹，温，無毒。

杏　白字：杏核，味甘，温，大熱。黑字：苦，冷利，有毒。實味酸。孟云：杏熱。日云：杏熱，有毒。

桃　白字：桃核味苦，平。黑字：甘，無毒。孟詵云：温。日云：桃熱，微毒。

葵　韭　藿　薤　葱

葵　白字：冬葵子，味甘，寒。黑字：無毒，心傷人。陶云：至滑利。《藥性論》：臣，滑平。孟詵云：冷。《圖經》云：苗葉作菜，茹更甘美，大抵性滑利。

韭　黑字：味辛，微酸，温，無毒。歸心。日云：熱。

藿　唐本注云：赤小豆。《別録》云：葉名藿，止小便數，去煩熱。日云：葉食之明目。

薤　白字：薤味辛。黑字：苦温，無毒。歸骨。《圖經》云：薤雖辛，而不葷五藏。

葱　白字：葱實味辛，温。黑字：無毒。葱白平，葱汁平，温，歸目。

○辛散，酸收，甘緩，苦堅，鹹耎。

〔楊〕肝酸性收，欲得散者，養辛以散。肺辛性散，欲得收者，食酸以收之。脾甘性緩，欲得緩者，食甘以緩之。心苦性堅，欲得濡者，食鹹以濡也。腎鹹性濡，欲得堅者，食苦以堅之。

○毒藥攻邪，

〔楊〕前總言五味有攝養之功，今説毒藥攻耶之要。耶謂風寒暑濕外耶者也。毒藥具有五味，故次言之。

《周禮》鄭玄注：『五藥，艸木蟲石穀也。』

《靈・九鍼十二原》：『勿使被毒藥，無用砭石。』

〔識〕鄭玄註《周禮》云：『毒藥，藥之辛苦者，藥之物恒多毒。孟子《書》曰：若藥不瞑眩，厥疾不瘳。』賈公彦云：『藥之無毒，亦聚之。但藥物多毒，故曰毒藥。直言聚毒藥者，以毒爲主。』王應電云：『毒藥，得天地之偏氣，寒熱之性過甚者也。人身有不和之氣，須以偏勝之物攻之，乃得其平。』

案：前文説食物之五味，此謂藥物之偏性攻邪，亦以五味爲之補寫也。

毒藥，又見《寶命全形》第二十五中。

（眉）《五常政論》末經文及王注説，上品、中品、下品諸藥皆毒，太詳。其《新校正》引此篇之此文。

（眉）《周禮・醫師》『掌醫之政令，聚毒藥，以共醫事』。

○五穀爲養，

〔楊〕五穀五味，爲養生之主也。

北山友松子《醫案》卷上曰：『《藏氣法時論》有曰：五穀爲養者，養生氣也。五菓爲助者，助其養也。五畜爲益者，益精血也。五菜爲充者，實藏府也。』

○五果爲助，

〔楊〕五菓五味，助穀之資。

○五畜爲益，

〔楊〕五畜五味，益穀之資。

○五菜爲充，

〔楊〕五菜五味，埤穀之資。

〔吴〕充實於藏府也。

揚雄《方言》卷十三：『充，養也。』《廣雅》同。

案：五穀爲養，謂養五藏之精。五畜爲益，謂益五府之氣。後文云『養精益氣』，可以併考矣。五菓爲助，謂爲五穀之助也。五菜爲充，謂爲五畜之充也。充，當也。牛與葵、猪與藿之類，相當爲之合和也。言穀肉果菜之食，能爲服藥之扶助也。下文云『合而服之』，謂受『毒藥攻邪』之句，而食氣與食味相合，而服之良藥，則得養精益氣之功也。是藥食同功之理。而胃氣爲本，若不食，則遂不治之義，亦在於此矣。

（眉）《本草綱目》菜部小序曰：『李時珍曰：凡草木之可茹者，謂之菜。韭薤葵葱藿五菜也。』

○氣味合而服之，以補精益氣。

〔楊〕穀之氣味入身，養人五精，益人五氣也。

○此五者，有辛酸甘苦鹹，各有所利，或散或收，或緩或急，或堅或耎。

〔楊〕五味各有所利，利五藏也。散收緩堅濡等調五藏也。

〔識〕簡按：『或急』二字，王不釋其義，諸家亦然。考前文無物性急者，疑是衍文。高特註云：『或急者，肝苦急也。兼言或急，則心或苦緩，脾或苦濕，腎或苦燥，肺或苦氣上逆，皆在其中。』此説傅會，不可從。

〔紹〕《太素》無『或急』二字，是足以確原《識》説。

（眉）王注『或急』之『急』作『泄』讀，泄蓋急義。要之王氏依《至真要論》加此二字，《大素》無者，太是。

○四時五藏病，隨五味所宜也。

〔楊〕於四時中，五藏有所宜，五味所宜。

辛酉七月九日晡時書了　竹仙源立之

第二十二補

五行ヲ一

《史記・曆書》『是時獨有鄒衍明於五德之傳』，《正義》曰：『五德，五行也。』同《曆書》曰『蓋聞昔者，黄帝定清濁，起五部』，《集解》：『應劭曰：五部金木水火土也。孟康曰：五部，五行也。』《禮・月令》『孟春之月，其數八』，《正義》云：『五行，謂金木水火土。』

金木水火土ヲ一

案：先金次木次水次火次土，此次第未詳。蓋人間以所貴重者爲先，故先金次木也。有金而後，伐木而爲林，有水而後，待火而爲用，以上四物，並土中所生，是所以金木水火土爲之次也。

腎欲堅ヲ九

〔張〕腎主閉藏，氣貴周密，故腎欲堅，宜食苦以堅之也。

〔高〕腎病則水汎，故腎欲堅。苦爲火味，故能堅也。

肝欲散ウ五

《陰陽應象第五》云：『風傷筋，燥勝風，酸傷筋，辛勝酸。』

心欲耎ヲ六

第五云：『熱傷氣，寒勝熱，苦傷氣，鹹勝苦。』

脾欲緩ヲ七

第五云：『濕傷肉，風勝濕，甘傷肉，酸勝甘。』

肺欲收同

第五云：『熱傷皮毛，寒勝熱。辛傷皮毛，苦勝辛。』

腎欲堅ヲ九

第五云：『寒傷血，燥勝寒，鹹傷血，甘勝鹹。』

案：以上自與本論異，宜通考。

少腹ヲ十

〔箚〕《釋名》：『自臍以下曰少腹。少，小也。比於臍以上爲小也。』

案：《釋名》又曰：『自臍以下曰水腹，水汋所聚也。』《和名抄》訓『古能加美』。考古、介古通音，『古能加美』即『介乃加美』，謂陰毛上也。今俗呼『保加美』，即『保止加美』之義。男女陰，古謂之『保止』，乃謂陰上也。又呼『之多波良』。

《脈要精微十七》『少腹當有形也』五ノ五ウ王注：『少腹，小腸也。』又《氣交變大(論)六十九》廿ノ三ウ王注云：『少腹，謂齊下兩傍髎骨內也。』

膺ウ十一

《腹中論四十》云『有病膺腫頸痛胸滿腹脹』，王注：『膺，胸傍也。頸，項前也。胸，膺間也。』

案：據此王注考之，則膺，即壅起之義。胸前兩傍乳間高起之處，名之曰膺也。《釋名》：『膺，壅也。氣所壅塞也。』《一切經音義》引：『膺，壅塞也。謂氣至壅塞也。』

粳米 ウ十八

黑字下品：『粳米，味甘苦，辛，無毒。主益氣止煩止洩。』陶云：『此即今常所食米，但有白赤小大異族四五種，猶同一類也。』

《醫心方》：『《拾遺》云：凡米熱食則熱，冷食則冷。假以火氣，體自温平。《七卷食經》云：味甘，微寒。止寒熱，利大腸。膳玄子張云：性寒。擁諸經胳氣，使人四支不收，昏昏饒睡，發風動氣，不可多食。』三十ノ八ヲ

《本草和名》：『粳米，楊玄操：音古行反。俗秔字也。和名宇留之祢。』

葵 ウ十八

《醫心方》葵菜：『《本草》云：味甘，寒，無毒。葉爲百菜主。陶注云：以秋種，經冬至春作子，謂之冬葵。至滑利。崔禹云：食之補肝膽氣，明目。三十ノ卅九ウ 和名阿夫比。』

案：今俗呼夫由阿布比，又加牟阿夫比者，是也。

棗 ウ十八

《醫心方》乾棗：『《本草》云：味甘，平，無毒。養脾平胃氣。孟詵云：養脾氣。三十ノ十二ウ 奈都女。』

韭 ウ十八

《本和》云『和名古美良』。今俗呼『仁良』

麥ウ十八

黑字云『小麥，養肝氣』。和名『己牟支』。

杏同

《醫心方》：『崔禹云：味酸，大熱，有毒。和名加良毛毛。』

大豆同

《醫心方》：『崔禹云：黃卷，味苦甘，温。和名末女。』

栗同

《醫心方》：『《本草》云：厚腸胃，補腎氣。陶注云：有人患腳弱，往栗樹下，食數升，便能起行，此是補腎之義。和名久利。』

藿ウ十八

〔識〕《説文》：『藿，尗之少也。』《儀·公食大夫禮》注：『藿，豆葉也。』

案：藿者，小豆葉之名也。小豆苗葉可食，大豆葉不可食。小豆類中角豆苗葉可渫食，味甘美，田舍間和飯食之，名曰岐婆飯，其以利益人得此名。今俗飯後以豉汁和白湯飲之，名曰道三湯，與妓婆飯古今相成切對，故拈出於此耳。

黃黍ヲ十九

〔識〕張云：『即糯小米，北方謂之黃米。』簡按：《本草》有丹黍，無黃黍。《齊民要術》引郭義恭《廣志》云『有濕屯黃黍』，蓋此謂黍中之黃者。《金匱真言論》以黍爲心之穀者，乃丹黍耳。《農政全書》云『古所謂黍，今亦稱黍，或稱黃米』，即與張所指同。

案：《禮・内則》『飯黍，稷，稻，粱，白黍，黃粱』，鄭氏注：『黍，黃黍也。』《本草和名》『黍米，和名岐美』。案：『岐美』者，黃實之謂，可證黃黍即黍米，白黍、丹黍别是一種耳。

桃同

《醫心方》：『崔禹云：益面色，養肝氣。和名毛毛。』三十ノ十四ヲ

葱同

《醫心方》：『《七卷經》云：味辛，温，不可食，傷人心氣。和名紀。』三十ノ四九ヲ

案：『食』上恐脱『多』字。

黑字：『其莖葱白，平，歸目，除肝邪氣。』

法四時五行而治ヲ一

〔箚〕寛案：據下文，治，即主治也。

開腠理致津液通氣也ヲ四

〔箚〕寛案：此三句，蓋總結上文之辭。五味治五藏，皆是所以開腠理，致津液，而通其氣也。前注以爲於腎一病發之，殆欠妥。

氣味合而服之以補精益氣廿一ウ

案：氣以益陽氣，味以補陰精。與《陰陽應象第五》所云『氣歸精，味歸形』自別。

厥陰與少陽ヲ十一

〔馬〕當取足厥陰肝之經穴中封足内踝骨前一寸筋裏宛宛中，鍼四分，留七呼，灸七壯，足少陽膽之經穴陽輔足外踝上四寸，輔骨前絶骨端三分，去丘墟七寸，鍼三分，留七呼，灸三壯。

更貴更賤ヲ二

《靈樞・九鍼論》（當作『歲露論』）：『黄帝曰：虚邪之風，其所傷貴賤何如。候之奈何。少師答曰：正月朔日，太一居天留之宫，其日西北風，不雨，人多死矣云云。』

臂ウ十一

《説文》『厷，臂上也』『肱，厷或從肉』『臂，手上也』。段玉裁曰：『此皆析言之，「亦」下云：人之臂亦，渾言之也。渾言則厷臂互偁，厷與臂之節曰肘。《深衣》注云：肘當臂中爲節，臂骨上下各尺二寸，按上謂厷，下謂臂也。』

胠ウ十一

《説文》『胠，亦下也』『胳，亦下也』。段玉裁曰：『兩厷迫於身者，謂之亦，亦下謂之胳。又謂之胠，身之迫於兩厷者也。』又曰：『胳謂迫於厷者，胠謂迫於臂者。』案：迫於臂者，謂掖下近於胁腰之地，可知胠即季脅一名也。胳下爲胠也。

廿一　淫氣ヲ一　氣筋ウ三　精脈ヲ四　府ウ四　氣口ウ五　喘虚ヲ七　蹻前ヲ八　獨嘯ウ九　白汗ウ十　調食和藥ウ十

廿二　五行ヲ一　卒聞ヲ二　苦鹹ヲ三　焠焫ウ七　少腹ヲ十　睆睆ウ十　取血者ヲ十一　膺脇背肩甲臂ヲ十二　腰胸同上　變病ウ十二　瘈ウ十三　膕同下　尻陰股膝髀腨胻足ヲ十五　聾嗌ウ同　寢汗ウ十六　憎風同　大腹小腹ヲ十七　粳米ウ十六　棗葵同　藿同　黄黍ヲ十九　葱同　毒藥ウ廿　清ヲ十七

宣明五氣篇第二十三

《大素》僅存五病五邪五脈應象，其餘皆係缺文。

〔箚〕驪恕公曰：此篇與《九鍼》論文大抵相同。

○五味所入，酸入肝，辛入肺，苦入心，鹹入腎，甘入脾，是謂五入。

〔識〕馬云：此與《靈樞·九鍼論》同，但彼多「淡入胃」一句。簡按：《周禮·疾醫職》（當作「食醫職」）云「凡和，春多酸，夏多苦，秋多辛，冬多鹹，調以滑甘」與此同義。

案：「淡入胃」一句，尤字眼，凡食入胃，五味並各入五藏。自餘淡泊一味，剩在胃中，傳送二腸，則爲糞也。

《至真要大論》云：「夫五味入胃，各歸所喜攻。酸先入肝，苦先入心，甘先入脾，辛先入肺，鹹先入腎，久而增氣，物化之常也。氣增而久，夭之由也。」廿二ノ三十ウ

案：所引《至真要論》文末二句，戒常日藥餌成害之弊也。

《五行大義》卷三·論配氣味篇引《黄帝養生經》云：「酸入肝，辛入肺，苦入心，甘入脾，鹹入腎。」

○五氣所病，

〔志〕五藏氣逆而爲病。

案：篇名五氣即取於此也。

○心爲噫，

〔馬〕按：《靈樞·口問篇》岐伯曰「寒氣客於胃，厥逆從下上散，復出於胃，故爲噫」，則是噫出於胃。《三部九候論》《靈樞·九鍼論》皆曰心爲噫，與此篇同。然則以爲出於胃耶，出於心耶。又嘗考《脈解篇》「所謂上走心爲噫者，陰盛而上走於陽明。陽明絡屬心，故曰上走心爲噫也」。由此觀之，則知噫屬心，而足陽明胃經之絡，又屬於心，故胃有寒，亦能噫也。經典之旨，豈非二而一者耶。

《至真要論》「太陽司天，寒淫所勝，善噫」，王注：「心氣爲噫，故善噫。」

《甲乙經》卷一・精神五藏篇第一曰：『肝在氣爲語，心爲呑，脾爲噫，肺爲欬，腎爲欠。』

〔張〕按：《九鍼論》曰『心爲噫』，《刺禁論》曰『刺中心一日死，其動爲噫』，《痺論》曰『心痺者，嗌乾善噫』，是皆言噫出於心也。然《診要經終論》曰『太陰終者，善噫善嘔』，《脈解篇》曰『太陰所謂上走心爲噫者，陰盛而上走於陽明。陽明絡屬心，故曰上走心爲噫也』，《口問篇》曰『寒氣客於胃，厥逆從下上散，復出於胃，故爲噫』。由此觀之，是心脾胃三藏皆有是證，蓋由火土之鬱，而氣有不得舒伸，故爲此證。

〔識〕張云：『噫，噯氣也。遍考本經，絶無噯氣一證，而惟言噫者，蓋即此也。』簡按：《説文》『飽食息也』，《禮・内則》『不敢噦噫』是也。噫，烏界切，音隘。若『於希切，音衣』則爲痛嘆聲，與此異義。噯，《字彙》『於蓋切，音愛。噯氣也』。蓋『噯』即『噫』俗字。高云『噫，微噯也』，非。

案：噫酢方第十五在《醫心方》卷第（九）中，傍記云：『噫，於熈反。飽出氣也。酢，倉故反。醬醋，《説文》作酢。』而『噫酢』二字訓『古古呂也介』，蓋今俗呼『牟祢也介』者是也。與噫氣不同。噫氣今俗呼『乎久比』者是也。《醫心方》卷二十五ウ『大淵』下『噫』傍訓『於久比』。蓋『乎久比』者，謂噫氣之聲，如云『乎久比』也。蓋心火不和，則脾土自濕，故氣逆爲噫也。

（眉）案：噫爲鬲膜之病，鬲膜心主乃心之部屬，故曰心爲噫也。仲景書以飲邪并結證方爲寫心湯，亦即同義。

○肺爲欬，

（眉）金

案：《醫心方》卷九引《病源論》云『欬嗽者，肺感於寒，微者則成欬嗽也』，旁訓云『之波不岐』。

《和名抄》欬嗽，《新撰字鏡》『欬』字、『嗽』字並同訓。又『之波不岐也美』見《源氏物語・夕顔卷》，今俗呼『世岐』。《釋名》『欬，刻也。氣奔至出入不平調，若刻物也』。《説文》『欬，屰氣也』。案：『之波夫岐』者，『之』，謂水氣也。『之久禮』雨□、『之都久』雫、『之女留』『之止留』『之夫岐』之類是也。『波』，是語助，『夫岐』，謂吹也。爲吹出水氣之義也。《萬葉集》卷九有『水長鳥』，訓『之奈加止利』，説者謂息長鳥也，卷二作『四長鳥』爲假借字。蓋肺金不調，則腎水自滿，故水逆爲欬也。

○肝爲語，

〔識〕志云：『肝氣欲達則爲語，《診要經終論》曰：春刺冬分，邪氣著藏，病不愈。又且欲言語，此言春令之肝氣不舒故也。』高云：『病氣在肝，則爲語。語，多言也。』簡按：標曰『五氣所病』，則王、馬、吳、張之解並誤。

《六元正紀大論》『少陰所至，爲語笑』。

案：欲言語者，所云『譫多言』是也。今肝氣鬱屈不伸之證，必爲多言妄語，乃爲肝木鬱，則心火不能安，遂令魂魄不定，故爲妄言也。

（眉）木

（眉）案：肝火亢而狂逆之人，今皆多言也。婦人最多言也，俗曰肝氣也，以抑肝爲主治也。

（眉）土

○脾爲呑，

案：脾氣不調，則胃中食不化，故食已而吐之也。

《千金》卷三十不能食病篇『章門主苦呑而聞食臭』。蓋聞食臭者，呑酢時發食臭也。

案：呑即涒假字，《説文》『涒，食已而復吐之。從水君聲（他昆切）』是爲吐食之字，與含呑字其義相異，蓋以其音同借用之耳。歷世學者，不知爲别字，漫爲曲説，並不可從。至龔廷賢則云『呑酸與吐酸不同，呑酸水刺心也，吐酸者，吐出酸水也』，其妄斷可嗤。然其實不修文字之學之弊，遂至於此耳。

（眉）《史記·天官書》『涒灘歲』，《索隱》曰：『李巡曰：涒灘，物吐秀傾垂之貌。』又《歷書正義》引孫炎注於《爾雅》云：『涒灘，萬物吐秀傾垂之貌也。』

（眉）龔廷賢别呑酸與吐酸，既見明方隅《醫林繩墨》。《回春》本於此矣。

○腎爲欠，爲嚏，

（眉）水

案：腎水氣鬱，則脾土不伸，故爲欠。平人飽食困倦後爲欠，婦人血證爲欠，亦皆水血留淡之所爲，爲嚏亦同理耳。

〔識〕志云：『《靈樞》曰：陽者主上，陰者主下。陽引而上，陰引而下。陰陽相引，故數欠。當寫足少陰，補足太陽（《口問》篇）。蓋少陰之氣在下，病則反逆於上，而欲引於下。欲引於下則欠，反逆於上則嚏。蓋腎絡上通於肺也。』簡按：《九鍼論》無『爲嚏』二字此疑衍文。

案：嚏與欠，其理相類，但有陰陽。蓋當如志聰所説耳，不得以《靈樞》無『爲嚏』二字斷爲衍文也。

《靈·口問》曰：『腎主爲欠。』

《説文》：『欠，張口氣悟也。象氣從人上出之形。』

案：《醫心方》卷二『欠』訓『阿久比』，今猶如此。蓋『阿久比』者，欠聲之皃也，言其出聲如云『阿久比』也，猶噫聲之如云『於久比』之例也。

案：腎氣通於肺，故爲嚏也。《醫心方》卷二攢竹下『善嚏』訓『古乃牟天波奈比留』，蓋『波奈』者，涕汁也。『比留』者，射出也，與『久曾比留』之『比留』同義。『比留』即『夫留』，《萬葉集》零、落共訓『夫留』，如雪落、雨零是也。今俗呼『久佐女』，又『久都佐女』，並謂噴嚏之聲也。

〇**胃爲氣逆，爲噦，爲恐**。

案：此諸證爲『脾爲呑』之類證，並是脾胃不調之所爲也。

〔眉〕土一

〔馬〕蓋胃爲水穀之海，故胃氣不和則氣逆。按，《靈樞·口問篇》『岐伯曰：穀入於胃，胃氣上注於肺。今有故寒氣與穀氣俱還入於胃，新故相亂，真邪相攻，氣并相逆，復出於胃，故爲噦』。

〔張〕恐，腎之志也。胃屬土，腎屬水，土邪傷腎則爲恐，故皆涉於胃也。

《靈·口問》曰：『肺主爲噦。』案：『肺』恐『脾』誤。

〔識〕簡按：『爲恐』，諸注未晰。《九鍼論》無此二字，疑是衍文。

案：氣逆與噦非爲二病也，謂氣逆而爲噦也。《靈樞·九鍼論》作『胃爲氣逆噦』，可以徵矣。或曰氣逆者，謂嘔吐之類，與噦自爲二病，亦通。

〇**大腸小腸爲泄**，

〔眉〕火三

案：此爲『心爲噫』之類證，蓋心火氣鬱，則小腸之氣化衰，故水穀不分，爲泄利也。

〔張〕大腸爲傳導之府，小腸爲受盛之府，小腸之清濁不分，則大腸之傳導不固，故爲泄利。

《集驗方》論曰：『泄凡有五種，各不同。胃泄者，飲水不化，色黄，言所食飲之物皆完出不消也。脾泄者，腹脹滿，泄注，食即歐逆，言下利，猶如注水不可禁止也。大腸泄者，食已窘，便白色，腸鳴切痛，食訖即欲利，言痛如刀切其腸也。小腸泄者，而便膿血少腹痛也。小腸處在腹，故令少腹痛。大瘕泄者，裏急後重，數至而不能便，莖中痛也。瘕者，結也，小腹有結而復下利者是也。』

《醫心方》卷十一・治泄利方第卅引。『泄利』傍訓云『多禮久曽』。《釋名》云：『泄利，言其出漏泄而利也。』

○下焦溢爲水，

（眉）金四

案：此爲『肺爲欬』之類證，蓋肺金氣鬱，則腎水不通行，上爲欬逆，下爲水氣。爲水氣者，下焦失氣化之所爲也。

〔馬〕下焦者，即《靈樞・營衛生會篇》上中下之下焦也。按《營衛生會篇》：『岐伯曰：下焦者，別迴腸注於膀胱而滲入焉。故水穀者，常并居於胃中成糟粕，而俱下於大腸而成下焦，滲而俱下，濟泌別汁，循下焦而滲入膀胱。』故《難經・三十一難》曰：『下焦者，在臍下，當膀胱上口，主分別滲泄，主出而不納，以傳導也。』又《三十五難》曰：『膀胱者，爲黑腸下焦所治也。』今下焦之氣室而不寫，故溢而爲水病。

〔識〕高云：『下焦病不能決瀆，則汎溢而爲水。』簡按：《靈蘭祕典論》云：『三焦者，決瀆之官，水道出焉。』此以下焦與胃大腸小腸膀胱膽並稱，則下焦，即《靈蘭祕典論》之三焦，而爲六府之一。彼此互考，乃知六府之三焦，專指下焦而言也。

案：下焦者，爲三焦之原。蓋下焦之氣熏蒸，至於上二焦，化成微妙之精液。今下焦失氣化，故不能上熏蒸二焦，所以溢爲水也。

○膀胱不利爲癃，不約爲遺溺。

（眉）水二

案：此腎爲欠之類證，蓋腎氣不和，故膀胱亦病，若熱則爲癃，寒則爲遺溺也。

〔馬〕《靈蘭祕典論》云：『膀胱者，州都之官，津液藏焉，氣化則能出矣。』今曰不利則爲癃，癃者水道不通之病。不約則爲遺溺，遺溺者溺不止也。

〔張〕《本輸篇》曰：『三焦者，太陽之別也。並太陽之正，入絡膀胱，約下焦。實則閉癃，虛則遺溺。』蓋三焦爲中瀆之府，水道之所由出，故三焦亦屬膀胱也。

〔識〕《三因方》云：『淋，古謂之癃，名稱不同也。癃者，罷也。淋者，滴也。今名雖俗，於義爲得。』

簡按：淋爲小便病，始見《六元正紀大論》，癃乃溺閉之通稱。馬注爲得。

案：《説文》『癃，罷病也』，是爲『罷癃』之字。蓋『罷癃』之癃，與勞羸劣嬾爲同音同義，與『五癃』字字原自别。又《説文》『痳，疝病。從疒林聲』，而次之以痔字，是爲『痳瀝』之字。《釋名》云『痳，懍也。小便難，懍懍然也』，玄應《藏音》引《説文》作『痳，小便病』，又引《聲類》云『小便數也』。因考所云疝病，非『心痛曰疝』之疝，而『小便』二字之急言，於《韻鏡》『小便』二字之反爲仙字。疝病者，猶云小便病耳。考《説文》《釋名》作痳者，晚世之俗篆，而淋字之去水從疒者，蓋後漢殤帝以後之字也。本書及《農經》作『癃』者，即淋難之古字。隆與淋一音，故避殤帝諱隆，改隆慮縣爲林慮縣也。五癃之癃，與瀧連瀝落同音同義，謂連歷澀難不快利也。蓋古曰癃，或曰淋，方言自異耳，非有新古也。或曰『淋』是殤帝已後文，『癃』是殤帝以前字，恐不然。《本草》白字，石龍子中、石蠶下條並云：『治五癃，破石淋。』『氣癃』出車前條，『石癃』見班苗下，『石淋』字又見石膽馬刀下。據此，則癃淋互書者，非出於同時。蓋白字中自有新古相雜，其方土俗言，亦東西相隔絶，所以有此異同也。古書往往有此例，不可不活看也。《素問》無『淋』字，《六元正紀大論》始有『淋』字，亦此例耳。《廣韻》瀧下云『瀧涷，沾漬』，《説文》『瀧，雨瀧瀧皃』，《廣韻》又云『蘢蓯，小皃行皃』，又云『巃嵸，山皃』，又云『曨曈，欲明之皃』，又云『籠蘘，取魚器』，共皆緻密澀滯不快利之義，可尋也。

又案：瘩，俗字，殆不爲形也。《説文》作『癃』，古抄本、元板、周本並皆作『癃』。

《病源》卷十四·諸淋候云：『諸淋者，由腎虚而膀胱熱故也。膀胱與腎爲表裏，俱主水。水入小腸，下於胞，行於陰，爲溲便也。腎氣通於陰，陰津液下流之道也。若飲食不節，喜怒不時，虚實不調，則府藏不和，致腎虚而膀胱熱也。膀胱津液之府，熱則津液内溢，而流於睾。水道不通，水不上不下，停積於胞。腎虚則小便數，膀胱熱則水下澀。數而且澀，則淋瀝不宣，故謂之爲淋。其狀小便出少起數，小腹弦急，痛引於齊。』

《病源》卷十四·遺尿候云：『遺尿者，此由膀胱虚冷，不能約於水故也。膀胱爲足太陽，腎爲足少陰，二經爲表裏。腎主水，腎氣下通於陰，小便者，水液之餘也。膀胱爲津液之府，府既虚冷，陽氣衰弱，不能約於水，故令遺尿也。』

案：《説文》『約，纏束也。從糸勺聲』。蓋九竅之通塞，陽氣在内，爲之約束，故口不妄出湲，目不妄流泣，二便之不妄通亦然。猶竹筒入水，以指塞上口，則水不寫下，放指則水皆流出之理。故治療以温經爲主也。淋與遺尿，自有寒熱之不同，如《病源》所説是也。

○**膽爲怒，**

（眉）木五

案：此肝爲語之類證，蓋肝木氣鬱，則心火不伸，膽氣益弩張，所以爲忿怒也。

〔張〕怒爲肝志，而膽亦然者，肝膽相爲表裏，其氣皆剛，而肝取決於膽也。

○是謂五病。

〔馬〕其曰大腸、小腸、胃、膽、膀胱者，府病同藏，藏病府亦病也。

〔識〕志云：『謂病五藏五行之氣，而六府亦配合於五行。』簡按：《九鍼論》云：『五藏氣，心火主噫，肺金主欬，肝木主語，脾土主呑，腎水主欠。六府氣，膽木爲怒，胃土爲氣逆噦，大腸小腸火爲泄，膀胱水不約爲遺溺，下焦金溢爲水。』茲舉六府之病，而言五病者，蓋以大腸小腸俱爲泄歟。

案：所云五病，《九鍼論》謂之五藏氣，六府氣。因考皆是本氣不調爲之諸證也。其藏府配當，蓋如此，今爲圖載於左。

心爲噫（虛實共）	肺爲欬（虛實共）	肝爲語（虛實共）	脾爲呑（虛實共）	腎爲欠爲嚏（虛實共）
大腸小腸爲泄	下焦溢爲水	膽爲怒	胃爲氣逆爲噦爲恐	膀胱不利爲癃，不約爲遺溺

案：下焦云溢，膀胱云不利不約，共謂本氣不調也。依此則二腸膽胃共亦不調之所爲，可知也。

（眉）大小腸與旁光宜倒置，相克之順正合。

○五精所并，

〔識〕吳云：『五精，五藏之精氣也。并，合而入之也。五藏精氣，各藏其藏則不病，若合而并於一藏，則邪氣實之，各顯其志。』張云：『并，聚也。』高云：『藏虛而精氣并之也。精者，陰精。氣者，陽氣。』

簡按：精氣乃水穀之精氣，不必分陰陽矣。

案：五精，即五藏之精氣，下文所云精氣是也。謂其一藏之精氣，乘虚而合并一藏也。諸注家所説皆不妥。

○精氣并於心則喜，

水剋火。

案：此皆以相尅爲次，則此所云精氣，謂腎之精氣也。言腎之精氣合并於心藏則喜，《十六難》所云『心脈外證喜笑』是也。

○并於肺則悲，

火剋金。

案：心精氣與肺精合并則悲，《十六難》所云『得肺脈，外證悲愁不樂欲哭』是也。

○并於肝則憂，

金剋木。

案：肺精來并合於肝精則憂，《十六難》云『得肝脈，外證善潔善怒』，蓋怒在外者，内必有憂也。此謂内證也。

○并於脾則畏，

木剋土。

案：肝脾二精氣相并則畏，《十六難》云『得脾脈，外證善噫善思』，蓋思慮在於内，則外必有畏懼之狀也。終始畏念，是爲脾病。

○并於腎則恐，

土剋水。

案：脾腎二精氣相并則恐，《十六難》云『得腎脈，外證喜恐欠』，蓋腎志爲恐，忽暴驚恐，是爲腎病。

○是謂五并，虚而相并者也。

《靈樞·九鍼論》云：『五并，精氣并肝則憂，并心則喜，并肺則悲，并腎則恐，并脾則畏，是謂五精之氣并於藏也。』

案：此宜與肝心脾肺腎相次，今次肝心肺腎脾，非其次也。

○五藏所惡，心惡熱，肺惡寒，肝惡風，脾惡濕，腎惡燥，是謂五惡。

《靈樞·九鍼論》：『五惡，肝惡風，心惡熱，肺惡寒，腎惡燥，脾惡濕，此五藏氣所惡者也。』

〔紹〕此不拘相剋之次序，又不必以天之五氣，蓋亦專就五藏之本性而言。藏病之理，實不外乎此。熱寒濕三者，俱兼内外因而言，風以外因言，燥以内因言。且熱風濕，俱本藏主氣，而其太過卻足以爲病矣。王釋心肺脾，似未盡。

案：《紹識》説是，可從矣。然以余觀之，則兼内外因而言，恐未然也。竊謂五惡者，謂五藏病各所禁也。《藏氣法時》所云五藏之禁正相合，云：『病在肝，禁當風。病在心，禁温衣熱食。病在脾，禁温食飽食濕地濡衣。病在肺，禁寒食寒衣。病在腎，禁犯焠㶼熱食炙衣。』禁與惡其義不二。是以經解經，不須多辨耳。或曰心病惡用凡熱藥，肺病惡用凡寒藥，肝病惡用風藥，脾病惡用濕藥，腎病惡用燥藥。此説恐非是。

○五藏化液，

《千金》廿九	腎	心	肝	肺	脾
	唾	汗	淚	涕	涎

〔馬〕此言五藏各有其液也。飲食入胃，其精微之氣，有所化而爲液者。

○**心爲汗**，

〔識〕吴云：『心主血，汗者血之餘，故汗爲心液。』簡按：《營衛生會篇》云：『奪血者無汗，奪汗者無血。』《三因方》謂傷寒衄者爲紅汗，其意同焉。

案：多汗亡陽，亦汗爲心液之明徵也。

○**肺爲涕**，

〔識〕簡按：諸字書以『涕』爲目泣，而醫家特爲鼻液，考《説文》『洟又作⿰鼻弟，鼻液也』，蓋⿰鼻弟涕通用。《玉篇》『⿰鼻夷，他計切。鼻⿰鼻夷』。《禮・内則》『不敢唾涕』。《釋文》『本又作洟』。

《蘭軒遺稿》鮧魚下云：按《五經文字》自目曰涕，自鼻曰洟，今人多以涕爲鼻洟，誤矣。然則，夷弟通用，元屬唐人之譌謬。但《易》釋文『明夷，夷於左股』：子夏本『夷』作『睇』，京作『眱』；渙『匪夷所思』：荀本『夷』作『弟』，則唐以前亦誤，蓋夷弟篆體已近似，而隸變轉訛耳。

○**肝爲淚**，

案：淚字《説文》所無，蓋涕之俗字。《説文》『涕，泣也』。鉉音『他禮切』『泣，無聲出涕曰泣』『洟，鼻液也』。鉉音『他計切』。《玉篇》『洟，弋之、他計二切。鼻液也。古爲⿰鼻弟』，又『涕，恥禮切。目汁出曰涕』，又『淚，力季切。涕，淚也。涙同，上俗』。《廣韻》至韻『淚，力遂切。涕淚。俗作涙』，薺韻『涕，他禮切。目汁』，霽韻『涕，他計切。涕淚』，又『洟，鼻洟。戾，輜車』，共『他計切』。《集韻》『戾，他計切。輜車旁推戶也。』蓋弟戾二字，古音相同，而涕字以目汁爲正訓，涕淚爲俗呼。二字連用，與稱秤、蘇甦等字同例。竊謂：涕淚者，涕之緩言，後以涕洟二字易混易誤，專以淚爲目汁字，音力遂切，以分『淚，郎計切。疾流皃』。《淮南子》『水淚破舟』（《集韻》）之字，蓋淚之爲言累也，連也。以取於泣出流下之義。《醫方類聚》五引《五藏六府圖》云『淚，類也。因類而出，故曰淚也』，是就『力遂切』而爲説也。只《易・萃卦》『齎咨涕洟』，《禮記・檀弓上》『垂涕洟』，共鼻目二汁字連用，不誤，正與《説文》合。是古文之僅存於今日者也。

案：《和名抄》云『涕淚，體類二音。奈美太』。《新撰字鏡》汕訓『奈牟太』，《仁德紀》國依媛歌作『那瀰多』，《萬葉集》作『那美多』，谷川氏曰『奈美多，蓋泣水垂之義』。則知『奈牟多』者，美牟同音之轉，猶『宇末』『牟末』（馬），『宇女』『牟女』（梅）之例耳。

《禮・檀弓上》《釋文》『涕洟，上他計反，下音夷。自目曰涕，自鼻曰洟』。

○脾爲涎，

〔識〕吳、張並云：『涎出於口，脾之竅也。』簡按：《證治準繩》損傷門云『兩臉涎囊』，知是涎出於口也。

案：《醫心方》卷二廉泉下（ウ八）『涎』傍訓『與多利』。《新撰字鏡》『唌』訓『豆波志留』。今俗呼『與多禮』，一音之轉也。蓋『與者與曾』之畧，謂口外垂下也。『豆波志留』者，謂津走也。津液訓『都』，猶血乳共訓『知』之例。『都知』其音相通，乃『都都久』『都止夫』之義也。

《靈・口問》曰：『飲食者皆入於胃，胃中有熱則蟲動，蟲動則胃緩，胃緩則廉泉開，故涎下。』《甲乙》卷十二引『涎』作『漾』。

《説文》『次，慕欲口液也。從欠從水，或從侃作⿱侃水。籀文作⿱沝欠』。《玉篇》『次，徐仙切。亦作涎㳄』。

《廣韻》：次，口液也。夕連切。涎，上同。

《甲乙》卷七・六經受病第一下『腹脹，内腫漾，太谿主之』注文曰：『音涎。』卷九第二篇亦同。

（眉）零本《明堂》肺經魚際下曰：『數唾羡下。』楊注曰：『涎下。』

（眉）『豆波』，唾也。『志留』，汁也。

○腎爲唾，

〔識〕吴云：『唾出於廉泉二竅，二竅挾舌本。少陰腎脈循喉嚨，挾舌本，故唾爲腎液。』高云：『《靈樞·根結篇》云：少陰根於涌泉，結於廉泉。廉泉，舌下竅也。是腎爲水藏，從下而上。液雖有五，腎實主之，是以五液皆鹹。鹹，水味也。』

《説文》『唾，口液也。从口垂聲。湯臥切。涶，唾或從水』。

案：《和名抄》引《考聲切韻》云『唾，湯臥反。口中津也』，訓『都波歧』。《新撰字鏡》液訓『豆波支』。蓋『豆波支』者，津吐也。豆解已見於前條『涎』下。

○是謂五液。

《靈樞·九鍼論》『五液，心主汗，肝主泣，肺主涕，腎主唾，脾主涎，此五液所出也』。

○五味所禁，辛走氣，氣病無多食辛。

犬稻桃葱。

案：少食則可，宜禁多食耳。下文同。氣病，肺病也。

○鹹走血，血病無多食鹹。

豕、大豆、栗、藿。

血病，心病也。

○**苦走骨，骨病無多食苦。**

麥、羊、杏、薤。

案：骨病，腎病也。

○**甘走肉，肉病無多食甘。**

牛、稷、棗、葵。

案：肉病，脾病也。

○**酸走筋，筋病無多食酸。**

鶏、麻、李、韭。

案：筋病，肝病也。

○**是謂五禁，無令多食。**

《黄帝養生經》云：『病在筋無食酸，病在氣無食辛，病在骨無食鹹，病在血無食苦，病在宍無食甘。口嗜而飲食之不可多也，必自賊也，故名五賊。』《靈樞・九鍼論》云：『五裁，病在筋無食酸，病在氣無食辛，病在骨無食鹹，病在血無食苦，病在肉無食甘。口嗜而欲食之，不可多矣，必自裁也。命曰五裁。』《靈樞・五味論》云：『黄帝問於少俞曰：五味入於口也，各有所走，各有所病。酸走筋，多食之令人癃。鹹走血，多食之令人渴。辛走氣，多食之令人洞心。苦走骨，多食之令人變嘔。甘走肉，多食之令人悗心。余知其然也，不知其何由，願聞其故。少俞答曰：酸入於胃，其氣濇以收上之兩焦，弗能出入也。不出即留於胃中，胃中和温，則下注膀胱。膀胱之胞薄以懦，得酸則縮綣，約而不通，水道不行，故癃。陰者，積筋之所終也，故酸入而走筋矣。鹹入於胃，其氣上走中焦，注於脈，則血氣走之。血與鹹相得則凝，凝則胃中汁注之，注之則胃中竭，竭則咽路焦，故舌本乾而善渴。血脈者，中焦之道也，故鹹入而走血矣。辛入於胃，其氣走於上焦。上焦者，受氣而營諸陽者也。薑韭之氣薰之，營衛之氣不時受之，久留心下，故洞心。辛與氣俱行，故辛入而與汗俱出。苦入於胃，五穀之氣，皆不能勝苦，苦入下脘，三焦之道皆閉而不通，故變嘔。齒者，骨之所終也，故苦入而走骨，故入而復出，知其走骨也。甘入於胃，其氣弱小，不能上至於上焦，而與穀留於胃中者，令人柔潤者也。胃柔則緩，緩則蟲動，蟲動則令人悗心，其氣外通於肉，故甘走肉。』

《五行大義》卷三引《養生經》云：『五味之入口也，各有所走，各有所病。酸走筋，多食之令人癃。鹹走血，多食之令人渴。辛走氣，多食之令人洞心。苦走骨，多食之令人變。甘走皮，多食之令人惡心。辛散，酸收，甘緩，苦堅，鹹濡。五穀爲養，五菓爲助，五畜爲益。氣味合而服之，隨四時五藏所宜也。』

又引《河圖》云：『人食無極鹹，使腎氣盛心氣虚，令人發狂，喜衄吐血，心神不定。無極辛，使肺氣盛肝氣衰，令人懦怯悲愁，目盲髮白。無極甘，使脾氣盛，腎氣衰，令人癡淫泄精，腰背痛，利膿血。無極苦，使心氣盛，肺氣衰，令人果敢輕死，欬逆胸滿。無極酸，使肝氣盛，脾氣衰，令人穀不消化，暗聾癥固。此五藏相制剋之義。』

五藏	腎水一 鹹	心火二 苦	肝木三 酸	肺金四 辛	脾土五 甘
五畜	豕《外臺》云家鼠	羊《外臺》云蛇馬	鷄《外臺》云虎兎	犬《外臺》云猴雞	牛《外臺》羊犬牛
五穀	大豆	麥	麻小豆《藏氣》	稻黄黍《藏氣》同	稷《甲乙》米，《藏氣法時》同
五果	栗	杏	李	桃	棗

五菜　藿　薤　韭　葱　葵

案：此所云五禁，非專謂此五穀五畜之類，凡食中不可多食某味之謂也。肝肺脾三藏共謂不可多食，其本藏之味，但心腎二藏互代其本味。以鹹係心，以苦係腎，與《靈・五味論》正合。蓋心腎互代者，即水火相濟之理，妙在於此矣。《異法方宜論》云『魚令人熱中，鹹（當作『鹽』）勝血』，可併考也。《九鍼論》所云五裁，共謂本藏之味，與此其理自別。

○五病所發，

已下至『是謂五亂』，《大素》卷廿七耶傳篇載之。

〔馬〕此言五藏之病，各有所發也。

○陰病發於骨，

〔志〕腎爲陰藏，在體爲骨，故腎陰之病，而發於骨。

案：陰病發於骨者，蓋腰痛痿躄之類是也。腎爲陰藏，故曰陰病也。《標本病傳論》云『腎病少腹腰脊痛骱痠』，《靈樞・經脈篇》云『足少陰氣絶則骨枯』並可以徵矣。《素・脈解篇》云：『少陰所謂腰痛者，少陰者腎也。』《痿論》：『腎氣熱，則腰脊不舉，骨枯而髓減，發爲骨痿。』

○陽病發於血，

〔吴〕血生於心，而主夏令，故陽病發於血。

案：陽病發於血者，蓋發狂癰疔之類是也。心爲陽藏，故曰陽病也。《經脈篇》云：『手少陰氣絶則脈不通，脈不通則血不流。』《痿論》：『心氣熱，則下脈厥而上，上則下脈虚，虚則生脈痿。樞折挈，脛縱而不任地也。』

○**陰病發於肉，**

〔張〕肉屬脾，脾者陰中之至陰也。

案：陰病發於肉者，蓋麻痺水腫之類也。《痿論》：『脾氣熱，則胃乾而渴，肌肉不仁，發爲肉痿。』

○**陽病發於冬，**

案：陽病發於冬者，肺病欬嗽是也。蓋肺主皮毛，冬寒中皮毛，則發寒熱欬逆。《陰陽應象大論》云：『秋傷於濕，冬生欬嗽。』《痿論》：『肺熱葉焦，則皮毛虛弱，急薄著則生痿躄也。』

○**陰病發於夏，**

案：陰病發於夏者，肝病霍亂轉筋類是也。《應象大論》云：『春傷於風，夏生飧泄。』蓋春傷於風，則肝木受傷，至夏心火不旺，故爲飧泄不化之證。《痿論》：『肝氣熱，則膽泄口苦筋膜乾。筋膜乾則筋急而攣，發爲筋痿。』

○**是謂五發。**

〔楊〕陰之爲病，發骨疼等。陽之爲病，發於血痺等。五味爲病，發於氣不調等。冬陽在内，故病發冬，夏陽在外，故病發夏也。

○**五邪所亂，**

〔志〕言正氣爲邪氣所亂。

○**邪入於陽則狂，**

〔張〕邪入陽分，則爲陽邪。邪熱熾盛，故病爲狂。《生氣通天論》曰：『陰不勝其陽，則脈流薄疾，并乃狂。』

案：邪迫入於心藏，則爲狂證，心主神性故也。

○邪入於陰則痺，

案：邪迫入於肝藏，則爲痺證，肝主筋血故也。

〔張〕邪入陰分，則爲陰邪。陰盛則血脈凝濇不通，故病爲痺。《壽夭剛柔篇》曰：『病在陰，命曰痺。』《九鍼論》曰：『邪入於陰，則爲血痺。』

○搏陽則爲巔疾，

〔張〕搏，擊也。巔，癲也。邪搏於陽，則陽氣受傷，故爲癲疾。上文言邪入於陽則狂者，邪助其陽，陽之實也。此言搏陽明爲癲疾者，邪伐其陽，陽之虚也。故有爲狂爲癲之異。《九鍼論》曰『邪入於陽，轉則爲癲疾』，言轉入陰分故爲癲也。

真本《明堂》卷一列缺下曰『癇驚』，楊注：『小兒癲病之也。限間反。』

案：巔疾即蹎仆疾，解已見《五藏生成第十》中。癲癇與狂走，二病相類而有陰陽之分。故《廿難》云『重陽者狂，重陰者癲』，《五十九難》云『狂癲之病，何以別之。然：狂之始發，少臥而不飢，自高賢，自辨智也。自貴倨，妄笑歌樂，妄行不休是也。癲疾始發，意不樂，直視僵仆，其脈三部陰陽俱盛是也』此因《靈·癲狂第廿二》而其文自有少異。但癲疾而狂走者間有之。《厥論》所云『陽明之厥，則癲疾欲走呼，腹滿不得臥，面赤而熱，妄見而妄言』，《甲乙經》十一·陽厥大驚發狂癇第二云『癲疾，怒欲殺人，身柱主之。癲疾發如狂走者，面皮厚敦敦不治，長強主之』，其他《脈解篇》所云狂巔疾之類。凡狂癲連稱者，不必分狂與癲，蓋謂癲疾而加狂證者也。《甲乙經》又云『暴病厥癲疾狂，久逆之所生也。五藏不平，六府閉塞之所生也』，是謂癲狂二證其因相同，但有陰陽之別也。

《脈經·辨脈陰陽大法》云：『陰附陽則狂，陽附陰則癲。』
《范汪祕方》：『邪入於陽，轉則爲癲。』《御覽》
《病源》云：『風癲者，由血氣虚，邪入於陰經故也。人有血氣少，則心虚而精神離散，魂魄妄行，因爲風邪所傷，故邪入於陰，則爲癲疾。』
《莊子》：『流脈並作驚怖，陽氣獨上，則爲癲病。』《御覽》案：此文，今本《莊子》無考。

案：又有以狂爲癲者，《腹中論》『石藥發癲，芳草發狂』王注：『多喜曰癲，多怒曰狂。』《急就章》顔師古注：『顛疾，性理顛倒失常，亦謂之狂，獝妄動作也。』《神異經》『西方有人，飲食被髮，東走。其婦追之不止，怒亦被髮，名曰狂，一名顛，一名狷，一名風。此人夫妻與天俱生，狂走東西，没晝夜』《御覽》引。『祖臺之議錢耿殺妻事曰：尋建康獄，竟囚錢耿癲疾，發作毆殺妻，了無他變。故荒病之人，不蒙哀矜之施，無知之禮，加以大辟之刑，（當補「懼」）非古原心定罪之義』《御覽》引。是癲疾亦發狂證者或有之。癲狂互通稱。《唐書·張旭傳》之『張顛』，《茶録》陸羽嗜茶，人曰『茶顛』之類，並皆謂狂也。

案：邪入於腎部則蹎仆，所以主精主志也。《五藏生成篇》『頭痛巔疾，下虚上實，過在足少陰巨陽，甚則入腎』，《脈要精微》十七云『厥成爲巔疾』，又云『來疾去徐，上實下虚，爲厥巔疾』，《脈解篇》四十九云『所謂甚則狂顛疾者，陽盡在上，陰氣從下，下虚上實，故狂巔疾也』，《方盛衰論》八十云『氣上不下，頭痛巔疾』，並皆上實下虚之義。蓋邪入陰分腎中而爲厥，下虚是也。其邪勢搏擊心肝部分，因爲癲仆，上實是也。此疾雖似屬心肝二病，然其實則邪在腎部也，乃上實下虚之謂也。

○搏陰則爲瘖，

〔識〕唐·慧琳《藏經音義》云：『瘖，寂然而無聲。瘂者，有聲而無説，舌不轉也。』

《本草匯》卷五曰：『舌瘖，邪入陰則瘖，舌不轉運，痰涎乘虚，閉塞舌本之脉道而瘖。中風熱則舌縱不語，中風寒則舌強不語。』又曰：『喉瘖，喉中聲嘶，疎泄肺壅，開結痰。』

《説文》『瘖，不能言也。从疒音聲』。

〔吴〕瘖，瘂也。蓋太陰脾脈，挾咽連舌本散舌下。少陰腎脈，循喉嚨，挾舌本。厥陰肝脈，循喉嚨之後，邪正相搏於此三陰之脈，則喉嚨閉塞，舌本不利，令失音而瘂。又肺爲太陰，而主氣，故肺病令人聲瘖。《傳》曰：『言者心之聲。』故驚氣入心，令人失聲，皆搏陰爲瘖之意也。

案：邪入肺部陽分，擊搏而入肝脾，則爲瘖也。《五行大義》引《管子》云『肺發爲口』，又引《太平經》又一説云『肺爲口』，又引《天文志》云『肺爲言』，並是肺主言聲之説也。

○陽入之陰則靜，陰出之陽則怒。

〔識〕簡按：孫奕《示兒編》云：『之字訓變。《左傳》遇觀之否，言觀變爲否也。』蓋陽病在外則躁，若入而變陰則靜。下文『出之陽』意同，王訓『之』爲『往』，似未妥。

案：此二『陰』字，共指脾也。蓋陽入之陰則靜者，言肝木之陽邪來剋脾土，則陽證變陰，陽熱變陰寒，故云靜也。陰入（當作『出』）之陽則怒者，言脾土之陰邪内盛，出侵於肝木之陽分，則發喜怒（從《大素》『則怒』作『病喜怒』）之證。所以脾主意，肝主怒也。乃木克土，土克水，土生金，金生水之理也。蓋脾與四藏不同，邪之來至，往來不定，因胃氣消長，故爲此靜躁之二證也。古來注家解此章，未得定説，今竊以私見説之，以備後日遺忘耳。

○是謂五亂。

《靈樞·九鍼論》云：『五邪，邪入於陽則爲狂，邪入於陰則爲血痺。邪入於陽，轉則爲巔疾。邪入於陰，轉則爲瘖。陽入之於陰，病靜。陰出之於陽，病喜怒。』

〔楊〕熱氣入於陽脈，重陽，故爲狂病。寒耶入陰脈，重陰，故爲血痺。陽耶入於陽脈，聚爲癲疾。陽耶入於陰脈，聚爲瘖不能言。陽耶入陰者，則爲病好静。陰耶出之於陽，陽動，故多生喜怒也。

○五邪所見，

『五邪』至『死不治』，《大素》十四·四時脈診載之。

〔馬〕此言五藏之邪，有所見之脈也。

〔張〕五味互勝，病勝藏也，故曰五邪。

○春得秋脈，

〔馬〕金剋木也。

○夏得冬脈，

〔馬〕水剋火也。

○長夏得春脈，

〔馬〕木剋土也。

○秋得夏脈，

〔馬〕火剋金也。

○冬得長夏脈，

〔馬〕土剋水也。

○名曰陰出之陽，病善怒不治，

案：陰出之陽者，譬春宜得弦脈而得毛脈，而卻宜沈伏之脈見，故曰陰出之陽。四時皆同例。

〔張〕陰盛陽衰，土敗木賊，故病當善怒，不可治也。

案：土係於四藏，四藏衰則脾土必受傷。五藏所病，脾必不得不受傷。土受傷，則肝木亢極，所以善怒也，而爲不治。

○**是謂五邪，皆同命死不治。**

〔吴〕此又決言其同，是死證也。

〔志〕此言上文之所謂不治者，謂五脈皆爲邪勝也。如五藏之氣爲邪所勝，見四時相剋之脈，皆爲死不治矣。

〔箚〕《玉機真藏論》：『所謂逆四時者，春得肺脈，夏得腎脈，秋得心脈，冬得脾脈，命曰逆四時。』

〔楊〕春得秋脈，夏得冬脈，皆賊耶來乘也。秋得春脈，冬得夏脈，雖是微邪來乘，以秋冬得之陰出之陽，交爭者不療也。

○**五藏所藏，**

案：五藏藏此五神，所以名曰五藏也，故曰五藏所藏也。《千金》卷廿九·五藏旁通第四以此爲五神。

○**心藏神，**

《六節藏象》第九云：『心者生之本，神之變也。其華在面，其充在血脈，爲陽中之太陽，通於夏氣。』

《調經論》曰：『心藏神，肺藏氣，肝藏血，脾藏肉，腎藏志，而此成形。』

案：此曰神者，長育丈軀之氣也。

《素·解精微論》：『火之精爲神。』

《靈·平人絶穀篇》：『神者，水穀之精氣也。』

又《本神篇》：『心藏脈，脈舍神。』

古抄本《老子經》河上公注第三章標記曰：『五神，魂魄神精志也。』此説未允。

《素·陰陽應象論》『玄生神』王注：『玄冥之内，神處其中，故曰玄生神。』

又《天元紀大論》『玄生神』王注：『玄遠幽深，故生神也。神之爲用，觸遇玄通，契物化成，無不應也。』

《説文》：『神，天神，引出萬物者也。』

《廣韻》：『神，靈也。』

《大戴禮·曾子·天圓》：『陽之精氣曰神。』

《易·説卦傳》：『神也者，妙萬物而爲言者。』（《大玄·玄告》注同。又一見同意）

《易·繫辭傳上》：『陰陽不測之謂神。』

《論衡·論死篇》：『陽氣導而生，故謂之神。』

《後漢書·李固傳》：『氣之清者爲神。』

〔張〕精氣之靈明也。《本神篇》曰：『兩精相搏謂之神。』

〔吴〕情之所主謂之神。

案：精神一而爲二，蓋男女構精，兩精相搏，中生一氣，謂之神。神者，無形之靈氣也。氣中已生物，謂之精，氣血筋骨皮肉隨成，其原只是一氣塊耳。以上先天精神之謂也，後天精神亦同理。飲食入胃，其精微之氣入藏於心謂之神，神中自有精，精五藏各有之，臨用皆輸泄於腎竅，以上後天精神之謂也。

〔眉〕《四十二難》虞注：『神者，精氣之化成也。』

○**肺藏魄，**

〔吴〕並精而出入者，謂之魄。出於《本神篇》之文

《六節藏象論》云：『肺者，氣之本，魄之處也。其華在毛，其充在皮，爲陽中之太陰，通於秋氣。』

《靈·本神篇》：『肺藏氣，氣舍魄。』

又《天年篇》：『人八十歲，肺氣衰。魄離，故言善悮。』

《玉篇》：『魄，人之精爽也。』《越絶書·外傳枕中》云：『魄者，生氣之源也。』《白虎通·情性》云：『魄者白也。』《古微書》引《孝經援神契》云：『魄，白也。白，明白也。』

案：《説文》：『魄，陰神也。』又云：『情，人之陰氣有欲者。』《廣韻》：『情，靜也。』蓋情者人之所嗜欲，飲食男女，是情之最大者也。此情在内而靜寂，然隨氣自由往來，故魄情共係於肺氣，情者出於性者也。性者，肝血之所生，譬耳目之能視能聞謂之性，即魂之所主。耳之惡聽惡聲，目之惡視惡物，謂之情，即魄之所主也。

（眉）案：此曰魄者，情也。儒家云氣者，此之魄也。

（眉）《四十二難》虞注：『魂者，神氣之輔弼也。魄者，精氣之匡輔也。專意不移者志。』又紀注：『魂乃神明之輔弼也。魄乃精氣之匡佐也。』

○**肝藏魂，**

〔吴〕隨神而往來者，謂之魂。《本神篇》文

《六節藏象論》云：『肝者，罷極之本，魂之居也。其華在爪，其充在筋，以生血氣，其味酸，其色蒼，此爲陽中之少陽，通於春氣。』

案：魂魄解見《六節藏象》第九中，及《本草經攷注》丹沙下。

楊慎《丹鉛續録》卷二曰：『情與性，魄與魂也。』又曰：『魂魄，性情也。魂能知來，魄能藏往。』

《靈·本神篇》：『肝藏血，血舍魂。』

《説文》：『魂，陽氣也。』

《關尹子》曰：『魂晝寓目，魄夜舍肝，寓目能見，舍肝能夢。』

《玉篇》：『魂，陽游氣也。人始生化曰魂。』

案：魂者，人之陽氣無形者，又謂之性。《説文》：『性，人之陽氣性善者也。』《玉篇》：『性，命也。質也。』《廣韻》：『性，性行也。』蓋血陰中游出之陽氣之曰魂，即性也。性者，自天所得。有性急者，有性緩者，有性智者，有性愚者，不可變易者是也。自性出者謂之情，變易自在動摇者也。是陽氣中所生之陰氣，入内而不動，觸事而動摇自在者是也。

〔張〕神氣之佐輔也。《本神篇》曰：『隨神往來者謂之魂。』

〔眉〕案：此曰魂者，性與氣之二也。

○脾藏意，

《大學》首書引《教秦總録》云：『身之主宰爲心，心之發動爲意，心之靈覺爲知。』《海蠡編》云：『心猶水也，意猶氷也。水體常流，而一結爲氷，則失其常流之性矣。』

〔吴〕心之憶念謂之意。

〔張〕心（當作『神』）有所注者也。《本神篇》曰：『心有所憶謂之意。』

案：意係之於脾者，蓋脾者四藏之共所受養者也。喜心怒肝憂肺恐腎並爲脾之所思（脾）意（脾）也。

《靈・本神篇》：『心有所憶謂之意。』
又曰：『脾藏營，營舍意。』
又《本藏篇》：『志意者，所以御精神，收魂魄，適寒温，和喜怒者也。志意和則精神專直，魂魄不散，悔怒不起，五藏不受邪矣。』
《説文》『意，志也。從心，察言而知意也。從心從音（鍇本作『音聲』）』。
《玉篇》『意，志也，思也』。
《廣韻》『意，志也』。
《金匱玉函經・總例篇》『經曰：東方筋膜魂，南方血脈神，西方皮毛魄，北方骨髓志，中央肌肉智』。
（眉）案：此曰意者，意與心之二也。
（眉）案：今人眠中爲囈言夢見者，魂也。被囓蚤蝨爲搔爬，遇温揭被者，意也。
○腎藏志，
〔吴〕專意不移謂之志。
〔張〕意有專一者也。《本神篇》曰：『意之所存謂之志。』
《六節藏象論》云：『腎者主蟄，封藏之本，精之處也。其華在髮，其充在骨，爲陰中之少陰，通於冬氣。』
《解精微論》『水之精爲志，志者骨之主也』。
《靈・本神篇》『意之所存謂之志』。
又曰：『腎藏精，精舍志。』《甲乙》卷一・第一篇作『精舍氣』。案：志、精一聲之轉。

又《本藏篇》『志意者，所以御精神，收魂魄，適寒溫，和喜怒者也。志意和則精神專直，魂魄不散，悔怒不起，五藏不受邪矣』。

《説文》『志，意也』。

《玉篇》『志，意也』。

《廣韻》『志，意慕也』。

案：意者，觸而動，不一定，故係之於脾。志者，出於意而一定者也，故屬於腎。腎，水也。水無所不至，其志專一者，則出於腎藏也。

再案：據《解精微》及《本神》言，則志者，腦中藏先事往事之名。志者，寘止積藏之義。志、精同聲，記誌鏤銘著刻之謂。《易·系》『知以藏往』是也。腦髓腎一府也。

（眉）案：此曰志者，心之之（疑衍）志與腦藏之志也。

○是謂五藏所藏，

《靈·九鍼論》『五藏，心藏神，肺藏魄，肝藏魂，脾藏意，腎藏精志也』。

〔新〕按：楊上善云『腎有二枚，左爲腎藏志，右爲命門藏精也』。

○五藏所主，

《舉痛論》篇首王注：『假七神五藏而運用之。』所謂七神斥精志一，神心二，魂性三，魄情四，意氣五也。就中別分出作七，則精志一，神心氣二，魂三，魄四，意五，性六，精七也。《醫心方》卷廿五小兒初與乳方篇《産經》云『夫五情善惡，七神所禀，無非乳湩而生化者也』，所謂七神亦同矣。所謂五情者，喜樂愛欲一也，怒惡二也，悲哀三也，恐驚懼四也，憂思五也。

〔吴〕謂之主者，存亡以之，治亂以之，各有所主，以爲依歸也。

〔志〕五藏在內，而各有所主之外合。

○心主脈，

〔張〕心主血脈，應火之動，而運行周身也。

○肺主皮，

〔張〕肺主皮毛，應金之堅，而保障全體，捍禦諸邪也。

○肝主筋，

〔張〕肝主筋膜，應木之柔，而聯絡關節也。

○脾主肉，

〔張〕脾主肌肉，應土之厚，而畜養萬物也。

○腎主骨，

〔張〕腎主骨髓，應水石之沈固，爲立身之幹，爲萬化之原也。

○是謂五主。

《靈樞·九鍼論》：『五主，心主脈，肺主皮，肝主筋，脾主肌，腎主骨。』

《痿論第四十四》云：『肺主身之皮毛，心主身之血脈，肝主身之筋膜，脾主身之肌肉，腎主身之骨髓。』

○五勞所傷，

〔識〕志云：『勞，謂太過也。上古之民，（當補「形」）勞而不倦。』《上古天真論》文 簡按：勞，《説文》『劇也。從力熒省。熒，火燒冖，用力者勞。魯刀切』。《爾雅·釋詁》『勞，勤也』。

○久視傷血，

〔張〕久視則勞神，故傷血。《營衛生會篇》曰：『血者，神氣也。』

〔識〕簡按：《五藏生成篇》云：『諸脈者，皆屬於目。』久視傷血者，傷血脈也。

○久臥傷氣，

〔張〕久臥則陽氣不伸，故傷氣。

○久坐傷肉，

〔張〕久坐則血脈滯於四體，故傷肉。

○久立傷骨，

〔志〕久立則傷腰腎膝脛，故傷骨。

○久行傷筋，

〔志〕行走罷極，則傷筋。

○是謂五勞所傷。

《靈樞·九鍼論》『五勞，久視傷血，久臥傷氣，久坐傷肉，久立傷骨，久行傷筋，此五久勞所病也』。

○五脈應象，

以下至『五藏之脈』，《大素》十五·五藏脈診載之。

〔志〕五藏之脈，以應四時五行之象。

○肝脈絃，

周本作『弦』，與《大素》合。

〔志〕象木體之條達也。

○**心脈鈎，**

〔志〕象火炎盛而秒，則環轉如鉤。

○**脾脈代，**

〔志〕象四時之更代也。

〔張〕代，更代也。脾脈和耎，分王四季。如春當和耎而兼弦，夏當和耎而兼鈎，秋當和耎而兼毛，冬當和耎而兼石，隨時相代，故曰代。此非中止之謂。

○**肺脈毛，腎脈石，**

（脫文，今據顧本補。）

○**是謂五藏之脈。**

案：四時脈象，詳見《平人氣象》第十八。五藏脈，見《玉機真藏》第十九中。

辛酉八月十三日早晨書　枳園生立之

廿三補

肺藏魄廿一ヲ

〔張〕精氣之質地也。《本神篇》曰：『並精而出入者，爲之魄。』

呑ウ三

明方隅《醫林繩墨》曰：『呑酸者，胃口酸水攻激於上，以致咽嗌之間，不及吐出而嚥下，酸水刺心，有若吞酸之狀也。吐酸者，吐出酸者之水，皆由胃氣不行，脾氣不運，飲食痰涎津液俱化爲水，鬱而少久以成酸也。』龔氏《萬病回春》本乎此，而其説同也。

神[オ廿]

《酉陽雜俎》卷二曰：『五藏九宫十二室，四支五體三焦九竅，百八十機關，三百六十骨節，三萬六千神，隨其所而居之。魂以精爲根，魄以目爲户，三魂可拘，七魄可制。』

案：九宫，九藏也。十二室，亦十二藏。五體，亦四支與首躳也。三焦，首胸手與背腹與腰腳也。神者，即洋言神經，即髓腦心血所灌注以覺知者，其派别分布無數，姑且舉稱三萬六千也耳。

魂[ウ廿一]

『天氣爲魂』。《漢書·楊王孫傳》《集注》，又《淮南·主術》

『死氣爲魂』。《太玄》中『巔靈，氣形反』注

『人之精氣曰魂』。《御覽》五百四十九引《禮記外傳》

『魂者，芸也』。《白虎通·情性》

『魂，芸也。芸，芸動也』。《古微書》引《孝經援神契》

『魂猶傳傳也。行不休也』。《白虎通·情性》

『魂者，橐也』。《越絶書·枕中》

『魂，人之陽精也。陽精爲魂，陰精爲魄』。《吕覽·禁塞》『費神傷魂』注

『魂者，精氣也』。《論衡·紀妖》

『魂者，陽之精也』。《楚辭·大招》『魂魄歸來』注

『魂者，身之精也』。《楚辭・招魂》『魂魄離散』注
『魂，神也』。《詩》『出其東門』釋文引《韓詩》
『魂，人陽神也』。《淮南・説山》『魄問於魂』注
『魂，陽神』。《淮南・精神》『其魂不騰』注
『情性之神曰魂魄』。《洪範・五行傳》『時則有下人伐上之痾』注
『心之精爽，是謂魂魄』。《後漢・左雄傳》注。又《賈子》禮容語下
『人生始化曰魄，既生魄，陽曰魂』。《左氏・昭七年傳》
『魂，陽物，謂乾神也』。《易・繫辭上》『遊魂爲變』虞注
『神爲魂』。《大戴禮・曾子天圓》『陽之精氣曰神』注

魂 ウ廿一

《説文》『魂，陽氣也』。
『精氣爲魂』。《太玄・玄數》『侟魂』注
『精氣爲魂』。《周禮・夏采》注『復謂始死招魂復魄』疏
『出入之氣謂之魂』。《儀禮・士喪禮》『復魂』疏
『人之歔吹出入之氣爲魂』。《周禮・大宗伯》注『魂氣歸於天』疏
『魂主死氣之舍也』。《越絶書・外傳枕中》
『附氣之神爲魂也』。《左氏・昭七年傳》『魄陽曰魂』疏
『魂魄，神靈之名』。《左氏・昭七年傳》『魄陽曰魂』疏

『物本爲魂』。《廣雅・釋天》曹憲音引《詩緯》

魄廿一ヲ

『地氣爲魄』。《淮南・主術》

『魄者，白也』。《白虎通・情性》

『魄，形也』。《左氏・昭七年》傳『人生始化曰魄』注，《大玄》『視陰成魄』注

『魄，形也』。《國語・晉語》『其魄兆於民矣』注

『魄者，陰之形也』。《楚辭・大招隱》『無遠遥只』注

『形體謂之魄』。《御覽》五百四十九引成伯璵《禮記外傳》

『死氣爲魂，其形爲魄』。《大玄》中『巔靈，氣形反』注

『形氣爲魄』。《文選》陸士衡《贈從兄詩》注引《老子》鍾會注，《弔魏武帝文》注

『魄者，生氣之源也』。《越絶書・外傳枕中》

『魄者，性之決也』。《楚辭・招魂》『魂魄離散，汝筮予之』注

『魄，意之精也』。《國語・晉語》

『魄者，萬物之精體而未變者也』。《大玄・玄告》『隱魄榮也』注

『心之精爽，是謂魂魄』。《賈子・禮容》語下

『耳目之聰明爲魄』。《禮記・祭義》『魄也者，鬼之盛也』注

『靈爲魄』。《大戴禮・曾子天圓》『陰之精氣曰靈』注

『魄陰神』。《淮南・精神》『其魄不抑』注

『魄也者，鬼之盛也』。《禮記·祭義》
『人生始化曰魄』。《左氏·昭七年傳》
『魄，白也。白，明白也』。《古微書》引《孝經援神契》
『魄者，猶迫然著人也』。《白虎通·情性》
『魄，陰神也』。《説文》
『附形之靈爲魄』。《左氏·昭七年傳》『魄陽曰魂』疏
『魄，人陰神也』。《淮南·説山》『魄問於魂曰』注
『陰精爲魄』。《呂覽·禁塞》『費神傷魄』注
『魄，體也』。《禮記·祭義》疏
『耳目聰明爲魄』。《周禮·大宗伯》注『形魄歸於地』疏，《夏采》注『謂始死招魂復魄』疏
『耳目聰明謂之魄』。《儀禮·士喪禮》注『復魄』疏

血氣形志篇第二十四

《大素》全存。

○夫人之常數，太陽常多血少氣，少陽常少血多氣，陽明常多氣多血，少陰常少血多氣，厥陰常多血少氣，太陰常多氣少血。此天之常數。

（眉）《靈·五音五味第六十五》

〔楊〕此言刺三陰三陽，出血出氣，差別所以也。

〔吴〕諸經之血氣多少，乃天之常數然也。故用鍼之道，常寫其多。大凡外疾，當分其經之氣血多少而

爲補寫也。

〔馬〕按《靈樞·五音五味篇》謂『少陰常多血少氣，厥陰常多氣少血』，《九鍼篇》謂『太陰常多血少氣』，與此不同，須知《靈樞》多誤，當以此節爲正。觀末節出血氣之多少，正與此節照應，豈得爲訛。

〔馬〕此雖人之常數，實天有陰陽太少所生，故曰此亦天之常數也。

〔志〕夫氣爲陽，血爲陰。府爲陽，藏爲陰。藏府陰陽，雌雄相合，而氣血之多少，即有常數。如太陽多血少氣，則少陰少血多氣，少陽少血多氣，則厥陰多血少氣。陽有餘則陰不足，陰有餘則陽不足，此天地盈虛之常數也。惟陽明則氣血皆多，蓋血氣皆生於陽明也。

案：志說是。然此節《素問》有誤，故獨論陽明之多血氣，而不及於太陰。《大素》作『太陰多血氣』，則與陽明相合，是脾、胃、肺、大腸共爲生氣血之根源，不待辨而自明矣。

今據《大素》爲圖如左。

陽表府		陰裏藏	
太陽（手小腸 足旁光）	多血少氣	少陰（手心 足腎）	少血多氣
少陽（手三焦 足膽）	少血多氣	厥陰（手心包 足肝）	多血少氣
陽明（手大腸 足胃）	多血氣	太陰（手肺 足脾）	多血氣

○足太陽與少陰爲表裏，少陽與厥陰爲表裏，足陽明與太陰爲表裏，是爲足陰陽也。手太陽與少陰爲表裏，少陽與心主爲表裏，陽明與太陰爲表裏，是爲手之陰陽也。

〔楊〕今知手足陰陽所在。

案：此八字，蓋楊上善所解注文，王冰采以爲本文，所云自序朱書之文歟。録俟後考耳。

《靈樞·九鍼論》云：『陽明多血多氣，太陽多血少氣，少陽多氣少血，太陰多血少氣，厥陰多血少氣，少陰多氣少血。故曰刺陽明出血氣，刺太陽出血惡氣，刺少陽出氣惡血，刺太陰出血惡氣，刺厥陰出血惡氣，刺少陰出氣惡血也。足陽明太陰爲表裏，少陽厥陰爲表裏，太陽少陰爲表裏，是謂足之陰陽也。手陽明太陰爲表裏，少陽心主爲表裏，太陽少陰爲表裏，是謂手之陰陽也。』

案：次序文字，與《大素》正合。

〔馬〕夫曰手心主者，蓋包絡居心之下，代心主以行事。心不受邪，而治病者亦治手心主，故即稱之曰心主。大義見《靈樞·邪客篇》三焦爲府，故曰表。心主爲藏，故曰裏，其脈則共見於右手尺部。惜乎。後世之人不能知此，但知有命門之説，而不知此部有二經之脈也。是手少陽與心主爲表裏者如此。

〔馬〕按《靈樞·經脈篇》言十二經經脈之行，其於肺經則曰屬肺絡大腸，大腸經則曰屬大腸絡肺云云。凡本經則曰屬，而與爲表裏者則曰絡，其相須有如此者，宜乎其爲表裏也。

（眉）案：凡曰三陰三陽之表裏，乃四肢十二經脈管道徑，表裏相反對也。一身總有表裏陰陽，陽經脈絡在陽地，陰經脈絡在陰地，相反對，故不得不曰陰陽表裏也。

（眉）今外科剮殺術，及金創人治法等，遇動脈則血迸激奔飛，則以艸棉絲括結脈口。若遇絡脈則血徙流出，不括結，不施出血治，大甚而止。案：所云動脈，即陰經血往道也。所云絡脈，即陽經血歸道也。今俗偁絡脈者誤。故今外科工人於切陽經脈，則不大畏，以切爲常，廑以手指押，及傅止血末藥即止，是陽經而血歸路故也。故大凡陽經之血出流，與陰經其方向相反也。

○今知手足陰陽所苦，

案：《大素》此八字，分書注文，『苦』作『在』，説見於前。

○凡治病，必先去其血，乃去其所苦，伺之所欲。然後寫有餘，補不足。

〔楊〕凡療病法，諸有痛苦由其血者，血聚之處，先刺去之。刺去血已，伺候其人情之所欲，得其虛實，然後行其補寫法之也。

案：馬氏云『肝欲散，心欲耎』之類，吴云『如風寒暑濕燥火，病人有惡之者，有欲之者，伺察其所欲，則知其病在何經矣』，諸注皆如此，以爲服藥之義，非是。宜從楊注爲刺法。

案：凡治病，不論何病，其實者，必先去其有血者，其無可取血之證者不可去血，但乃以小鍼，刺寫去其所苦之氣，是爲寫有餘之法。又伺候其人所欲，覺快通之處，刺以補其氣，是爲補不足之法也。

案：其、之古通用，詳見於《經傳釋詞》卷九中。《詩・采綠》云：『之子於狩，言韔其弓，之子於釣，言綸之繩。』是之、其互通用，文勢與此一串。

○欲知背俞，先度其兩乳間，中折之，更以他草度，去半已，即以兩隅相拄也。乃舉以度其背，令其一隅居上，齊脊大椎，兩隅在下，當其下隅者，肺之俞也。

〔馬〕此言五藏有俞，而有度之之法也。背俞即下文五藏俞也，屬足太陽膀胱經，以其在背，故總名之曰背俞。

〔張〕其度量之法，先以草横量兩乳之間，中半摺折之，又别以一草比前草而去其半，取齊中折之數。乃竪立長草，横置短草於下，兩頭相拄，象△三隅。乃舉此草以量其背，令一隅居上，齊脊中之大椎，其在下兩隅，當三椎之間，即肺俞穴也。

案：王注『四分去一』之説，與本文不同，蓋欲爲背二行，故有此説。其實則三行也。

案：齊脊大椎者，謂齊於大椎骨頭也，非謂骨下也。『拄』《大素》作『柱』，正字，可從。本篇《音釋》亦作『柱』，從木，云『知庾切』。《廣韻》上聲八語（當作『九麌』）『拄，從旁指，知庾切』。是爲『支拄』字，而其實『柱楹』字轉爲支柱之義，不可別作『拄』，則『拄』爲『柱』俗字也。

俞、輸字，説見於《生氣通天第三》中。

『隅』《大素》作『禺』，亦爲古字。『禺』字有廉禺之義，『日在巳曰禺中』是也。《説文》『隅，陬也』。一曰廉也。是爲廉禺之俗字也。

○復下一度，心之俞也。復下一度，左角肝之俞也，右角脾之俞也。復下一度，腎之俞也。是謂五藏之俞，灸刺之度也。

〔楊〕以上言量背輸法也。經不同者，但人七尺五寸之軀，雖小法於天地，無一經不盡也。故天地造化，數乃無窮，人之輸穴之分，何可同哉。昔神農氏録天地間金石草木三百六十五種，法三百六十五日，濟時所用，其不録者或有人識用，或無人識者，蓋亦多矣。次黄帝取人身體三百六十五穴，亦法三百六十五日。身體之上，移於分寸，左右差異，取病之輸，實亦不少。至如扁鵲《灸經》，取穴及名字，即大有不同。近代秦承祖《明堂》，曹子氏《灸經》等，所承別本，處所及名，亦皆有異，而除痾遺疾，又復不少，正可以智量之，適病爲用，不可全言非也。而并爲非者，不知大方之論，所以此之量法聖人設教有異，未足恠之也。

案：此五藏俞穴法，蓋古來一種別傳之法，故不與《靈樞・背俞篇》所説『五藏俞』合也，古來注家王氏已來，以爲背二行，非是。此所云五藏俞，即背三行也。肺俞爲魄戶，心俞爲神堂，肝脾二俞爲膈關，腎俞爲魂門也。今試度兩乳間，如本文取之，則兩禺正當三行。其圖如左：

即大椎也　魄戶　神堂　膈關　魂門
背三行　肺　心　肝俞　腎
(反)　(穴)　(一)　(二)　(三)　(四)　(五)　(六)　(七)　(八)　(九)
背三行　俞　俞　脾俞　俞

案：右肝左脾，宜從《大素》，乃醫者所度之左右，即病人之左右也。今本《素問》互誤。（《大素》「左」作「右」，「右」作「左」）

○**形樂志苦，病生於脈，治之以灸刺。**

（眉）以下《太素》卷十九知形志所宜篇。

〔楊〕形，身之皃也。志，心之志也。心以主脈，以其心勞，邪氣傷脈，心之應也。故以灸刺補寫脈病也。

〔張〕形樂者，身無勞也。志苦者，心多慮也。心主脈，深思過慮則脈病矣。脈病者，當治經絡，故當隨其宜而灸刺之。

〔志〕君子勞心，小人勞力。形樂志苦，形樂志樂，貴人也。形苦志樂，形苦志苦，常人也。《金匱要略》曰：『血痺病，從何得之。師曰：夫尊榮人，骨弱肌膚盛，重困（《金匱》「困」作「因」，恐志聰妄改）疲勞，汗出，臥不時動搖，加被微風，遂得之，宜鍼引陽氣，令脈緊去則愈。』蓋形樂則肌膚盛，肌膚盛則陽氣留於陰也久。陽不在表則邪直傷於陰，志苦則傷神，神傷則血脈虛而邪氣易入，故病生於脈也。宜灸以啓留陷之陽，宜刺以去血脈之痺。

案：病生於脈者，血痺之類是也。楊張共以爲心病，叵從。

○**形樂志樂，病生於肉，治之以鍼石。**

〔楊〕形志俱逸，則耶氣客肉，脾之應也。多發癰腫，故以砭鍼及石熨調之也。《山海經》曰：『高氏之山，其上多玉，有石可以爲砭鍼，堪以破癰腫者也。』

〔吴〕形樂則無筋骨之勞，志樂則無血脈之滯，但過於膏粱而已。膏粱之變，能生癰腫，故病生於肉，宜治之以鍼石，決其大膿也。

〔張〕形樂者逸，志樂者閑，飽食終日，無所運用，多傷於脾，脾主肌肉，故病生焉。肉病者，或爲衛氣留，或爲膿血聚，故當用鍼石以取之。石，砭石也。

案：鍼、石各物，謂鈹鍼與砭石也。《病源》每引《養生方》云『其湯熨鍼石，别有正方，補養宣導，今附於後』與此所云鍼石同。馬注云：『宜以石爲鍼而刺之。』非是。鍼石，見第十中。砭石，見第十二中。

病生於肉者，謂癰腫之類也。

（眉）袁文《甕牖閒評》云：『余嘗問人藥石之義，答者多不同。夫藥固無可疑者，若石則砭石也。昔王僧孺多識故事，侍郎金允超問訪以砭石。對曰：古者以石爲鍼，初不用鐵也。是知砭石可以刺病，人有病患，有用藥者，有用砭石者，此所以謂之藥石。』

（眉）《説苑·建本篇》『鋭金石，雜草藥，以攻疾』。

○形苦志樂，病生於筋，治之以熨引。

〔楊〕形苦筋勞，邪氣傷筋，肝之應也，筋之病也。竪而急，故以熨引調其筋病也。藥布熨之，使其調也。案：『而』恐『耎』訛。

〔志〕吴鶴臯曰：『勞苦其形則傷筋，志逸而樂則血脈未嘗受病，故治之以熨烙導引，使血脈榮養於筋則就安矣。』

案：熨謂蒸熨、火熨之類。引謂導引，導引者自作之法也。

○形苦志苦，病生於咽嗌，治之以百藥。

《甲乙》『嗌』作『喝』，『百』作『甘』。

〔楊〕形志俱苦勞氣，客耶傷氣，在於咽喝，肺之應也。喝，肺喘聲也，有本作『渴』。故療之湯液丸散藥之也。

〔張〕形苦志苦，必多憂思。憂則傷肺，思則傷脾，脾肺氣傷，則虚而不行，氣必滯矣。脾肺之脈，上循咽嗌，故病生於咽嗌。如人之悲憂過度，則喉嚨哽咽，食飲難進，思慮過度，則上焦否隔，咽中核塞，即其徵也。《通評虚實論》曰『隔則閉絶，上下不通，則暴憂之病也』，亦此之謂。

案：咽，非咽喉之義，爲『噎』之或字。《廣韻》十六·屑『噎，食塞，又作咽。烏結切』『咽，哽咽』同音，可以徵矣。『嗌』與『喝』同字，爲噎塞聲破之義，不與咽嗌中喉之字相涉。《方言》卷六『㾷、嗌，噎也。楚曰廝，秦晉或曰嗌，又曰噎』，郭注：『嗌，惡介反。皆謂咽痛也。噎音翳。』《玉篇》『喝，乙芥切。嘶聲也。礚同上。礚，噎也』。《廣韻》『喝』音作『於犗切』，收在十七夬中。依此則《大素》及今本《甲乙》作『咽喝』者，是也。『喝』即『嗌』之正字。《説文》『喝，㵣也』，是爲咽胸間乾燥噎塞而聲嘶之義。《經脈篇》『喘渴』之字，《甲乙》作『喘喝』，蓋『渴』爲古字，《説文》『㵣也』之『㵣』字即是。《新校正》引《甲乙》作『困竭』，今本《甲乙》注同，共爲誤字。蓋形志俱苦之人，津液必乏少。血氣必澀滯，故咽膈不利之諸證起，非是。灸刺熨引之所能治，所以用百藥也。百藥，總稱凡可服用藥物，玉石草木蟲獸也。《大素》無『百』字，只作『藥』，楊注以爲湯液丸散藥，可從。但《靈樞·九鍼論》作『甘』『藥』，『甘』亦『百』之訛字，古『甘白』二字多通用，甘瓜作白瓜，甘草、白藥之誤之類是也。玄應《音義》卷二，《大般涅槃經》一卷下曰：『哽噎，經文多作咽，咽非字體也。』《本草》白字『螻蛄，下哽噎』，《御覽》九百四十八引作『下哽咽』。《至真要論》『厥陰之勝，鬲咽不通』王注：『鬲咽謂食飲入而復出也。』《外臺》卷六・噫醋方七首篇引《延年》『醋咽』字二見。

《靈樞・邪氣藏府病形篇》云『諸小者，陰陽形氣俱不足，勿取以鍼而調以甘藥也』，又《終始篇》云『少氣者，脈口人迎俱少，而不稱尺寸也。如是者，則陰陽俱不足，補陽則陰竭，寫陰則陽脱。如是者，可將以甘藥，不可飲以至劑。如此者，弗灸。不已者，因而寫之，則五藏氣壞矣』，並爲氣血不足之病人，蓋氣血不足者，不宜鍼灸。唯當用甘平無毒之藥，補脾肺二氣，則氣血之不足自復，而爲有餘。是上中二藥，養命養性益氣補虚之劑，即所謂甘藥。而《五常政大論》所云『無毒治病，十去其九』是也，與此本文自別矣。

（眉）真本《明堂》少商主治曰『喉中硠硠』，注：『硠，下墾反。謂咽中氣塞也。』旁記：『《切韻》：康很反。《玉篇》：枯很反。』

（眉）案：硠、喝聲至近。

（眉）《醫心方》卷廿九・合食禁第十一引《養生要集》『嘶咽』，又引注曰：『嘶者，聲敗也。咽者，氣塞咽也。』《説文》『嗌，咽也』。《靈・邪氣藏府病形》『胃病，膈咽不通』。

○形數驚恐，經絡不通，病生於不仁，治之以按摩醪藥。

《甲乙》『藥』作『醴』。

〔楊〕驚恐主腎，形多驚懼，耶客筋脈，筋脈不通，腎之應也。病生筋脈皮膚之間，爲痺不仁，故以按摩醪醴。

案：形數與形苦自異，謂勞動頻數也。《邪氣藏府病形篇》所云『有所用力舉重，若入房過度，汗出浴水則傷腎』（《靈·百病始生》同）是也。或曰：形數專謂房室過度，『數』即『作』之假借。《靈蘭祕典》所云『腎作強之官』，《上古天真》所云『動作不衰，不妄作勞』，此等『作』字並同義，而斥房事也。亦通。驚恐者，亦與志苦自別，謂心志驚懼。『腎藏志』《宣明五氣》故不別云『志』也。

案：不仁者，謂中風頑痺之類也。今腎虛之人多發此病，蓋因筋脈不通之所爲。按摩者，謂醫者按之摩之，令血脈循環之法也。與導引之自作自異。醪藥，謂藥酒也。《玉版論要》所云『其色見淺者，湯液主治，十日已。其見大深者，醪酒主治，百日已』是也。

〔識〕簡按：不仁，即《神農本經》『死肌』。

〔張〕醪藥，藥酒也。

〔箚〕《後漢書·班超傳》『頭髮無黑，兩手不仁』注：『不仁，猶不遂也。』

案：不仁解，已見《診要經終十六》中。

○是謂五形志也。

〔楊〕五形，言陳其所宜也。

〔馬〕按：《疏五過論》有云『凡欲診病者，必問飲食居處，暴樂暴苦，始樂後苦等義』，與此意同。《靈樞·九鍼論》：『形樂志苦，病生於脈，治之以灸刺。形苦志樂，病生於筋，治之以熨引。形樂志樂，病生於肉，治之以鍼石。形苦志苦，病生於咽嗌，治之以甘藥。形數驚恐，筋脈不通，病生於不仁，治之以按摩醪藥，是謂形。』

〔眉〕《甲乙》六逆順病本末方宜形志大論第二。

〔志〕謂大人、布衣有此五者之形志。

○**刺陽明，出血氣**。

〔楊〕手陽明大腸脈，足陽明胃脈也。二脈上下連注，其氣最強，故此二脈盛者，刺之血氣俱寫。

前文云『陽明常多氣多血』。

○**刺太陽，出血惡氣**。

〔楊〕手大陽小腸脈也，足太陽膀胱脈也。二脈上下連注，津液最多，故二脈盛者，刺之寫血，耶客之者，寫去惡氣也。

《大素》『太』作『大』。

前文云『太陽常多血少氣』。

○**刺少陽，出氣惡血**。

〔楊〕手少陽三膲脈也，足少陽膽脈也。二脈上下連注，其最多（案：『其』下恐脫『氣』字。）故此二脈盛者，刺之寫氣。耶客之者，寫去血惡之也。

前文云『少陽常少血多氣』。

○**刺太陰，出氣惡血**。

〔楊〕手太陰肺脈也，足太陰脾脈也。此二太陰與二陽明雖爲表裏，其血氣俱盛，故並寫血氣也。

前文云『太陰常多氣少血』。（《大素》『氣少血』）作血氣。

案：此宜從《大素》爲正，説見於前文中。

○**刺少陰，出氣惡血**。

〔楊〕手少陰心脈也，足少陰腎脈也。與二大陽以爲表裏，二大陽既血多氣少，亦陰陽相反，二陰氣多血少，是以二少陰盛寫於氣也。耶客之者，寫去惡血者也。

前文云『少陰常少血多氣』。

○刺厥陰，出血惡氣也。

〔楊〕手厥陰心包胳脈也，足厥陰肝脈也。與二少陽以爲表裏，二陽氣多血少，陰陽相反，故二陰血多氣少，是以二厥陰盛以寫血也。耶客之者，寫去惡氣。

前文云『厥陰常多血少氣』。

〔吴〕出者，由其天數之多。惡者，由其天數之少也。

〔張〕此明三陰三陽血氣各有多少，而刺者之出血出氣，當知其約也。手足陽明多血多氣，故刺之者出其血氣。手足太陽多血少氣，故刺之者但可出其血，而惡出其氣。總而計之，則太陽、厥陰均當出血惡氣，少陽、少陰、太陰均當出氣惡血，唯陽明可出氣出血，正與首節義相合。

〔志〕此氣血之常數，鍼刺之常法也。《鍼經》曰：『刺榮者出血，刺衛者出氣。』按：《靈樞·經水篇》曰：『十二經之多血少氣，與其少血多氣，與其皆多血氣，與其皆少血氣，皆有大數。其治以鍼艾，各調經氣，固其常有合。』足陽明，五藏六府之海也。其脈大血多，氣盛熱壯，刺此者不深弗散，不留不寫也。足陽明刺深六分留十呼，足太陽深五分留七呼，足少陽深四分留五呼，足太陰深三分留四呼，足少陰深二分留三呼，足厥陰深一分留二呼。手之陰陽其受氣之道近，其氣之來疾，其刺深者，皆無過二分，其留皆無過一呼，其少長大小肥瘦，以心撩之。命曰法天之常，灸之亦然。灸而過此者，得惡火則骨枯脈濇，刺而過此者則脱氣。

案：據此，云『陽明深六分，太陰深三分』之言，則宜從馬説，以此篇所云『太陰多氣少血，太陰出氣惡血』爲正。然則，太陰脾經專主氣，故與陽明不同也。《大素》與《素問》二説互異，而共有理。故今存兩説，以存疑。

重廣補注黄帝内經素問卷第七

素問攷注卷第七

文久辛酉八月廿五日書於華他巷速讀室東廂　立之

第二十四補

咽喝ヲ七

《山海經》中次七經『堵山其上有木焉，名曰天楄。方莖而葵狀，服者不㖶』，郭注：『食不噎也。』《千金》卷十六・噎塞第六篇『治哽咽方』云云。

廿三　噫ウ二　欬ヲ三　語同　吞ウ同　欠同　嚏同　噦ヲ四　癃ヲ六　涕ヲ十　涙ウ十　唾ウ十一　巔疾ウ十六　瘖ウ十七　精神ヲ廿一　魄ウ廿一　魂ヲ廿二　意ウ同　志ヲ廿三

廿四　其之ウ三　拄柱ウ四　五藏俞ヲ五　鍼石ウ六　咽嗌ヲ七　百藥同　不仁ヲ八　醪藥同

素問攷注卷第八

重廣補注黄帝内經素問卷第八

寶命全形論第二十五

《太素》全存。

○黄帝問曰：天覆地載，萬物悉備，莫貴於人。人以天地之氣生，四時之法成。

『黄帝』至篇末，《大素》十九知鍼石載之。『四』字上省一『以』字，是亦古文之一體耳。

案：此『生』『成』二字，即謂五行生成之義，蓋人以天地之氣生，故有五藏。五藏以四時之法成者，應四時之氣而修養一身。所云《生氣通天》《藏氣法時》《四氣調神》之理也。五行生成，詳見於《五行大義》卷一第二論中。天地之氣，謂陰陽二氣也。四時，即謂五行也。法，則四時之氣之謂也。

《五行大義》卷一第二論五行及生成數云：『孔子曰：昔丘聞諸老聃云，天有五行木金水火土，其神謂之五帝，在地爲五方，其鎭爲五岳。《物理論》云：鎭之以五岳，在人爲五藏，其候五官。《黄帝素問》云：五藏候在五官，眼耳口鼻舌也。五行遞相負載，休王相生，生成萬物，運用不休，故云行也。』

案：此文今本《素問》無考，蓋《素問》古注之文。《靈樞·五閲五使篇》云『五官者，五藏之閲也』，又云『以官何候。岐伯曰：以候五藏』，可併考。注家以『生』『成』二字爲泛言，恐非是。

○君王衆庶，盡欲全形。形之疾病，莫知其情。留淫日深，著於骨髓。心私慮之，余欲鍼除其疾病，爲之奈何。

案：情，謂病情。詳見《異法方宜第十二》中。

〔楊〕天地之間，人最爲貴，人君衆庶，莫不寶身。然不知病之脆微，留連骨髓，故請療之方也。

○岐伯對曰：夫鹽之味鹹者，其氣令器津泄。

〔眉〕腎　水

〔張〕鹽味鹹，水之化也。其性浸淫透物，久在器中，則津液外泄而器無固者，喻言人之腎氣有損，則二陰不守也。

○絃絶者，其音嘶敗。

〔眉〕肺　氣

〔張〕凡琴瑟之絃將損絶者，音必嘶敗。喻言人之肺氣有損，則聲音不清也。嘶音西，破聲曰嘶。

○木敷者，其葉發。

〔眉〕肝　血

〔張〕敷，内潰也。發，飄墮也。木敷於外者，凋殘之兆也。喻言人之肝脾已損，則色夭肉枯也。按：《大素》云『木陳者，其葉落』，於義尤切。

案：《史記·扁鵲傳》『破陰絶陽之色已廢』，徐廣曰：『一作發。』

○病深者，其聲噦。

〔眉〕脾

案：以上三句，以譬喻示腎肺肝之證，而至此一句，始云病深者，蓋以一實結成三虛之文法，前三句共宜添『病深』二字而看也。

〔張〕噦，呃逆也。按：《口問篇》曰『噦，出於胃』，又曰『肺主爲噦』。夫胃爲五藏之本，肺爲主氣之藏。今以上文三證，而復加聲噦者，肺虧胃竭，病必危矣。噦，於決切。

〔楊〕言欲識病微者，須知其候。鹽之在於器中，津洩於外，見津而知鹽之存鹹也。聲嘶知琴瑟之弦將絶，葉落知陳木之已蠹，舉此三物衰壞之徵，以比聲噦識病深之候也。

案：以上其氣、其音、其葉、其聲之四證，即爲四藏之病。而其氣云云爲腎虛遺尿、遺屎之候。其音嘶，爲肺虛聲破之候，《金匱》云『語聲喑喑然不徹者，心膈間病』是也。（《大素》）其葉落，爲肝虛失榮無血色之候。其聲噦，爲脾虛氣逆之候也。脾爲五藏之本，五藏有虛乏則必發噦，所以云病深者也。但不説心虛之候者，蓋心虛虧損則即死，不遑云證候也。張氏説可從矣。但『木敷』云云爲肝脾之病，『病深者』爲胃病，非是。

〇人有此三者，是謂壞府。

案：『三』字恐『四』訛，籒文『四』作『亖』，故隸變多『亖』『三』二字致訛，不遑枚舉。《儀禮·覲禮》『四享』注：『四當爲三，古書作三四，或皆積畫，此篇又多四字，字相似，由此誤也。』又《聘禮》注云『朝貢禮純四只』，鄭志答趙商問：『四當爲三。』又《周禮·内宰職》注『天子巡守，禮制幣丈八尺純四臩』，鄭志答趙商問亦云：『四當爲三。』又《左傳》『是四國者，專足畏也』，劉炫謂：『四當爲三。』皆由古字積畫之故。《大戴禮·公冠篇》『公冠四加玄冕』注：『四當爲三，字之誤。』《穀梁·定十五年》傳『滕子來會葬』疏：『四當爲三，古者四三皆積畫，字爲誤耳。』皇國傳來弘安二年寫本《古文孝經》四海、四國字並作『三』，可以徵也。此一『三』字，古來難讀之處，故楊王以後諸注家，皆爲之曲說也。今以『三』爲『三』字之誤，則文義了然，可得而讀矣。《五藏生成篇》『此三者血行』，《大素》十七卷末作『此五者血行』，楊注曰：『有三無五，五當字誤之也。』此即『三』字爲譌謬之證也。楊上善又云『四月爲胎』，即爲三月訛。見《奇病論》四七中。十八ウ

案：府，泛偁藏府而言也。府已偁藏，則藏亦宜偁府也。今肝脾肺腎之得傷者，並可謂壞府也。《萬葉集》亦三シ字多用，以爲志之假字。又書重二並二，共以訓志，是亦古昔『四』字皆作『三』之徵也。

（眉）《五藏生成篇》曰『小谿三百五十四名』，王注：『當三百五十三名，傳寫行書，誤以三爲四也。』

○毒藥無治，短鍼無取，此皆絶皮傷肉，血氣爭黑。

〔楊〕人有聲嘶同三譬者，謂是府壞之候也。府者，中府，謂五藏也。壞者則聲歲（案：歲即噦訛也。）中府壞者，病之深也。其病既深，故鍼藥不能取也。以其皮肉血氣各不相得故之也。

〔張〕中府既壞，則毒藥不能治其内，短鍼不能取其外，病不可爲。而強施鍼藥，徒致絶皮傷肉以敗其形，血氣爭黑以變其色，此皆因循已久，不爲早治，故無濟也。《官能篇》曰『上工之取氣，乃救其萌芽。下工守其已成，因敗其形』，正此之謂。

案：血氣爭黑，宜從《大素》作『血氣爭異』，楊注云『血氣各不相得』是也。滑氏曰：『爭黑，當作爭異。』其説與《大素》暗合，不亦奇乎。張注全是也，但『爭黑』二字解，難從耳。

短鍼即小鍼，謂毫鍼也。比餘八鍼則短小故名耳。

○帝曰：余念其痛，心爲之亂惑反甚，其病不可更代，百姓聞之，以爲殘賊，爲之奈何。

〔楊〕余念微病淫留至深，衆庶不知逐著骨髓。（案：『逐』即『遂』訛。）余痛其心，反甚於病，不能去已，故曰不可更代。

百姓聞此積微成大壞府之言，不莫以爲殘賊之深，欲知爲之，奈何也。

案：其痛者，謂百姓疾病痛苦尤多也。《大素》『痛』作『病』，義不異。心爲之亂惑反甚者，言帝心爲之悶亂迷惑，日月日月反甚也。其病不可更代者，言帝心將欲代民病而患之，然其病遂不可更代也。是帝念民病之至，切至於此。而百姓聞之，以爲殘賊，下民醫治其病奈何之乎。聞之者，謂聞病深不可治之言也。爲，治也。謂醫治也。『更代』二字，諸注失解，今不從。

○岐伯曰：夫人生於地，懸命於天，天地合氣，命之曰人。

〔張〕形以地成，故生於地。命唯天賦，故懸於天。天，陽也。地，陰也。陰精陽氣，合而成人，故人位乎中，而爲三才之一。

案：人，謂之人者，人之爲言神也，真也，任也，兒也。凡在天地中活物有神氣者，謂之人，其義在音而不在字，在木實中含蓄生氣之物，亦謂之人，爲同義。

《靈·玉版篇》『人者，天地之鎮也』。

○人能應四時者，天地爲之父母。

〔楊〕天與之氣，地與之形，二氣合之爲人也。故形從地主，命從天與，是以人應四時，天地以爲父母也。

《陰陽別論第七》云：『四經應四時，十二從應十二月。』

《陰陽應象大論第五》云：『陰陽者，天地之道也，萬物之綱紀，變化之父母，生殺之本始，神明之府也。』

《生氣通天論第三》云：『夫自古通天者，生之本，本於陰陽。天地之間，六合之内，其氣九州九竅，五藏十二節，皆通乎天氣。』

《四氣調神篇第二》云：『故陰陽四時者，萬物之終始也。死生之本也。逆之則災害生，從之則苛疾不起，是謂得道。』

《上古天真論第一》云：『真人提挈天地，把握陰陽。至人和於陰陽，調於四時。聖人處天地之和，從八風之理。賢人逆從陰陽，分別四時。』

〇**知萬物者，謂之天子**。

〔楊〕天地所貴者人，人之所歸者聖，唯聖荷物，故號曰天子也。

〔吳〕知周萬物，則能參天地，贊化育，是天之子也。

〔馬〕天子者，正天之所子也。

案：以天地爲父母，則可號曰天子也。

〔眉〕案：知，主也。猶知事、報知之知也。《大素》作『荷主』，其義不二。

〇**天有陰陽，人有十二節**。

《靈・邪客篇》『辰有十二，人有十指莖垂以應之。天有陰陽，人有夫妻，歲有十二月，人有十二節』。又《通天篇》『人有陰陽，何謂陰人，何謂陽人』。又《陰陽二十五人篇》曰『余聞陰陽之人』。

《靈・經别篇》『合之十二月，十二辰，十二節，十二經水，十二時，十二經脈者』。

〔楊〕此言天子所知，凡有二合四能，天有十二時，分爲陰陽。子午之左爲陽，子午之右爲陰。人之左手六大節爲陽，右手六大節爲陰，此爲一合也。

〇**天有寒暑，人有虛實**。

《靈・邪客篇》『天有冬夏，人有寒熱。天有晝夜，人有臥起』。

〔楊〕十二乏（案：「乏」恐「月」訛）寒暑之氣，十一月陽氣漸急息，陰氣漸消。至四月陽氣在盈，陰氣正虛。至五月陰氣漸息，陽氣漸消。至十月陰氣在盈，陽氣正虛。陰陽即爲寒暑者也，盈虛以爲虛實者也。人亦如之，消息盈虛，有虛有實，爲二合之也。

○能經天地陰陽之化者，不失四時。

〔楊〕天地合氣，命之曰人。故能知天地陰陽變化，理與四時合契，此一能也。

案：《大素》傍記云『經，治也』，可從。蓋能經治天地陰陽之化者，所云『提挈天地，把握陰陽』者也。如此之人，何失四時之應之有也。

〔眉〕一能

○知十二節之理者，聖智不能欺也。

〔楊〕知人陰陽十二節氣與十二時同，循之而動，不可得失，雖有聖智，不可加也。欺，加也。此二能也。

案。『欺』與『加』字音位置於《韻鏡》正同，蓋古音通用，假『欺』爲『加』也。

〔眉〕二能

○能存八動之變，五勝更立。

〔眉〕三能

〔楊〕八動，八節之氣也。八節之氣合金木水火土五行之氣，更廢更立，血氣亦然。此三能也。

〔眉〕八節，四立二分二至也。

〔識〕《漢・律曆志》孟康注『五勝』云：『五行相勝。』

案：《廣韻》『存，察也』，原出《爾雅・釋詁》。《禮運》『處其所存』，《大傳》『五曰存愛』，鄭注並云：『存，察也。』

○能達虛實之數者，獨出獨入，呿吟，至微，秋毫在目。

案：前文二句，此三句，短長不整，亦是古文之一體，而立、目二字押韻。

〔楊〕能達寒暑之氣，虛實相移者，則壽弊天地，能獨出死地，獨入長生。其言也，呿吟至真微妙之道。其智也，目察秋豪深細之理。此四能也。呿音去，即露齒出氣之。

案：數者，術數之義，説已見第一中。獨，謂與人異也。出入，謂呼吸也。呿，呼；吟，吸也。言能達知寒暑虛實之至數，則呼吸出入無有虧隙，不與衆人同。如此則神氣内滿，而邪氣不入，故秋毫之極細至微，亦在目中能察知也。吟、目句，獨、目首尾爲韻，後文云『虛實呿吟』，可併看。

〔識〕能音『呿，丘加反。張口也』。簡按：《通雅》云『吟即噤，閉口也。古吟唫噤通用』。《呂覽・重言篇》『君呿而不唫』高誘注：『呿開，唫閉。』《史・淮陰侯傳》『雖有舜禹之智，吟而不言』注：『吟，巨蔭反。音噤。』

第一云『呼吸精氣，獨立守神』。

（眉）四能

○帝曰：人生有形，不離陰陽。

〔楊〕萬物負陰抱陽，冲氣以爲和，萬物盡然。三氣而生，故人之形不離陰陽也。

○天地合氣，别爲九野，分爲四時，月有小大，日有短長，萬物並至，不可勝量，虛實呿吟，敢問其方。

〔楊〕從道生一，謂之朴也。一分爲二，謂天地也。從二生三，謂陰陽和氣也。從三以生萬物，分爲九野四時日月，乃至萬物，一一諸物，皆爲陰陽氣之所至，故所至處不可勝量，不可量物，並有虚虚實實之談，請言其道。方，道也。

〔識〕志云：『以呿吟之至微，而知其虚實也。』簡按：蓋雖萬物並至，不可勝量，然要之不過虚實開閉之理，故問其方。

案：前文四能，其最後能達虚實之數者，出入呿吟，以此爲至要之理。故此撮『虚實呿吟』四字以開問語，下文答語，即虚實呿吟之至理也。九野，詳見於第九中。古『分』『別』二字一音，唯有平入之異，故爲此二語，因有此二字也。後世以『分』與『別』裂，自爲二義，此九野云別，四時云分是也。其實『分』『別』同音同義。《説文》『分，別也』，可以徵矣。

○**岐伯曰：木得金而伐，火得水而滅，土得木而達，金得火而缺，水得土而絶，萬物盡然，不可勝竭。**

〔楊〕言陰陽相分，五行相剋，還復相資，如金以剋木，水以剋火，土以剋水，始土剋水，得水通易，餘四時皆然。並以所剋爲資，萬物皆爾也。

〔識〕簡按：達，王訓通，然與伐、滅、缺、絶義相乖，諸家不解，可疑。《左傳·成十年》『攻之不可，達之不及，藥不至焉，不可爲也』杜注：『達，鍼。』

案：此所説並是五行相尅之理，當然而然者。雖云伐、滅、缺、絶，非云正絶滅也。言木得金伐而木反茂盛，火得水滅而火反長，然土得木，土反不裂，金得火，金反成形，水得土，水反能流，並盛者得尅反不亢，得其宜者也。《大素》無『金』『水』二句，『滅』作『減』，『木』作『水』，然尋求其意，與《素問》不異，楊注云『並以所尅爲資』，此説可從。又案：達與伐、滅、缺、絶同意。《周禮·小宰》『小事則專達』，《釋文》引干注：『達，決也。』《淮南·脩務》『蹠達膝』注：『達，穿也。』是其義也。

（眉）《刺熱篇》王注：『金剋木，水滅火，木伐土，火爍金，土刑水』。全與此合。

（眉）《六元正紀論》末曰『木鬱達之，火鬱發之，土鬱奪之，金鬱泄之，水鬱折之，然調其氣』，王注太詳可參，實今日逐邪除病之五因悉焉。

（眉）《千金翼》卷卅·禁狗鼠第十九篇『咒曰：東方木爲折，南方火爲滅，西方金爲缺，北方水爲竭，中央土爲絶』。又同卷咒童子令説鬼姓字第廿二篇曰『符主東方木折，南方火滅，西方金缺，北方水竭，中央土裂』。

○**故鍼有懸布天下者五，**

〔楊〕故鍼等利人之道，凡有五利也。

〔張〕懸布天下，言示人之廣也。五義如下文。

案：用鍼之至道有五，可以縣繫而須布者也。

○**黔首共餘食，莫知之也。**

案：《新校正》云『《太素》作飲食』，今楊注亦作『飲食』，則正文『餘食』恐亦『飲食』之訛耳。

〔楊〕黔，黑也。渠廉反。人之首黑，故名黔首也。飲食，服用也。黔首服用此道，然不能得其意也。

《新校正》引『首服』間有『共』字。

〔吴〕黔首，黑髮之民。餘食，猶言備食。

〔張〕黔首，黎民也。共，皆也。餘食，猶食之棄餘，皆不相顧也。

〔志〕共、供同，黔首，黎民也。懸布天下者，先立鍼經以示人，而百姓止可力田以供租稅，有餘粟以供養，其於治鍼之道，莫之知也。

〔識〕楊慎《丹鉛總録》云：『李斯刻石頌秦曰：黔首康定。太史公因此語，遂於《秦紀》謂秦更民曰黔首。朱子注《孟子》亦曰：周言黎民，猶秦言黔首，蓋因太史公之語也。然《祭義》《内經》實先秦出，黔首之稱，恐不自秦始也。』

〔眉〕地表上人民黑毛髮之土太少，蓋夏邊之諸土耳，所以斥夏氓偁黔首也。天子在上平觀夏夷也。

案：醫經本草不經秦火，故秦時之俗呼，往往有焉。羽涅、蝙蝠、蚱蟬、牡厲之類，皆傳秦語，則此黔首，亦用秦語，正爲同例。此經嘗經秦人之手，故有此偁，不得謂此偁秦前早已有之也。《祭義釋文》『黔，其廉反。徐又其嚴反。黑也。黑首謂民也。秦謂民爲黔首』。

○一曰治神，

〔眉〕以下逐句漸字多名文也。

〔楊〕存生之道，知此五者，以爲攝養，可得長生也。魂神意魄志，以神爲主，故皆名神。欲爲鍼者，先須理神也。故人無哀悲動中，則魂不傷，肝得無病，秋無難也。無怵惕思慮則神不傷，心得無病，冬無難也。無愁憂不解則意不傷，脾得無病，春無難也。無喜樂不極則魄不傷，肺得無病，夏無難也。無盛怒者則志不傷，腎得無病，季夏無難也。是以五過不起於心，則神清性明，五神各安其藏，則壽延遐筭，此則鍼布理神之旨也，乃是崆峒廣成子之道也。

〔馬〕蓋人有是形，必有是神。吾當平日豫全此神，（《上古天真論》云：積精全神）使神氣既充，然後可用鍼以治人也。

〔張〕醫必以神，乃見無形，病必以神，血氣乃行，故鍼以治神爲首務。《湯液醪醴論》曰『形弊血盡而功不立者，神不使也』，正此之謂。

〔志〕神在秋毫，屬意病者，神屬勿去，知病存亡。案：《九鍼十二原》文

〇二曰知養身，

〔楊〕飲食男女，節之以限，風寒暑濕，攝之以時。有單豹嚴穴之害，即内養身也。實怒慈以愛人，和塵勞而不迹。有殊張毅高門之傷，即外養身也。内外之養周備，則不求生而久生，無期壽而壽長也。此則鍼布養身之極也。

《新校正》引『嚴穴』作『外凋』，『怒慈』作『慈恕』，三『養身』之『身』字，共作『形』。案：『單豹外凋之害』『張毅高門之傷』，共見《莊子・達生篇》。

〔馬〕蓋人有是身，不可不善養之。吾當平日豫養己身，使吾身卻疾，然後可因己以治人也。《陰陽應象大論》曰：『以我知彼，用之不殆。』

〔張〕不知養身，置鍼於無用之地，鍼家不可不知，如《終始篇》云『新刺勿内，已刺勿醉，已刺勿怒，已刺勿勞。已刺勿飽，已刺勿飢，已刺勿渴』之類皆是也。案：此注所云『以我知彼』也。

〔志〕以身之虛，而逢天之虛，兩虛相感，其氣至骨。入則傷五藏，故當知日之寒温，月之虛盛，四時氣之浮沈，而調之於身，工候救之，勿能傷也。此采用《八正神明廿六》中語，以爲注解也。

案：治神，謂精神内守也。養身，謂病何從來也。蓋在内治精氣神氣，則長生久視，在外養一身四體，則邪氣不侵之謂也。

〇三曰知毒藥爲真，

〔楊〕藥有三種，上藥養神，中藥養性，下藥療病，此經宗旨。養神養性，唯去怵惕之慮、嗜欲之勞，其生自壽，不必假於鍼藥者也。有病生中，無出毒藥以爲真惡案：『惡』恐『要』訛，故須知之。

《示從容論》：『毒藥所宜，湯液滋味。』又曰：『當投毒藥，刺灸砭石湯液。』
〔馬〕蓋毒藥攻病，氣味異宜，吾當平日皆真知之，然後可用之不謬也。
〔張〕治病之道，鍼藥各有所宜，若真知非藥不可，而妄用鍼者必反害之。如《邪氣藏府病形篇》曰『諸小者，陰陽形氣俱不足，勿取以鍼而調以甘藥也』，《根結篇》曰『形氣不足，病氣不足，此陰陽氣俱不足也。不可刺之』。此即《病傳論》所謂『守一勿失，萬物畢者』之義。
〔志〕毒藥，所以攻邪者也，如知之不真，用之不當，則反傷其正氣矣，故帝曰『余欲弗使被毒藥，欲以微鍼，通其經脈，調其血氣』。案：『帝曰云云』出《九鍼十二原》中。
案：能知毒藥之治病爲真妙，則鍼刺之手術，自至玄微之境，是謂宜鍼宜藥之疾病，診之察之不失其理也。毒藥解已見第十二中。
〔紹〕《大素》『藥』字複，非是。

〇四曰制砭石小大，

〔楊〕東方濱海水，傍人食鹽魚，多病癰腫，故制砭石大小用破癰也。
〔吴〕砭石小大，各有所宜，故酌而制之。
案：此説以『制』爲制定之義，不爲制作之義，可從也。
〔馬〕蓋砭石爲鍼，可以治疾。吾當平日預制此鍼，小大得宜，庶不至於臨時之乏用也。
〔張〕古者以砭石爲鍼，用爲外治之法。自黄帝始造九鍼以代石，故不曰九鍼而曰砭石。然制有小大，必隨病所宜，各隨其用也。
〔志〕上古之世，未有冶鑄，以砭石爲鍼，制有大小，隨病所宜。黄帝始造九鍼，以代鑱石。經曰『小之則無内，大之則無外』。蓋治外者，制小其鍼，治内者，制其大也。

案：此説可從。但治外者宜用大鍼，治内者用小鍼，是爲常論。此所云小大者，在砭石上，而自有大小之制之義也。

案：砭石小大者，九鍼中除毫鍼、員鍼、鍉鍼外，鑱鍼、鋒鍼、鈹鍼、員利鍼、長鍼、大鍼，六鍼各有大小，是外治之所用。如内治微鍼，則鍼工專業，前文所云治神養身，並用微鍼之要訣也。

砭石解，已見第十二中。

《靈・九鍼論七十八》云：『此九鍼大小長短法也。』

○五曰知府藏血氣之診。

〔楊〕輸爲三百六十五而者也。案：『而』字恐『穴』訛。藏謂五藏血氣，診謂經絡諸脈診候之也。

〔吴〕府藏血氣多少，天數不同，所當知者。而病邪在府在藏，在血在氣，尤不可不知其診。

〔馬〕蓋人之府藏，有虚有實，其血氣有多有少，如前篇之謂。吾當平日預知診法，凡虚補實寫，出血出氣，惡血惡氣之義，無不知之，庶不至於冥行也。

〔張〕不知府藏則陰陽表裏不明，不知血氣則經絡虚實不辨，皆不足以言鍼。

〔紹〕《大素》『府』作『輸』，非是。案：此宜從王注。

○五法倶立，各有所先。

〔楊〕此五法各有所長，故用之各有所先也。

〔馬〕是五法既立，各有所先，即本文謂『治神』先於『養身』之謂。則用鍼之方，正有合於五行之妙矣。

〔張〕鍼治未施，法應預立，五者之用，當知所先。

案：五法之中各有所先者，言治神之中，亦隨五藏應四時，各有所先也。養身之中亦同理，毒藥治病，鍼石小大，亦各有所宜。府藏血氣之診，亦隨時知多少虛實，畢竟不可以口筆傳，所云『靜意視義』（廿五ノ十九オ）是也。

○今末世之刺也，虛者實之，滿者泄之，此皆衆工所共知也。

〔楊〕粗工守形，實者寫之，虛者補之，斯乃衆人所知，不以爲貴也。

〔張〕言淺近易知也。

○若夫法天則地，隨應而動，和之者若響，隨之者若影。

〔楊〕刺虛實之道，法天地以應萬物，若響應聲，如影隨形，得其妙，得其機，應虛實而行補寫也。

案：《大素》『和』作『知』，爲訛字。

案：『若夫』以下謂上古精工之刺法也。

《天元紀論》『如鼓之應桴，響之應聲也』。

○道無鬼神，獨來獨往。

〔楊〕應天地之動者，謂之道也。有道之者其鬼不神，故與道往來，無假於鬼神也。

〔吴〕法天則地，則非末世衆工之刺矣。隨應而動，言其效也。若響若影，效之捷也。道無鬼神，言其道足以補化工，無復鬼神之能事矣。來者爲神，往者爲鬼，夫既道無鬼神，則往來者獨惟我耳。

〔馬〕無鬼無神，如有鬼神。如有鬼神，獨往獨來。此乃用鍼之法，可謂至神，實非衆人所能知也。下節乃詳言之。

〔識〕簡按：《莊子》云『獨往獨來，謂之獨有』。蓋『獨有』刺之真者也。

案：往來，謂虛實也。獨者，工獨有之也。《靈樞・九鍼十二原第一》云『知其往來，要與之期，麤之闇乎。妙哉。工獨有之』與此同義，諸注皆失解，詳見下文『可玩往來』下。

○帝曰：願聞其道。岐伯曰：凡刺之真，必先治神。五藏已定，九候已備，後乃存鍼。

〔楊〕凡得鍼真意者，必先自理五神。五神既理，五藏血氣安定，九候已備於心，乃可存心鍼道，補寫虛實。

〔吴〕真，要也。治神，專其精神也。先定五藏之脈，備察九候之診，得其大過不及之差，然後存意於用鍼之法。

〔馬〕上曰治神者，平日之功，而此曰治神者，臨鍼之法。蓋惟神氣既肅，而後可以專心用鍼也。病人五藏，吾乃定之，或虛或實，無不明也。病人之脈，吾能診之，九候所在，無不周也。夫然後存心於鍼而用之，然猶未敢輕用其鍼也。

〔張〕此以病者之神爲言。神者，正氣也，得神者昌，失神者亡，故刺之真要，必先以正氣爲主，再定五藏之屬，悉九候之診，得其虛實所在，然後存意於鍼而用之。

案：馬以治神爲醫師之事，與古注合。獨，張以爲病者之神，共未是。蓋醫者先治自己精神，不令之散亂，而後病者之正氣可得而察知也。然則此所云治神者，謂治己正氣併治病者正氣，治病者正氣，然後已定五藏之脈。五藏之脈已定，然後九候之診已備，於是乎可始下鍼於其部位也。以前文所云『一曰治神』『五曰知府藏血氣之診』二句，總括而出於此也。《藏氣法時論廿二》云『必先定五藏之脈，乃可言間甚之時，死生之期也』，《三部九候論二十》云『故人有三部，部有三候，以決死生，以處百病，以調虛實，而除邪疾』，《靈・官能篇》云『用鍼之要，無忘其神』，共可以徵矣。

○衆脈不見，衆凶弗聞，外内相得，無以形先。

〔楊〕病人衆病脈候不見於内，諸病聲候不聞於外，内外相得爲真，不唯形之善惡爲候也。

〔吴〕衆脈不見，無真藏死脈也。衆凶不聞，無五藏絶敗也。外證内脈相得，非徒以察形而已，故曰無以形先。

〔識〕汪機云：『不可徒觀其外形，而遺其内氣之相得否。』

〔馬〕方其始焉，衆脈不見，衆凶弗聞之時，必察形氣相得之何如，或形盛氣衰，或氣盛形衰，或形氣俱衰俱盛，莫不知之。《玉機真藏》云：『形氣相得，謂之易治。形氣相失，謂之難治。』切不可以吾形之盛衰寒温，而料病人之形氣，使之強同於己也。然猶未敢輕用其鍼也。

〔志〕蓋言上守神，麤守形。出《靈樞·九鍼十二原第一》

案：衆脈不見者，云脈則色亦在中，一『見』字上含畜色字來。《金匱》第一篇第七條『師曰：寸口脈動』條，色脈互發，與此同文例。衆凶不聞者，統言氣息聲音也。《金匱》第一篇第四、五、六三條所説可併看，云見非色脈而何，云聞非聲息而何。内外，謂形外氣内也。《靈樞·根結第五》云『用鍼之要，合形與氣，使神内藏，故曰上工平氣，中工亂脈，下工絶氣，危生』與此同理。無以形先者，《老子》曰『聖人爲腹不爲目』，此之謂也。

○可玩（杬）**往來，乃施於人。**

〔楊〕杬，五骨反。動知也。光内外相得之理，動而往來，乃可施人也。

〔紹〕《大素》經注非是，杬當机。知字疑。

《靈樞·九鍼十二原第一》云：『其來不可逢，其往不可追。知機之道者，不可掛以髮。不知機道，叩之不發。知其往來，要與之期，麤之闇乎。妙哉，工獨有之。往者爲逆，來者爲順，明知逆順，正行無問。逆而奪之，惡得無虛。追而濟之，惡得無實。迎之隨之，以意和之，鍼道畢矣。』

又《小鍼解》云：『其來不可逢者，氣盛不可補也。其往不可追者，氣虛不可寫也。不可掛以髮者，言氣易失也。扣之不發者，言不知補寫之意也。血氣已盡，而氣不下也。知其往來者，知氣之逆順盛虛也。要與之期者，知氣之可取之時也。麤之闇者，冥冥不知氣之微密也。妙哉工獨有之者，盡知鍼意也。往者爲逆者，言氣之虛而小。小者，逆也。來者，爲順者，言形氣之平。平者，順也。明知逆順正行無問者，言知所取之處也。迎而奪之者，寫也。追而濟之者，補也。』

案：據《靈樞》文，則『可玩往來』者，謂知氣之逆順盛虛也。乃與上文『獨往獨來』同義，諸注皆失解，不可從也。

○人有虛實，五虛勿近，五實勿遠。

〔楊〕五謂皮肉脈筋骨也。此五皆虛，勿近寫之，此五皆實，勿遠而不寫。

〔馬〕人有五虛，五藏皆當至於既實，而後可以去鍼。人有五實，五藏皆當於既虛，而後可以去鍼。但五虛勿可以近速，恐實邪之尚留。五實勿可以遲遠，恐正虛之難復。

案：馬說與楊注同，可從。五虛、五實，謂五藏之虛實，楊注非是。遠近者，謂遲速也。《九鍼》第一云『刺之微，在速遲』，《小鍼解》云『徐疾之意也。知氣之虛實，用鍼之徐疾也』，言五藏之氣虛者，鍼之勿用近速之刺法。五藏之氣實者，鍼之勿用遠遲之刺法。五藏必有虛實，刺法必有補寫也。吳云『五藏天真已虛，戒人勿近。五邪相乘而實，戒人勿遠』，張、志、高皆同此說，以爲五虛不用刺法之義，大與經文左，不可從也。

○至其當發，間不容瞚。

〔楊〕至其氣至機發，不容於眴目也。容於眴目即失機，不得虛實之中。眴音舜也。

〔馬〕至其已虛已實，可以發鍼之際，則所間特止瞬息耳。按：《玉機真藏論》亦有五虛五實，但此就鍼法而言。此法必皆熟玩於心，夫然後可以施鍼也。

〔識〕張云：『發，出鍼也。瞚、瞬同。言鍼有期，或遲或速，在氣機之頃，不可以瞬息誤也。』簡按：《說文》『瞚，開闔目數摇也』，徐鉉曰：『今俗別作瞬，非是。舒問切。』《史・扁鵲傳》『目眩然而不瞚』，《集韻》《韻會》並音舜，《釋音》：『瞚，音寅。』可疑。案：元板『音寅』作『音舜』，古抄本無『瞚音寅』三字。《甲乙》作『暄』，《說文》『大目也』。《大素》作『眴』，《說文》『目動也』。並難通。

案：瞬、眴、暄俱是瞚俗字，以音借用，非『大目』『目動』之轉注也。蓋瞬之爲言迅也，目皆開闔甚迅疾，故名曰瞬也。

○手動若務，鍼耀而勻。

〔楊〕手轉鍼時，專心一務。

〔吴〕動，用鍼也。務，專一也。耀，鍼形光淨也。勻，《甲乙》皆同也。

〔馬〕及將施鍼之時，手動用鍼，若專於事務，而不敢貳。目耀其鍼，自有上中下等，而極其勻。斯時也，入鍼淺深，各隨經絡矣。《靈樞・經水篇》

〔張〕動，用鍼也。務，專其務而心無二也。耀，清潔也。勻，舉措從容也。

〔高〕勻，圓活也。手動若務者，以手按穴，似專一而不移。鍼耀而勻者，行鍼之時，復光耀而圓活也。

《列子・湯問第五》『用心專，動手均也』。

《史記・賈誼傳》『摇增翮』，徐廣曰：『一云奕增。』

真本《明堂》『列缺，主摇時寒熱』，楊注旁記曰：『音曜。』案：遥鬲時而發寒熱也。

案：手動若務者，謂左手指頭探其穴處，指頭動摇而專務一心，使其穴不誤也。『若』讀如『而』，與下文『而勻』正合，如此例古文往往而有。

鍼耀而勻者，謂鍼入之際，容與從容，從呼隨吸而刺入，其入自有常例，淺深皆勻平如其法也。《經水論》所云『刺足陽明深六分，留十呼。足太陽深五分，留七呼』之類是也。耀與摇、容與裕、延引冶等一音，謂下鍼之勢，漸漸抵至，容與延引，而不可迅速也，謂右手下鍼也。《靈樞・官能篇七十三》云『遥大其穴，氣出乃疾』，《大素》十九・知官能載此文，『遥』作『摇』。據此，則『耀』即爲『摇』之借字，古字可知也。言手動則鍼摇，手務則鍼勻。動摇爲寫，務鍼爲補也。《診要經終論》『刺鍼必肅』王注：『肅謂静肅，所以候氣之存亡。』《論》又曰『刺腫摇鍼，經刺勿摇』，王注：『以出大膿血故，經氣不欲泄故。』可知此『耀』即『摇』假字，『勻』即肅之義。蓋『耀』與『勻』兩法而刺之道畢也。摇平聲音，若讀之爲去聲，則即『耀』字音耳，全一音也。

（眉）《調經論》『寫實者，外門不閉，以出其疾。摇大其道，如利其路，是謂大寫』是亦可證矣。

案：據《大素》，則其義不同。鍼耀而眴者，言鍼拔去之際，鍼正光耀而此時目始能眴，對於前文云『至其當發間不容瞚』而成文，至此而始瞚也。乃手動若務者，謂左手按摸鍼空之務也。

（眉）《靈・官鍼篇》『八曰短刺，稍摇而深之，致鍼骨，所以上下摩骨也』。

○**静意視義，觀適之變。**

〔楊〕可以静意，無勞於衆物也。視其義利，觀其通當，知氣之行變動者也。

〔吴〕靜己之意，視鍼之義。適，鍼氣所至也。變，形氣改易也。
〔張〕適，至也。變，虚實之變也。觀之以静，察變之道也。
〔志〕適，至也。静己之意，視鍼之義，以觀氣至之變。
〔箚〕寬案：據楊注，觀察其適意與變動也。驪恕公曰：『《中庸》云：義者，宜也。適讀爲敵。王、吴並非是。』亦一説。
〔識〕簡按《離合真邪》二十七云：『用鍼無義，反爲氣賊。』
案：言静穩自己之心意，而視察虚實補寫之微義，則其血氣之調適與變動之二件，可得而觀諦也。楊注似是。

○是謂冥冥，莫知其形。
〔楊〕此機微者，乃是窈窡衆妙之道，淺識不知也。
《徵四失論》『嗚呼。窈窈冥冥，熟知其道』。
《八正神明論第廿六》云『觀其冥冥者，言形氣榮衛之不形於外，而工獨知之，以日之寒温，月之虚盛，四時氣之浮沈，參伍相合而調之。工常先見之，然而不形於外，故曰觀於冥冥焉』。
又云『然而不形見於外，故俱不能見也。視之無形，嘗之無味，故謂冥冥，若神髣髴』。

○見其烏烏，見其稷稷。
〔楊〕烏烏稷稷，鳳皇雌雄聲也。鳳皇群雜而飛，雌雄相和不見其雜。有觀鳳者，别其聲殊，辨其形異，故曰不離。譬善用鍼者，妙見鍼下，氣之虚實，了然不亂也。
〔吴〕烏烏，言其氣之襲鍼如烏合也。稷稷，言其鍼之卓立如樹禾也。從是而見其經氣飛騰，有莫知其

所以然者，蓋言其道費而隱者有如此。馬、張、志並皆從此説

〔劄〕恕公曰：『按：烏烏，即烏也。猶《毛詩》燕燕於飛，即燕也。』

案：烏烏、稷稷，王注可從，諸注皆失解矣。蓋烏烏者，即後文所云『伏如橫弩』是也。言鍼下有氣至烏烏然，微動未發起也。烏烏猶盱盱也，煴煴也，蝹蝹也。揚雄《劇秦美新》云『權輿天地未祛，睢睢盱盱』，元氣未判，謂之睢盱。太朴未雕，亦謂之睢盱。王延壽《魯靈光殿賦》『鴻荒朴略，厥狀睢盱』，張載注云：『睢盱，質朴之形。』《廣雅》云：『睢睢盱盱，元氣也。』班固《典引》云『太極之元，兩儀始分，烟烟煴煴』，蔡邕注：『烟烟煴煴，陰陽和一，相扶貌也。』《廣雅》又云：『烟烟、煴煴，元氣也。』又云：『蜿蜿、蝹蝹，動也。』張衡《西京賦》云：『海鱗變而成龍，狀蜿蜿以煴煴。』蓋單言曰盱、曰煴、曰蝹，重言曰盱盱、煴煴、蝹蝹，又曰睢盱、烟煴、蜿蝹，並一音之緩急耳。稷稷者，後文所云『起如發機』是也。言鍼下氣應其貌稷稷然，嚴利而有力勢也。稷稷與畟畟同，《爾雅》『畟畟，耜也』，郭注：『言嚴利。』《説文》云：『畟，治稼畟畟進也』。《詩·良耜》傳：『畟畟猶測測也。』《箋》云：『測測以利善之耜。』《正義》引舍人曰：『畟畟，耜入地之貌。』《爾雅·釋文》：『畟字或作稷。』可以徵也。《史·天官書》『食至日昳爲稷』，《漢·天文志》『昳』作『跌』，『稷』作『疾』，疾蓋稷穀方言歟。

（眉）《莊子·則陽》『稯稯』釋文：『字亦作總。李云：聚皃。本又作稷，一本作稷。初力反。』

○從見其飛，不知其誰。

〔張〕從見其飛，言氣之或往或來如鳥之飛也。然此皆無中之有，莫測其孰爲之主，故曰不知其誰。

案：飛是散飛之義，菲微之義，言其氣之來，其始也烏烏柔順混一，其盛也稷稷嚴利，其衰也漸漸散飛而微弱，其往來盛衰之氣形不可名狀，故曰不知其誰也。《玉篇》『誰，是推切。何也，不知其名也』。

○伏如橫弩，起如發機。

案：馬、張等皆以爲鍼之起伏出入之義，本於吴注，非是。王注以爲血氣之伏起，可從。即前文所云烏烏者，伏如橫弩之謂。稷稷者，起如發機之謂。

〔楊〕如橫弩者，比其智達妙術也。起如機者，比行之得中之。

〔識〕劉熙《釋名》云：『弩，怒也。其柄曰臂，似人臂也。鉤弦者曰牙，似齒牙也。牙外曰郭，爲牙之規廓也。下曰懸刀，其形然也。合名之曰機，言機之巧也，亦言如門户之樞機，開闔有節也。』《古史考》云『黄帝作弩』。簡按：杜思敬《卦萃方》引經文作『彍弩』。《孫子·兵勢篇》『勢如彍弩』。《説文》『彍，弩滿也』。知是横、彍通用。吴云：『横，不正也。』誤。

案：弩滿字，《説文》作『彍』，其實作『横』，爲古字。經文僅存古。《説文》『彍』字爲近俗篆文，亦真牙、顛牙之例也。

〔箚〕《唐太宗李衛公問對》『勢如彍弩，節如發機』。

○帝曰：何如而虚。何如而實。岐伯曰：刺虚者須其實，刺實者須其虚。

〔楊〕虚爲病者，補之須實。實爲病者，寫之須虚也。

〔馬〕凡刺病人之虚者，必待其實，即《鍼解論》之所謂『陽氣隆至，鍼下熱，乃去鍼也』。凡刺病人之實者，必待其虚，即《鍼解論》之所謂『留鍼，陰氣隆至，去鍼也』。

〔箚〕寛案：『帝曰何如而虚』以下，結前段虚實之義。

○經氣已至，愼守勿失。

〔楊〕得氣補寫終時，愼之勿使過與不及也。

〔馬〕正以待其各經之氣已至，或虚或實，然後去鍼，此乃愼守其法而勿失，即《鍼解論》之所謂『勿變更也』。

〇深淺在志，

〔楊〕志，記也。計鍼下深淺可記之，不得有有失深淺，有失更增其病，故須記。

〔馬〕病之或淺或深，在吾志以運之，即《鍼解論》之所謂『知病之内外也』。

〇遠近若一，

〔楊〕使之得中，不可過與不及，故曰若一也。

〔馬〕氣來或遠或近，正與病之深淺而合一，即《鍼解論》之所謂『深淺其候等也』。

〇如臨深淵，手如握虎，神無營於衆物。

〔楊〕行鍼專務，設二喻以比之：一如臨深淵，更營異物，必有顛墜之禍；亦如握虎，不堅定，招自傷之害。故行鍼調氣，不可不用心也。

〔馬〕用鍼之際，始終愼守。如臨深淵，心不敢墜。如握虎然，手不敢肆。自始時治神以迄於今，其神專一凝靜，無敢營營於衆物，即《鍼解論》之所謂『靜志以觀病人，無左右視也』。斯則用鍼之法，無有不全，始可乘其已虚已實而出鍼矣。吁，觀伯之所言，其叮嚀之意切矣。惜乎，萬世而下能知此道者誰歟。

《鍼解篇第五十四》云：『刺實須其虚者，留鍼，陰氣隆至，乃去鍼也。刺虚須其實者，陽氣隆至，鍼下熱，乃去鍼也。經氣已至，愼守勿失者，勿變更也。深淺在志者，知病之内外也。近遠如一者，深淺其候等也。如臨深淵者，不敢墮也。手如握虎者，欲其壯也。神無營於衆物者，靜志觀病人，無左右視也。』

（眉）《四氣調神篇》末注曰：『備禦虚邪，事符握虎，噬而後藥，雖悔何爲。』

案：全篇一章，專説用鍼之心術妙理也，所以《大素》入『知鍼石篇』中耳。

文久辛酉重陽燈下雨中書於七絶精廬南廂　五禽翁立之

第二十五補

天覆地載ヲ一

《陰陽離合論第六》云：『天覆地載，萬物方生。』

五勝ウ六

〔箚〕《漢・藝文志》『陰陽者，順時而發，隨斗擊，因五勝』，師古曰：『五勝，五行相勝也。』

一曰治神ウ九

《靈樞・九鍼十二原第一》：『黄帝曰：余哀其不給，而屬有疾病，余欲勿使被毒藥，無用砭石，欲以微鍼，通其經脈，調其血氣，營其逆順出入之會，令可傳於後世，必明爲之法。』

案：所云毒藥、砭石、微鍼、血氣，與此所説合。此所云治神、養身、知府藏血氣之診，此三事並係於微鍼。毒藥、砭石二件，乃所不能微鍼治之者也。舉此五件，則療治百病之方法，盡在於此也。

至其當發ウ十七

《靈・小鍼解》云：『不可掛以髮者，言氣易失也。叩之不發者，言不知補寫之意也。血氣已盡，而氣不下也。』

案：此『發』字正同義，言其穴俞之中，神機發動之時，務行補寫，其間不容瞚也。張注以『發』爲出鍼，恐非是，宜從楊注爲正也。

《離合真邪第二十七》云：『不可挂以髮者，待邪之至時，而發鍼寫矣。若先若後者，血氣已盡，其病不可下。故曰知其可取，如發機，不知其取，如扣椎。故曰知機道者，不可挂以髪，不知機者，扣之不發。此之謂也。』

知毒藥爲真ヲ十一

《金匱玉函經·總例篇》：『自非究明醫術，素識明堂流注者，則身中滎俞，尚不能知其所在，安能用鍼藥以治疾哉。今列次第，以示後賢，使得傳之萬世。』又曰：『表鍼内藥與之令服，可謂千金之藥内消無價之病。』又曰：『表鍼内藥，隨宜用之，消息將之，與天同心，百年永安，終無横殀。此要略説之，非賢勿傳。』

手如握虎ウ廿二

葉紹翁《四朝聞見録》丙集首有『虎符説』一篇，此書在《知不足齋叢書》第四集中也。

《史記·信陵君傳》『則得虎符奪晉鄙軍』。

李白《塞下曲詩》『將軍分虎竹，戰士臥龍沙』。出《唐詩選》卷三

案：『握虎』二字，於義不通。虎固非可握持之物，因考虎即琥之古字。握虎者，謂持發兵之瑞玉符，爲謹嚴之極也。《説文》『琥，發兵瑞玉，爲虎文。從王從虎，虎亦聲。《春秋傳》曰：賜子家雙琥』是《昭三十二年·左傳》文也。《廣韻》『琥，發兵符，有虎文』。《周禮·大宗伯》『以白琥禮西方』注：『琥，猛象秋嚴。』又《小行人》『琥以繡，璜以黼』注：『子男於諸侯則享以琥。』《禮器》『琥璜爵』釋文『琥，本作虎』是琥古作虎之徵也。但以琥爲發兵符，《説文》述之，經典無考，如《大宗伯》以白琥配西方也，《小行人》《禮器》共非發兵之義。然漢與郡國守相爲銅虎符。銅虎符從第一至第五，國家當發兵遣使者至郡國合符，符合及聽受之。蓋發兵玉符，雖不見於經典，以《説文》有『琥』字，《漢書》有銅虎符考之，則

古用玉符，漢代之以銅符，而猶存虎文可知也。虎文亦與虎賁同理，取於勇猛之義。所云握琥之人，猶如蘇武握節之心，實謹嚴不怠之至也。只是《素問》『握虎』二字，可以徵於古用發兵玉符之説也。醫之治病，彷彿於兵道，於鍼法尤爲然，故往往以兵理爲譬喩。此篇前文所云『横弩發機』，與此所云『握虎』，自相爲照應，非偶然也。清人錢獻之藏漢銅虎符二箇，皆爲虎形，見阮元《款識》卷十。

（眉）《説文》『卩，瑞信也。使山邦者用虎卩』。薛氏《款識》卷十七末有『周琥』，銘云『午十三』，薛氏釋曰：『蓋珪璋璧琮琥璜之六器，以象天地四方。漢用虎符發兵，雖以銅爲之，其原疑出於此。文曰午十三者，亦兵符之次第。午字蓋以日辰爲琥，或以午與五同，發兵遣將，蓄威以持此器，虎形則然。魯昭公疾，賜子家子雙琥一璞，而爲二物，是亦可以爲符矣。』

絃絶ヲ二

案：絶者，即斷絶之義。蓋琴瑟之絃有數條，若一條斷絶，則餘絃皆爲之其音破敗，故曰『絃絶者，其音嘶敗也』。

嘶敗ヲ二

慧《音》十九ウ十『嘶破，又作廝。同先奚反。《蒼頡篇》云：廝，病也，言微也。東齊謂聲散曰廝。《古今正字》從口斯聲，又作誓』。又卷十ウ二『嘶喝，又作誓蓋。同先奚反。下又作嗑，嗌。同乙介反。《方言》廝、嗑，噎。楚曰廝，秦晉或曰嗑。《埤蒼》嘶，聲散也。《説文》嘶，悲聲。《廣雅》聲之幽』。

《方言》卷六云『秦晉聲變曰廝，器破而殊其音，亦謂之廝』。

《靈樞·玉版篇第六十》云：『音嘶色脫，是五逆也。』

《傷寒論》卷七·不可發汗篇曰：『厥，脈緊，不可發汗，發汗則聲亂咽嘶，舌萎，聲不得前。』

手動若務鍼耀而勻ヲ十八

耀與揺、愮通，療治之謂。言手動務而以鍼療治調勻於人身也。《方言》卷十『愮、療治也。江湘郊會謂醫治之曰愮』，郭注：『俗云厭愮病，音曜。』《廣雅·釋詁三》『揺，療治也』，王念孫《疏證》曰：『愮與揺通，揺療之同訓爲治，猶遥遼之同訓爲遠，燿燎之同訓爲照，聲相近，故義相同也。』王念孫《讀書雜志》云：『《漢書·五行志》鸜鴿之巢，遠哉揺揺。師古曰：揺揺不安之貌。念孫案：以揺揺爲不安貌，則與遠字義不相屬，師古説非也。揺揺即遠貌，遠哉揺揺，猶言殆哉岌岌耳。《漢書考異》曰：《春秋傳》作遥遥。《説文》無遥字，當從《漢志》。』

（眉）鶴陵片倉元周以三稜鍼刺附骨疽及鶴膝風曰：『刺法直拔則膿凝不出，以鍼左右前後四揺動之際，漸拔則膿迸出。』詳於《時還讀我書》下

手如握虎ウ廿二

《夢溪筆談》卷廿五曰：古之節，如今之虎符，其用則有圭璋龍虎之别，皆櫝將之英蕩是也。漢人所持節，乃古之旄也。予在漢東，得一玉琥，美玉而微紅，酣酣如醉肌，温潤明潔。或云即玫瑰也。古人有以爲幣者，《春官》『白琥禮西方』是也，有以爲貨者，《左傳》『加以玉琥二』是也，有以爲瑞節者，『山國用虎節』是也。或曰『握虎』即『握固』之借。『握固』出《老子》第五十五章握固法，詳見《醫心方》卷廿七用氣第四篇引《大清經》，又導引第五篇引《養生要集》，宜參。又用氣第四篇亦引《養生要集》載《服氣經》『瞑目握固』，注云：『握固者，如嬰兒之捲手。』宜參看也。《千金》卷廿七房中補益第八曰『凡欲施瀉者，當閉口張目閉氣，握固兩手，左右上下，縮鼻取氣』。

三四相詭ヲ三

《家語》『顔淵少孔子三十歲』，毛西河《稽求篇》，全謝山《經史問答》並有改『三』作『四』說，太是。太田錦城《九經談》亦有焉，尾張山本格安《獻暄録》亦有之曰『古文作四作三，傳寫誤損一畫，三當作四，乃合』。

八正神明論篇第二十六

○黃帝問曰：用鍼之服，必有法則焉。今何法何則。岐伯對曰：法天則地，合以天光。

〔楊〕服，事也。光，謂三光。

〔識〕簡按：《詩·大雅》『昭哉嗣服』《毛傳》：『服，事也。』王注本此。《官能篇》云：『用鍼之服，必有法則。上視天光，下司八正，以避虛（當作『辟奇』）邪，而觀百姓，審於虛實，無犯其邪。』

案：《爾雅·釋詁》『服，事也』，郝懿行曰：『《詩》云：曾是在服。毛傳：服，服政事也。《詩》内服字，毛訓事者，止此一處。它如寤寐思服、共武之服、昭哉嗣服、我言惟服、亦服爾耕，鄭箋並云：服，事也。又如《曲禮》云：孝子不服闇，《祭統》云：纂乃祖服，鄭注並云：服，事也。』

案：《識》引：『《毛傳》：服，事也。』『毛傳』二字宜改作『鄭箋』，偶誤耳。

○帝曰：願卒聞之。岐伯曰：凡刺之法，必候日月星辰，四時八正之氣，氣定乃刺之。

〔楊〕定者，候得天地正氣曰定，定乃刺之。案：『日』恐『〃』訛，宜作『候得天地正氣定，氣定乃刺之』。

〔識〕馬云：『八正者，八節之正氣也。四立二分二至曰八正。』《史記·律書》云『律歷，天所以通五行八正之氣』，注：『八正謂八節之氣，以應八方之風。』

○是故天温日明，則人血淖液，而衛氣浮，故血易寫，氣易行。天寒日陰，則人血凝泣，而衛氣沈。

〔楊〕淖，大卓反。濡甚也。謂血濡甚通液也。衛氣行於脈外，故隨寒温而邪浮沈滑澀。泣音習之。

〔紹〕堅案：《爾雅・釋言》釋文引《字林》云：『淖，濡甚也。』此楊所本。又《廣雅》『淖，濕也』。《離合真邪論》『暑則氣淖澤』。《經絡論五十七》『熱多則淖澤』王注：『淖，濕也。澤，潤液也。謂微濕潤也。』《行鍼篇》『陰陽和調，而血氣淖澤滑利』。蓋淖液、淖澤，其義相同，宜參《陰陽別論》。

案：《陰陽別論》『淖』字，與此自異。《靈・刺節真邪七十五》[廿一ノ九ヲ]云『汗大泄，皮淖澤』，又《決氣三十》[十一ノ三ウ]云『穀入氣滿，淖澤注於骨』，可併看。

案：淖液即淖澤，同音相通用。蓋淖液之急呼爲澤，謂滋潤也。楊以液爲津液之義，非是。與《陰陽別論》[七]『淖則剛柔不和』義自別。

案：凝泣，《大素》作『涘泣』，可從。《説文》『涘，水涯也』。《玉篇》同。《廣韻》『水岸涯也』，非此義。蓋涘泣者，謂澀也。『涘泣』之急呼爲澀，猶『淖液』之急呼爲澤，是古訓緩急之例也。《紹識》以爲涘凝異構者，恐非是。

案：吴此下補『凝則難寫沈則難行』八字，九達同，非是。無而有之義，詳前略後之文例耳。

○月始生，則血氣始精，衛氣始行。

〔楊〕血氣者，經脈及胳中血氣者也。衛氣者，謂是脈外循經行氣也。精者，謂月初血氣隨月新生，故曰精也。但衛氣常行，而言始行者，亦隨月生，稱曰始行也。

案：精即鋭利之義，見於第三中。

○月郭滿，則血氣實，肌肉堅。

〔楊〕脈中血氣及肉，皆隨盛堅也。

〔馬〕月之四圍爲郭，猶城郭之郭。

《靈樞·歲露篇》云：『少師曰：人與天地相參也，與日月相應也。故月滿則海水西盛，人血氣積，肌肉充，皮膚緻，毛髮堅，腠理郄，煙垢著。當是之時，雖遇賊風，其入淺不深。』

○**月郭空，則肌肉減，經絡虛，衛氣去，形獨居。是以因天時，而調血氣也。**

〔楊〕經脈之内，陰氣隨月皆虛，經絡之外，衛之陽氣亦隨月虛，故稱爲去，非無衛氣也。形獨居者，血氣與衛雖去，形骸恒在，故曰獨居，故謂血氣在於時也。

《靈樞·歲露篇》云：『至其月郭空，則海水東盛，人氣血虛，其衛氣去，形獨居，肌肉減，皮膚縱，腠理開，毛髮殘，膲理薄，煙垢落。當是之時，遇賊風則其入深，其病人也卒暴。』

《至真要大論》『遇月之空，亦邪甚也』王注：『謂上弦前，下弦後，月輪中空也。』

○**是以天寒無刺，天温無疑。**

〔楊〕天温血氣淖澤，故可刺之不須疑也。

○**月生無寫，月滿無補。**

〔楊〕月生血氣始精，微弱刺之虛，虛故不可寫。月滿人氣皆盛，刺之實，實故不可補也。

○**月郭空無治，是謂得時而調之。**

〔楊〕無療者，療之亂經，故無療也。是謂得時法也。

案：無治者，謂補寫共不可也。

○**因天之序，盛虛之時，移光定位，正立而待之。**

〔楊〕正立待之，伺其氣也。

案：天之序者，謂四時生長收藏之序，第三所云『此因時之序』是也。盛虛之時者，謂四時温熱涼寒之異也，『四氣調神』是也。移光定位者，謂日月光移，則人亦隨之，定其坐位，『八風九宮』（當作『九宮八風』）是也。下文云『星辰八正云云』，先起端於此也。

案：今人治蚘蟲，在月初投藥，月初則蟲首向上，故能殺之。月末則蟲首向下，故藥無功云，蓋亦是人應月魄之理也。

〔張〕日月之光移，則歲時之位定。

（眉）《六微旨大論》曰『故曰：因天之序，盛衰之時，移光定位，正立而待之。此之謂也』，王注曰：『移光謂日移光，定位謂面南觀氣，正立觀歲，數氣之至，則氣可待之也。』

○故日月生而寫，是謂藏虛。

〔楊〕月生藏之血氣精微，故刺之重虛也。（《大素》『日』作『曰』）

〔識〕張云：『日當作曰。』吴、志、高並作『曰』。簡按：《移精變氣》王注引此文作『故曰』，知是作『日』者，傳抄之訛。

案：虛虛之弊，直令藏虛，故曰藏虛。全元起本『藏』作『減』者，恐『藏』之訛。宋臣云『當作減』，未深考耳。

○月滿而補，血氣揚溢，絡有留血，命曰重實。

〔楊〕揚溢，盛也。月滿刺之，經溢流血，故曰重實也。

〔張〕藏虛，虛其虛也。重實，實其實也。

〔志〕重，平聲。月滿則血氣充溢於形身之外，若重補之則絡有留血，是謂重實也。

○月郭空而治，是謂亂經。

〔吴〕亂經，紊亂經氣也。

案：亂經之義，下文五句即是。

○陰陽相錯，真邪不别，沈以留止，外虚内亂，淫邪乃起。

〔楊〕月郭空者，天光盡也。肌肉并經絡及衛氣陰陽皆虚，真耶氣交錯，相似不能别，無刺之，則耶氣沉留，胳脈外虚，經脈内亂，於是淫耶得起也。

案：陰者，謂營魂藏也。陽者，謂衛魄府也。真邪不别者，即陰陽營衛二氣相交錯之謂也。二氣交錯則害真氣，害真氣者即謂邪也，非謂外邪也。其害真之邪氣沈在血中，令血留止，外絡空虚，内經擾亂，而淫邪乃起也。其邪氣有淫於府，有淫於藏，是之謂亂經也。『淫邪』字見《靈樞》。《靈樞·淫邪發夢第四十三》云：『黄帝曰：願聞淫邪泮衍奈何。岐伯曰：正邪從外襲内，而未有定舍，反淫於藏，不得定處，與榮衛俱行，而與魂魄飛揚，使人臥不得安而喜夢。氣淫於府，則有餘於外，不足於内。氣淫於藏，則有餘於内，不足於外。』

案：《靈樞》所云『淫邪』與此同義。所云『正邪』者，張曰：『凡陰陽勞逸之感於外，聲色嗜欲之動於内，但有干於身心者，皆謂之正邪，亦無非從外襲内者也。』與此鍼而亂經之邪正相同。所云榮衛、魂魄、藏府並陰陽之謂也，宜併考也。

〔吴〕陰陽相錯，真邪不别，乃亂經之實，沈以留止，邪氣沈著，留止不去也。外虚其經，内亂藏志，未有淫邪不起者也。

○帝曰：星辰八正何候。岐伯曰：星辰者，所以制日月之行也。

〔楊〕日月所行者，以廿八宿爲制度也。

〔吴〕星謂二十八宿。辰，躔度之次也。制，裁度也。所以裁度日月之行，次於某宿某度也。蓋二十八宿經於天，晝夜異象，四時異見。人身營衛，晝行於陽，夜行於陰。日月之行，或以主晝，或以主夜，其象同也。日月有躔度，營衛有氣舍，故用鍼者，知日月之行度，則能候營衛之氣舍而取之矣。

《靈樞·衛氣行第七十六》云：『岐伯曰：歲有十二月，日有十二辰。子午爲經，卯酉爲緯，天周二十八宿，而一面七星，四七二十八星，房昴爲緯，虚張爲經，是故房至畢爲陽，昴至心爲陰。陽主晝，陰主夜，故衛氣之行，一日一夜，五十周於身。晝日行於陽二十五周，夜行於陰二十五周，周於五藏。』

○八正者，所以候八風之虚邪，以時至者也。

《靈樞·刺節真邪七十六》（當作『七十五』）云：『真氣者，所受於天，與穀氣并而充身也。正氣者，正風也。從一方來，非實風，又非虚風也。邪氣者，虚風之賊傷人也，其中人也深，不能自去。正風者，其中人也淺，合而自去，其氣來柔弱，不能勝真氣，故自去。虚邪之中人也，洒淅動形，起毫毛而發腠理，其入深。』又《九宫八風七十七》云：『風從其所居之鄉來，爲實風，主生長養萬物。從其衝後來，爲虚風，傷人者也。主殺主害者，謹候虚風而避之。故聖人日避虚邪之道，如避矢石，然邪弗能害，此之謂也。』

案：自在於天地間謂之風，自入於人身中謂之邪，故經文云實風、云正風、正氣皆同。云虚風、云虚邪、云邪氣皆同。蓋氣者無形之偁，天地間之風無形，故又謂之氣。人身中之真陽亦無形，故又謂之氣。因其處異其義，不可不活看也。

○四時者，所以分春秋冬夏之氣所在，以時調之也。

〔楊〕以八方正位，候八種虚邪之風也。四時者，分陰陽之氣爲四時，以調血氣之也。

〔吴〕所在，如正月二月人氣在肝，三月四月人氣在脾，五月六月人氣在頭，七月八月人氣在肺，九月十月人氣在心，十一月十二月人氣在腎。出《診要經終第十六》。經中言氣之所在，不能盡同，此其一也。

〔識〕張取王、吴兩説。

案：《四氣調神論》所説乃此義。

脾　玄委 西南坤風淫 和　立秋	肺　倉果 西兑風剛 皮　秋分	小　新洛 西北乾風折 立冬
心　上天 南離風弱大 脈　夏至	招摇宫 中央	叶蟄 北坎 冬至
陰洛 東南巽 立夏	倉門 東震 春分	天留 東北艮 立春

○八正之虚邪，而避之勿犯也。

〔張〕四時之氣所在云云，此皆氣在人身也。至於天氣所在，則八正之風隨時而至者是也。人身之氣宜調於内，天氣（疑作『地』）之氣宜調於外，故聖人日避虚邪之道，如避矢石然。蓋恐因外而傷其内也。

○以身之虚，而逢天之虚，兩虚相感，其氣至骨，入則傷五藏。工候救之，弗能傷也。故曰天忌，不可

不知也。

〔楊〕形血氣年加皆虛，故曰身虛。身虛與虛耶相感爲病入深，故至於骨傷五藏也。法天候之以禁，故曰天忌也。

〔紹〕堅案：《官鍼篇》曰『故用鍼者，不知年之所加，氣之盛衰，虛實之所起，不可以爲工也』。《陰陽二十五人篇》曰『岐伯曰：形勝色，色勝形者，至其勝時年加，感則病行，失則憂矣云云』。楊所言，此即是也。《歲露篇》『年之衰』亦同義耳。注《靈樞》者，以『年加』爲五運加臨之謂，先兄嘗辨其謬，極爲明確。

○**帝曰：善。**

從篇首至此，《大素》卷廿四天忌所載。

○**其法星辰者，余聞之矣。願聞法往古者。**

以下至篇末，《大素》廿四本神論載之。

〔楊〕帝問師古攝生之道。

○**岐伯曰：法往古者，先知鍼經也。**

一解。

〔楊〕往古伏羲氏始畫八卦，造書契，即可制鍼經攝生救病之道。

〔馬〕此亦歷解鍼經之辭也。《鍼經》者，即《靈樞》也。第一篇《九鍼十二原》中有『先立鍼經』一語，後世皇甫士安易《靈樞》以《鍼經》之名，故王冰釋《素問》，宋成無己釋《傷寒論》宗之，及各醫籍皆然。

〔識〕簡按：以下歷解《官能篇》第三節之語，凡九釋，頗似《韓非・解老篇》。蓋古注釋之文如此。

案：經中自解經文，古多有此例。《春秋》經傳，《本草》白黑，《靈樞・小鍼解》《素問・脈解》《鍼解》之類是也。此九釋亦其例耳。

○驗於來今者，先知日之寒温，月之虛盛，以候氣之浮沈而調之於身，觀其立有驗也。

二解。

〔楊〕制鍼經之旨，獲驗於來今者，先知寒温盛虛，以候脈氣浮沈，次用鍼調之，以取其驗之也。

案：氣之浮沈者，後文所云『四時氣之浮沈』是也。蓋春夏之日爲温，春夏之氣爲浮，秋冬之日爲寒，秋冬之氣爲沈，加之以月之盈虛而調之身。察其脈色則病之虛實成敗觀而可驗也。

○觀其冥冥者，言形氣榮衛之不形於外，而工獨知之。

〔楊〕形之肥瘦，血氣盛衰，營衛之行，不見於外，故曰冥冥也。

《示從容論》『窈冥』王注：『窈冥，謂不可見者，則形氣榮衛也。』

○以日之寒温，月之虛盛，四時氣之浮沈，參伍相合而調之。工常先見之，然而不形於外，故曰觀於冥冥焉。

三解。

〔楊〕以下解觀也，工人以神得彼形氣營衛之妙，不可知事。參伍相合調之，符合外不知，故曰觀冥冥之。

案：冥冥，已見第二十五中。參伍，已見第十七中。

○通於無窮者，可以傳於後世也。

〔楊〕無窮者，謂氣血之妙也。有通之者，可傳之於萬代；不通之者，以煞生人，故不能傳之。

○是故工之所以異也。然而不形見於外，故俱不能見也。

〔楊〕良工觀於冥冥，所知衆妙，俱不可知之。

○視之無形，嘗之無味，故謂冥冥，若神髣髴。

四解。

〔楊〕冥冥之道，非直目之不可得見，亦非舌所得之味，若能以神髣髴，是可得也。此道猶是黄帝之玄珠，内象通之於髣髴之。（案：『直』恐『真』訛。）

〔張〕通於無窮者，無方無體也，故可傳於萬世。其所以異於人者，以人俱不能見，而我獨見之，明察秋毫，在於若無若有之際，故謂冥冥若神髣髴。

五解。

○虚邪者，八正之虚邪氣也。

案：前文所云『八風之虚邪』是也。

○正邪者，身形若用力，汗出，腠理開，逢虚風，其中人也微。故莫知其情，莫見其形。

六解。

〔楊〕胃中無穀曰飢，飢反汗出，虚因腠理開，虚風得入，虚風入時難知，故曰冥冥也。案：『難知』釋『微』也，『冥冥』釋『莫知其情，莫見其形』也。

案：其中人也微，『微』字爲微邪之義。《調經論》所云『血氣未并，五藏安定，邪客於形，洒淅起於毫毛，未入於經絡也，故命曰神之微』，又云『刺微』，又云『皮膚微病』，又云『血氣未并，五藏安定，肌肉蠕動，命曰微風』，『微』字並指微邪而言，與此同義，宜併考。《金匱》所云『六微』，與此同義。《五運行大論》六十七云：『五氣更立，各有所先，非其位則邪，當其位則正。帝曰：病之生（疑脫『之』）變何如。岐伯曰：氣相得則微，不相得則甚。』

案：『邪』『正』二字及『微』字與此同義。

○上工救其萌牙，必先見三部九候之氣，盡調不敗而救之，七解。

〔楊〕萌芽未病之病，病之微也。先知三部九候調之，即療其微，故不敗也之。

案：『萌』與『微』爲一音，義亦相通。言病之初萌，未深入，名爲微病也。

○故曰上工。下工救其已成，救其已敗。救其已成者，言不知三部九候之相失，因病而敗之也。八解。

〔楊〕疾者，言其速也。

《離合真邪論二十七》云：『不知三部者，陰陽不別，天地不分，地以候地，天以候天，人以候人，調之中府，以定三部，故曰刺不知三部九候。病脈之處，雖有大過且至，工不能禁也。誅罰無過，命曰大惑，反亂大經，真不可復，用實爲虛，以邪爲真，用鍼無義，反爲氣賊。奪人正氣，以從爲逆，榮衛散亂，真氣已失，邪獨內著，絶人長命，予人夭殃。不知三部九候，故不能久長。因不知合之四時五行，因加相勝，釋邪攻正，絶人長命。』

（眉）古抄本無『救其已敗』四字。

○知其所在者，知診三部九候之病脈處而治之，故曰守其門户焉，莫知其情而見邪形也。

九解。

〔楊〕但察三部九候，得其病脈，見其耶形，即便療之，以守其門，更不須問其情者也。

案：對前文云『故莫知其情，莫見其形』而成文。此言不莫知其病情之委曲，而見其病邪之形狀乎，可爲得見也。

《離合真邪》二十七云：『然真邪以合，波隴不起，候之奈何。岐伯曰：審捫循三部九候之盛虛而調之，察其左右上下相失及相減者，審其病藏以期之。』

〔張〕知其所在者，知病脈之處也。三部九候，即病脈由行出入之所，故曰門户。情有不可知，而（當補『形』）有可見者在乎此，得其形則情可察矣。

○帝曰：余聞補寫，未得其意。岐伯曰：寫必用方。方者，以氣方盛也，以月方滿也，以日方温也，以身方定也，以息方吸而内鍼。

〔楊〕方，正也。氣正盛時，月正滿日，時正温時，（案：『日時』恐誤倒。）身正乃安時，息正吸時，此之五正，是内鍼時也。

〔馬〕此亦解《鍼經》之義也。伯言《鍼經》有『寫必用方，補必用圓』之語，然以意論之，正以當寫之時，以氣方盛，月方滿，日方温，身方定，以息方吸而納鍼。乃復候其方吸而轉鍼，乃復候其方呼而徐徐出鍼。惟其語中有此方字，故曰寫必用方。

案：當此五方時，息吸而納鍼，息呼而引鍼，是補寫之法也。蓋補寫共宜在五方時也。據馬注，則古鍼經云『寫必用方，補必用員』，岐伯解此『方』字，以五方之義，亦有一理也。此說暗與楊注符，姑從之爲妥。

○乃復候其方，吸而轉鍼。

〔楊〕此之一正，是乃轉鍼時也。

〇乃復候其方，呼而徐引鍼，故曰寫必用方，其氣而行焉。

〔楊〕此之一正，是出鍼時也。寫用七法，即耶氣行出也。

〇補必用員，員者行也，行者移也，刺必中其榮，復以吸

〔楊〕員之與方，行鍼齊實也。行補之法，刺中營氣，留鍼補也。因吸出鍼，移氣使氣實之也。

〇排鍼也。故員與方，非鍼也。

〔楊〕員之與方，行鍼之法，皆推排鍼爲補寫之。

〔馬〕其曰補必用圓，圓者正以物之圓者，可行可移，其刺必中其營，復以吸而排鍼，故名曰補必用圓。

〔張〕員者，員活也。行者，行其氣。移者，導其滯。凡正氣不足，則營衛不行，血氣留滯，故必用員以行之補之。榮，血脈也。

〔吴〕排謂經氣既至，則内其鍼，如排擁而入也。

〔志〕排，推也。候其吸而推運其鍼。

〇故養神者，必知形之肥瘦，榮衛血氣之盛衰。血氣者，人之神，不可不謹養。

〔楊〕養神之道，一者須知形之肥瘦，二者須知營衛二氣所行得失，三者須知經絡血有盛衰。知此三者調之，神自養矣。

〔張〕形者，神之體。神者，形之用。無神則形不可活，無形則神無以生，故形之肥瘦，營衛血氣之盛衰，皆人神之所賴也。故欲養神者，不可不謹養其形。

《靈樞·決氣第三十》云：『黄帝曰：余聞人有精氣津液血脈，余意以爲一氣耳。今乃辨爲六名，余不知其所以然。岐伯曰：兩神相搏，合而成形。常先身生，是謂精。上焦開發，宣五穀味，熏膚充身澤毛，若霧露之漑，是謂氣。腠理發泄，汗出溱溱，是謂津。穀入氣滿，淖澤注於骨，骨屬屈伸洩澤，補益腦髓，皮膚潤澤，是謂液。中焦受氣取汁，變化而赤，是謂血。壅遏營氣，令無所避，是謂脈。』

案：此所云血氣者人之神，得《決氣篇》六氣之辨而始明白。

《靈樞・官能篇第七十三》云：『用鍼之服，必有法則。上視天光，下司八正，以辟奇邪，而觀百姓。審於虛實，無犯其邪，是得天之露，遇歲之虛，救而不勝(弗勝)，反受其殃，故曰必知天忌。乃(迺，下同)言鍼意，法於往古，驗於來今，觀於窈冥，通於無窮。麤粗之所不見，良工之所貴，莫知其形，若神髣髴。邪氣之中人也，洒淅(洫泝)動形，止(正)邪之中人也微，先見於色，不知於其身。若在若無，若亡若存，有形無形，莫知其情。是故上工之取氣也，乃救其萌芽。下工守其已成，因敗其形。是故工之用鍼也，知氣之所在，而守其門户，明於調氣，補寫所在，徐(除)疾之意。所取之處，寫必用員，切而轉之，其氣乃行，疾而(入)徐出，邪氣乃出。伸而迎之，遥(摇)大其穴，氣出乃疾。補必用方，外引其皮，令當其門。左引其樞，右推其膚，微旋而徐推之，必端以正，安以靜，堅心無解，欲微以留，氣下而疾出之。推其皮，蓋其外門，真氣乃存，用鍼之要，無忘其神(養神)。』

《大素》十九知官能載此文，校異如此。

(眉)《邪氣藏府病形第四》『邪氣』作『虛邪』，『止』作『正』，無『其』字，『在』作『有』。

案：此篇九解，全爲《官能篇》之注解。但『寫必用方，補必用員』，宜從《官能篇》作『寫必用員，補必用方』。《素問》及《大素》『以氣方盛也，以月方滿也云云』有五『方』字，因遂互誤歟，抑亦别傳有如此者歟，今不可考究也。

案：『方者』下恐有脱字，據下文『員者行也，行者移也』之例，則似當作『方者正也，正者直也』。

姑録存疑。

案：『寫必用方』宜作『補必用方』，下文同。『補必用員』宜作『寫必用員』。當氣方盛，月方滿，日方温，身方定，息方吸之時也，當始行補鍼法也。下文云『候其方吸而轉鍼，候其方呼而徐引鍼』，是非補法而何乎。

《靈・官能篇》文，《大素》卷十九・知官能篇載之，其楊注曰：『員謂之規，法天而動，寫氣者也。方謂之矩，法地而静，補氣者也。樞謂鍼動也，寫必用方，補必用員。彼出《素問》，此是《九卷》，方員之法，神明之中，調氣變不同，故示世人也。』『示世人』三字，原作『尔世六』，今改正。

又案：依楊上善此言，則蓋《素問》者九卷，《九卷》者九卷，張仲景以來爲分别如此，而楊氏特以己意合二書，錯雜昆糅以作三十卷書，復自注之，新號爲《大素》者歟。《漢・藝文志》陰陽家『《黄帝泰素》二十篇，六國時韓諸公子所作』，上善依是而用《大素》名歟。要之二十篇中之言，亦恐在今《大素》中耳。

○帝曰：妙乎哉論也。

〔楊〕妙者，言得其神之精秘者之也。

○合人形於陰陽四時，虚實之應，冥冥之期，其非夫子，孰能通之。

〔楊〕言微妙之辭。以人形合於陰陽，一也。合於四時，二也。合於虚實，三也。合於冥冥，四也。非夫子窮微極妙之通，孰能爲此論之也。

『孰』字俗譌多作『熟』，亦是增畫之例也。楊氏就『熟』字而爲之解，非是。然因此注文，而古來『孰』作『熟』，可知耳。

〔張〕形可見，神不可見。《易》曰：『形乃謂之器，利用出入，民咸用之，謂之神。』

案：人身之氣，合陰陽四時之氣者也。其人天之氣互有虛實，其應否微妙冥冥難察，唯岐伯能通此妙理也。

案：《大素》（『合』上）有『辭』字，似是。辭者，謂上古《鍼經》，岐黄已前之文辭。前文所云『法往古驗來今』之類也。或曰辭字宜屬上句而讀，妙乎哉論也。辭者，即謂妙哉。論辭。論辭者，論是岐伯之辨論，辭是古經之文辭，謂辨論辭文也。亦通。

『虛實之應，冥冥期』。《大素》如此，古文往往有此例。

○**然夫子數言形與神，何謂形，何謂神。願卒聞之。**

〔楊〕知形爲麁，知神爲細，麁細莫辨，故須問之者。

○**岐伯曰：請言形，形乎形，目冥冥。**

〔楊〕形乎形者，言唯知病之形與形，不見其妙，故曰冥冥也。

案：形乎形，猶云形乎形乎，言下工唯知其病形，而不知其真神。家訣所云『探病氣中之道氣，探道氣中之病氣』者，乃此理也。

〔眉〕家訣者，森家之祕訣，而松岡意齋鍼術之妙言，詳見於《意仲玄奥》中。

〔張〕形乎形，見乎外也。目冥冥，見粗者不見其精也。

○**問其所病，索之於經，慧然在前。**

〔楊〕言粗無知問病所以診索經脈，何能知其病之在前。

〔張〕所病有因，可問而知，所在有經，可索而察，則似乎慧然在前矣。

○**按之不得，不知其情，故曰形。**

〔楊〕按人迎寸口，不知病情，故但知形之。

〔張〕然仍按之不得者，在見其形而不知其情耳。形者，迹也。

○帝曰：何謂神。岐伯曰：請言神，神乎神，耳不聞，目明心開而志先。

〔楊〕能知心神之妙，故曰神於神也。神知則既非耳目所得，唯是心眼開於志意之先耳。

〔張〕神乎神，二而一也。耳不聞，聽於無聲也。目著明，心藏神，心竇開則志慧出而神明見。

○慧然獨悟，口弗能言，俱視獨見。

〔楊〕神得內明，言名之所不能及也。衆麁俱見，而工獨見。

〔張〕口弗能言，妙不可以言傳也。故與衆俱視，惟吾獨見。

○適若昬，昭然獨明，若風吹雲，故曰神。

〔楊〕適將若在昬中，昭然獨明。又解起惑除，若風吹雲，如斯得者，因謂之神也。

案：《大素》正文作『昏』者，蓋避廟諱，猶『泄之』作『洩之』例耳。

〔張〕觀於冥冥，適若昏也。無所見而見之，昭然明也。若風吹雲，宇宙清而光明見也。豁然了悟，人則在心，至哉莫測，故謂之神。

《靈·九鍼十二原》曰：『刺之要，氣至而有效。效之信，若風之吹雲，明乎若見蒼天，刺之道畢矣。』《甲乙》引『明乎若見蒼天』六字作『昭然於天』四字。

○三部九候爲之原，九鍼之論不必存也。

〔楊〕三部九候，爲神得之原。九鍼之論，麁而易行，故不必存之也。

〔張〕以三部九候爲之本原，則神悟可得矣。九鍼之論，特具其形迹耳。既得其神，奚藉於迹。雖不存

文久紀元九月念六燈下書了時在更生室之南廂　活翁立之

之，亦無不可。

第二十六補

寫必用方ウ十三

《離合真邪論第廿七》云：『吸則内鍼，無令氣忤，靜以久留，無令邪布，吸則轉鍼，以得氣爲故。候呼引鍼，呼盡乃去，大氣皆出，故命曰寫。』

正邪者オ十

《靈樞·邪氣藏府病形第四》《大素》廿七耶中云：『諸陽之會，皆在於面。中人也，方乘虚時，及新用力，若熱飲食，汗出腠理開而中於邪。』

補必用員ウ十三

《離合真邪》云：『必先捫而循之，切而散，推而按，彈而怒之，抓而下之，通而取之，外引其門，以閉其神，呼盡内鍼，靜以久留，以氣至爲故。如待所貴，不知日暮。其氣以(脫「至」)，適而自護。候吸引鍼，氣不得出，各在其處。推闔其門，令神氣存。大氣留止，故命曰補。』

離合真邪論篇第二十七

《大素》廿四真耶補寫全載。

○黄帝問曰：余聞九鍼九篇，夫子乃因而九之，九九八十一篇，余盡通其意矣。

〔楊〕八十一篇者，此經之類，所知之書篇數也。

○經言氣之盛衰，左右傾移，以上調下，以左調右，有餘不足，補寫於榮輸，余知之矣。

〔楊〕言前所知書中義也。

○此皆榮衛之傾移，虛實之所生，非邪氣從外入於經也。

〔吳〕言是榮衛之氣，偏勝傾移，一虛一實之所生，非八風邪氣外入之病也。

○余願聞邪氣之在經也。其病人何如，取之奈何。

〔楊〕言前八十一篇所説之義，與余請與異者，經所説唯道十二經脈，營衛二氣，互相傾移。虛實所生，不言外耶入經爲病，故今請之。

○岐伯對曰：夫聖人之起度數，必應於天地。

〔楊〕起於人身法度，以應天地之也。

○故天有宿度，地有經水，人有經脈。

〔識〕簡按：王解經水（《素問識》『水』作『字』）恐非，蓋經是經緯之經。

案：宿度，乃謂十二月與經水十二經脈十二相合，經蓋經常之義。《管子·地圖篇》『名山通谷經川』注：『經川，謂常川也。』乃與此同義。

〔眉〕《説文》『巠，水脈也』『永，長也。象水巠理之長』。『巠』古『經』今借。地水、人水，皆其諸道脈名巠經。大川逐水，脈理流天然者，謂之巠水，即《爾雅·釋水》所言『四瀆者，發原注海者也』。是巠水之義，《靈·經水篇》之川十二皆是也。若夫人作溝渠，雖極大至深者，非天然水脈道，不得謂經水也。

〔眉〕《靈·海論》曰：『人亦有四海十二經水，經水者皆注於海，海有東西南北，命曰四海。』

○天地温和，則經水安靜。天寒地凍，則經水凝泣。天暑地熱，則經水沸溢。卒風暴起，則經水波涌而隴起。

〔楊〕言天地陰陽氣之度數之也。

案：沸溢者，即沸也。沸之緩言爲沸溢也。暑氣之時，河水不冷而熱沸也。《説文》『沸，畢沸濫泉。從水弗聲』。鉉音『分勿切。又方未切』。《玉篇》『沸，方味切。泉涌出皃』『溢，弋質切。盈也，器滿也，餘也』。《説文》又云『涫，䰞也。涾，涫溢也。今河朔方言謂沸溢爲涾，從水沓聲』。鉉音『徒合切』。據此，則『沸溢』爲熟語，而謂沸出也。畢沸亦沸之緩言，與『沸溢』爲同義。

卒風暴起者，忽然吹出之風，謂之卒風也。暴起者，謂其勢猛烈也。《説文》『暴，疾有所趣也』。《穀梁・宣二年傳》『而暴彈之』范甯注：『暴，殘暴。』

〔識〕馬、吴、張並云隴、隆同。簡按：隴、壟同，《劉向傳》『丘隴』，《項羽紀》『隴畝』，俱可證。《通雅》云：『《内經》言夜半陰隴，而日中陽隴，而脈（當補『行』）應之，猶言擁起爲隴，而過此漸平迤也。』

案：言波浪涌揺如隴畝高起也。或曰『而』讀爲『如』，似是。然不讀爲『如』亦通，蓋隴起，即謂如隴起之義也。

（眉）沸者，水流之滑利也。溢亦同義，不必溢漲之義。

○夫邪之入於脈也，寒則血凝泣，暑則氣淖澤。

〔楊〕言人之自，應寒暑度數。

案：（《大素》『凝』作『涘』）涘泣之急言爲澀，『泣』即『澀』俗字，解已見第十中。淖澤之急言爲澤，見第二十六中。云『天温日明，則人血淖澤而衛氣浮，故血易寫，氣易行。天寒日陰，則人血涘泣而衛氣沈』，乃與此同理。但彼謂隨暑寒異氣血之滑澀，其常也，此則謂邪之入脈中，隨寒暑異其氣血之滑澀，非云常也。

淖澤即淖液，見廿六ウ一中。

○虚邪因而入客，亦如經水之得風也。

〔楊〕因暑之時，腠理開發，耶得入也。耶入脈變如風動水者也。

○經之動脈，其至也，亦時隴起。

〔楊〕十二經之動脈，至於動處動也。耶氣至時，亦皆有彼瀧。彼瀧者，耶風動正氣。案：彼瀧即波隴訛。

○其行於脈中循循然。

〔楊〕牛忿反，輑，車前横木，脩車行也。耶脩脈行曰輑，有本作『軩』，非之也。

案：『脩』即『循』字俗構，與『脩身』字全别，此二字隸常混書。『軩』即『軺』字，作『軺』者，『輑』之訛體，故上善以爲非。隸書『君』『召』相侣故誤。

〔識〕循循，吴從王所引一本作『輴輴』。馬云：『似有次序之意，不必作輴輴。』音椿。考字書，義難叶。《論語》『循循然善誘人』何注：『次序貌。』《刺腰痛篇》『腰痛如以鍼刺其皮中循循然』。

案：《大素》（『然』下）『輑』字不可解，據王云『一本作輴輴』，則『循』字之異體誤作『輑』，混入於正文者，楊氏就誤本漫爲注語歟。

○其至寸口中手也，時大時小，大則邪至，小則平。

〔楊〕耶氣循營氣至於寸口，故太陰脈大，無耶則太陰脈平和，故曰小也。

○其行無常處，在陰與陽，不可爲度。

〔楊〕尺脈爲陰，寸口爲陽。今耶入變亂而難知，故不可爲度也。

案：陰陽，恐是謂營衛也。凡邪入於表，營衛之行爲之阻隔，故脈狀異常。前文所云『經之動脈』，亦謂營衛也。

○從而察之，三部九候。卒然逢之，早遏其路，吸則内鍼，無令氣忤。

〔楊〕審察循三部九候，於九候之中，卒然逢之，知病處所，即於可刺之穴，以指按之，令得遏。因病人吸氣内鍼，無人耶氣能逆忤之也。案：『人』恐『令』訛。早遏其路者，《調經論》所云『摇大其道，如利其路』是也。

○靜以久留，無令邪布，吸轉鍼，以得氣爲故。候呼引鍼，呼盡乃去，大氣皆出，故命曰寫。

〔楊〕靜留鍼於穴中持之，勿令耶氣散布餘處。因病人吸氣轉鍼，待耶氣至數皆盡已，徐引出鍼，耶之大氣皆盡，因名爲寫之也。

《靈·病傳篇》『正氣横傾，淫邪泮衍，血脈傳溜，大氣入藏，腹痛下淫，可以致死，不可以致生』，亦謂邪氣爲大氣也。

《素·熱論》曰：『大氣皆去，病日已矣。』

〔張〕轉，搓轉也。謂之催氣，所謂轉鍼者，搓轉其鍼如搓線之狀，慢慢轉之，勿令太緊。寫左則左轉，寫右則右轉，故曰撚鍼向外寫之方，撚鍼向内補之訣也。

〔識〕吴云：『故，常法也。』高云：『欲以得氣，爲復其故。』今從吴義。

〔紹〕先兄曰：『《吕覽·本生篇》云：天子之動也，以全天爲故者也。注：故，事也。』

案：『爲故』字面，《長刺節論》數見，又《至真要大論》屢見，王注曰：『爲除病之故。』

案：《廣雅·釋詁》『蠱、故，事也』。王念孫曰：『《序卦傳》云：蠱者，事也。蠱之言故也。《周官・小行人》云：周知天下之故。蠱故同聲，故皆訓爲事也。』

〔識〕高云：『大氣，鍼下所聚之氣也。』簡按：王注『大邪之氣』，注下文則云『大經之氣』，何其言之不一。當從高注。

案：大氣，王注爲大邪之氣，與楊注合，可從。下文之『大氣留止』四字，《大素》無，則恐王氏所補歟。若從無者，則爲大邪之氣可知也。又見《熱論》卅一ウ十八中。

（眉）補法之刺，寫法之刺，《調經論》詳述，宜參。

○帝曰：不足者，補之奈何。岐伯曰：必先捫而循之。

〔楊〕先上下捫摸，知病之所在。一。

○切而散之，

〔楊〕以指揣切，令耶不聚。二。

○推而按之，

〔楊〕推而令動，以手堅按。三。

○彈而怒之，

〔楊〕以指彈之，使其瞋起。四也。

○抓而下之，

〔楊〕以手搔摩，令其瞋氣得下，一曰搯徒勞反彈，已搯令下之。五也。

〔識〕馬云：『謂以左手之爪甲，搯其正穴，而右手方下鍼也。』《七十八難》『抓』作『爪』，張云：『抓、爪同。』簡按：《後漢・趙壹傳》『鍼石運乎手爪』太子賢注云：『古者以砭石爲鍼，凡鍼之法，右手象天，左手法地，彈而怒之，搔而下之，此運手爪也。』蓋取此篇，但『抓』作『搔』。

案：《後漢書》注作『搔』，與《大素》合，其爲古本可知也。《難經》作『爪』爲古字，可從。『抓』『搔』共爲俗字，而古書多相通用，絶無作『爪』者。《廣雅》『抓，搔也』。《説文》『搔，括也』。《玉篇》『抓，抓痒也』。《文選・枚乘諫吳王書》『夫十圍之木，始生如蘖，足可搔而絶』，李善注引《莊子・逸篇》云『豫章初生，可抓而絶』。

（眉）《莊子・徐無鬼》『攫掻』釋文：『掻，本又作搔。素報反。』

○**通而取之，**

〔楊〕切按搔而氣得通已，然後取之。六也。

〔識〕《甲乙》『取』作『散』。吳云：『通達其處，然後取定其穴。』張云：『下鍼之後，必候氣以取其疾。』

案：取謂取穴也。楊、吳共是。

○**外引其門，以閉其神。**

〔楊〕疾出鍼已，引皮閉門，使神氣不出。神氣，正氣。七也。鍼之先後有此七法也。

○**呼盡内鍼，**

〔楊〕一呼一内，故曰呼盡内鍼，至分寸處也之。

○**靜以久留，以氣至爲故，如待所貴，不知日暮。**

〔楊〕伺氣如待情之所貴之者，以得爲期之。

○**其氣以至，適而自護。**

〔楊〕其正氣已至適，人自當愛護，勿令洩也。

○候吸引鍼，氣不得出。各在其處，推闔其門，令神氣存，大氣留止，故命曰補。

〔楊〕候病人吸氣，疾引其鍼，即不得使正氣洩，令各在其所虛之處，速閉其門，因名曰補。寫必吸入呼出，欲洩其耶氣也。補必呼入吸出，欲閉其正氣不令出也。

《七十八難》云：『知爲鍼者信其左，不知爲鍼者信其右。當刺之時，必先以左手厭按所鍼滎俞之處，彈而努之，爪而下之。其氣之來如動脈之狀，順鍼而刺之。得氣因推而內之，是謂補，動而伸之，是謂瀉。不得氣，乃與男外女内不得氣，是謂十死不治也。』

《靈樞·官能篇七十三》云：『工之用鍼也，知氣之所在，而守其門户，明於調氣，補寫所在，徐疾之意，所取之處。寫必用員。切而轉之，其氣乃行。疾而徐出，邪氣乃出，伸而迎之，遥大其穴，氣出乃疾。補必用方，外引其皮，令當其門，左引其樞，右推其膚，微旋而徐推之，必端以正，安以静，堅心無解，欲微以留，氣下而疾出之，推其皮，蓋其外門，真氣乃存。用鍼之要，無忘其神。』

寫〔馬〕按：《熱論》有云『大氣皆去』，亦是大邪之氣也。《調經論》曰：『寫實者，氣盛乃内鍼，鍼與氣俱納，以開其門，如利其户。鍼與氣俱出，精氣不傷，邪氣乃下，外門不閉，以出其疾，摇大其道，如利其路，是謂大寫。必切而出，大氣乃屈。』

《靈樞·九鍼十二原第一》云：『寫曰必持内之，放而出之，排陽得鍼，邪氣得泄，按而引鍼，是謂内温，血不得散，氣不得出也。』

補〔馬〕《寶命全形篇》曰『經氣已至，慎守勿失』，《鍼解論》亦云然。《調經論》曰：『補虛奈何。岐伯曰：持鍼勿置，以定其意，候呼納鍼，氣出鍼入，鍼空四塞，精無從去，方實而疾出鍼，氣入鍼出，熱不得還，閉塞其門，邪氣布散，精氣乃得存。動氣候時，近氣不失，遠氣乃來，是謂追之。』《九鍼十二原》云：『補曰隨之，隨之意若妄之。若行若按，若蚊虻止，如留如還，去如弦絶，令左屬右，其氣故止。外門已閉，中氣乃實，必無留血，急取誅之。』

○**帝曰：候氣奈何。**

案：氣者，鍼下所至之氣，可候而知者也。下文所云真氣、經氣、大氣之類，此舉而但言氣耳。

○**岐伯曰：夫邪去絡入於經也。舍於血脈之中，其寒温未相得，如涌波之起也，時來時去，故不常在。故曰方其來也，必按而止之，止而取之，無逢其衝而寫之。**

〔楊〕外耶入身，先至皮毛胳中，留而不洩，出胳入經。其入經也，與經中血氣共合。耶之寒温，未與正氣相得，遂波涌而起，去來不常居也。故候逢之，按使止而不動，然後以鍼刺之，不得刺其盛衝，寫法比之不擊逢逢之陳。

《大素》『波』作『被』，訛字。楊注作『波涌』，可以徵矣。

案：蓋邪氣去絡入於經之際，雖與血脈相合，不論天寒天温之邪，尚未與正氣相和。故二氣相得，如波之得風，去來不定。故方其來時也，必以手指按定，其來路中，其氣漸定而取之穴，使邪泄，不得刺其氣之來正衝激之時也。楊注是。此二『來』字及下句『來』字，共謂經氣之來至，乃與前文所云『經之動脈，其至也，亦時隴起，其行於脈中循循然』及『三部九候，卒然逢之，早遏其路』互相發也。若誤逢其衝而寫之，則後文所云『候邪不審，大氣已過，寫之則真氣脫，脫則不復，邪氣復至，而病益蓄，故曰其往不可追，此之謂也』可以併考矣。

逢其衝者，即前文所云『其行脈中循循然』是也。

○真氣者，經氣也。經氣太虛，故曰其來不可逢，此之謂也。

〔楊〕經氣者，謂十二經脈正氣者也。正氣大虛，與耶俱至，宜按取耶氣刺之，不可逢而刺也。

○故曰：候邪不審，大氣已過。寫之則真氣脫，脫則不復，邪氣復至，而病益蓄，故曰其往不可追，此之謂也。

〔楊〕候耶大氣不審，按之不著，刺之則脫真氣，耶氣更至，病益蓄聚，故曰耶氣往而不可追也。

案：既脫之真氣不可復生，故曰往而不可追也。楊以爲耶氣往而不可追，恐非是。大氣已過者，謂邪氣來至之期已過也。邪正相搏，則其氣必大，故曰大氣也。

○不可挂以髪者，待邪之至時，而發鍼寫矣。若先若後者，血氣已盡，其病不可下。

〔張〕發鍼寫者，施寫法也。欲寫其邪，在氣至之頃。不可挂以髮者，言絲毫之不可失也。若先若後者，先之則邪未至，後之則大氣已過，徒有伐盡其血氣，而病不可下。下者，降服之謂。

○故曰知其可取如發機，不知其取如扣椎。故曰知機道者，不可挂以髪，不知機者，扣之不發，此之謂也。

〔楊〕以毛髪挂機，發速而往，言氣至智者發鍼，亦爾不失時之也。

〔馬〕案：《靈樞·小鍼解篇》云『其來不可逢者，氣盛不可補也。其往不可追者，氣虛不可寫也。不可挂以髪者，言氣有易失也。扣之不發者，言不知補寫之意也。血氣已盡，而氣不下也』，但此篇之辭，專主寫言，而《靈樞》則兼補寫而言，故其辭同而意則小異耳。

《靈樞·小鍼解第三》云：『察後與先，若亡若存者，言氣之虛實補寫之先後也。察其氣之已下，與常存也。』

〔張〕機，弩機也。椎，木椎也。知而取之，必隨撥而應，如發機之易，不知而攻之，則頑鈍莫入，如扣椎之難也。

○帝曰：補寫奈何。岐伯曰：此攻邪也。疾出以去盛血，而復其真氣。

案：『疾出以去盛血』者，第十六云『春刺散俞，及與分理，血出而止』，與此同理，可併看二ヲ。

〔楊〕虛亦是耶，故補亦稱攻也。寫熱之法，不可久留，疾出其鍼，去其盛血，復其真氣者之也。

〔馬〕帝又以邪氣當寫，真氣當補，則寫者不可以爲補，補者不可以爲寫，故又以補寫奈何爲問。伯言：此法正所以攻邪也。疾出其鍼，以去盛血，而復其真氣，則寫中有補矣。

○此邪新客，溶溶未有定處也。推之則前，引之則止，逆而刺之，温血也。刺出其血，其病痛立已。帝曰：善。

〔楊〕定處，積爲疾也。温，熱也。耶之新入，未有定處。有熱血，刺去之，痛愈。

案：刺出其血，即前文所云『疾出去其盛血』之義。刺出其血，已見於第二十十七ウ中。取血者，見於第廿二中，可併考。

〔識〕《釋音》『溶，音容』，張云『流動貌』。簡按：《説文》『水盛也』。

〔吳〕逆，迎也。温血，毒血也。毒血既去，其病立除。

〔張〕邪之新客於人者，其淺在絡，未有定處。凡取絡者，必取其血，刺出温血，邪必隨之而去矣，故病可立已。温血，熱血也。

○然真邪以合，波隴不起，候之奈何。

〔楊〕前言真邪未合，有波隴起，未知真耶已起，其氣何如也。

〔張〕真邪以合，邪正初相犯也。波隴不起，病形未見也。察此不真，最易惑亂。

〇岐伯曰：審捫循三部九候之盛虚而調之。

〔張〕但審察三部九候之脈，則盛虚可得，而調治可施矣。

〇察其左右上下相失及相減者，審其病藏以期之。

案：據第二十云『形氣相得者生，三五不調者病，三部九候皆相失者死云云』之言，則此云『期之』，謂期之死生也。楊注可從矣。第廿亦云『察其府藏，以知死生之期』，與此同義。府，《大素》作『病』，與此合。

〔楊〕察其左右，謂察三部九候左右兩箱，頭及手足上下，其脈有相失及相減，以之審於五藏之病，與之死生之期也。

〇不知三部者，陰陽不别，天地不分。

〔楊〕不知天爲陽也，地爲陰也，人爲陰陽也，故曰不别氣也。不分者，不分形之也。

〔張〕陰陽不别，則不知藏府逆順。天地不分，則不知升降浮沈。

案：『陰陽』之二字廣大無邊，隨處而異義，不可一途而説也。此陰陽言氣，天地言形。陰陽言脈氣，天地言證候也。

〇地以候地，天以候天，人以候人，調之中府，以定三部。

〔楊〕足厥陰天，足少陰地，足太陰人，以候肝腎脾胃三種地也。手太陰天，手陽明地，手少陰人，以候肺胸心三種人也。兩額動脈之天，兩頰動脈之地，耳前動脈之人，以候頭角口齒耳目三種天也。中府，五藏也。欲調五藏之氣，取定天地人三部九候之也。

案：詳出於《三部九候論》，是乃謂分別陰陽天地也。

〔識〕吴云：『中府，胃也。土主中宫，故曰中府。謂之中府者，言三部九候，皆以冲和胃氣調息之。』張云：『中府，藏氣也。凡三部九候脈證，皆以藏氣爲主，氣順則吉，氣逆則凶，故謂之中府。』志、高仍吴注。

案：張説與楊同，可從。《三部九候論》所謂『中部候肺心，下部候肝脾腎』是也。

（眉）中府，胃也。言診凡脈皆參合胃氣有無多少，以決病平死生也。詳出《平人氣象》《玉機真藏》。

○故曰：刺不知三部九候，病脈之處。雖有大過且至，工不能禁也。

案：前云『不知三部』，此云『不知三部九候病脈之處』，乃詳此而畧於彼，爲古文之一體耳。

〔吴〕大過，大邪爲過也。

案：大過者，前文所云『大氣已過』也。且至者，前文所云『邪氣復至』也。志以爲『歲運之氣至』，恐非是。

○誅罰無過，命曰大惑。

案：徒傷正氣，而邪氣不去，故曰誅罰無過也。不知三部而行鍼者，謂之大惑也。

〔楊〕病脈之處，即是無候經路耶之居脈，以不知病脈，則雖有死過之麁至，工之醫永不能禁也。誅罰生人，不知無過，稱曰大惑。不知三部九候，大或罪有六種也。（『大或』恐『大惑』訛。）

○反亂大經，真不可復。

〔楊〕亂經損真，罪之一也。

《舉痛論・第三十九》云：『寒氣客於小腸膜原之間，絡血之中，血泣不得注於大經，血氣稽留不得行，故宿昔而成積矣。』

案：大經者，即經脈也。言經脈錯亂則内害五藏，遂令真元氣不復也必矣，故曰真不可復也。

○**用實爲虚，以邪爲真**。

〔楊〕妄解虚實，罪之二也。

案：以實爲虚者，謂邪實尤甚，陽厥似陰。以邪爲真者，謂以邪盛誤爲陽氣盛實也。

○**用鍼無義，反爲氣賊，奪人正氣**。

〔楊〕義，理也。用鍼不知正理，反爲氣賊，傷人正氣，罪之三也。

案：奪人正氣，以從爲逆，乃爲氣賊之義也。

○**以從爲逆，榮衛散亂**。

〔楊〕鍼道爲順，錯行爲逆，妄刺營衛，故令其亂，罪之四也。

○**真氣已失，邪獨内著**。

案：此三句，説以從爲逆也。

〔楊〕亡正得耶，罪之五也。

○**絶人長命，予人夭殃**。

案：前文云『誅罰無過』，至此爲結文也。

〔楊〕鍼煞生人，罪之六。

○**不知三部九候，故不能久長**。

案：已下六句，『絶人長命』之注腳分解，楊注可從。

〔楊〕絶人長命又有三。不知三部九候，所以絶人長命，一也之。

○因不知合之四時五行，

〔楊〕不知以身命合四時五行，絶人長命，二也。

○因加相勝，釋邪攻正，絶人長命。

案：釋，舍也。

〔楊〕愚醫不知年加之禁，反攻正氣，故絶人長命，三也。長命者，盡壽也。

案：相勝者，《六節藏象論》九云『五氣更立，各有所勝』，又云『春勝長夏，長夏勝冬，冬勝夏，夏勝秋，秋勝春』是也，宜併考。言『不知三部九候』『不知合之四時五行』，且加『相勝』，此三件足能絶人長命也。

○邪之新客來也，未有定處，推之則前，引之則止，逢而寫之，其病立已。

〔楊〕言知三部九候，取之必效之。

案：此逢者，前文云『卒然逢之』之『逢』之義，言逢邪而早寫之，則其病立已。《傷寒論・太陽上篇》第廿五章云『太陽病，初服桂枝湯，反煩不解者，先刺風池風府，卻與桂枝湯則愈』，又九章云『太陽病，頭痛至七日以上自愈者，以行其經盡故也。若欲作再經者，鍼足陽明，使經不傳則愈』，並與此同理。

案：琦以此六句廿六字爲衍文，非是。據《大素》則『真邪以合』上有『黄帝問於岐伯曰』七字爲別條，然則前文『此邪新客云云』自爲別條，雖似爲重出，竟不與此相妨也。

案：此篇首尾一貫爲一章。

辛酉十月五日達磨忌日頓悟自述

五十五年猶若童，守愚養拙未見功，一朝豁解生成理，二九維文悉貫通。

再醒翁立之書〔花押〕

文久辛酉十月朔丙辰午時書於恐泥書屋南箱械溪山人磊齋　立之

第二十七補

捫而循之ウ四

〔識〕《通雅》云：『捫摸一字，古無摸字，即捫也。』

彈而怒之ヲ五

〔識〕張云：『以指彈其穴，欲其意有所注，則氣必隨之，故脈絡䐜滿如怒起也。』簡按：《七十八難》『怒』作『努』。『怒』『努』通用，《莊子·逍遥游》『怒而飛』，《外物篇》『草木怒生』，《後漢》第五倫傳『鮮車怒馬』，皆努同。

從而察之ウ三

案：此句宜屬上而讀。三部九候，乃謂全身。全身中卒然逢邪風之氣，則在其部中而候之。早早遏絶其經路，不令及一身藏府，其鍼法即寫法是也。如《傷寒論·太陽上篇八》『鍼足陽明，使經不傳則愈』，正與此同理。

温血也ウ十

《靈·九鍼十二原第一》云：『寫曰云云，按而引鍼，是謂内温，血不得散，氣不得出也。』全文出前。ヲ七

案：所云『内温』與『温血』同義，謂留血也。留血，見《九鍼十二原》補法下，蓋温與熅、蘊同，

謂鬱結也。

相失　相減ヲ十一

《三部九候論》第二十云：『形氣相得者生，參伍不調者病，三部九候皆相失者死。』

案：所云『參伍不調』者，此所云『相減』之謂也。

又云：『中部之候，雖獨調，與衆藏相失者死，中部之候相減者死。』

補寫ヲ六

《調經論第六十二》云：『帝曰：血氣以并，病形以成，陰陽相傾，補寫奈何。岐伯曰：寫實者，氣盛乃内鍼，鍼與氣俱内，以開其門，如利其户，鍼與氣俱出。精氣不傷，邪氣乃下。外門不閉，以出其疾，摇大其道，如利其路，是謂大寫。必切而出，大氣乃屈。帝曰：補虚奈何。岐伯曰：持鍼勿置，以定其意。候呼内鍼，氣出鍼入。鍼空四塞，精無從去，方實而疾出鍼，氣入鍼出，熱不得還，閉塞其門，邪氣布散，精氣乃得存。動氣候時，近氣不失，遠氣乃來，是謂追之。』十七ノ六ウ

推之則前引之則止ウ十

案：推之者，前文云『推而按之』，引之者，『外引其門，以閉其神』也。推、引共謂補法也。言邪新客之際，不可行補鍼，若逆而補刺之，則蘊蓄其血，邪不能出也。温血與《靈樞・九鍼十二原》所云『内温』同義，乃謂血不得散，氣不得出也。

廿五　生成ヲ一　嘶敗ヲ二　三三ヲ三　人ウ四　存ウ六　呿吟同　五勝ウ六　懸布ウ八　黔首ウ八　毒藥ヲ十一　砭石ヲ十二　瞋ウ十七　鍼耀十八ウ　烏烏ヲ廿　稷稷同　横彉ヲ廿一　飛ウ廿　握虎ウ廿二

廿六　服ヲ一　涘泣ウ一　淖液同　陰陽真邪ウ四　淫邪同　八正ヲ六　虚邪ヲ六　天忌ウ七　往古ヲ八　鍼經同　氣之浮沈ウ八　微

十ヲ　寫方補員十二ヲ、十三ウ　排鍼十四ヲ　神氣同ウ　形神十六ウ

廿七　九鍼九篇九九八十一篇一ヲ　經言同　沸溢二ヲ　循循然三ヲ　輑同　故四ウ　大氣同、又九ヲ　捫同　抓搔五ヲ　補寫六ウ

機十ヲ　椎同　溶溶十ウ　中府十二ウ　大經同　温血補ノ一ウ　脈陰陽三ウ　淖澤二ウ

通評虛實論篇第二十八

〇黄帝問曰：何謂虛實。岐伯對曰：邪氣盛則實，精氣奪則虛。

正邪之虛實。

〔張〕邪氣有微甚，故邪盛則實。正氣有强弱，故精脱則虛。奪，失也。愚按：邪氣盛則實，精氣奪則虛。二句爲病治之大綱，其辭似顯，其氣甚微，最當詳辨，而辨之有最難者何也。蓋實言邪氣，實宜寫也，虛言正氣，虛宜補也。凡邪正相薄而爲病，則邪實正虛，皆可言也。故主寫者，則曰邪盛，則實當寫也，主補者，則曰精奪，則虛當補也。各執一句，茫無確見，藉口文飾，孰得言非，是以至精之訓，反釀莫大之害。不知理之所在，有必不可移易者，奈時醫不能察耳。余請析此爲四。曰孰緩孰急，其有其無也。所謂緩急者，察虛實之緩急也。無虛者急在邪氣，去之不速，留則生變也。多虛者急在正氣，培之不早，臨期無濟也。微虛微實者，亦治其實，可一掃而除也。甚虛甚實者，所畏在虛，但固守根本以先爲己之不可勝，則邪無不退也。二虛一實者，兼其實，開其一面也，二實一虛者，兼其虛，防生不測也。總之實而物補，固必增邪，猶可解救，其禍小，虛而誤攻，真氣忽去，莫可挽回，其禍大。此虛實之緩急，不可不察也。所謂有無者，察邪氣之有無也。凡風寒暑濕火燥，皆能爲邪。邪之在表在裏，在府在藏，必有所居，求得其本，則直取之。此所謂有，有則邪之實也。若無六氣之邪，而病出三陰，則惟情慾以傷内，勞倦以傷外，非邪似邪，非實似實，此所謂無，無則病在元氣也。不明虛實有無之義，必至以逆爲從，以標作本，絶人長命，損德多矣，可

不懼且愼哉。

〔識〕簡按：邪氣之客於人身，其始必乘精氣之虚而入。已入而精氣旺，與邪氣俱盛則爲實，如傷寒胃家實證是也。若夫及邪入而客，精氣不能與之相抗，爲邪氣所奪則爲虚，如傷寒直中證是也。馬云：『邪氣盛者外感也，正氣虚者内傷也。』此説不可從。

案：凡邪氣入人身中，其正氣旺者，邪與正相抗，故邪氣盛也，是爲實證。所云陽證、熱證，三陽病是也。其邪氣入人身中，其精氣缺奪者，不能邪正相抗，邪氣雖盛，不爲熱也，是爲虚證。所云陰症、寒症，三陰病是也。此云虚實，專謂虚寒、實熱二證也。與後文虚實，其義自異。

〔李〕盛則實者，邪氣方張，名爲實證。奪則虚者，亡精失血，用力勞神，名爲内奪。汗之下之，吐之清之，名爲外奪。氣怯神疲，名爲虚證。

（眉）《醫碥》曰：『實者，邪氣實而正氣不虚，可任攻。虚者，正氣自虚而邪氣自實，補正仍須治邪。若邪亦不實，但補正則邪自退。』

〇**帝曰：虚實何如。**

案：此所云虚實，專謂一身之虚實，不加外邪者也，故岐伯答以藏虚也。不别云藏實者，蓋五藏平和不虚者，乃爲實，故只答以虚也。

〇**岐伯曰：氣虚者，肺虚也。氣逆者，足寒也。**

〔張〕肺主氣，故氣虚者，即肺虚也。氣逆不行，則無以及於四支。陽虚於下，故足寒也。

〔琦〕『者也』二字衍。又曰：此明五藏之虚實，從肺起例也。肺主氣，肺虚故氣虚，氣逆足寒，肺虚之證也。肺宜清降，虚則治節不行，故上則喘逆，而下則足寒。濁陰不降，則清陽不升也。

○非其時則生，當其時則死。

〔張〕以肺虚而遇秋冬，非相賊之時，故生。若當春則金木不和，病必甚。當夏則金虚受克，病必死也。一曰肺王於秋，當秋而氣虚，金衰甚也，故死。於義亦通。

○餘藏皆如此。

五藏之虚實。

〔馬〕餘藏虚者，其生死亦如此而已。夫帝問虚實，而伯先以虚爲對，未及於實也。

案：此答以藏虚者，平藏乃爲實，不別爲病也。若其實爲病者，則爲重實，見下文。馬氏曰『未及於實也』。未可。

○帝曰：何謂重實。

〔吴〕重，平聲。後同。證脈皆實，是重實也。

〔紹〕高曰：『重實者，言人身大熱之病，氣盛而熱，脈盛而滿。陰陽血氣皆實，是謂重實。』堅案：高注似是。

案：凡五藏本氣實，則爲無病平人。若胃陽亢極，則血氣共實，爲重實之證，其證如下文。高注可從，吴無注，馬、志共爲邪熱，非是。

○岐伯曰：所謂重實者，言大熱病。氣熱脈滿，是謂重實。

表裏之實。

案：大熱病者，總稱人身陽熱之病也。氣脈一而爲二，分言之則氣陽而脈陰也。氣謂精氣，脈謂血脈也。蓋血滿脈中，則精氣盛壯而爲大熱也。『氣熱脈滿』四字，爲大熱病之脈症也。氣則用而脈則體也。《上古天真第一》云『氣脈常通，而腎氣有餘也』，《經脈別論第廿一》云『脈氣流經，經氣歸於肺，肺朝百脈，輸精於皮毛，毛脈合精，行氣於府』，《脈要精微第十七》云『夫脈者，血之府也。長則氣治，短則氣病，數則煩心，大則病進。上盛則氣高，下盛則氣脹。代則氣衰，細則氣少』，並可以徵於氣脈相體用也。第十九云『脈盛，皮熱，腹脹，前後不通，悶瞀，此謂五實』。

○帝曰：經絡俱實何如。何以治之。岐伯曰：經絡皆實，是寸脈急而尺緩也。皆當治之。

〔馬〕經者，十二經也。絡者，十五絡也。

案：經絡皆實者，血氣有餘也，故其脈寸口急而尺膚則緩也。蓋寸脈急者，内診經之脈也。經血充滿，故見急數脈也。尺膚脈緩者，外診絡之脈也。經血已充滿則絡脈被遏而不快通，故不得寸脈與尺膚共急，只在皮膚則緩脈也。《靈樞・邪氣藏府病形第四》云『脈急者，脈（當作『尺』）之皮膚亦急。脈緩者，尺之皮膚亦緩』，又《論疾診尺第七十四》云『審其尺之緩急小大滑濇，肉之堅脆，而病形定矣』，並云其常，此云其變也，不可以彼律於此也。

〔識〕簡按：王云『脈急，謂脈口也』，而不解『尺緩』之義，諸家俱爲尺中之脈，非也。《論疾診尺篇》云：『審尺之緩急小大滑濇。』《邪氣藏府病形篇》云：『脈緩者，尺之皮膚亦緩。』尺緩，即尺膚緩縱之謂。此節以脈口診經，以尺膚診絡，蓋經爲陰爲裏，乃脈道也，故以脈口診之，絡爲陽爲浮而淺，故以尺膚診之，義爲明晰。馬以經與寸爲陽，以絡與尺爲陰，此本於後世寸陽尺陰之説者，與經旨相畔。張則云『本節之義，重在經絡，不在尺寸』，俱不知尺是尺膚之謂也。下文『脈口寒而尺寒』『尺熱滿，脈口寒濇』，義並同。吳『尺緩』改作『尺脈緊』，尤誤。

○故曰：滑則從，濇則逆也。

〔吴〕言有重實之病，脈滑利者爲順，濇者逆也。

〔志〕滑主氣血皆盛，故爲從。濇主血氣皆少，故爲逆。

案：據後文云『實而滑則生，實而逆則死』之文，則此云『逆從』猶云『死生』歟。又《靈樞·根結篇》云『血之清濁，氣之滑濇，脈之長短，血之多少，經絡之數云云』，可併考。

○夫虛實者，皆從其物類始，故五藏骨肉滑利，可以長久也。

脈之虛實。

〔馬〕大凡物類有虛實，必滑澤則生，枯濇則死，非特脈爲然也。故五藏骨肉滑利，所以其脈亦滑，可以長久而生也。若五藏濇滯，則其脈亦濇，必不能長久而死矣。何以異於物類也哉。

〔高〕物猶形也。類猶合也。物類者，五藏在內，皮肉脈筋骨有形在外，而合於五藏也。始，先見也。夫虛實者，皆從其有形之外合，以先見也。

案：此重明非脈實必生，脈虛必死之理。蓋脈之虛實緩急陰陽寒熱，其狀雖不同，但其五藏骨肉滑利者，其脈亦自帶滑利。滑利者，有胃氣之謂也。

〔識〕吴刪『故曰』二字。簡按：以下止『可以長久也』三十一字，疑是錯簡，若移於下文『滑則生濇則死也』之下，則文理順接焉。

○帝曰：絡氣不足，經氣有餘何如。岐伯曰：絡氣不足，經氣有餘者，脈口熱而尺寒也。秋冬爲逆，春夏爲從，治主病者。

以下至『刺陰灸陽』，《大素》卷卅經絡虛實載之。

〔楊〕胳虛經實，何以得知。胳爲陽也，經爲陰也。寸爲陽也、外也，尺爲陰也、內也。秋冬，陰也，春夏，陽也。胳氣不足，陽氣虚也。經氣有餘，陰氣盛也，於秋冬時，診寸口得緩脈，尺之皮膚寒爲逆，春夏緩脈，尺之皮膚寒爲順。緩脈熱也，以秋冬陽氣在内，陰氣在外，春夏陰氣在内，陽氣在外故也。於尺寸在内時寒熱，取經胳虚實也。

〔紹〕堅按：楊以脈口熱爲緩脈，非是。又尺膚寒，見《論疾診尺篇》。

〔識〕志云：『寒熱者，尺寸之膚寒熱，而應於經絡也。絡脈外連皮膚，爲陽主外，經脈内連藏府，爲陰主内。經云：榮出中焦，衛出下焦，衛氣先行皮膚，先充絡脈，絡脈先盛，衛氣已平，營氣乃滿，而經脈大盛。經脈之虚實也，以氣口知之，故以尺膚候絡，而以寸候經。』高云：『經氣有餘，則脈口膚熱，絡氣不足而尺膚寒也。以寸膚候經，以尺膚候絡。』簡按：『脈口熱』，依下文『寒濇』而推之，謂脈滑也。志、高以『尺』爲尺膚，極是，然以『脈口』爲寸膚者，經文中無明證。

《調經論第六十二》云：『百病之生，皆有虚實。今夫子乃言有餘有五，不足亦有五，何以生之乎。岐伯曰：皆生於五藏也。夫心藏神，肺藏氣，肝藏血，脾藏肉，腎藏志，而此成形。志意通，内連骨髓而成身形五藏。五藏之道，皆出於經隧，以行血氣，血氣不和，百病乃變化而生，是故守經隧焉。』

經脈，《靈樞·經脈篇第十》云：『凡刺之理，經脈爲始，營其所行，制其度量，内次五藏，外别六府。』又云：『經脈者，所以能決死生，處百病，調虚實，不可不通。』又云：『經脈十二者，伏行分肉之間，深而不見，其常見者，足太陰過於外踝之上，無所隱故也。』又云：『故衛氣已平，營氣乃滿，而經脈大盛。脈之卒然動者，皆邪氣居之，留於本末。不動則熱，不堅則陷且空，不與衆同，是以知其何脈之動也。』又云：『經脈者，常不可見也，其虚實也，以氣口知之。』又《脈度篇第十七》云：『經脈爲裏。』又云：『當數者爲經。』

絡脈，《靈樞・經脈篇》云：『諸脈之浮而常見者，皆絡脈也。六經絡手陽明少陽之大絡，起於五指間，上合肘中。飲酒者，衛氣先行皮膚，先充絡脈。絡脈先盛，故衛氣已平，營氣乃滿，而經脈大盛。』又云：『脈之見者，皆絡脈也。諸絡脈皆不能經大節之間，必行絶道而出，入復合於皮中。其會皆見於外，故諸刺絡脈者，必刺其結上，甚血者雖無結，急取之，以寫其邪，而出其血，留之發爲痺也。』又《脈度篇》云：『支而横者爲絡，絡之别者爲孫。盛而血者，疾誅之。盛者寫之，虚者飲藥以補之。』又云：『其不當數者爲絡也。』

〔張〕治主病者，即下文灸刺之義。

案：下文云『經滿絡虚，刺陰灸陽』乃與此云『絡氣不足，經氣有餘』合。

案：經有餘，陽氣走於表，故寸口熱而滑，是在秋冬爲逆，春夏爲順。言秋冬陽氣在内，而今陽氣浮表，是爲逆，春夏陽氣在外，而今陽氣浮表，是爲從。絡不足則陰血不滿於表，故尺膚寒而濇，是亦在秋冬爲逆，春夏爲順。言秋冬陰氣在外，而今陰氣不營於外，是爲逆，春夏陰氣在内，而今陰氣不營於表，是爲從。

○帝曰：經虚絡滿何如。岐伯曰：經虚絡滿者，尺熱滿，脈口寒濇也。此春夏死秋冬生也。

〔楊〕滿，盛也。經虚胳盛，春夏診得尺之皮膚熱盛，寸口得急脈爲逆，故死。秋冬得尺熱脈急，故生。脈急多寒，脈緩多熱之也。

〔紹〕堅按：楊以寒濇爲急義，亦誤。又『尺膚熱』見《論疾診尺篇》。又《邪氣藏府病形篇》『脈大者，尺之皮膚亦賁而起』。尺滿蓋即是也。

案：此條即前條反對，經虚絡滿者，即經不足絡有餘也。尺熱滿者，尺膚熱滑豐滿也。脈口寒濇者，寸口寒而脈澀滯也。所以春夏死，秋冬生。其義亦與前條反對，宜併看。

○帝曰：治此者奈何。岐伯曰：絡滿經虛，灸陰刺陽，經滿絡虛，刺陰灸陽。

經絡之虛實。

〔楊〕經虛陰虛，故灸陰。胳滿陽滿，故刺陽也。經滿陰滿，故刺陰，胳虛陽虛，故灸陽之也。

案：絡氣有餘，故淺刺表陽，以行寫法。經氣不足，故温陰血以灸焫補法。經脈有餘，故深刺泄氣，以行寫法，絡脈不足，故温陽氣，亦以灸焫補之也。蓋經深而絡淺，而經爲動脈，絡爲血脈，相爲表裏，而不相離。《靈樞·邪氣藏府病形篇》云『經絡之相貫，如環無端』，是之謂也。

○帝曰：何謂重虛。岐伯曰：脈氣上虛尺虛，是謂重虛。

〔識〕簡按：當從《新校正》，下文歷舉脈虛氣虛尺虛之狀，明是脫誤。張、志、高仍舊文釋之，義卻晦矣。

案：脈氣上虛者，脈謂寸口，氣謂言語呼吸之氣，言脈氣俱在上部而虛。尺虛者，尺膚寒濇，其證行步恇然，乃爲下部之虛也。如此解則甚允當，不必從《甲乙》而改也。

○帝曰：何以治之。岐伯曰：所謂氣虛者，言無常也。尺虛者，行步恇然。脈虛者，不象陰也。如此者，滑則生，濇則死也。

表裏之虛。

〔馬〕氣虛者，真氣不足也，故脈動無常。尺虛者，腎氣不足也，故行步恇然。脈虛者，手太陰寸口所見之脈，按之不應手也。如此三虛，是謂重虛。若帶滑利則生，否則濇滯而死矣。

〔張〕氣虛即上虛，氣虛於上，故言亂無常，如《脈要精微論》曰：『言而微，終日乃復言者，此奪氣也。』尺虚者下虚，故行步恇然怯弱也。氣口獨爲五藏主，脈之要會也。五藏爲陰，藏虚則脈虚。脈虚者，陰虧之象，故曰不象陰也。

〔識〕志云：『言無常者，宗氣虚而語，言無接續也。』簡按：本於楊上善。尺虚謂尺膚脆弱。《論疾診尺篇》云『尺肉弱者，解㑊安臥』，乃與『行步恇然』同義，諸家以『尺』爲寸關尺之尺，誤。《説文》『恇，怯也』。

〔紹〕《邪氣藏府病形篇》『脈小者，尺之皮膚亦減而少氣』。

○帝曰：寒氣暴上，脈滿而實，何如。

〔紹〕《脈經·診百病死生決》曰『寒氣上攻，脈實而順。滑則生，實而逆澀則死』，其注引《太素》與本文同。蓋寒氣暴上，恐衝疝之類。

○岐伯曰：實而滑則生，實而逆則死。

〔新〕詳王氏以逆爲濇，大非。古文簡略，辭多互文。上言滑而下言逆，舉滑則從可知，言逆則濇可見，裏之寒實。

案：王注云『逆謂濇也』，是亦謂本文曰逆者，即爲濇之義也。必（當作『畢』）竟與《新校正》所説同。非謂逆爲濇也。

案：前條已説五藏經絡虚實，此説寒疝脈實亦有虚實也。

案：寒氣，即謂寒疝也。《金匱》卷上寒疝第十云『腹中寒氣雷鳴切痛云云。附子粳米湯主之。寒氣厥逆，赤丸主之』與此同義。蓋云氣、云疝俱是上衝衝逆之義，顔師古注《急就篇》云『疝，腹中氣疾上下引也』，王冰注《大奇論》云『疝者寒氣結聚之所爲也』，並可以併考也。

《金匱・寒疝》第十云：『其脈數而緊乃弦，狀如弓弦，按之不移。脈數弦者，當下其寒。脈緊大而遲者，必心下堅。脈大而緊者，陽中有陰，可下之。』案：是並爲滑實之脈，乃與本文合。

〔識〕張云：『邪盛者脈當實，實而兼滑，得陽脈也，故生。若見陰脈爲逆，故死。按：《玉機真藏論》云脈弱以滑，是有胃氣，命曰易治。脈逆四時，爲不可治。』

○帝曰：脈實滿，手足寒，頭熱，何如。岐伯曰：春秋則生，冬夏則死。

頭熱足寒，上實下虛。

〔吳〕春秋者，陰陽升降之時，二氣未有定位，人有此證爲應時也，故生。夏則純陽，冬則純陰，證脈相失爲逆時也，故死。

〔志〕腎主生氣之原，膀胱爲太陽之府。脈實滿者，少陰之寒氣充於外也。手足寒者，少陰之生氣虛於内也。頭熱者，太陽之氣發越於上也。腎與膀胱，陰陽並交，咸主生氣，若盛於外，則反虛於内矣。春時陽氣微上，陰氣微下，秋時陰氣微上，陽氣微下，陰陽二氣，交相資生，故主生。冬時陰氣盡出於外，夏時陽氣盡虛於内，故主死。言陰陽之根氣，不可虛脱者也。王芳侯曰：『少陰之氣，上與陽明相合，化生營衛，行於脈中。若真陰之氣，直溢於脈，則反虛其根矣。』

案：此證爲本氣所病，上實下虛之義。馬、張以爲邪實正虛，非是。

○脈浮而濇，濇而身有熱者死。

表之虛熱。

〔新〕按《甲乙經》移續於此，舊在後『帝曰形度骨度脈度筋度何以知其度也』下，對問義不相類。王氏頗知其錯簡，而不知皇甫士安嘗移附此也。今去後條，移從於此。案：『從』恐『徙』訛。

〔識〕馬云：『此前後無問答之語，疑爲錯簡歟。』簡按：據《新校正》注，其爲錯簡無疑焉。

〔紹〕此十一字，《太素》卷卅身度，在『帝曰形度云云』之下，與王氏舊本同。

案：此條必（當作『畢』）竟似錯簡，宋臣據《甲乙》移於此，杜撰尤甚，不可從。

〔志〕脈浮而濇，陰越於外而虚於内也。濇而身熱，陽脱於内而弛於外也。此復言陰陽之根氣脱者，皆爲死證，非但冬夏死而春秋可生。

〔楊〕形骨筋等有病，於身節度，可診脈而知。故脈浮而濇者，身必有熱，身熱脈浮濇者死也。

案：雖固屬於錯簡，在其義則爲表實裏虚之脱症，今姑從志聰之説。

○帝曰：其形盡滿，何如。岐伯曰：其形盡滿者，脈急大堅，尺濇而不應也。如是者，故從則生，逆則死。帝曰：何謂從則生，逆則死。岐伯曰：所謂從者，手足温也。所謂逆者，手足寒也。

水腫之虚實。

〔馬〕此言陽病者，當得陽脈陽證也。身形盡滿，乃陽病也。脈口之脈急大而堅，是陽脈也。宜尺部則濇，而不相應耳。然必手足温者，是陽證也，故有是脈，有是證，則爲從而生。否則脈雖急大堅，而手足反寒，是謂逆而死也。

〔張〕此正言陽實陰虚之候也。陽有餘，故其形盡滿，脈當急大而堅。陰不足，故當尺濇而不應也。四支爲諸陽之本，故陽邪盛者，手足當温爲順。若手足寒冷，則以邪盛於外，氣虚於内，正不勝邪，所以爲逆。

〔志〕形謂皮膚肌腠，蓋經脈之内有有形之血，是以無形之氣乘之。肌腠之間，主無形之氣，是以有形之水乘之，而爲腫脹也。

〔識〕簡按：王、吴以形爲頭角耳目口齒胸中之形藏，非也。又按：尺膚濇，與脈急大堅，不相應也。

《邪氣藏府病形篇》云：『色脈與尺之相應也，如桴鼓影響之相應也。』

〔紹〕《脈經》注引《太素》『其形盡滿者』作『舉形盡滿者』。堅案：此可以徵王注之非。《脈經》注引《太素》『尺濇』作『尺滿』。

案：以上九章，一論正邪之虛實，二論五藏之虛實，三論表裏之實，四論經絡之虛實，五論表裏之虛，六論裏之寒實，七論頭熱足寒，八論表之虛熱，九論水腫之虛實，其條理整然如此。但古經文簡而義奥，且往往有錯簡，恐非舊次。則唯當斟酌其義，而供活用也。此是自家古經之讀法也。

案：此云滿，謂腫氣也，蓋古言耳，所謂張滿腫滿之義。《説文》『腫，癰也』，腫是癰腫之字，爲本義，轉注而全身之水氣亦偁腫。此不言腫而言滿，乃古言古義也，可以徵矣。逆者，手足寒也。是厥逆之義。

○帝曰：乳子而病熱，脈懸小者，何如。岐伯曰：手足温則生，寒則死。

〔紹〕琦曰：『懸當爲弦，聲之誤也。産後氣血空虛，病熱而得弦細之脈。弦爲寒鬱，細爲氣少。是亦陽病見陰脈也。足温木氣尚存，足寒脾陽已絶。』堅按：《脈經》曰『診婦人新生乳子，因得熱病，其脈懸小，四肢温者生，寒清者死』，又《説文》『人及鳥生子曰乳，獸曰産』，蓋指湩爲乳，非其本義。據此，琦説爲是，其『懸』字併下文『懸絶』，『懸絶』恐『懸濇』之誤。『懸小』，改爲『弦』者，不可從。

案：乳即産也。乳子者，謂産出兒子，乃産後病人也。《金匱》卷下婦人産後第二十一云：『婦人乳中虛云云，竹皮大丸主之』，《脈經》『乳』作『産』，可以徵矣。

案：懸小，未詳，宜從琦説爲『弦小』，蓋産後弦細爲血實之脈。《金匱》云：『産後七八日，無太陽證，少腹堅痛，此惡露不盡。不大便，煩躁發熱，切脈微實，再倍，發熱，日晡時煩躁者，不食，食則讝語。至夜則愈，宜大承氣湯主之。』《脈經》《千金翼》作『趺陽脈微實，再倍』所云『微實』與『弦細』相同，懸、弦通用，已詳見第十九中。

○帝曰：乳子中風，熱喘鳴肩息者，脈何如。岐伯曰：喘鳴肩息者，脈實大也。緩則生，急則死。

〔紹〕琦曰：『産後中風，發熱而喘鳴肩息者，邪客中上二焦，氣道不利，故喘息有音，摇肩以伸其氣也。肩息之證，邪實者可治，故得實大之脈，然必有舒緩之象，則胃氣猶存，且合中風之症。若得弦急，爲陰盛於内而陽絶於外，故主死也。』堅按：《脈經》曰：『診婦人生産，因中風傷寒熱病，喘鳴而肩息。脈實大浮緩者生，小急者死。』

案：《金匱》『産後風續之數十日不解，頭微痛，惡寒時時有熱，心下悶，乾嘔，汗出，雖久陽旦證續在耳，可與陽旦湯。産後中風，發熱面正赤，喘而頭痛，竹葉湯主之』並與經文相合。前條論非外感之血熱，此條專論外感之熱證，示産後必有此二證，乃與《金匱》所説合。

（眉）李唐遺卷《明堂經》卷一『中府』下曰『肩息』，楊注：『肩息謂息而肩動也。』

○帝曰：腸澼便血，何如。岐伯曰：身熱則死，寒則生。

〔識〕吴云：『腸澼，滞下也。利而不利之謂。便血，赤利也。』馬云：『腸澼者，大小腸有所辟積而生諸證，故腸澼爲總名。有等俗名腸風下血，有糞前來者爲近血，糞後來者爲遠血。今兹腸澼便血，凡下血皆是。』志云：『腸澼者，邪僻積於腸間，而爲便利也。經言陽絡傷則血外溢，血外溢則衄血，陰絡傷則血内溢，血内溢則便血。腸胃之絡傷，則血溢於腸外。腸外有寒汁沫，與血相搏，則合并凝聚而積成矣。是以腸澼便血者，陰絡之血溢也。腸澼下白沫者，腸外之寒汁沫也。腸澼下膿血者，汁沫與血相搏，并合而下者也。夫便血，陰泄於内也，發熱，腸脱於外也。本經曰：陰陽虚，腸澼死。此陰陽血氣之相離也。』張云：『腸澼一證，即今之所謂痢疾也。自仲景而後，又謂之滞下。』按：滞下之稱，范汪諸方已載之，見於《外臺祕要》。仲景書無考，張言恐杜撰。

〔吳〕身熱則血敗而孤陽獨存，故死。寒則榮氣未絶，故生。
〔張〕身熱者陽勝陰敗，故死。寒則營氣未傷，故生。
〔識〕簡按：《病源候論》血痢門，舉此二句，知巢氏以腸澼便血爲血痢也。
案：身熱者，爲表熱，表熱而便血，是爲虛陽上泛之裏寒無疑也。身寒者，爲虛陽未上，胃陽未脱，故曰身熱則死，寒則生也。
○**帝曰：腸澼下白沫，何如。岐伯曰：脈沈則生，脈浮則死。**
〔吳〕此論白利也。白爲氣爲金，故病屬於大腸，沈則陰氣無傷，浮則無陰而虛陽外達耳。此死生之判也。
〔識〕高云：『腸澼下白沫，寒汁下洩。脈沈則血氣内守，故生。脈浮則血氣外馳，故死。』簡按：《病源候論》云：『痢色白，食不消，謂之寒中也。診其脈，沈則生，浮則死。』知巢氏以下白沫，爲寒痢也。
案：脈浮與前條身熱互相發，此脈浮爲陽虛上泛，虛浮之脈也。前條身熱，宜添此浮脈而看，此脈沈亦宜添身寒而看也。
○**帝曰：腸澼下膿血，何如。岐伯曰：脈懸絶則死，滑大則生。**
〔吳〕膿血，赤白並下也。懸絶，搏而無胃氣也，故死。滑爲陰血，大爲陽氣，氣血兩存，故生。
〔識〕高云：『其脈懸絶，則内脱，生陽不升，故死。脈滑大，則陰陽和合，血氣充盛，故生。』簡按：《病源候論》膿血痢門引此二句，知巢氏以下膿血爲膿血痢也。
〔紹〕膿血即腸垢與血俱下之謂，不是真膿。《巢源》赤白痢候曰『重者，狀如膿涕，而血交之』，婦人帶利候曰『其狀白膿如涕，而有血雜』，俱可以徵。

（眉）《陰陽別論》曰『懸絶云云』五見，與此同義。

案：前二條，以表裏二證，脈決死生，此但以脈決死生。懸絶者，結代之尤甚者，即爲死脈。已見於第七中。言雖膿血俱下，其脈滑大者，氣血未虚，故生，若脈懸絶而後又見者，氣血殆盡必死也。先云便血，謂單清血也，次云下白沫，謂單下腸垢也，此云下膿血，謂赤白兼下也。

（眉）又案：本篇云懸絶。絶，甚也。懸，緊弦彊急之義，與懸飲同意。而上文懸小，次文之懸濇，《陰陽別》之懸絶，《大奇論》之懸鉤浮，皆一同義。並懸字義重，絶字虚字也。

（眉）懸絶，又見《三部九候》中。

《莊子·逍遥遊》郭注：『夫年知不相及，若此之懸也。』

○帝曰：腸澼之屬，身不熱，脈不懸絶，何如。岐伯曰：滑大者曰生，懸濇者曰死，以藏期之。

〔識〕高云：『上文言身熱則死，又言脈懸絶則死。帝承上文之意而言，身不熱，脈不懸絶，何如。』簡按：《病源候論》以『身不熱』以下二十四字，載水穀痢門。

〔紹〕《脈經·診百病死生訣》無『身不熱』之『不』字。

〔馬〕其死以藏期之，所謂肝見庚辛死，心見壬癸死，肺見丙丁死，腎見戊己死，脾見甲乙死者是也。

是據王注也。

此真藏脈見之死期，見於第十八中。志聰以爲《陰陽別論第七》所云『肝至懸絶十八日死云云』之義，非是。此答『不懸絶』之問，不可謂懸絶之死期也，其爲真藏之死期也必矣。

案：懸濇，未詳。吴云：『懸濇，異常濇也。』馬云：『今屢治此疾，亦有滑大而生，沈小而死者，其懸濇之謂邪。』高云：『懸絶之漸也。』志云：『絶無陽明之胃氣，而真藏孤懸也。』高、志二説並未是。竊謂『懸濇』爲『滑大』之反對，滑大爲有胃氣之脈，則懸濇者爲無胃氣之候。懸，即往來不接續之義。濇，即搏擊不滑利之謂。隨其四時之脈，而見真藏之脈，則與之死期，故曰以藏期之也。再考，懸濇即弦濇，蓋弦而濇者，無胃氣之脈也。

（眉）案：《脈經》卷四第一篇曰『關上脈澀而堅』，第二篇曰『澀而緊，痺病』，並此之『懸濇』同義。

（眉）《玉機真藏》曰：『其至皆懸絶沈濇。』

○**帝曰：癲疾何如。岐伯曰：脈搏大滑，久自已，脈小堅急，死不治。**

〔吴〕搏，過於有力也。此爲肝實，大爲氣有餘，滑爲血有餘，故久自已。若脈來小而堅急，則肝之真藏脈也，全失冲和而無胃氣，故死不治。

〔紹〕《脈經》與《新校正》引巢元方同，『小牢急』作『小堅急』。

案：癲疾爲陰病，故得陽脈則不死，故曰脈搏大滑自已。癲疾之義，已見於第十第廿三中。

○**帝曰：癲疾之脈，虚實何如。岐伯曰：虚則可治，實則死。**

案：脈虚實，諸家皆失解矣。考此『虚實』乃浮沈之謂也。瘨疾已爲陰血之疾，故其脈帶虚滑浮緩者殆可治，是爲血脈調和之候也。若其脈急實沈堅者，失陽氣之和合，爲無胃氣之候，故死也。似與前條相反，然前條以脈之小大決死生，此條以脈之浮沈爲虚實，其義不同，至其無胃氣者死則一也。滑大虚浮，共有胃氣之謂，堅小沈實，共無胃氣之脈也。諸家與前條同論之，故其義不通也。志云『蓋癲乃血實之病，故宜氣盛而不宜血實也』，稍爲得其意矣。

○**帝曰：消癉虚實何如。岐伯曰：脈實大，病久可治。脈懸小堅，病久不可治。**

〔吴〕消癉，消中而熱，善飲善食也。

〔張〕消癉者，三消之總稱，謂内熱消中而肌膚消瘦也。

《脈要精微論第十七》云：『癉成爲消中。』

《靈樞·五變篇第四十六》云：『黄帝曰：人之善病消癉者，何以候之。少俞答曰：五藏皆柔弱者，善病消癉。黄帝曰：何以知五藏之柔弱也。少俞答曰：夫柔弱者，必有剛強。剛強多怒，柔者易傷也。黄帝曰：何以候柔弱之與剛強。少俞答曰：此人薄皮膚，而目堅固以深者，長衝直揚，其心剛，剛則多怒。怒則氣上逆，胸中畜積，血氣逆留，䐃皮充肌，血脈不行，轉而爲熱，熱則消肌膚，故爲消癉。此言其人暴剛而肌肉弱者也。』

〔志〕上節論五藏之外實，此論五藏之内虚。《靈樞·病形篇》第四『五藏之脈微小爲消癉』。朱永年曰：『癲癉之病，皆曰久者。蓋癲因久實，癉因久虚之所致也。』

案：此説似是。第十七云『癉成爲消中，厥成爲巔疾』，與此癲、癉並舉同例，蓋四末寒厥之人，上實下虚，遂爲癲疾。五藏癉熱之人，内煩外瘦，因爲消癉，各有虚實死生之分也。

案：消癉，即後世之勞瘵，説已見於十七中。此云『脈實大，病久可治。脈懸小堅，病久不可治』，所云『懸小堅』者，似指細數之脈。且《邪氣藏府病形篇四》五藏各以脈微小爲消癉，則爲其五内燥熱之病可治也。詳見於《消癉攷》中，文繁不録。

〔識〕滑云：『經言：實大病久可治，注意謂久病血氣衰，脈不當實，以爲不可治。又巢氏曰：脈數大者生，細小浮者死。又云：沈小者生，實牢大者死。前後所論，甚相矛盾。可見脈難盡憑，必須參之以症，方可以決其死生也。』徐云：『脈當微弱者生，茲爲實大者可治，似相反也。愚謂當時傳刻者之誤耳。』

吳云：『脈實大則真氣未漓，雖久可治。脈懸小堅，則胃氣已絶，病久則死。』志云：『消癉，五藏之精液虛於内也。癲，乃陰實於外，故虛則可治。癉，乃精虛於内，故實者可治。』簡按：徐本於王義，吳、志雖似允當，竟不如徐之診病有所徵也。

案：『懸小』『懸濇』之『懸』，並與『懸絶』之『懸』其義相同，蓋其往來不急促謂之懸，懸猶幽遠也，即指結代而言也。此脈形小堅，而其來懸遠不次，故曰懸小堅也。

○帝曰：形度、骨度、脈度、筋度，何以知其度也。

案：《大素》卅身度此下有『曰脈浮而濇，濇者而身有熱者死也』十四字，已見於前文中。

〔馬〕《方盛衰論》八十云：『診有十度，脈度、藏度、肉度、筋度、俞度。』又按：《靈樞》有『骨度』『脈度』篇名，而又有『經筋』篇名，至於形度則無之。今帝以爲問，而下文無答語，乃他篇之錯簡也。

案：形度，恐是謂經俞穴處之度，及肉之肥瘦堅脆之度也。所云肉度、俞度，乃爲形度也。又案：《靈樞·陰陽廿五人》《壽夭剛柔》《逆順肥瘦》《論勇》四篇所説，並皆形度也。

〔箚〕恕公曰：『據馬注考之，帝曰云云十六字，疑是《方盛衰論》錯簡。』稻葉通達曰：『脈浮而濇云云十一字，舊在於此，宋臣據《甲乙》移於前文「冬夏則死」下，然本是錯簡文，今不知何是也。』

○帝曰：春亟治經絡，夏亟治經俞，秋亟治六府，冬則閉塞。閉塞者，用藥而少鍼石也。所謂少鍼石者，非癰疽之謂也。癰疽不得頃時回。

案：『問曰』至『繆脈各二』，《大素》第卅順時載之。

〔楊〕春夏秋三時，極意行鍼。冬時有癰疽得極，餘寒等病，皆悉不得，故不用精其也。案：『精其』二字未詳，恐誤脫。春時陽氣在於皮膚，故取胳脈也。夏氣在於十二經之五輸，故取輸也。秋氣在於六府諸輸，故取之也。冬氣在於骨髓，腠理閉塞，血脈凝澀，不可於鍼與砭石。但得飲湯服藥，癰疽以是熱病，故得用鍼石也。以癰疽暴病，不□項間失時不行鍼石之也。案：空缺恐是『得』字。（郭注仁和寺原抄卷子本《黄帝内經太素》『穑其』作『稱甚』）

案：亟、極蓋古今通用，已見《四氣調神》第二中，又《生氣通天第三》云『不亟正治，粗乃敗之』，並可併考。

〔識〕志、高並云『帝曰』當作『岐伯曰』。簡按：上文『帝曰形度』以下十六字，王既謂錯簡也，志、高則以『春亟』以下爲上文答語，故改『岐伯曰』，不可從。亟，王訓急，音棘，諸家並同，恐非是。蓋《孟子》『亟問亟餽鼎肉』之『亟』，音唭，頻數也。

〔馬〕春時治病，治其各經之絡穴，夏則治其各經之俞穴。

〔志〕治六府者，取之於合也。胃合於三里，大腸合入於巨虚上廉，小腸合入於巨虚下廉，三焦合入於委陽，膀胱合入於委中央，膽合入於陽陵泉。蓋五藏合於六府，六府外合於原俞。秋氣降收，漸入於内，故宜取其合，以治六府也。

〔張〕冬寒陽氣閉塞，脈不易行，故當用藥，而少施鍼石，此用鍼之大法也。

〔識〕吴云：『不得頃時遲回。』簡按：回，讀猶徘徊低佪之回，遲緩之義，吴注爲得矣。徘徊，謂踟蹰不進也。低佪，紆衍貌。《史記·孔子贊》『低佪留之，不能去』。《甲乙》無『時』字。

○癰不知所，按之不應手，乍來乍已，刺手太陰傍三痏，與纓脈各二。

〔楊〕有因癰生不痛不知，不得其定，按之不應其手，乍來似有，乍去若無者，此是肺氣所爲，取手太陰脈，有主此病輸，傍三刺之，及纓脈足陽明之輸，主此病者，二取之。

〔識〕馬：『痏，音賄。』張云：『刺瘢曰痏。三痏，三刺也。』志云：『痏者，皮膚腫起之象。鍼眼微腫如小瘡，故曰痏也。』簡按：《説文》『痏，疻痏也』。志説未見所據。

〔馬〕刺瘡曰痏，三痏者三次也。刺三次，則有刺瘡者三。

〔劄〕《寒熱病篇》云：『人迎，足陽明也。在嬰筋之前。』

〔紹〕先兄曰：『吴云：傍，經之側處也。不言其經者，約而言之，不必拘其經也。蓋乍來乍已者，皆氣病而血未病也。故以寫氣，氣寫而癰腫去矣。』堅按：血未病，可疑。

〔馬〕其曰纓脈各二者，亦以胃經之穴，如人迎水穴，在結喉旁一寸五分，則是。結纓之所，故曰纓脈，各二者，左右各二也。

案：嬰、纓古今字。《大素》正文作『嬰胳』，楊注作『纓脈』，可考。

○掖癰大熱，刺足少陽五，刺而熱不止，刺手心主三，刺手太陰經絡者，大骨之會各三。

《大素》卷卅刺腋癰數。

〔楊〕足少陽下胸胳肝，屬膽，循脇裏，在掖下，故掖脅之間有癰大熱，可刺足少陽脈。所主之穴五取之。熱而不已，刺手心主脈，其脈循胸下腋三寸，上抵掖，故掖癰三取之。又取手太陰經胳各三，大骨之會者，手太陰脈循臂内上骨下廉，即爲經絡會處也之。

〔識〕《甲乙》『掖』作『腋』。馬云：『掖、腋同。』簡按：《癰疽篇》：『發於腋下，赤堅者名曰米疽。』《劉涓子鬼遺方》云：『内疚疽，發兩腋下及臂，并兩手掌中。』後世外科書，謂之腋發。

〔紹〕腋，俗字，《説文》所無。

〔馬〕腋下生癰，其體大熱，當刺足少陽膽經之穴五痏，宜是膽經之淵液穴也。腋下三寸宛宛中，舉臂得之，鍼三分，禁灸。若刺之而熱不止，當刺手厥陰心包絡經，即手心主之穴三痏，宜是天池穴也（腋下三寸，乳後一寸，鍼二分，灸三壯。）。又刺手太陰肺經之經穴經渠寸口陷中，鍼三分，禁灸，絡穴列缺去腕側上一寸半，鍼二分，灸三壯，及大骨之會各三痏，當是手太陽小腸經之肩貞穴也在曲脾（當作『胛』）下，兩骨解間，肩髃後陷中，鍼三分，灸三壯。

○暴癰筋緛，隨分而痛，魄汗不盡，胞氣不足，治在經俞。

《大素》卷卅經輸所療。

〔楊〕筋濡者，謂筋濕也。隨分痛者，隨分肉間痛也。魄汗者，肺汗也。胞氣不足者，謂膀胱之胞氣不足也。此之五病，可取十二經輸療主病者之也。

〔識〕簡按：志云：『暴癰者，言毒氣更深，爲毒凶暴。』誤也。今從王注。緛，《説文》：『衣戚也。』《廣雅》：『縮也。』熊音：『如衮反，縮也』。王注：『緛急，即縮急也。』《甲乙》作『濡』。馬云『軟同』，吴云『筋柔緛也』，並誤。吴云：『陰汗不盡者，是陰胞之氣不足，太陽失衛，故汗不止也。』簡按：胞脬同，所謂陰胞，蓋指膀胱。高爲血海，非也。

〔張〕治在經俞，隨癰所在，以治各經之俞穴，如手太陰之俞太淵之類是也。

〔識〕簡按：馬以列缺爲肺經之俞，誤也。《甲乙》『經』上有『其』字。

案：《大素》作『隨外分而痛』，而楊注不解『外』字，蓋『分』字草體『兮』如此，遂訛作『外』，衍一字歟。『緛短』字解，已見於《生氣通天》第三中。

○腹暴滿，按之不下，取手太陽經絡者，胃之募也。少陰俞，去脊椎三寸傍五，用員利鍼。

案：《大素》卷卅刺腹滿數。

〔眉〕《太素》卅。

〔楊〕足太陽與足少陰，以爲表裏。足少陰上行貫肝膈，發腹諸穴，故腹暴滿，故取太陽經胳。經脈胳脈人之盛募之氣，腹滿亦取足少陰之輸，俠脊相去三寸輸傍，五取之用員利鍼。募，有本爲幕也。

〔馬〕此言治腹暴滿之法也。凡腹中暴滿，按之不下，取手太陽經之絡穴支正（在手腕後五寸，鍼三分，灸三壯），胃之募曰中脘是也（臍上四寸）。又取足少陰曰腎俞穴者，去脊十四椎間，左右各開一寸五分，共爲三寸，刺之五痏（此穴本屬足太陽膀胱經，然曰足少陰者，以腎爲足少陰也），當用圓利鍼以刺之，即《靈樞·九鍼論》之第六鍼也。

〔識〕高云：『腹中卒暴而滿，太陰脾土病也。按之不下，既滿且硬，不應指而下也。』宋本作『手太陽』。簡按：王注太陽爲手太陽也。知『手』字是後人所添。志、高從宋本，誤。王引《中誥圖經》文，與《甲乙》全同。『胃之募也』此四字，《甲乙》無，蓋是衍文。《六十七難》云：『五藏募皆在陰。』滑壽注：『在腹爲陰，則謂之募。在背爲陽，則謂之俞。募猶募結之募，言經氣之聚於此也。』簡按：募之義未詳，《瘧論》『募原』，全本、《大素》作『膜原』，《舉痛論》亦有『膜原』文，《扁鵲傳》『揲荒爪幕』，或謂『募』即『幕』訛，五藏六府幕系之所纏，吴·吕廣撰《幕腧經》，見《甲乙》注中。《太陰陽明論》云『脾與胃以膜相連耳』，林注云『《太素》作以募相逆』，明是『募』乃『膜』之訛。李時珍《奇經八脈考》釋音『募，與膜同』。

〔張〕少陰俞，即腎俞也。腎爲胃關，故亦當取之。

案：募，即幕之訛字，猶飾或作飭之例。說詳具於《瘧論》三十五中。

《靈樞·九鍼十二原第一》云：『六曰員利鍼，長一寸六分（今曲尺），大如氂，且員且銳，中身微大，以取暴氣（《甲乙》作『暴痺』）。

又《九鍼論七十八》云：『員利鍼，取法於氂鍼，微大其末，反小其身，令可深內也。長一寸六分，主取癰痺者也。』

又《官鍼篇第七》云：『病痺氣暴發者，取以員利鍼』。

○霍亂，刺俞傍五，足陽明及上傍三。

《大素》卷卅刺霍亂數。

〔楊〕霍亂刺主療霍亂輸傍，可五取之，及足陽明下脈與上有療霍亂輸傍，可三取之也。

〔馬〕此言治霍亂之法，凡霍亂者，刺上節腎俞之傍，即志室穴也。刺之五痏（十四椎兩旁相去脊中各三寸，共六寸，鍼五分，灸七壯），又取足陽明曰胃倉穴（十二椎下兩旁相去脊中各三寸，共六寸，鍼三分，灸七壯），及上有意舍穴，各三痏。（十一椎下兩旁相去脊中各三寸，鍼三分，灸三壯。此二穴亦屬足太陽膀胱經。然曰足陽明，以其爲胃穴也。）

〔識〕吴云：『謂背俞兩傍，去脊中行，三寸之穴，各五痏。』簡按：王諸家並爲少陰俞傍志室，此承上文『少陰俞』而言，然考之《甲乙·氣亂於腸胃發霍亂吐下篇》首節載『霍亂刺俞傍五云云』，不知士晏以『俞』爲何俞，可疑。又案：足陽明，王爲胃俞（在十三椎下兩傍各一寸半），張仍此，馬則爲胃倉（即胃俞傍一寸五分）。上傍三，王爲腎俞之上，故云『胃俞（當作『倉』）穴』，馬、張爲胃倉之上，故云『胃（當作『意』）舍穴』，十一椎下兩傍相去各三寸，吴及志、高不指言穴名，未詳孰是。

《病源候論》云：『霍亂者，由人温涼不調，陰陽清濁二氣，有相干亂之時。其亂在於腸胃之間者，因遇飲食而變，發則心腹絞痛。其有先心痛者，先吐；先腹痛者，則先痢；心腹並痛者，則吐痢俱發。霍亂言其病揮霍之間，便致撩亂也。』

〔識〕《文選·文賦》『紛紜揮霍』李善注：『揮霍，疾貌。』

案：《霍亂考》有蘭軒先生成書，見於《蘭軒遺攷》中，文繁不録。『俞傍』宜從吴注爲五藏六府俞（一寸半）之傍（三寸），自四椎至廿椎之間隨所取之也。假令上吐則宜在上部而刺之，膏肓至陽綱六穴，下利則宜在下部而刺之，意舍至胞肓五穴也。蓋於一處刺五次也。『足陽明』謂胃俞（十二椎下左右各一寸半），『上傍』謂意舍（十一椎下左右各三寸）也。亦一處三刺。

○刺癇驚脈五，鍼手太陰各五，刺經太陽五，刺手少陰經絡傍者一，足陽明一，上踝五寸，刺三鍼。

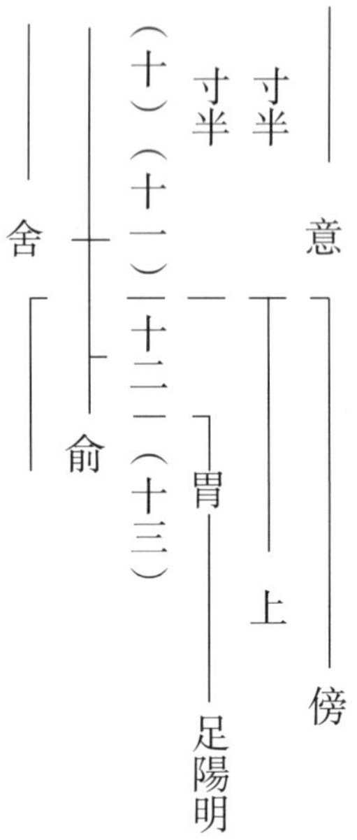

《大素》卷卅刺癇驚數。

〔楊〕刺癇驚脈，凡有五別。手太陰五取之，又足太陽輸穴五取之，又手少陽經胳傍一寸取之，又足陽明傍去一寸，上踝五寸三鍼之。

〔識〕簡按：癇驚，似言驚癇。而考《大奇論》云『二陰急爲癇厥，二陽急爲驚』，乃知爲二疾。又按：《玉篇》『癇，小兒病也』。《甲乙》作『驚癇』，載小兒雜病中。王符《潛夫論》云『哺乳太多，則必掣縱而生癇病』，《巢源》云『癇者，小兒病也。十歲以上爲癲，十歲以下爲癇』，徐嗣伯云『大人曰癲，小兒曰癇』，又《巢源》《千金》小兒門有三種癇，曰食癇、驚癇、風癇，可以證焉。《隋書》『許智藏診秦孝王疾曰：疾已入心，即當發癇』。此專稱大人，而古書大率爲小兒病，詳《病名考》。癇是後世所謂驚風，《聖惠方》論辨之詳矣。板本誤脫，今據原抄本。

〔識〕脈五，吴云：『下文其五也。』各家並同。王爲陽陵泉，非也。『鍼手太陰』，《甲乙》作『手足太陰』，馬、張並云『刺經渠穴』，吴、志、高不指爲某穴，下三經同。簡按：不指爲某穴者，似是。『刺經太陽』，馬、吴、張『經』下絶句。吴云：『凡言其經，而不及其穴者。本經皆可取，不必拘其穴也。』馬云：『刺手太陽小腸經穴，各五痏，當是其經穴陽谷也。』高據王注，直改『經』作『足』。簡按：吴近是，然太陽不言手足，當從王義。馬以『經』爲經穴之經，故云『陽谷』。『刺手少陰經絡傍者』，《甲乙》作『手足少陰』。吴云：『著某經傍者，非經非穴，取其孫絡也。』馬云：『刺手少陰心經絡穴通里，然謂之絡傍，則是手太陽小腸經支正穴也。』張云：『手少陰之經穴靈臺也，在絡穴通里之傍，故曰絡傍。』『上踝五寸』，馬云：『即足少陰腎經築賓穴也。』簡按：張、志、高並仍王注。此寫木實也。如刺腎經則乖理。

案：手太陰各五者，蓋謂尺澤也。見存《黄帝明堂經》云：『尺澤爲合水也，在肘中約上動脈，刺入三分，留三呼，灸三壯，主癲疾。』《外臺》卷卅九引《甲乙》此下有『嘔沫』二字。

『刺經太陽五』者，宜從王注爲承山穴也。然『經』字未允。《外臺》卅引《甲乙》云：『膀胱行於崑崙，崑崙者火也。在足外踝後跟骨上陷者中，足太陽脈之所行也，爲經。』所云『經太陽』，蓋此之謂也。崑崙主寒熱，癲疾。《醫心方》卷二引《黄帝明堂》，《外臺》卅引《甲乙》文同。

『手少陰經絡傍者一』，宜從《大素》作『手少陽經胳者傍一寸』。所云『手少陽經傍一寸』者，即手陽明大腸經也。蓋謂偏歷穴也。《醫心方》卷二引《明堂》『偏歷二穴，在腕後三寸，刺入三分，留七呼，灸三壯，主癲疾』。

『足陽明一』，亦宜從《大素》作『足陽明一寸』，亦謂足陽明經絡傍者一寸也，是前詳後略之文法，而謂足少陽經也，蓋與足陽明經相並而上行，其間寸許耳。《外臺》卅九引《甲乙》云：『外丘，足少陽郄，少陽所生，在外踝上七寸，主癲疾。』《醫心方》卷二引《明堂》云：『刺入三分，灸三壯。』

『上踝五寸』，外踝上五寸，爲光明穴，足少陽膽經也，内踝上五寸，爲蠡溝，足厥陰肝經也，共不主癲驚。然肝膽二經，理不可不治癇，故外踝上七寸外丘穴，外踝上七寸斜屬三陽分肉間陽交穴，共主癲疾。又直耳上入髮際四分，爲本神穴，當目上眥直入髮際五分，爲臨泣穴，共主小兒驚癇，則可以徵也。

『刺三鍼』者，謂以上三穴，共刺三次也。

案：『刺癇驚脈五』者，謂刺癇驚之法，其動脈之地有五所也。《千金》卷廿九用鍼略例第五云：『每鍼常須看脈，脈好乃下鍼，脈惡勿亂下鍼也。』所云『看脈』者，謂審視下鍼地之脈色也。又《千金》卷五上驚癇第三云『灸兩耳後完骨上青脈，亦可以鍼刺令血出』，又卷廿九伏人明堂圖，伏人耳後六穴遠近法第四云，『瘈脈，在耳本雞足青脈，不灸』，又卷卅頭病第一云『瘈脈，主風頭耳後痛』，《醫心方》卷二引《明堂》云『瘛脈，主小兒癇瘛瘲』。共可以徵矣。

『各五』者，謂左右各五刺也。後文云『刺經太陽五』『刺三鍼』，共亦左右各也。詳前而略後之文耳。

○凡治消癉，

案：『消癉』說見前十七葉面。『癉』字解已見第十七廿三ウ中。

○仆擊，

〔識〕張云『暴仆如擊也』，樓氏《綱目》云『其卒然仆倒，經稱爲擊仆。世又稱卒中風』是也。簡按：《九宮八風篇》云：『其有三虛，而偏中於邪風，則爲擊仆偏枯矣。』樓說爲長。吴云『暴仆，爲物所傷也。』志云『癲癇之外實也』，屬臆解。

○偏枯，

案：『偏枯』已見第三、第七中，可併考。

○痿厥，

案：仆擊，謂卒中風證。偏枯，謂正中風證。痿厥，謂類中風證也。

○氣滿發逆，

〔識〕吴云：『氣滿，氣急而粗也。發逆，發爲上逆也。』志云：『濁氣之在中也。』

〔琦〕氣滿發逆，即喘逆也。

案：氣滿，謂飲結。發逆，謂欬逆也。高梁釀成痰飲者即是。《陰陽別論》七云：『二陰一陽發病，善脹心滿善氣。』二陰者，足少陰腎、手少陰心經也。一陽者，足少陽膽，手少陽三焦經也。言心腎不交，則膽汁及三焦之氣化不施，於是乎留飲之病結於心胸間，故其證善脹，心滿，善氣，共飲結之所爲也。此所云『氣滿發逆』爲同證也，可併考。

○肥貴人，則高梁之疾也。

案：言肥滿及尊貴人，往往病前件諸症者，常食膏粱之所爲也。《金匱·血痺第六》云『血痺病云云，夫尊榮人骨弱肌膚盛重』，宜併考。或曰肥貴之急言爲肥，與賁胖防彭等字爲同音同義。未知可否，録俟併考耳。『高梁』已見第三中。

案：肥貴膏粱之人所生病，自氣滿而漸爲大病，至消癉耳。

〔楊〕此之六種，是肥貴人膏粱所發之病。

○隔塞閉絶，上下不通，則暴憂之病也。

〔楊〕此之四種，因暴愁憂所生之病。膈塞，膈中塞也。閉謂七竅閉也，謂噫與下使之氣即上下之也。案：『使』恐『便』訛。

〔識〕趙府本『塞』作『則』，熊、張同，誤也。《風論》云：『食飲不下，鬲塞不通。』《本神篇》云：

「愁憂者，氣閉塞而不行。」吴云：「若隔而閉絶上下，水穀不得通利，則暴憂之所爲也。」

案：楊注似是。鬲塞，即胸膈中塞也。閉絶者，閉即鬱閉，絶即悶絶運絶之絶，言鬱悶氣絶也。上下不通者，亦詳謂閉塞之義也。言上絶通咽喉之氣，下絶通二便之氣也。今暴憂之人，忽爲鬱閉悶絶，俗通偁爲積，即是此證也。或曰：憂，蓋本作「夏」。「夏」即「下」之借字，暴下之後，必爲鬲塞諸證，與下後痞鞕同情。《病源》卷廿二霍亂候引《養生方》云：「七月食蜜，令人暴下，發霍亂」。《醫心方》卷廿九引《養生要集》載此文，「暴下」作「暴夏」，可以徵矣。

（眉）《倉公傳》第二案「齊王中子諸嬰兒小子病氣鬲病，病使人煩懣食不下時嘔沫，病得之少憂數忔食飲云云」乃與此所云「暴憂之病」同證也。

○暴厥而聾，偏塞閉不通，内氣暴薄也。不從内，外中風之病，故瘦留著也。

〔楊〕暴厥耳聾偏塞也。内氣暴滿薄，不從於内，中風病也。以脾氣停壅，不順於内，故瘦留著之也。

案：楊注與《素問》本文，其文義相同。因考王氏次注時，從楊注折衷作本文者，序所云「凡所加字皆朱書其文」者，蓋是也。「瘦」字解已見於第廿十七ヲ中。楊氏此以「瘦留著」爲解者，蓋以第廿云「留瘦不移」之文注於此歟。王注全用楊注此文可知也。

〔吴〕暴厥，暴氣上逆也。聾，耳聾。言此者由内氣暴薄所爲。薄，雷風相薄之薄，擊盪之稱也。

〔滑〕「瘦」當作「廋」，如「人焉廋哉」之廋。廋，匿也。廋匿住著不之去也。

案：王氏以後諸注，並以「不從内」已下爲別條，恐非是。楊注以爲一條，可從。言卒暴氣逆而爲耳聾，其聾或左或右一偏塞閉而不通者，是蓋痰飲結於氣道，而内氣暴薄之所爲也。此證或有不從内而外中風寒邪氣之所爲者，是即邪氣直入於内，廋留付著之故也。即爲少陽耳聾之證，是亦邪氣結於飲中之所爲。雖分内外二因，竟是不出於飲結之爲宗兆耳。或曰『故，事也。言外中風寒之病，内與飲相結聚爲事，而廋留著也。

○蹠跛，寒風濕之病也。

〔識〕馬云：『蹠，音隻。跖同。《孟子》鷄鳴而起章，盗跖從庶，陳仲子廉士章從石，義同也。楚人謂跳曰蹠。跛，音波。《易》曰：跛能履。又音避。《國語》云：丘無跛。』吴云：『足前點步，謂之蹠。一足偏引，謂之跛。』張云：『足不可行，謂之蹠。』志云：『蹠，足也。跛，行不正而偏費也。』高云：『蹠，踐履也。跛，不正也。』簡按：蹠、跖通，《説文》『跖，足下也』。又作𨂂。蹠跛，乃《漢書》𨂂盭之義（《賈誼傳》『病非徒瘇也。又苦𨂂盭』。注：『𨂂，腳掌也。盭，戾也』。）故王注云：『足跛而不可履也』。志仍此。方氏《通雅》以『𨂂盭』爲『瘛瘲』，太疎。

〔紹〕琦曰：『仆擊，如擊而仆也。氣滿發逆，即喘逆也。在肥貴人，則爲膏粱所致。蓋甘肥之過，中氣緩滯，肺胃壅遏，鬱生痰熱，故見諸症。』堅按：此段，一則肥貴人高粱之疾，蓋得之逸樂，一則得之暴憂，蓋是貧苦勞役之人，兩相對言。一則内因之病，一則外因之病，亦兩相對言。如蹠跛亦屬外因。

〔楊〕風濕之氣，生於蹠跛痺病。蹠，之石反。跛，有本爲跂也。

〔志〕徐公遐曰：『蹠跛爲風寒濕之病者，乃反結邪氣在上，清氣在下之義。知蹠跛之有風邪，則知偏枯之亦有濕邪矣。』

〔箚〕《吕覽》『齊王之食鷄也，必食其距（當作『跖』）數千而（脱『後』）足』注：『跖，鷄足踵。讀如捃摭之摭。』蹠、跖同。

案：蹠跛者，謂行步不正也。此證多屬風痺腳弱之類。故曰『寒風濕之病也』。《説文》『蹠，楚人謂跳躍曰蹠』即此義也。《痺論》所云風寒濕三氣與此合。

○黃帝曰：黃疸，暴痛，癲疾，厥，狂，久逆之所生也。

《大素》卅久逆生病。

〔楊〕此之五病，氣之久逆所生。

〔馬〕言病有所由生者，皆從内而生也。足之三陽，從頭走足。足之三陰，從足走腹。然各經脈氣，久逆於上，而不下行，則怫積於上中二焦，故爲黃疸，爲暴病，爲癲疾，爲厥，爲狂，諸證所由生也。

〔張〕此以氣逆之久，而陰陽營衛有所不調，然後成此諸證，皆非一朝所致也。

『黃疸』已見《玉機真藏十九》十五ウ中，爲濕熱内鬱於血分之證。『暴痛』亦氣血不相和合之所生。蓋此二證營衛之氣久逆之所爲，爲表證也。癲、厥、狂之三證，共五藏之氣久逆之所生，爲裏證也。『癲疾』已見《五藏生成第十》十一ウ中，又《脈要精微第十七》廿四ウ中；『厥』見《五藏生成第十》八ヲ，又十七廿四ウ中；『狂』已見《生氣通天第三》十五ヲ中，宜併考。

〔紹〕琦曰：『陰不升陽不降，則爲逆。其在脾胃，則濕淫爲黃疸。其在經脈，則爲暴卒而痛。若在上焦，則癲疾厥狂。皆氣逆之所致也。』

〔志〕黃疸者，濕熱内鬱而色病見於外也。暴痛者，五藏之氣不平，卒然而爲痛也。癲疾厥狂，陰陽偏勝之爲病也。此皆陰陽五行之氣，久逆不和之所生也。

○五藏不平，六府閉塞之所生也。

《大素》卅・六府生病。

〔楊〕六府受穀氣，傳五藏，故六府閉塞，藏不平也。

〔馬〕六府者，傳化物而不藏，故實而不能滿。五藏者，藏精氣而不寫，故滿而不能實。五藏本與六府相爲表裏，今飲食失宜，吐利過節，以致六府不能傳其化物，而六府閉塞，則五藏亦不和平，各病自生也。

○頭痛耳鳴，九竅不利，腸胃之所生也。

《大素》卅・腸胃生病。

〔楊〕腸胃之脈在頭，在於七竅，故腸胃不利，頭竅病也。

〔馬〕大腸爲傳導之府，小腸爲受盛之府，胃爲倉廪之府。今腸胃否塞，則升降出入，脈道阻滯，故爲頭痛，爲耳鳴，爲九竅不利，諸證所由生也。

案：『黄疸』以下三條，並内因之病，而皆以胃氣爲之主也。蓋經脈之氣，久逆於内者，因六府之閉塞。六府閉塞亦起於腸胃之不和。『腸胃』二字專指大小二便而言，以上諸證皆以二便閉塞爲本也。故此諸證不至於大虚之際，宜用下劑而攻之，是古來之要方妙術。仲景穀疸用茵陳蒿湯，酒疸用梔子大黄湯，黄疸用大黄消石湯，中惡心痛用走馬湯，痛而閉者用厚朴三物湯，心下滿痛用大柴胡湯，治瘨癇用風引湯，卒死用備急丸，傷寒發狂及如狂共用抵當湯，並皆治氣血久逆之方。但頭痛、耳鳴，二證自非外感，必是腸胃之不和也。凡腸胃不和，則九竅不利，九竅不利，則必有頭痛耳鳴之證。此二證是在其上部而先病者也，故舉此二證而包括諸上部證也。

文久二年壬戌正月十六日書於辟古齋東廂　玄齋居士森立之

第二十八補

邪氣盛則實精氣奪則虚ヲ一

《調經論六十二》云：『風雨之傷人也，先客於皮膚，傳入於孫脈，孫脈滿則傳入於絡脈，絡脈滿則輸於大經脈。血氣與邪并客於分腠之間，其脈堅大，故曰實。實者外堅充滿，不可按之，按之則痛。寒濕之中人也，皮膚不收，肌肉堅緊，榮血泣，衛氣去，故曰虛。虛者聶辟氣不足，按之則氣足以溫之，故快然而不痛。』案：與此所云虛實同理，宜併考。

病久可治ヲ十七

〔箚〕古抄本『可知』上有『不』字，無『脈懸小云云』九字。寬案：古抄本太是，宜從。蓋王不釋『脈懸小云云』之義，知舊本無此數字，以下有錯簡，故文不全也。此說非是，宜刪去。

暴癰ヲ廿二

案：暴癰者，謂卒暴皮膚腫起也，非癰腫瘡瘤之謂也。考《說文》『癰，腫也』『腫，癰也』。由此則癰、腫共爲皮膚腫起之義，轉注爲四枝浮腫之義也。此云暴癰，乃爲本義。魄汗不盡者，謂痛苦之汗也。此汗不盡者，亦膀胱所主，表陽之不足也。其治宜在經俞，補經脈之不足也。

何謂虛實ヲ一

《四十八難》曰：『人有三虛三實，何謂也。然：有脈之虛實，有病之虛實，有診之虛實也。脈之虛實者，濡者爲虛，緊牢者爲實。病之虛實者，出者爲虛，入者爲實，言者爲虛，不言者爲實，緩者爲虛，急者爲實。診之虛實者，濡者爲虛，牢者爲實，癢者爲虛，痛者爲實。外痛內快爲外實內虛，內痛外快爲內實外虛，故曰虛實也。』

皆從其物類始ヲ五

案：諸注未明了，蓋是四時五藏法則之理。若五藏不法四時，則人身中始有虛實之兆，其自外邪得者是也。若飲食傷脾胃，房室傷腎氣，亦虛實之證起，其自内因來者是也。故曰『皆從其物類始』也。

五藏不平 卅一ウ

《卅七難》曰：『五藏不和，則九竅不通。六府不和，則留結爲癰。』

消癉 十七ヲ 廿八ヲ

《大素》卷六五藏命分云『心脆則喜病消癉熱中』，楊注云：『五藏柔脆，神亦柔脆，故藏柔脆人，血脈不行，轉而爲熱，消肌膚，故曰消癉熱中也。音丹，熱中，胃中熱故也。』

隔塞 廿九ヲ

《千金》卷十七積氣第五七氣湯下云：『或飲食爲膈氣。』又五膈丸下云：『治憂膈，氣膈，食膈，飲膈，勞膈五病，同藥服，以憂恚思慮食飲得之。』十七ヲウ

暴厥 廿九ウ

太陰陽明論篇第二十九

〇黄帝問曰：太陰陽明爲表裏，脾胃脈也。生病而異者，何也。

《大素》卷六藏府氣液全載。

〔楊〕足太陰足陽明脾胃二脈，諸經之海，生病受益，以爲根本，故别舉爲問也。

〇岐伯對曰：陰陽異位，更虛更實，更逆更從，或從内，或從外，所從不同，故病異名也。

〔楊〕大陰爲陰，陽明爲陽，即異位也。春夏陽明實，大陰爲虛，秋冬大陰爲實，陽明爲虛，即更虛實

也。春夏大陰爲逆，陽明爲順，秋冬陽明爲逆，大陰爲順也。手三陰從内向外也，手三陽從外向内也。足之三陰從内向外，足之三陽從外向内也。十二經脈陰陽，六種不同，生病固亦多也。案：「明實」間恐脱「爲」字。

案：陰陽表裏圖如左據楊注

陰内下	陽下上
脾藏	胃府
太陰	陽明
裏	表
更虛秋冬大陰實陽明虛	更實春夏陽明實大陰虛
更從秋冬陽明逆大陰順	更逆春夏大陰逆陽明順
從内手三陰從内向外足三陰同	從外手三陽從外向内足三陽同

〇帝曰：願聞其異狀也。

〔楊〕問其病異。

〇岐伯曰：陽者天氣也，主外。陰者地氣也，主内。故陽道實，陰道虛。

〔楊〕陽爲天氣主外，故陽道實也。陰爲地氣主内，故陰道虛也。

〔紹〕朱丹溪陽有餘陰不足論，根據於此。

〔志〕陽剛陰柔，故陽道常實，陰道常虛。《繫辭》曰：『陰陽之義配日月。』《白虎通》曰：『日之爲言實也，常滿有節。月之爲言闕也，有滿有闕也。所以有闕者何。歸功於日也。』

案：無形之陽氣養有形陰質，故常實。有形之陰質受無形陽氣，故常虛。人身之氣血者，陽氣常實於外，陰血常虛於内，虛故陽氣乘其虛，以滋養陰血，實故陰血受其實，而含畜陽氣。所以氣常實，形常虛也。自無空隙謂之實，自不閉塞謂之虛也。

（眉）此節自『陽者』至『陰道虛』文，名古屋玄醫詳注，見《醫學愚得》卷下，宜參。

○故犯賊風虛邪者，陽受之。食飲不節，起居不時者，陰受之。

〔楊〕風寒暑濕虛耶外入腠理，則六陽之脈受之，飲食男女不節，即六陰受之。

〔張〕賊風虛邪，外傷也，故陽受之而入府。飲食起居，内傷也，故陰受之而入藏。

〔識〕徐云：『此言賊風虛邪，陽受之入六府。飲食起居，陰受之入五藏。與《陰陽應象論》「天之邪氣害人五藏，水穀寒熱害人六府」兩説相反，其理安在。此謂虛邪外傷有餘，飲食内傷不足，二者之傷，互有所受，不可執一而言傷也。』

〔紹〕琦曰：『府陽藏陰，各從其類。按：《陰陽應象論》云：「天之邪氣，感則害人五藏。水穀之寒熱，感則害人六府」。與此正相反，而義實相成。以形氣言，邪氣無形，故入藏。水穀有形，故入府。以表裏言，府陽主外，故賊風虛邪從外而受。藏陰主内，故食飲不節，從内而受。實則府藏皆當有之，蓋内外之邪，病情萬變，非一端可盡，故廣陳其義耳』。

案：賊風虛邪來犯表陽者，因於表陽有虛也。食飲不節，起居不時者，亦因於裏陰有虛也。凡邪氣有虛則入，無虛不能入。表虛者入爲陽熱證，裏虛者入爲陰寒證，理之當然也。此云陽受之，亦兼六府自有所虛而看，云陰受之，亦帶風邪乘虛而入五藏而看，如此看過則互見其義。所云互文見義，意在於言外也。

○陽受之，則入六府。陰受之，則入五藏。

〔楊〕六陽受於外耶，傳入六府。六陰受於内耶，傳入五藏也。

（眉）案：然則上文曰『陽道實，陰道虛』者，陽病實，陰病虛之義也。

○**入六府，則身熱不時臥，上爲喘呼。**

〔楊〕六府陽氣在外，故身熱也。陽盛晝眠不得至夜，故不時臥也。陽氣盛於上，故上爲喘呼也。

〔紹〕張曰：『不時臥，不能以時臥也。陽邪在表在上，故爲身熱不臥喘呼。』琦曰：『不時臥，謂臥不以時，即不得臥也。』

案：是風邪入陽府，爲三陽證之謂也。不時臥，謂常臥也，即平臥不得起坐之義。諸注皆未了。

○**入五藏，則䐜滿閉塞，下爲飧泄，久爲腸澼。**

〔楊〕陰耶在中，實則䐜脹腸滿，閉塞不通，虛則下利腸澼。案：『腸滿』恐『腹滿』訛。

〔張〕陰邪在裏在下，故爲䐜滿飧泄腸澼。

案：楊、張並云『陰邪』，是謂飲食之邪歟，抑謂內傷外感直中陰邪歟。未詳。蓋『䐜滿閉塞』爲陽明胃實之類也，治宜攻下。若中虛之人則爲飧泄腸澼，是乃少陰下利清穀之類也，治宜温補。凡脾胃腎旁光有虛，則五藏共帶虛。此云『入五藏』，亦專指脾腎而言耳。

案：飧泄，已解於《四氣調神第二》中。腸澼，已見於《生氣通天第三》中。䐜滿，字已見《陰陽應象第五》中。

（眉）案：『久』字字眼，凡下利甚而速則死，若不甚之，證而荏苒不止，則必變滯下之痢，與前曰之虛痢異其狀也可知。腸澼者，赤白痢之古名也。

○**故喉主天氣，咽主地氣。**

〔楊〕肺爲天也，喉出肺中之氣呼吸，故主天。脾爲地，咽出脾胃噫氣，故主地。

真本《明堂》卷一天府（當作『中府』）下曰『喉痹』，楊注：『咽者，通飲食也。喉者，通氣路也。《蒼頡》喉，咽也。與此不同云云。』

〔吳〕喉嚨爲肺系，受氣於鼻，故納無形之天氣。咽爲胃系，受氣於口，納有形之地氣。

〔琦〕此義又與《陰陽應象大論》同。

案：第五云：『故清陽爲天，濁陰爲地。地氣上爲雲，天氣下爲雨。雨出地氣，雲出天氣。故清陽出上竅，濁陰出下竅。清陽發腠理，濁陰走五藏。清陽實四支，濁陰歸六府。水爲陰，火爲陽。』

○故陽受風氣，陰受濕氣。

〔楊〕風從上下，故陽受之。濕從下上，故陰受之。

〔吳〕風，陽氣也，故陽受之。濕，陰氣也，故陰受之。《易》曰『同氣相求』是也。

《金匱要略·藏府經絡前後病第一》云：『清邪居上，濁邪居下。大邪中表，小邪中裏。槃飥之邪，從口入者，宿食也。五邪中人，各有法度。風中於前，寒中於暮。濕傷於下，霧傷於上。風令脈急，霧傷皮腠，濕流關節，食傷脾胃。極寒傷經，極熱傷絡。』

○故陰氣從足上行至頭，而下行循臂至指端。陽氣從手上行至頭，而下行至足。

〔楊〕足三陽脈，從足至頭。足（案：『足』恐『從』訛。）頭下胸，橫出掖下，循臂至指端，爲手三陰脈也。變爲手三陽脈，從手指端上行至頭，下行至足，爲足三陽。陰陽相注，如環無端。（案：『爲足三陽』恐『爲足三陰』之訛。）

〔張〕《逆順肥瘦篇》曰『手之三陰，從藏走手。手之三陽，從手走頭。足之三陽，從頭走足。足之三陰，從足走腹』即此之謂。蓋陰氣在下，下者必升。陽氣在上，上者必降。脾陰胃陽，氣皆然也。

○故曰：陽病者，上行極而下。陰病者，下行極而上。

〔張〕陽病極則及於下，陰病極則及於上，極則變也。非惟上下，表裏亦然。

〔志〕此言邪隨氣轉也。人之陰陽出入，隨時升降。是以陽病在上者，久而隨氣下行，陰病在下者，久而隨氣上逆。此節用八『故』字，爲陰陽異位故也。

案：三陽表熱證，乘虛而爲三陰裏寒證，頭痛發熱變爲下利之類，皆是『陽病者上行極而下』者也。三陰裏寒證，虛回陽復，則爲三陽表熱證而解之類，皆是『陰病者下行極而上』者也。

○故傷於風者，上先受之，傷於濕者，下先受之。

〔楊〕陽病者，三陰之脈上行至頭極已，爲陽受風熱已下行也。陰病者，三陽之脈下行至足極已，爲陰受寒濕已上行。故傷風上先受之，傷濕下先受也。

〔張〕陽受風氣，故上先受之。陰受濕氣，故下先受之。然上非無濕，下非無風，但受有先後耳。曰先受之，則後者可知矣。

〔識〕簡按：《百病始生篇》云：『清濕襲虛，則病起於下。風雨襲虛，則病起於上。』《辨脈篇》云：『清邪中於上焦，濁邪中於下焦。』正其義也。

○帝曰：脾病而四支不用，何也。

〔楊〕五藏皆連四支，何因脾病獨四支不用也。

○岐伯曰：四支皆稟氣於胃，而不得俓**至經。**

案：（《大素》『至經』作『俓至』）『俓』即『徑』俗字，《新校正》引《大素》作『徑至』，可以徵耳。《廣韻》去四十六・徑云：『俓，直也。』乃此字也。《說文》『稟，賜穀也。從㐭從禾。筆錦切』。《廣韻》『稟，供穀。又與也』。

〔馬〕胃氣不能自至於四支之各經，必因於脾氣之所運，則胃中水穀之氣化爲精微之氣者，乃得至於四支也。

○**必因於脾，乃得稟也。**

〔志〕胃爲陽土，脾屬陰土，暢於四支，坤之德也。

○**今脾病，不能爲胃行其津液。四支不得稟水穀氣，氣日以衰，脈道不利，筋骨肌肉，皆無氣以生，故不用焉。**

〔楊〕土王四季，四季皆有土也。脾長四藏，四藏皆有脾也。何者。四支百體稟氣於胃，胃以水穀津液資四支之用。資四支之時，胃氣不能侄到四支。要因於脾，得水穀津液營衛之氣，營於四支，四支稟承，方得用也。若其脾病脈道不通，則筋骨肌肉無氣以生，故不用也。

〔識〕簡按：至經，從《大素》作『徑至』爲勝。

○**帝曰：脾不主時，何也。岐伯曰：脾者土也，治中央，常以四時長四藏，各十八日寄治，不得獨主於時也。**

〔馬〕長，掌同，主也。

〔張〕惟脾屬土，而蓄養萬物，故位居中央，寄王四時各一十八日，爲四藏之長而不得獨主於時也。

○**脾藏者，常著胃，土之精也。**

〔楊〕四藏之本，皆爲土也。十八日用，故曰寄也。著，澄略反，在也。脾藏在土之精妙也。

○**土者，生萬物而法天地，故上下至頭足，不得主時也。**

〔楊〕土，萬物之質，法於天地，與萬物爲質，故身與頭手足爲體身，不別主時。

〔張〕脾胃相爲表裏，脾常依附於胃，以膜連著，而爲之行其精液。然脾胃皆屬乎土，所以生成萬物，故曰法天地也。土爲萬物之本，脾胃爲藏府之本，故上至頭，下至足，無所不及，又豈得獨主一時而已哉。《平人氣象論》曰：『人無胃氣曰逆，逆者死，脈無胃氣亦死。』此所以四時五藏，皆不可一日無土氣也。

○帝曰：脾與胃，以膜相連耳，而能爲之行其津液，何也。

〔楊〕脾陰胃陽，脾内胃外，其位各別，故相逆也。其別異，何能爲胃行津液也。一曰相連，脾胃表裏陰陽，募既相假，故曰相連也。

○岐伯曰：足太陰者，三陰也。其脈貫胃屬脾絡嗌，故太陰爲之行氣於三陰。

〔楊〕嗌，於赤反。咽也。足太陰脈，貫胃屬脾，上行胳嗌，其氣強盛，能行三陰之脈，故太陰脈得三陰名也。

〔吴〕爲之，爲胃也。三陰，太少厥也。脾爲胃行氣於三陰，運陽明之氣入於諸陰也。

○陽明者表也，五藏六府之海也，亦爲之行氣於三陽。藏府各因其經，而受氣於陽明，故爲胃行其津液。四支不得稟水穀氣，日以益衰，陰道不利，筋骨肌肉，無氣以生，故不用焉。

〔楊〕陽明爲陰陽藏府之海，五藏六府各因十二經脈，受氣於陽明，故經脈得爲胃行津液之氣，四支稟承，四支得氣也。經脈不通陽明，則陰脈不通，筋骨脈肉無氣以主也。

〔吴〕表，陽明爲太陰之表也。爲之，爲脾也。行氣於三陽，運太陰之氣入於諸陽也。

〔紹〕『四支不得稟水穀氣』此下二十八字，與上文複，正是衍文。

案：脾太陰能行三陰之氣，手寸口動脈是也。胃陽明能行三陽氣，足趺陽動脈是也。蓋胃氣爲性命之本，故此重言曰『四支不得稟水穀氣，日以益衰，陰道不利，筋骨肌肉無氣以生，故不用焉』，恐非衍文也。

案：全元起本前篇《通評虛實》與此篇同在四卷，因考前篇總論虛實，此篇總論陰陽也。蓋人身陰陽之本爲脾（陰）胃（陽），又藏爲陰，府爲陽，藏府之本亦在於脾胃也。此篇專論脾胃陰陽，引及五藏六府，頭足之理，甚明了，古聖之祕旨全存於此耳。

文久二年壬戌二月初八日書於無不愈園朝暉明淨處　虛心子立之

第二十九補

入六府ウ三

《卅七難》曰：『邪在六府，則陽脈不和。陽脈不和，則氣留之。氣留之，則陽脈盛矣。』又曰：『經言：氣獨行於五藏，不營於六府者何也。然：氣之所行也，如水之流，不得息也。故陰脈營於五藏，陽脈營於六府，如環之無端，莫知其紀，終而復始，其不覆溢。人氣內溫於藏府，外濡於腠理。』

入五藏ウ三

《卅七難》曰：『邪在五藏，則陰脈不和。陰脈不和，則血留之。血留之，則陰脈盛矣。』

四支不用ヲ六

〔馬〕《靈樞·經脈篇》有手指足指不用等語，皆言手足之指不能舉用也。

陽明脈解篇第三十

〔紹〕『篇』字上脫『論』字。

案：此一篇，唯說瘟疫傷寒之胃實熱陽明裏證一病人了耳，無佗事也，故非謂失心風之狂而陽明病承氣證中之狂也，古來注家皆誤其見云。

○**黃帝問曰：足陽明之脈病，惡人與火，聞木音則惕然而驚，鐘鼓不爲動。聞木音而驚，何也。願聞**

其故。

〔吳〕脈，經也，兼表裏而言。

案：《傷寒・陽明篇》『若劇者，發則不識人，惕而不安』。《本草滙》卷四曰『正陽陽明病，其證目眴眴不得眠，畏人聲，畏木聲，畏火，狂亂』。

〔張〕本篇之義，大略皆出《靈樞・經脈篇》。

案：此專説相剋之理，與前篇義自異，王注以爲問其異，恐非是。

《説文》『惕，敬也』。

○岐伯對曰：陽明者，胃脈也。胃者，土也。故聞木音而驚者，土惡木也。

〔楊〕十二經脈，而別解陽明者，胃受水穀，以資藏府。其氣強大，氣和爲益之大，受耶爲病之甚，故別解之。

○帝曰：善。其惡火何也。岐伯曰：陽明主肉，其脈血氣盛。

〔吳〕多氣多血故也。

○邪客之則熱，熱甚則惡火。帝曰：其惡人何也。岐伯曰：陽明厥，則喘而惋，惋（悗悗）**則惡人。**

〔楊〕悗，武槃反。此經中爲悶字。（案：《大素》『如』字傍訓云『辭也』。）

〔吳〕惋，烏貫切。惋，熱鬱於內，而不自安也。

〔識〕《釋音》『惋，烏貫切』。《甲乙》『惋』作『悶』。簡按：《集韻》『惋、愠、宛、惌同音鬱，心所鬱積也』，即與王注符，若『烏貫切』，則爲駭恨驚嘆之義。志云『驚恐貌』，高云『驚顧也』，並乖經旨。

案：張氏亦曰『惋，憂驚也』。非是。馬云：『喘而惋熱，惋熱則煩悗，故惡人煩擾也。』似是。

案：冤、宛同音。《廣韻》廿二・元共『於元切』，又廿六・桓『悗，母官切。惑也』。《說文》『懣，煩也。從心從滿。莫困切』『悶，懣也。從心門聲。莫困切』。蓋悗與門、滿等字爲同音，而爲蒙昧瞢滿之義，與宛、温其音不同。但『宛』或作『寃』，故《廣韻》共爲『於元切』歟。遠志一名棘菀，陸氏《爾雅音義》引《本草》如此作，與《說文》《爾雅》合，而《千金翼》《證類本草》『菀』作『苑』，《本草和名》作『苑』，《太平御覽》作『宛』，是宛、冤通用之徵也。但煩悶字不宜作『冤』『宛』，宜作『悗』也。此云『喘而惋』，惋即胸中喘懣不快之謂。《大素》作『悗』，《甲乙》作『悶』，共可從也。《傷寒論・陽明篇》（卅四條）云：『直視譫語，喘滿者死。』《金匱・欬篇》云：『膈間支飲，其人喘滿云云。木防己湯主之。』又云：『胸滿者，用桂苓五味甘草湯去桂加乾薑細辛，以治其欬滿。』以上『滿』字，並是悶之假借字，説詳具於《金匱攷注》中。張本『喘而惋』下句，可從矣。

案：陽明厥者，胃氣不和失運化之謂。此證必喘悶而惡人，就中自有死（虛）生（實）二證。如下文所說，蓋胃氣不和，則必心胸釀飲，所云『喘悗惡人，痰鬱默默』之證也。

（眉）宜與《脈解篇》併考。

（眉）《靈樞》史崧《音》卷四『悗亂，悶音』。卷之九『悗，音悶』。卷十二『悗，音悶』。

（眉）《呂氏春秋・重己篇》『胃充則中大鞔』注：『鞔讀曰懣。』

（眉）《調經論》『心煩惋善怒』。

（眉）《說文》『宛，屈草自覆也。於阮切。惌（『宛』）或從心』。

（眉）又『冤，屈也。於袁切』。《玉篇》『不理也，枉曲也，煩冤思念也』。隸俗作『寃』，添一点者誤。又作『宪』、作『冤』，並誤。

〔眉〕《説文》『夗，轉臥也。於阮切』。與宛同音。

○**帝曰：或喘而死者，或喘而生者，何也。岐伯曰：厥逆，連藏則死，連經則生。**

〔楊〕連藏病深，故死。連經病淺，故生。

〔吳〕逆氣連於經脈，則未至大傷，故生。連於五藏，則傷其真矣，故死。

〔馬〕此承上文言陽明厥則喘，而因明其有生死之異也。

〔志〕連謂藏府經絡之相連也。蓋手太陰之脈還循胃，陽明之絡通於心，如熱邪厥逆於上，干於心肺之經，而爲喘惋者生，干於心肺之藏則死矣。

〔紹〕《金匱》卒厥條，其義相發。

《金匱》上第一云：『問曰：寸脈沈大而滑，沈則爲實，滑則爲氣。實氣相搏，血氣入藏即死，入府即愈，此爲卒厥。何謂也。師曰：脣口青身冷，爲入藏即死。如身和汗自出，爲入府即愈。』又云：『問曰：脈脫入藏即死，入府即愈，何謂也。師曰：非爲一病，百病皆然。譬如浸淫瘡，從口起流向四肢者可治，從四肢流來入口者不可治，病在外者可治，入裏者即死。』

案：問以喘，答以厥逆者，蓋内爲喘，外爲厥逆，其喘與厥逆共連經之府病則不死，若喘與厥逆共正虛之藏病則必死也。

○**帝曰：**善。**病甚則棄衣而走，登高而歌，或至不食數日，踰垣上屋，所上之處，皆非其素所能也。病反能者，何也。**

《傷寒論·陽明篇》：『若劇者，發則不識人。』

《靈樞·經脈篇》云：『胃足陽明也。是動則病洒洒振寒，善呻數欠，顔黑，病至則惡人與火，聞木聲則惕然而驚，心欲動，獨閉户塞牖而處，甚則欲上高而歌，棄衣而走。』

案：『病至』與『病甚』同，謂陽明經邪實也。至即至極之義，乃動、至、甚三字謂次第病甚也。但此云『或至』，非此義也。

○**岐伯曰：四支者，諸陽之本也。陽盛則四支實，實則能登高也。**

〔識〕《甲乙》『陽盛』作『邪盛』。

〔吴〕實，陽邪實也。

〔張〕凡癲狂傷寒家多有此證，陽受氣於四末，故四支爲諸陽之本，陽邪剛盛，故步履變常也。

○**帝曰：其棄衣而走者，何也。岐伯曰：熱盛於身，故棄衣欲走也。帝曰：其妄言罵詈，不避親疏而歌者，何也。岐伯曰：陽盛則使人妄言罵詈，不避親疏，而不欲食。不欲食，故妄走也。**

〔楊〕素，先也。其人非是先有此能，因陽明病故也。手足陽明之脈盛實，好爲登涉，以其熱悶所以棄衣也。

〔吴〕棄衣，裸盡其衣也。陽盛，陽邪盛也。陽邪既盛，則入心爲言，入肝爲呼爲罵詈，入脾爲歌。

〔張〕陽明爲多氣多血之經，而陽邪實之，陽之極也。陽氣者靜則神藏，躁則消亡。故神明亂而病如是。

〔紹〕《太素》無『妄言罵詈不避親疏而不欲食』十二字，爲是。『妄走』作『妄言』，同。先兄曰：張子和治狂人，本於經旨，用調胃承氣湯治驗，宜參。

〔識〕《韻會》：『正斥曰罵，旁及曰詈。』《一切經音義》云：『詈，亦罵也。今解惡言及之曰罵，誹謗呪詛曰詈』。

案：此篇一章，説陽明熱實邪盛之病，而其邪實者即爲正氣之虚，其正虚不甚而邪盛者爲陽實之證，宜用承氣之類也。其正虛甚者，一旦雖有邪盛之證，遂至於虛脫而死，必然之理也。此篇似專論陽實，然此中自寓虛極亦有此證之意而在言外也。『連藏則死』『連經則生』二句，其義通串於前後，而示有虛實二證之義耳。

案：『病甚』已下數證並屬狂證，傷寒內因諸狂證與此同理，宜活看也。

案：此狂證係之於胃，不係心家，可知瘟疫之派證之狂而非失心之狂者也。古來讀本篇皆誤。

重廣補注黄帝内經素問卷第八

素問攷注卷第八

文元第二曆二月十三日燈下書於琅玕軒

春雨寂寂暖律稍回，蓋二旬來旱天渴望之滴聲也。　譿堂

第三十補

棄衣而走ヲ三

案：此諸證，並是邪熱與陽氣相抗爭之所爲，猶飲酒大醉人改易其精神，恰如狂人，罵詈奔走，或至不食數日者然也。是無他，胃氣盛溢，則引及於五藏，肝心尤先被漂搖，爲之蒙昧，故爲發狂諸證也。

廿八　大熱病ウ三　氣脈同　滑從生濇逆死ヲ五　經絡ヲ七　灸刺ウ八　恇然ヲ九　寒氣ウ九　滿ウ十一　逆同　乳子ウ十二　懸小ウ十二

病熱同　喘鳴肩息ヲ十三　懸絶ヲ十五　懸濇ヲ十六　消癉十八ヲ、又廿八ヲ　閉塞者用藥ヲ十九　魄汗ヲ廿二　募幕ウ廿三　霍亂ウ廿四　氣滿發逆ウ廿八

肥貴人高粱ウ廿八　暴憂之病ヲ廿九　瘦留著ウ廿九　蹠跛ヲ卅　腸澼ヲ十四

廿九　喘呼ウ三　飧泄腸澼同　䐜滿同　喉主天氣咽主地氣ヲ四　稟氣ヲ六　脾胃ウ七

三十　惕然ヲ一　惡火ウ同　惡人同　悗悗同　喘生死ヲ二　厥逆生死ウ二　不食ヲ三　四支諸陽之本同　妄言ウ同

素問攷注卷第九

重廣補注黃帝内經素問卷第九

熱論篇第三十一

案：篇目亦王冰所作，而此云『熱論』，猶云『熱病論』也，單云『熱』似不通，《大素》題曰『熱病決』，可從耳。

〇**黃帝問曰：今夫熱病者，皆傷寒之類也。**

〔楊〕夫傷寒者，人於冬時，溫室溫衣，熱飲熱食，腠理開發，快意受寒，腠理因閉，寒居其□，□□□□□寒極爲熱。三陰三陽之脈，五藏六府受熱爲病，名曰熱病。斯之熱病，本因受寒傷多，亦爲寒氣所傷，故曰冬傷於寒，春爲溫病也。其病夏至前發者名爲病溫，夏至後發者名爲病暑也。

案：《大素》卷第廿五·熱病決，《甲乙》卷七·六經受病，《病源候論》卷七·傷寒，《傷寒論》卷二·傷寒例，《外臺祕要》卷一·傷寒，共引此文，互有異同。

案：凡邪氣入於肌肉，必與血氣相搏，故發熱，下文所云『人之傷於寒也則爲病熱』是也。此總括風寒暑濕，故云皆傷寒之類也。『皆』字、『類』字並可著眼，蓋發熱之病，其因非一，故曰皆。中於人之邪，不啻風寒，故曰傷寒之類也。即是外感總稱之傷寒也。

《傷寒論》卷第二傷寒例云：『凡傷寒之病，多從風寒得之，始表中風寒，入裏則不消矣。未有温覆而當不消散者。』

又云：『凡傷於寒，則爲病熱，熱雖甚不死。若兩感於寒而病者，必死。』

又云：『冬時嚴寒，萬類深藏，君子固密，則不傷於寒。觸冒之者，乃名傷寒耳。其傷於四時之氣，皆能爲病。以傷寒爲毒者，以其最成殺厲之氣也。中而即病者，名曰傷寒。不即病者，寒毒藏於肌膚，至春變爲温病，至夏變爲暑病。暑病者，熱極重於温也。是以辛苦之人，春夏多温熱病者，皆由冬時觸（當作「傷」）寒所致，非時行之氣也。』

〔識〕張云：『傷寒者，中陰寒殺厲之氣也。寒盛於冬，中而即病者，是爲傷寒。其不即病者，至春則名爲温病，至夏則名爲暑病。然有四時不正之氣，隨感隨發者，亦曰傷寒。寒邪束於肌表，則玄府閉，陽氣不散越，乃鬱而爲熱。故凡係外感發熱者，皆傷寒之類。』馬云：『《水熱穴論》帝問：人傷於寒而傳爲熱，何也？岐伯曰：夫寒盛則生熱也。又此處王注，以《傷寒論》中「至夏變爲熱病」之熱病強解，甚非。蓋未有傷於寒而不成熱者也，非但至夏之熱病爲然也。』簡按：王引《傷寒例》文，暑病作熱病。《五十八難》云：『傷寒有幾，其脈有變否。然：傷寒有五，有中風，有傷寒，有濕温，有熱病，有温病，其所苦各不同。』知是中風、傷寒、濕温、熱病、温病，古總稱之傷寒，則王注不可廢。

案：夏之暑熱病，春之風温病，共可名爲傷寒也。傷寒猶云傷邪也。

○或愈，

案：陽證，汗下之類是也。

○或死，

案：陰證，温經回陽，其治不及者致死也。

○其死皆以六七日之間。

〔楊〕陰陽二經同感，三日而遍藏府。營衛不通，復得三日。故極後三日，所以六七日間死也。

案：是真陰直中之證，而元氣虛邪氣實，故温經回陽之劑投之不及者也。下文所云『其兩感於寒而病者，必不免於死』，又云『三日則少陽與厥陰俱病，則耳聾囊縮而厥，水漿不入，不知人，六日死』，可以證矣。

○其愈皆以十日以上者，何也。不知其解，願聞其故。

〔楊〕其不至藏府兩感於寒者，至第七日即太陽病衰，至九日三陽病衰，至十日太陰病衰，至十二日三陰三陽等病皆衰，故曰其愈皆十日以上，其理未通，故請聞之也。

案：下文所云『其不兩感於寒者云云。十二日厥陰病衰，囊縱少腹微下，大氣皆去，病日已矣』是也。

○岐伯對曰：巨陽者，諸陽之屬也。

〔楊〕巨，大也。一陽爲紀，少陽也。二陽爲衛，陽明也。三陽爲父，太陽也。故足大陽者，二陽屬之，故曰諸陽之屬也。

〔吴〕巨陽，太陽。言其統攝諸陽，爲諸陽之所宗屬也。

〔志〕屬，會也。謂太陽爲諸陽之會。

《五藏生成第十》云：『所謂五決者云云，過在足少陰巨陽。』又云：『過在手巨陽少陰。』（《甲乙》『巨陽』並作『太陽』）

○其脈連於風府，故爲諸陽主氣也。

〔馬〕其脈自睛明而始，上連於督脈經之風府穴。自頭項至背至足，凡一身手足陽經皆屬於此，故穴有一百二十六，真爲諸陽經主氣也。凡五藏六府之穴，無非此經所屬。

《醫心方》卷二引《黄帝明堂經》云：『風府一穴，一名舌本，在項後入髪際一寸大筋内宛中起肉，刺入四分，留三呼，不可灸。主頭痛項急，不得喘息，目眩，舌急難言，喉嗌痛，足不仁，狂走欲自煞，目反妄見。』

《傷寒論》卷三·太陽上篇云：『太陽病，初服桂枝湯，反煩不解者，先刺風池風府，卻與桂枝湯則愈。』

○人之傷於寒也，則爲病熱，熱雖甚不死。

〔汪〕此句對上『其愈皆以十日以上』句。

案：謂表熱證也。與前文所云『熱病者皆傷寒之類也』相應。

○其兩感於寒而病者，必不免於死。

〔汪〕此句對上『其死皆以六七日之間』句。

案：謂表裏證也，非謂兩感必死也。兩感之證至於陰寒證，則必死矣。後文云『三陰三陽，五藏六府皆受病，榮衛不行，五藏不通，則死』，可併考。

〔楊〕足太陽脈，直者從顛入胳腦，還出别下項，其風府在項入髪際一寸，則太陽之氣連風府也。諸陽者，督脈、陽維脈也。督脈，陽脈之海。陽維，維諸陽脈。惣會風府，屬於太陽。故足太陽脈，爲諸陽主氣，所以人之此脈傷於寒者，極爲熱病者也。先發於陽，後發於陰，雖熱甚不死。陰陽兩氣時感者，不免死也。

宋李知先《傷寒活人書括》，舉兩感證及仲景治有先後條曰：『半陰陽者，言病一半屬陽，一半屬陰也。』

（眉）《至真要論》『所謂感邪而生病也』王注：『外有其氣而内惡之，中外不喜，因而遂病，是謂感也。』

○帝曰：願聞其狀。岐伯曰：傷寒一日，巨陽受之，故頭項痛腰脊強。

〔楊〕寒之傷多極□□（疑爲『爲病』）者，初病發日，必是太陽受熱之爲病，故曰一日太陽受之，所以一日陽明少陽不受熱者，以其太陽主熱，又傷寒熱加，故太陽先病也。頭項腰脊，並是足太陽脈所行之處，故皆痛也。（《大素》『強』作『皆痛』）

《皮部論第五十六》云：『是故百病之始生也，必先於皮毛，邪中之則腠理開，開則入客於絡脈，留而不去，傳入於經，留而不去，傳入於府，廩於腸胃。邪之始入於皮也，泝然起毫毛，開腠理。其入於絡也，則絡脈盛色變。其入客於經也，則感虛乃陷下。其留於筋骨之間，寒多則筋攣骨痛，熱多則筋弛骨消，肉爍䐃破，毛直而敗。』

《靈樞·經脈篇第十》云：『膀胱足太陽之脈，其直者，從巔入絡腦，還出別下項，循肩髆内，挾脊抵腰中，入循膂絡腎，屬膀胱。是動則病，衝頭痛，目似脫，項如拔，脊痛，腰似折。』

《傷寒論》云：『太陽之爲病，脈浮，頭項強痛而惡寒。』

又云：『太陽病，項背強几几，葛根湯主之。』

又云：『太陽病，頭痛發熱，身疼腰痛，骨節疼痛，麻黄湯主之。』

〔識〕簡按：吴『巨陽受之』下，補『以其脈經頭項循腰脊』九字，不可從。

案：雖無此九字，然有此九字之義在於此也。蓋太陽爲大表，故凡邪氣無不經此而入者，是所以不加此九字也。

○二日陽明受之，陽明主肉，其脈俠鼻絡於目，故身熱目疼而鼻乾，不得臥也。

〔楊〕陽明二陽，故次受病，脾之太陰主肌，胃之陽明主肉，其脈從鼻胳目内眥，下行入腹至足。手陽明下屬太□（疑爲『陽』），上俠鼻孔，故病身熱鼻乾不得臥也。

《經脈篇》云：『胃足陽明之脈，起於鼻之交頞中，旁納太陽之脈，下循鼻外，入上齒中。是動則病，洒洒振寒，氣盛則身以前皆熱。』

又云：『大腸手陽明之脈，上挾鼻孔，是主津液所生病者，目黄口乾鼽衄。』

《傷寒論》卷二・太陽上篇云：『太陽中風，陽浮而陰弱。陽浮熱自發，陰弱者汗自出，嗇嗇惡寒，淅淅惡風，翕翕發熱，鼻鳴乾嘔者，桂枝湯主之。』

又卷三・太陽中篇云：『太陽中風，脈浮緊，發熱惡寒，身疼痛。不汗出而煩躁者，大青龍湯主之。』

案：太陽一日邪入腠理，必有憎寒。二日入肉中，故身熱目疼者，謂眉稜骨痛，即是頭痛之一等深者也。鼻乾之一等甚者，或爲鼻鳴也。不得臥者，所云煩躁之一等甚者也。

○三日少陽受之，少陽主膽，其脈循脇絡於耳，故胸脇痛而耳聾。

〔楊〕肝足厥陰主筋，三膲手少陽與膀胱合，膀胱腎府，表裏皆主骨。足少陽起目兑眥，入胳耳中，下循胸脅，下至於足。手少陽偏屬三膲，從耳後入耳中，故病耳聾胸脇痛也。

《經脈篇》云：『三焦手少陽之脈，其支者，從膻中上出缺盆，上項，繫耳後，直上出耳上角，以屈下頰，至䪼。是動則病耳聾渾渾焞焞。膽足少陽之脈，起於目鋭眥，上抵頭角，下耳後，其直者從缺盆下腋，循胸過季脇下，合髀厭中。是動則病心脇痛，不能轉側，是主骨所生病者，胸脇肋髀及諸節皆痛。』

《傷寒論》卷第五少陽篇第九云：『少陽中風，兩耳無所聞，目赤，胸中滿而煩者，不可吐下，吐下則悸而驚。』

又卷第三太陽中篇第六云：『太陽病十日以去，脈浮細而嗜臥者，外已解也。設胸滿脇痛者，與小柴胡湯。脈但浮者，與麻黃湯。』

〔識〕《新校正》引全元起、《太素》《甲乙》並作『少陽主骨』。簡按：《病源》亦作『主骨』，只《外臺》卷一八葉作『膽』。《外臺》引本篇文云『出第九卷中』。考《新校正》，此篇全本在第五卷，蓋王氏改骨作膽，而宋人依以改《外臺》也。且《靈·經脈篇》云『膽主骨』，如陽明，不云主胃，而云主肉，則理宜於少陽亦云主骨。蓋太陽主皮膚，陽明主肉，少陽主骨，從外而內，殆是半表半裏之部分，故改膽作骨，於義爲長。

張云：『邪在少陽者，三陽已盡，將入太陰，故爲半表半裏之經。其經脈出耳前後，下循胸脇，故爲脇痛耳聾等證。仲景曰：傷寒脈弦細，頭痛發熱者，屬少陽。少陽之病，口苦咽乾目眩也。又曰：太陽病不解，轉入少陽者，脇下鞕滿，乾嘔不能食，往來寒熱。蓋邪在陰則寒，邪在陽則熱，邪在表則無嘔滿等證，邪在裏則胸滿乾嘔吐不能食。故成無已曰：少陽之邪，在半表半裏之間。』

案：云膽、云骨，非有二義。蓋骨節筋脈之間，三焦水液之道路，即是少陽半表半裏之處也。

○三陽經絡，皆受其病，而未入於藏者，故可汗而已。

〔楊〕三經，三陽經也。熱在三陽經中，未滿三日，未至於府，當以鍼藥發汗而已。三經之病，三日外至府，可以湯藥洩而去。

《傷寒論》卷二·傷寒例云：『尺寸俱浮者，太陽受病也。當一二日發，以其脈上連風府，故頭項痛，腰脊強。尺寸俱長者，陽明受病也。當二三日發，以其脈夾鼻絡於目，故身熱目疼鼻乾，不得臥。尺寸俱弦者，少陽受病也。當三四日發，以其脈循脅絡於耳，故胸脅痛而耳聾。此三經皆受病，未入於府者，可汗而已。』

案：作『三經』，作『未入於府』，共與《大素》《甲乙》合，蓋仲景所據古本《素問》如此作也。然藏府互通稱，散在本書諸篇中，則『藏』字亦宜爲『府』而看也。

《傷寒論》卷五少陽篇第九云：『傷寒三日三陽爲盡，三陰當受邪。其人反能食而不嘔，此爲三陰不受邪也。』

又云：『傷寒三日，少陽脈大（當作「小」）者，欲已也。』

又《陽明篇第八》云：『陽明中風，口苦咽乾，腹滿微喘，發熱惡寒，脈浮而緊，若下之則腹滿小便難也。』

又云：『陽明病，若能食名中風，不能食名中寒。』

又《少陽篇第九》云：『少陽中風，兩耳無所聞，目赤，胸中滿而煩者，不可吐下，吐下則悸而驚。』

案：仲景所云三陽中風，並與本篇所説合，宜併考。

《外臺》卷一（三ヲ）華他曰：『夫傷寒始得，一日在皮膚，當摩膏火灸即愈。若不解者，至二日在膚，可法鍼。服解肌散發汗，汗出即愈。若不解者，至三日在肌，復一發汗則愈。若不解者止，勿復發汗也。』

案：『一發汗』者，謂專一發汗，不復用法鍼也。

《病源》卷七云：『傷寒一日，太陽受病。太陽者，膀胱之經也。（《醫心方》十四ノ四十四ヲ、《外臺》「膀胱」作「小腸」）爲三陽之首，（此五字《醫心》無）故先受病。其脈絡於腰脊，主於頭項，（《醫心》「主」作「至」）故得病一日，而頭項背膊腰脊病也。（《外臺》「病」作「痛」，《醫心》同。《醫心》無「背膊」二字）傷寒二日，陽明受病，陽明（外者）胃之經也。主於肌肉，其脈絡鼻入目，故得病二日，肉熱鼻乾不得眠也。諸陽在表，表始受病，在皮膚之間，可摩膏火灸，發汗而愈。傷寒三日，少陽受病。少陽者膽之經也，其脈循於脇上於頸耳，故得病三日，胸脇熱而耳聾也。三陽經絡，始相傳病，未入於藏，故皆可汗而解。」

〔新〕按全元起本『藏』作『府』，元起注云：『傷寒之病，始入於皮膚之腠理，漸勝於諸陽，而未入府，故須發其寒熱而散之。』《太素》亦作『府』。

〔識〕簡按：據《新校正》、全本、《太素》『藏』作『府』，《甲乙》《傷寒例》同。只《外臺》作『藏』，恐是亦宋人所校改也。考下文『未滿三日者，可汗而已。其滿三日者，可泄而已』，此言邪在三陽之表者，可發汗，在三陰之藏者，可下之。若推仲景之例，則當作『府』。然本經治法，表裏只有汗下二法，故王改府作藏，義甚明顯。而東垣李氏云『藏非謂五藏之藏，乃是藏物之藏』（出《此事難治》（『治』當作『知』）），三陽，王氏演而作《熱論》『藏』字説（出《傷寒綱目》），並屬強解。志云：『藏者，裏也，陰也。言三陽之經絡，皆受三陽邪熱之病，然在形身之外，而未入於裏陰，可發汗而解也。』此解爲勝。

案：藏府互稱，《靈蘭祕典論》（第八）之『十二藏』，《六節藏象論》（第九）之『九藏』及『形藏四』，《三部九候論》（二十）之『九藏』，共皆謂府爲藏也。《傷寒論》『藏無他病』（太陽中廿四）『藏府相連』（同六十九）『藏結』同（下一二）之類，可併考。

案：『未入於藏』，謂未入於府也。未入於府者，謂未入於胃也。桂麻葛根柴胡諸湯所宜酌用也。清汪琥《傷寒論辯證廣註》卷一纂註《內經·熱論》云：『已，止也。言病熱之勢衰也。』

〇四日太陰受之，太陰脈布胃中，絡於嗌，故腹滿而嗌乾。

〔楊〕一陰獨決，厥陰也。二陰爲雌，少陰也。三陰爲母，太陰也。太故先受熱，太陰脈從足入腹，屬脾胳胃高，俠咽，連舌本。手太陰起於中膲，下胳太腸，故腹滿嗌乾也。

《經脈篇》云：『肺手太陰之脈，起於中焦，下絡大腸，還循胃口，上膈，屬肺。是動則病肺脹滿膨膨，而喘欬，缺盆中痛。脾足太陰之脈，入腹屬脾絡胃，上膈挾咽，連舌本散舌下。是動則病舌本強，腹脹。』

《傷寒論》卷五云：『陽明中風，口苦咽乾，腹滿微喘，發熱惡寒，脈浮而緊，若下之則腹滿小便難也。』

又云：『傷寒吐後，腹脹滿者，與調胃承氣湯。』

又云：『發汗不解，腹滿痛者，急下之，宜大承氣湯。』

又云：『腹滿不減，減不足言，當下之，宜大承氣湯。』

《玉函經》云：『傷寒腹滿，按之不痛者爲虛，痛者爲實，當下之。舌黄未下者，下之黄自去，宜大承氣湯。』

《傷寒論》卷五・少陽篇第九云：『傷寒三日，三陽爲盡，三陰當受邪，其人反能食而不嘔，此爲三陰不受邪也。』

又云：『傷寒三日，少陽脈小者，欲已也。』

案：此所云『太陰』者，仲景所云『陽明病』，而胃家實證是也，與仲景所云『太陰病』自别，故下文云『其未滿三日者可汗而已，其滿三日者可泄而已』可以徵矣。《傷寒論・陽明篇》云：『問曰：陽明病外證云何。答曰：身熱汗自出，不惡寒，反惡熱也。問曰：病有得之一日，不發熱而惡寒者何也。答曰：雖得之一日，惡寒（《千金翼》作『二日惡寒』）將自罷，即自汗出而惡熱也。問曰：惡寒何故自罷。答曰：陽明居中，主土也。萬物所歸，無所復傳，始雖惡寒，二日自止，此爲陽明病也。』依此云『無所復傳』之文，則次條五日六日共爲陽明病也。凡本經專主經絡而言之，故六經與仲景不同，至其日期病證，相同如合符節。從來學者不明此理，漫以二經之説爲各自區别，或呼爲《素問》家，或呼爲仲景家，何不究之如此其甚耶。今合考二經本文，始得通二經之指，不亦愉乎。

○五日少陰受之，少陰脈貫腎絡於肺，繫舌本，故口燥舌乾而渴。

〔楊〕足少陰，直者從腎上貫肝膈入肺中，循喉嚨，俠舌本，故口熱舌乾而渴也。

《傷寒論》卷五云：『陽明病，口燥，但欲漱水不欲嚥者，此必衄。』

又云：『陽明病，脈浮而緊，咽燥口苦云云，若渴欲飲水，口乾舌燥者，白虎加人參湯主之。若脈浮發熱，渴欲飲水，小便不利者，猪苓湯主之。』

又云：『陽明病，汗出多而渴者，不可與猪苓湯。以汗多胃中燥，猪苓湯復利其小便故也。』

又云：『病人不惡寒而渴者，此轉屬陽明也』。

案：陽明病，口燥舌乾而渴，其舌胎白者，爲白虎證。若加舌黄譫語，則承氣之所主當也。

○六日厥陰受之，厥陰脈，循陰器而絡於肝，故煩滿而囊縮。

〔楊〕足厥陰脈，環陰器抵於少腹，俠胃屬肝胳膽，故煩滿囊縮也。

《經脈篇》云：『肝足厥陰之脈，循股陰入毛中，過陰器抵小腹，挾胃屬肝絡膽，上貫膈布脇肋。是動則病，丈夫㿉疝，是肝所生病者，胸滿，狐疝。』

《傷寒論》卷五云：『少陽陽明者，發汗利小便已，胃中燥煩實，大便難。』是也。

又云：『陽明病，不吐不下，心煩者，可與調胃承氣湯。』

又云：『病人不大便五六日，繞臍痛，煩躁發作有時者，此有燥屎，故使不大便也。』

又云：『大下後六七日，不大便，煩不解，腹滿痛者，此有燥屎也。』

又云：『得病二三日脈弱，無太陽柴胡證，煩躁心下鞕，至四五日雖能食，以小承氣湯。少少（脱『與』）微和之，令小安云云。』

又云：『陽明病，發熱汗多者，急下之，宜大承氣湯。』

又云：『發汗不解，腹滿痛者，急下之，宜大承氣湯。』

案：以上仲景所説諸症，並與本文所云『煩滿』合，但『囊縮』一證，《陽明篇》中無所考，蓋邪入厥陰肝經，則血液爲熏灼，一身筋絡爲之掣引，故或作囊縮之證歟。

案：《太陽下篇》一四二云：『病脇下素有痞，連在臍傍，痛引少腹入陰筋者，此名藏結，死。』此一證僅似囊縮之證，蓋宿疾有疝積之人，或作此證，或有非死證者，本文『囊縮』或是此類，而邪著筋脈之至極者，必成囊縮，理之當然者也。明吴勉學《彙聚單方》中有治驗，可以爲徵者，今舉文於左矣。

吴勉學《彙聚單方》：『余治一少年，腹痛，目不見人，陰莖縮入，喊聲徹天。醫方灸臍愈痛，欲得附子理中湯。余偶過其門，諸親友邀入。余曰：非陰症也。主人曰：晚於他處有失，已審侍兒矣。余曰：陰症聲低少，止呻吟耳。今高厲有力，非也。脈之伏而數且弦，肝爲甚。外腎爲筋之會，肝主筋，肝火盛也。肝脈遶陰莖，肝開竅於目，故目不明。用承氣湯，一服立止，知有結糞在下故也。凡痛須審察寒熱虛實，諸症皆然。久腹痛，多有積，宜消之。』

《傷寒論》卷二傷寒例第三云：『尺寸俱浮者，太陽受病也。當一二日發，以其脈上連風府，故頭項痛腰脊強。』

又云：『尺寸俱長者，陽明受病也。當二三日發，以其脈夾鼻絡於目，故身熱目疼，鼻乾不得臥。』

又云：『尺寸俱弦者，少陽受病也。當三四日發，以其脈循脅絡於耳，故胸脅痛而耳聾。此三經皆受病，未入於府者，可汗而已。』

又云：『尺寸俱沈細者，太陰受病也。當四五日發，以其脈布胃中絡於嗌，故腹滿而嗌乾。』

又云：『尺寸俱沈者，少陰受病也。當五六日發，以其脈貫腎絡於肺繫舌本，故口燥舌乾而渴。』又云：『尺寸俱微緩者，厥陰受病也。當六七日發，以其脈循陰器絡於肝，故煩滿而囊縮。此三經皆受病，已入於府，可下而已。』

案：《例》全據《素問》而文少異，蓋仲景所見《素問》文如此，與今本自不同。但『尺寸俱浮』等語，宜从《例》文而補足。後文黄帝問曰『其脈應與其病形何如』，而本篇不説脈，故知宜从以彼補此也。

案：《太陽上篇》云：『傷寒一日，太陽受之，脈若靜者爲不傳，頗欲吐，若燥煩脈數急者爲傳也。傷寒二三日，陽明少陽證不見者，爲不傳也。』又《少陽篇》云：『傷寒三日，三陽爲盡，三陰當受邪。其人反能食而不嘔，此爲三陰不受邪也。』蓋所云『三陰受邪』者，本經所云『四日太陰受之，五日少陰受之，六日厥陰受之』之謂也。雖有寒熱虚實之分，共爲陽明之部位，而胃家裏證是也。

〔識〕簡按：滿、懣同。《説文》『懣，煩也』。蓋煩懣，乃煩悶也。詳見《生氣通天論》『喘滿』注 繆氏《傷寒撮要》云：『婦人亦有囊縮可辨，但其乳頭縮者，即是也。』李氏《入門》云：『在女子，則陰戸急痛，引小腹。』吴『囊縮』下補『三陰經絡者皆受病已入於府可下而已』十六字。此推三陽之例，則經文似脱此等十餘字。

案：《傷寒例》唯有此十餘字，蓋古本有，今本《素問》《大素》共脱歟。録俟考。

案：《干禄字書》『懣滿，上俗下正。憒滿字亦懣，音亡本反』。

《外臺》卷一引華佗曰：『夫傷寒始得，一日在皮，當摩膏火灸即愈。若不解者，至二日在膚，可法鍼，服解肌散發汗，汗出即愈。若不解者，至三日在肌，復一發汗則愈。若不解者，止，勿復發汗也。至四日在胸，宜服藜蘆丸，微吐則愈。若病困，藜蘆丸不能吐者，服小豆瓜蔕散，吐之則愈。視病尚未醒醒者，復一法鍼之。藜蘆丸，近用損人，不録之。瓜蔕散在卷末雜療中。《范汪方》二味者是也 五日在腹，六日入胃，入胃則可下也。若熱毒在胃外，未入於胃，而先下之者，其熱乘虛便入胃，則爛胃也。然熱入胃，病要當須復下去之，不得留於胃中也。胃若實熱致此爲病，三死一生，此輩皆多不愈，胃虛熱入爛胃也。其熱微者赤斑出，劇者黑斑出。赤斑出者五死一生，黑斑出者十死一生。但論人有強弱，病有難易，攻效（程本作「功效」，《千金》作「得效」）相倍耳。（當補「病者」）過日不以時下之，熱不得泄，亦胃爛斑出矣。』

又卷三引《病源》云：『然得時行病，一日在皮毛，當摩膏火炙愈。不解者二日在膚，可法鍼，服解肌散，汗出愈。不解三日，復發汗，若大汗則愈。不解者，止，勿復發汗也。四日在胸，服藜蘆丸，微吐之愈。若病固，服藜蘆丸，不吐者，服赤小豆瓜蔕散，吐之即愈，視病者尚未了了。復一法鍼之，當解。不愈者，六日熱已入胃，乃與利湯下之愈，百無不如意，但當諦視節度與病耳。若食不消，病亦與時行病俱發熱頭痛，食病當速下之，時行病當待六七日下之。時行病始得，一日在皮，二日在膚，三日在肌，四日在胸，五日入胃，入胃乃可下也。熱在胃外而下之，則熱乘虛便入胃，然病要當復下去之，不得留於胃中也。胃若實熱，致此爲病，三死一生，此輩皆多不愈。胃虛，熱入爛胃也。其熱微者，赤斑出，劇者黑斑出。赤斑出者，五死一生。黑斑出者，十死一生。但論人有彊弱，病有難易，攻效相倍耳。病者過日不以時下之，熱不得泄，亦胃爛斑出矣。』

案：今本《病源》有誤，故今據《外臺》所引。

案：一日至三日，太陽病桂麻青龍之類所主是也。『四日在胸』，少陽病而邪在半表半裏之位，柴胡諸湯，陷胸、瀉心梔子湯之類所主是也。其兼飲最多，而其邪在胸上者，或用吐劑也。藜蘆丸瓜蔕散之類可選用也。『五日在腹，六日在胃』者，大柴胡、三承氣之類所主是也。其下之最早者，其邪熱乘虛，便入胃而爛胃也。然其人不至大虛，尚須下之而去邪也。若胃虛而邪氣實爲熱者，三死一生。此證赤斑出者，五死一生。黑斑出者，十死一生。以上並爲陰證，三陰病篇中死生諸證是也。其赤黑二斑，《金匱》所云陰毒、陽毒之屬也。

案：後世論傷寒，雖有汗牛書，不如此數語親切著明，真元化之遺言哉。

内藤希哲曰：『此篇三陰病，皆仲景所述陽明病也。但以其内實之微甚邪之所在，分三陰耳。皆當下之。』

案：希哲此説尤爲卓見，《素問識》原稿亦從之。兒約之曰：本文所云太陰受之者太陽陽明，少陰受之者少陽陽明，厥陰受之者正陽陽明是也。

○三陰三陽，五藏六府皆受病。榮衛不行，五藏不通，則死矣。

〔張〕兩經或三經齊病不傳者爲合病，一經先病未盡，又過一經之傳者爲併病。所以有太陽陽明合病，有太陽少陽合病，有少陽陽明合病，有三陽合病。三陽若與三陰合病，即是兩感，所以三陰無合併例也。

〔紹〕堅按：此下承以其不兩感於寒者云云，則三陰三陽六句，蓋指兩感而言。王意爲然。

案：此即謂兩感於寒者，其死在六七日間，表裏邪實難治之證也。汪琥曰：『所謂其死皆以六七日之間者此也。』

《傷寒論》卷六云：『少陰病，惡寒身踡而利，手足逆冷者不治。』十六

又云：『少陰病，吐利躁煩四逆者死。』十七

又云：『少陰病，下利止而頭眩，時時自冒者死。』十八

又云：『少陰病，四逆惡寒而身踡，脈不至不煩而躁者死。』十九

又云：『少陰病，六七日息高者死。』二十

又云：『少陰病，脈微細沈，但欲臥，汗出不煩，自欲吐，至五六日自利復煩躁，不得臥寐者死。』以上少陰篇

又云：『傷寒六七日，脈微手足厥冷，煩躁，灸厥陰，厥不還者死。』十八

又云：『傷寒發熱下利，厥逆躁不得臥者死。』十九

又云：『傷寒發熱下利至甚，厥不止者死。』二十

又云：『傷寒六七日不利，便發熱而利，其人汗出不止者死，有陰無陽故也。』廿一

又云：『傷寒五六日，不結胸，腹濡脈虛，復厥者不可下。此亡血，下之死。』廿二

又云：『發熱而厥，七日下利者，爲難治。』廿三以上厥陰篇

案：以上並與本文同理，而後文所云『兩感於寒者云云，水漿不入，不知人，六日死。帝曰：五藏已傷，六府不通，榮衛不行，如是之後，三日乃死，何也。岐伯曰：陽明者十二經脈之長也。其血氣盛，故不知人三日，其氣乃盡，故死矣』即與此同。

案：藏受病則營不行，爲三陰證。府受病則衛不行，爲三陽證。

○**其不兩感於寒者，七日巨陽病衰，頭痛少愈。八日陽明病衰，身熱少愈。九日少陽病衰，耳聾微聞。**

〔楊〕如此兩感，三陰三陽藏府皆病，營衛閉塞，故至後三日則死。不兩病者，至第七日太陽病衰，至第九日少陽病衰也。

《傷寒例》『七日』上有『更不傳經不加異氣者』九字。

○**十日太陰病衰，腹減如故，則思飲食。**

〔楊〕太陰脾主穀氣，故病愈腹減，思飲食。

○**十一日少陰病衰，渴止不滿，舌乾已而嚏。**

〔楊〕足少陰脈，入肺俠舌本，故病愈渴止，舌乾已也。欬者肺氣通也。

案：噓，《大素》作『欬』，楊注云：『欬者肺氣通也。』蓋平人噴噓者，肺氣有所塞閉而忽通之聲也。故此時或乘虛而邪氣突入，邪入之後十一日發噓者，是亦邪氣去而肺氣通之徵也。欬嗽亦同理，邪侵肺部則爲欬，爲表證。今裏邪去而見表證，是陰變爲陽，故至此而欬者，肺氣通於内，達於表之徵，爲美候也。即今疫後邪去而欬存數日者，往往有之，乃此類耳。

汪琥曰：『少陰脈絡於肺，噓者肺熱得泄，陰陽和暢也。』

○十二日厥陰病衰，囊縱，少腹微下。

〔楊〕厥陰之脈，病大氣已去，故囊漸下也。

案：『病』下恐脫『愈』字。（《大素》《病源》『衰』作『愈』）『縱』作『從』者似是。

○大氣皆去，病日已矣。

《傷寒例》『病日已矣』作『病人精神爽慧也』七字。

〔楊〕至十二日大熱之氣皆去，故所苦日瘳矣。

汪琥曰：『大氣謂大熱之邪氣也。』

案：今驗之疫邪病人，欲愈之兆，必頭痛先去，身熱隨除，耳聾微聞，腹滿漸減而思飲食，爾後渴止而噓，至此邪氣總皆除去，並無與本文不合者，學者宜於是活看。汪琥曰：『所謂其愈，皆在十日以上者此也。所謂熱雖甚不死者，亦此也。』

案：『大氣』王注《離合真邪》廿七云『大氣，謂大邪之氣錯亂陰陽者也』是也。

案：『囊縱』《大素》作『囊從』，《病源》同。從、縱古今字。言向所縮之陰囊，至此縱軟漸自少腹微下也。

〔識〕《調經論》十七ノ七ヲ云：『寫實者，開其門而出，大氣乃屈。』王注：『大氣，謂大邪氣也。』《五色篇》云：『大氣入藏府者，不病而卒死。』簡按：俱謂大邪之氣。

○帝曰：治之奈何。岐伯曰：治之各通其藏脈，病衰已矣。

〔楊〕量其熱病在何藏之脈，知其所在，即於脈以行補寫之法，病衰矣。

案：各通其藏脈，蓋通脈者，謂桂麻諸湯發汗劑。通藏者，謂大小承氣泄下劑也。藏猶府也，與『藏結』之『藏』同義。

○其未滿三日者，可汗而已。

案：桂麻青龍諸湯是也。

○其滿三日者，可泄而已。

〔楊〕未滿三日，熱在三陽之脈，皮肉之間，故可汗而已也。三日以外，熱入藏府之中，可服湯藥洩而去也。

案：大小承氣諸湯是也。

○帝曰：熱病已愈，時有所遺者何也。岐伯曰：諸遺者，熱甚而強食之，故有所遺也。若此者，皆病已衰而熱有所藏，因其穀氣相薄，兩熱相合，故有所遺也。

〔楊〕強，多也。遺，餘也。大氣雖去，猶有殘熱在藏府之内外。因多食，以穀氣熱與故熱□相薄，重發熱病，名曰餘熱病也。

汪琥曰：『謂熱未盡去，尚有遺留於藏府間也。所藏者，即所遺之熱也。』

〔識〕簡按：遺是《禮·樂記》『遺音』『遺味』之遺，鄭玄注：『遺猶餘也。』蓋與此同義。童氏《活人指掌辨疑》云：『遺字註解多不同，《活人書》注謂便不禁也。或云：遺，亡也。其人必利不禁也。此皆非是。余謂遺者，如以物遺人之遺，即司馬公所謂積德以遺後人之遺是也。言當少愈之時，邪氣未盡去，胃氣未盡復。肉食者，其後復病。多食者，其後遺病，將痊而不得痊矣。』

〔識〕仲景云：『病人脈已解，而日暮微煩者，以病新差，人強與穀，脾胃氣尚弱，不能消穀，故令微煩，損穀則愈。』又曰：『吐利發汗，脈平小煩者，以新差不勝穀氣故也。』

○**帝曰：善。治遺奈何。岐伯曰：視其虚實，調其逆從，可使必已矣。**

〔楊〕逆者難已，順者易已。陰虚補之，陽實寫之，必使其愈，以爲工也。

汪琥曰：『逆者正治，謂以寒治熱也。從者反治，謂以熱治熱也。』

〔張〕食滯於中者病之實，脾弱不能運者病之虚。實則寫之，虚則補之，虚實不失，則逆從可調，病必已矣。

○**帝曰：病熱當何禁之。岐伯曰：病熱少愈，食肉則復，多食則遺，此其禁也。**

〔楊〕肉熱過穀，故少食則復。穀熱少肉，故多食爲遺也。

《傷寒論》卷七云：『大病差後勞復者，枳實梔子湯主之。若有宿食者，内大黄如博碁子五六枚。』案：勞復實證之治是也。

《玉函經》卷四云：『病後勞復發熱者，麥門冬湯主之。』案：勞復虚證之治是也。

案：食肉則復者，即食復也。多食則遺，亦爲食復之類。然復與遺其義不同，前證復起者謂之復，發熱荏苒不去者謂之遺。《傷寒論·差後勞復篇第十四》云：『傷寒差以後更發熱者，小柴胡湯主之。脈浮者以汗解之，脈沈實者以下解之。』蓋是遺證之治例也。

〔張〕復者，病復作，遺則延久也。

〔汪〕復，謂熱病復發如故。遺，謂初時熱病不能盡去，蓋遺病熱輕，而病復熱重也。

《外臺》卷三引許仁則云：『凡天行病差後，準常合漸健能行履，遂過限不堪起動，體氣虚羸，每覺頭痛脣口乾，乍寒乍熱，發作有時。或雖能行動運轉，然每作時節有前狀者，名天行後不了。』

《醫心方》卷十四引《醫門方》云：『温病差後，當静卧，勿早起自梳頭澡洗，但非體勞，亦不可多言語用心使患，此皆令勞復。』

○帝曰：其病兩感於寒者，其脈應與其病形何如。

〔楊〕足太陽足少陰，表裏共傷於寒，故曰兩感。冬日兩感於寒以爲病者，脈之應手及病成形，其事何如也。

○岐伯曰：兩感於寒者，病一日則巨陽與少陰俱病，則頭痛口乾而煩滿。

〔楊〕冬感寒時，陰陽共感，至其發時，還同時發也。故至春發，一日則太陽少陰俱病也。足太陽上頭，故頭痛也。手少陰上俠咽，足少陰俠舌本，手太陽胳心循咽，故令口乾。手少陰赴於心中，足少陰胳心，手太陽胳心，故令煩滿。

《傷寒論》卷五云：『陽明中風，口苦，咽乾，腹滿，微喘，發熱惡寒，脈浮而緊。若下之，則腹滿小便難也。』二十

又卷三云：『太陽與陽明合病者，必自下利，葛根湯主之。』二

又云：『太陽與陽明合病，不下利，但嘔者，葛根加半夏湯主之。』三

又云：『太陽與陽明合病，喘而胸滿者，不可下，宜麻黄湯。』六

案：巨陽與少陰俱病者，即太陽陽明合病是也。《陽明篇》云：『太陽陽明者，脾約是也。』一六、五六、六七麻子仁丸證即是。據此，帝問脈之言，則宜從《傷寒例》補『其脈俱浮』四字，後皆同。

○二日則陽明與太陰俱病，則腹滿，身熱，不欲食，譫言。

〔楊〕譫，諸閻反。多言也。手陽明屬大腸，足陽明屬胃，足太陰屬脾胳胃，手太陰胳大腸循胃，故令腸滿身熱，不食多言也。

《傷寒論》卷五云：『三陽合病，腹滿，身重，難以轉側，口不仁，面垢，讝語，遺尿。發汗則讝語，下之則額上生汗，手足逆冷。若自汗出者，白虎湯主之。』四三

又云：『二陽併病，太陽證罷。但發潮熱，手足漐漐汗出，大便難而讝語者，下之則愈，宜大承氣湯。』四四

案：陽明與太陰俱病者，《陽明篇》所云『正陽陽明者，胃家實是也』，三承氣證也。

《厥陰》廿九『病人手足厥冷，脈乍緊者，邪結在胸中，心中滿而煩，飢不能食者，病在胸中，當須吐之，宜瓜蔕散』與此『兩感一日煩滿，二日不欲食』合。

○三日則少陽與厥陰俱病，則耳聾，囊縮而厥，水漿不入，不知人。

〔楊〕手足少陽皆入耳中，故令耳聾。足厥陰環陰器，足少陽繞毛際，手少陽歷三膲，故令囊縮厥也。手少陽布膻中，足少陽下胸中，足厥陰循喉嚨後，手厥陰赴胸中屬心已，故令漿水不下，不知人也。

案：厥已下宜屬下句而讀，楊注句讀，恐非是。

案：少陽與厥陰俱病者，《陽明篇》所云『少陽陽明者，發汗，利小便已。胃中燥煩實，大便難是也』，大柴胡湯中七七，柴胡加芒消湯中七八證是也。

案：《厥陰篇》云『下利後更煩，按之心下濡者，爲虛煩也。宜梔子豉湯』四七『嘔而發熱者，小柴胡湯主

之』[一五]並與少陽部位正同，可考。

案：仲景所云少陽病者，爲陽熱證，而其部位在半表半裏之處，宿飲爲之邪藪，陽證而表候少，其證甚近似陰證，但有熱證而無寒證耳。所云厥陰病者，爲陰寒證，而其部位亦在半表裏，亦宿飲爲之邪藪。陰證而熱候多，其證甚近似陽證，但寒熱併見耳。因考少陽厥陰部位方同，但爲熱候者，謂之少陽，爲寒候者，謂之厥陰。蓋胃實則宿飲不冷滯，故爲熱而不爲寒，胃虛則宿飲爲冷滯，故爲寒而不爲熱也。

案：少陽病者，邪停在脇下，所謂不表不裏，膈膜之間，藏府之外是也。蓋此地非邪氣可留止之處，但其有飲者，令邪留於此，則飲爲之邪藪也。故小柴胡湯以爲主對之方，柴胡半夏生薑專散飲寒，人參甘草大棗兼助胃氣，只黄芩一味爲清熱之味。此方以驅飲爲主，與半夏瀉心湯其方意方相同，其病證『口苦咽乾』『胸中滿而煩』『脇下鞕滿，乾嘔不能食』『胸脇苦滿，默默不欲飲食，心煩喜嘔。或胸中煩而不嘔，或渴，或腹中痛，或脇下痞鞕，或心下悸，小便不利，或不渴，或欬』之類，並皆飲中有邪之證候也。其厥陰病者，亦邪在脇下宿飲之中，但胃寒故有厥逆證也。烏梅丸之細辛乾薑桂附蜀椒，當歸四逆之細辛通草，麻黄升麻湯之麻石知麥薑苓，並驅飲之意在焉。其病證『消渴，氣上撞心，心中疼煩，飢而不欲食』『厥而嘔，胸脇煩滿』『其人內有久寒』[廿六]『邪結在胸中，心下滿而煩，飢不能食者，病在胸中，宜瓜蔕散』[廿九]『傷寒厥而心下悸，宜先治水，當服茯苓甘草湯，卻治其厥。不爾，水漬入胃，必作利也』[三十]，並皆飲中有邪之證，而與少陽其部位政同也。

《活人書》卷五云：『兩感者，表裏俱病也。太陽與少陰爲表裏，陽明與太陰爲表裏，少陰與厥陰爲表裏，陰陽雙傳，藏府俱病，此爲難治，六日而死矣。故一日太陽與少陰俱病云云，仲景無治法，但云兩感病俱作，治有先後，發表攻裏，本自不同。尋至三卷中言，傷寒下之後，復下利不止，身疼痛者，當急救裏，宜四逆湯。復身體疼痛，清便自調者，急當救表，宜桂枝湯。遂以意尋比，做傚治兩感有先後，宜先救裏。若陽氣内正，即可醫也。内才正，急當救表，蓋内尤爲急，才温内則急救表，亦不可緩也。』

案：朱肱所説尤是。然以余觀之，則兩感不必止此一章。凡邪入裏，未有不經表者故虚，深者不得不表裏俱病。表裏俱病中有寒熱虚實之異，矧陽明太陰部位一同，少陽厥陰其位亦同，但中氣與邪抗者，即發陽證。不與邪抗者，忽變陰證。傳變不常者，亦在其人之強弱耳。故『發汗後惡寒者，虚故也。芍藥甘草附子湯主之』『不惡寒，但熱者，實也。當和其胃氣，宜小承氣湯』[中卅八]小青龍湯方後云『若噎者，去麻黃加附子一枚炮』[中十]，太陰之『大實痛，桂枝加大黃主之』[七]少陰之『四逆』有宜四逆散者[卅九]，要之陰陽二證，因人而變，不可膠柱也。芍甘附子湯[中三八]，茯苓四逆湯[中三九]，此二條已屬少陰，故以急救裏爲主。附子瀉心湯[下廿九]證，此誤下後熱鬱心下，熱鬱心下者，必飲爲之媒而表陽虚，故用附子，是亦少陰之類證也。其他太陰病之桂枝加大黃湯[七]，少陰病之麻黃附子細辛湯[廿二]，厥陰病之煩嘔[十三]，及『嘿嘿不欲食』[十四]『邪結胸中』[廿九]之類，以上並是兩感之證，兩感之證不必爲死證，但厥冷而水漿不入，不知人者，至於死也。

《傷寒論》卷五陽明篇云：『夫實則譫語，虚則鄭聲。鄭聲者，重語也。直視譫語，喘滿者死。下利者(當補「亦」)死。』

又云：『發汗多，若重發汗者，亡其陽，譫語，脈短者死，脈自和者不死。』

又卷六少陰篇云：『少陰病，惡寒身踡而利，手足逆冷者不治。』

又云：『少陰病，吐利躁煩四逆者死。』

又云：『少陰病，下利止而頭眩，時時自冒者死。』

又云：『少陰病，四逆惡寒而身踡，脈不至，不煩而躁者死。』

又云：『少陰病，六七日，息高者死。』

又云：『少陰病，脈微細沈，但欲臥，汗出不煩，自欲吐。至五六日自利，復煩躁不得臥寐者死。』

又《厥陰篇》云：『傷寒六七日，脈微，手足厥冷，煩躁，灸厥陰，厥不還者死。』八十

又云：『傷寒發熱，下利，厥逆，躁不得臥者死。』九十

又云：『傷寒六七日不利，便發熱而利，其人汗出不止者死，有陰無陽故也。』一廿

又云：『傷寒五六日，不結胸，腹濡，脈虛，復厥者，不可下。此亡血，下之死。』二廿

又云：『傷寒發熱，下利至甚，厥不止者死。』廿

又云：『傷寒下利，日十餘行，脈反實者死。』一四

案：以上死證數條，宜與本文併考。

○六日死。

〔楊〕三陰三陽俱病，氣分更經，三日皆極，故六日死也。

案：前文云『其死皆以六七日之間』，又云『其兩感於寒而病者，必不免於死』，又云『三陰三陽，五藏六府，皆受病，榮衛不行，五藏不通則死矣』，與此同意。

案：《太陽上篇》云『病有發熱惡寒者，發於陽也。無熱惡寒者，發於陰也。發於陽，七日愈。發於陰，六日愈。以陽數七，陰數六故也』，與本文同義。但『六日愈』之文未審，恐是六日死之誤，然則與本文政符，録以俟後考。

○帝曰：五藏已傷，六府不通，榮衛不行，如是之後，三日乃死，何也。

〔楊〕氣分極者，藏傷府塞，營衛停壅，後三日死，其故何也。

案：『如是之後三日』者，謂『三日少陽與厥陰倶病』之後三日，乃爲六日也，死之期。《傷寒例》作『若三陰三陽，五藏六府皆受病，則榮衛不行，藏府不通則死矣』，可併考。

○岐伯曰：陽明者，十二經脈之長也。其血氣盛，故不知人三日，其氣乃盡，故死矣。

〔楊〕胃脈足陽明主穀，血氣強盛，十二經脈之主，餘經雖極，此氣未窮，雖（當補『不』）知人，其氣未盡，故更得三日方死也。

案：三陰證共係於胃家，而胃氣者總括全身而不止者也。故邪雖侵胃家忽爾不致死，以胃氣不盡也。至其不知人三日，則胃氣漸盡，故致死也。如此活看，則千古經文亦切當於今日矣。前文所云『其死皆以六七日之間』者，與此相符。

○凡病傷寒而成温者，先夏至日者爲病温，後夏至日者爲病暑，暑當與汗皆出，勿止。

《大素》卅・温暑病載此文（但《大素》『爲病暑』以下作『病者，當與汗皆出勿止所謂玄府者汗空』），《甲乙》七熱病上與《大素》同，只『汗空』作『汗孔』也。但『暑』字重，不作『病者』，與《素問》合。

〔楊〕冬傷於寒輕者，夏至以前發於温病。冬傷於寒甚者，夏至以後發於暑□□□熱氣與汗倶出者，此爲熱去勿□□□汗之空名玄府者，謂腠理也。

〔識〕《生氣通天論》云：『冬傷於寒，春必病温。』《金匱真言論》云：『夫精者，身之本也。故冬藏於精者，春不病温。』仲景曰：『太陽病，發熱而渴，不惡寒者爲温病。』《陰陽應象論》[五]云：『冬傷於寒，春必温病。夏傷於暑，秋必痎瘧。』

案：此文經中散在諸篇，其義注家皆未得解，拙考詳見《陰陽應象》第五中。

〔識〕簡按：與，予也。《玉函經・總例》云：『仲景曰：不須汗而強與汗之者，奪其津液，又須汗而不與汗之者，使諸毛孔閉塞。』

〔紹〕琦曰：『當與汗』八字有脱誤。堅按：温不云汗，暑時（當作『特』）與汗，其理難晰。琦説似是。

案：《大素》作『病者當與汗皆出勿止』，似是。《經傳釋詞》云：『與猶以也。《易·繫辭傳》曰：是故可與酬酢，可與祐神矣。言可以酬酢，可以祐神也。《中庸》曰：可與入德矣。言可以入德也。《論語·陽貨篇》曰：鄙夫可與事君也與哉。言不可以事君也。《史記·袁盎傳》曰：妾主豈可與同坐哉。言不可以同坐也。』並文勢與此同。言凡外邪之病者，當以汗之證，並皆出而勿止之也。《素問》作『暑』，恐字誤。蓋前文言，凡得寒邪而後爲熱之病人，春名曰温病，夏名曰暑病之義也。『病者』以下九字，蓋亦一條，而『病者』上恐脱『凡』字歟，抑前文『凡』字又冒此文而足歟。存疑。

再案：『病者』亦斥上文温暑二病而言，共爲入於肌表之邪，故宜以汗解也。『皆』字皆於温暑二病也。《傷寒論》所云『温病』『中暍』共皆自風寒來之證，故宜汗解，其義正與此合。

〔新〕按：凡病傷寒已下，全元起本在《奇病論》中，王氏移於此。

案：此篇黄帝問以『兩感於寒者，其脈應與病形』，而岐伯所答唯論病形，不云脈狀，蓋係缺文。今據《傷寒例》載此文，而每首舉脈狀，恐是仲景所見《素問》尚有此全文歟。他古經遺文歟。宜據以補本經之缺，故今録全文於左，以資考鏡矣。

《傷寒論》卷第二傷寒例云：『凡傷於寒，則爲病熱，熱雖甚不死。若兩感於寒而病者，必死。尺寸俱浮者，太陽受病也，當一二日發，以其脈上連風府，故頭項痛，腰脊强。尺寸俱長者，陽明受病也，當二三日發，以其脈夾鼻絡於目，故身熱，目疼，鼻乾，不得臥。尺寸俱弦者，少陽受病也，當三四日發，以其脈循脅絡於耳，故胸脅痛而耳聾。此三經皆受病，未入於府者，可汗而已。尺寸俱沈細者，太陰受病也，當四五日發，以其脈布胃中，絡於嗌，故腹滿而嗌乾。尺寸俱沈者，少陰受病也，當五六日發，以其脈貫腎，絡於肺，繫舌本，故口燥舌乾而渴。尺寸俱微緩者，厥陰受病也，當六七日發，以其脈循陰器絡於肝，故煩滿而囊縮。此三經皆受病，已入於府，可下而已。若感兩（當作『兩感』）於寒者，一日太陽受之，即與少陰俱病，則頭痛，口乾，煩滿而渴。二日陽明受之，即與太陰俱病，則腹滿身熱，不欲食，讝語。三日少陽受之，即與厥陰俱病，則耳聾囊縮而厥，水漿不入，不知人者，六日死。若三陰三陽，五藏六府皆受病，則榮衛不行，藏府不通，則死矣。其不兩感於寒，更不傳經，不加異氣者，至七日太陽病衰，頭痛少愈也。八日陽明病衰，身熱少歇也。九日少陽病衰，耳聾微聞也。十日太陰病衰，腹減如故，則思飲食。十一日少陰病衰，渴止舌乾，已而嚏也。十二日厥陰病衰，囊縱，少腹微下，大氣皆去，病人精神爽慧也。若過十三日以上不間，寸尺陷者，大危。』

本篇凡二章，前一章設問答，以明凡邪氣入人身中，必有表裏二證，汗下二法，虛死實生之義，并食復之理，無復餘蘊矣。仲師所論六經諸證，皆與此經文符。自序所云『撰用《素問》《九卷》』者不誣也。後一章『凡病』已下五句，又明雖有温病暑病之分，凡自肌膚入之邪，皆宜汗解之理，其義與前條不二，故王氏采用以爲此篇也。

文久二年壬戌孟夏初三日午時書於問津館中　華他術人養竹翁立之

卅一補

渴止不滿十六

〔識〕《甲乙》《傷寒例》并無『不滿』二字。簡按：上文不言腹滿，此必衍文。

案：厥陰煩滿之證，十日猶有至十一日，渴止而不煩滿，勢宜然也。滿即悶之義，如此看過則可解，不必爲衍文。

而噎ヲ十八

〔識〕《口問篇》云：『陽氣和則噎。』

十二日ヲ十八

案：《傷寒論》卷三：『太陽病，頭痛七日以上自愈者，以行其經盡故也。若欲作再經者，鍼足陽明，使經不傳則愈。』九『風家表解不了了者十二日愈。』十『太陽病，過經十餘日。』七七『傷寒十三日不解。』八七『傷寒十三日過經。』九七『太陽病，過經十餘日。』九九『太陽病，以火熏之，不得汗，其人必躁。到經不解，必清血，名爲火邪。』九八又卷七云：『傷寒，其脈微濇者，本是霍亂，今是傷寒，卻四五日至陰經上。轉入陰必利，本嘔下利者，不可治也。欲似大便，而反失氣，仍不利者，此屬陽明也。便必鞕，十三日愈。所以然者，經盡故也。下利後，當便鞕，鞕則能食者愈，今反不能食，到後經中，頗能食。復過一經能食，過之一日當愈。不愈者，不屬陽明也。』並與本經合，蓋一經者六日也，至七日爲『再經』也，又謂之『到經』，又謂『到後經中』，至十三日謂之『過經』，過經不解者屬壞病也。

囊縮ヲ十三

周揚俊《温熱暑疫全書》卷二陰毒發斑篇曰：『雖盛夏宜附子理中湯，甚至莖與囊俱縮，脈沈細而遲，或伏而不出，急用葱餅於臍上熨之，隨用附子散，或人參三白湯合四逆湯云云。手足不和暖者，不治。』

囊縱ヲ十六

《外臺》卅九引《甲乙》足少陰腎人下云：『大赫，主陰上縮。横骨，主陰下縱。』ヲ五九

案：據此文，則此云陰縱，亦對前文陰縮而言之。蓋陰縮陰縱共爲少陰腎經之病證，隨筋之寒熱而爲之

縮縱耳，乃陰縱而自少腹徵下之義歟。『從』即『縱』之古字。

水漿不入ウ廿二

《刺志論》五十三云：『脈大血少者，脈有風氣，水漿不入，此之謂也。』案：宜與本論併考。

熱病ヲ一

案：本論不云惡寒者，外感必先有惡寒，而後發熱，發熱而後爲其外邪太陽證，可知也。《傷寒論》云『太陽之爲病，脈浮，頭項強痛而惡寒』，是舉外感初起，必有脈證如此者而言也。蓋仲景書多論醫家之祕訣，《素問》經常論疾病之條理，故其義宜互相發明。或以爲各説者，非是。《傷寒論》又云：『太陽病，或已發熱，或未發熱，必惡寒。』已、未、必，三字宜著眼，是亦最初必定有惡寒之明徵。又云：『太陽病，發熱而渴，不惡寒者，爲温病。』是必最初有些少惡寒而後發熱，爾後不惡寒者，非初無惡寒而直爲發熱之義，是必不可有之理，宜活看經文而得其意也。他如『癉瘧』『温瘧』亦與此同理，非最初無少少惡寒也。

太陰少陰厥陰

《本草匯》卷四曰：『三陰治法總要。三陰病其證有二，一者病發於三陽，不時解表，以致邪熱傳入於裏。雖云陰分病屬於熱糞結，宜下。腹滿不可按，宜下。有燥糞協熱下利，宜下。腹痛下利，宜芍藥黄芩炙甘草以和之。如便膿血，即加滑石黄連佐以升麻乾葛。如邪雖入裏，糞猶未結，宜清其熱。渴者，用白虎湯竹葉石膏湯。不渴或心下痞者，宜黄連黄芩芍藥枳殻麥冬栝樓輩以清之。』

熱論ヲ一

清汪琥曰：『《内經·熱論》一篇，乃傷寒之根本也。張仲景著《傷寒論》，其六經傳變，即從此篇之文而推廣之。故凡治傷寒者，必先明究《内經·熱論》，後讀仲景《傷寒》，庶幾學有源流，心有主宰。因不揣固陋爲之解，冀有志於斯道者，一展卷而知所宗焉。』右《傷寒辯註》卷一纂註内經熱論中文。

囊縮十三

明吴綬《傷寒藴要》曰：『扁鵲曰病舌捲囊縮者死。孫真人謂陰陽易病，卵縮入腹，則舌吐出者死。凡囊縮有熱極而縮者，亦有冷極而縮者，要在詳辨治之。凡熱極者有可下，冷極者宜急温之。大抵下之，宜大承氣湯，温之，宜附子四逆加吴茱萸湯也。并艾灸關元氣海，葱熨等法救之。』

清張璐《傷寒緒論》曰：『傷寒傳至厥陰，邪熱内伏，陽氣不得外通，所以經脉縮急，反有似乎陰寒之狀，以肝主諸筋故也。故凡舌卷囊縮，從三陽熱證，傳至厥陰而見此證者，乃肝氣燔灼，木受火困，而不得舒緩，爲熱極危殆之候，男子則囊縮，婦人則乳頭縮也。若始病無熱，便厥冷無脉，而見此證，乃厥陰虚寒。内則經脉失養，而引急不能舒。外則肢體蜷曲，而下部不温，乃肝氣垂絶之候。』

清程國彭《醫學心悟》曰：『問曰：舌蜷囊縮，何以是傳經厥陰症。答曰：肝主周身之筋，熱邪内灼則津液枯，不能榮養於筋，故舌蜷而囊縮，宜急下之。又問曰：直中症，亦舌蜷囊縮何也。答曰：直中於寒，陽氣衰微而歛縮，此冬令萬物閉藏之象。今内熱消爍，此夏令津液乾枯之象。然直中症，脉必沈遲，或見下利清穀，口鼻氣冷諸寒症。邪傳厥陰，必煩滿消渴之極，或脣焦口燥，身如枯柴，形情大不相同，且直中症，舌雖短縮而潤澤。邪傳厥陰，則舌歛束如荔枝，必然焦燥，毫無津液。』

右《緒論》《心悟》二説，並本明陳長卿《傷寒五法》加詳。彼云：『熱主舒，寒主歛，定理也。直中陰盛陽衰，陽衰則不能温其下，故囊縮。』

《本草匯》卷六傷寒病機略厥陰病篇曰：『少腹滿，囊縮，脉沈短者，厥陰宜下。按之痛，肢厥者，膀胱冷結，少腹滿，小便利者畜血，不利者畜飲。從心至少腹滿爲結胸。』又曰：『厥陰煩滿，囊縮，脉浮者宜汗，脈短者宜下，脈緩者宜和。』又曰：『煩厥，囊縮，厥逆，爪青，大小利，發熱引飲宜下。大小利，不熱不渴宜温。』

刺熱篇第三十二

〔新〕按：全元起本在第五卷。

案：《大素》廿五・五藏熱病全載。

○肝熱病者，小便先黄，腹痛，多卧，身熱。

〔張〕按前篇悉言傷寒，此篇名刺熱者，蓋即所以治傷寒也。但前篇分傷寒之六經，此篇詳傷寒之五藏，正彼此相爲發明耳。

〔識〕志云：『先者，謂先有此内因之熱，而先見此證也。肝主疎泄，故小便赤黄。』倪朱龍曰：『先者，謂先有此内熱之證，未與外熱交爭也。』簡按：據下文四藏之例，『先』字當在『小便』上。《評熱病論》云：『小便黄者，小腹中有熱也。』

案：『小便先黄』猶云『先小便黄』，然文勢宜云『小便先黄』，不得云『先小便黄』也。既見小便出而後知其黄色耳。

案：『肝熱病云云』即是陽明胃實之證也。《傷寒論》不云『溺色黄』，只《陽明篇》云『陽明中風云云，若下之，則腹滿小便難也』二十『陽明病，脈遲云云，必小便難』九十，所云『小便難』乃爲小便黄色澀難也。此云腹痛者，謂腹滿痛也。蓋腹滿者，自覺之證。腹痛者，醫診而知之也。陽明篇二六所云『大下後，六七日不大便，煩不解，腹滿痛者，此有燥屎也。所以然者，本有宿食故也。』《金匱》上・腹滿篇第十云『病者腹滿，按之不痛爲虚，痛者爲實，可下之』，又云『按之心下滿痛者，此爲實也。當下之，宜大柴胡湯』並宜併考。多臥者，《陽明篇》云『陽明病，脈遲。雖汗出，不惡寒者，其身必重』三三『三陽合病，腹滿，身重難以轉側』四三，所云『身重難轉側』者，即與『多臥』同義。

身熱者，『不惡寒，反惡熱』四條『始雖惡寒，二日自止』六之類是也。

太陰之『腹痛』一，少陰之『欲寐』一條、二條及外熱七、十四、十三、廿二亦與此同義。

○熱爭則狂言及驚，脇滿痛，手足躁，不得安臥。

〔楊〕肝脈足厥陰環陰器，故熱小便黃也。上行俠胃，故身熱多臥，臥不安也。肝動語言也，故熱爭狂言及驚也。其脈屬肝胳膽，故脅痛也。肝脈出足上，連手厥陰，今熱，故手足躁也。

《大素》傍記云：『爭，側莖反。力競也。又去聲。』

案：《廣韻》『爭，競也，引也』。蓋爭之言合也。謂表熱與裏熱合爭也。若肝經受邪，則其熱遂波及於肝藏，所以云熱爭也。狂言及驚，脇滿痛是裏證，手足躁，不得安臥是表證也。《傷寒論》所云『正邪分爭』中六九即此義。

狂言，即譫語也。凡血中有邪熱，則必譫語。胃家實熱引及於血分者，婦人中風熱入血室者，抵當湯之『身黃如狂者』中百一，瓦熨背之『發讝語者』中八五之類並是也。又少陰四條，厥陰四十六條之讝語，陽明卅四條之『實則讝語，虛則鄭聲』，共可併考。

驚者，心肝二藏之虛候，而血中之熱波及於二藏，則必發驚駭也。風温之『若被火者，微發黃色，劇則如驚癇，時瘈瘲』上六『太陽傷寒者，加温鍼必驚』中九五『傷寒脈浮，醫以火迫劫之，亡陽必驚狂，臥起不安』中八七並血熱內入之驚也。『傷寒八九日，下之，胸滿煩驚』中八二『少陽中風，吐下則悸而驚』二，是下後宿飲在心胸，胸中羇邪，邪熱迫心肝，因爲驚也。蓋血與飲同爲水物，故邪熱與飲血併，則浸漬於內藏之勢尤速，故藏氣素弱者，忽發驚駭也。《生氣通天第三》ヲ十一云『俞氣化薄，傳爲善畏，及（當補『爲』）驚駭』是也。脇滿痛者，小柴胡湯之。『胸脅苦滿，脇下痞鞕』中六八『陽明中風，脈弦浮大云云，脇下及心痛』陽明五三『厥陰之氣上撞心，心中疼熱』二『邪結在胸中，心中滿而煩』厥廿九之類是也。並飲邪結在胸中之證也。蓋少陽厥陰部位無二，但有虛實之分耳。詳具《熱論三十一》中ヲ廿三。手足躁，不得安臥者，即謂煩躁也。《陽明篇》『病人不大便五六日，繞臍痛，煩躁，發作有時者，此有燥屎，故使不大便也』十六『得病二三日，脈弱，無太陽柴胡證，煩躁，心下堅』一七《少陽篇》『傷寒六七日，無大熱，其人躁煩者，此爲陽去入陰故也』六並是胃實之煩躁，與本文合。又『少陰病，吐利躁煩，四逆者死』六十『少陰病，至五六日，自利復煩躁，不得臥寐者死』十二『心中煩，不得臥』廿四吴茱萸湯之『煩躁欲死』共同。

《傷寒論》卷三云：『傷寒腹滿，讝語。寸口脈浮而緊，此肝乘脾也，名曰縱。刺期門。傷寒發熱，嗇嗇惡寒，大渴欲飲水。其腹必滿，自汗出，小便利，其病欲解，此肝乘肺也，名曰横。刺期門。』中八三四

案：此主肝而言之，與本論肝熱病彷彿，故今附於此，以備參考。

○庚辛甚，甲乙大汗，氣逆則庚辛死。

〔楊〕金以剋木，故庚辛甚也。甲乙木王，故大汗也。餘四放此。加氣逆者，則庚辛死也。

案：氣逆者，肝氣不順也。蓋肝藏衰，則肝氣不順，故至庚辛木氣受剋之日而死也。古義相生相剋，皆與此同理。《金匱》第一治肝補脾章可併考。

○刺手**足厥陰少陽，其逆則頭痛員員，脈引衝頭也。**

〔楊〕足厥陰、足少陽，表裏行藏府之氣，故刺之也。厥陰上額，與督脈會於巔，故頭痛貟貟，脈引衝頭。貟，都耕反。頭切痛也。

楊注只説足，則本文『手』字恐誤衍。（《大素》『刺』下有『手』字）

〔識〕《甲乙》員員作貢貢。馬云：『靡定也。』張同。吴云：『小痛貌。』志云：『周轉也。』《通雅》云：『頭痛員員，正謂暈，故今人言頭懸。』簡按：考文義，志注近是。

（眉）《至真要大論》『民病飲積心痛，病衝頭痛』，王注：『衝頭痛，謂腦後眉間痛也』。

案：《大素》作『頁頁』可從。《素問》作『員員』，《甲乙》作『貢貢』，共爲訛字。但『貞』作『頁』，此體不見於他字書。然『怨』作『惡』，『柏』作『栢』之類，俗字增畫之例，不一而足，則『貞』之作『頁』，蓋亦此例，不可疑也。頭痛之貌字，宜在於知母，謂其痛狀如椿也。中椿錘拄鎮碪，並爲同位字。《太陽中篇》五八所云『大便已，頭卓然而痛』，『卓』與『貞』爲同聲同義。《靈樞・厥病廿四》云『厥頭痛貞貞』，《甲乙》作『員員』，《大素》廿六厥頭痛作『頁頁』，楊云：『頁，竹耕反。頁頁，頭痛甚皃。』亦可以徵矣。

又案：王注云：『員員，謂似急也。』因考王所據亦作『貞貞』，故以『似急』訓之，恐非『員員』之訓也。蓋宋板時諱廟諱，改『貞』作『員』歟。抑亦當時誤本已作『員』歟。如王氏之舊，則決不作『員員』也。又《弘決外典抄》卷一第二廿二ヲ『貞』作『頁』，恐又『頁』之缺横点一畫者，非『頁』字也。

案：後文『腎熱病』下云『其逆則項痛員員澹澹然』，宜併看。蓋腎與肝，膽與旁光，其脉並皆會於頭項，而肝膽主血絡而會頭，腎旁光主液筋而會項，故血與液盡於内，則必發頭項痛不可忍之證，與太陽病之頭痛項強，其苦惱有霄壤之别，所以『貞貞澹澹』以形容之也。夫赤脉包血，肝之所生，白筋包液，腎之所生。此獨云『脈引衝頭』，可知肝之主血脈，又可知腎之主液筋也，共虚陽上衝之象。『少陰病，下厥上竭』之類也。五十『少陰病，下利止而頭眩，時時自冒者死』七十，亦與此證相類。

（眉）《靈・厥病篇》音釋『貞貞，都耕切』。

○心熱病者，先不樂，數日乃熱。

〔馬〕心熱病者，其始先不樂數日，蓋邪氣入於經絡，則神不安，故不樂也。然後身乃發熱。

○熱爭則卒心痛，煩悶，善嘔，頭痛，面赤，無汗。

〔楊〕心主喜樂，熱病將發，故不樂。數日乃熱，手少陰脈起心中，俠咽係目系，手大陽至目内外眥，故熱甚心痛，煩魞喜歐，頭痛面赤無汗也。

案：《熱論》所云『巨陽與少陰俱病』是也。『心熱病云云』是少陰病也。悉與仲景所説合，其説如左。

『先不樂』者，『少陰之爲病，脈微細，但欲寐』是也。

『數日乃熱』者，『少陰病，八九日，一身手足盡熱者，以熱在膀胱，必便血也』四十『少陰病，吐利，手足不逆冷，反發熱者不死』三十『少陰病，始得之，反發熱，脈沈者，麻黄細辛附子湯主之』二廿是陰證初發，往往不自知覺，鬱鬱不樂，數日後發邪熱之證者，經文與《傷寒論》正相符。

『卒心痛，煩悶，善嘔』爲裏證。『頭痛，面赤，無汗』爲表證。

『卒心痛』者，『少陰病，自利清水，色純青，心下必痛，口乾燥者，可下之，宜大承氣湯二四。』

『煩悶善嘔』者，『少陰病，欲吐不吐，心煩』二『雖煩下利，必自愈』七『時自煩，欲去衣被者，可治九。』『心中煩，不得臥三廿』『煩躁欲死者，吴茱萸湯主之九廿』真武湯之『或嘔』六卅，通脈四逆之『或乾嘔』七卅，『下利六七日，欬而嘔渴，心煩，不得眠者，猪苓湯主之』九三『飲食入口則吐，心中温温欲吐，復不能吐云云，若膈上有寒飲，乾嘔者不可吐也，當温之，宜四逆湯四四。』

『頭痛』者，太陽與少陰俱病之頭痛，乃與桂麻證之頭痛同。

『面赤』者，桂麻各半湯之『面色反有熱色者，未欲解也』上二十四『二陽併病云云，設面色緣緣正赤者，陽氣怫鬱在表』中十八通脈四逆之『其人面色赤』少陰卅七『陽明病，面合色赤，不可攻之』陽明三十共是表熱之候也。

『無汗』者，麻黃湯之無汗中五，少陰篇之反汗出者亡陽也。此屬少陰三，以強責少陰汗四，麻黃附子甘草湯微發汗廿二，是少陰病以無汗爲善候，以表陽未脱也。與麻黃湯之無汗，其表實之理則一也。若少陰病汗出者爲惡候，『少陰病，脈微細沈，但欲臥，汗出不煩，自欲吐，至五六日自利復煩躁，不得臥寐者死』二十『少陰病，下利，脈微濇，嘔而汗出，必數更衣，反少者，當温其上灸之』四五是爲陽脱之汗，與桂枝湯之汗出，其表虚之理則一也。又『陽明病，反無汗，而小便利，二三日嘔而欬，手足厥者，必苦頭痛』廿一之條，已是屬陰證，宜考。

○壬癸甚，丙丁大汗，氣逆則壬癸死，刺手少陰太陽。

〔楊〕手少陰太陽，此心藏府表裏脈也。

○脾熱病者，先頭重，頰痛，煩心，顏青，欲嘔，身熱。

案：脾熱病者，仲景所云『風濕相搏』之證也。

『頭重』者，《金匱》上第一十三所云『清邪居上，霧傷於上，霧傷皮腠』之義，是風邪中自帶濕氣者。《醫心方》卷八『徐思恭論云：清濕襲虚，則病起於下，風雨襲虚，則病起於上。又身半已上者風中之，身半已下者濕中之，此蓋風濕之病也』是也。《傷寒論》卷二濕病篇第四云：『濕家病，頭痛鼻塞，病在頭中寒濕，故鼻塞。』

頰痛，《大素》作『顔痛』，似是。蓋濕邪之頭痛不在兩額，而多在顔之中央，故云顔痛也。且後文云『兩頷痛』，則頰痛之部位，亦甚切近，故知宜從《大素》作『顔痛』。

『煩心』者，風濕中於上，則心胸間必蓄水飲，飲中有邪，故爲心煩也。『濕家，鼻塞而煩』第四『濕家，其人但頭汗出云云，以丹田有熱，胸中有寒，渴欲得水而不能飲，口燥煩也』同上，又《少陰》二條、廿四條、卅一條、四十條有『心煩』。

顔青，《大素》此二字無，似是。只《太陽下》廿七有『太陽病，汗下後，面色青黄，膚瞤者難治』條，可考。

『欲嘔』者，胸中有飲之證。與小柴胡之『心煩喜嘔』中六八，大柴胡之『嘔不止，心下急，鬱鬱微煩』中七七之類是也。又『乾嘔吐涎沫，頭痛者，吴茱萸湯主之』厥陰五十亦此類證也。

『身熱』者，『濕家之爲病，一身盡疼發熱』第四『濕家病，身上疼痛發熱』同上是也。又陽明病之『惡熱』五，調胃承氣之『不吐不下心煩』一卅共與本文相類，而宿飲水濕爲之媒之證也。少陰七條、十三條、十四條、廿二條有外熱證。

〔識〕吴云：『脾病而肝乘之，故見青色。』簡按：《靈·五色篇》曰：『庭者，顔也。』王注下文云：『顔，額也。』《方言》云：『東齊謂之顙，汝潁淮泗之間謂之顔。』

案：《靈·經筋篇》云：『足太陽之筋，上頭下顔。』《春秋元命苞》云：『在天（當補『爲文昌，在人』）爲顔顙，太一之謂也。顔之言氣畔也。陽立於五，故顔博五寸。』《御覽》引

○熱爭則腰痛，不可用俛仰，腹滿泄，兩頷痛。

〔楊〕脾府之陽明脈，循髮際至額顱，故頭重顔痛，一曰頰，足陽明亦循頰也。及兩頷痛，足太陰脈注心中，故心煩也。足陽明下循喉嚨，下膈屬脾，胳胃主肌，故欲歐，身熱腹滿洩也。足陽明之正，入腹裏屬胃，故腰痛不用也。

（眉）《至真要論》『頷腫』，王注曰：『頷，頰車前牙之下也。』

案：腰痛不用俛仰者，『太陽病，關節疼痛而煩，此名濕痺』第四『濕家之爲病，一身盡痛』同，甘草附子湯之『風濕相搏，骨節疼煩，掣痛不得屈伸，近之則痛劇』下四九，陽明卅二條之『身重』，少陰附子湯之『身體痛，骨節痛』廿五，真武湯之『四肢沈重』卅六，厥陰四逆之『身體疼痛』四四共與此同。腹滿者，陽明七十四條之『腹滿痛』，太陰一條之『腹滿』是也。泄者，太陰一條之『自利』，少陰二條、七條、九條、卅六條、卅七條、四十條之『自利』是也。兩頷痛者，後世所云『發頤風』是也。蓋亦胃熱之所爲耳。頷，《大素》作『頷』。《説文》『頷，顄也。胡感切』『顄，頤也。胡男切』『頷，面黄也』。非此義。『頷』即『顄』之正字。

〇甲乙甚，戊己大汗，氣逆則甲乙死，刺足太陰陽明。

《甲乙經》卷七·六經受病傷寒熱病第一下云：『熱病先頭重額痛，煩悶身熱，熱爭則腰痛不可以俛仰，胸滿兩頷痛，甚善泄，饑不欲食，善噫，熱中足清，腹脹食不化，善嘔，泄有膿血。若嘔無所出，先取三里，後取太白、章門主之。』

《醫心》卷二引《明堂經》云『三里足陽明胃府主腹中寒，脹滿，熱汗不出，善歐』『太白足太陰脾脈主熱病，先頭重煩悶，腰痛腹滿兩頷痛，逆氣大便難』『章門，脾募也。足少陽膽府主腹中腸鳴食不化，脇痛口乾，胸滿喘息，心痛腰痛，身黄，四肞解惰』。

案：《甲乙》所傳三里、太白、章門三處，必是古來相傳之訣，可以補本論之遺也。

〇肺熱病者，先淅然厥起毫毛，惡風寒，舌上黄，身熱。

案：肺熱病者，太陽病是也。

『先淅然厥起毫毛，惡風寒』者，如『太陽之爲病，惡寒』一『太陽病，或已發熱，或未發熱，必惡寒』二『病有發熱惡寒者，發於陽也。無熱惡寒者，發於陰也』八，桂枝湯之『嗇嗇惡寒，淅淅惡風』三十是也。

『舌上黄』者，即是太陰肺經受邪者，而仲景所云陽明病是也。《金匱》上・腹滿第十云：『舌黄未下者，下之黄自去。』

『身熱』者，即太陽表證之發熱也。然舌黄之身熱，邪已入胃之候，而爲陽明之潮熱惡熱，此併言表裏二證也。

○**熱爭則喘欬，痛走胸膺背，不得大息，頭痛不堪，汗出而寒。**

〔楊〕肺主毛，腠内熱，泝然起毛惡風也。肺熱上熏，故舌上黄也。肺主行氣於身，故身熱也。肺以主欬，在於胸中，故熱爭喘欬，痺走胸膺，此爲熱痺。痛行胸中，不得大息也。肺熱衝頭，以肺脈不至，故頭痛不甚也。有本爲堪，言氣衝甚，故頭痛甚也。冷汗雖出，無發熱也。

『喘欬』共爲邪侵肺部之候，如桂枝加厚朴杏子湯上廿中十三，麻黄湯中五，小青龍中十，麻杏甘石中十三三之喘是也。如陽明中風之『微喘』二十，陽明病麻黄湯之『喘』六五，是裏證變表證之際所發，與太陽之『喘』其機正同。

欬者，小青龍湯中十，小柴胡中六八之欬是也。

『痛走胸膺背』者，麻黄湯之『身疼，腰痛，骨節疼痛』中五，大青龍之『身不疼，但重，乍有輕時』中九之類歟。然究此二條，不止中焦胸背之部位，似與此自異。因考《大素》作『痺走胸膺背不得大息』者可從。蓋謂心胸間痰飲與邪熱相抗之證，如梔子豉湯之『反覆顛倒，心中懊憹』中四七『煩熱胸中窒』中四九『身熱不去，心中結痛』中五十，小柴胡之『胸脇苦滿，胸中煩，脇下痞鞕，心中悸』中六八『脇下滿痛』中七一，調胃承氣之『胸中痛』中九九，大陷胸之『膈内拒痛』下七，柴胡桂薑湯之『胸脇滿，微結』下廿一，半夏瀉心之『但滿而不痛者，此爲痞』下廿三，十棗湯之『心下痞鞕滿，引脇下痛』下廿六，旋復代赭湯、桂枝人參湯下卅七之『心下痞鞕』下卅五，瓜蔕散之『胸中痞鞕，氣上衝喉咽不得息，此爲胸有寒也』下四十之類並是也。

『頭痛不堪，汗出而寒』者，如桂枝湯之『頭痛，發熱，汗出，惡風』上十四是也。蓋『喘欬，痛走胸膺背，不得大息』爲裏證，『頭痛不堪，汗出而寒』爲表證也。

〔識〕淅然，《甲乙》作『悽悽然』。熊音：『淅，音昔。寒驚貌。』高云：『淅然，如水灑身之意。』簡按：淅，《廣韻》『淅米也』。灑水之義，正取於此。

案：『淅然』猶云『淅淅然』，不過於形容皮膚惡風寒之狀也。或作敕色、瘮㾉、振泝、赤色、嗇嗇，並同義。與淅米之字，字原自別，《識》説恐非是。

〔紹〕《太素》無『厥』字。堅案：王不注『厥』字，恐原本無之。

〔識〕簡按：王注腹中論云：『膺，胸傍也。頸，項前也。胸，膺間也。』張亦云：『膺，胸之兩傍高處也。』而《説文》云：『膺，胸也。』考《史·趙世家》云：『大膺，大胸，修下而馮。』知是胸膺有別。《説文》疎矣。

案：《釋名》『胸，猶啌也。啌氣所衝也』『膺，壅也。氣所壅塞也』。蓋心下中央空虛之處，總稱曰胸，其左右肋骨擁蔽之處謂之膺也。真本《新撰字鏡》卷一云『膺，於凝反。乳上骨也。當也。親也』，《靈樞·經筋篇》云『足少陽之筋，其直者走腋前廉，繫於膺乳』，可以徵也。又玄應《藏音》四引《蒼頡》云：

『膺，乳上骨也。』扁鵲《人鏡經》云：『胸兩傍高起處爲膺。』張介賓取此義也。

○丙丁甚，庚辛大汗，氣逆則丙丁死。刺手太陰陽明，出血如大豆，立已。

〔楊〕肺熱之病，取肺大腸表裏輸穴，出血如豆，言其少也。恐洩氣虛，故不多也。

《醫心方》卷二引《明堂經》云：『魚際二穴，在手大指本節後内側散脈，刺入二分，留三呼，灸三壯。主虛熱，惡風，舌上黃，身熱，頭痛。』手太陰肺《外臺》卷卅九引《甲乙》云：『魚際主虛極，洒洒毛起，惡風寒。舌上黃，身熱，欬嗽喘，痺走胸背，不得息，頭痛甚，汗不出，寒厥。』

案：據此文，則《大素》作『頭痛不甚汗出而寒』者，蓋『不甚』原作『甚不』，偶誤倒作『不甚』歟。存疑。

《醫心方》卷二引《明堂經》云：不容二穴，在幽門傍各一寸五分，刺入五分，灸五壯。案：《外臺》云：『去任脈二寸，直四肋端，相去四寸，足陽明脈氣所發。』主肩息脅下痛，心痛與背相引，不可欬，欬則引腎痛。案：《外臺》引《甲乙》無『欬則』二字。足陽明胃《傷寒論》卷二云：『太陽病頭痛，至七日以上自愈者，以行其經盡故也。若欲作再經者，鍼足陽明，使經不傳則愈。』九上

又云：『太陽病初服桂枝湯，反煩不解者，先刺風池風府，卻與桂枝湯則愈。』廿三上又卷四云：『太陽少陽併病，心下鞕，頸項強而眩者，當刺大椎肺俞肝俞。』四五下

案：『如大豆出血而立已』者，刺其盛者令邪泄之意。蓋刺風池、風府之義，亦與此同耳。云『如豆

出』者，以別於諸藏小鍼，唯泄氣者也。楊注似是。

○腎熱病者，先腰痛䯒痠，苦渴數飲，身熱。

案：楊注不解『食』，則本文『食』字《大素》偶衍歟。（《大素》『飲』下有『食』字）

『腰痛䯒痠』者，麻黃湯之『腰痛骨節疼痛』中五『骨節煩疼』可汗十三，皆『汗出不徹』中十八之證，『宜汗解之』中廿。『䯒』解已見第廿二中。

痠，《廣韻》廿六・桓云：『痠，素官切。痠疼。』《集韻》『痠，痛也』。乃爲痠㽨之義。而痠爲酸之俗字。《本草經》木蝱條作『酸㿜』，《金匱》作『酸削』，爲古字。詳見《本草經攷注》中品慈石、木蝱下。《釋名》云：『酸，遜也。遜遁在後也。言腳疼力少，行遁在後，以遜遁者也。』《刺要》五十作『䯒酸』，可併考。

『苦渴數飲』者，蓋汗後胃燥之證，但有宿飲，發汗之後，骨節煩疼雖止，膈間尚有飲，故爲『苦渴數飲』之證也。五苓散之『太陽病，發汗後，大汗出，胃中乾，煩躁不得眠。欲得飲水者，少少與（當補『飲』）之，令胃氣和則愈』中四一，白虎加人參之『傷寒若吐若下，後七八日不解，熱結在裏。表裏俱熱，時時惡風，大渴，舌上乾燥而煩，欲飲水數升』下四二並與此同義。表邪漸入裏，表裏共熱之證是也。

○熱爭，則項痛而強，䯒寒且疼，足下熱，不欲言。

（顧從德本『疼』作『痠』。）

案：『項痛而強，䯒寒而疼』者，太陽病『頭痛項強』上一『骨節疼痛』中五『兩脛拘急』上三一之類，而表熱入漸深，侵至骨節之證，上熱下冷是也。

『足下熱』者，不爲陰證可知。甘草乾薑湯之『厥愈足温』上卅『太陽二日，燒瓦熨背云云，足下惡風，大便鞕云云，大便已，頭卓然而痛，其人足心必熱，穀氣下流故也』中八五『傷寒四五日，身熱惡風，頸項強，脇下滿，手足温而渴者，小柴胡湯主之』中七二『傷寒脈浮而緩，手足自温者，是爲繫在太陰』陽明十太陰六並是爲表熱入裏，不爲陰寒之候。

『不欲言』者，少陽之『默默不欲飲食』中六八，少陰之『但欲寐』一『五六日自利而渴者，屬少陰也。虚故引水自救』二之類是也。蓋少陽之『飲結嘿嘿』，與少陰之『心煩欲寐』其機相同，共飲結所爲，但有虚實之分耳。此條太陽之變，或爲少陽陽明之證，或爲少陰之證之意在焉，可活看矣。

○其逆則項痛員員澹澹然。

〔楊〕腎足少陰脈，上腨内，出膕内廉，貫脊屬腎胳膀胱。上貫肝膈，入肺中，循喉嚨俠舌本，故熱病先腰痛骱痠，苦渴數飲也。足太陽脈，別項，本支行背，合有四道，以下合膕貫腨，至足小指外側，故身熱項強痛，而足胻寒且痠也。足少陰起於足心，故足下熱也。從肺出胳心，故熱不欲言也。澹，徒濫反。動也。謂不安動也。

〔紹〕案：安動，疑安靜。

〔識〕簡按：《説文》『澹，水搖也』。王注『不定』，義同。馬云『無意味』，張云『精神短少』，非是。

《甲乙》無此三字。

案：『貞貞澹澹』（《大素》『員員』作『貞貞』）《病源》作『淖澹』，並同義，惡寒之形容。或云濇濇淅淅，或云赤色，或赦色之例也。即是項痛尤甚之形容字也。

〇戊己甚，壬癸大汗，氣逆則戊己死，刺足少陰太陽。諸汗者，至其所勝日，汗出也。

《甲乙經》卷七・六經受病傷寒熱病第一上云：『肝熱病者，小便先黃，腹痛多臥身熱，熱爭則狂言及驚胸中（《素問》無『胸中』二字），脇滿痛，手足燥，不得安臥。庚辛甚，甲乙大汗，氣逆則庚辛死，刺足厥陰少陽，其逆則頭疼貢貢（《素問》作『員』字），脈引衝頭痛也。』

『心熱病者，先不樂，數日乃熱，熱爭則心煩悶（《素》又有『卒心痛』三字），善嘔頭痛，面赤無汗。壬癸甚，丙丁大汗，氣逆則壬癸死，刺手少陰太陽』。

『脾熱病者，先頭重頰痛，煩心（《素》下有『顏青』二字），欲嘔，身熱，熱爭則腰痛不可用俛仰，腹滿泄，兩頷（一本作頟）痛。甲乙甚，戊己大汗，氣逆則甲乙死，刺足太陰陽明』。

『肺熱病者，先悽悽然，厥起皮毛惡風寒，舌上黃身熱，熱爭則喘咳，痛走胸膺背，不得大息，頭痛不甚（《素》作堪），汗出而寒。丙丁甚，庚辛大汗，氣逆則丙丁死，刺手太陰陽明，出血如大豆，立已』。

『腎熱病者，先腰痛胻痠，苦渴數飲，身熱，熱爭則項痛而強，胻寒且痠，足下熱，不欲言，其逆則項痛員員（《素問》下有『澹澹』二字）然。戊己甚，壬癸大汗，氣逆則戊己死，刺足少陰太陽。諸當汗者，至其所勝日汗甚』。

〔識〕《甲乙》『諸』下有『當』字，『出』作『甚』。高云：『此衍文也。下文云：諸當汗者，至其所勝日，汗大出也。誤重於此。』簡按：今從高說而存下文。

案：此數字，《大素》在於後而此無，《甲乙》在於此而後無，《素問》前後共有，其文少異，蓋此謂『肝熱病，甲乙大汗』『心熱病，丙丁大汗』之類，自然所出之汗也。後文謂凡用發汗鍼藥，亦至其王日，則汗大出也。如此看過，則非複文也。馬注已言之，與愚說符，因於後文出之。

○肝熱病者，左頰先赤。心熱病者，顔先赤。脾熱病者，鼻先赤。肺熱病者，右頰先赤。腎熱病者，頤先赤。病雖未發，見赤色者刺之，名曰治未病。

〔楊〕次言熱病色候也。五藏部中赤色見者，即五藏熱病之徵。熱病已有，未成未發，斯乃名爲未病之病，宜急取之。

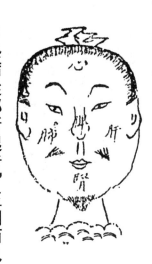

○熱病從部所起者，至期而已。

〔楊〕部所者，色部所也。假令赤色從肝部起，刺之順者，相傳還至肝部本位，病已也。

〔馬〕此又即熱病，而決其病已之期，即上文汗愈之日之義也。

〔張〕此下言諸熱病并刺治之法也。從部所起者，至期而已，謂如肝色先見於左頰，至甲乙日，即當汗解之類是也。餘藏義同。

案：張注似是。蓋五藏熱病共用鍼法，若在太陽表證之初發用之，則一汗而解。前文五藏共云『大汗』，是即愈之期也。其在最初，察知熱病之法，以面色爲候，是古昔察色之遺法耳，又名望法。

○其刺之反者，三周而已。

〔吴〕六經傳盡爲一周。

〔馬〕當三遇所勝日而病始已。

〔張〕反謂寫虛補實也。病而反治，其病必甚，其愈反遲。三周者，謂三遇所勝之日而後已。

〔高〕三周，三日也。

〔志〕按：『伯高曰：風寒傷形，憂恐忿怒傷氣。氣傷藏，乃病藏。寒傷形，乃應形，此形氣外内之相應也。帝曰：刺之奈何？伯高答曰：病九日者，三刺而已』。三刺者，三周也。九日者，病久而外内交爭也。

〔識〕簡按：考王注，凡六刻，蓋二刻一周，故爲六刻。此甚速，當從張注。

○重逆則死。

〔楊〕刺之不順其氣，傳之三周而已。若刺之更反，死矣。

〔吴〕重逆，謂反之又反。邪益深而正益敝，宜其死也。

○諸當汗者，至其所勝日，汗大出也。

〔楊〕病之勝者，第七日，是病所勝也。又如肝病至甲乙日，是病之勝日也。

〔馬〕前言諸汗者，至其所勝日汗出，指各藏自汗之日而言，此言凡用鍼以發汗者，亦至所勝之日而刺之，則汗亦可大出也。

○諸治熱病，以飲之寒水，乃刺之，必寒衣之，居止寒處，身寒而止也。

〔楊〕諸病熱病，以寒療之，凡有四別。一飲寒水使其内寒，二刺於穴令其脈寒，三以寒衣使其外寒，四以寒居其體寒，以四寒之，令身内外皆寒，故熱病止也。

案：此條諸注皆失解矣。竊謂熱病非啻忌熱藥，一切熱物禁之，非漫爲寒衣寒食寒處之義也。『飲寒水』者，與用白虎湯之理同，折熾熱令汗出也。『刺之』者，亦漏熱氣於輸穴令汗出之義。『必寒衣之』者，必禁暖衣之謂也。『居止寒處』者，不可居陽日火爐邊之謂也。如此而後行鍼刺，則身熱去而身凉寒，至此止鍼法也。『身寒而止』者，謂身熱除去而止鍼也。楊注可從。

○熱病先胸脇痛，手足躁，刺足少陽，補足太陰。病甚者，爲五十九刺。

〔楊〕足少陽脈，下頸合缺盆，下胸中貫膈絡肝屬膽，循脅裏過季脅，下外輔骨之前，下抵絶骨，循足跗下至指間。手太陰，上屬肺，從肺出腋下。故胸脅病手足躁，刺此二脈也。

案：『胸脇痛』爲少陽證，『手足躁』爲陽明證，小柴胡之『脇下滿痛』（一中七），小承氣之『煩躁心下堅』（一七）之類是也。（前『肝熱病』下宜併看）《醫心方》卷二引《明堂經》云『俠谿二穴，在足小指次指岐骨本節前陷者中，刺入三分，留三呼，灸三壯，主胸中橬滿，寒如風吹之狀。竅陰二穴，在足小指次指之端去爪甲如韮葉，刺入一分，留三呼，灸三壯，主脇痛欬逆汗出，並足小陽膽府』，又云『期門二穴，肝募也。在第二肋端，不容旁各一寸五分，上直兩乳，去巨闕各三寸五分，舉臂取之，刺入四分，灸五壯。主息賁脅下，氣上下胸中有熱。足太陰脾』，《傷寒論》卷四『婦人中風，發熱惡寒，經水適來云云。胸脅下滿如結胸狀云云，當刺期門，隨其實而取之』，《外臺》卅九引《甲乙》肺人下云『魚際主痺走胸背不得息云云，肺心痛，大淵主心痛欬逆煩悶不得臥』，並與本文合。

據王注，則『足少陽』爲丘墟（足外果下如前陷者中）。《新校正》從《大素》作『手太陰』，爲是，以《靈樞》爲證。《水熱穴論第六十（當爲『六十二』）》云：『帝曰：夫子言治熱病五十九俞，余論其意，未能領別其處，願聞其處，因聞其意。岐伯曰：頭上五行，行五者，以越諸陽之熱逆也。大杼、膺俞、缺盆、背俞此八者，以寫胸中之熱也。氣街、三里、巨虛、上下廉，此八者，以寫胃中之熱也。雲門、髃骨、委中、髓空，此八者，以寫四支之熱也。五藏俞傍五，此十者，以寫五藏之熱也。凡此五十九穴者，皆熱之左右也。帝曰：人傷於寒，而傳爲熱何也？岐伯曰：夫寒盛則生熱也。』

案：《氣穴論》『熱俞五十九穴』。（十五七ヲ）

○熱病始手臂痛者，刺手陽明太陰，而汗出止。

〔楊〕手陽明行於手表，太陰行在手裏，故手臂痛。刺此陰陽表裏二脈取汗也。

《醫心方》卷二引《明堂經》云：『列缺，主掌中熱，肘臂肩背寒。』

《外臺》卅九引《甲乙》云：『列缺，主熱病，先手臂痛，身熱瘈瘲。』

『商陽，主臂瘈引，肩痛引缺盆』。《外臺》卅九引《甲乙》

『商陽，主臂瘈引，肩背痛』。《醫心方》卷二引《甲乙經》

○熱病始於頭首者，刺項太陽，而汗出。

（顧從德本『汗出』下有『止』字。）

〔楊〕項太陽者，足太陽從顛入腦，還出俠項以下俠脊，故熱病始頭首，刺此太陽輸穴出汗也。

《醫心方》卷二引《明堂》云：『天柱，主熱病汗不出，眩頭痛重。』

《外臺》三十九引《甲乙經》云：『天柱，主頭痛項先痛，腰脊爲應，眩頭痛重。』

案：王注以『項太陽』爲天柱，蓋有所受而言歟。然大杼（一椎下兩旁一寸半）、風門（二椎下兩旁一寸半），共皆主頭項痛，風池、風府亦在此邊，則熱病初起之頭項痛，皆可刺此處也。《傷寒論》云『太陽病，初服桂枝湯，反煩不解者，當先刺風池風府，卻與桂枝湯則愈』（上廿五）與此同理。蓋取於風邪所入之處刺之，使陽氣滿溢，則邪隨汗而解之意耳。志聰直引《傷寒論》刺風池風府，以爲本文之義，則非是。

○熱病始於足脛者，刺足陽明，而汗出止。

〔新〕按：此條《素問》本無，《太素》亦無，今按《甲乙經》添入。

案：今本《甲乙》無『熱病始手臂痛』至『刺足陽明而汗出止』四十七字，與宋臣所見本似有不同，録存考。

『熱病始於足脛』者，後文所云『身重骨痛』，而麻黄湯之證『骨節疼痛』是也。此邪入漸深，着在筋脈，故刺陽明經，則汗出而愈也。《傷寒論》云『太陽病，頭痛至七日以上自愈者，以行其經盡故也。若欲作再經者，鍼足陽明，使經不傳則愈』，恐與此同理。蓋邪之著人，各異其證，其始爲寒熱頭痛者，此其常候，而爲太陽表證。然因其邪之輕重與其人之虚實，或有『先胸痛躁煩』者，或有『先手臂痛』者；或有『始於頭首』者，或有『始於足脛』者；或有『先身重骨痛』者，或有『先眩冒而熱』者，如此所説是也。隨其證而異其治，只在於醫之手段耳。

〔吴〕不言孔穴而混言其經者，取穴不泥於一，但在其經酌之可也。汗出止者，經氣和也。

〔張〕按《寒熱病篇》曰：『足陽明可汗出，當是内庭陷谷二穴。』

案：《醫心方》卷二引《明堂》云：『内庭二穴，在足大指次指外間陷者中，刺入三分，留廿呼，灸三壯。主四厥手足悶者，久持之厥熱脛痛。』《外臺》引《甲乙》『久』上有『使大』二字，『厥熱』作『逆冷』《醫心方》二引《明堂》云：『陷谷二穴，主熱病。』

○熱病先身重骨痛，耳聾好瞑，刺足少陰，病甚，爲五十九刺。

（眉）宋本《素問》作『瞑』，誤字。（《太素》作『瞑』）

〔楊〕足少陽脈，起目兑眥，胳身骨節，入耳中，故熱病先身重，耳聾好瞑，所以此脈之輸穴者也。有本爲足少陰也。

〔吴〕少陰腎主骨，身重骨痛，腎熱而骨痿也。耳者腎之竅，病故耳聾。仲景云『少陰之爲病，但欲寐也』，即好瞑之謂，故刺少陰。

案：『身重骨痛』者，太陽麻黄證是也。『耳聾』者，『少陽中風，兩耳無所聞』[二]是也。『好瞑』者，瞑猶眩也，『少陽之爲病目眩』是也[一]。麻黄證之『發煩，目瞑』[中十六]，即爲目眩也。『足少陰』宜從《大素》作『足少陽』。少陰腎經，亦有『治熱病云云』之證之效，今引兩説於左。

案：『五十九刺』，又見《氣穴論五十八》《水熱穴論六十一》。

《醫心方》卷二引《明堂》云：『湧泉二穴[足少陰腎]，主熱病者先腰脛痠。』

《外臺》卷卅九引《甲乙》云：『湧泉，主頭項痛眼眩。』

又：『太谿，主熱病汗不出，默默嗜臥。』

案：《傷寒論》『少陰病，吐利，脈不至者，灸少陰七壯』，即指太谿穴而言也。《明堂》云『灸三壯』，此云『七壯』，可知寒厥尤甚也。

又『束骨，主身痛，頭痛，身熱痛，肌肉動，耳聾』。以上足少陰腎經也。

又『竅陰，主煩熱，汗不出，手肞轉筋，臂内廉痛，不可及頭，耳聾鳴』。

又『俠谿，主熱病，汗不出，頭眩，耳鳴聾。胸中痛，不可反側，痛無常處』。以上足少陽膽經也。

○**熱病先眩冒而熱，胸脇滿，刺足少陰少陽，太陽之脈。**

〔楊〕足太陽起目内眥，上額交顛入腦。足少陽起目兑眥，下胸循脅裏。足少陰從腎上貫肝膈入肺中，故眩冒熱，胸脅滿，刺此三脈者也。

案：『太陽之脈』四字，宜從王注屬下句，楊付前句，非是。

《外臺》卷卅九引《甲乙》云：『湧泉，主眼眩，脅下支滿。』足少陰腎，足心

又云：『竅陰，主煩熱。』足少陽膽，足小指次指之端，去爪甲如韭葉

又云：『俠谿，主寒熱，頭眩，胸中痛。』同，足小指次指岐骨間本節前陷者中

又云：『臨泣，主胸中滿，頭眩，脇下支滿身熱。』同，足小指次指間，本節後去俠谿一寸半

《醫心方》卷二引《明堂》云：『俠谿，主胸中轖滿。』

《外臺》又云：『通谷，主寒熱，頭眩。』足太陽旁光，足小指外側本節前陷者中

又云：『付陽，主風頭重眩。』足太陽膀光，外踝上三寸，太陽前少陽後筋骨間

又云：『承筋，主頭眩痛。』同，在腨中央陷者中，太陽脈氣所發

又云：『神堂，主胸腹滿。』同，五椎下各三寸

又云：『魂門，主胸脇脹滿。』同，九椎下各三寸

案：『眩冒』者，《太陽下篇（當作『中篇』）》卅七苓桂朮甘湯之『起則頭眩』，少陰病七十『下利止而頭眩，時時自冒者死』之類，並爲汗下後津液虛乏之證。此刺腎經，蓋取於使津液順還之意也。其有熱者，宜施其刺法也。若無熱則爲陰證，少陰之死證是也。太陽病三五之真武湯之『頭眩』亦『仍發熱』，可併考也。少陽病四之『脇下鞕滿』，太陽中八六小柴胡之『胸脅苦滿』，並爲太陽少陽之證也。

以上自『熱病先胸脅痛』至此，並在邪氣感入之初發而刺之之法也。

○**色榮顴骨熱病也。**

〔楊〕赤色榮顴，此之三脈皆生於骨，故此三脈爲病，有赤色榮顴者，骨熱病也。

〔張〕此下言兩感之脈色死期也。榮，發見也。太陽之脈起於目内眥，太陽之筋下結於頄，故太陽熱病者，赤色當榮於顴骨。

〔吴〕榮，華采之稱，赤色是也。

案：『太陽之脈』者，《傷寒例》所云『尺寸俱浮者，太陽受病也』是也。言脈浮而赤色見於兩顴者，爲太陽表熱病也。與前文『先赤』部位自異矣。所云『骨熱病』者，太陽旁光經之邪熱，内與腎藏之本熱相應，而於其部位顴骨上見赤色，故名曰骨熱病。骨熱病，猶云腎熱病，謂足少陰腎經受邪，即太陽表熱證也。如麻黄湯之『骨節疼痛』，即爲骨熱病也。

○**榮未交曰，今且得汗，待時而已。**

〔楊〕赤色未夭之日，且得汗者，至勝時病自得已也。

〔識〕簡按：榮即上文『榮顴骨』之榮。交，《甲乙》作夭，下文同，今從之。

案：『榮未夭日』，言其赤色未變刮白之時也。當此時若得汗，則雖即不愈，至壬癸日而病自愈，乃太陽汗解之理，與此方同。

夭者，謂失光澤也。『夭』字説詳見於《玉版論要十五》中。

『曰』即『日』字，唐人所書日月之日字，皆作曰，故往往『日』『曰』互相混誤，不遑枚舉。此宜從楊注以『日』下爲句，下文同。

○**與厥陰脈爭見者，死。期不過三日，其熱病内連腎，少陽之脈色也。**

〔楊〕足太陽，水也。足厥陰，木也。水以生木，木盛水衰，故太陽水色見時，有木爭見者水死。以其熱病内連於腎，腎爲熱傷，其數至三日故死也。

〔新〕詳或者欲改『腎』作『鼻』。按：《甲乙經》《太素》並作腎，本舊無『少陽之脈色也』六字，乃王氏所添，王注非，當從上善之義。

〔識〕（『少陽之脈色也』）簡按：馬據《新校正》爲衍文，今從之。

案：『厥陰脈』者，《傷寒例》所云『尺寸俱微緩者，厥陰受病也』是也。若見此脈而其兩顴赤色者，即前篇所云兩感傷寒而少陽與厥陰俱病，云六日死者，與此云『期不過三日』合，『其熱病氣内連腎』者，謂表裏俱病也。

〔志〕按此節與《玉機真藏論》之所謂傳化，有不以次入者，憂恐悲喜怒，令不得以其次，故令人有大病之義相同。蓋表陽之邪，始病太陽，六氣相傳，移皆有次，不以次入者，因五志内傷，而五藏内熱。太陽之脈與厥陰脈爭見者，是太陽之熱與肝熱相交矣。蓋太陽爲陽之始，厥陰爲陰之終，舉太陽與厥陰交爭，是表陽之邪不以次入，而與五藏之熱，隨所乘傳。陽脈與陰脈爭見者，皆爲死證，故不必備言五藏也。當知表陽之熱，先氣而經，經而藏，五藏之熱，亦先從氣而經，内而外也。外内之熱，交出於陽分者生，重逆於陰藏者死。首節論内熱與外熱交爭，此論外熱與内熱交爭。

○少陽之脈，色榮頰前，熱病也。

〔新〕按《甲乙經》《太素》『前』字作『筋』。

案：今本《甲乙》作『前』字，與宋臣所見不同。蓋今本作『前』，其誤與《素問》同耳。『前』字或作『𠝣』，『筋』字或作『筋』，又作『䓝』，字體相似而誤也。『榮頰』者，謂顴下口傍之處也。『頰前』二字不成語，當從《太素》作『筋熱病』，則與骨熱病相對而言也。『筋熱病』者，謂足少陽膽經受邪，肝筋亦受傷，故名曰筋熱病。筋熱病，猶云肝熱病也，乃太陽少陽合病併病之類也。

○榮未交曰，今且得汗，待時而已。與少陰脈爭見者，死期不過三日。

〔楊〕足少陽，膽脈也。足少陽部在頰，赤色榮之，即知筋熱病也。當榮時且得汗者，至其木時病自已也。少陽爲木，少陰爲水，少陽脈見之時，少陰爭見者，是母勝子，故肝木死也。

〔新〕詳或者欲改少陰作厥陰。按：《甲乙經》《大素》作少陰。楊上善云：『少陽爲木，少陰爲水。少陽色見之時，有少陰爭見者，是母勝子，故木死。』王作此注亦非。舊本及《甲乙經》《太素》並無『(脫『死』)期不過三日』六字，此是王氏成足此文也。

〔識〕『死期不過三日』，《甲乙》作『其死不過三日』。簡按：《新校正》爲王氏所足成，非也。

案：今本《甲乙》亦與宋臣所見不同，則不得以今本《甲乙》格定宋臣説也。

案：得汗而解之理，與前文同。凡外邪之病皆得汗而解，是爲常例。前文所云五藏熱病，並大汗出是也。《傷寒例》云：『尺寸俱沈者，少陰受病也。』今見此脈而兩頰赤色者，知是表裏俱病之證，而爲陰證死候也。《傷寒論·太陽中篇》『二陽併病，設面色緣緣正赤者，陽氣怫鬱在表，當解之熏之』八十，又少陰病『其人面色赤，通脈四逆湯主之』三七，又《厥陰篇》『下利，脈沈而遲，其人面少赤，身有微熱，下利清穀者，必鬱冒汗出而解，病人必微熱。所以然者，其面戴陽，下虚故也』十四，共可以併考。

○熱病氣穴，三椎下間，主胸中熱。

〔楊〕《明堂》及《九卷》背五藏輸，並以第三椎爲肺輸，第五椎爲心輸，第七椎爲膈輸，第九椎爲肝輸，第十一椎爲脾輸，第十四椎爲腎輸，皆兩箱取之。當中第三椎以上無療藏熱，故五藏輸及候五藏熱，並第三椎以下數之，第三椎以上與頰車相當，候遠。第三椎下間，肺輸中間，可以寫熱也。

〔高〕熱病氣穴，猶言熱病刺法。

〔馬〕三椎下間名身柱，四椎下間無穴，五椎下間名神道，六椎下間名靈臺，七椎下間名至陽。

〔識〕氣穴即孔穴，義具於《氣穴論》。

案：《大素》無『熱病氣穴』四字，《甲乙》有之。據此，則此四字，王氏依《甲乙》加入者歟。蓋是一種之古刺法，而主治五藏熱者也。其圖如左。

					肺	心					
					胸中	膈中	肝熱	脾熱	腎熱		
					身柱		神道	靈臺	至陽		
(一)	(二)	(三)	(一)	(二)	(三)	(四)	(五)	(六)	(七)	(八)	(九)

『胸中熱』者，謂肺熱，爲上部之最者也。故於第三椎下間刺之，以泄肺部之熱也。《太陽下》『太陽與少陽併病，如結胸，心下痞鞕，當刺大椎第一間肺俞、肝俞』十六、四六，與此『三椎下間』，其法相類，宜併考。

〔志〕胸中膈上，乃心肺之宮城，主胸中熱者，寫肺熱也，膈中熱者，寫心熱也。不曰心肺，而曰胸中膈中者，意言熱在氣分，而不干於藏真也。

○**四椎下間，主鬲中熱。**

案：『鬲中熱』者，即心熱也。『四椎下間』無穴名，非穴處。此特刺之者，自是古昔一種之刺法，僅存於今日者也。

○**五椎下間，主肝熱。六椎下間，主脾熱。七椎下間，主腎熱。**

〔楊〕四椎下間，計次當心，心不受耶，故乘言膈也。次第椎之下間，各主一藏之熱不同，《明堂》通取五藏之輸者也。

○榮在骶也，項上三椎陷者中也，頬下逆顴，爲大瘕。

〔楊〕從肺輸以上，三椎在項，故曰項上三椎，即大椎上陷者中也。當頬下迎椎，故曰逆椎。逆，迎也。是爲頬下當椎前有色見者，腹有大瘦病者也。

案：『榮在骶也』四字，諸説皆窮矣，故《識》云『簡按：此一句難通，諸注並不允』，可謂卓見矣。

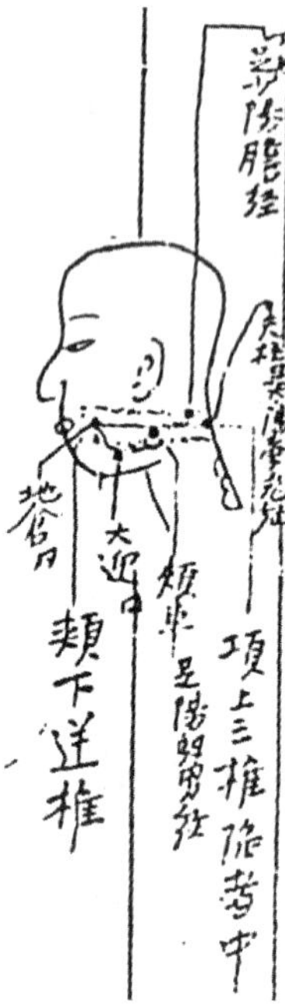

案：《甲乙》作『榮在骶也，項上三椎骨陷者中也，頬下逆顴爲大瘕』。則王氷所依《素問》與《甲乙》合歟？抑王氏依《甲乙》增校者歟？恐不若據《大素》（『榮在項上三椎陷者中，頬下逆椎爲大瘦』）爲正也。《大素》（『瘕』）作『瘦』，『瘦』即『瘕』之訛字，『瘕』之變體。《干祿字書》『叚假，上俗下正』可以徵矣。

案：大瘕者，謂瘕積之大者也。《陽明篇》所云『欲作固瘕』四十之類是也。蓋少陰三七、厥陰十四之『面赤』與此同義，皆爲胃中虛冷宿飲爲瘕癖之證。故其部位在於地倉、大迎、頬車之邉，共爲足陽明胃經也。風池爲足少陽膽經，天柱爲足太陽旁光經也。即小腹部位也。《靈樞・五色篇》云『方上者，胃也。中央者，大腸也。挾大腸者，腎也。當腎者，臍也。面王以上者，小腸也。面王以下者，膀胱子處也』，是亦謂顴骨以下爲臍之部位也。

○下牙車，爲腹滿。

〔楊〕下牙車色見者，腹滿病也。

《釋名》云：『頤，養也。動於下，止於上。上下咀物以養人也。或曰輔車，言其骨強，所以輔持口也。或曰牙車，牙所載也。或曰頷車。頷，含也。口含物之車也。或曰頰車，亦所以載物也。或曰鼸車，鼸鼠之食積於頰，人食似之，故取名也。凡繫於車，皆取在下載上物也。』

案：頤有上頤下頤。《易》卦震下艮上爲頤，震動艮止，動於下，止於上也。此所云『下牙車』，即下頤是也。《醫心》十六第廿七引《千金》用『牡豬頷髓』，所云『下頷』即下頤也。

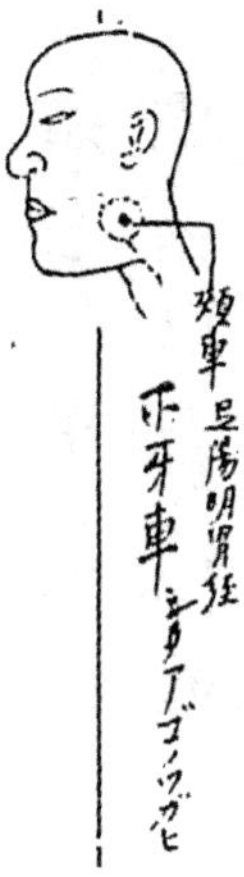

○顴後，爲脇痛。

〔楊〕太椎左右箱爲椎後，有色見者，脅痛也。

案：據注作『脅痛』，則（《大素》）本文作『骨痛』，爲誤字可知也。

案：顴後，蓋謂顴骨下向後之處，下關穴之邉也。乃爲頰車之上。（《素問》本文如此）

《大素》（『觀』）作『椎』，爲『權』之誤字。

案：據《素問》則如下圖。

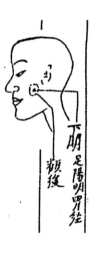

案：據《大素》則如下圖。

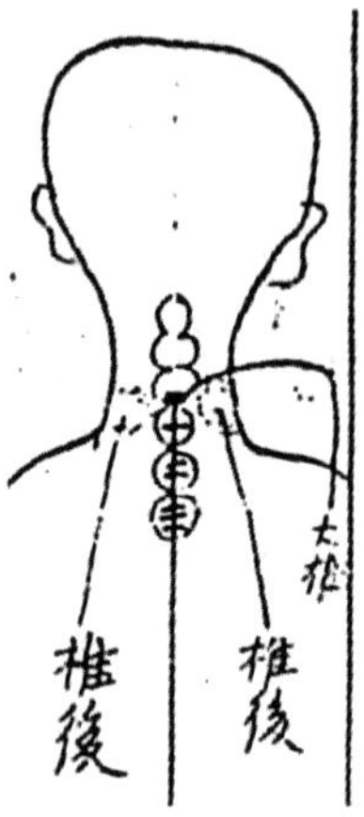

案：因『下牙車爲腹滿』之文推求之，則作『顴後』爲是。

○頰上者，鬲上也。

〔楊〕頰以上無椎可準，故頰以上有色者，主膈上也。

案：頰《説文》，『面旁也』。《釋名》『頰，夾也。面旁稱也。亦取挾斂食物也』。顴下爲頰，頰上爲顴也。蓋顴骨之下旁，爲候鬲上之地也。

案：鬲上者，謂胸中也。

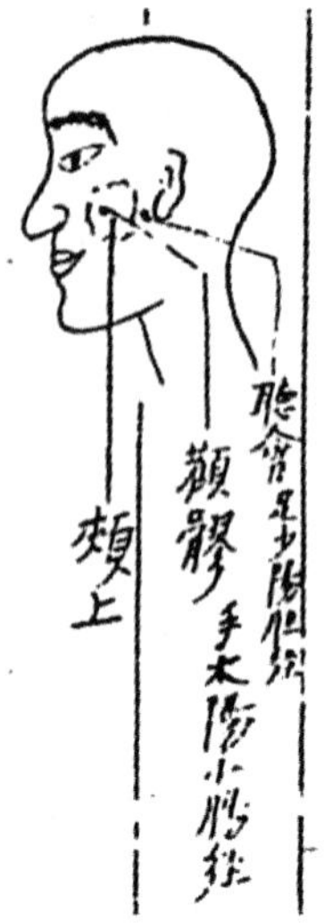

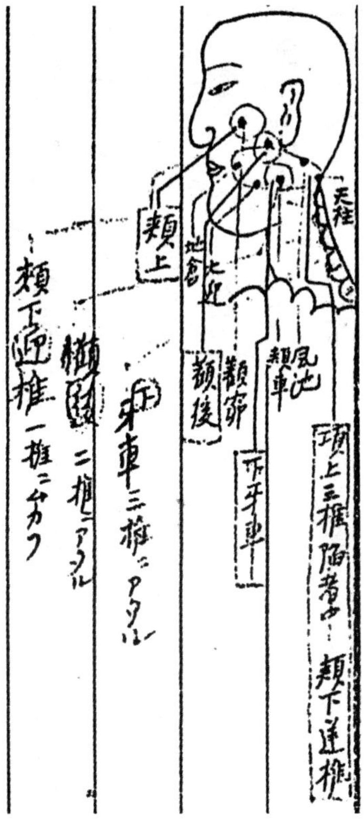

文久二年四月廿七日未時書於達鬱堂中
時鵑聲喧喧微風半面晴色可愛
岐路亡羊子蕩軒　立之

第卅二補

大瘕ヲ廿一

〔馬〕色見於頰之下，而又逆顴而上行，乃大瘕泄之疾也。《難經》亦有大瘕泄。

案：本文無『泄』字，而馬以爲大瘕泄，似未允。然無單名大瘕之病，則此『大瘕』乃宜爲大瘕而無泄之義歟？録俟後考耳。

《五十七難》云：『有大瘕泄，名曰後重』。又云：『大瘕泄者，裏急後重，數至圊而不能便，莖中痛。』

《玉篇》：『瘕，公遐、公詐二切。久病也，腹中病也。《説文》本音遐。』

逆顴ヲ廿一

案：《素問》作『顴』，恐『椎』本作『頔』，再訛作『顴』歟。《廣韻》六·脂云『頔，項頔』，即爲脊椎字。

筋熱病ヲ十九

案：《傷寒論・太陽下》『太陽少陽併病，頭項強痛，脈弦』六十，又『心下鞕，頸項強而眩者，當刺大椎、肺俞、肝俞，愼勿下之』五四，柴桂湯之『支節煩疼』十二，共爲筋熱病之證。《史記・倉公傳》『潘滿如案曰：如前止』，徐廣曰：『前，一作筋也』。

三一　藏府ヲ八　囊縮ヲ十二　日期脈證ヲ十三　噓欬ヲ十八　藏脈ウ十八　遺ヲ十九　復ヲ廿　滿潓ヲ十四

三二　小便黃ヲ一　多臥同　狂言ウ一　驚同　手足躁同　員員貞貞ヲ三　先不樂ウ三　面赤同　顏ヲ五　舌上黃ヲ六　骭瘦ウ八　不欲言同　澹澹ウ九　三周ウ十一　寒衣寒水寒處ウ十二　熱病始於頭首ウ十四　骨痛ウ十五　五十九刺ウ十五　甲乙宋本オ十五　眩冒ヲ十六　色榮ヲ十七　夭ウ同　前筋ヲ十九　氣穴ヲ廿　大瘕ウ廿一　下牙車同

評熱病論篇第三十三

〔新〕按：全元起本在第五卷。

案：《大素》廿五熱病説，同廿九風水論全載。卷首至『傷肺則死』，出熱病説中。

○黃帝問曰：有病溫者，汗出輒復熱，而脈躁疾，不爲汗衰，狂言不能食，病名爲何？岐伯對曰：病名陰陽交，交者死也。

〔楊〕汗者，陰液也。熱者，陽盛氣也。陽盛則無汗，汗出則熱衰。今出而熱不衰者，是陽耶盛，其復陰起，兩者相交，故名陰陽交也。

〔識〕滑云：『交，謂交錯也。』張云：『以陽邪交入陰分，則陰氣不守，故曰陰陽交。』汪昂云：『按《五運行大論》云：尺寸反者死，陰陽交者死。蓋言脈也。』簡按：《倉公傳》云『《脈法》曰：熱病陰陽交者死』即是。

〔馬〕按：《靈樞》第二十三熱病篇云：『熱病已得汗出，而脈尚躁，喘且復熱，勿刺膚，喘甚者死。』

又曰：『熱病已得汗，而脈尚躁盛，此陰脈之極也，死。』

《傷寒論・厥陰篇》云：『傷寒發熱，下利，厥逆，（當補『躁』）不得臥者死。』十九

又云：『傷寒發熱，下利至甚，厥不止者，死。』二十

又云：『傷寒六七日不利，便發熱而利，其人汗出不止者死，有陰無陽故也。』廿一

案：以上並與本論符，謂邪盛正虛者必死也。

『陰陽交』者，『交』是交代之交，言陽熱之邪內入尤深，陰血之汗外泄太甚，故名曰『陰陽交』也。

《倉公傳》以脈言之，然其理則一也。

○帝曰：願聞其說。

〔楊〕請説陰陽交爭死之由。

○岐伯曰：人所以汗出者，皆生於穀，穀生於精。今邪氣交爭於骨肉，而得汗者，是邪卻而精勝也。

《史記・倉公傳》云：『齊中御府長信病，臣意入診其脈，告曰：熱病氣也。然暑汗脈少衰，不死。曰：此病得之，當浴流水而寒甚已則熱。信曰：唯然。往冬時爲王使於楚，至莒縣陽周水，而莒橋梁頗壞，信則擥車轅，未欲渡也。馬驚即墮，信身入水中幾死。吏即來救信，出之水中，衣盡濡。有閒而身寒，已熱如火，至今不可以見寒。臣意即爲之液湯火齊逐熱，一飲汗盡，再飲熱去，三飲病已。即使服藥出入二十日，身無病者。所以知信之病者，切其脈時并陰。《脈法》曰：熱病陰陽交者死，切之不交并陰。并陰者，脈順清而愈，其熱雖未盡猶活也。腎氣有時間濁，在太陰脈口而希，是水氣也。腎固主水，故以此知之。未治一

時，即轉爲寒熱。』

案：『并陰』者，謂脈不躁疾而安靜，不浮數而沈實也。『順清』即順靜，謂其脈和平而不躁疾也。『間濁』猶云混濁，『間』『混』同爲見母，蓋古音通用。

○精勝，則當能食而不復熱。復熱者，邪氣也。汗者，精氣也。今汗出而輒復熱者，是邪勝也。

〔楊〕精者，穀之精，液謂之汗也。傷寒耶氣謂之熱也。今耶氣與精氣交爭於骨肉之間，精勝則耶卻，邪勝則精消，今雖汗出而復熱者，是耶戰勝精，故致死也。

○不能食者，精無俾也。病而留者，其壽可立而傾也。

（眉）一死。

〔楊〕熱耶既勝則精液無，精液無者唯有熱也。癉，熱也。其熱留而不去者，五藏六府盡，可傷之能食也。

〔識〕汪機云：『愚謂：穀氣化爲精，今不能食，則精無所俾益。』高云：『俾，補益也。』簡按：俾，《爾雅·釋詁》云：『使也。』《説文》云：『益也。』王本於《爾雅》，高原於《説文》，並通。

案：『病而留者』，《甲乙》作『熱而留者』，義政同。蓋云病、云熱，共謂邪氣也。言其邪氣留連者，其壽命可立至傾絶也。

此條《大素》多訛字，楊氏亦就誤字而爲之説，不甚明了。今從《素問》《甲乙》二經。（《大素》作『不能食者精毋精毋癉也而留者其盡可立而傷也』）

○且夫熱論曰：汗出而脈尚躁盛者，死。

（眉）二死。

《靈樞》卷九・熱病第二十三云：『熱病已得汗，而脈尚躁盛，此陰脈之極也，死。其得汗而（當補『脈』）靜者生。熱病者，脈尚盛躁，而不得汗者，此陽脈之極也，死。脈盛躁，得汗靜者生。』

案：本文所引《熱論》，蓋古經之篇名，而爲今《靈樞・熱病篇》所記即是。《甲乙》無『是熱論曰』四字。

○今脈不與汗相應，此不勝其病也。其死明矣。

〔楊〕夫汗出則可脈靜，今汗出脈猶躁盛，是爲耶勝明，定知定矣也。

案：下『定』恐『死』字訛。

○狂言者是失志，失志者死。

（眉）三死。

〔楊〕志者，記也。腎之神也。腎間動氣，人之生命，動氣衰矣，則神志去之，故死也。

《千金方》卷廿九・五藏變化傍通訣第四云：

五神　腎（水一）　心（火二）　肝（木三）　肺（金四）　脾（土五）

五神　志（精）　神（性又作脈神）　血（魂）　氣（魄）　意（智又作營意）

《五行大義》引河上公注《老子》且云與《素問》同：

五神　精　神　魂　魄　志

案：狂言者，謂言之狂亂無常，所云譫言妄語是也。蓋神志失守之所爲也。『狂言者是失志』也，是古之訓詁釋義之遺文也已。

○今見三死不見一生，雖愈必死也。

案：《大素》「今」作「命」，偶誤耳。

〔楊〕汗出而熱不□死有三候。一不能食，二猶脈躁，三者失志。汗出而熱，有此三死之候，未見一生之狀，雖差必死。又有三分之死，未見一分之生也。

〔識〕三死，馬云：「汗後輒復熱，不能食者，一死。汗後脈尚躁盛者，二死。汗後反狂言失志者，三死。」簡按：王以不勝其病爲二死，考上文，此乃謂汗出而脈尚躁盛之證，故今從馬義。志云：「病而留者，一死也。胃氣絶者，一死也。腎氣絶者，一死也。」「胃氣絶，腎氣絶」上文所不言，此注非也。

案：楊注三死可從，馬與楊義稍同，可謂善讀經者也。

案：自卷首至此，見《玉函經》卷六第廿八及《脈經》卷七。因考是仲景遺篇僅存於此者，而自序所云「撰用素問九卷」者是也。

○**帝曰：有病身熱汗出煩滿，煩滿不爲汗解，此爲何病？**

（原文「帝」下有「問於岐伯」四字，是《大素》文，故删去。）

〔楊〕身熱煩滿，當爲汗解，今不解，故問。

○**岐伯曰：汗出而身熱者，風也。汗出而煩滿不解者，厥也。病名曰風厥。**

〔楊〕風熱開於腠理爲汗，非精氣爲汗，故身熱不解，名爲風也。煩心滿悶不解，名厥病也。有風有厥，名曰風厥也

〔識〕張云：「按：風厥之義不一，如本篇者，言太陽少陰病也。其在《陰陽别論》者，云「二陽一陰發病，名曰風厥」，言胃與肝也。在《五變篇》者，曰「人之善病風厥漉汗者，肉不堅腠理疎也」。」高云：「承上文汗出復熱之死證，復舉汗出煩滿之病以問之。風爲陽邪，性主開發。凡汗出而身發熱者，風也。汗乃

陰液，外出於陽。今汗出而心煩胸滿不解者，乃陰竭陽虚，不相交濟，是爲厥也。此因風致汗，因汗致厥，病名曰風厥。』簡按：《倉公傳》云『風蹷胸滿，過入其陽，陽氣盡而陰氣入，陰氣入張則寒氣上，而熱氣下，故胸滿汗出』，與此少異。

案：汗出身熱，係於表邪，故謂之風。『汗出而煩滿不解』者，表邪解而裏熱不解，身熱而四枝（當作『肢』）厥冷，故謂之厥。故名曰風厥也。『太陽病，發汗，遂漏不止云云，桂枝加附子湯主之』二上廿，又『甘草乾薑湯』卅上，又『芍藥甘草附子湯』八中三『茯苓四逆湯』九中三『桂枝加芍藥生薑人參新加湯』二中三之證，並『風厥』之類證也。

○**帝曰：願卒聞之。岐伯曰：巨陽主氣，故先受邪，少陰與其爲表裏也。得熱則上從之，從之則厥也。**

〔楊〕腎間動氣，足太陽所主，足太陽與足少陰表裏，故太陽先受耶氣，循脈而上於頭，得熱則足太陽上者從之受熱，即爲上熱下寒，以爲厥逆汗出不解，煩滿之病也。

案：『巨陽主氣，故先受邪』者，謂風也，『少陰與其爲表裏云云』謂厥也，正與前文相應也。『得熱則上從之』者，乃謂煩滿不解。煩滿不解，則爲厥逆也。

○**帝曰：治之奈何？岐伯曰：表裏刺之，飲之服湯。**

〔楊〕可刺陰陽表裏之脈，以攻其外，飲之湯液，以療其内，此爲療風厥之法也。

〔識〕張云：即《脈度篇》所謂『虚者飲藥以補之』之意。簡按：藥湯，古單謂之湯。《華他傳》『爲湯下之，果下男形』是也。志云『以助水津之汗』，似爲白湯之謂，誤也。

案：《大素》作『飲之湯』，無『服』字，似是。《甲乙》亦有『服』字，則服湯自成語，説具於補中。《甲乙經》卷之七・六經受邪發傷寒熱病第一中云：『曰病身熱汗出而煩滿不解者何也。曰：汗出而身熱者，風也，汗出而煩滿不解者，厥也，病名曰風厥。太陽爲諸陽主氣，故先受邪。少陰其表裏也，得熱則上從，上從則厥，治之表裏刺之，飲之服湯。』

○帝曰：勞風爲病何如？

《甲乙》十一動作失度。《千金》八論雜風狀。

○岐伯曰：勞風，法在肺下。

風邪入肺下，與飲相併，荏苒不解，所以名曰勞風也。

〔識〕張云：『因勞傷風也。』王氏曰：『勞，謂腎勞也。』此固一説，第勞之爲病，所涉者多，恐不止於腎經耳。馬云：『細玩此節之辭，似爲醫籍中之勞證。』簡按：此一時勞而受風之證，未見勞證欬出青黄涕而愈者，則馬注難憑。《病源》風熱候云：『膚腠虚，則風熱之氣，先傷皮毛，乃入肺也。其狀使人惡風寒戰，目欲脱，涕唾出，候（當補『之』）三日内，及五日内不精明者是也。七八日微有青黄膿涕，如彈丸大，從口鼻内出爲善也。若不出則傷肺，變欬嗽唾膿血也。』案：《千金》卷八所載與《病源》稍同，文在後。即本節勞風也。本節勞風，《張氏醫通》詳論之，文繁不録，當參看出欬嗽門。葉文齡《醫學統旨》云『勞風，即痙（《醫學統旨》及《素問識》引作『痓』，下同）之屬。强上者，似角弓反張也。冥視者，目開不見物也。凡痙病皆同不識人，或反視斜視也。治法當與痙同』，又王好古《醫壘元戎》以此證爲肺痿，並誤也。方具於《聖濟總録》十三卷。

〔紹〕《醫學讀書記》曰：『此可悟傷風不解成癆之故，勞風者，既勞而又受風也。勞則火起於上，而風又乘之，風火相搏，氣湊於上，故云法在肺下也。肺主氣而司呼吸，風熱在肺，其液必結，其氣必壅，是以俯仰皆不順利，故曰當救俯仰也。救俯仰者，即利肺氣散邪氣之謂乎。然邪氣之散與否，在乎正氣之盛與衰。若陽氣王，而精氣引者三日，次五日，又次七日，則青黄之涕從欬而出，出則風熱俱去，而肺無恙矣。設不出，則風火留積肺中，而肺傷。肺傷則喘欬聲嘶，漸及五藏，而虛勞之病成矣。今人治勞，日用滋養而不少益者，非以邪氣未出之故歟。而久留之邪，補之固無益，清之亦不解，虛勞病之所以難治也。』堅按：王注曰『從勞風生』，又曰『故腎勞風生』，《陰陽別論》『風消』注曰『胃病深久，傳入於脾，故爲風熱以消削』，又『風厥』注曰『夫肝氣爲風，腎氣陵逆，既風又厥，故名風厥』，《奇病論》『息積』注曰『灸之則火熱內爍，氣化爲風』，又『腎風』注曰『勞氣薄寒，故化爲風』，並謂內生之風，非外來之風邪。此是王氏之剏說，而其實淵源於《四時刺逆從篇》狐疝風及肺脾心腎風疝之目。

案：肺經脈起心之右室，又入於兩葉，肺絡脈出於兩葉歸於心之左室。蓋肺上爲咽喉，肺下者謂兩葉包裹心包膜之處也。經絡二脈共其原出於腎，故腎氣勞，則其病在肺下也。三椎下二行爲肺俞，四椎下爲厥陰俞，五椎下爲心俞，則肺下者，謂四椎以下也。

〔識〕吳云：『其受邪由於肺下，蓋四椎五椎六椎之間也。』張同。馬云：『其治法在於肺下。』高云：『肺下，心也。煩勞則傷心，故勞風之病，法在肺下。』簡按：此説難憑，當從吳注。據抄本

○其爲病也，使人強上冥視，

《甲乙》『冥』作『瞑』。

〔識〕簡按：《脈解篇》云『所謂強上引背者，陽氣大上而爭，故強上也』，王注：『強上，謂頭（當作『頸』）項禁強也。』乃與此注同。馬、志從此。吳、張依楊義，恐非也。今《千金》作『弦上而目眩』案：宋本《千金》作『彊上而目脫』，與《病源》合。蓋『冥視』即目眩之謂。案：『冥』即『瞑』之古字，『冥視』者，謂其所視瞑眩也，與頭眩、目眩同義。

○唾出若涕，

〔識〕吳云：『肺中津液，爲風熱蒸灼稠粘，故唾出若鼻中之涕。肺主皮毛，肺既受傷，則藏真之氣，

不足以充皮毛，故惡風而振寒也。』《張氏醫通》云：『唾出若涕者，痰飲上溢之徵也。』簡按：古無『痰』字，此云『唾出如涕』，謂吐粘痰也。

○惡風而振寒，此爲勞風之病。

（《大素》『使人強上冥視』下有『晚』字，『勞風』作『勞中』。）

〔楊〕勞中得風爲病，名曰勞中，亦曰勞風。肺下，病居處也。強上，好仰也。冥視晚，晚，遲也，謂合眼遲視不見也。唾若涕者，唾如膿也。不用見風，見風即便振寒，此爲勞中之病狀也。

案：《大素》『晚』字恐衍，楊就『晚』字爲説，似非是。『勞中』『勞風』元一音，『中』恐『風』之訛音壞字。

○帝曰：治之奈何？岐伯曰：以救俛仰。

〔楊〕此病多爲俛仰，故救之。

〔吴〕蓋肺下有風熱膹脹，俛與仰皆不利，故必救其俛仰，能俛仰則肺下治矣。

案：《陰陽應象第五》云『陽勝則身熱腠理閉，喘麤爲之俛仰』，與此『俛仰』同義，可知『俛仰』二字，指喘而言矣。

〔馬〕其治之之法，止有救俛仰一句，當爲鍼法及導引之法。但其法不傳，不敢強爲之附。

〔張〕風之微甚，證在俛仰之間也，故當先救之。然救此者，必先温肺，温肺則風散，風散則俛仰安矣。若温散不愈，鬱久成熱，然後可以清解，温清失宜，病必延甚。

〔紹〕琦曰（此二字恐衍）以救俛仰，琦曰：『謂通利氣道，使呼吸得達。』堅按：此證項強目眩，起居不便，且欬者横臥必甚。然則，豈是扶持鍼藥，俱使其就安之謂乎？

案：此説似是，治法但宜通利心胸痰飲，利痰即是『救俛仰』之義也。

○巨陽引精者三日，中年者五日，不精者七日。

〔識〕吴云：『巨陽與少陰腎爲表裏，腎者精之府。精，陰體也，不能自行，必巨陽之氣引之，乃能施泄，故曰巨陽引精。是爲少壯人也，水足以濟火，故三日可愈。中年者，精雖未竭，比之少壯則弱矣，故五日可愈。老年之人，天癸竭矣，故云不精。不精者，真陰衰敗，（當補『水』）不足以濟火，故治之七日始愈。』張云：『風邪之病肺者，必由足太陽膀胱經風門、肺俞等穴，内入於藏。太陽者，水之府，三陽之表也。故當引精上行，則風從欬散。若巨陽氣盛，引精速者，應在三日。中年精衰者，應在五日。衰年不精者，應在七日。當欬出青痰涕而愈，如下文者是即引精之謂。』《張氏醫通》引下句云『治此證者，當急使巨陽之上引』，恐非。

案：此三句，言凡外邪之病，少年早愈，壯年次之，老年又次之之有次第也。巨陽引精者，謂十四五歲至三十歲也。中年者，謂三十歲至五十歲也。不精者，謂五十以上也。考『精』者，謂精氣也，《陰陽應象五》所云『氣歸精，精歸化。精食氣，形食味。化生精，氣生形，味傷形，氣傷精，精化爲氣』是也。凡精氣充滿者，邪不能入，若有邪來侵，亦不能深入。精氣少衰者，邪入稍深。精氣甚乏者，邪入漸深。是所以邪之中人，隨其人中氣虚實，而其愈亦有遲速也。蓋不精者，非無精，謂精氣之不足也，人之不可無者精也，故云不精，而不云無精也。猶人之不可無者仁也，故云不仁，而不云無仁也。古人下字自有法，是不可必不然而然者也。

○欬出青黄涕，其狀如膿，大如彈丸，從口中若鼻中出。

案：從口出者爲痰沫，自鼻出者爲洟汁。

〔識〕張璐云：『大如彈丸者，乃久已支塞肺竅之結痰，見邪畜之盛也。』《千金》中『出』下有『爲善』二字。王注：『蓄門，即喉屋上通鼻之竅門也。』出《靈·營氣篇》，《新校正》失考。

案：欬出涕痰者，是邪從痰而出也，其理與汗吐下三法相同。今有外邪未愈，痰嗽引日者，雖久久不起，無有死者，乃勞風之類耳。

○不出則傷肺，傷肺則死也。

〔楊〕以鍼引巨陽精者三日，俛仰即愈。引陽明精者五日，少陽不精引之七日，方有青黃濁涕，從鼻口中出，其病得愈。若不出者，上傷於肺，不免死也。

〔張〕欬涕不出者，即今人所謂乾欬嗽也。甚至金水虧竭，虛勞之候，故死。

〔識〕太冲云：『古無痰名，特見《素問》一條。全言痰者，但無痰字耳。』因引此一項，可謂卓見矣。本抄

案：不吐出痰水之欬謂之乾欬，即勞嗽也。亢陽涸陰，遂爲死證也。今驗之病人，疫後欬嗽失治而爲勞者，往往有之，此之謂也。

《甲乙》卷十一動作失度第七云：『曰：勞風爲病何如？曰：勞風法在肺下，其爲病也。使人強上而瞑視，唾出若涕，惡風而振寒，此爲勞風之病也。曰：治之奈何？曰：以救俛仰。太陽引精者三日，中年者五日，不精者七日，欬出青黃涕，其狀如膿，大如彈丸，從口中若鼻空出，不出則傷肺，傷肺則死矣。』

《千金》卷第八論雜風狀第一云：『勞風之爲病，法在肺下，使人彊上而目脫，唾出若涕，惡風而振寒，候之三日及五日中不精明者是也。柒捌日微有青黃膿涕如彈丸大，從口鼻出爲善，若不出則傷肺。』

○帝曰：有病腎風者，面胕痝然，壅害於言，可刺不？

〔楊〕胕，扶付反。義當腐也。痝，普江反。腎氣損腐，令面痝然起壅也，而言無聲，故曰害言，此爲腎

風之狀，可刺以不也。案：『刺以』恐誤倒。（《大素》『痝』作『龐』）

〔識〕簡按：當與《奇病論》及《風論》參考。

《奇病論四十七》云：『帝曰：有病痝然如有水狀，切其脈大緊，身無痛者，形不瘦，不能食，食少，名爲何病？岐伯曰：病生在腎，名爲腎風，腎風而不能食，善驚，驚已心氣痿者死。帝曰：善。』《風論四十二》云：『以冬壬癸中於邪者，爲腎風。腎風之狀，多汗惡風，面痝然浮腫，脊痛不能正立，其色炲，隱曲不利，診在肌上，其色黑。』

〔識〕吴云：『胕，腫也。』張云：『胕，浮腫也。痝然，失色貌。』志、高並云『腫貌』。簡按：《山海經》『竹山有草焉，其名曰黄雚，浴之已疥，又可以已胕』，郭璞注云：『胕，腫也。』可以證吴、張之言矣。馬及志則云：『胕者，足面也。』蓋以其與『趺』通也。而《水熱穴論》云『上下溢於皮膚，故爲胕腫』，則豈足趺之義乎？高則云『皮裹肉外曰胕』，此因誤讀《水熱穴論》『行於皮膚（當作『裹』），傳爲胕腫』之文，俱不可從。王注《奇病論》則云『痝然，謂面目浮起而色雜也』，與此注少異。又注《風論》『面痝然浮腫』，乃與本篇同。《廣韻》《集韻》並『痝，莫江切，音龙。病困，一曰病酒』，並與此不相涉。因疑『痝』即『龐』，『龐』又作『庬』。《奇病論》『痝然』，馬本作『龐』，而考《說文》『厖，石大貌。从厂龙聲。一曰厚也』，《玉篇》『大也』，知是痝然即庬然，爲腫大貌，其從疒者，乃㾌痽之類。張注非也。

〔紹〕先兄曰：『《周語》「敦庬純固」注：庬，大也。』

蘭軒先生曰：胕與浮同。《評熱病論》『面胕痝然』，《水熱穴論》『胕腫者，聚水生病也』，《風論》『痝然浮腫』，《金匱·水氣篇》『皮水外證胕腫』，《千金》載此文作『浮腫』，《病源》欬嗽上氣候『面目胕腫』，《外臺》引作『浮腫』，《脈經·第八》『上氣面浮腫肩息』，《千金·欬嗽篇》作『胕腫』，共可以爲證矣。凡字从『孚』者或作『付』，古書往往有之。《詩・漢廣》毛傳：『方，泭也。』《釋文》『泭』又作『桴』，或作『柎』，並同。《書・高宗肜日》『天既孚命』，《史記・殷本紀》作『附命』。《禮・投壺》『若是者浮』，鄭注：浮或爲符之類是也。《蘭軒遺稿》上

案：『庬』之作『痝』者，俗體增畫令字形茂美之例也。與『店』作『痁』，『龐』作『⿸疒龍』，『庳』作『痺』同。詳見於《三部九候第二十八》十七ウ可併考。

〔識〕吴云：『面胕痝然壅者，腎風併於上，而令壅塞也。故害於言。』張云：『壅，重濁不清也。病風則腎脈不利，故壅害於言語。』簡按：王、吴以『壅』字接上句，張則屬下句，志、高並仍此，今從張義。

案：『壅害』二字連讀屬下句，然、言二字押韻，似是。但楊注亦以『壅』屬上句而讀，則王氏亦取楊説歟。蓋壅者出不快也，害者有聲不成言也。

○岐伯曰：虚不當刺，不當刺而刺，後五日其氣必至。

《大素》『虚』字重。

〔楊〕如此狀者，腎風之狀。腎之重虚之風，不可刺也。刺之至其水數滿日，其病氣當至也。除刺之日，後取五日，合有六日，水成數也。

〔張〕後五日者，藏氣一周，而復至其所傷之藏，病氣因而甚矣。

〔志〕《平脈篇》曰：『腎氣微，少精血，奔氣促迫，上入胸膈。』謂精氣虚，則水邪之氣反上逆矣。五日者，言風邪亦始病太陽，五日則病及少陰，而動其氣矣。

案：此條謂腎虚不可刺之理也。如楊注則除刺之日而後五日，其氣必至之謂也。刺之，必刺足少陰腎經也。其圖如左。

刺之二日除之　後五日　二　三　四　五

一腎水一　二心火二　三肝木三　四肺金四　五脾土五　六腎水（第六日水六之成數也）

足少陰　手少陰　足厥陰　手太陰　足太陰　足少陰

如志聰注，則謂太陽之邪宜在旁光經，而其虛深者，其邪直入腎經者也。蓋以刺之之日，爲少陰病始發之日也。其圖如左。

刺之二日（少陰病）

一太陽受之　二陽明受之　三少陽受之　四太陰受之　五少陰受之

（因風而動腎藏之水）

案：楊注似是，王注雖未詳言之，其意恐與楊同耳。

○帝曰：其至何如？岐伯曰：至必少氣時熱，時熱從胸背上至頭，汗出手熱，口乾苦渴，小便黃，目下腫，腹中鳴，身重難以行，月事不來，煩而不能食，不能正偃，正偃則欬。病名曰風水，論在刺法中。

〔楊〕腎風病氣至者，凡有八候：一者少氣，二時熱，三從胸至頭汗出，四手熱，五口乾，六苦渴，七不能正偃，謂不得仰臥，作臥即欬。（案：『作』上恐脫『人』字，『作臥』恐『仰臥』訛。）有此八候，候是腎風水病也。

案：『候是』恐爲『便是』訛。或曰一『候』字衍，非是。

〔馬〕當邪氣復至之時，必少氣，必時熱，必熱從胸背上至頭皆汗出，必手熱，必口乾苦渴，必小便黃，必目下腫，必腹中鳴，必身重難以行，必月事不來，必煩而不能食，必不能正臥，正臥則欬。此固腎風之病，而其名又曰風水也。

〔張〕此節諸釋俱如下文，惟熱從胸背上至頭及手熱等。義未之及，或脫簡也。此病以腎陰不足而復刺之，則重傷真陰，乃成是病。蓋腎與膀胱爲表裏，腎經自足上注胸中，膀胱經自頭項下行肩背，陰虛則陽勝，故熱從肩背上至頭而汗出也。手心主之脈入掌中，腎水不足則心火有餘，故又爲手熱。

《病能論》『不得偃臥』王注：『謂不得仰臥也。』

〔識〕馬本『汗出』『手熱』各二字句，『口乾苦渴』四字句。張本『汗出手熱』『口乾苦渴』各四字句，高同。志『汗出』以下各二字一句。吴本與原本同。簡按：張本爲是。苦渴，蓋謂口苦而渴，下文云『口苦舌乾』。

〔識〕張云：『腎主水，風在腎經，即名風水。』志云：『病名風水者，因風而動其水也。』高云：『此腎風之病，腎受風邪，風行水渙，故病名曰風水。』馬云：『風水之證，又見《水熱穴論》《奇病論》《論疾診尺篇》。』簡按：本篇所謂『風水』者，乃因腎風誤刺而變之稱，猶《傷寒論》『温病發汗身灼熱者名風温』，與《水熱穴論》等所論稍異。

《水熱穴論》云：『腎汗出，逢於風，傳爲胕腫，本之腎，名曰風水。』《金匱要略》云：『風水，其脈自浮，外證骨節疼痛，惡風。』又云：『寸口脈沈滑者，中有水氣，面目腫大有熱，名曰風水。』

〔紹〕風水，琦曰：『水病肺腎爲主，而實本於脾。蓋腎爲水藏，以類相從，故凡水責之腎。肺主治節，氣虛不化，亦令積水。然苟中土氣實，升降不失，則水無從生，故水病悉由脾虛不能制水也。』此說可從，凡外邪有水氣欬喘者，皆因於脾腎之虛，故其治以除水寒飲結爲主，仲景柴胡承氣諸湯即此義，詳具注於下。

○帝曰：願聞其說。岐伯曰：邪之所凑，其氣必虛。

〔紹〕此非邪凑則氣虛之謂，言氣所虛處，邪必凑之，故下文承以『陰虛者，陽必凑之』，蓋此語足以盡邪氣傷人之理矣。

〔識〕《説文》『湊，水上人所會也』。《玉篇》『競進也』。

○陰虚者，陽必湊之。

〔馬〕凡邪之所輳於陽經者，其陽經之氣必虚，邪之所輳於陰經者，其陰經之氣必虚。今腎虚者，陰虚也。陰虚，則陽邪輳之。

案：以上四句，言邪之所入，本氣必虚。陰血虚，則陽氣與邪相抗而爲熱也。

○故少氣時熱而汗出也。小便黄者，少腹中有熱也。

〔楊〕耶湊虚，腎氣虚也。腎氣既虚，則陽氣并□，故中有熱小便黄也之。

〔志〕風邪傷腎，精氣必虚，陰虚則陽往乘之，故時時發熱。腎爲生氣之源，故少氣也。陽加於陰則汗出，濕熱上蒸，故從胸背而直上於頭。熱在下焦，故小便黄也。倪冲之曰：『太陽與少陰標本相合，風邪傷腎，始病太陽，甚則入腎。今腎熱上蒸，亦隨太陽之氣而上，故從胸背而上至於頭。』

案：少氣時熱，從胸背上至頭汗出，及小便黄者，是爲陽明胃實證。『汗出也』，『也』字恐衍。『少腹中有熱』者，即胃中有熱之謂也。仲景所云『陽明病，脈遲，雖汗出，不惡寒者，其身必重，短氣腹滿而喘，有潮熱者，此（當補『外』）欲解，可攻裏也。手足濈然汗出者，此大便已鞕也。大承氣湯主之』（二卅）是也。《素問》所云『少陰者腎經也』，即爲仲景所云『陽明證』。《素問》唯以部位言之，不分陰陽二證也。究此理而考其文，則《内經》《傷寒論》竟爲一義，不究此理而讀之，則終身無有得經義者。是我一家之解經法也。

○不能正偃者，胃中不和也。正偃則欬甚，上迫肺也。

〔楊〕腎有虚風，即胃中不和，仰臥氣上迫肺，故欬也。

得偃臥也。』

〔識〕《病能篇》云：『人之不得偃臥者，何也。岐伯曰：肺者，藏之蓋也。肺氣盛則脈大，脈大則不得偃臥也。』

案：欬爲肺病，而其實爲胃病，爲『胃中不和』之所作也。《欬論》云『此皆聚於胃，關於肺，使人多涕唾而面浮腫氣逆也』，可以徵矣。

此所云『欬』者，《傷寒論》小柴胡湯條『或欬者，去人參大棗生薑，加五味子半升，乾薑二兩』，及小青龍湯條『心下有水氣，發熱而欬』之類是也。凡痰飲留滯於胸中者，皆因胃中不和。若胃中和平則決無釀飲之理。是《欬論》所云『此皆聚於胃，關於肺』之理，爲千古不朽之言也。

○諸有水氣者，微腫先見於目下也。帝曰：何以言？岐伯曰：水者，陰也，目下亦陰也。腹者，至陰之所居，故水在腹者，必使目下腫也。

〔楊〕水與目下及腹皆陰，故水在腹，即目下腫也。

〔志〕太陰者，至陰也。水邪上乘於腹，始傷胃，而漸及於脾，故微腫先見於目下，脾主約束也。

《金匱》卷中·水氣第十四云：『夫水病人目下有臥蠶，面目鮮澤，脈伏，其人消渴，病水腹大，小便不利，其脈沈絶者，可下之。』

《靈樞》卷廿一·論疾診尺第七十四云：『視人之目窠上，微癰如新臥起狀，其頸脈動，時欬，按其手足上，窅而不起者，風水膚脹也。』

《金匱》卷中·欬嗽第十二云：『欬逆倚息，氣短不得臥，其形如腫，謂之支飲。』

案：目下，爲胃經，蓋胃中不和，則水道不利，故爲水腫。其目下有微腫者，爲知腹内有水氣之候也。至陰者，謂脾腎也。

○真氣上逆，故口苦舌乾，臥不得正偃，正偃則欬出清水也。

〔楊〕以水在腹，故真氣上逆，口苦舌乾。正偃則欬，欬則吐清水也。

案：水中有邪，則津液不潤上部，唯是真陽之氣爲上逆，故口苦舌乾也。五苓散之『煩渴』[二中四]，小柴胡湯之『或渴或欬』[八中六]，少陽病之『口苦咽乾』[一]是也。

欬而吐出清水者，即是水飲之所爲，而非粘痰也，與前條『勞風在肺下』之『唾出若涕』不同。

《傷寒論》卷三・太陽中篇云：『脈浮數者，法當汗出而愈云云。須表裏實，津液自和，便自汗出愈。』[九十]又卷五・陽明篇云：『可與小柴胡湯。上焦得通，津液得下，胃氣因和，身濈然汗出而解。』[二五]因此，則上焦不通，津液不得下，故爲『口苦舌乾』，用小柴胡湯。上焦得通，津液得下，則口苦咽乾之證無復有也。

○諸水病者，故不得臥。臥則驚，驚則欬甚也。

〔楊〕又諸水病仰臥，驚則欬甚，復爲候也。

〔高〕臥則驚，水氣凌心也。

案：『諸水病者』，謂不論傷寒雜病，其水在腹也。若仰臥則其水迫於心家，故爲驚也。『驚則欬甚』者，今欬嗽病人晝日了了，夜臥發欬，不得臥不能眠者，往往有之，皆此類也。

《太陽中篇》柴胡加龍骨牡蠣湯之『胸滿煩驚』[二八]，桂枝去勺藥加蜀漆牡蠣龍骨救逆湯之『亡陽必驚狂』[七八]，『太陽傷寒者，加溫鍼必驚也』[五九]，並皆水飲擾動，上迫於心肝，故發驚證也。

○腹中鳴者，病本於胃也。薄脾則煩不能食。食不下者，胃脘隔也。

〔楊〕月事不來之病，由於胃氣不和，故氣薄於肝，煩不能食，致使胃管隔塞，腹中無食，故腹鳴也。

案：『腹中鳴者』，即腸鳴也。腸中水穀之分利，失其常度，故爲腸鳴也。蓋腸中不和者，是因於胃中不和，故曰病本於胃也。《太陽下篇》生薑瀉心湯之『腹中雷鳴』[三十一]，甘草瀉心湯之『腹中雷鳴』[卅二]，《平脈法》『趺陽脈緊而浮，浮緊相搏，腸鳴而轉，轉即氣動，膈氣乃下』[三十]，《金匱》[上]附子粳米湯之『腹中寒氣，雷鳴切痛』[第十]，《痰飲第十二》云『其人素盛今瘦，水走腸間，瀝瀝有聲，謂之痰飲』，《水氣第十四》云『榮衛不利，則腹滿脇鳴相逐，氣轉膀胱』，並腸鳴、腹鳴爲一之徵也。

『薄脾』《大素》作『薄肝』，可從。『薄肝則煩』四字一句，蓋水飲迫肝則必發煩，若迫脾不必發煩，若迫於脾及於肝，則害於心家，故爲煩也。志聰引倪冲之曰：『按經旨水邪止乘於胃，其薄脾干肺迫心，乃胃氣之轉乘，非水邪直至於心下。蓋腎者胃之關也，水出於關，則邪留在胃，故曰病本於胃。』此說似是。

『不能食者』，不食也。謂不能欲食也。『食不下者』，吐出也。謂食不入於胃中也。『不能食』及『食不下』，共是因胃管中之氣隔塞而不利，不欲收入於胃中也。

『胃管』解已見於《陰陽別論》第七中。

『不能食者』，小柴胡之『不能食』[七一]，『食不下者』，小柴胡之『嘿嘿不欲飲食，心煩，喜嘔』[六八]是也。

○身重難以行者，胃脈在足也。

〔楊〕胃脈，足陽明在足，今胃氣不和，氣下於足，遂令身重，足不得行也。

〔張〕胃主肌肉，其脈行於足，水氣居肉中，故身重不能行。

案：『身重難以行』者，太陽病，柴胡加龍蠣之『一身盡重，不可轉側』[中八二]『陽明病，脈遲，雖汗出，不惡寒者，其身必重』[卅二]『三陽合病，腹滿身重，難以轉側』[明四十三]，並皆胃熱兼飲之證也。

以上所說，言和胃則飲除，飲除則腎虛，復而邪去之理也。但宜服藥而愈，不宜鍼刺也，故曰『虛不可刺，不可刺而刺，其氣必至』。『至』以下並謂誤刺後之證候也。

○月事不來者，胞脈閉也。胞脈者，屬心而絡於胞中。今氣上迫肺，心氣不得下通，故月事不來也。帝曰：善。

〔楊〕胞者，任衝之脈，起於胞中，爲經胳海，故曰胞脈也。膀胱之胞與女子子門之間，起此衝脈，上至咽喉，先過心肺。但肺與心共相繫屬，今胞脈□耶閉塞，下則溢於胞，氣上則迫於肺，氣不得下，故月事不來也。

〔馬〕愚觀月事不來，似爲婦人而論，然男子之腎風，諸證俱同，惟此一證則有異耳。

〔張〕胞即子宮，相火之所在也。心主血脈，君火之所居也。陽氣上下交通，故胞脈屬心，而絡於胞中，以通月事。今氣上迫肺，則陰邪遏絶陽道，心氣不得下行，故胞脈閉而月事斷矣。凡如上文者，皆虚不當刺之病，可見誤刺之害爲不小也。

〔志〕中焦之汁，流溢於腎而爲精，奉心化赤而爲血，血之液爲汗。此節首論風傷腎藏之精，末結不能奉心化赤，蓋此篇評論陽熱之邪，惟藉陰精汗液以制勝。前章論穀精之汗，不能勝邪者死。此言腎藏之精，爲風邪所傷，而又不得心氣下通以化赤，是風邪亦不得從汗解矣。再按：榮氣之道，納穀爲寶。穀入於胃，乃傳之肺，流溢於中，布散於外，專精者榮於經隧，常榮無已，是血乃中焦水穀之汁，而行於經脈，滲於皮膚，有二道焉。夫中焦受氣取汁，變化而赤，此專精而行於經隧之血也。流溢於中，布散於外者，是流溢於胞中，布散於皮膚之血也。胞脈屬心，得心氣下通而爲血。衝脈、任脈皆起於胞中，上循背裏，爲經絡之海。其浮而外者，循腹右上行，會於咽喉，别而絡唇口，血氣盛則充膚熱肉。血獨盛則淡滲皮膚，生毫毛。男子至唇口而長髭鬚，女子至胸中而下爲月事。是血之液爲汗者，乃滲於皮膚之血，非經脈之血也，故舉女子之月事以申明之。氣上迫肺者，真氣上逆，口苦舌乾，驚則欬甚，是心氣上炎而不下通也。

案：『胞脈閉』者，即經閉也。言邪氣經誤刺而入血中，則其氣液與邪熱上奔而不下達，故爲『月事不來』之證也。《太陽下篇》[八十]云：『婦人中風七八日，續得寒熱，發作有時。經水適斷者，此爲熱入血室，其血必結，故使如瘧狀，發作有時，小柴胡湯主之。』言婦人得中風證，經水適斷者，至七八日，續得寒熱如瘧狀，此爲熱入血室，其血必結於胞内，故令適斷也，正與本論相符，可以互相發耳。胞脈解，出於《腹中論第四十》中。

《傷寒論》不可下篇『胞中當虚』。

文久二壬戌年五月十六日書於榮軒
牧羊齋養竹源立之

第三十三補

強上瞑視[ウ八]

案：強上者，葛根湯『項背強几几[中一]』，瞑視者，苓桂朮甘湯之『起則頭眩[中卅七]』之類是也。

唾出如涕[ヲ九]

案：『唾出如涕』者，麻黄湯之『喘』[中五]，小青龍之『欬喘』[中十一、中十三]之類是也。

月水不來者胞脈閉也[ヲ廿]

《金匱》卷下・婦人雜病第廿二云：『婦人之病，因虚積冷，結氣爲諸。經水斷絶，至有歷年。血寒積結胞門，寒傷經絡，凝堅在上，嘔吐涎唾，久成肺癰。形體損分，在中盤結，繞臍寒疝，或兩脇疼痛。與藏相連，或結熱中，痛在關元。脈數無瘡，肌若魚鱗。時著男子，非止女身。在下未多，經候不勻，令陰掣痛，少腹惡寒。或引腰脊，下根氣街，氣衝急痛，膝脛疼煩，奄忽眩冒，狀如厥癲。或有憂慘，悲傷多嗔。此皆帶下，非有鬼神。久則羸瘦，脈虛多寒。三十六病，千變萬端。審脈陰陽，虛實緊弦。行其鍼藥，治危得安。其雖同病，脈各異源。子當辯記，勿謂不然。』

汗出而脈尚躁盛者死ウ三

《傷寒論》卷六厥陰篇第十二云：『傷寒下利，日十餘行，脈反實者，死。』一四

案：『汗出』與『下利』，至於液脫則其理同，是正虛邪實之極也。

服湯ヲ六

案：『服』即服藥之服，所云『服湯』者，謂宜服之湯藥也。凡云服食者，謂服藥與食物也。《隋志》載神仙服食諸方，可以徵矣。

案：『表裏刺之，飲之服湯』者，謂表者刺，裏者飲之服湯也。是古文之法也。蓋凡病在表者，鍼刺以治之，在裏者，湯藥以治之，一定之法也。

逆調論篇第三十四

〔高〕調，調和也。逆調，逆其寒熱水火榮衛之氣不調和也。寒熱逆調則爲煩爲痺，水火逆調則爲肉爍爲攣節，榮衛逆調則爲肉苛，藏氣逆調則爲息喘也。

○**黃帝問曰：人身非常温也，非常熱也，爲之熱而煩滿者，何也？**

〔吳〕此言肌表不常温熱也。

〔張〕非素所有，故曰非常。

〔志〕此論上下陰陽之不和也。非常温者，謂非常有温熱之病在表也。非常熱者，謂非常有五藏之熱在裏也。爲之者，乃陽熱之氣爲之也。

案：此分言『温』『熱』二字而明了。『常温』者，謂春温病。『常熱』者，謂夏熱病。《傷寒例》所云『不即病者，寒毒藏於肌膚，至春變爲温病，至夏變爲暑病。暑病者，熱極重於温也。是以辛苦之人，春夏多温熱病者，皆由冬時觸寒所致，非時行之氣也』是也。蓋人身所病之熱氣，非常例外感之温病與熱病，而爲煩熱悶亂者，是自己陰氣少而陽氣勝之病，謂『消癉』廿八『消中』十七之類，後世所勞熱骨蒸也。

○**岐伯對曰：陰氣少而陽氣勝，故熱而煩滿也。**

以上《大素》卅熱煩。

〔楊〕身體發熱，而苦熱而煩，是爲陽勝故也。

〔志〕火爲陽而居上，水爲陰而居下，陰氣少而陽氣勝，故熱而煩滿於上也。

案：據後文則亦宜添『熱從中生』句而看也。蓋人身陰陽二氣無有多少，謂之無病平人。今陰氣少而陽氣多，則亢陽盛於上，而真血奪於下，所以爲熱煩也。

○**帝曰：人身非衣寒也，中非有寒氣也，寒從中生者何？**

〔馬〕人身非衣服之本寒，非寒氣之在中，而身寒從中生者，是人必多痺氣也。

〔志〕身非衣寒，表無寒也。中非有寒氣，裏無寒也。寒從中生者，謂寒從陰中而生也。

〔琦〕中非有寒氣，『中』字疑誤。

案：人身非衣服之薄少而爲粟肌，又肌膚之中非有風寒邪氣而爲寒慄，但其寒冷從肌骨中而生者，是爲内因之寒證也。

○**岐伯曰：是人多痺氣也。陽氣少，陰氣多，故身寒如從水中出。**

以上《大素》三十身寒。

〔楊〕外衣不單，内不覺寒，而身冷如從水中出，内多寒氣故也。
〔馬〕按：此曰痺氣者，即《靈樞・壽夭剛柔篇》之所謂寒痺也。
〔吴〕痺氣者，氣不流暢而痺著也。
〔志〕痺氣者，氣閉也。陽氣少而陰氣多者，因是人多痺氣故也。病在陰者名曰痺，寒濕之氣閉於裏陰，則火熱不得下交於陰，而陰氣盛則陽氣少衰。陰寒之氣過多，故身寒如從水中出。蓋熱出於陽火，故煩，寒出於陰水，故如從水中出，此上下水火陰陽之不和也。
〔識〕《聖濟總録》云：『夫陽虚生外寒，陰盛生内寒。人身陰陽偏勝，則自生寒熱，不必外傷於邪氣也。痺氣内寒者，以氣痺而血不能運，陽虚而陰自勝也。故血凝泣而脈不通，其證身寒如從水中出也。方出於二十卷中。』
案：『多痺氣』者，《傷寒論・厥陰篇》云『凡厥者，陰陽氣不相順接，便爲厥。厥者，手足逆冷者是也。』二十又云『傷寒脈微而厥，至七八日膚冷，其人躁，無暫安時者，此爲藏厥，非蚘厥也』三十，並可以與此條互發矣。但此條泛言人身之寒熱二證，不專斥手足之寒熱，然手足之寒熱亦於理無二耳。必竟寒疝固冷宿飲之所爲，而多痺氣者是也。『痺氣』猶云氣痺也。
○帝曰：人有四支熱，逢風寒，如炙如火者何也？
〔識〕吴云：『如炙，自苦其熱，如薫炙也。如火，人探其熱如探火也。』簡按：當從《太素》之文，下文同。
○岐伯曰：是人者，陰氣虚，陽氣盛。四支者，陽也。兩陽相得，而陰氣虚少。少水不能滅盛火，而陽獨治。獨治者，不能生長也，獨勝而止耳。

〔馬〕按：此節當爲内傷兼外感者歟。四肢屬陽，風亦屬陽，一逢風寒，兩陽相得。

〔張〕四肢者，諸陽之本也。風者，陽氣也。以四肢之熱而逢風於外，是謂兩陽相得。況乎陰氣衰少，則水不勝火，故病爲陽獨治。治猶王也。陽獨治者，孤陽也。故不能生長，而止能爲熱耳。

〔識〕不能生長。簡按：《穀梁傳》云『獨陰不生，獨陽不長』，正此之義也。

○逢風而如炙如火者，是人當肉爍也。

以上《大素》卅肉爍。

〔楊〕人有四支先熱，若逢風寒，更如火炙。是人陰虚陽盛，以其四支是陽，陽氣更盛四支，二陽合而獨盛，消爍肌肉，不能生長，故曰肉爍之。

案：『太陽病中風，以火劫發汗。邪風被火熱，血氣流溢，失其常度。兩陽相熏灼，其身發黄。陽盛則欲衄，陰虚小便難。陰陽俱虚竭，身體則枯燥』中八六，又云『微數之脈，愼不可灸。因火爲邪，則爲煩逆。追虚逐實，血散脈中。火氣雖微，内攻有力。焦骨傷筋，血難復也』中九一，《金匱》上・瘧病第四云『師曰：陰氣孤絶，陽氣獨發，則熱而少氣，煩寃，手足熱而欲嘔，名曰癉瘧。若但熱不寒者，邪氣内藏於心，外舍分肉之間，令人消鑠脱肉』，並與本條同理，宜併考。問云『逢風寒』，答云『逢風』，是亦詳於彼略於此之古文法耳。

○帝曰：人有身寒，湯火不能熱，厚衣不能温，然不凍慄，是爲何病？

〔楊〕人身體冷而覺寒，其病難知，故須問也。

○岐伯曰：是人者，素腎氣勝，以水爲事。太陽氣衰，腎脂枯不長。一水不能勝兩火，腎者水也，而生於骨，腎不生，則髓不能滿，故寒甚至骨也。

〔楊〕素，先也。其人腎氣先勝，足太陽腎府又衰。腎脂枯竭，不能潤長，以其一腎藏府之水，與心肝二陽同在一身，爲陽所擊。一水不勝二陽，故反爲寒，至於骨髓，衣火不能温也。

〔識〕志云：『腎氣勝者，腎水之氣勝也。以水爲事者，膀胱之水勝也。謂其人水寒之氣偏勝。』簡按：馬張仍王注，爲縱欲之義，考文義恐不然。

〔紹〕琦曰：『以水爲事，涉水游泳之類。恃其腎氣之勝，而冒涉寒水，水氣通於腎，腎得水寒，則腎中陽衰。太陽之氣周於一身，賴腎中陽氣爲之遊行。腎氣衰，則太陽之氣亦衰。腎主骨髓，而髓之生長，惟恃乎氣。寒濕在内，反消真精，腎氣既衰，則脂枯不長。《痿論》亦有以水爲事之文，指濕言也。』

〔識〕高云：『是人有寒者，平素腎氣勝。腎氣勝，則以水爲事，故太陽陽氣衰。太陽陽氣衰，則爲孤陰。孤陰不長，故腎脂枯不長。』高云：『「一水不能勝兩火」七字在下，誤重於此，衍文也。』簡按：此前注所未發，今從此。

案：『太陽氣衰』者，謂手太陽小腸經、足太陽旁光經氣衰也。蓋小腸、旁光之水，其精粹者，入而生腎水。今太陽氣衰，故腎藏之脂液乾枯，而不生長。故骨中之髓亦不能滿足而不足，故肌肉寒而至骨也。

○所以不能凍慄者，肝一陽也，心二陽也，腎孤藏也。一水不能勝二火，故不能凍慄。病名曰骨痺，是人當攣節也。

〔楊〕雖寒至骨，二陽猶勝，故不覺寒慄，遂爲骨痺之病，是人當爲骨節拘攣也。一本『攣』爲『變』，人有此病必節操變改也。

〔識〕高云：『寒甚至骨，宜凍慄矣。所以不能凍慄者，腎水生肝木，肝爲陰中之陽，故肝一陽也。少陰合心火，心爲陽中之陽，故心二陽也。腎爲陰中之陰，故腎孤藏也。一陽二陽，火也。孤藏，水也。今一水不能勝二火，故雖寒甚至骨，而不能凍慄也。寒在於骨，病名曰骨痺。骨痺者，骨節拘攣，是人當攣節也。

此言水火逆調，而獨陽不生，則爲肉爍，孤陰不長，則爲攣節也。』簡按：諸家不知前文『一水不能勝兩火』七字衍文，以陽盛陰虛爲解，故文理乖違，不能貫通。得高注而義始顯。

〔紹〕琦曰：『不能凍慄，「能」字衍，下同。孤藏，猶言一水。』又曰：『寒入骨髓，骨病而筋亦縮，爲攣節，病名骨痺，因乎寒濕也。』堅案：此段琦說稍奇，姑存備考。

案：此腎虛火動之證，故不凍慄而筋攣也。幸有二火之用事，故真陰不脱。若真陰脱則必死矣。與前條『肉爍』相爲表裏也。

案：『攣節』者，謂拘攣骨節也。即筋脈拘攣也。蓋骨節無痛痒，其付著骨節間之筋絡失榮養，故攣引骨節之證生矣。

○帝曰：人之肉苛者，雖近衣絮，猶尚苛也。是謂何疾？岐伯曰：榮氣虛，衛氣實也。榮氣虛則不仁，衛氣虛則不用，榮衛俱虛，則不仁且不用，肉如故也。人身與志不相有，曰死。

以上《大素》廿八痺論。

〔識〕吳云：『苛，胡歌切。麻木不仁也。』張云：『頑木沈重之謂。』簡按：王注𤸷重，考𤸷、頑同音。《廣韻》『𤸷痺，五還切』。知是王氏以『苛』爲頑麻之義。《說文》『苛，小草也』。蓋麻痺者，病在皮上，尤細瑣者，故取義於苛細。《曲禮》（當作『內則』）『疾痛苛癢』可以見耳。志云『苛，虐也。謂近絮而苛虐如故也』，不可從。

〔紹〕源順《和名抄》引《玉篇》云：『苛，小草生刺也。』

〔箚〕《聖濟總録》『夫血爲榮，氣爲衛。氣血均得流通，則肌肉無不仁之疾。及榮氣虛，衛氣實，則血脈凝澀，肉雖如故，而其證𤸷重爲苛也』。寬案：帝以肉苛爲問，而伯以不仁且不用答之，蓋肉苛則不仁也。琦曰：『榮氣爲虛則不仁，衛氣虛則不用。此廣陳之，非言肉苛一證。』稻曰：『「人身與志不相有曰死」九字衍文。』

〔識〕『營氣虚，衛氣實也』。馬云：『營氣者，陰氣也，運於内，爲陽之守，故其氣虚。衛氣者，陽氣也，運於外，爲陰之使，故其氣實。』《太陰陽明論》曰：『陽道實，陰道虚。』此即本節之義。張云：『衛氣實者，言肌肉本無恙也。』簡按：下文云『營氣虚則不仁，衛氣虚則不用。營衛俱虚則不仁且不用』，則此七字不相冒，恐是衍文，前注似牽強。

〔識〕張云：『不仁，不知痛痒寒熱也。不用，不能舉動也。』簡按：『肉苛』與『不仁』自有分，以肉苛而頑麻，故不知痛痒而不仁也。吴云『不仁，麻木頑痺也』，誤。馬云『不仁者，果核中有仁，惟肉無所知，則若有不能如仁有生意矣』，鑿亦甚。

案：『不仁』已見《診要經終第十六》《玉機真藏第十九》《血氣形志第廿四》中，詳解於彼。再案：不仁者，仁與柔韌腝任冉等字其聲相同，營衛不相和，其肉不柔韌之謂也。成無已注《平脈法》云：『仁者，柔也。不仁者，言不柔和也。』此説爲可從矣。但不柔和則言強直也，是亦不仁之一端，非通論也。楊注云『仁，親也』，此依《説文》，似是。肌肉不知覺，不親和，謂之不仁也。

〔識〕簡按：『肉如故也』，《甲乙》作『肉如（當作『加』）苛也』。馬云：『其肉未必有減於昔也。』張云：『肌肉如故，言肌肉本無恙也。』高云：『肉苛如故也。』簡按：答語無『苛』字，當從《甲乙》之文。

案：『死』者，《本草經》所云『死肌』之謂。而『人身與志不相有』者，即謂死肌也。肉非其肉，不知覺痛痒抓把者，乃爲『人身與志不相有』也。《素問識》原抄引吴注説同。（文具於下補中）

案：『苛』恐介、芥、礙之同音通用，謂肉如有所阻隔而不知覺也。其前文云『肉苛』，此云『肉如苛』，與云『心懸』、云『心如懸』，云『常飢』、云『如飢』同文例。説詳見於《本草經攷注》上藥白蒿下，宜併考矣。《廣韻》（當作『集韻』）上聲三十三・哿云：『苛，急也。』此義稍近。

〔楊〕苛音何，有本爲苟，皆不仁之甚也。故雖衣絮温覆，猶尚不仁者，謂之苛也。故知以衣絮温覆，即知覺者，爲不仁也。營虚衛實，氣至覺知，故猶仁也。若營實衛虚者，肉不仁也。若營衛俱虚，則不仁之甚，故肉同苛。如，同也。所以身肉不仁甚者，與神不能相得，遂致死也。

（眉）《至真要論》『筋肉拘苛』，即筋拘肉苛之謂。《五常政論》『皮𤸷肉苛』。

（眉）案：『不用』恐是『不痛』之壞字，『痛』字下從『用』，且音甚近似，因致此誤訛歟。《痺論》已云『不痛不仁者，病久入深，榮衛之行濇，經絡時疎』，此云『榮氣虚則不仁，衛氣虚則不用』，文義一串，且『不用』二字，他醫經書中無有此文例，則爲『不痛』誤，益明矣。

○**帝曰：人有逆氣不得臥，而息有音者，有不得臥，而息無音者，有起居如故，而息有音者，有得臥行而喘者，有不得臥不能行而喘者，有不得臥，臥而喘者。皆何藏使然？願聞其故。**

〔楊〕此五皆是人之起居臥之與喘，不安之病。皆由藏内不和，故請示也。

〔吴〕問此六者各以何藏使然。

案：吴就六『者』字分爲六段也。楊以爲五段者，蓋以『不得臥而息有音者』與『不得臥而息無音者』合之，故爲五也。

〔馬〕此言人有逆氣諸證，有關於胃者，有關於肺者，有關於腎者之不同也。按：《病能論》有人有臥而有所不安者之義，可參看，義與此異。

案：此所謂『逆氣』者，乃謂水飲之逆氣也。其部位自有不同，如下文所説即是。先云逆氣，後不云者，蓋古文簡略之法耳。

○**岐伯曰：不得臥而息有音者，是陽明之逆也。足三陽者下行，今逆而上行，故息有音也。**

〔張〕足之三陽其氣皆下行，足之三陰其氣皆上行，亦天氣下降，地氣上升之義。故陽明上行者爲逆，逆則氣連於肺，而息有聲，此胃氣之不降也。

〔志〕一呼一吸曰息，息有音者，呼吸有聲，氣逆之所致也。

案：息有聲者，謂喘息也。胃氣逆行則喘，故不得臥也。

○陽明者，胃脈也。胃者，六府之海，其氣亦下行。陽明逆，不得從其道，故不得臥也。

《靈樞·動輸篇第六十二》云：『胃爲五藏六府之海，其清氣上注於肺。肺氣從太陰而行之，其行也以息往來。故人一呼脈再動，一吸脈亦再動。呼吸不已，故動而不止。』

案：陽明胃經之氣宜下行，今逆而上行，不得從其道，則胸間必生飲爲喘，故不得平臥。不得平臥者，乃倚息之謂也，《金匱》中云『欬逆倚息，短氣不得臥，其形如腫，謂之支飲』是也。

○下經曰：胃不和則臥不安。此之謂也。

〔識〕按：倉公受脈書上下經於陽慶，見《史記》，蓋此其書也。

案：古書往往有上下經，《周易》上下經，《本草經》上中下經等是也。《病能論》云：『上經者，言氣之通天也。下經者，言病之變化也。』《疏五過論》云：『上經、下經、揆度、陰陽、奇恒五中，決以明堂，審於終始，可以橫行。』據此，則《病能論》所云『下經』與此合。《大素》作『上經』，恐誤。《倉公傳》所云『脈書上下經』，亦不與此合，以充本文則非是。又案：《痿論》亦三引『下經』，宜併考也。

〔張〕不安，反覆不寧之謂。今人有過於飽食，或病脹滿者，臥必不安，此皆胃氣不和之故。按：上文所問不得臥而息無音者，義亦同此，故不復答。

案：息無音者，謂但無喘鳴也。胸中飲逆依然而有，故不得臥也。

〔志〕蓋陽明之津液，隨氣而下注於腎。如陽明逆，不得從其道，而腎之水氣反上客於陽明，是以胃不和而臥不安也。

案：飽食脹滿，津液上逆，共爲飲之所爲。二張氏其説尤是，但以少『飲』之一字爲憾耳。

○夫起居如故而息有音者，此肺之絡脈逆也。絡脈不得隨經上下，故留經而不行，絡脈之病人也微，故起居如故，而息有音也。

案：《大素》（『音』作『事』者）『事』字，傍訓誤混於本文者歟。

〔楊〕夫胳脈循脈經上下而行，胳脈受耶，注留於經，病人也甚。故居起不安，息亦有聲。今胳脈氣逆，不循於經，其病也微。所以起居如故，息有音之也。

〔張〕病不在胃，亦不在藏，故起居如故。氣逆於肺之絡脈者，病淺而微，故但爲息有音耳。上文所問有得臥行而喘者，義亦類此，故不復答。

案：問云『喘』，答云『息有音』，互相發耳。

案：『起居如故』者，乃得臥行之謂。所云『得臥行而喘』者，桂枝加厚朴杏子湯及麻黄湯之喘是也。

案：『留經而不行』者，謂若邪流注於經脈之中，則令人不能行步也，乃謂起居不如故也。『行』字應於問中『得臥行』之『行』字，而『臥』字自含蓄在中也。蓋絡脈與經脈其行道自別，故云『絡脈不得隨經上下』，是言其常也。『留經而不行』者，謂逆氣留經脈中，而令不行步也。

○夫不得臥，臥而喘者，是水氣之客也。夫水者，循津液而流也。腎者，水藏，主津液。津液主臥與喘也。帝曰：善。

〔楊〕腎爲水藏，主於耳中津液。今有水氣客於津液，循之而流津液，主臥，主喘，故津液受耶，不能得臥，臥即喘之也。案：『耳』恐『身』訛。

〔張〕水病者，其本在腎，其末在肺，故爲不得臥。臥則喘者，標本俱病也。上文所問有不得臥不能行而喘者，義類此節，故不復答。

案：『水氣之客』，據前後文例考之，則『客』恐『逆』之誤，蓋古音相近而字誤歟。所云『水氣』者，即飲之謂。此條冒頭曰『逆氣』，『逆氣』者即水飲。水飲、逆氣自有肺胃腎之別，其輕爲邪傷肺之喘，其稍重者爲胃逆之喘，其最重者爲腎氣逆之喘，而『不得臥』者，水氣尤甚也。不能行亦含畜在中，是古文簡易，前後互相足其義也。

重廣補注黄帝内經素問卷第九

素問攷注卷第九

文久二壬戌年十月十七夜三更燈下書寫了　萩亭主人立之

第三十四補

非常温也ウ一

〔紹〕琦曰：『非逢温暑之時，而生煩滿。是即所謂能冬不能夏者。』

〔馬〕據第三節，以並此節，則此節似非外感也。當爲内傷耳。案：此説可從。

陰氣少而陽氣勝ウ一

〔馬〕陰氣者，諸陰經之氣及營氣也。陽氣者，諸陽經之氣及衛氣也。

曰死ウ八

〔識〕諸家皆爲死生之死，吴獨云：『人雖猶存，夭其生理矣。死其一肢一肉，是爲死之徒也。』按：此吴以死爲《神農本經》所謂死肌之死者，極妙。而《甲乙》作『三十日死』，則不可輒從。原抄本

故息有音也ヲ九

〔楊〕陽明爲三陽之長，故氣下行順，而息調失和，上行逆而有音，此解息有音也。

此之謂也ウ九

〔楊〕陽明循道逆行，息便有音。今不依者道逆行，故不得臥。上經前所説經之也。

案：『者』字恐衍，或曰循字訛。

骨痺ウ六

案：『骨痺』者，謂腎氣痺閉也。爲寒入於骨髓者，非也。《生氣通天論第三》所云『大骨氣勞』，亦謂腎氣勞憊也。而『骨痺』爲病名，『攣節』爲病證，言關節拘攣之證，名之曰骨痺病也。

三三　陰陽交ヲ二　汗生於穀ヲ二　汗者精氣也ヲ三　無俾ヲ三　狂言ヲ四　風厥ヲ五　湯ウ六　勞風ヲ七　肺下ウ八　強上ウ八　冥視同　唾出若涕ヲ九　俛仰ウ九　精ウ十　欬出青黄涕ヲ十一　腎風ヲ十二　胕同　痝然同　瘇害於言ヲ十二　風水ヲ十五　小便黄ヲ十七　不能正偃ウ同　目下腫ヲ十八　欬出清水ウ十八　口苦舌乾同　臥則驚驚則欬甚ヲ十九　腹中鳴ヲ十九　薄肝則煩同　不能食食不下同　身重ウ十九　月事不來ヲ廿　胞脈閉同

三四　熱煩ウ一　痺氣ヲ二　肉爍ウ三　陰氣陽氣一ウ、三ヲ　陽氣衛一ウ、三ヲ　骨痺ウ五　攣節同　肉苛ウ六　曰死同　不仁同　不用同　息有音ウ八　喘同　逆氣同　下經ウ九　榮氣衛氣ウ六　客逆ヲ十一